(Couverture)

De Beurmann et Gougerot

Médecin
de l'Hôpital St-Louis à Paris.

Professeur agrégé
à la Faculté de Médecine de Paris.

16567

DÉPÔT LÉGAL
DÉPARTt DE L'EURE
No 159
19/1

Les

Sporotrichoses

AVEC 181 FIGURES DANS LE TEXTE
ET 8 PLANCHES HORS TEXTE

LIBRAIRIE FÉLIX ALCAN

LES

SPOROTRICHOSES

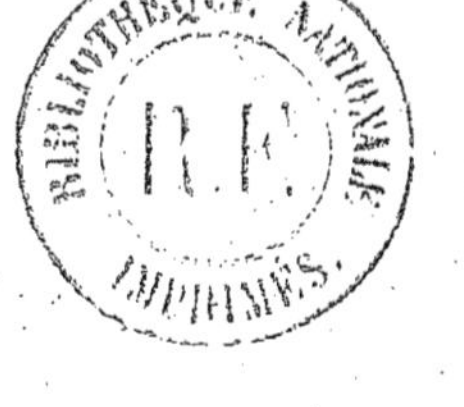BIBLIOTHÈQUE NATIONALE
R.F.
IMPRIMÉS.

LES
SPOROTRICHOSES

PAR MM.

DE BEURMANN   ET   **GOUGEROT**

Médecin
de l'Hôpital Saint-Louis, à Paris.

Professeur agrégé
à la Faculté de Médecine de Paris.

AVEC 181 FIGURES DANS LE TEXTE

ET 8 PLANCHES HORS TEXTE

PARIS

LIBRAIRIE FÉLIX ALCAN

ANCIENNE LIBRAIRIE GERMER BAILLIÈRE ET Cⁱᵉ

108, BOULEVARD SAINT-GERMAIN, 108

1912

Tous droits de traduction et de reproduction réservés.

LES

SPOROTRICHOSES

Les Sporotrichoses sont des maladies nouvelles dont on cherche-
rait vainement l'indication dans les livres anciens. Ce sont des
infections communes à l'homme et aux animaux; elles sont dues à
des champignons filamenteux et sporulés du genre *Sporotrichum*,
Sporotrichum Schencki, *Sporotrichum Beurmanni* (et ses
variétés : *Sporotrichum Beurmanni*, variété *asteroïdes*, *Sporotrichum Beurmanni*, variété *indicum*), *Sporotrichum Jeanselmei*,
Sporotrichum Gougeroti, *Sporotrichum Dori*, chaque parasite
servant à définir une sporotrichose de même nom. « Il n'y a donc
pas *une* Sporotrichose, mais *des* Sporotrichoses. »

La connaissance des Sporotrichoses est de date toute récente :
ces infections étaient restées inconnues ou méconnues jusqu'à
ces dernières années et leur nom n'existait pas dans la nosologie.
Pourtant il est probable qu'elles étaient aussi fréquentes autrefois
qu'elles le sont aujourd'hui, mais, leur existence étant insoupçonnée, on les confondait avec la syphilis, la tuberculose et diverses
maladies capables de provoquer des lésions analogues. Ce sont nos
travaux de 1903 et de 1906, poursuivis à l'hôpital Saint-Louis et
confirmés de toutes parts, qui ont montré l'intérêt *doctrinal* et
pratique de ces maladies.

Nos recherches de 1906, 1907, 1908, 1909, 1910, tout en continuant l'étude générale des Sporotrichoses, ont eu pour objet principal l'étude de la plus importante d'entre elles, la Sporotrichose de
de Beurmann, ou sporotrichose due au *Sporotrichum Beurmanni*.
Elles ont individualisé cette maladie nouvelle et montré la fré-

quence imprévue de cette mycose ; elles l'ont séparée de la tuberculose, de la syphilis, de la morve, etc., infections avec lesquelles on l'avait confondue jusqu'à nos jours pour le plus grand dommage des malades. On croyait connaître dans tous leurs détails les gommes tuberculeuses et les gommes syphilitiques, on tenait leur diagnostic pour facile et cette question semblait être une des plus claires et des plus achevées de la dermatologie ; ce fut donc avec un grand étonnement que l'on s'aperçut que nombre de malades, considérés comme des tuberculeux, des syphilitiques, des morveux, incurables ou difficiles à soigner, étaient en réalité des sporotrichosiques faciles à guérir. La surprise confina d'abord à l'incrédulité et l'on ne manqua pas de nous accuser d'imprudence, sinon d'inexactitude !... Quelques mois suffirent à nous justifier. Il fallut remanier tout ce chapitre des gommes et des affections nodulaires que l'on croyait intangible et définitif, parce qu'il était fixé par des descriptions classiques, et il fallut faire une large place à ce groupe nouveau de maladies.

Nos travaux, que de nombreux auteurs allaient bientôt confirmer et enrichir, ont précisé la symptomatologie et décrit les principales formes cliniques des sporotrichoses : formes hypodermiques, dermiques, osseuses, muqueuses, laryngées, etc. Ils ont montré que le *Sporotrichum Beurmanni* peut se localiser dans tous les tissus et créer les lésions les plus polymorphes. Cette multiplicité des formes et des lésions prouve assez que les sporotrichoses n'intéressent pas seulement le dermatologiste, mais encore le médecin, le chirurgien, l'oto-rhino-laryngologiste, l'ophtalmologiste, etc. Les sporotrichoses appartiennent à la « grande pathologie », à la pratique de chaque jour.

Nos travaux ont accumulé les signes cliniques qui permettent de faire le diagnostic au lit du malade avant les épreuves bactériologiques et ils ont réglé la technique de la culture à froid sur gélose glycosée-peptonée, adaptant aux sporotrichoses les techniques employées par Sabouraud pour les teignes. Cette méthode diagnostique de la sporotrichose, aujourd'hui universellement adoptée, et à laquelle on a bien voulu donner nos noms, a mis à la

portée de tout praticien, même loin d'un laboratoire et dépourvu
de microscope et d'étuve, le diagnostic précis de sporotrichose.
En 1908, Widal et Abrami ont imaginé l'excellente méthode du
séro-diagnostic qui permet de faire le diagnostic dans les cas où
la culture est impossible.

Nos travaux ont embrassé presque tous les chapitres de l'étude
de ces infections nouvelles; ils ont créé plusieurs d'entre eux :
anatomie pathologique, étiologie et pathogénie, reproduction expérimentale, études de la composition chimique du parasite, de ses
fermentations et de ses toxines... Toutes ces recherches ont renouvelé la pathologie générale des infections mycosiques.

En même temps que nous individualisions cette nouvelle maladie, nous en réglions le traitement iodo-ioduré général et local,
traitement des plus simples, qui guérit en quelques semaines des
malades jadis considérés comme incurables. Autrefois, devant une
gomme, devant toute infection chronique nodulaire, on ne laissait
au malheureux malade que l'alternative d'être tuberculeux ou syphilitique; à moins que l'on ne le condamnât à quelque infection plus
sévère encore, à la morve, à la lèpre. Si devant une lésion ostéo-
articulaire on rejetait ces diagnostics, c'était pour le considérer
comme atteint d'infection coccienne chronique, diagnostic non moins
grave qui entraînait souvent l'amputation et des mutilations irréparables... Si l'on songe au pronostic terrible de ces infections, aux
lenteurs et aux difficultés de leur traitement trop souvent inefficace, on comprend tous les services qu'a déjà rendus la connaissance des sporotrichoses. Le diagnostic de sporotrichose a déjà
retranché de nombreux malades de la catégorie des incurables ;
il les a guéris de lésions dont ils souffraient souvent depuis des
mois et des années et il les a rassurés sur leur avenir.

En un mot, on peut dire avec le Professeur Grasset : « Un médecin
ignorant de tous les travaux récents sur la Sporotrichose sera exposé
à laisser mourir comme tuberculeux des malades que l'iodure de
potassium scientifiquement administré aurait cependant guéris [1]. »

1. Le milieu médical et la crise médico-sociale. Collect. *Les Études contempo-
raines*. Lib. Grasset.

IMPORTANCE PRATIQUE ET DOCTRINALE
DES SPOROTRICHOSES

L'étude des Sporotrichoses présente un *double intérêt*, pratique et doctrinal.

L'INTÉRÊT PRATIQUE, PRONOSTIQUE, THÉRAPEUTIQUE ET ÉCONOMIQUE des Sporotrichoses en général et de la Sporotrichose de de Beurmann en particulier est considérable, puisque l'individualisation des sporotrichoses prouve la fréquence des mycoses inconnues et nous force à les rechercher systématiquement dans un grand nombre de cas où on ne les aurait pas soupçonnées autrefois, puisqu'elle nous permet de poser facilement un diagnostic certain, de guérir le malade, de le délivrer de la menace d'accidents graves et de séquelles lointaines, puisqu'elle le rend à son travail et lui redonne la confiance qu'il avait perdue. « C'est parce que ce diagnostic de sporotrichose sauve et guérit des sujets condamnés sans lui à une longue maladie, avons-nous souvent répété depuis 1906, que tout praticien doit toujours l'avoir présent à l'esprit. » C'est parce qu'il n'en est pas de plus simple, que le médecin serait inexcusable de ne pas savoir le vérifier.

Nous ne pouvons mieux faire que de reproduire ici ce que disait le Professeur Landouzy dans une de ses belles Cliniques de l'hôpital Laënnec. « Depuis trente ans, je répète et démontre que *tant vaut le médecin savant, tant vaut le médecin praticien.* Tout homme qui veut être à la hauteur de sa tâche de praticien, — et je n'en sais pas de plus honorable —, ne peut ni concevoir, ni réaliser sa tâche s'il n'a pas l'ambition d'être savant-médecin, c'est-à-dire de ne rester étranger à l'étude d'aucune des maladies ou des affections dont l'ignorance pourrait porter préjudice au client venu à l'improviste pour réclamer ses soins. Mainte et mainte fois j'ai insisté, dans ces Leçons, sur les conséquences funestes de la méconnaissance des formes frustes ou larvées de la syphilis, de la paralysie générale commençante, du tabès, des bacillo-tuberculoses, du myxœdème, que nul n'a le droit d'ignorer quand il prétend pratiquer la médecine. Pour appuyer mon dire, je ne puis prendre de meilleur exemple que ce cas de sporotrichose qui s'est présenté à notre consultation, la bonne femme qui en était atteinte se décidant à consulter après des semaines de douleurs et de « plaies » que rien ne soulageait...

« Cette maladie était, avant les travaux de de Beurmann et Gougerot, confondue, soit avec la tuberculose, soit avec la syphilis : le malade supportait toutes les funestes conséquences d'un diagnostic erroné, d'un pronostic faussé, d'un traitement inopportunément ordonnancé....

« Pris pour un tuberculeux, on condamnait le sporotrichosique au repos prolongé et trop souvent à la suralimentation ; on essayait, mais sans grande conviction, des topiques locaux, et voyant les plus énergiques échouer, on s'en remettait à la *Natura medicatrix* pour guérir le malade ; la maladie s'aggravait lentement... Si, par hasard, le patient guérissait à la suite de médications dont les iodo-tanniques avaient fait les frais, on gardait toute espèce de réserves pour son avenir ; on avait toutes difficultés à ne pas le voir promis à d'autres manifestations bacillaires !

« Pris pour un syphilitique, traité par le mercure, le sporotrichosique voyait sa maladie se prolonger et s'aggraver ; heureux si, revenant à la vieille pratique d'associer l'iodure au mercure, le médecin voyait les gommes guérir; mais le patient restait justiciable de toutes réserves pronostiques, puisque la syphilis qui semblait l'avoir atteint dans le passé, le menaçait dans l'avenir !

« Or, savoir dépister et reconnaître, sous l'un quelconque de ses aspects, la sporotrichose, c'est la guérir, puisque l'on possède un traitement quasi-spécifique, le traitement iodo-ioduré ; c'est rassurer le malade sur son avenir, puisque, sauf exceptions, la sporotrichose est une affection bénigne. On voit tout de suite quels services nous ont rendus MM. de Beurmann et Gougerot en individualisant cette mycose ; en nous apprenant à la reconnaître cliniquement, grâce à une série de signes qu'ils ont minutieusement groupés ; en nous donnant la méthode du diagnostic simple et rapide de la culture à froid qui porte si justement leurs noms. Gougerot perfectionnait encore, par l'artifice de la *coulée de pus sur le verre sec*, cette technique qui permet souvent un diagnostic précoce dès le troisième jour, et même dès le second jour. Widal et Abrami, en découvrant le séro-diagnostic sporotrichosique, dotaient la Clinique d'une méthode de diagnostic *immédiat*. Le diagnostic clinique et bactériologique de la sporotrichose se trouvait mis ainsi à la portée de tout le monde.

« Faire, dans le cas particulier, vite et bien un diagnostic d'où découleront un pronostic exact et une thérapeutique efficace, ce n'est pas seulement une satisfaction pour tout praticien épris d'art médical, c'est encore nous donner la sensation de servir au mieux les intérêts qui nous sont confiés.

« Méconnaître une sporotrichose, c'est, pendant des trimestres et des semestres, laisser dans la souffrance et l'inactivité, c'est garder à l'hôpital un ouvrier, père et soutien de famille, c'est le mettre, lui et sa famille, à la charge de la collectivité, alors qu'un diagnostic exact le guérirait en un à deux mois et le rendrait à la vie commune. Mal diagnostiquer, mal pronostiquer et inopportunément traiter nos malades, songez-y, c'est encore nous exposer à ce que par notre insuffisance, un dommage ayant été commis vis-à-vis de l'individu, de la famille, la société s'en prenne au médecin du dommage, matériel toujours, moral souvent, dont le praticien aura été l'occasion...

« Combien, à cet égard, sont instructives les observations relatées par MM. Ravaut et Civatte et par M. Moure !

« La malade de Ravaut et Civatte, prise pour une tuberculeuse, était confinée au lit depuis sept mois, arrêtée dans son travail ; son affection s'aggravait ; le diagnostic est réformé et en un mois elle guérit.

« Le malade de Moure, qui traînait depuis trois ans d'hôpital en hôpital, avait subi quatre opérations, et son ostéite sporotrichosique continuait d'évoluer ; de guerre lasse, on lui proposait l'amputation ! Dès que le diagnostic de sporotrichose fut posé, le malade, mis à l'iodure, guérissait en six semaines sans opération ! Pareils faits sont nombreux [1] et l'on pourrait citer bien d'autres exemples d'observations dans lesquelles il a suffi d'en appeler de médecins insuffisamment instruits à des praticiens bien informés, pour que, les choses étant mises au point, les intérêts des malades fussent bien servis...

« Tout médecin qui, au premier jour de sa pratique, ne sait pas diagnostiquer la syphilis, est un malhonnête homme », aimait à répéter Hardy. Que de fois je vous ai montré les préjudices individuels, familiaux ou sociaux, causés par des médecins qui, en matière d'affections syphilitiques que nous n'avions pas difficulté de diagnostiquer dans nos salles, étaient coupables, du fait de leur insuffisance en syphiligraphie. L'idée qu'exprimait avec tant de vigueur mon maître Hardy, chez qui la conscience fut toujours égale à la science, on peut la reprendre à propos de toutes les affections, entre autres, à propos des affections mycosiques [2]. »

L'INTÉRÊT DOCTRINAL des Sporotrichoses n'est pas moins grand que leur intérêt pratique.

L'étude des Sporotrichoses a rénové la Pathologie générale des mycoses. On croyait autrefois que les mycoses formaient un groupe à part et, malgré les travaux de Roger sur le muguet, on avait

---

1. *La simple suspicion de Sporotrichose a suffi parfois à guérir les malades :* Du Cazal, médecin en chef de l'Hôpital de Monaco et membre de la Société médicale des Hôpitaux, nous a envoyé la relation de deux cas particulièrement démonstratifs. « Le premier malade, nous écrit-il, était dans le service lorsque je le pris à mon arrivée ici, en octobre 1907. Mon prédécesseur me dit que c'était un moribond, couvert d'ulcères tuberculeux, et au lit duquel on ne s'arrêtait même plus. Étonné, le lendemain, de ne rien trouver dans ses poumons, je pensai à la sporotrichose dont je venais de lire les observations dans nos bulletins, et j'essayai l'iodure. Six semaines après, il sortait guéri.

« Le second entra dans mon service l'hiver dernier et me dit qu'on lui avait fait des piqûres de mercure sans résultat. J'en conclus naturellement que son médecin le considérait comme syphilitique. Je crus à la sporotrichose, je lui appliquai le même traitement ioduré, qui eut le même succès.

« Si je vous ai fait part de ces deux faits... c'est parce que ces deux malades doivent certainement la vie à votre belle découverte. »

2. Trois cas cubains, que Duque a rapportés en 1908, sont de nouveaux témoins des désastres irréparables que peut déterminer l'ignorance des sporotrichoses. Le premier et le deuxième malade subirent une double amputation de cuisses! Le troisième malade fut amputé de l'avant-bras. Or, malgré ces mutilations, la mycose méconnue continuait d'évoluer; les trois malades ne guérirent que lorsque le diagnostic exact de sporotrichose fut posé, indiquant l'emploi de la médication iodurée.

des idées si incomplètes sur ces infections mycosiques qu'on pensait pouvoir les opposer aux infections bactériennes.

Nos recherches de 1906 et de 1907, celles de Widal et Abrami en 1908, de Bruno Bloch en 1909, ont donné à la question des mycoses un essor nouveau. Il est aujourd'hui bien démontré que, loin d'opposer les mycoses aux infections bactériennes, il faut au contraire les en rapprocher étroitement, car il n'existe entre ces deux séries de maladies que des différences de degré ou de détails [1].

Dans cette démonstration, l'étude de la Sporotrichose de de Beurmann a eu la part la plus importante et la plus décisive.

Elle a montré que le *polymorphisme anatomo-clinique* des mycoses peut être aussi grand que celui des infections bactériennes, qu'un même parasite, le *Sporotrichum Beurmanni*, peut se localiser sur tous les tissus et déterminer les formes cliniques les plus diverses. Elle a prouvé que l'*évolution* et le *pronostic* des mycoses pouvaient être aussi variables que ceux des infections bactériennes : le *Sporotrichum Beurmanni*, qui le plus souvent provoque une maladie chronique bénigne, aux lésions indolentes et froides, peut donner des abcès chauds, des infections fébriles et même entraîner la mort.

Elle a montré que le *polymorphisme histologique* des réactions des tissus en présence de ces champignons pathogènes était au moins aussi grand que celui des infections bactériennes ; un même parasite, le *Sporotrichum Beurmanni*, produit les réactions les plus diverses, depuis les infiltrats cellulaires jusqu'aux scléroses, depuis l'hypertrophie cellulaire jusqu'aux dégénérescences, depuis la congestion jusqu'à l'abcès. La sporotrichose mêle en une même lésion, dans le mycome nodulaire à trois zones, trois réactions différentes : au centre, l'abcès polynucléaire et macrophagique des suppurations cocciennes et ecthymateuses ; à la partie moyenne, les cellules géantes, les follicules et la dégénérescence épithélioïde de la tuberculose ; à la périphérie, l'infiltrat lympho-conjonctif basophile et plasmatique, les vascularites de la syphilis. L'histo-

---

1. Voir : De Beurmann et Gougerot. *Les mycoses.* Chap. « Infections mycosiques » *in* Gilbert et Thoinot. *Nouveau Traité de Médecine et de Thérapeutique*, fasc. IV, 1910, p. 371 et 373.

logie pathologique de la sporotrichose rénove l'étude anatomique des maladies nodulaires et des follicules tuberculoïdes. Elle prouve une fois de plus qu'il n'existe pas de lésions spécifiques, mais seulement des lésions « spéciales », caractérisées par tout un ensemble de réactions.

L'étude de la Sporotrichose éclaire l'*étiologie* et la *pathogénie* des mycoses et montre que, entre les infections bactériennes et les mycoses, on ne peut relever que des nuances, tenant uniquement à des inégalités d'adaptation à la vie parasitaire. Elle permet de retrouver dans les mycoses toutes les particularités découvertes dans les grandes infections bactériennes : *saprophytisme* des parasites dans la nature, chez les animaux et chez l'homme ; inoculation cutanée ou muqueuse, importance des contaminations *digestives, passage des germes à travers l'épiderme ou l'épithélium muqueux intact* ; complexité des causes d'infection : diminution de résistance du terrain, augmentation de virulence du germe ou adaptation du germe au terrain, *sensibilisation* du terrain par les sécrétions du parasite saprophyte ou adaptation du terrain au germe ; dissémination vasculaire sanguine septicémique ou lymphatique ; prolifération du champignon dans les tissus sous une *forme d'adaptation* spéciale à la vie parasitaire, ressemblant à un gros bacille ou à un blastomycète, etc., différente de la forme filamenteuse et sporulée des cultures *in vitro* ; action non seulement mécanique mais toxinique multiple du parasite, prépondérance des toxines locales adipocireuses (chloroformo-sporotrichosine, éthéro-sporotrichosine, etc...) et des toxines solubilisables (alcoolo-toxine, extraits acides, basiques, etc.) dont les actions peuvent être dissociées ; complexité de la lutte de l'organisme contre le parasite : macrophagie, lyse, sécrétions, etc. ; persistance, après la guérison, des champignons saprophytes dans le tube digestif, donc existence de *porteurs de germes...*

L'étude de la Sporotrichose a montré qu'une infection mycosique peut, au même titre qu'une bacillémie, déterminer dans l'organisme humain des réactions humorales multiples : formation d'agglutinines, d'anticorps révélés par la réaction de *fixation*, de *précipitines ;* production des phénomènes de *sensibilisation* et d'*ana-*

phylaxie, et chez les animaux, *d'immunisation*. Elle a mis en évidence l'importance des *réactions de groupe* : co-agglutinations et co-fixations, qui permirent à Widal et Abrami d'instituer un séro-diagnostic de l'actinomycose ; co-sensibilisations qui permirent à Gougerot de supposer l'importance pathogénique des polymycoses.

Dans presque tous les chapitres de la mycologie pathologique, la Sporotrichose a donc eu un rôle d'initiatrice ; elle a fait connaître des faits nouveaux du plus haut intérêt, elle a mis en lumière la valeur des observations anciennes ; enfin elle a apporté à la pathologie générale une contribution des plus importantes.

Non seulement la Sporotrichose a permis de renouveler toute la pathologie des mycoses, mais elle a encore été l'occasion de la découverte de mycoses nouvelles.

Autrefois, à l'exception des teignes, les mycoses passaient pour des raretés, pour des curiosités sans intérêt pratique ; on ne connaissait guère que l'actinomycose, la « blastomycose » ou mieux exascoses, l'aspergillose, les pieds de Madura ou mycétomes, quelques faits de mucormycoses. Aujourd'hui, grâce à la Sporotrichose, la fréquence et l'importance des mycoses se sont imposées à tous. Des recherches systématiques ont multiplié les cas de sporotrichose et ont prouvé qu'à côté d'elle, se groupaient d'autres mycoses insoupçonnées que la connaissance des sporotrichoses a seule permis de découvrir.

C'est en la recherchant que Ravaut et Pinoy ont découvert une nouvelle Discomycose, due au *Discomyces Thibiergi ;* que Gougerot et Caraven ont individualisé une nouvelle mycose, l'Hémisporose, due à l'*Hemispora Stellata* ; que de Beurmann, Gougerot et Vaucher ont isolé une Oïdiomycose, due à un parasite nouveau, l'*Oïdium cutaneum ;* que Gougerot, dans les préparations de Carougeau, a décelé avec cet auteur un des parasites des nodosités juxta-articulaires et l'a dénommé *Discomyces Carougei ;* que Balzer, Burnier et Gougerot ont trouvé un cas de parendomycose gommeuse, due à un parasite nouveau, le *Parendomyces Balzeri*, et cultivé le *Mycoderma pulmoneum* dans des lésions dermiques, nouvel exemple de dermatomycose verruqueuse et végétante. C'est encore en recherchant la Sporotrichose que Bruno Bloch, à Bâle, a découvert un parasite nouveau, dénommé par Matruchot *Mastigocladium Blochii* (premier exemple des Cladioses humaines), que Potron et Noisette, près de Nancy, ont cultivé un nouveau champignon appelé par Vuillemin *Acremonium Potroni* (premier exemple des Acrémonioses humaines)... Les faits se multiplient et nous avons connaissance de plusieurs séries de recherches inédites, poursuivies en France et à l'étranger, dont le point de départ a encore été la Sporotrichose.

« En même temps donc que nos connaissances générales se précisent sur les infections mycosiques, leur nombre et leur fréquence augmentent, leur importance se montre de plus en plus grande. Grâce à la Sporotrichose, un chapitre nouveau, déjà riche de faits, est ouvert, et les mycoses, qui avaient été si longtemps négligées, prennent enfin en pathologie la place qui leur est due. » On découvre un monde nouveau, hier à peine soupçonné, qui commence seulement à être exploré et dont l'étude promet une riche moisson.

HISTORIQUE

——

DÉCOUVERTE *des Sporotrichum Schencki, Sporotrichum Beurmanni* (et ses variétés : *Sporotrichum Beurmanni,* variété
asteroïdes; Sporotrichum Beurmanni, variété *indicum), Sporotrichum Dori, Sporotrichum Gougeroti, Sporotrichum
Jeanselmei.*

De 1898 à 1906. Observations isolées et méconnues de Schenck, Hektoen et Perkins, de de Beurmann et Ramond, de Dor. — De 1906 à mars 1907 : notre premier Mémoire et nos premiers Travaux. — 1907, 1908, 1909, 1910 : Essor de la
question des sporotrichoses. Les observations et les travaux se multiplient.
Pathologie générale des mycoses.

L'histoire des Sporotrichoses date de quelques années à peine [1].

DE 1898 A 1906. — Jusqu'à notre mémoire de 1906 [2], les Sporotrichoses restèrent ignorées ou méconnues ; ce mémoire, réunis-
sant les rares documents publiés jusque-là, fit le premier connaître
ces mycoses. Il en distinguait trois variétés :

La **première** est la Sporotrichose de Schenck, due à un parasite cultivé par Schenck aux États-Unis d'Amérique, étudié et
catalogué *Sporotrichum* par Smith (1898), appelé par Hektœn et
Perkins *Sporothrix Schencki* (1900), nom que nous avons corrigé

1. Parmi les parasites anciennement décrits sous d'autres noms ou restés
innommés, il en est peut-être que l'on rattacherait aujourd'hui au genre *Sporotrichum.* Il faut se demander, par exemple, si la belle observation d'abcès
lymphangitique du bras, chez un diabétique, rapportée par Auché et Le Dantec,
n'est pas une Sporotrichose, si le parasite cultivé dans ce cas et catalogué par
Fayod sous le nom de *Botrytis pyogenes* n'est pas un *Sporotrichum* voisin du
Sporotrichum Beurmanni.

2. De Beurmann et Gougerot. Les Sporotrichoses hypodermiques. *Annales de
Dermat. et de Syph.,* 1906.

en celui de *Sporotrichum Schencki* (1906). Jusqu'en 1909 la Sporotrichose de Schenck n'a été connue que par les deux observations américaines de Schenck (1898) et d'Hektœn-Perkins (1900). Ce n'est que par analogie clinique qu'Hektœn et Perkins ont rapproché de leur cas une observation clinique de Brayton à laquelle manque le contrôle bactériologique. Dans ces trois cas nord-américains, la Sporotrichose de Schenck, inoculée par une blessure du doigt, a revêtu la forme d'une lymphangite gommeuse ascendante du bras (type Schenck), comparable aux lymphangites tuberculo-bacillaires. Cette forme est lente à guérir, l'iodure paraissant être moins actif contre elle que contre la Sporotrichose de de Beurmann. Ces observations étaient ignorées en Europe, bien que Foulerton en 1901 eût donné à la *Pathological Society* de Londres une excellente étude du « *Sporothrix Schencki* ». Les premiers, en 1906, nous avons résumé ces travaux et nous les avons fait connaître en France. Les deux cas de Schenck et d'Hektœn-Perkins restèrent isolés jusqu'en 1909. L'heureuse fortune du *Sporotrichum Beurmanni* les tira de l'oubli et, grâce au mouvement que nos travaux ont suscité de toutes parts, des cas nouveaux de sporotrichose chez l'homme et le cheval ont été découverts, en 1909 et 1910, aux États-Unis, par Burlew, par Trimble et Shaw, par Page, Frothingham et Paige, par Mohler, par J. Nervins Hyde et Davis, par Duque à Cuba etc. Ces auteurs, identifiant leurs parasites au *Sporotrichum Schencki*, rangent leurs observations dans la Sporotrichose de Schenck ; leurs travaux remettent en discussion les affinités du *Sporotrichum Schencki* et du *Sporotrichum Beurmanni* (v. p. 166).

La **deuxième** est la Sporotrichose de de Beurmann, due à un parasite découvert à l'hôpital Saint-Louis par de Beurmann et Ramond (1903), cultivé dans le laboratoire de Sabouraud, identifié et catalogué *Sporotrichum Beurmanni* par Matruchot et Ramond dans une note présentée à la Société de Biologie en 1905. Cette sporotrichose, que nos travaux de 1906 et des années suivantes, confirmés par tous les auteurs français et étrangers, ont montrée si fréquente et si polymorphe, n'était connue avant 1906 que par l'observation princeps de de Beurmann et Ramond. La mycose revêtait dans ce premier cas de 1903 la forme de gommes sous-cutanées disséminées non ulcéreuses (type de Beurmann). Le malade était atteint de « tumeurs » hypodermiques multiples, rénitentes, et le diagnostic le plus probable semblait être celui de ladrerie. Cette conclusion ne nous paraissant pas plus satisfaisante qu'aucun des diagnostics proposés, plusieurs des tumeurs furent excisées et les recherches de tous les agents pathogènes connus ayant été négatives, le pus fut ensemencé sur les milieux d'épreuves de Sabouraud, dont le laboratoire nous était libéralement ouvert. Ces tubes, mis à l'étuve à 37°, donnèrent les premières cultures du champignon qui fut identifié par Matruchot et Ramond. C'est l'observation de ce premier malade qui nous montra l'efficacité du traitement ioduré général qui lui avait été administré par analogie avec celui des actinomycoses.

La **troisième** est la SPOROTRICHOSE DE DOR, due à un parasite cultivé, étudié et catalogué *Sporotrichum* par Dor à Lyon (1906)[1] et dénommé par nous *Sporotrichum Dori* (1906), parasite très différent des *Sporotrichum Beurmanni* et *Schencki*[2]. Cette mycose n'est connue que par l'unique observation de Dor : Sporotrichose subaiguë à grands abcès à répétition (type Dor).

En résumé, au début de 1906, on comptait deux observations de Sporotrichose de Schenck, une observation de Sporotrichose de de Beurmann, une observation de Sporotrichose de Dor. Ces faits isolés étaient tombés dans l'oubli[3] ; leur importance avait été

1. C'est dans le titre de l'observation de Dor que l'on trouve imprimé pour la première fois le nom de Sporotrichose.

2. La détermination *Sporotrichum*, qui a été faite par Dor et que nous adoptons jusqu'à classification meilleure, peut être discutée, car le parasite de Dor ne présente pas tous les caractères des *Sporotrichum* tels que Link les définit. Peut-être ce parasite, en raison de ses ressemblances avec l'*Oospora* de Noçard, mériterait-il d'être appelé *Oospora* ou *Discomyces* ou *Nocardia Dori*.

3. Il suffit, pour le démontrer, de citer ce passage de Lutz et Splendore, écrit en 1907 : « Nous pensions avoir rencontré des cas absolument nouveaux, car nous n'avions pu trouver dans la littérature rien de semblable... Et quand l'un de nous, il y a deux ans, montra dans différents centres scientifiques d'Europe des préparations microscopiques et anatomiques ainsi que des cultures, il ne parvint pas à apprendre quelque chose au sujet de processus semblables. Ni à l'Institut Pasteur, ni à ceux de Plaut, de Buschke, de Curtis... ce champignon ou des champignons semblables n'étaient connus. »

méconnue ; ils n'avaient pas créé un mouvement et restaient igno-
rés. Si quelques spécialistes, dont la bibliographie ne laisse rien
échapper, avaient eu connaissance de ces observations, ils les consi-
déraient comme une de ces raretés sans importance pratique, qui
encombrent la dermatologie.

Ce fut l'œuvre de notre premier mémoire de 1906 de coordonner
ces faits épars, d'y joindre des faits nouveaux et de mettre en
lumière dans une étude nouvelle la question des Sporotrichoses.
Notre travail faisait connaître les travaux américains de Schenck,
et d'Hektœn-Perkins ; il inaugurait « l'étude de la Sporotrichose de
de Beurmann qui semble maintenant englober toute la Sporotrichose ».

**DE 1906 A MARS 1907. — Notre premier mémoire et nos pre-
miers travaux**. C'est donc de notre **premier mémoire de 1906**
« que datent la notion de la fréquence des Sporotrichoses et l'essor
que prend leur étude ». Ce travail, dont Ravaut a dit qu'il « restera
le mémoire fondamental de cette question des Sporotrichoses »,
étudiait ces mycoses dans tous leurs chapitres [1].

Basé sur deux observations nouvelles [2] (n° II et n° III), il en montrait la *fréquence*. Il individualisait la plus commune de leurs *formes
cliniques* : la sporotrichose gommeuse disséminée, et il en décrivait les trois aspects symptomatiques. Il séparait ces mycoses de la
syphilis avec laquelle on les avait toujours confondues. Il indiquait
déjà les nuances qui peuvent faire soupçonner la maladie et qui,
chez notre troisième malade, nous avait permis à la consultation
de l'Hôpital Saint-Louis d'affirmer cliniquement, avant la culture,

---

1. Ces premières études furent poursuivies dans les laboratoires du Doct. de
Beurmann, du Doct. Sabouraud, à l'Hôpital Saint-Louis, puis dans le laboratoire
du Prof. Widal, à l'Hôpital Cochin.

2. La découverte de ce cas n° II, qui permit de retrouver la Sporotrichose, fut
faite, grâce à l'étude systématique d'un cas de diagnostic difficile (voir ci-dessous, note 1, p. 16 et 17).

Le cas n° II fut le point de départ de tous nos travaux : ce fut lui qui nous
montra toute l'importance du diagnostic bactériologique et nous prouva tous les
avantages de la culture à froid sur gélose glycosée-peptonée.

Notre attention étant attirée sur la Sporotrichose, bientôt nous trouvions un
troisième cas, que nous diagnostiquions cliniquement, avant la culture. Celle-ci
lut faite très obligeamment par Noiré dans le laboratoire de Sabouraud.

le diagnostic de sporotrichose. Il mettait en lumière « les petits signes » de ce diagnostic qui allaient bientôt s'enrichir d'éléments nouveaux : le « nombre des nodosités, disions-nous, dépasse ordinairement cinq, chiffre qu'atteint rarement la syphilis gommeuse non ulcérée ; les gommes sont à des âges très différents, les unes encore indurées, les autres en voie de ramollissement, d'autres abcédées ; leur évolution est rapide, complète en six à huit semaines ; le ramollissement se fait sans poussée inflammatoire douloureuse. La peau rosit à peine et dans cette forme non ulcéreuse elle ne contracte que quelques adhérences avec l'abcès sous-jacent. La lésion abcédée atteint et dépasse souvent le volume d'une noix ; elle contient un pus visqueux ou du séro-pus fluide, mais pas de bourbillon ; l'ouverture se cicatrise souvent malgré la persistance de la poche purulente... »

La *culture* nous paraissait le seul moyen d'assurer le diagnostic et les premiers [1], nous indiquions le procédé diagnostique si simple, aujourd'hui classique et partout adopté, de la culture *à froid* du pus sur *gélose glycosée de Sabouraud*, sans capuchonner les tubes. Depuis, nous n'avons cessé de montrer la simplicité de cette méthode de diagnostic ; la culture, en effet, ne réclame ni laboratoire ni étuve, puisque les tubes sont abandonnés à la température ordinaire, ni microscope, puisque l'aspect macroscopique des colonies blanches, puis brunes, est plus caractéristique que le frottis microscopique. En cinq à huit jours, la culture affirme le diagnostic par une

---

1. La technique générale de la culture à froid a été, on le sait, réglée par Sabouraud pour la culture des teignes. Nous l'avons préconisée les premiers dans le diagnostic de la Sporotrichose, ce qui lui a fait donner le nom de méthode de de Beurmann et Gougerot, désignation qu'ont adoptée, à la suite de Ravaut, les auteurs français et étrangers. En effet, dans les cas nord-américains de 1898-1900, dans le cas n° I de 1903, les tubes initiaux avaient été mis à l'étuve à 37° (*Ann. de Dermat. et de Syph.*, 1903, p. 680 et 682), et c'est dans notre cas n° II (1906) que nous a été révélée l'importance de la culture à froid. A propos de ce cas n° II on discutait le diagnostic de syphilis gommeuse ou de tuberculose atypique (sarcoïde) et l'on ne pensait pas à la sporotrichose alors oubliée. L'un de nous, faisant son mémoire de Médaille d'Or sur les bacillo-tuberculoses non folliculaires, poursuivit l'étude de ce cas par tous les procédés en usage dans l'étude des tuberculoses. Afin de faire l'examen histologique et l'inoculation, il pratiqua à la cocaïne l'ablation d'une gomme du tronc dans le laboratoire du service du docteur de Beurmann (laboratoire Cazenave). Incisant cette gomme qu'il ne croyait pas ramollie, il fut étonné de trouver au centre quelques gouttes de pus visqueux ;

épreuve si simple qu'elle peut être faite dans une salle d'hôpital ou dans le cabinet de consultation du médecin et ne demande que quelques minutes. Nous insistions sur ce fait que la culture est le seul procédé pratique (le séro-diagnostic était alors inconnu), que la recherche du parasite dans les frottis de pus ainsi que les inoculations sont aléatoires.

Nous complétions la description parasitologique et morphologique du champignon que Matruchot et Ramond avaient si bien précisée, nous étudiions sa structure fine, sa sporulation, ses chlamydospores, etc., nous inventions la « *technique des lames sèches* », procédé si commode pour l'identification et pour l'étude microscopique des parasites, nous indiquions les principaux caractères biologiques de ses cultures. Nous discutions la classification botanique et l'autonomie des *Sporotrichum*, champignons filamenteux à spores externes, auxquels l'absence de forme parfaite de reproduction ne permet pas de donner une place définitive dans la flore botanique ; mais nous insistions sur ce fait que le *Sporotrichum Beurmanni* est un parasite « déterminé par des caractères précis et toujours identiques à eux-mêmes, créant des lésions du même ordre, et c'est, ajoutions-nous, ce qui importe le plus ».

Nous donnions, en nous inspirant de l'enseignement histologique de notre ami Dominici, la description anatomique et histologique de la gomme hypodermique. Nous dégagions la formule histologique des sporotrichomes nodulaires, leur ordination en trois zones : micro-abcès central à polynucléaires et à macrophages, zone épi-

il les ensemença immédiatement dans la salle même où avait lieu la petite opération. Il prit le premier milieu qui se trouva sous sa main et qui, par un heureux hasard, était de la gélose glycosée peptonée de Sabouraud, destinée à ensemencer des teignes... Ce premier ensemencement fut donc fait sans idée préconçue.

Laissant quelques tubes à l'étuve, d'autres à froid, il vit sans peine que les tubes abandonnés à la température ordinaire poussaient abondamment, alors qu'au contraire les tubes mis à l'étuve à 37° ne fructifiaient pas ou plutôt ne donnaient des cultures qu'après avoir été sortis de l'étuve. Ce fait le frappa vivement. Les jours suivants, les ensemencements du pus des autres gommes, suivis en séries parallèles à 37° et à froid, affirmèrent l'exactitude de cette première remarque, qui servit à établir la méthode de diagnostic aujourd'hui universellement adoptée.

On voit de ce que c'est une étude systématique d'un cas catalogué syphilis ou sarcoïde tuberculeuse qui permit de retrouver la Sporotrichose de de Beurmann, dont l'importance était insoupçonnée.

thélioïde et giganto-cellulaire moyenne, zone lympho-conjonctive ou fibro-cellulaire externe et nous insistions sur le mélange si caractéristique de ces trois réactions : ecthymatiforme, tuberculoïde, syphiloïde. Nous donnions la formule cytologique du pus sporotrichosique, polynucléaires et macrophages souvent peu avariés, et nous décrivions la forme courte oblongue que prend le parasite dans les lésions humaines et expérimentales, montrant qu'il ne s'agit pas d'une spore, comme l'avaient cru les auteurs américains pour le *Sporotrichum Schencki*, mais d'une forme courte mycélienne adaptée à la vie parasitaire.

Nos observations étaient contrôlées et affirmées par l'expérimentation : nous citions, en effet, les premières inoculations au rat et les deux premiers cas de *reproduction de gommes sous-cutanées métastatiques* généralisées obtenues chez le cobaye nouveau-né par l'inoculation sous-cutanée de cultures pures ; la constatation des formes parasitaires dans les tissus et les rétrocultures ne laissaient aucun doute sur l'authenticité de ces lésions. Ces sporotrichoses expérimentales étaient d'importance capitale, car non seulement elles prouvaient la virulence du germe retiré des lésions humaines, mais elles reproduisaient la maladie humaine, caractérisée par des gommes sous-cutanées, d'abord indurées, puis secondairement abcédées. Résumant cette étude expérimentale, nous insistions sur la faible virulence du *Sporotrichum Beurmanni*.

Nous nous attachions à l'étude du problème pathogénique et étiologique ; nous en posions les principaux points et nous résolvions plusieurs d'entre eux. La porte d'entrée nous échappait, mais par toute une série de cultures sur les milieux végétaux naturels et sur les insectes, nous affirmions le saprophytisme du *Sporotrichum Beurmanni* dans la nature et nous énumérions les nombreux intermédiaires qui devaient transmettre la mycose à l'homme : débris végétaux, graines, fruits, etc..., nous prouvions la possibilité de la porte d'entrée cutanée, en obtenant chez deux cobayes nouveau-nés, par inoculation sous-cutanée de cultures pures, la gomme métastatique qui reproduit la maladie humaine. Nous concluions que le germe « *se rencontre dans le milieu ambiant où il vit en saprophyte, qu'il est inoculé par l'intermédiaire des végétaux et des animaux et qu'il se dissémine ultérieurement dans l'organisme par la voie artérielle.»* Nous prouvions expérimentalement la possibilité du saprophytisme sur la peau et dans les cavités muqueuses, et, guidés par ces faits expérimentaux, nous suspections déjà l'infection par la voie gastro-intestinale alimentaire, c'est-à-dire l'inoculation de *Sporotrichum* déglutis avec des matières végétales parasitées, fait que nous avons démontré en 1907.

Enfin, nous montrions les excellents effets du *traitement ioduré général* et nous recommandions le traitement *iodo-ioduré local*. Nous soulignions la nécessité de prolonger le traitement après la guérison clinique apparente pour éviter les rechutes. Nous insistions enfin sur *l'importance capitale pronostique et thérapeutique* du diagnostic de sporotrichose qui délivre les malades de la suspicion et de la menace de deux maladies très graves, la syphilis et la tuberculose.

En résumé, ce premier mémoire séparait « du groupe des gommes et des abcès sous-cutanés multiples une des principales formes des sporotrichoses et rien ne manquait à cette individualisation, même pas la reproduction expérimentale ».

Notre premier mémoire était immédiatement complété par une étude comparative de la sporotrichose et des mycoses voisines[1] et par une étude diagnostique avec parallèle clinique, diagnostique, bactériologique, anatomique, pronostique et thérapeutique de cette mycose et de la syphilis[2].

Nos premiers travaux de 1906 embrassaient donc l'ensemble des Sporotrichoses et comprenaient leur étude clinique et diagnostique, botanique et parasitologique, anatomique et histologique, expérimentale, étiologique et pathogénique, pronostique et thérapeutique.

Le 3 janvier 1907, nous développions devant la Société de

1. Gougerot. Mycoses sous-cutanées. *Tribune médicale,* 26 janv. et 2 fév. 1907, nᵒˢ 4 et 5.

2. Gougerot. Diagnostic de la syphilis et des Sporotrichoses. *Annal. des Mal. vénér.,* 1ᵉʳ mars 1907, p. 161.

Dermatologie le résultat de ces recherches si nouvelles et nous présentions les documents, les cultures, les pièces humaines et expérimentales qui avaient servi à l'édification de notre mémoire.

Le même jour, nous montrions avec Danlos et Deroye notre troisième malade et nous décrivions les premiers cas de *gros abcès* et de *lymphangite sporotrichosiques*, de *sporotrichoside dermique*, qui « simulent l'ecthyma et souvent ressemblent plus ou moins à la syphilis papulo-crustacée, voire même aux tuberculides papulo-squameuses ou à l'érythème induré de Bazin ulcéré » ; nous individualisions ainsi la *forme mixte de la Sporotrichose*. Le 7 mars, à la même Société, nous décrivions, en présentant une quatrième malade, le *premier cas de sporotrichose gommeuse ulcéreuse*. « La plupart des lésions dispersées sans aucune systématisation, disions-nous, sont ouvertes. On voit autour d'un orifice étroit une zone ovalaire, dans laquelle la peau amincie et violacée recouvre une dépression sous-cutanée appréciable au doigt ; l'ensemble de la lésion reproduit exactement l'aspect de la gomme tuberculeuse ouverte et ce diagnostic a été admis à première vue à la consultation. »

Telles étaient nos premières recherches basées sur quatre cas personnels, les seuls alors connus de Sporotrichose de de Beurmann.

« Ces premières études ont été confirmées par tous les auteurs et, si quelques-uns omettent de les citer, la plupart leur ont rendu justice. » Elles fondaient sur des preuves irréfutables l'autonomie des sporotrichoses : cultures pures de lésions fermées, donnant chez tous les malades, dans toutes les lésions, à plusieurs jours d'intervalle et sur tous les ensemencements, toujours le même parasite ; — présence dans les lésions de la forme courte du parasite ; — formule histologique spéciale ; — reproduction expérimentale de la gomme métastatique ; — guérison rapide par le traitement ioduré. Aujourd'hui ces preuves sont incontestées, mais il était alors nécessaire de les rassembler pour forcer l'incrédulité générale, car beaucoup de nos collègues, surpris par la nouveauté de nos recherches, regrettaient de nous voir « toucher, par un sacrilège imprudent, à ces deux arches saintes de la Dermatologie : la Syphilis et la Tuberculose ».

MARS 1907-DÉCEMBRE 1907. — A la suite de ces quatre premiers cas de sporotrichose, les observations ne tardèrent pas à s'accumuler. De toutes parts, nos travaux furent confirmés et, dans les mois suivants, de nombreux auteurs français et étrangers, retrouvèrent le *Sporotrichum Beurmanni* et complétèrent nos études : Danlos et Deroye, Lesné et Monier-Vinard, Gaucher, Brocq, Duval et Fage, Vaquez, Laubry et Esmein, Demoulin, Dominici, Ravaut et Civatte, Brissaud et Rathery, Nattan-Larrier et Lœper, Gastou et Brodier, Bonnet, Lutz et Splendore au Brésil, P. Baliña et Marco del Pont en Argentine, Greco en Uruguay.

Danlos et Deroye[1], Reclus, qui démontra l'existence d'abcès froids non tuberculeux[2], Lesné et Monier-Vinard, Gaucher, sont parmi les premiers qui apportèrent des faits semblables. De Beurmann et Gougerot venaient de « publier leur remarquable mémoire basé sur quatre observations personnelles, dit Reclus dans une de ses Cliniques, notre cas est le cinquième publié en France. Il s'agissait d'un Sporothrix spécial ; le Sporothrix de de Beurmann, ainsi nommé pour l'opposer au Sporothrix de Schenck et au Sporothrix de Dor, variétés plus rares et un peu différentes ». Lesné et Monier-Vinard, qui avaient déjà soumis ce cas difficile à la *Société anatomique*, sans pouvoir résoudre le problème diagnostique qu'il posait, ont fait une importante étude de ce cinquième malade devant la *Société médicale des Hôpitaux*, le

1. C'est notre malade n° III, que Danlos et Deroye, lors d'une récidive, ont étudié en collaboration avec nous.

2. Au point de vue de l'évolution des idées médicales, il est intéressant de noter quelle fut la pensée directrice du Professeur Reclus. Celui-ci cherchait systématiquement à approfondir la nature des abcès froids non tuberculeux. Il posa donc dans le cas n° V le diagnostic d'abcès froids *non bacillaires* et il dirigea dans ce sens ses élèves Lesné et Monier-Vinard, qui, on le sait. furent assez heureux pour isoler le *Sporotrichum Beurmanni*. (Communication orale du Professeur Reclus.)

15 mars 1907 et dans un article de la *Revue de médecine*, en août et septembre 1907[1].

Quelques jours après, le 8 avril, à la *Société de Dermatologie*, et le 12 avril 1907, à la *Société médicale des Hôpitaux*, nous présentions un sixième malade, *premier cas de sporotrichose gommeuse ulcéreuse syphiloïde* ou *echtyma sporotrichosique*, et A. Renault, qui nous avait adressé le malade, faisait ressortir l'intérêt pratique du diagnostic de sporotrichose.

Gaucher montrait à ses Leçons notre malade n° III et deux nouveaux malades, n°s VII et VIII. Il consacrait deux Cliniques à cette question d'actualité et, avec Monier-Vinard, il montrait le 8 avril, à la *Société de Dermatologie*, le premier cas de sporotrichose épidermique trichophytoïde. Monier-Vinard présentait ces deux cas à la Société médicale des Hôpitaux (n° VII et n° VIII)[2].

Dès lors les observations se multiplient : observation n° IX de Duval et Fage, observation remarquable de Laubry et Esmein (n° X, *première autopsie*) qui sert de point de départ à la thèse de Peltier intitulée : *Sporotrichose gommeuse disséminée, maladie de de Beurmann* (mai 1907), et le *Journal des Praticiens* du 11 mai 1907 insistait sur l'importance pratique de la *Sporotrichose* ou *maladie de de Beurmann et Gougerot*. « C'est, disait-il, parce qu'elle est devenue une question de pratique susceptible d'un traitement efficace et simple qu'il importe au praticien

---

1. En mars 1907, ces auteurs hésitaient sur l'identification de leur champignon : « Nous ne saurions vraiment dire si notre parasite appartient à l'une de ces trois variétés (Sporotrichum Schencki, Sporotrichum Beurmanni, Sporotrichum Dori) ou s'il forme une variété nouvelle » (p. 274). En août et septembre, une étude approfondie leur permettait de l'identifier au *Sporotrichum Beurmanni* : « Les caractères culturaux et morphologiques sont à peu près identiques. De légères différences peuvent toutefois se relever; nous ne pensons pas qu'elles justifient la création d'une variété nouvelle » (p. 767).

2. Dans l'une de ces observations, Monier-Vinard, ayant constaté des *Sporotrichum Beurmanni* dans l'expectoration de son malade (tuberculeux dont les crachats contenaient des bacilles de Koch), a cru pouvoir conclure à une Sporotrichose pulmonaire. Nous avons montré que cette conclusion était prématurée, le Sporotrichum venant sans doute du bucco-pharynx comme dans notre observation n° VI et comme dans le cas de Laubry et Esmein qui eut le contrôle de l'autopsie. (V. p. 386).

de ne pas l'ignorer et de faire bénéficier ses malades de notions si importantes [1]. »

Bientôt, le 7 juin, à la *Société médicale des Hôpitaux*, nous publiions deux observations inédites, n° XI et n° XII, et nous complétions l'observation n° VI, apportant ainsi aux débats des faits nouveaux importants.

Notre observation n° VI, « **Sporotrichose des muqueuses** », est, en effet, le premier cas de *sporotrichosides muqueuses ulcéreuses* et d'*angine sporotrichosique* ; elle donnait la démonstration *in vivo* du saprophytisme du *Sporotrichum Beurmanni* sur les muqueuses. L'observation de sporotrichose gommeuse disséminée avec lésions laryngées, étudiée en octobre 1907 par de Beurmann, Brodier et Gastou, et dont l'autopsie fut si minutieusement faite par Letulle et Debré en février 1908, sera le deuxième exemple de sporotrichose des muqueuses, le *premier cas de laryngite sporotrichosique*.

Notre observation n° XII, « Chancre sporotrichosique frontal et sporotrichose lymphangitique centripète », observation capitale, est le *premier exemple de chancre sporotrichosique et de sporotrichose verruqueuse avec lymphangite primitive, d'épidermites pityriasiformes et eczématiformes* dues au *Sporotrichum Beurmanni*. Cette observation fut encore l'occasion de la découverte du parasite dans les squames et de l'autoculture du pus, fait que confirmèrent cinq mois plus tard Duval et Monier-Vinard.

Le 7 juin encore, nous publiions notre cas n° XI de gomme sporotrichosique unique, probablement musculaire, due à un *Sporotrichum* dont nous donnions la première description sous le nom de *Sporotrichum Beurmanni* δ. C'est ce parasite que Matruchot appellera, plus tard, *Sporotrichum Gougeroti*.

Le 26 juillet, nous présentions à la *Société médicale des Hôpitaux de Paris* un nouveau cas : « Treizième cas de Sporotrichose », premier cas de « *Sporotrichose localisée du bras. Lymphangite gommeuse ascendante* », dont les cas de Demoulin et Duval

_____

[1]. Page 307.

(n° XIV) et celui de Dominici et Duval (n° XVIII) seront de nouveaux exemples.

Notre mémoire de 1906 était consacré à l'étude clinique et diagnostique, bactériologique et botanique, anatomique et expérimentale, étiologique et pathogénique des Sporotrichoses. Des travaux d'ensemble ont bientôt complété chacun des chapitres de ce premier mémoire.

Notre **deuxième mémoire**, paru en août, septembre, octobre, novembre 1907 dans les *Annales de Dermatologie et de Syphiligraphie*[1], donnait la description clinique des formes tuberculoïdes et développait l'**Anatomie pathologique** des lésions. Il complétait l'étude de la gomme faite dans notre premier mémoire de 1906, il en décrivait les formes nodulaires et diffuses, il suivait stade par stade l'évolution des lésions, il en sériait l'histogenèse, il en faisait la comparaison avec les autres processus inflammatoires chroniques : tuberculeux, syphilitiques, cocciens. Il apportait une importante contribution à l'anatomie pathologique générale des infections; en effet, le processus mycosique, progressant lentement et n'allant pas jusqu'à la nécrose, permet de refaire toute l'histoire de l'inflammation chronique, de retrouver tous les stades intermédiaires entre le tissu commençant à réagir et les infiltrats adultes : vascularites, artérites, phlébites, capillarites folliculaires et giganto-cellulaires. Cette étude histologique éclaire et rénove l'histogenèse générale du follicule et de la cellule géante; elle montre qu'il existe toutes les transitions entre les processus nodulaires (pseudo-tuberculoses) et elle explique l'origine de plusieurs erreurs anciennes. Elle prouve une fois de plus qu'il n'y a pas de spécificité anatomique, mais seulement une formule « spéciale », habituelle à tel ou tel processus... Au point de vue de l'anatomie pathologique spéciale des maladies à champignons, nos mémoires permettaient d'individualiser une formule

---

1. De Beurmann et Gougerot. Sporotrichoses tuberculoïdes. *Annal. de Derm. et de Syph.*, août-sept., oct., nov. 1907, 103 pages, 26 figures et 1 planche en couleur.

commune à tout un groupe de mycoses ; en effet Gougerot et Caraven la retrouvent dans l'Hémisporose, Queyrat et Laroche dans la Parendomycose (ex-blastomycose), de Beurmann, Gougerot et Vaucher, dans une nouvelle mycose, l'Oïdiomycose (ex-blastomycose). Elle peut être reconnue dans les observations de Saccharomycose de Buschke, dans les protocoles de certains cas de Trichophyties profondes nodulaires de Maïocchi; Darier et Hallé l'ont signalée récemment dans des nodules intra-dermiques du Favus. Les expériences de contrôle et l'étude des « nodules par corps étrangers », poursuivies par Gougerot et Vaucher, ont montré que cette formule à trois zones du mycome n'est pas spécifique, puisqu'elle est celle des nodules de résorption des corps étrangers... Les très brefs protocoles publiés par les auteurs n'ont fait que confirmer nos descriptions anatomiques.

Notre **troisième mémoire**, présenté au *Congrès français de Médecine* de Paris (14-16 octobre 1907) et publié dans la *Tribune médicale* du 2 novembre 1907, contient l'étude d'ensemble de **l'Étiologie et de la Pathogénie** des Sporotrichoses : il insiste sur le saprophytisme du *Sporotrichum* dans la nature et sur la résistance du germe aux agents extérieurs. La découverte des *Sporotrichum Beurmanni* sauvages par Gougerot dans les Alpes françaises, en 1908, en donnera la démonstration complète et montrera que, d'abord avirulents, ces échantillons sauvages acquièrent par passage sur le rat une virulence au moins égale à celle des *Sporotrichum* humains. Il indique les divers modes d'infection et la multiplicité des agents intermédiaires : l'inoculation peut être cutanée, comme le démontrent plusieurs cas cliniques et expérimentaux (une inoculation accidentelle chez l'homme, rapportée par Sicard et Gougerot, a confirmé ce fait) ; l'inoculation peut être muqueuse et d'origine alimentaire : ce mode d'introduction a été démontré par toute une série d'expériences *in vivo* et *in vitro* ; l'inoculation, cutanée ou muqueuse, peut se faire sans solution de continuité. Notre troisième mémoire étudiait enfin la marche de l'infection et ses voies de dissémination artérielle ou lymphatique. Ce travail se complétait de plusieurs notes. parues en 1907, 1908, 1909, qui démontraient, entre autres faits, l'importance du saprophytisme du *Sporotrichum* sur les muqueuses et des porteurs de germes dans l'étiologie, dans la prophylaxie et dans la thérapeutique et prouvaient l'importance de la sensibilisation et de l'anaphylaxie sporotrichosiques. Il n'y a donc pas seulement, pour expliquer la pullulation du *Sporotrichum Beurmanni*, germe de virulence habituellement faible, un amoindrissement de la résistance du terrain et une augmentation de la virulence du germe, — adaptation du germe au milieu, — mais encore, et surtout, une sensibilisation du terrain par les toxines du champignon vivant en saprophyte, véritable adaptation du milieu au germe. Grâce à toutes nos études, la sporotrichose est bientôt devenue une des maladies infectieuses dont l'étiologie et la pathogénie sont les mieux connues. Les brèves indications étiologiques contenues dans les observations des auteurs ont pleinement confirmé nos travaux.

Notre **quatrième mémoire**, en collaboration avec Vaucher, résume l'étude expérimentale des sporotrichoses. Il débute par une note signalant nos expériences, présentée au *Congrès français de Médecine* de Paris, le 14 octobre 1907. Il a été publié par chapitres successifs à la *Société médicale des Hôpitaux* de Paris pendant les années 1907 et 1908 et à la *Société de Biologie* en 1909. Il étudie les sporotrichoses du cobaye, du lapin, du singe et surtout celles du rat, du chat et du chien. « Non seulement nous avons pu démontrer la virulence du parasite et reproduire les formes cutanées, les seules connues en 1906, apportant ainsi des preuves de l'existence des sporotrichoses humaines, mais surtout nous reproduisions toute une série de formes muqueuses, osseuses, articulaires, synoviales, viscérales ; nous obtenions toutes les variétés de formes aiguës et chroniques, toutes les modalités des ostéo-arthrites, des cirrhoses du foie, des néphrites, des méningites, des endocardites, des pneumonies, etc. Pour montrer l'importance de ces résultats expérimentaux, nous rappellerons simplement que ce sont eux qui ont prouvé l'existence des sporotrichoses profondes, qui les ont annoncées et fait rechercher chez l'homme : c'est à ces travaux qu'est due la découverte chez l'homme des sporotrichoses osseuses par Sicard, Bith et Gougerot, celle des synovites, des arthrites, des orchites, des pyélonéphrites sporotrichosiques, etc. » Les inoculations de Lesné et Monier-Vinard sur le lapin et la souris, celles de Ravaut et Civatte sur le singe, celles de Lutz et Splendore sur le rat, celles de Brissaud et Rathery sur la souris, etc., ont donné des résultats analogues aux nôtres.

Nos deuxième, troisième, et quatrième mémoires, sont restés les seuls travaux d'ensemble sur l'Anatomie pathologique, l'Étiologie et la Pathogénie des Sporotrichoses, sur les Sporotrichoses expérimentales.

Au même Congrès français de médecine, tenu à Paris du 14 au 16 octobre 1907, où notre troisième mémoire et le début de notre quatrième mémoire étaient publiés, on apporta deux cas nouveaux n° XV et n° XVI : Ravaut et Civatte résumèrent une remarquable observation, souvent citée à cause de sa haute importance pratique ; Brissaud et Rathery firent connaître le *premier cas de sporotrichose aiguë fébrile* qui est en même temps le *premier cas de sporotrichose musculaire* démontrée. Identifiant le parasite cultivé au *Sporotrichum Beurmanni*, nous avons pu ranger parmi les sporotrichoses une observation ancienne de Nattan-Larrier et Lœper, le parasite étant, d'après ces auteurs, identique à celui de Brissaud et Rathery ; cette observation s'intercale donc avec le n° XVII dans la série des faits démontrés.

A la même époque, Lutz et Splendore, qui avaient commencé leurs recherches sans avoir connaissance des travaux nord-américains et français, publiaient au *Congrès brésilien* leur mémoire fondamental sur la *Sporotrichose spontanée du rat* et cinq observations brésiliennes de sporotrichose humaine. Nous montrions l'identité de leurs cultures et du *Sporotrichum Beurmanni*, et ils acceptaient cette identification. L. Baliña et Marco del Pont publiaient un cas argentin, et Greco, un cas provenant de la côte uruguayenne : nous faisions connaître en France ces observations sud-américaines par une note présentée à la *Société Médicale des Hôpitaux de Paris*, le 21 mai 1908.

La fin de l'année 1907 voit encore paraître la première observation lyonnaise due à Bonnet et l'observation de Danlos et Blanc, premier cas de sporotrichose palpébrale, forme que retrouveront Morax et Carlotti en 1908.

En résumé, au début de mars 1907, on ne connaissait que nos quatre cas de Sporotrichose de de Beurmann. A la fin de 1907, malgré le très petit nombre d'auteurs qui consentent à rechercher cette mycose, on ne comptait pas moins de trente observations et dans un article de l'*Ikonographia dermatologica* nous faisions le bilan de ce qu'avec Bruno Bloch on appellera en pays de langue allemande « *die de Beurmann-Gougerot'sche Krankheit* ».

1908. — Dans les mois et années qui suivirent (1908-1911) de nouveaux auteurs ont retrouvé le *Sporotrichum Beurmanni* :

Blanc, de Massary et Doury, Letulle et Debré, Louste, Balzer et Galup, Fouquet et Giroux, Caraven, Sicard et Bith, Druelle et Chadzinski, Hudelo, Widal et Weill, Morax et Carlotti, Descomps, Achard, Milian, Spillmann et Gruyer à Nancy, Abrami et Giroux, Gy, Joltrain, Moure, Boisseau et Fulconis à Nice, Carougeau à Madagascar, Thibierge et Gastinel, Trémolières et du Castel, Maurice Lagoutte et Briau au Creusot, Lerat à Bruxelles, Bruno Bloch à Bâle, Pierre Marie, Jadassohn et Robert Stein à Berne, Castellani à Ceylan, Laroche, Vernes, Verdun, Pautrier et Lutembacher, Lebar et Saint-Girons, Rochard et Bodolec, Salmon et Pinoy, Bertin et Bruyant, Cruchaudeau, Velter, Rouslacroix et Wyse-Lauzun, Perrin à Marseille, Lindemberg à São-Paulo, Du Bois à Genève, O. Krenn et Schramek à Vienne, Rispal et Dalous, Rouvière à Toulouse, Arndt et Fielitz à Berlin, Posada Berrio à Medellin (Colombie), E. de Oyarzabal, à Madrid, Wolf et Hügel à Strasbourg, Campana, Caruccio, Curcio à Rome, C. Vignolo-Lutati à Turin, Boureau à Tours, Peugniez et Bax à Amiens, Henry à la Guyane, Sabrazès et Guyot,

Dubreuilh, Petges et Bonin à Bordeaux, Dind à Lausanne, Menahem Odara et Fuad Bey à Constantinople, etc., etc.

L'année 1908 est surtout marquée par l'importante découverte du **séro-diagnostic mycosique** de Widal et Abrami (juin 1908) : la sporo-agglutination et la réaction de fixation de Widal et Abrami permettent de faire le diagnostic immédiat de sporotrichose alors même que la culture est impossible, et par les co-réactions elles ouvrent une voie nouvelle au diagnostic des discomycoses, des actinomycoses, etc. La valeur de cette excellente méthode était bientôt confirmée de toutes parts et plus tard, en janvier 1910, Widal et ses élèves Abrami, E. Brissaud, Joltrain, Weill faisaient paraître un mémoire complet sur cette question. Le 20 novembre 1908, Brissaud, Gougerot et Gy présentaient à la *Société Médicale des Hôpitaux de Paris* un cas de « *Diagnostic rétrospectif de sporotrichose* fait par la clinique, contrôlé par la sporo-agglutination et la réaction de fixation, affirmé par la culture du *Sporotrichum Beurmanni* resté saprophyte dans le bucco-pharynx ». Widal et Joltrain, à la séance suivante, rapportaient un cas semblable.

C'est en 1908 que parurent les derniers chapitres de notre troisième et de notre quatrième mémoire, en particulier nos études avec Vaucher sur la sporotrichose du rat, du chien, du lapin, sur l'épreuve diagnostique de l'orchite du rat après inoculation intra-péritonéale, notre note sur l'*action de l'iodure de potassium dans la sporotrichose* et notre travail en collaboration avec Vaucher sur l'*hérédo-sporotrichose* expérimentale.

La même année, nombre de faits confirmatifs étaient publiés et plusieurs observations ouvraient de nouveaux chapitres.

Gougerot et Caraven étudiaient le premier cas de **Sporotrichose spontanée du chien.**

Sicard, Bith et Gougerot, Fage, présentaient le même jour à la *Société Médicale des Hôpitaux de Paris* les deux premiers cas d'ostéite sporotrichosique démontrés bactériologiquement. Notre sixième mémoire, en collaboration avec Vaucher, allait réunir en 1909 ces observations de sporotrichoses osseuses et faire l'étude complète des sporotrichoses ostéo-articulaires expérimentales ; il prévoyait la découverte de nouvelles formes que des recherches systématiques devaient bientôt individualiser chez l'homme.

Le 12 juin, Hudelo, Monier-Vinard, Braun et Merle présentaient à la *Société Médicale des Hôpitaux de Paris* le *premier cas de synovite* démontrée par la culture.

Le 10 juin, Widal et Weill relataient le *premier cas d'hémoculture chez l'homme.*

En octobre, Spillmann et Gruyer publiaient un cas de lésions de la face, avec adénite, sans lymphangite, simulant l'actinomycose.

Gaucher et Fouquet insistaient sur les dermites végétantes simulant le kérion trichophytique.

Widal et Joltrain signalaient le premier cas de *sporotrichose familiale.*

Castellani à Ceylan observait deux cas de sporotrichose et isolait chez ces deux malades un parasite qu'il croyait nouveau et qu'il dénommait *Sporotrichum indicum.* Ce parasite, dont l'étude est devenue impossible car les cultures en sont perdues, a une diagnose trop imprécise pour qu'on puisse la comparer aux *Sporotrichum* voisins. Peut-être n'est-il qu'un *Sporotrichum Beurmanni,* car d'après la description de Castellani il lui ressemble de « très près ».

Splendore à São Paulo du Brésil signale, dans un cas, un *Sporotrichum* qu'il croit nouveau et qu'il appelle *Sporotrichum asteroïdes.* Ce parasite ne diffère du *Sporotrichum Beurmanni* que par l'aspect astéroïde de certaines formes *in vivo* et par quelques détails culturaux ; peut-être n'est-il qu'une variété fixe du *Sporotrichum Beurmanni ;* il en est en tous cas extrêmement voisin.

Duque observe à la Havane trois cas de sporotrichose méconnue, où l'erreur de diagnostic fut cause, chez le premier et chez le deuxième malade, d'une double amputation de cuisse, et chez le troisième d'une amputation de l'avant-bras, exemples frappants des désastres qu'entraîne la méconnaissance de la sporotrichose.

En résumé, à la fin de 1908, le nombre des observations de Sporotrichose atteignait la soixantaine et Siredey, dans son compte-rendu des travaux de la *Société médicale des Hôpitaux de Paris* pendant l'année 1908, pouvait conclure : « la Sporotrichose a parcouru en peu de temps une brillante carrière et conquis depuis deux ans une place importante en nosologie. »

1909. — L'année 1909 enrichit encore l'histoire de la Sporotrichose de quelques acquisitions importantes, en particulier de la série des publications faites par Blanchetière et Gougerot à la *Société de Biologie* sur la composition chimique, les fermentations et les propriétés biologiques du *Sporotrichum Beurmanni*, du *Sporotrichum Schencki*, du *Sporotrichum Gougeroti*, et sur leurs teneurs en toxines. Gougerot et Blanchetière étudient sur l'animal les effets des toxines solubles, des toxines insolubles (sporo-éthérine, sporo-chloroformine), des toxines solubilisables (extraits acétiques, alcalins, alcooliques) et des corps microbiens résiduels : ils notent dans les réactions des tissus à ces toxines une ébauche de dissociation qui permet de rapprocher encore la sporotrichose de la tuberculose.

Des cas et des travaux nouveaux s'ajoutent à ceux déjà si nombreux des années précédentes :

— observation de Moure démontrant par la biopsie et par la culture l'existence des *adénites sporotrichosiques*.

— observations comparatives d'abcès froids bactériens recueillis par Gougerot ; observation de notre malade n° XIII, premier cas d'*abcès chaud sporotrichosique* et surtout notre **cinquième mémoire**, consacré à la « *Comparaison des sporotrichoses et des infections cocciennes. Sporotrichoses aiguës et subaiguës disséminées. Sporotrichomes à évolution phlegmasique* ».

— observation de Morax et Attilio Fava, *premier cas de sporotrichose conjonctivale primitive*.

— notre étude d'ensemble avec Vaucher sur la *sporotrichose osseuse et ostéo-articulaire* (**sixième mémoire**).

— deux revues générales de Gougerot sur les Formes cliniques (septième mémoire) et sur le Diagnostic de la Sporotrichose de de Beurmann (huitième mémoire), qui résument l'état actuel de la question et en donnent la bibliographie complète.

— observation d'Achard et Ramond de *sporotricho-tuberculose des ganglions du cou, premier exemple* de cette forme de double infection.

— observation de de Beurmann, Gougerot et Laroche, premier cas *d'acné sporotrichosique* servant de porte d'entrée à une sporotrichose faciale avec lymphangite et adénite.

— première observation belge de Lerat de Bruxelles.

— première observation suisse de Bruno Bloch de Bâle, qui pose le principe des réactions des sporotrichosiniques et étudie le premier la cuti-réaction sporotrichosique (6 mai 1909).

— observation de Pierre Marie et Gougerot, premier cas *d'ostéite sporotrichosique hypertrophiante* primitive du tibia, compliquée de *lymphangite* gommeuse *ulcéreuse* ascendante et d'*adénites sporotrichosiques* avec autopsie.

— notre étude sur la *sporotrichose cachectisante mortelle*, basée sur les deux observations inédites de Lagoutte et Briau du Creusot présentées à la *Société Médicale des Hôpitaux de Paris*, le 28 mai ; l'une d'elles est le premier cas de « Sporotrichose polymorphe à gommes sous-cutanées et grands abcès disséminés à localisations ostéo-articulaires, épididymaires et oculaires : conjonctivite, hypopyon, staphylome, perforation de la cornée, issue du corps vitré et perte de l'œil ».

— observation de de Beurmann, Gougerot et Vernes, premier cas *d'ostéomyélite gommeuse sporotrichosique* avec *abcès intra-osseux* du tibia, affirmé par la radiographie.

— observation de de Beurmann, Gougerot et Verdun contenant la première mention *d'un cas* de *pityriasis sporotrichosique*.

— première observation bernoise de Robert Stein, suivie dans le service de Jadassohn.

— étude de Pautrier et Lutembacher sur la sous-cutiréaction et nos travaux sur l'*intra-dermoréaction sporotrichosinique*, sur le dosage de la toxine par la numération et sur la non-spécificité de cette réaction, en collaboration avec Ravaut et Verdun.

— nos notes sur la *sensibilisation* et *l'anaphylaxie sporotrichosiques* au Congrès de Lille.

— observation de Danlos et Flandin, premier cas de *sporotrichose des fosses nasales.*

— observation de de Beurmann et Saint-Girons, premier cas de *sporotrichose ulcéreuse localisée,* où l'on put saisir le mode d'inoculation par une écharde d'épine-vinette.

— nombreuses *observations provinciales et étrangères :* nouvelles observations brésiliennes de Lindemberg et Splendore à São Paulo ; première observation genévoise de Du Bois ; première observation niçoise de Boisseau et Fulconis ; première observation marseillaise de Rouslacroix et Wyse-Lauzun ; premier cas toulousain de Rispal et Dalous ; premier cas africain malgache de Carougeau ; premier cas viennois de O. Krenn et Schramek ; premier cas berlinois de Arndt...

— observation de Rochard, Duval et Bodolec, premier cas de *pyélonéphrite sporotrichosique* (août 1909).

— Clinique de Landouzy, où est faite avec Gougerot l'étude du premier cas de *pemphigus sporotrichosique.*

— observation de Moure, premier cas d'*arthrite sporotrichosique* (décembre 1909)...

La sporotrichose est vulgarisée à l'étranger : Adamson, Stancanelli, etc. [1].

En cette même année 1909, la question des sporotrichoses commence à renaître en Amérique du Nord où l'on semblait avoir oublié les deux cas de Schenck et d'Hektœn-Perkins. Grâce au mouvement qu'avait suscité l'heureuse fortune du *Sporotrichum Beurmanni,* des cas nouveaux de sporotrichose chez l'homme et le cheval sont découverts en 1909 et en 1910 aux Etats-Unis, par Burlew, par Trimble et Shaw, par Page, Frothingham et Paige, par J. Nervins-Hyde et Davis. Ces auteurs identifient leurs para-

---

1. STANCANELLI P. Sulla Sporotricosi cutanea o malattia di de Beurmann e Gougerot. *Giorn. internaz. d. sci. med.,* 1909, n. s. XXI, p. 933.

sites au *Sporotrichum Schencki*. Le remarquable travail de Page, Frothingham et Paige démontre l'existence de la Sporotrichose spontanée des équidés aux Etats-Unis et l'étudie dans tous ses détails. Mohler, Nervins-Hyde et Davis confirment ces faits.

En résumé, à la fin de 1909, le nombre des observations dépasse de beaucoup la centaine ; il devient impossible de compter les faits nouveaux, car la plupart des cas observés ne sont plus publiés. Les sporotrichoses se montrent de plus en plus polymorphes et on les retrouve dans tous les pays où, grâce à nos efforts, la notion de leur existence et de leur importance a pénétré.

1910. — L'attention étant attirée sur les sporotrichoses, des observateurs de plus en plus nombreux la recherchent systématiquement, aussi semble-t-elle de plus en plus fréquente. Le diagnostic de la maladie est entré dans la pratique courante ; il est devenu si classique et d'une telle banalité qu'en France du moins, on ne publie plus que les observations présentant quelques particularités nouvelles.

A l'étranger, les observations se multiplient. Notons les premières observations italiennes de Campana à Rome ; les premières observations strasbourgeoises de Wolf et Hügel ; la première observation espagnole de E. de Oyarzabal à Madrid ; la première observation colombienne de Posada Berrio de Medellin ; la première observation turinoise de C. Vignolo-Lutati ; la deuxième observation berlinoise de Fielitz ; la première observation guyanaise de Henry à Cayenne ; la première observation indo-chinoise de Séguin à Hanoï...

Au début de l'année 1910, paraît notre article *Mycoses* du nouveau *Traité de Médecine et de Thérapeutique* de A. Gilbert et L. Thoinot (fasc. IV). Dans notre chapitre : **Infections mycosiques**, nous faisions la première étude sur la **Pathologie générale des mycoses**. A la lumière des travaux anciens de Lucet, de Dieulafoy, de Chantemesse, de Widal, de Roger, de Rénon, de Sabouraud, de Brumpt, de Bodin, et de nos propres travaux sur les Sporotrichoses, ainsi que des études de Widal et Abrami, de Bruno Bloch, nous faisions un *parallèle méthodique des infections mycosiques et des infections bactériennes*.

Notre **neuvième mémoire**, déposé à l'Académie de Médecine le 22 février 1910 et auquel fut attribué le prix Adrien Buisson, était consacré à l'**étude clinique et expérimentale du traitement de la Sporotrichose** : étude de l'action de l'iodure et des succédanés iodiques, mode d'action des iodiques, essais de vaccination et de sérothérapie expérimentales [1].

Notre **dixième mémoire**, publié dans les *Archives de Parasitologie* [2], traite de la **Classification botanique** des *Sporotrichum* pathogènes ; il réunit les opinions des plus éminents mycologues sur la classification des *Sporotrichum* et sur les discussions botaniques auxquelles elle donne lieu. Il s'appuie sur les travaux de Matruchot, de Vuillemin, de Guéguen, etc., qui depuis plusieurs années ont étudié cette question de botanique mycologique et en particulier sur le travail présenté par Matruchot à l'*Académie des Sciences*, le 28 février 1910. Il contient le résumé des travaux parasitologiques que nous avons poursuivis de 1906 à 1910 sur la comparaison des divers *Sporotrichum* pathogènes.

Pendant l'été 1910, Jeanselme et Paul Chevallier étudient un cas de sporotrichose particulièrement intéressant par la multiplicité de ses localisations cutanées, oculaires et testiculaires ; ils cultivent un *Sporotrichum* nouveau, que Brumpt et Langeron appellent *Sporotrichum Jeanselmei ;* nous montrons que ce parasite nouveau est très voisin du *Sporotrichum Beurmanni* et issu d'une même souche ancestrale.

Grâce à tous ces travaux, la fréquence des mycoses est démontrée et acceptée. « L'étude des Sporotrichoses par de Beurmann

---

1. Nos essais ont été poursuivis au laboratoire du Professeur Pierre Marie, parallèlement à ceux d'Abrami, E. Brissaud, Joltrain, au laboratoire du Professeur Widal.

2. Ce mémoire remis en 1910 parut avec le millésime de 1911.

et Gougerot a marqué une ère heureuse dans l'histoire des mycoses ; elle a montré la fréquence insoupçonnée des maladies à champignons et l'on a été tout étonné de s'apercevoir que nombre de malades, tenus pour des tuberculeux ou des syphilitiques avérés, étaient des sporotrichosiques, des hémisporosiques, etc... Elle a permis de guérir rapidement des lésions prétendues incurables ; elle a rassuré les malades sur leur avenir, les délivrant de la menace des accidents tardifs de la syphilis ou de la tuberculose. » Par la multiplicité de ses localisations, la Sporotrichose intéresse autant le médecin, le chirurgien, l'ophthalmologiste, l'oto-rhino-laryngologiste que le dermatologiste.

Non seulement nos recherches ont « créé » une maladie nouvelle, mais elles ont encore rénové l'étude générale des mycoses; elles ont montré combien ces maladies sont fréquentes, autrefois méconnues, cachées derrière le masque de la tuberculose ou de la syphilis, combien leur diagnostic est facile et à la portée de tous ; elles ont montré enfin toute l'importance pratique, pronostique et thérapeutique de ce diagnostic.

Grâce aux faits cliniques que nous avons rassemblés et coordonnés depuis l'observation princeps de de Beurmann et Ramond (faits qui ont été confirmés et complétés par tous les auteurs depuis 1907), grâce à nos mémoires successifs sur la parasitologie et la biologie, l'anatomie pathologique et la reproduction expérimentale, l'étiologie et la pathogénie, le diagnostic et le traitement de cette mycose, grâce à la découverte des agglutinines et des sensibilisatrices par Widal et Abrami, l'infection sporotrichosique nous est maintenant connue dans la plupart de ses détails; et pour être de date récente, puisque nos travaux d'ensemble, notre premier mémoire, ne remontent qu'à 1906, l'étude des Sporotrichoses n'en est pas moins aussi complète que celle des infections bactériennes les plus anciennement étudiées.

L'heure est donc venue de résumer et de coordonner les travaux auxquels a donné lieu cette question si importante en médecine pratique et en pathologie générale.

Ce livre se divise en *deux parties* :

La **première partie** est consacrée à l'ÉTUDE GÉNÉRALE DES SPOROTRICHOSES : elle retrace l'historique de la question, explique la classification des *Sporotrichum*, résume l'étude de chaque *Sporotrichum* et de chaque Sporotrichose, discute la classification botanique des parasites et les compare entre eux.

La **deuxième partie** *étudie la plus fréquente et la plus importante des Sporotrichoses :* la SPOROTRICHOSE DE DE BEURMANN ; elle étudie cette mycose dans tous ses détails : fréquence et distribution géographique, étiologie et pathogénie, formes cliniques, évolution et pronostic, diagnostic, traitement, anatomie pathologique, réactions humorales, reproduction expérimentale, sporotrichose spontanée des animaux.

PREMIÈRE PARTIE

LES SPOROTRICHOSES

CHAPITRE PREMIER

PARASITOLOGIE

Le genre *Sporotrichum*. Sa place dans la classification botanique [1].

Difficultés de classer les champignons inférieurs : définition du genre **Sporotrichum**. Imprécision de ce genre.

Le genre *Sporotrichum* appartient au groupe mal délimité et assez artificiel des Champignons imparfaits (*Fungi imperfecti*) ou Mucédinées. Sous ce nom, on désigne tous les champignons qui, dépourvus d'un mode de reproduction dite « supérieure » ou « parfaite », œuf, baside, asque, n'ont qu'un mode de reproduction imparfaite, dite « inférieure » : spore externe ou interne appelée conidie. Leur classification botanique est des plus difficiles et le genre *Sporotrichum* participe à toutes ces incertitudes. En effet, pour les *Sporotrichum* comme pour toutes les mucédinées, on a pu discuter *trois conceptions :*

D'après la première, les Mucédinées sont des champignons autrefois « supérieurs », « parfaits », qui se sont dégradés et sont devenus « inférieurs », autrement dit qui ont perdu le mode de reproduction supérieure, l'asque, et n'ont conservé que le mode de reproduction inférieure, la conidie. Dans cette hypothèse, qui a été vérifiée si souvent par la découverte de formes de reproduction supérieure, le groupe des Mucédinées est artificiel, il n'a pas

---

1. Cette étude a été faite dans notre premier mémoire de 1906, et surtout dans notre dixième mémoire : *Archives de Parasitologie*, 1910-11. Nous renvoyons à ce travail pour le détail de ces questions botaniques.

d'existence réelle ; il est destiné à être démembré au fur et à mesure des progrès de la botanique et il ne sera pas maintenu. Trouvera-t-on pour les *Sporotrichum*, comme on l'a fait pour les *Aspergillus*, les *Saccharomyces*, les *Endomyces*, la forme de reproduction supérieure, l'asque qui assurera une classification définitive ? Jusqu'ici cette forme supérieure a échappé à toutes nos recherches, à celles de Matruchot, de Vuillemin, de Mangin, de Pacautet...

D'après la deuxième théorie, une partie des Mucédinées, « qui ne possèdent depuis de longues années que le mode de fructification conidienne, ont perdu la faculté de se reproduire par un autre mode, de telle sorte qu'il sera toujours impossible de les rattacher aux types supérieurs actuellement connus. Envisagé de cette façon, le groupe des Mucédinées présente une certaine autonomie » (Bodin). En est-il ainsi des *Sporotrichum* pathogènes ?

D'après la troisième théorie, quelques-unes des mucédinées seraient des formes primitives dont seraient sorties les formes plus compliquées des autres champignons suivant les lois du transformisme. « Ces formes primitives, premiers dérivés des êtres unicellulaires primordiaux, existent certainement dans le monde végétal, comme elles existent dans le monde animal. Il serait donc illusoire de compter sur la découverte d'une forme « parfaite » de reproduction qui n'a jamais existé, car ces champignons représentent les premiers stades de différenciation à partir des êtres unicellulaires les plus simples. Le groupe des Mucédinées devrait conserver son autonomie après avoir été débarrassé des formes vraiment dégradées, lorsque la découverte des modes de reproduction supérieure aura permis de les classer exactement » (*loco citato* : dixième mémoire). C'est là l'hypothèse que nous avons soulevée à propos des *Sporotrichum*.

Il est impossible à l'heure actuelle de trancher entre ces trois théories. Mais puisque notre ignorance nous force à maintenir, provisoirement au moins, le groupe des Mucédinées, il importe d'en rechercher la classification la moins imparfaite possible ; il faut essayer de classer les *Sporotrichum* pathogènes, quitte à les

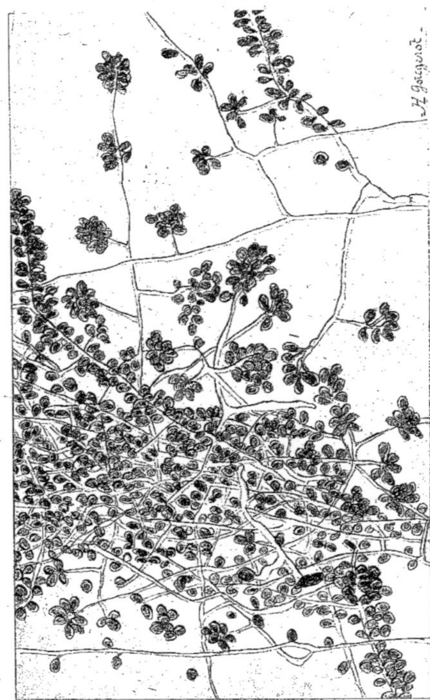

Fig. 1. — CARACTÉRISTIQUES DU GENRE *Sporotrichum*.

Filaments fins, cloisonnés, irrégulièrement ramifiés. Spores ovoïdes ou rondes, insérées une à une par un pédicelle, ou sessiles, pigmentées. Spores irrégulièrement disséminées ; éparses ou serrées, formant un manchon autour des filaments ; peu nombreuses à l'extrémité des filaments ou rassemblées en bouquet de 6 à 20 et plus. — (Culture de *Sporotrichum Beurmanni* sur lame sèche, dessin de Gougerot).

rattacher à une forme plus élevée si on leur découvre plus tard un mode de reproduction supérieure.

Avec Link, qui a créé ce genre en 1809, avec Saccardo, avec Matruchot, on peut donner la diagnose suivante des *Sporotrichum* (fig. 1) :

« *Sporotrichum*. Link. Sp. pl. Fungi I, p. 1 em Sacca. Mich. II, p. 16 (Etym. Sporothrix = pilus). — Hyphæ vagæ iteratoque ramosæ, septatæ solito procumbentes, æquales. Conidia in ramorum v. denticulorum apicibus acrogena, solito subsolitaria, ovoïdea v. subglobulosa. »

« Les filaments sporifères sont de forme cylindrique, couchés ou légèrement ascendants, cloisonnés, plus ou moins ramifiés » (Matruchot), « de même diamètre sur toute leur longueur (?), incolores ou faiblement colorés » (Costantin). « Les spores toutes semblables naissent solitaires (c'est-à-dire non disposées en chapelet), à l'extrémité ou sur le flanc des rameaux » (M), une à une, chacune isolément. Les unes s'attachent aux filaments par un fin et court stérigmate, les autres sont sessiles. Elles sont « ovoïdes ou globuleuses, incolores ou faiblement colorées, unicellulaires » (C). Les spores sont tantôt éparses, tantôt agminées en bouquets à l'extrémité des filaments ou en manchons sur la continuité des filaments.

Il ne faut pas se dissimuler, avons-nous dit dès 1906, que cette définition reste encore vague, quoiqu'elle cherche à s'appuyer sur le plus grand nombre de caractères possibles, et il n'est pas douteux pour nous que l'on englobe des espèces disparates parmi les centaines d'espèces réunies dans le genre *Sporotrichum* en raison de caractères plus négatifs que positifs.

CHAPITRE II

ÉTUDE COMPARATIVE DES *SPOROTRICHOSES* ET DES *SPOROTRICHUM* PATHOGÈNES

1° *Sporotrichum Schencki;* 2° *Sporotrichum Beurmanni;* 3° *Sporotrichum Beurmanni*, variété *asteroïdes;* 4° *Sporotrichum Beurmanni*, variété *indicum;* 5° *Sporotrichum Jeanselmei;* 6° *Sporotrichum Gougeroti;* 7° *Sporotrichum Dori.*

Multiplicité des Sporotrichum saprophytes des végétaux et classification des Sporotrichum pathogènes.

Une centaine d'espèces de *Sporotrichum* saprophytes découverts dans la nature sont rassemblées par Saccardo dans son *Sylloge Fungorum*; leur pouvoir pathogène n'a pas été étudié. La découverte des *Sporotrichum* pathogènes est toute récente. On a décrit successivement sept Sporotrichum pathogènes de l'homme et des animaux[1] : *Sporotrichum Schencki*, 1898 (Hektoen et Perkins, 1900) de Beurmann et Gougerot, 1906. — *Sporotrichum Beurmanni*. Matruchot et Ramond, 1903-1905. — *Sporotrichum Dori*. de Beurmann et Gougerot, 1906. — *Sporotrichum Gougeroti*. Matruchot, 1907-1910. — *Sporotrichum asteroïdes*. Splendore, 1908. — *Sporotrichum indicum*. Castellani, 1908. — *Sporotrichum Jeanselmei*. Brumpt et Langeron, 1910[2].

Les quatre espèces, *Sporotrichum Schencki, Sporotrichum Beurmanni, Sporotrichum Jeanselmei, Sporotrichum Gougeroti*, appartiennent à la même série de parasites et sont reliés entre eux

1. Voir dans notre dixième mémoire l'historique de la découverte des Sporotrichum.

2. Le Sporotrichum nommé *Rhinocladium Lesnei* (Vuillemin) est un saprophyte non pathogène cultivé à Madagascar par Fontoynont et Carougeau (communication écrite de ces auteurs).

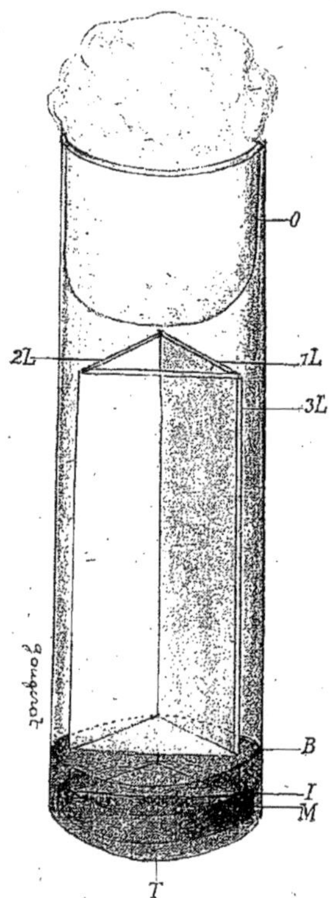

Fig. 2. — Technique des « lames sèches ».

Au fond d'une conserve Borrel T, est placée une rondelle de liège M entaillée de trois rainures I. Dans ces trois rainures, on a placé trois paires de lames ordinaires 1L, 2L, 3L, on verse du bouillon glycosé-peptoné avec ou sans glycérine B, de façon que le pied des lames baigne dans le liquide sur une hauteur de 5 à 10 millimètres ; on bouche avec du coton ordinaire O. On stérilise à 120°. Au moment d'ensemencer, on mouille la surface des lames en inclinant le tube sans mouiller le tampon d'ouate. L'ensemencement est fait au fil de platine avec une parcelle du champignon, en écrasant et en frottant la parcelle de culture sur la surface des six lames. Le parasite se développe à la surface des lames, sur la lame même où on l'examinera. (Dessin de Gougerot.)

par des formes intermédiaires ; tous quatre semblent les descendants d'une même souche ancestrale. Le *Sporotrichum Gougeroti* est le plus éloigné de cette souche primitive. Les trois autres sont encore très étroitement apparentés ; ils ont été certainement identiques originellement et ils se confondent dans leurs pléomorphismes. On sait même que certains auteurs réunissent ces parasites sous le nom de *Sporotrichum Schencki-Beurmanni*, proposé par Greco. Ce *Sporotrichum Schencki-Beurmanni* représenterait la souche commune dont dériveraient le *Sporotrichum Schencki*, le *Sporotrichum Beurmanni* et le *Sporotrichum Jeanselmei*.

Le *Sporotrichum asteroïdes* semble devoir être rattaché au *Sporotrichum Beurmanni*, dont il serait une *variété* différenciée par l'aspect astéroïde du parasite dans les tissus.

Le *Sporotrichum indicum*, dont l'étude nous a été impossible, les cultures de Castellani étant perdues, semble, sinon identique au *Sporotrichum Beurmanni*, du moins s'en rapprocher beaucoup.

Le *Sporotrichum Dori* est au contraire tout à fait différent des autres espèces de *Sporotrichum* et la diagnose de *Sporotrichum* est peut-être même à reviser en celle de *Discomyces* ou *Oospora* ou *Nocardia Dori* ?

On peut donc actuellement dresser le tableau suivant des *Sporotrichum* pathogènes.

Sporotrichum ancestral.
- (1er groupe.) Sporotrichum Schencki -Beurmanni. souche commune des
  - Sporotrichum Schencki (I).
  - Sporotrichum Beurmanni (II) et ses variétés :
  - Sporotrichum Beurmanni variété *asteroïdes* (III).
  - Sporotrichum Beurmanni variété *indicum* (IV).
  - Sporotrichum Jeanselmei (V).
- (2º groupe.) Sporotrichum Gougeroti (VI).

Sporotrichum (?) Dori (VII).

I

SPOROTRICHUM SCHENCKI

(Hektœn et Perkins 1900) de Beurmann et Gougerot, 1906.

(Synonymie : *Sporothrix Schencki*, Hektoen et Perkins, 1900).

Le *Sporotrichum Schencki* a été découvert par Schenck en 1898 et cultivé à nouveau par Hektœn et Perkins en 1900. Les auteurs des derniers travaux américains de 1908-1909-1910 croient l'avoir retrouvé.

I. — *Parasite in vivo : forme courte oblongue* que les auteurs américains appellent inexactement « spores » et que nous avons démontré être des formes mycéliennes courtes adaptées à la vie parasitaire.

Forme inconnue chez l'homme : ni Schenck ni Hektœn n'ont pu déceler le parasite dans le pus ou sur les coupes des gommes humaines.

Forme étudiée chez les animaux : Dans un abcès expérimental du chien et dans un abcès de la souris, développé au point même d'inoculation, Schenck a constaté au milieu de très nombreux polynucléaires des « figures semblables par la forme et par la taille aux conidies du parasite injecté. Toutes étaient extra-cellulaires dans le pus; parfois dans la paroi elles étaient intra-cellulaires, incluses à l'intérieur des leucocytes et des grandes cellules conjonctives » (S). Ces parasites sont de forme irrégulière et de grosseur inégale. « Ils sont ronds, ovales ou massués (club-shaped), cette dernière forme prédominant. Les plus petits sont ronds et de 1 à 2 μ de diamètre, les plus gros sont massués et longs de 2 à 4 μ » (S), « de 2 à 3 μ » (H). Ces parasites sont souvent en très grande abondance, par groupe de un, deux, six, jusqu'à trente et plus; ils gardent le Weigert irrégulièrement selon les points (S).

Leur microchimie et leurs réactions colorantes semblent identiques à celles de nos formes oblongues du *Sporotrichum Beurmanni*[1].

II. — *Parasite in vitro, en cultures.*

α. **Aspect microscopique en culture** [2] : (d'après Smith *in* Schenck, Hektoen et Perkins, Foulerton, de Beurmann et Gougerot, Matruchot, Vuillemin, Pinoy, etc.)

Parasite filamenteux et sporulé (fig. 3) :

« *Filament* à double contour » contenant un « protoplasma d'apparence granuleuse », « se ramifiant irrégulièrement mais pas très abondamment et jamais dichotomiquement » (S), cloisonné (H); « les ramifications n'ont aucun rapport fixe avec les cloisons » (H). « Le diamètre des filaments présente des différences considérables, en moyenne 1 μ, 5 à 2 μ » (S). Le diamètre nous a, au contraire, paru assez fixe et les filaments assez régulièrement calibrés, larges de 2 μ (G). Souvent, « le mycélium stérile porte de très nombreuses ramifications contournées et irrégulières » (M) ce qui est un caractère distinctif avec le *Sporotrichum Beurmanni*.

Spores « elliptique ou ovoïdes; beaucoup de ces dernières sont nettement apiculées » (S). Leur paroi est marquée par un contour double et leur contenu est granuleux (S). Leur grandeur est inégale : « sur les milieux solides, les spores sont plus rondes et plus petites que les spores développées en bouillon; elles varient en longueur de 3 à 5 μ » (S). Les spores s'attachent isolément, « une à une », sur les filaments : tantôt elles sont pédicellées, leur extrémité effilée est attachée au filament mycélien par un court et fin stérigmate; tantôt elles sont sessiles (M. G.). Leur disposition est irrégulière; tantôt elles sont insérées latéralement sur ces filaments, tantôt à leur extrémité et en nombre variable, une à six et plus « groupées en grappe » (S). Parfois l'extrémité du filament sporifère se renfle en une sorte de bouton.

Cette *sporulation*, d'après Matruchot, présente souvent quelque chose de spécial. « Dans les régions fertiles aériennes, c'est-à-dire dans les parties de la culture où la fructification se fait normalement, les conidies naissent de la façon suivante : sur une branche du mycélium apparaît, d'abord à l'extrémité, un petit renflement qui devient une spore. Lorsque cette spore est formée, une deuxième apparaît à côté ou un peu au-dessous, puis une troisième, et il se fait ainsi un petit bouquet de spores nées isolément et successivement. En même temps, ou peu

---

1. Voir notre premier *Mémoire*, 1906, p. 1000.
2. Étudié par notre technique spéciale des lames sèches (voir figure 2).

après, apparaissent sur les cellules sous-jacentes de nouveaux bour-

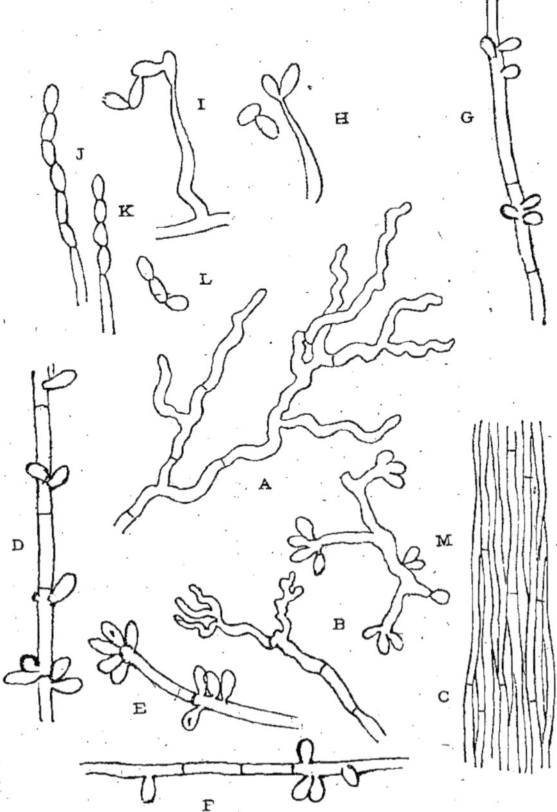

Fig. 3. — *Sporotrichum Schencki* (HEKTOEN ET PERKINS 1899), DE BEURMANN ET
GOUGEROT, 1906. ASPECT MICROSCOPIQUE EN CULTURE.
(Dessin de Matruchot. Les figures originales sont au grossissement de 880.)

Fïg. A, B. Portions stériles du mycélium présentant des tortillons irréguliers. — Fig. C. Mycélium stérile agrégé. — Fig. D, E, F. Fructification conidienne (d'après Hektœn et Perkins). —
Fig. G. Fructification conidienne normale, montrant les spores nées isolément et disposées sans
ordre apparent sur le mycélium. — Fig. H. Début d'une fructification conidienne en bouquet. —
Fig. I, J, K. Fructifications conidiennes aberrantes aboutissant à la formation de chapelets presque
réguliers de spores. — Fig. L. Un chapelet de 3 spores, détaché de son pédicelle. — Fig. M. Bourgeonnement de conidies sur un jeune mycélium (d'après Schenck) [1].

geonnements qui donnent naissance à des spores isolées, disposées en
bouquet ou non. Ces spores sont incolores, et, sauf exception, non

1. Extrait des *Archives de parasitologie.*

pédicellées comme celles qu'ont figurées Schenck, Hektœn et Perkins; elles rentrent tout à fait dans le type de fructification *Sporotrichum*. Mais dans les parties très humides de la culture, le processus de formation des spores subit une modification singulière, qui conduit à un type aberrant de fructification. Là, les spores sont fréquemment disposées en chapelets à développement centripète, et nous avons même pu observer en place des files régulières de 5, 6 et 8 spores.

« Comment deux dispositions aussi différentes peuvent-elles se rencontrer sur la même culture, et, pour ainsi dire, sur le même individu? Nous avons pu nous en rendre compte et concilier ces deux formations, en apparence contraires l'une à l'autre, en suivant le développement des formes intermédiaires. L'un des cas observés est particulièrement instructif à cet égard. On y voit quatre spores disposées en un chapelet irrégulier. La spore basale 4, née la dernière, est un renflement du filament qui s'est produit, non pas au-dessous de la spore précédente, mais latéralement. Même disposition de la spore 3, par rapport à la spore 2, et de celle-ci, par rapport à la spore terminale née la première. Or, que la spore dernière née se soit formée un peu *au-dessous* de la spore précédente, au lieu de se produire latéralement, et nous aurions eu la fructification normale du *Sporotrichum*. Au contraire, que la spore dernière née se soit formée *au-dessus* de la spore précédente et nous aurions eu une fructification en chapelet à développement centripète tout à fait normal, si la formation se continuait régulièrement.

« Il n'y a pas de chlamydospores connues ».

La *structure* des colonies est assez spéciale et différencie ce parasite des Sporotrichum voisins. Les filaments sont souvent curvilignes, onduleux; ils sont presque toujours *parallèles, agrégés, en faisceaux, sans enchevêtrement habituel. Les spores sont rares,* souvent même absentes. Elles s'insèrent le long ou à l'extrémité des longs filaments agrégés. Il y a peu ou pas de conidiophores latéraux courts, branchés sur ces longs filaments (G) [1].

Les conidies *germent* en émettant à leur extrémité, ou quelquefois latéralement, un ou plusieurs filaments droits (germ-tubs) non ramifiés. Ces filaments donnent des spores identiques à celles dont ils sont nés; ces spores s'attachent latéralement ou à l'extrémité des filaments, au moyen de courts pédicules (stérigmates) (fig. 3). D'autres spores, en germant, poussent des filaments ramifiés qui, eux aussi, se mettent à sporuler » (S). « La conidie peut donner un ou plusieurs tubes droits, qui jaillissent de l'une ou des deux extrémités ou des faces latérales du filament. » (H).

β. **Aspect macroscopique : cultures sur les différents milieux** (planche I).

1. Voir par exemple les figures 1 et 2 de Pinoy in MORAX, *Annal. d'Oculistique*, 1909, p. 332, d'après le *Sporotrichum Schenchi* (échantillon Hektoen-Gougerot), que nous lui avions remis.

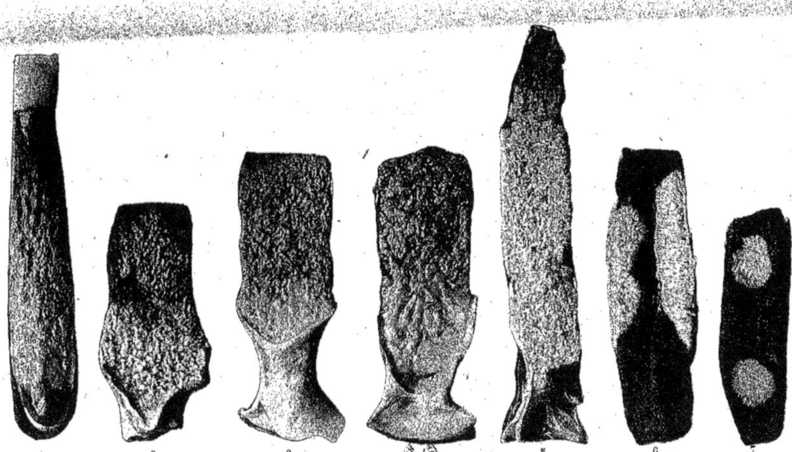

PLANCHE I. — *Sporotrichum Schencki.* ASPECT MACROSCOPIQUE EN CULTURE.

Fig. 1. — Culture sur gélose glycosée-peptonée de Sabouraud. — Fig. 2, 3, 4. — Cultures sur pomme de terre glycérinée-peptonée. — Fig. 5. — Culture sur betterave glycérinée et glycosée-peptonée. — Fig. 6 et 7. — Cultures sur carotte glycérinée.

Le parasite a, sur le tube 1, son aspect caractéristique : voile *blanc* plissé de crêtes *aiguës*, irrégulièrement anastomosées et réticulées au centre, rectilignes, et plus ou moins parallèles ou rayonnantes (à la façon des ravins divergeant du sommet d'une montagne) sur les bords. — Le parasite affecte sur les tubes 2-7 son aspect habituel de voile blanc ; à peine, sur le tube 2, voit-on l'ébauche d'une légère teinte café-au-lait. Sa fixité est remarquable, on ne note pas de pléomorphismes marqués. (Comparer avec les planches IV et V). (Photog. d'Infroit.)

Les *cultures* sont vivaces et poussent mieux que celles des autres *Sporotrichum* sur les milieux pauvres non sucrés : bouillon et gélose simples (G.).

Les cultures sont plus faciles et rapides à 37°-38° : optimum 30° à 37° (S), 37° (H)[1]. Il en résulte que les colonies se développent plus rapidement, font des progrès presque indéfinis et atteignent plusieurs centimètres.

Aérobie strict : pas de développement en « Buchner-jar » (S) (H).

Les cultures restent presque toujours blanches, la pigmentation, tout à fait exceptionnelle, est très lente à se produire et reste toujours très légère (G) ; la teinte blanche est donc l'aspect presque constant des colonies.

Gélose glycosée-peptonée de Sabouraud. — *Colonies naissantes* (planche II, p. 78). — Elles apparaissent après quarante-huit heures à 37° : elles sont blanches, légèrement opaques, demi-transparentes ; tantôt elles sont globuleuses, lisses, hémisphériques (G), tantôt elles sont plutôt coniques (S) (H), « à bords plumeux (feathery), ressemblant à de minuscules flocons de neige (S) ». Au bout de soixante-douze heures, elles sont saillantes, blanches, opaques, humides, à bords définis (S), larges de 0,5 à 1 millimètre ; elles émettent des prolongements chevelus qui pénètrent dans la gélose (H).

Colonies isolées adultes (de cinq jours et plus) (planches I, II et III). — Elles sont arrondies et larges, légèrement saillantes, acuminées, *blanches*, « marquées de lignes *rayonnantes* procédant du centre à la périphérie » (S) (fig. 1 *a*, de Schenck). Les crêtes entre les sillons sont fines, aiguës, étroites. Ces sillons sont à peine onduleux, presque rectilignes, plus ou moins ramifiés ; ils divergent à partir du centre légèrement saillant de la colonie, comme les vallées et les ravins du sommet d'une montagne (S) (H) (G), tandis que les circonvolvations du *Sporotrichum Beurmanni* sont irrégulièrement et confusément entrecroisées, larges et arrondies, à la façon des circonvolutions de la surface du cerveau.

Ces colonies blanches peuvent, d'après Schenck, Hektoen, Foulerton, brunir en vieillissant. « The surface is... stained a hard brown colour, the shade at the periphery being deeper than in the centre. The medium also becomes stained... (Fig. 1 *a*) » (S). Dans tous nos repiquages des cultures que nous a envoyées Hektoen, les colonies sont toujours restées blanches, blanc de neige terne ou argenté, ou blanc-grisâtre, ou blanc-jaune ivoire ; exceptionnellement la couleur tendait vers une légère

---

1. Quelques auteurs ont été entraînés à faire de ces différences d'optimum thermique et de rapidité de développement la caractéristique du *Sporotrichum Schencki*. Ces différences sont insuffisantes, car il existe des *Sporotrichum Beurmanni* qui d'emblée poussent facilement et rapidement à 37° : tel fut le cas d'un échantillon de Morax qui fut pris au début pour un *Sporotrichum Schencki*.

teinte café-au-lait très clair, le bord seul prenait une légère teinte café-au-lait clair. Au contraire, dès les premiers jours, le *Sporotrichum Beurmanni* devient brun-chocolat sur gélose Sabouraud; cette pigmentation est constante, elle ne réclame ni « certaines conditions », ni « un long vieillissement ».

Colonies confluentes. — Elles forment une large traînée blanche, luisante, plissée, saillante, mais sans grand relief; les plis sont souvent rayonnés et deviennent parallèles près des extrémités de la traînée et sur les bords; ils sont parfois très allongés et partent du centre même de la traînée : les colonies forment donc des « rides transversales », suivant l'expression d'Hektoen. D'autres fois, la partie centrale de la traînée est irrégulièrement plissée à la façon d'une chaîne de montagnes dont les crêtes seraient *aiguës*, étroites et intriquées, tantôt très serrées, réticulées, tantôt assez écartées; le *Sporotrichum Beurmanni* a, au contraire, des crêtes larges, arrondies. Presque toujours une large auréole, plate, blanche, entoure la traînée; le plus souvent cette auréole est plissée de longues crêtes parallèles ou rayonnées, qui la parcourent en son entier et s'épanouissent sur les bords en plumetis.

De petits et fins piquants blanchâtres (G) peuvent apparaître exceptionnellement sur les jeunes colonies; elles sont la règle sur les vieilles cultures. Quelquefois les piquants ou les mèches sont très nombreux, longs, serrés les uns contre les autres; leur base semble partir d'une sorte de réseau. Exceptionnellement ces piquants sont énormes, coniques et rares, implantés sur des colonies blanches, presque lisses.

Toujours nous avons vu ces cultures rester blanches (G). Elles sont très résistantes et élastiques, impossibles à dissocier, il faut les couper au fil de platine, ou les rompre par étirement (G).

Gélose simple (peptonée, non sucrée). — D'après Schenck, il y a peu de différences entre les colonies développées sur les milieux sucrés et sur les milieux non sucrés. « En comparant, dit-il, le développement sur gélose glycosée, lactosée ou saccharosée et sur gélose simple ou non sucrée, on ne peut faire que peu de différence pendant les premiers jours. Pourtant dans les cultures plus âgées, le développement se poursuit plus longtemps et la récolte est plus abondante sur gélose que sur agar simple. « And in all the sugar media there is more discoloration both of the growth and of the substratum. » (S). Foulerton écrit: « sur gélose simple à 22°, le champignon devient en trois ou quatre semaines brun-chocolat ou noir; l'addition de 2 p. 100 de maltose à l'agar nutritif n'influence pas d'une manière appréciable l'apparence ou la rapidité de la croissance. » D'après Hektoen et d'après nous, les différences sont nettes en faveur des milieux sucrés (H) (G). Toutefois l'aspect reste de même ordre. Au contraire, le *Sporotrichum Beurmanni* végète très difficilement sur gélose simple; il y reste constamment *blanc*, alors que les colonies sont brun-chocolat et luxuriantes sur milieux sucrés.

GÉLATINE SIMPLE. — Culture blanche et *liquéfaction* légère ou marquée.

L'échantillon de Schenck produit au bout de six jours une liquéfaction légère, plus marquée si la gélatine est acide (S). L'échantillon d'Hektœn et Perkins amène en quatorze à seize jours une liquéfaction presque complète (H).

GÉLATINE GLYCOSÉE-PEPTONÉE. — Culture blanche, plus rapide, plus abondante que sur gélatine simple (G). Liquéfaction rapide et totale (H) (G). La gélatine liquéfiée reste claire (H) (G).

BOUILLON SIMPLE ET BOUILLON SUCRÉ A 4 P. 100. — Culture abondante en trois jours. Les colonies apparaissent comme de petits flocons cotonneux (S) qui, flottant à la surface, forment rapidement un voile continu (G). Voile lisse ou plissé blanc de neige (G), exceptionnellement blanc-sale jaunâtre (G). Pas de trouble du liquide (S) (H) (G); les grumeaux et les voiles tombent au fond et les voiles se superposent sans troubler le bouillon. « La réaction du milieu n'est pas altérée » (S) (H) (?).

Croissance à peu près égale en bouillon simple ou glycériné (H); d'après nous, au contraire, plus abondante en milieu sucré (G).

Cultures plus ou moins abondantes en infusions végétales de légumes, navet, carotte, pomme de terre, foin, etc. donnant dans le liquide qui reste clair un précipité floconneux (H) ou un voile blanc (G).

POMME DE TERRE SIMPLE OU GLYCÉRINÉE A 4 P. 100 OU GLYCOSÉE-PEPTONÉE; CAROTTE, ETC. — L'aspect est presque toujours identique à celui de la culture sur gélose, car le *Sporotrichum Schencki* a une fixité de caractère tout à fait remarquable.

Culture rapide, abondante, à 37°, visible dès la quarante-huitième heure. Les colonies sont d'abord isolées, petites; tantôt elles sont déjà acuminées et rayonnées, tantôt leur centre est formé d'une sorte de bombement lisse, curviligne, entouré d'une aréole à pente rapide et qui seule est rayonnée.

Surface blanche, luisante, humide, « légèrement brunâtre, grise ou jaunâtre »; (H) « après plusieurs jours, la surface de la culture devient rude et ridée, les bords sont décolorés et la pomme de terre noircit: « the edges discolored and the potato darkened » (S). « The older growths become discolored at the same times as the potato is darkened » (H).

Le mode de plicature est le même que sur gélose; souvent une large aréole envahit et couvre le verre (S) (G). Quelquefois les colonies sont plus saillantes, leur centre est formé d'un réticulum serré, granuleux, souvent hérissé de piquants fins ou gros, et de ce centre divergent des sillons rayonnés, très serrés, ramifiés et superposés les uns aux autres comme les pétales de certaines composées, les plus longues et les plus extérieures émergeant au-dessous des supérieures et des centrales.

Sur de vieilles cultures, on peut par exception voir apparaître une pigmentation très légère, à peine café-au-lait très clair. « Plus tard la couleur change et devient brun clair » (F). Les colonies restent constamment blanc de neige ou blanc-gris. Elles se dessèchent en restant blanches; après des années elles deviennent blanc-opaque et se couvrent de grandes houppes blanches (G). Au contraire, sur pomme de terre glycérinée, le *Sporotrichum Beurmanni* (non pléomorphisé) devient rapidement noir d'encre.

Sur carotte et sur betterave, l'aspect est identique. C'est sur betteravé blanche que la teinte blanc-porcelaine éclatant et presque bleutée du *Sporotrichum Schencki* apparaît le mieux.

Sérum sanguin. — Cultures lentes, maigres, non caractéristiques (H). Pas de liquéfaction (H).

Milieux divers. — *Eau de fontaine.* — Très léger développement (H). *Eau salée* à 7 p. 100. — Léger développement (G).

Lait. — Développement très maigre (S), léger (H), parfois abondant (G). Pas de coagulation (S) (H). Pas de virage du lait tournesolé (H) (?).

Empois d'amidon. — Colonies blanc-grisâtre (H) (G).

III. — *Structure fine et Microchimie. Macrochimie et composition du parasite.* — Cette étude n'a pas encore été faite : On ne connaît guère que les réactions colorantes du parasite; il se colore par tous les colorants basiques et garde le Gram. « Les préparations montrent des irrégularités marquées dans la coloration, spécialement du mycélium. Les conidies présentent fréquemment une petite surface non colorée près du plus petit pôle de la spore », au niveau du pédicule d'attache (S.).

IV. — *Fermentations, nutrition et sécrétions.* — Cette étude a été seulement ébauchée par les auteurs nord-américains : « Des cultures profondes en tubes de gélose glycosée, lactosée et saccharosée ne montrent aucune bulle de gaz. Les bouillons glycosés, lactosés, saccharosés, préparés suivant la méthode de Théobald Smith en tubes de fermentation, donnent un développement abondant du parasite dans la partie aérobie. Il n'y a pas fermentation gazeuse. » (S. et H.) Le lait tournesolé ne vire pas (S. et H.).

Blanchetière et Gougerot ont fait l'étude complète des fermentations du *Sporotrichum Schencki* et la comparaison avec celles des *Sporotrichum* voisins. D'après leurs essais, le *Sporotrichum Schencki* fait fermenter :

Glycérine (production exclusive d'acide lactique)
Glycose (» » »)

Galactose (production exclusive d'acide lactique) .

Lévulose (»   »   »   )

Maltose   (»   »   »   )

Lactose   (»   »   »   , au contraire du *Sporotrichum Beurmanni*)

Inuline (interversion en lévulose *qui fermente secondairement*).

La fermentation du maltose, du lactose, de l'inuline est précédée de leur hydrolyse (interversion).

L'amidon (empois) est liquéfié ; l'amidon disparaissant, il y a production de dextrines et de sucres, puis d'acide lactique.

Le *Sporotrichum Schencki* n'attaque pas la Mannite, la Dulcite, le Saccharose (au contraire du *Sporotrichum Beurmanni*), la Dextrine, préparée par voie chimique.

Le *Sporotrichum Schencki* (de même que le *Sporotrichum Beurmanni* et le *Sporotrichum Gougeroti*) se comporte comme un « ferment lactique faible. Quand on maintient la neutralité du milieu au moyen de CO^3Ca, l'acide lactique est lui-même attaqué avec production d'acide acétique, et en faisant fermenter un milieu au lactate de chaux peptoné, analogue aux précédents, on obtient une abondante culture avec production d'acide acétique ; il n'y a pas production d'alcool. » (Blanchetière et Gougerot.)

Pas de décomposition des nitrates et des nitrites. (Bl. et G.)

Fixation d'azote de l'air à l'état d'AzH^4OH et oxydation subséquente à l'état de AzO^3H et de ses sels (Bl. et G.).

Pas de production d'indol, ni de trypsine-pepsine, ni de présure, ni de caséase.

V. — *Toxines et actions toxiques*. — Leur étude n'a pas encore été faite.

VI. — *Formes cliniques*. — Les deux observations de Schenck et d'Hektœn-Perkins (et celle de Brayton qu'on rapproche de ces deux cas par analogie clinique) ont trait à des lymphangites gommeuses ascendantes du bras consécutives à une blessure d'un doigt ; la porte d'entrée du parasite était marquée par une ulcération (chancre sporotrichosique).

« D'un à trois mois après un traumatisme du doigt par un clou (Schenck), un coup de marteau (Perkins), un fil de fer (Brayton), se développe un petit abcès « froid » au point d'inoculation, qui laisse une ulcération persistante, demandant des mois pour se cicatriser. Quelques jours ou quelques semaines après le début de cette lésion initiale survient, un peu au-dessus d'elle, un nodule arrondi, dur, qui bientôt se ramollit, s'ulcère, puis un deuxième, un troisième, suivi d'autres encore, naissant successivement, s'échelonnant et remontant de l'extrémité du membre où siège la lésion porte d'entrée, vers sa racine ; ces nodules jalonnent assez exactement le trajet connu des troncs lymphatiques. Ils ont les mêmes caractères que les gommes sous-cutanées disséminées : début par une petite nodosité dure, mobile, puis adhérence à la peau et ramollissement ; indolence et absence de réaction générale ; contenu visqueux. Ils s'ulcèrent presque toujours spontanément. On trouve le long du membre une série de gommes aux divers degrés de leur développement, les plus inférieures, volumineuses et près de s'ouvrir ou déjà ouvertes, les plus élevées, petites et dures, encore mobiles. Entre ces nodosités, un cordon lymphatique, qui les relie, se dessine par une traînée quelquefois appréciable à la vue, presque toujours sensible au toucher ; ce cordon cylindrique roule sous le doigt, il est inégal et renflé de place en place, moniliforme. D'ordinaire la peau est saine dans l'intervalle des gommes ; mais, quand la péri-lymphangite est plus prononcée, les parties épaissies du cordon lymphangitique subissent la même évolution que les nodosités gommeuses. Les ganglions régionaux sont souvent, mais non toujours tuméfiés. L'évolution est d'une lenteur extrême. L'état général n'est pas atteint, l'affection reste localisée au membre où elle a été inoculée. » (de B. et G., *loco citato*, premier mémoire 1906, p. 998.)

Cliniquement, la Sporotrichose de Schenck semble monomorphe, mais s'il se confirme que les cas nord-américains publiés en 1909 et en 1910 (voir p. 166 et 173) sont dus au *Sporotrichum Schencki*, on devra admettre que cette Sporotrichose peut être aussi polymorphique que la Sporotrichose de de Beurmann.

VII. — *Anatomie et Histologie pathologiques*. — Les descriptions des premiers auteurs américains sont trop sommaires pour que l'on puisse se rendre compte des tendances de cette mycose. Schenck se borne à dire que les gommes ont les « caractères d'un abcès chronique, consistant en tissus inflammatoires et cicatriciels. A l'intérieur, il y a une couche de matière nécrotique à côté d'une zone de leucocytes ; à l'extérieur, un tissu connectif nouvellement formé, dans lequel il y a plusieurs abcès secondaires très petits. » (S.) La description d'Hektœn est aussi brève ; il n'est pas fait mention de cellules géantes ni de follicules tuberculoïdes. Mais l'étude histologique des sporotrichoses expérimentales, dues au *Sporotrichum Schencki*, par de Beurmann, Gougerot et Vaucher, prouve que les réactions tissulaires provoquées par ce parasite sont identiques à celles que détermine le *Sporotrichum Beurmanni* (v. p. 668).

VIII. — *Réactions humorales et Sensibilisation*. — L'étude de ces réactions n'a pas été faite.

IX. — *Virulence*. — (D'après Schenck, Hektœn et Perkins [1], de Beurmann, Gougerot et Vaucher...) le *Sporotrichum Schencki* est pathogène pour le rat et la souris, peu ou pas pathogène pour le chien, le lapin et le cobaye [2].

1. Le nombre des animaux inoculés par les premiers auteurs américains était restreint. Schenck : 4 chiens, 6 cobayes, 1 lapin, 1 souris grise, 2 souris blanches. Hektœn et Perkins : 3 lapins, 5 cobayes, 3 chiens, 2 rats blancs, 7 souris grises, 4 souris blanches, 2 pigeons blancs.

2. Les *inoculations sont restées négatives* par injection faite dans la veine à des chiens (adultes?) (S) (H) et à des lapins (S) (H), dans le péritoine à un chien (H), à des cobayes (S) (H), et à un lapin (H), sous la peau à des cobayes (S), à un rat (H) et à des pigeons (H), dans l'œil à un lapereau (H).
L'inoculation sous-cutanée n'a donné qu'une réaction locale : un abcès sans adénite ni généralisation, se résorbant spontanément en deux à quatre semaines, chez trois chiens (S), chez un chien (H). L'inoculation est donc restée négative; pourtant il y a eu prolifération locale des parasites (S) (H). Par inoculation sous-cutanée à un cobaye, Hektœn a vu se développer « un certain nombre de petits nodules fusiformes et fermes suppurés autour du point d'injection ». Le cobaye mourut le douzième jour, sans généralisation. Les frottis et les cultures des petits abcès donnèrent le parasite à l'état de pureté (H). Hektœn a obtenu chez des souris grises et blanches, par inoculations sous-cutanées, des abcès locaux sans généralisation mais avec mort de l'animal par cachexie.

Les sporotrichoses expérimentales dues au *Sporotrichum Schencki* semblent (autant qu'on en peut juger par le petit nombre des expériences rapportées), identiques à celles que provoquent le *Sporotrichum Beurmanni* (voir pages 761, 367 et 392, notre étude basée sur plusieurs centaines d'animaux).

Inoculation sous-cutanée de 3 centimètres cubes à *deux souris blanches*.° Positive (Schenck). — Les souris meurent en six et dix jours. L'autopsie montre au point d'inoculation une infiltration gélatineuse de 5 millimètres, envahissant le muscle sous-jacent et contenant d'abondants parasites de 2 à 4 µ. Les animaux sont morts par septicémie; en effet, « les intestins étaient hémorrhagiques et la rate tuméfiée. Les autres organes avaient un aspect normal. Des parasites existaient en petit nombre sur les frottis de poumons et de foie et dans les vaisseaux. Des rétrocultures de la lésion d'inoculation sous-cutanée du poumon et du foie donnèrent des cultures pures ». Les frottis et les cultures de sérosité péritonéale, de pulpe splénique, de sang du cœur restèrent négatifs. Les parasites étaient décelables histologiquement « dans les ganglions péribronchiques, périnéphrétiques et péritonéaux qui en contenaient un grand nombre » (S).

Inoculation intra-péritonéale à la souris : péritonite nodulaire subaiguë (S) ou péritonite suraiguë purulente (H).

Inoculation intra-péritonéale au rat blanc : péritonite et orchite à début tardif. — Deux mois après l'inoculation de 2 centimètres cubes de bouillon de culture, le scrotum se tuméfie. On sacrifie le rat. L'autopsie révèle une péritonite granuleuse, chaque nodule contenant du pus et des parasites décelables sur frottis et par rétroculture.

X. — *Résistance et Vitalité.* — Le parasite possède une grande résistance au vieillissement : des cultures sur pomme de terre, vieilles de onze mois (Schenck), de trois ans (Gougerot), sont repiquables.

Il a une grande résistance au froid : des cultures en bouillon restent vivantes après un séjour de dix semaines à la glacière, à la température de F 28°. A F0°, elles pourraient être tuées après un séjour de dix semaines (S.) ; elles restent vivantes après cinq semaines de congélation. Elles sont peu résistantes à la chaleur : elles résistent à 60° pendant quatre minutes (H), mais une exposition de cinq minutes (S.) ou de quatre minutes et demie (H.) à 60° C., de cinq à dix minutes à 59°, suffit à tuer le champignon.

XI. — *Habitat.* — Le *Sporotrichum Schencki* existe presque certainement à l'état de saprophyte sur les végétaux dans la nature, mais la démonstration de ce saphrophytisme n'a pas encore été faite.

XII. — *Unité et Pléomorphismes.* — Cette étude n'est pas signalée par les auteurs américains. Les pléomorphismes des cultures étudiées (échantillon Hektœn-Gougerot) sont presque nuls. A peine note-t-on sur quelques tubes de cultures en milieux pauvres une tendance du voile à devenir lisse et sur certains tubes de pomme de terre glycosée-peptonée un développement exubérant des piquants, un poudrage blanc-mat ; les piquants très touffus, souvent réticulés à leur base, atteignent jusqu'à 10 et 12 millimètres de longueur et 1 à 2 millimètres de largeur ; ils peuvent envahir tout le tube et s'accoller au verre en face de la culture.

En réalité, nos cultures de *Sporotrichum Schencki* (échantillon Hektœn-Gougerot) se sont montrées d'une fixité remarquable à l'inverse de celles du *Sporotrichum Beurmanni*.

II

SPOROTRICHUM BEURMANNI
Matruchot et Ramond, 1905.

Synonymie : *Trichosporium Beurmanni* (Matruchot et Ramond, 1905) Lutz et Splendore, 1907. — *Rhinocladium Beurmanni* (Matruchot et Ramond, 1905) Vuillemin, 1910. — *Sporotrichopsis Beurmanni* (Matruchot et Ramond) Guéguen, 1910.

Le *Sporotrichum Beurmanni* est le plus fréquent des *Sporotrichum* pathogènes, puisque l'on compte à l'heure actuelle plus de deux cents observations de sporotrichose dues à ce parasite.

Le *Sporotrichum Beurmanni* revêt un aspect différent dans les tissus *in vivo* et dans les cultures artificielles *in vitro*.

Dans les tissus, il prend la forme dégradée et simplifiée de corpuscules isolés, arrondis, plus souvent ovalaires, de 2 à 6 μ de longueur, « forme courte de de Beurmann et Gougerot » (1906).

Dans les cultures sur milieux artificiels, ces corpuscules donnent naissance à de longs et fins filaments ramifiés, munis de spores oblongues ; les repiquages se perpétuent sous cette forme complexe : forme filamenteuse et sporulée de Matruchot et Ramond (1903-1905)[1].

Cette différence si profonde entre les aspects du même parasite *in vivo* et *in vitro* se retrouve pour le *Sporotrichum Schencki*, le *Sporotrichum Gougeroti*, le *Sporotrichum Jeanselmei*. Elle répond à une loi générale de pathologie mycosique : beaucoup de champignons à structure complexe prennent un aspect dégradé, simplifié, en s'adaptant à la vie dans les tissus animaux[2] ; en effet, pour mieux lutter et se reproduire plus rapidement, ils se réduisent à un être unicellulaire moins différencié, donc plus résistant.

Le passage de la forme courte *in vivo* à la forme filamenteuse et sporulée *in vitro* a été surpris pour la première fois par nous dans des auto-cultures de pus humain[3], ce que six mois plus tard (en suivant notre technique) Duval et Monier-Vinard, confirmèrent.

1. Pourtant le *Sporotrichum Beurmanni* peut, par exception, conserver dans certaines cultures l'aspect des formes courtes (dites « levures » ou *Sporotrichum* « *blastomycète* ») par persistance *in vitro* de la forme *in vivo* (v. p. 133 et 137).

2. Les *Sporotrichum* revêtent donc dans les tissus une forme arrondie ou ovalaire bourgeonnante, c'est-à-dire une forme levure. Cette forme levure ou blastomycète (voir DE BEURMANN et GOUGEROT. Les Exascoses; Révision et démembrement de l'ancien groupe des Blastomycoses, *Bull. et Mém. de la Soc. méd. des Hôpit. de Paris*, 9 juillet 1909, n° 26 et 27, et *Trib. médic.*, 7 et 11 avril 1909) est commune à de nombreux parasites; elle peut être la forme d'adaptation *in vivo*, non seulement des *Saccharomyces* et des *Endomyces*, mais encore de parasites très différents : des *Zymonema* ou parasites des mycoses américaines de Gilchrist, etc., à tort dénommées Oïdiummycès, de l'*Oïdium cutaneum* (de Beurmann, Gougerot, Vaucher); des Mucorinées et des *Sterigmatocystis* (Sartory), etc... Cette banalité, cette non-spécificité de la forme dite « levure » ou blastomycète, expliquent l'erreur de certains auteurs qui rangèrent le *Sporotrichum Schencki* dans les blastomycètes et la mycose de Schenck dans les blastomycoses (cité *in* Vuillemin).

3. « L'auto-culture du pus en tube stérile a donné une multiplication des formes sporotrichosiques, si rares dans le pus. Ce sont, au cinquième jour, de courts filaments déjà septés de trois à cinq articles; leur développement est beaucoup plus lent qu'en milieu glycosé ; un mélange de pus et de bouillon glycosé montre ces formes mycéliennes beaucoup plus nombreuses et mieux développées... Notre *technique des lames sèches* nous a donné ces formes initiales. Le pus additionné de cinq parties de bouillon glycosé glycériné, ou mieux encore d'eau de carotte glycérinée, est versé à la surface des trois couples de lames sèches, les lames étant retirées de jour en jour, du soir du premier jour au matin du sixième jour; on voit nettement les stades différents du développement du mycélium... Au début (premier et deuxième jour), la forme globuleuse ou oblongue se tuméfie et s'arrondit, puis (deuxième jour) elle pousse un prolongement court, globuleux, qui bientôt (troisième jour) s'allonge et se septe (troisième jour et suivants). » Puis survient la sporulation. L'artifice de la coulée de pus sur le verre sec a permis maintes fois de confirmer ces pre-

I. — **PARASITE** *in vivo. Aspect microscopique « forme courte oblongue »* .de DE BEURMANN ET GOUGEROT (figure 4).

Le parasite prend dans les lésions humaines une FORME COURTE,

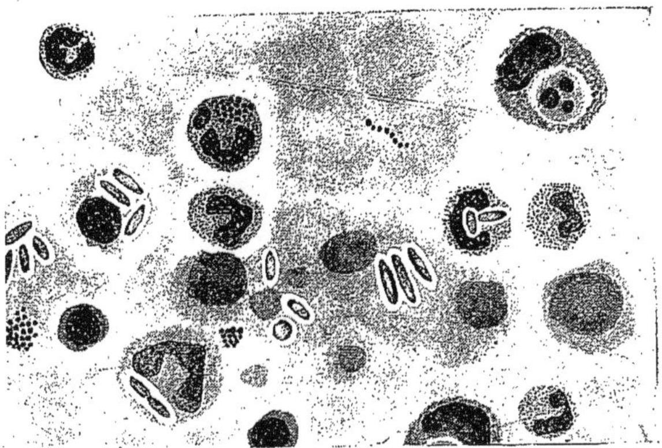

Fig. 4. — *Sporotrichum Beurmanni.* ASPECT MICROSCOPIQUE DANS LES LÉSIONS : FORMES COURTES OBLONGUES DE DE BEURMANN ET GOUGEROT.

Polynucléaires et macrophages. Sporotrichum courts, oblongs, quelquefois sphériques, de taille variable, clairs ou foncés, granuleux, basophiles; plus sombres à leurs extrémités, et entourés d'une fine auréole incolore translucide, libres ou phagocytés à l'intérieur de macrophages, rarement inclus à l'intérieur de polynucléaires. L'un des parasites (en bas et à gauche) est en voie de division (Coloration de Dominici. Immersion Zeiss; 0 c. 8. Dessin de Gougerot, figure extraite des *Bull. et Mém. de la Soc. méd. des hôp. de Paris,* 7 juin 1907).

OBLONGUE,. OVOÏDE, *que nous avons décrite les premiers* [1] *en 1906* [2] *chez l'homme et chez les animaux.*

mières constatations et de pousser l'observation jusqu'à la sporulation et à la germination de ces nouvelles spores.

1. Il ne nous semble pas inutile de rappeler la date d'octobre 1906 et les textes, car plusieurs auteurs ont fait des confusions de priorité. Les préparations de ces formes parasitaires courtes ont été montrées à la Société de Dermatologie le 3 janvier 1907. Notre priorité a été reconnue dès le début par Laubry et Esmein, *Bull et Mém. de la Soc. méd. des Hôp. de Paris,* 1907, p. 391 : « formes arrondies... ressemblant à celles que Gougerot a décrites pour la première fois en 1906 »... par Pellier : « le parasite n'existe dans les tissus que sous une forme courte découverte la première fois pour le *Sporotrichum Beurmanni,* par de Beurmann et Gougerot en 1906. Ils l'ont appelée forme oblongue du parasite » (*Thèse de Paris,* 1907); par Ravaut et Civatte : « les formes parasitaires sont très rares et semblables à celles décrites pour la première fois par de Beurmann et Gougerot. » *Compt.-rend. du Congrès franç. de Méd. de Paris,* oct. 1907, p. 310, etc. Les premiers nous avons donné une photogravure des formes parasitaires chez l'homme (*Bull. et Mém. de la Soc. méd. des Hôp. de Paris,* 1907, p. 587).

2. Avant notre travail de 1906, une grande incertitude régnait sur ce sujet :

« Le pus centrifugé, disions-nous, s'est montré formé de polynucléaires et de macrophages ; les figures parasitaires restent toujours
douteuses ; cependant la connaissance des formes globuleuses du
parasite dans les lésions du rat et des figures de phagocytose
intra-péritonéale du cobaye nous fait croire que certaines inclusions ovalaires, cerclées d'une sorte de membrane incolore et fine
à l'intérieur des macrophages et des polynucléaires, sont des *Sporotrichum* [1]... Dans les lésions expérimentales du rat nous avons
trouvé des *formes parasitaires ovoïdes d'une netteté absolue...
Les parasites, tous globuleux, de 3 à 5 μ. de long sur 2 à 3 μ. de
large, basophiles* et finement granuleux, encerclés d'une très fine
membrane incolore, sont extrêmement nombreux [2]. La plupart des
parasites sont inclus dans les macrophages, quelques-uns dans les
polynucléaires, les autres sont libres. » Ce sont des formes mycéliennes spéciales et non des spores [3]. Ils semblent plus petits chez
l'homme que chez le rat et chez le mulet ; mais leurs dimensions
ne sont pas fixes, elles varient parfois du simple au double dans
un même frottis ; « ce sont des inclusions ovoïdes très inégales
suivant le degré de la phagocytose, oscillant entre 10 et 2 μ. de
long sur 3 à 1 μ. de large... »

Six mois après notre première description, Lesné et Monier-
Vinard décrivaient à nouveau cette forme courte du parasite, lui
assignant chez l'homme les dimensions de 2 μ., 5 de long sur
1 μ., 3 de large, précision qui nous semble un peu aléatoire, puisque dans un même frottis ou dans une même coupe, les dimensions peuvent varier du simple au double [4]. Les formes parasi-

de Beurmann et Ramond n'avaient pu déceler de parasite *in vivo* ; Lesné et
Monier-Vinard, présentant à la *Société anatomique*, en 1906, un cas de mycose
innominée (qu'en mars 1907, à la suite de nos travaux, ils identifieront à la
Sporotrichose), parlent de filaments..., etc.

1. *Loco citato. Ann. de Dermat.*, 1906, et *Bull. de la Soc. franç. de Derm. et
de Syph.*, 3 janv. 1907, p. 20. Voir encore GOUGEROT. Diagnostic de la Syphilis et
de la Sporotrichose, *Ann. des Mal. vénér.*, 1er mars 1907, p. 176.

2. *Loco citato. Ann. de Derm. et de Syph.*, oct. 1906, p. 862.

3. *Loco citato. Ann. de Derm. et de Syph.*, 1906, p. 920.

4. Voir notre figure 4, page 63, publiée en 1907 dans les *Bull. et Mém. de la Soc.
Méd. des Hôp. de Paris*, p. 587 (Sporotrichose humaine), voir aussi les figures de
notre quatrième mémoire sur la Sporotrichose du rat. *Bull. et Mém. de la Soc·*

taires ont encore été retrouvées par plusieurs auteurs : Laubry et Esmein, Lutz et Splendore, Baliña et Marco del Pont, Greco [1], Bonnet, Spillmann et Gruyer..., etc.

méd. des Hôp. de Paris, n°s 18 et 20, 1908, p. 800 et suivantes; les Ann. de Derm. et de Syphil., 1908, p. 477, etc.

1. Ces auteurs ont décrit, outre notre forme oblongue courte, des formes plus complexes, filamenteuses, qui sont à démontrer et que nous n'avons jamais vues (voir DE BEURMANN et GOUGEROT. Sporotrichoses américaines. Bull. et Mém. de la Soc. méd. des Hôp. de Paris, n° 18, 22 mai 1908).

Lutz et Splendore citent « des formes ovoïdes très allongées, de 3 à 7 μ de long, disposées le plus souvent en éléments isolés, mais fréquemment réunies en chaînettes de deux à cinq ; quelques-unes sont jumelles ».

« A l'examen direct du pus et des tissus, Gréco trouve des filaments courts et brisés, plus souvent des spores (?) soit des conidies ovales avec ou sans bourgeonnement arrondi, plus petit que la conidie (gemmation), soit en train de pousser un filament, soit encore de petites conidies arrondies. Ces conidies varient du diamètre de 1 μ, et elles ressemblent alors presque à des cocci, jusqu'au diamètre de 5 à 6 μ... ; elles sont tantôt isolées, tantôt en chaînettes, tantôt en amas de 4 à 12 éléments... Avec la fuchsine et le bleu nous avons pu distinguer dans les coupes histologiques des nodules lymphangitiques du pied humain quelques filaments teintés en bleu (fig. 5), à l'intérieur desquels on observe un chapelet de spores (formes ovales et réfringentes) qui élargissent le filament à cet endroit. De plus on note des ramifications de ces filaments et tout autour de formes sporulées... » Greco remarque « des formes jaunâtres qui permettent de reconnaître le parasite même dans les coupes non colorées... Ni les spores ni les filaments n'adoptent de disposition particulière dans les tissus, cependant ils prennent d'habitude une forme semi-circulaire... ; il faut signaler que dans l'infiltrat leucocytaire, le parasite se teinte (par l'hématoxyline par exemple) plus intensément que les noyaux des cellules. » Il a vu « dans le sein des tissus des chlamydospores avec formes bourgeonnantes, quelques-unes gémellées et entourées par des formes ovales réfringentes au centre... Par exception nous avons rencontré de petites colonies jaunâtres radiées : la partie terminale de chaque filament radiaire est un peu élargie en une sorte de massue très atténuée; la partie centrale de ces colonies radiées est difficile à définir dans sa structure intime... En résumé, conclut Greco, dans les cultures comme dans les tissus, le parasite se présente avec les caractères d'un champignon filamenteux... avec des spores unicellulaires. »

Harter et Gruyer disent avoir vu dans des sporotrichomes expérimentaux du cobaye des formes actinomycosiques étoilées (?) analogues.

Cette description est bien complexe; le parasite aurait in vivo un polymorphisme extraordinaire et jamais nous n'avons rien de vu de semblable, aussi nous demandons-nous si ces formes n'étaient pas des apparences parasitaires. Les filaments n'étaient-ils pas des fibrilles de fibrine ou des fibres élastiques ou des débris collagènes dégénérés? Les spores n'étaient-elles pas des débris de cellules, des fragments de noyaux pyknosés? Le fait que ces « conidies » prenaient plus fortement l'hématoxyline que les noyaux cellulaires indique, d'après nous qu'il s'agissait de débris nucléaires, car jamais la forme courte du Sporotrichum ne se teinte ainsi. D'autre part, on sait qu'il n'existe pas de sporulation dans les tissus... Sur les figures et les préparations que Greco nous a très obligeamment envoyées, nous n'avons pu retrouver ces formes parasitaires et confirmer la description précédente.

A. Fava nous a montré dans l'œil du lapin de véritables formes filamenteuses (v. p. 335).

Rares et difficiles à découvrir chez l'homme, elles sont souvent d'une extrême abondance dans les sporotrichoses animales (fig. 5).

Ces formes courtes ont été retrouvées par nous dans chacune des trois zones du sporotrichome : dans le pus, elles sont libres ou phagocytées, le plus souvent dans les macrophages, rarement dans les polynucléaires ; — dans la zone épithélioïde de la gomme, elles

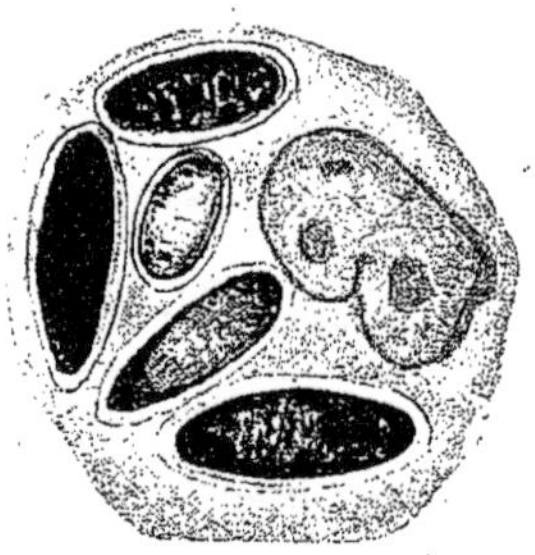

Fig. 5. — *Sporotrichum Beurmanni*. FORMES COURTES DU PARASITE A L'INTÉRIEUR D'UN MACROPHAGE.

Les parasites ovoïdes de taille inégale et inégalement colorés sont formés d'un corps granuleux entouré d'une mince membrane hyaline (Péritonite de la sporotrichose spontanée du chien observée par Gougerot et Caraven. Coloration de Gram. Immersion Zeiss, oculaire 12. Dessin de Gougerot).

sont englobées à l'intérieur des cellules géantes et des macrophages en dégénérescence épithélioïde ; nous les avons décelées dans la lumière des capillarites giganto-cellulaires et des panvascularites folliculaires ; — dans les infiltrats lympho-conjonctifs, elles sont exceptionnelles et incluses dans le protoplasma d'une cellule basophile ou macrophage ou à l'intérieur d'un capillaire, dans les cellules des tissus de sclérose. Dans les infiltrats nécrosés, caséifiés, dans les foyers de dégénérescence des cellules épithéliales (foie, testicules...) et des cellules mésodermiques différenciées (myocardite), elles peuvent être très nombreuses. Nous les avons constatées dans tous les tissus, dans le sang, dans l'urine, dans le sperme, même dans les squames épidermiques[1].

1. C'est dans notre cas n° XII (publié le 7 juin 1907 à la *Société médicale des Hôpitaux de Paris*) que cette constatation est signalée pour la première fois.

« Les squames du bord papillomateux sont recueillies par râclage et à la pince. Les plus fines, blanches et sèches, sont traitées par la potasse, comme les squames tricophytiques. Entre les cellules cornées, on voyait des amas de sphérules qui nous semblèrent être des formes parasitaires ; nous avons soumis la préparation à Sabouraud. Il a confirmé notre impression, reconnaissant dans ces sphères des formes sporulaires... Quelques-unes, très rares, sont réunies en filaments mycéliens ; la plupart sont agglomérées en amas où l'on peut distinguer leur ordre de formation : ces îlots d'éléments sporulaires ressemblent au premier abord à des fragments de la cuirasse sporulaire du cheveu atteint de *Microsporon Audouini*, mais les amas sont plus épais, les éléments sont plus petits, plus polymorphes. La culture a confirmé l'examen direct ; elle a donné,

Microchimie du parasite et coloration *in vivo*. — Membrane fine hyaline résistant à KOH, NaOH... Contenu granuleux, quelquefois vacuolé, à grains chromophiles, basophiles, serrés ou lâches, souvent plus denses aux extrémités. Ce protoplasma granuleux prend le bleu de la technique Eosine-orange-bleu de Dominici ou des mélanges de Leishmann ; il retient le violet de la méthode de Gram et de ses succédanés, Weigert, Buchholz ; il se teinte électivement en rose par la technique de Prenant[1] (hématéine, éosine-orange, vert-lumière) (de Beurmann et Gougerot).[2]

Vivante, la forme courte se charge de rouge-neutre (Lutz et Splendore).

Vieillissantes ou phagocytées, les formes courtes perdent leurs électivités colorantes ; elles deviennent acidophiles, ne prennent plus que la teinte indifférente du fond. Elles se réduisent à une « ombre incolorable » (Gougerot)[3] ; rien ne les faisant plus ressortir, on ne les reconnaît que difficilement, elles paraissent donc plus rares encore qu'elles ne le sont en réalité.

Des formes vieillies peuvent être calcifiées. (Lutz et Splendore.)

II. — PARASITES EN CULTURE (de Beurmann et Gougerot).

α) Aspect microscopique *in vitro*. « Le type » et ses variations (figures 6, 7, 8, 9, 10, 11, 12, 13, 14, 15, 16). Le *Sporotrichum Beurmanni* est formé *in vitro* par un enchevêtrement inextricable de longs filaments de 2 μ de large, septés, incolores, irrégulièrement ramifiés, sur lesquels s'insèrent des spores

au milieu de très nombreuses colonies blanches amorphes de coccus cutis communis (staphylocoque blanc), trois colonies non douteuses de *Sporotrichum...* »

Monier-Vinard (*Bull. et Mém. de la Soc. méd. des Hôp. de Paris*, 1907, p. 364) a signalé des parasites dans l'épidermite trichophytoïde entourant des ulcérations gommeuses sporotrichosiques, mais les parasites étaient à l'intérieur des vésicules et non dans les squames.

1. Gougerot. Méthode de Prenant simplifiée. *Bull. et Mém. de la Soc. anat.*, juil. 1905, n° 7, p. 670.

2. De Beurmann et Gougerot. Coloration du *Sporotrichum Beurmanni* dans les tissus. *Compt.-rend. des Séances de la Soc. Biol.*, 15 fév. 1908, p. 255.

3. Gougerot. De l'utilité de reconnaître à leur « ombre » les parasites dépourvus d'électivité colorante. *Compt.-rend. des Séanc. de la Soc. de Biol.* 27 nov. 1907, t. LXVII, p. 578.

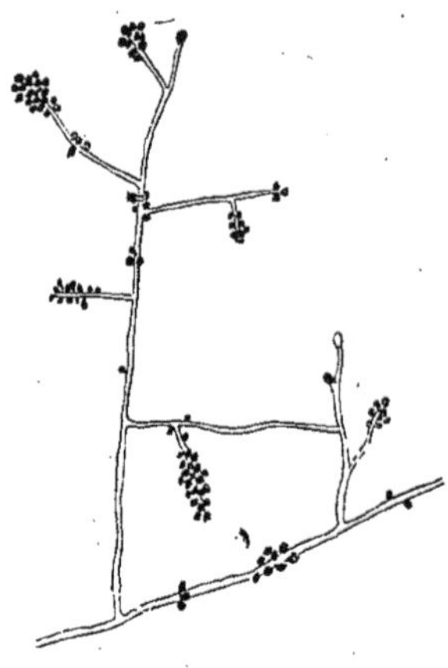

Fig. 6. — *Sporotrichum Beur-manni*. MATRUCHOT ET RAMOND, 1903-1905. ASPECT DU PARASITE *in vitro*.

Filaments larges de 2 μ, irrégulièrement ramifiés (exceptionnellement anastomosés), porteurs de spores isolées, rares et de bouquets de spores. (Procédé des lames sèches, culture jeune de douze jours. Grossissement : 1/450. Dessin de Gougerot à la chambre claire).

ovoïdes, unicellulaires, de 2 à 4 μ sur 5 à 6 μ, souvent inégales. Toutes les spores s'insèrent isolément, une à une, par un court et fin pédicule sur le filament. Elles sont irrégulièrement disséminées, tantôt éparses et rares, tantôt nombreuses, engaînant le filament d'un épais manchon ou formant une sorte de glomérule à l'extrémité d'un filament, long ou court, dit « conidiophore » (fig. 6, 7 et 8).

Ce schéma général subit de nombreuses variations de détail, suivant les échantillons et pour un même échantillon, suivant les pléomorphismes et l'âge de la culture, suivant la composition du milieu, sa fabrication, son humidité, la croissance à l'air ou au sein du liquide, l'agitation du milieu, etc... Mais toutes ces variations se font dans des limites assez étroites

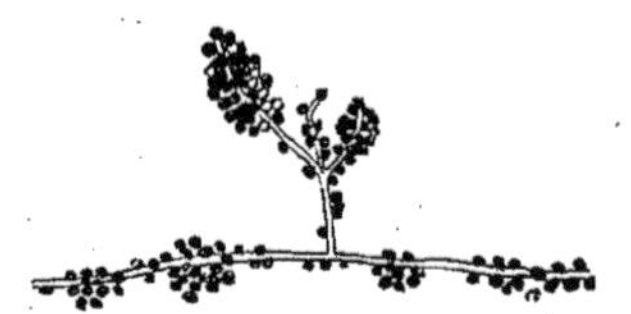

Fig. 7. — *Sporotrichum Beurmanni*. ASPECT DU PARASITE *in vitro*.

Filament entouré de spores nombreuses formant un manchon irrégulièrement épais et émettant latéralement un conidiophore trifurqué, chacune des trois branches du conidiophore sert d'attache à un bouquet de spores ; la base du conidiophore est elle-même garnie de spores. (Procédé des lames sèches, culture de vingt-quatre jours : Grossissement 1/450. Dessin de Gougerot à la chambre claire).

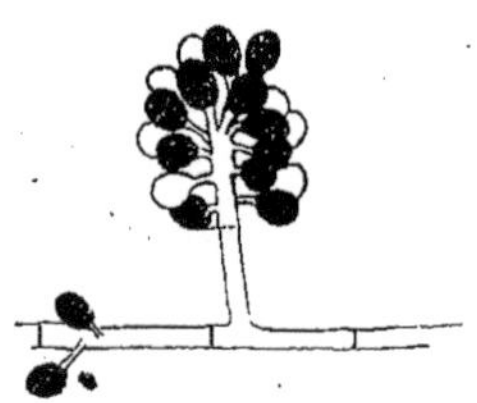

Fig. 8. — *Sporotrichum Beurmanni*. SPORULATION DU PARASITE.

Court filament latéral ou *conidiofore*, entouré de ses nombreuses spores, chacune naissant isolément par un fin stigmate long de 1 à 2 μ, large de 0 μ, 5. (Procédé des lames sèches, culture de douze jours. Grossissement : 1/900. Dessin de Gougerot à la chambre claire ¹).

et ne présentent rien de caractéristique, puisqu'elles peuvent se ren-

1. Tous ces dessins (fig. 6 à 15) ont été publiés en 1906 dans les *Annales de Dermatologie*.

contrer indifféremment sur tel ou tel repiquage d'une même souche.

D'ordinaire les *filaments*, intriqués ou isolés, sont longs, plus ou moins rectilignes ou légèrement incurvés, ramifiés irrégulièrement, quelquefois à plusieurs degrés; le plus souvent les ramifications sont à angles très ouverts, aux environs de 80° à 120° (figures 6 et 7).

Quelquefois les filaments sont très courts, notamment dans les cultures en milieux liquides et sur milieux solides très pauvres. Ils donnent immédiatement, à angle droit ou obtus, des ramifications courtes, sporulées : formes courtes sporulées en T, en H, en V, en X, en Y, etc.

Quelquefois les filaments se groupent en gerbés plus ou moins parallèles, avec des ramifications à angle aigu, et forment des sortes de mèches : formes agrégées, réalisées fréquemment par les pléomorphismes sur gélose et sur pomme de terre: cultures à « mèches », à « chevelu », à « piquants ». Ces filaments de longueur indéfinie dessinent volontiers de légères courbes sinusoïdes.

Presque toujours les filaments s'entrecroisent sans s'anastomoser.

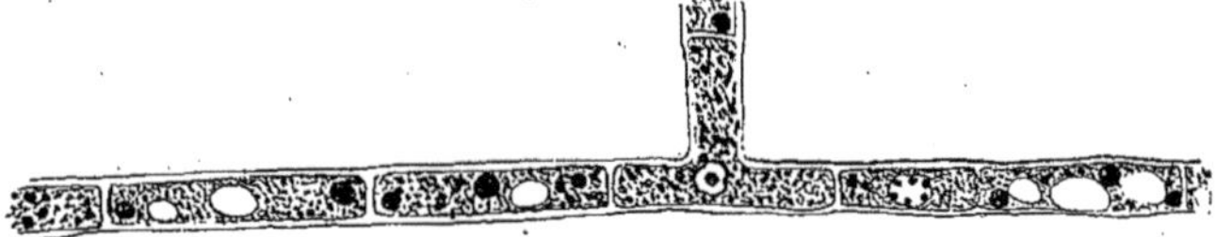

Fig. 9. — CYTOLOGIE DU *Sp. Beurmanni* : FILAMENT.

Structure fine des *articles mycéliens* : grains colorés gros et petits (noyau diffus?), vacuoles incolores, fines granulations protoplasmiques basophiles et métachromatiques. (Frottis coloré au bleu de Unna d'une culture sur pomme de terre âgée de quinze jours. Grossissement : 1/250. Dessin de Gougerot).

C'est exceptionnellement que l'on surprend des anastomoses évidentes.

D'ordinaire les filaments sont régulièrement calibrés, d'un diamètre de 2 μ (figure 9). Quelquefois ils sont plus gros, 2,2; 2,5; 2,7; 3 μ, ou plus fins, 1 μ 5, 1 μ 3; tout en restant régulièrement calibrés. Quelquefois, sur une même colonie, le diamètre varie: au centre d'une colonie, ou à l'extrémité de quelques filaments jeunes, le diamètre augmente, atteint 3 μ; parfois, au niveau d'une bifurcation, le filament se renfle jusqu'à 3 μ et la bifurcation naît mince, égale à 1 μ, puis s'élargit, atteint rapidement 3 μ, puis revient bientôt au calibre habituel de 2 μ.

Presque toujours les filaments sont incolores. Exceptionnellement le protoplasma filamenteux se pigmente.

Le cloisonnement, qui se fait par cloisons perpendiculaires rectilignes ou à peine incurvées, donne des segments très inégaux; les articles sont tantôt courts, ne dépassant pas 6 μ, tantôt longs, atteignant 25 à 40 μ, et cela parfois sur un même filament. Les filaments jeunes sont formés, les uns d'articles très courts, parfois même presque cubiques, les autres d'articles presque sans cloisons. Sur les filaments sénescents, les septa semblent s'effacer.

L'extrémité des filaments nus (non sporifères) est variable; tantôt elle est du même calibre que le reste du filament, arrondie ou presque carrée; tantôt elle est amincie, effilée en une sorte de pointe d'accroissement; tantôt elle se renfle en une sorte de tête de 3 à 4 µ de diamètre, rarement davantage, à moins que ce ne soit pour former une chlamydospore. Exceptionnellement la fin d'un filament se contourne, ébauchant une sorte de spirale.

La richesse des ramifications est très variable; quelques cultures peu sporulées ne donnent que peu ou pas de rameaux conidiophores courts; certaines en semblent même dépourvues; d'autres, au contraire, en sont hérissées et ressemblent à des « herses ». Les ramifications courtes sont presque constamment sporifères.

Les rameaux conidiophores sōnt, le plus souvent, septés en 1 à 3 ou 4 articles, ils sont simples ou ramifiés, ramifiés à 2, 3, 4 degrés, donnant des branches courtes, émises à angle droit ou à angle aigu (fig. 6, 7 et 8).

La richesse réciproque des *filaments et des spores* est extrêmement variable suivant les échantillons et surtout suivant les milieux, l'âge des cultures et l'humidité (fig. 6 et 7). Les échantillons γ sont plus riches en spores que les β, et ceux-ci, plus riches que les α. Les pléomorphismes blancs, se rapprochant de l'aspect du *Sporotrichum Schenchi*, sont pauvres en spores; certains même deviennent asporulés. Les cultures jeunes sont peu sporulées; en vieillissant, elles se surchargent de spores, et sur les cultures très âgées, poudreuses, les spores semblent souvent même exister seules, car les filaments mycéliens sont flétris. Sur les milieux humides minéralisés, alcalins, les filaments sont plus développés que les spores. Les colonies immergées, poussées sous une couche de liquide, sont moins sporulées que les colonies poussées sur la partie simplement humide ou sèche du milieu, etc.

La rapidité de sporulation est extrêmement variable. Des spores peuvent apparaître dès la quarante-huitième heure sur un milieu sec (comme la paroi sèche des tubes de culture); elles peuvent au contraire tarder jusqu'au vingtième, au trentième jour, dans les cultures immergées; il est même des cultures qui restent asporulées.

Les spores ou conidies sont très inégalement réparties.

Tantôt les spores sont rares, éparses le long des filaments, séparées les unes des autres par de longs espaces nus; tout au plus se groupent-elles deux à deux. A l'extrémité des filaments on voit une spore isolée ou deux spores disposées en T, en Y, ou trois spores disposées en croix.

Tantôt les spores sont abondantes et se pressent les unes contre les autres autour d'un filament, l'entourant d'un manchon plus ou moins compact. Ces manchons sont continus, masquant le filament, ou discontinus et dans les intervalles, les spores moins nombreuses laissent voir le filament mycélien. Aux extrémités des filaments, ces spores se groupent en glomérules, en bouquets de 3 à 4 spores et même davantage.

Tantôt les spores ne sont nombreuses qu'en certains points. Çà et là, on voit de courts manchons très serrés, de gros bouquets de spores. Souvent elles restent rares le long des filaments ; on aperçoit seulement aux extrémités de courts filaments conidiophores, de gros bouquets de spores, et le conidiophore est asporulé ou presque asporulé sur le reste de sa longueur.

Le *mode d'attache* des spores est variable, quoique se faisant toujours isolément, une par une.

La plupart s'attachent sur le filament par un court et fin stérigmate, long de 1 à 2 μ, large de 0,5 μ. Chaque spore a d'ordinaire un stérigmate isolé ; parfois un stérigmate se bifurque symétriquement, donnant attache à deux spores, ou émet latéralement un sous-stérigmate ; exceptionnellement un stérigmate se ramifie, donnant insertion à trois spores.

D'autres spores sont sessiles, accolées directement au filament par leur pôle le plus petit.

Quelquefois une spore attachée par un stérigmate donne insertion à une spore (Guéguen) ; il y a donc deux spores placées bout à bout sur une ligne droite ou sur une ligne coudée.

L'extrémité des filaments sporifères est le plus souvent arrondie ou même renflée en boule ; parfois elle est cylindroïde ou carrée ; parfois elle est effilée, amincie et pointue.

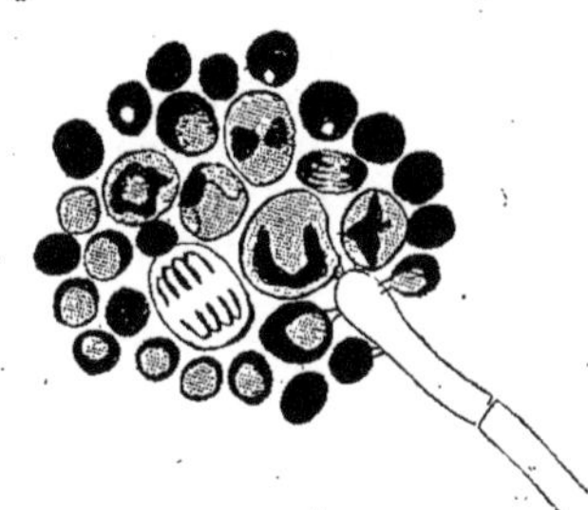

Fig. 10. — CYTOLOGIE DU *Sp. Beurmanni* : SPORES.

Bouquet de spores jeunes : Structure fine des spores, aspect des figures chromatiniennes dans les spores et karyokinèse(?).(Frottis coloré à l'hématoxyline d'une culture jeune sur gélose glycosée âgée de huit jours. Grossissement : 1/1125. Dessin de Gougerot.)

Les *spores* (fig. 10) sont de formes et de dimensions variables, et nous ne saurions trop insister sur leur inégalité dans une même culture, parfois sur un même filament. Les unes ont de 2 à 3 μ de large sur 2 à 4 μ de long ; les autres de 3 à 4 μ de large sur 6 à 8 μ de long.

Le plus souvent elles sont ovoïdes ou elliptiques, piriformes, tendant parfois vers une forme triangulaire, de 3 à 4 μ de large sur 5 à 6 μ de long.

Souvent, surtout lorsqu'elles sont jeunes, les spores sont arrondies, sphéroïdes, de 3 à 5 μ de diamètre. Les spores détachées paraissent souvent plus rondes que les spores attachées.

Quelques spores sont fusiformes, atteignant jusqu'à 5 et 6 diamètres de longueur, c'est-à-dire 2 à 4 μ de large sur 12 et même 18 μ de long[1].

1. Cette disposition, exceptionnelle sur les échantillons français de *Sporotrichum Beurmanni*, nous a semblé fréquente sur les *Sporotrichum asteroïdes* de Splendore. Ces éléments fusiformes nous semblent, ainsi qu'au professeur Matruchot, être des spores et non des segments filamenteux.

Sur les colonies luxuriantes où la multiplication est rapide, les spores semblent souvent plus petites ; les filaments sont plus courts, parfois même ils deviennent moniliformes dans les colonies immergées.

Les spores sont brunes, mais inégalement riches en pigment: jeunes, elles ne contiennent qu'un ou deux granules pigmentés et restent transparentes; elles laissent voir les granules de glycogène et les goutelettes de graisses qu'elles accumulent en réserve. En mûrissant, elles se chargent de pigment; toute la spore, sauf parfois en un ou deux points qui restent réfringents, se teinte diffusément de brun. Les spores adultes ont une teinte diffuse inégalement foncée. En vieillissant, ces spores forment les poudrages et les duvets des colonies sénescentes.; elles deviennent incolores ou presque incolores.

La membrane de la spore est inégalement épaisse. Beaucoup de spores semblent avoir deux facettes concaves.

Les *chlamydospores* sont très variables de grandeur et de disposition (fig. 11, 12, 13, 14, 15).

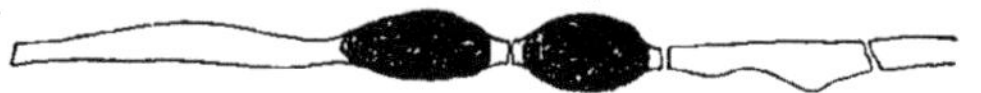

Fig. 11. — CHLAMYDOSPORES.

Formées dans la continuité d'un filament. (Frottis coloré à l'hématoxyline d'une culture sur gélose glycosée âgée de quarante jours. Grossissement : 1/1050. Dessin de Gougerot à la chambre claire).

Leurs diamètres varient de 6 à 15 μ; la plupart sont rondes ou ovoïdes ou elliptiques. Les plus grosses, atteignent jusqu'à 4 et 8 μ de large sur 12 à 16 μ de longueur.[1]

Elles sont isolées ou groupées, en file de 2 ou 3, rarement de 4 et 5 ; quelquefois elles paraissent fusionnées deux à deux. Elles se développent dans la continuité d'un filament mycélien (1906, fig. 11) ou à l'extrémité d'un court filament latéral (1906, fig. 12) ou aux dépens d'un rameau spécial, renflé et fusiforme à sa base, émis à angle droit ou aigu sur un long filament (1906, p. 860, fig. 13 et 14). Elles apparaissent réfringentes, brunâtres à l'état frais ; elles prennent intensément les colorants. Dans les cultures très âgées,

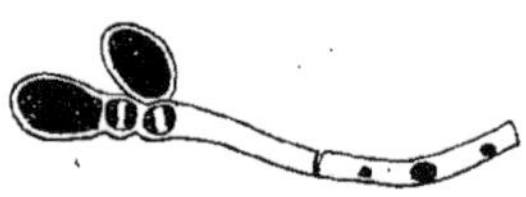

Fig. 12. — CHLAMYDOSPORES
TERMINALES.

C'est-à-dire formées à l'extrémité du filament mycélien. (Frottis coloré à l'hématoxyline d'une culture sur bouillon glycosé âgée de 30 jours. Grossissement : 1/900. Dessin de Gougerot à la chambre claire.)

elles semblent isolées, lorsque le filament qui les a formées s'est flétri (mise en liberté).

Il existe en outre des formes de résistance, distinctes des grosses chlamydospores. Leur aspect est variable : ce sont tantôt des articles mycéliens rectangulaires fusiformes, à parois épaisses, groupés en filaments courts de 15 à 35 μ, parfois davantage, simples ou ramifiés, émettant eux-mêmes des sortes de spores ovoïdes (1906, fig. 15) ; ce sont tantôt des éléments arrondis, entourés de 2, 3, 4 éléments ovoïdes plus petits, qui semblent être de petites chlamydospores insérées radiairement sur une grosse chlamydospore.

Les modes de *germination* des spores varient à l'infini[1]. Parfois les spores bourgeonnent à la façon des levures, émettant un ou deux corps

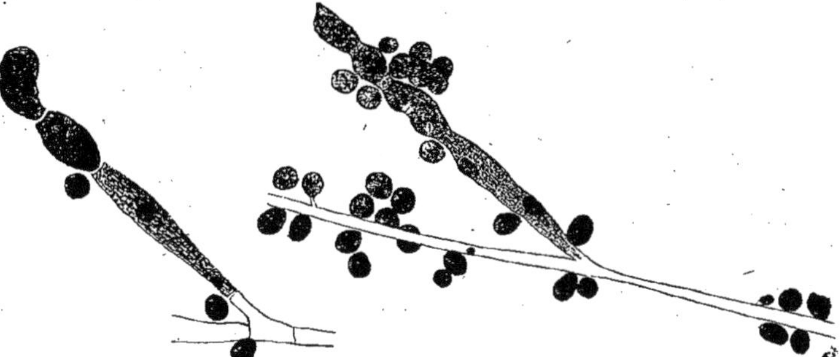

Fig. 13, 14. — CHLAMYDOSPORES.

Formes de résistance de certains rameaux latéraux avec articles mycéliens irréguliers fusiformes ; l'un d'eux contient à son extrémité cinq chlamydospores isolées ou fusionnées. (Goutte pendante en bouillon glycosé, vieille de quarante-cinq jours, colorée au bleu de Unna. Grossissement : 1/900. Dessin de Gougerot à la chambre claire.)

ovoïdes sporiformes, qui restent attachés ou se détachent et donnent à leur tour d'autres prolongéments filamenteux. Le plus souvent, les spores émettent un, deux, trois ou quatre prolongements qui naissent au même pôle ou à des pôles opposés. Ces prolongements sont courts ou longs, cylindroïdes, variqueux ou moniliformes, formés de deux, trois renflements ovoïdes, placés bout à bout ; ils restent simples ou se ramifient rapidement. Ces ramifications sont courtes ou longues, égales ou inégales, régulièrement ou irrégulièrement calibrées. La sporulation, qui se fait par bourgeonnement des filaments, est précoce ou lente ; les spores sont nombreuses ou rares, éparses, etc...

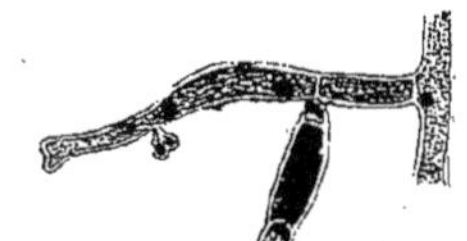

Fig. 15. — CHLAMYDOSPORES.

Forme d'involution ou de résistance greffée sur une courte branche latérale. (Frottis coloré à l'hématoxyline d'une culture sur gélose glycosée âgée de trente jours. Grossissement : 1/900. Dessin de Gougerot à la chambre claire.)

Les chlamydospores germent en émettant, soit des filaments massués qui peu à peu s'allongent et se ramifient, soit des éléments ovoïdes sporiformes qui se détachent et donnent alors des filaments.

1. Étudiés en gouttes ou en stries pendantes, sur nos lames sèches ou par la technique récemment proposée par Rispal et Dalous : Contribution à l'étude de la morphologie et du développement du *Sporotrichum Beurmanni. Ann. de Dermat. et de Syph.*, n° 7, p. 372, juil. 1910.

On voit combien les aspects du *Sporotrichum Beurmanni* peuvent être nombreux [1], et pourtant nous ne citons ici que les principaux d'entre eux. Il en est bien d'autres qu'il serait fastidieux d'énumérer et il suffit de savoir qu'ils existent *variables à*

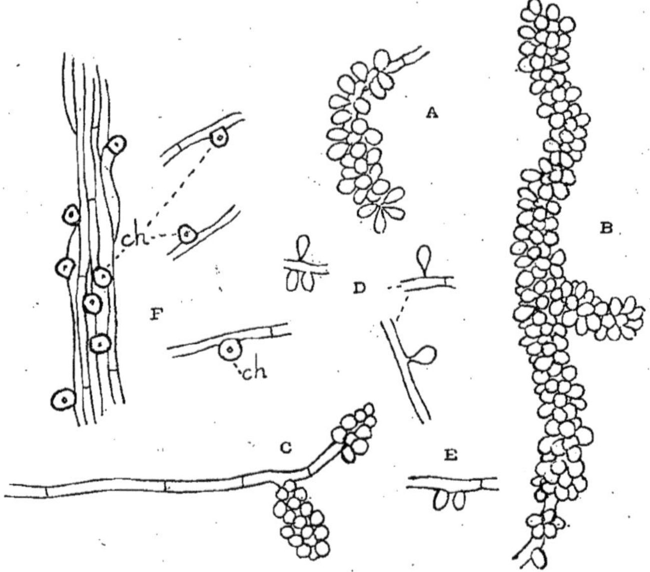

Fig. 16. — Schème du *Sporotrichum Beurmanni*. Matruchot et Ramond 1903-1905.

Fig. A, B, C. — Fructifications du Sp. Beurmanni dans les régions aériennes les plus riches en spores. — Fig. D, E. — Portions isolées du mycélium où la fructification est moins abondante; on y voit des conidies nettement pédicellées et des conidies nettement sessiles. — Fig. F. — Chlamydospores *ch* naissant, soit sur des filaments isolés, soit plus abondamment sur des filaments agrégés [2] (Dessin de Matruchot. Grossissement : 880.)

l'infini, mais restant toujours enserrés dans le schème assez étroit que nous indiquions au début (figure 16).

1. Pour donner idée des variations microscopiques du *Sporotrichum Beurmanni*, voici les mensurations de divers auteurs : Matruchot et Ramond : mycélium = 2 μ, spores = 2 μ à 4 μ sur 3 μ à 5 μ; de Beurmann et Gougerot : mycélium = 2 μ (1 à 1,5... et 2,5 à 3 μ), spores = 2 à 4 μ sur 3 à 5 μ (2 μ à 18 μ); Brumpt et Lángeron : mycélium = 1,5 à 1,7, spores en grande majorité elliptiques = 3,5 sur 2,6, quelquefois moins, très piriformes = 4 μ sur 2,4, etc.

Il serait intéressant de savoir si l'on peut, par les nouvelles méthodes de biométrie, dégager une formule « moyenne » qui caractériserait tel ou tel échantillon.

2. Extrait des *Archives de Parasitologie*.

Les lois de ces variations ne sont connues que dans leurs grandes lignes : variations suivant les races typiques ou pléomorphisées et suivant les échantillons ; variations suivant l'âge des cultures, suivant la composition des milieux : milieux riches ou pauvres, secs ou humides, suivant la dessiccation ou l'immersion des colonies, etc. Il est impossible de trouver des variations fixes appartenant à telle ou telle race à tel ou tel stade de développement, dépendant de tel ou tel milieu, de telle ou telle condition physico-chimique, particulière à tels ou tels pléomorphismes. Lorsque l'on cherche à schématiser une série de variations et que l'on croit avoir découvert des différences fixes, on s'aperçoit, au bout de quelques mois d'étude sur les tubes issus de cet échantillon soi-disant fixe, que les différences notées sont illusoires et que la fixité est imaginaire. Une étude, longuement poursuivie pendant des mois, voire même pendant des années, est absolument nécessaire pour juger de ces différences, car souvent ces transformations sont très lentes. Nous ne saurions trop insister sur la variabilité microscopique du *Sporotrichum Beurmanni*. La méconnaissance de ses pléomorphismes microscopiques entraînerait à de grossières erreurs ; elle risquerait de faire considérer comme valables des différences passagères, et sur ces différences on pourrait être tenté de créer des espèces qui n'existent pas.

β) Aspect macroscopique : Cultures sur les différents milieux [1]
(Planches II, III, IV, V, VI, VII, VIII et figures 17, 18, 19).

Le *Sporotrichum Beurmanni* est un germe très résistant, il pousse même dans le pus recueilli en tubes stériles, sans addition d'aucun aliment (autoculture).

1. Toutes les géloses sucrées sont faites sur la même formule et peuvent convenir. La gélose maltosée est moins facile à faire, moins économique et de moins belle apparence que la gélose glycosée.

Les milieux préférés de Lutz et Splendore sont les milieux à base de seigle (centeno espigado). Cette substance, à la dose de 10 à 20 p. 1000, est mise à infuser pendant quinze minutes dans 1.000 grammes d'eau à 60°. On filtre et on ajoute : 20 grammes de glycose. — 1 à 3 grammes d'acide tartrique. — 200 grammes de gélatine ou 30 grammes de gélose.

La gélose glycérinée est nettement moins bonne et prête à des pléomorphismes d'emblée (voir *Premier Mémoire*, 1906, p. 833).

Il pousse sur tous les milieux, depuis les corps les plus pauvres, épines, bois, écorces, blocs de plâtre, eau ordinaire, jusqu'aux mélanges les plus riches : gélose glycosée, fruits, etc... Mais les cultures sont très différentes suivant les milieux. Sur bois, sur épine, le champignon conserve sa vitalité, mais il végète à peine ; sur gélose sucrée, au contraire, son développement est luxuriant.

Il pousse à toutes les températures depuis 0° jusqu'à + 45°. La plupart des cultures initiales se développent mal à l'étuve, quelquefois même, elles ne se développent pas du tout à 37°. Certains échantillons, au contraire, donnent à l'étuve des colonies abondantes ; parmi eux, quelques-uns conservent indéfiniment cette propriété dans leurs repiquages successifs (échantillon α), d'autres, plus nombreux, la perdent plus ou moins rapidement (échantillons β et γ) ; ils ne poussent plus que maigrement à l'étuve, leur optimum thermique s'est abaissé à 25°-30°, mais par des passages patients on peut les réhabituer à cultiver à 37°.

Il pousse plus vite et plus abondamment au bout d'un certain nombre de repiquages, parfois dès le premier repiquage, que dans ses cultures initiales. Les colonies poussées à 28° peuvent être visibles à l'œil nu dès le deuxième jour.

Les conditions les plus favorables de développement du *Sporotrichum Beurmanni* sont donc les milieux sucrés [1], une température de 20° à 30° et à l'air libre, sans capuchonnage. Les tubes ne doivent pas être capuchonnés afin que les variations de la température ambiante permettent un facile renouvellement de l'oxygène.

Le **milieu d'épreuve** sur lequel le parasite prend son aspect le plus typique est la *gélose glycosée-peptonée* de Sabouraud ainsi que ses succédanés : gélose maltosée, etc... Voici sa formule [1] :

Eau de fontaine (non distillée) 1000 grammes.

Peptone (granulée de Chassaing) 10 grammes.

---

1. Cette gélose doit être faite exactement suivant les indications si précises données par Sabouraud ; pourtant nous considérons le filtrage comme pratiquement inutile (page 550). Une gélose glycosée mal fabriquée, faite avec de mauvais produits ou brûlée, des tubes trop anciens et desséchés, peuvent donner des pléomorphismes d'emblée.

PLANCHE II. — *Sp. Schencki ; Sp. Beurmanni*, α, β, γ ; *Sp. Gougeroti*.

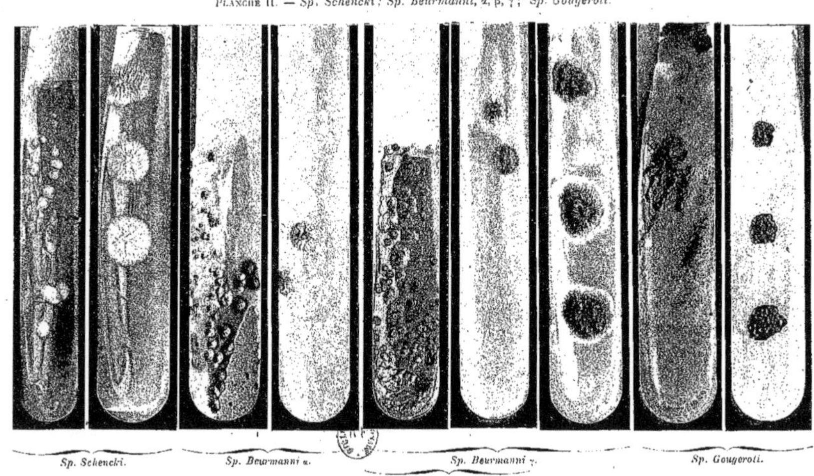

COLONIES NAISSANTES ET ISOLÉES SUR GÉLOSE GLYCOSÉE-PEPTONÉE. (Photog. Infroit.)

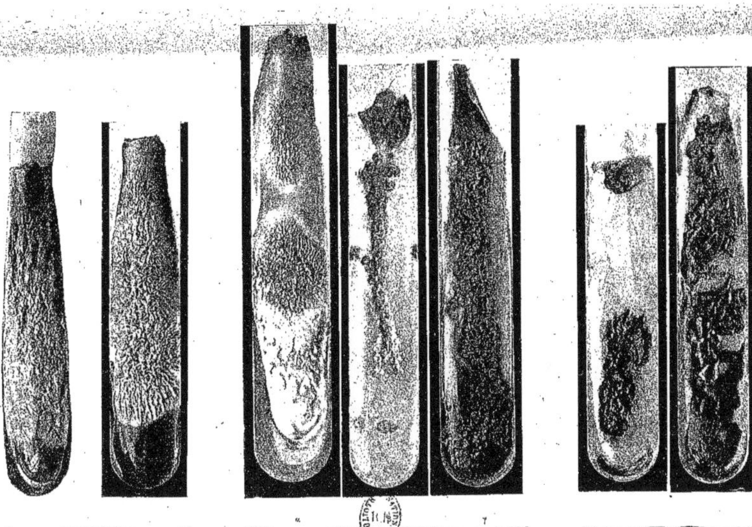

PLANCHE III. — *Sp. Schencki ; Sp. Beurmani, α, β, γ ; Sp. Gougeroti.*
COLONIES ADULTES EN TRAÎNÉES SUR GÉLOSE GLYCOSÉE-PEPTONÉE. (Photog, Infroit).

Glycose *brute* (massée de Chanut) 40 grammes.

Gélose 18 grammes.

La carotte, la pomme de terre, la betterave glycérinées : Eau 1000 grammes, Glycérine 40 grammes ; ou peptonées-glycérinées-glycosées : Eau 1000 grammes, Peptone 10 grammes, Glycose 20 grammes à 40 grammes, Glycérine 10 grammes à 40 grammes ; avec ou sans addition de 1 à 3 grammes d'acide tartrique, constituent aussi d'excellents milieux.

Les autres milieux, quoique souvent favorables au développement des champignons, ne donnent pas de colonies caractéristiques.

Milieux de choix, milieux de différenciation ou « d'épreuve ».

GÉLOSE GLYCOSÉE-PEPTONÉE *de Sabouraud* (Planches II et III).

Colonies typiques. — Sur ce milieu le champignon a un *aspect pathognomonique*, aspect vraiment « typique », puisqu'il définit le *Sporotrichum Beurmanni*. Cet aspect est toujours identique ou tout au moins ne présente que de *minimes variations*. Il suffit d'avoir vu une fois sur ce milieu une culture initiale de *Sporotrichum Beurmanni* pour reconnaître aussitôt ce parasite.

Colonies adultes (Planche III). — Les ensemencements en strie et en nappe donnent de larges voiles godronnés. Les ensemencements en points séparés donnent des colonies arrondies, godronnées, saillantes, hémisphériques, quelquefois coniques et fortement surélevées, pouvant acquérir plusieurs centimètres de diamètre : 2 à 3 centimètres en tubes, et jusqu'à 12 et 15 centimètres en fiole d'Erlenmeyer.

Leur godronnage est caractéristique ; il a l'apparence d'une membrane de 0^{mm},5 à 1 millimètre d'épaisseur que l'on aurait finement et irrégulièrement *chiffonnée*. Les plis à crêtes arrondies sont entrecroisés en tous sens à la manière des circonvolutions cérébrales ou des anses intestinales. La surface, qui reste longtemps luisante, est d'abord blanche, puis café-au-lait, puis brun-chocolat, allant souvent jusqu'au noir-brun.

Les colonies sont entourées d'une auréole large de 1 à 20 et 30 millimètres, en moyenne de 3 à 8 millimètres. Cette auréole est plate, à peine « descendante », lisse ou radiée de quelques sillons rectilignes ; son bord externe est finement « plumeteux », tantôt opaque et terne, tantôt demi-transparent et grisâtre. Sa teinte varie, allant du blanc ou blanc-gris demi-transparent jusqu'au brun et au noir ; sur les vieilles cultures, elle se poudre fréquemment d'une poussière grise sous laquelle le grattage fait réapparaître la couleur brun-noir de l'auréole. La teinte du centre de la colonie ne commande pas forcément la teinte de l'auréole ; le plus souvent l'auréole est moins colorée que le godronnage, parfois c'est l'inverse : la colonie est blanche ou café-au-lait et l'auréole est-brun chocolat ou même noire. Il n'est pas rare qu'elle forme une bande blanche entourée d'un liseré brunâtre sur son bord extérieur. L'auréole fait corps avec la gélose, dans l'intérieur de laquelle elle envoie des prolongements duveteux. Par exception, l'auréole manque ; la colonie est alors bordée par une sorte d'ourlet abrupt ou arrondi surélevé d'un millimètre.

Au fond du tube, près de l'eau de condensation, les colonies se déforment ; elles prennent l'aspect blanchâtre, lisse, moutonneux des cultures en bouillon.

A la partie la plus haute de la coulée de gélose, les colonies en vieillissant se dessèchent, se poudrent souvent de poussière brune ou grise ou d'un enduit grisâtre ou blanc-mat.

Sur le verre sec, en face de la gélose, et sur les rainures angulaires que forment la partie concave du tube et la surface plane de la gélose, se développent de très fines petites colonies, blanc-grisâtre, à centre parfois noir, de $0^{mm},5$ à 4 millimètres de diamètre, très élégamment étoilées [1]. Sur le verre sec, on peut aussi voir « grimper » l'auréole d'un voile, dont les prolongements étoilés, blancs ou bruns, tapissent la surface intérieure du tube sur une hauteur de 1 à 3 et 5 millimètres.

---

1. Ce furent ces colonies développées spontanément sur le verre du tube qui nous donnèrent l'idée de la technique des « lames sèches » et de « l'artifice de la coulée de pus sur le verre sec ».

Les colonies adhèrent d'autant plus à la gélose qu'elles sont plus jeunes et moins godronnées. Les très grosses colonies, fortement saillantes et extrêmement godronnées n'adhèrent presque plus, leur centre semble souvent s'être soulevé, seule l'auréole est restée adhérente[1] ; au contraire les petites colonies ne peuvent être enlevées qu'en arrachant la gélose. Les lambeaux détachés, s'ils sont humides, ont une consistance élastique, résistante ; il faut le pilon du mortier pour les écraser en pâte visqueuse. S'ils sont secs, ils sont friables, faciles à fragmenter.

La teinte des échantillons est variable, mais elle varie toujours dans la même gamme de ton, du blanc et du café-au-lait clair au brun-chocolat et au noir. Suivant la teinte, nous avons distingué trois types de *Sporotrichum Beurmanni* α, β, γ.

Le type α est ordinairement peu pigmenté (fig. 17, 18, 19), il reste souvent blanc

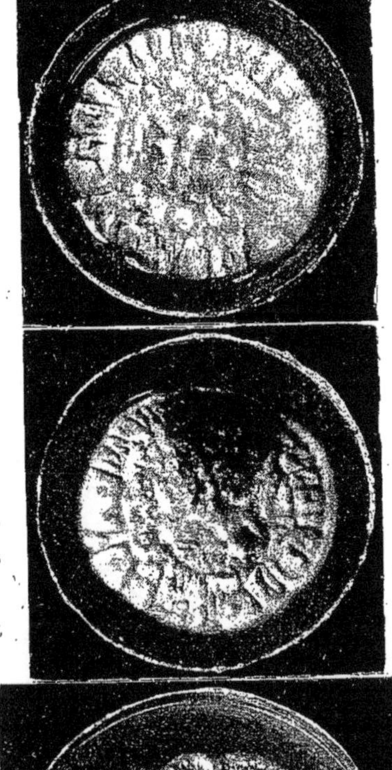
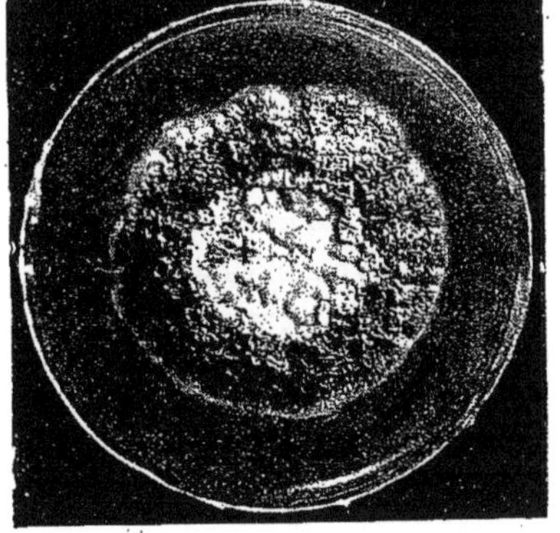

Fig. 17, 18, 19. — ASPECT DU *Sporotrichum Beurmanni* α.
Culture sur gélose glycosée en fiole d'Erlenmeyer.
(Photog. de Ramond-Noiré.)

1. Cette adhérence des bords contribue sans doute à imposer au centre de la colonie son aspect godronné. En effet, en s'accroissant, le voile membraneux de la colonie, bridé par l'adhérence périphérique, est obligé de se plisser.

(fig. 17) ou brun-clair ; il se colore lentement, souvent incomplètement et *partiellement* : un segment se teinte de brun ou de noir sur
une colonie, alors que d'autres segments restent blancs ou à peine
colorés (fig. 18) ; ou bien les crêtes de la partie centrale seules
noircissent, le reste du voile reste blanc ou inversement (fig. 19).

Le type β est café-au-lait ; il brunit assez lentement et ne dépasse pas la teinte brun-chocolat.

Le type γ se pigmente très rapidement ; les colonies ne restent
blanches que deux à trois jours ; presque en naissant, elles sont d'une
teinte gris-sale, elles deviennent bientôt café-au-lait, brunes, puis
noires. Il est fréquent que des colonies de quatre à huit jours soient
déjà noires. La teinte est noir-brun ou noir-franc avec presque
toujours un reflet brunâtre, quelquefois un reflet brun-bleuâtre
d'acier, exceptionnellement brun-verdâtre.

La distinction entre ces trois aspects α, β, γ, ne correspond pas
à des types tranchés, encore moins à des espèces différentes,
comme on a voulu nous le faire dire. Au contraire, dès le début
(1906) nous avons insisté sur le peu d'importance de ces varia-
riations de teintes ; nous n'employons cette notation que pour la
commodité de la description, mais nous le répétons, un *Sporotrichum* α peut se transformer en β et en γ, un γ peut redevenir un β
puis un α ; entre ces trois types α, β, γ, existent tous les intermédiaires.

Colonies naissantes (Planche II). — Sur gélose glycosée-peptonée les colonies naissantes apparaissent plus ou moins vite suivant la température de la pièce ; dans une étuve à gélatine à 22"
ou sur le toit d'une étuve à 37°, elles sont visibles parfois dès le troisième jour et constamment dès le quatrième et le cinquième jour.

Leur aspect initial est important à connaître afin de pouvoir
faire un diagnostic précoce. Dès le troisième jour, ce sont de petites
taches de 0^{mm},2 à 1 millimètre, à peine visibles. Il faut, pour les
apercevoir, faire « rouler » le tube entre les doigts, afin de regarder à jour frisant la trainée de pus ensemencée. On découvre alors,
sur la surface luisante et humide de la gélose, au milieu ou sur les

bords de la coulée de pus, de petites taches minuscules arrondies, *grisâtres et ternes, auréolées*, qui tranchent sur la gélose *brillante* par leur aspect mat et ressortent, sur la traînée de pus verdâtre et presque terne, par leur teinte blanc-grisâtre ou gris-sale plus terne. Le bord de ces petites taches arrondies est toujours auréolé, étoilé, ce qui leur donne dès le début un aspect assez caractéristique (fig. 125, p. 558).

Vingt-quatre heures plus tard, ces colonies ont grandi et revêtent à leur centre un aspect variable. Tantôt elles sont blanches, ou blanc-grisâtre, rondes, à peine bombées, lisses, tantôt elles commencent à devenir saillantes et l'auréole, étroite, se confond insensiblement avec le centre de la colonie. Les colonies sont entourées d'une auréole déjà très large, mesurant de $0^{mm}, 02$ à $0^{mm}, 05$ et même 1 millimètre, plumeteuse, plus ou moins distincte de la colonie.

Très rapidement, vers le cinquième jour dans une chambre chauffée[1], ces taches s'accroissent, deviennent saillantes en même temps que l'auréole s'élargit ; elles se transforment, tantôt en une petite saillie acuminée conique, qui déjà peut être marquée de *sillons* radiés, tantôt en un petit disque plat, à peine saillant, de 1 millimètre à 2 millimètres, tantôt en un hémisphère de 2 à 3 millimètres de diamètre, dont parfois le centre se déprime en cratère. La pigmentation est plus ou moins précoce, suivant les échantillons, sans règle fixe. Avec les échantilons α et β, les colonies restent blanches pendant les premiers jours ; avec les échantillons γ, les colonies naissantes peuvent être colorées dès qu'elles ont 1 à 2 millimètres. Elles sont café-au-lait, parfois brun-noir, tantôt uniformément colorées, tantôt plus brunes à la périphérie qu'au centre (Planche II, p. 78 et figures 126, 127, 128, 129, 130, page 559).

Leur croissance est rapide ; au-delà du sixième jour, la minuscule colonie, blanche ou brune, qui mesure 3 millimètres et sou-

---

1. Plus la pièce est chaude, sans pourtant dépasser 30°, plus leur développement est rapide. Si la température est froide, si la pièce n'est pas chauffée, la nuit en hiver et pendant les demi-saisons, la croissance est retardée ; c'est ainsi que dans un laboratoire glacial, nous avons vu les premières colonies n'apparaître que vers le quinzième et même le vingtième jour.

vent davantage, est caractéristique et déjà « typique ». Elle fait une forte saillie arrondie ; sa surface est finement godronnée et circonvolvée ; elle est entourée d'une large auréole ; l'ensemble est tantôt acuminé et conique, tantôt et plus souvent vaguement hémisphérique et godronné, tantôt et plus rarement cratériforme et ombiliqué, tantôt et exceptionnellement en forme de tronc de cône à sommet aplati, à pentes plissées. Les jours suivants l'aspect devient de plus en plus caractéristique (Planche II, p. 78).

Pléomorphismes sur gélose glycosée-peptonée
(Planches IV et V).

I. — Un *premier* facteur de pléomorphisme est la *variation de teinte* (planche V : 1, 2).

Les colonies d'un même tube peuvent toutes rester blanc de neige luisant, blanc-argenté, blanc-cendré, blanc-sale et blanc-grisâtre, blanc-jaunâtre, ou café-au-lait clair, brun-clair, au lieu de devenir brun-chocolat ou brun-noir et noir-brun. Elles peuvent prendre des reflets brunâtres, brun-brunâtre ou exceptionnellement brun-verdâtre.

L'auréole peut être plus colorée ou moins que les colonies.

Les colonies peuvent être de teinte inégale sur un même tube; dans le haut du tube, les colonies sont typiques, chocolat; vers le milieu, par transitions insensibles, quelquefois rapides, exceptionnellement brusques, la teinte pâlit et peut même devenir blanche. Rarement les colonies inférieures sont noires; rarement une colonie supérieure reste blanche.

Une même colonie peut être inégalement colorée : un grand segment reste blanc, ou bien sur un large voile un ou plusieurs mamelons, gros ou petits, lisses, plus saillants, deviennent plus foncés et ressortent sur le reste du voile blanc ou jaunâtre, ou bien, au contraire, restent blancs sur fond brun... Les bigarrures des colonies varient donc à l'infini.

En résumé, le pléomorphisme consiste en une décoloration incomplète ou complète des cultures. Ce pléomorphisme de coloration est dit « simple », lorsque la culture conserve tous ses autres caractères, surface finement godronnée, etc. ; il est dit complexe, lorsqu'il s'associe à d'autres tendances pléomorphiques.

Le pléomorphisme de coloration, qui s'obtient surtout sur les milieux pauvres en hydrocarbones ou sur les géloses Sabouraud mal faites, peut se fixer sur gélose glycérinée par exemple, mais, reporté sur pomme de terre glycérinée, il est rare qu'il persiste ; généralement la culture noircit. La culture de passage sur pomme de terre, reportée à

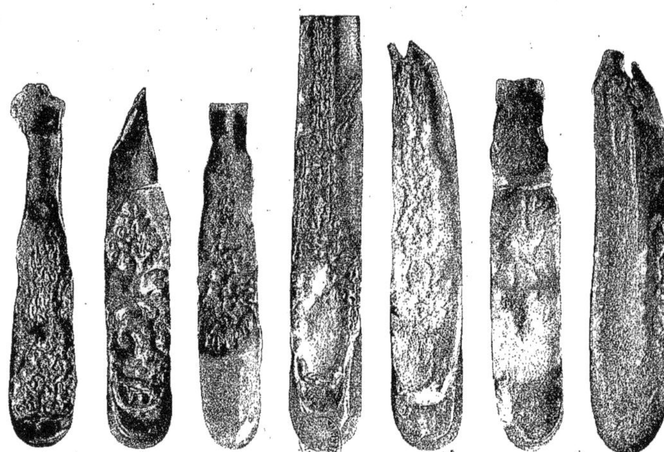

PLANCHE IV. — PLÉOMORPHISMES DU *Sporotrichum Beurmanni*.

Fig. 1, 2, 3. — **Pléomorphismes de plissement** d'intensité croissante : Sur le tube 1, les crêtes s'élargissent, s'étalent ; de petits mamelons plus foncés, brun-noir, apparaissent, ressortant sur le voile café-au-lait ; sur le tube 2, les crêtes sont larges, en forme de vagues, le voile est presque blanc et, sur certains points, tend à devenir lisse : sur le tube 3, plusieurs segments sont blanc-lisse ; ils semblent coulés sur un voile typique godronné et ressortent sur la teinte brune de ce voile.

Fig. 4, 5, 6, 7. — **Pléomorphismes de « granules », de « piquants », de « chevelus »**, obtenus par passages sur gélose glycérinée : Sur le tube 4, on voit naître le pléomorphisme ; la partie inférieure du voile est en effet atypique blanche, presque lisse, hérissée de granules ; la partie supérieure est au contraire typique, circonvolvée, chocolat : sur le tube 5, le pléomorphisme s'accentue, à peine reconnaît-on à la partie supérieure l'aspect circonvolvé : sur le tube 6, on voit que la colonie supérieure est à moitié atypique et qu'un segment de la colonie inférieure a conservé son aspect typique circonvolvé et brun-chocolat ; sur le tube 7, toute la traînée est pléomorphisée, mais sur la rainure droite du tube on reconnaît l'ébauche des circonvolutions normales. (Photog. Infroit.)

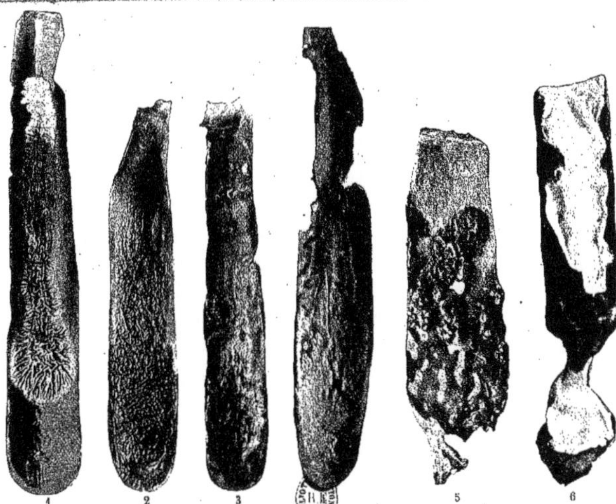

PLANCHE V. — PLÉOMORPHISMES : *Sporotrichum Beurmanni*, 1, 2, 3, 4, 5. — SPOROTRICHUM GLOBULIFERUM, 6.

Fig. 1, 2, 3, 4. — Ces tubes représentent le pléomorphisme associé, si fréquent de couleur (les voiles sont devenus *blancs*) et de plissement (les voiles deviennent de moins en moins plissés). Le pléomorphisme est croissant du tube 1 au tube 4. En effet, sur le tube 1 les circonvolutions ont un aspect presque normal, elles sont pourtant plus aiguës, moins curvilignes et moins contournées ; sur le tube 2 les crêtes sont réticulées ou en torsades étroites peu saillantes, elles commencent à s'effacer ; sur le tube 3, les crêtes sont en voie de disparition ; sur le tube 4, elles ont disparu, il ne reste que de petits mamelons sur un voile lisse. — Fig. 5. — Pléomorphisme blanc sur pomme de terre : la partie inférieure est blanche et tend à devenir lisse ; vers le milieu, un point blanc mat duveteux ressort sur le voile noir. — Fig. 6. — Voile blanc lisse duveteux (Document comparatif). (Photog. Infroit.)

nouveau sur gélose glycosée, redonne presque toujours le pléomorphisme blanc ; le plus souvent il faut des passages nombreux sur pomme de terre glycérinée-glycosée puis sur gélose glycosée pour retourner au type brun-chocolat. Par exception, nous avons eu des pléomorphismes blancs qui sont restés irréductibles ; ils étaient associés à des pléomorphismes de surface et ces pléomorphismes complexes donnaient un *Sporotrichum Beurmanni*, identique d'aspect au *Sporotrichum Schencki*.

II. — Un *second* pléomorphisme est le **pléomorphisme de forme et de plissement.**

Les colonies tendent, par transitions insensibles, à perdre l'aspect godronné, circonvolvé, pour présenter des plis radiés ou parallèles, et enfin devenir lisses.

Tantôt les colonies moins saillantes, toujours circonvolvées, ont des circonvolvations plus grosses, à crêtes plus larges, atteignant 2, 3, 4, 5 millimètres ; elles tendent à devenir mamelonnées ; l'auréole est formée de larges crêtes à incisures parallèles ou radiées (pl. IV, 1, 2, 3, 4). Ces colonies *mamelonnées* deviennent de plus en plus lisses et finissent par être lisses, amorphes.

Tantôt le godronnage est formé de crêtes toujours arrondies, mais moins serrées, plus lâches, qui vont jusqu'à laisser entre elles des géodes, en gâteau de miel, et se prolongent insensiblement dans les plis des auréoles blanches. Les crêtes s'espacent de plus en plus et dessinent un réseau lâche... D'autres fois, elles forment des crêtes aiguës, peu saillantes. Crêtes et arêtes peuvent disparaître, aboutissant encore à un voile lisse (pl. V, 1, 2, 3, 4).

Tantôt le godronnage se simplifie dans son dessin, les plissements deviennent réguliers ; les sillons tendent à devenir rectilignes. A ce stade, les colonies isolées sont plutôt acuminées qu'hémisphériques, moins saillantes que les cultures dont elles dérivent ; les sillons sont radiés, divergeant autour d'un centre, à la façon des ravins du sommet d'une montagne. Les cultures en stries ont, au centre de la traînée, un plissement irrégulier mais à tendance polygonale ou curviligne ; sur les bords de la strie, les sillons s'ordonnent d'une manière assez régulière, longitudinalement et presque parallèlement. Parfois ces plissements à tendance rectiligne restent très marqués, fortement saillants ; plus souvent, les crêtes deviennent de plus en plus aiguës et tendent à s'affaisser. A l'ultime degré, rarement réalisé, les colonies sont lisses.

Tantôt, sur le voile circonvolvé typique, brun-chocolat, est coulée une masse blanche ou chocolat-clair, presque lisse ou à peine mamelonnée, à limites brusques. Quelquefois cette coulée reste blanche, sa partie centrale est parfaitement lisse ou présente à peine et inconstamment de gros mamelons. Quelquefois sa périphérie, sur une longueur de 2 à

10 millimètres, souvent davantage, se hérisse de piquants courts, très serrés, blancs ou bruns ou noirs, qui semblent envahir le voile typique circonvolvé environnant.

Ces pléomorphismes s'obtiennent surtout sur les milieux pauvres ou dépourvus d'hydrocarbones; quelquefois on les observe à la suite de nombreux repiquages sur des géloses sucrées autres que la gélose glycosée de Sabouraud ou sur la gélose à la fois glycosée et glycérinée ; parfois sur les tubes à atmosphère saturée d'humidité, etc... Ce pléomorphisme apparaît souvent sur un ou plusieurs segments d'une colonie (race α). Il est toujours difficile et lent à réduire; il faut de patients repiquages sur gélose Sabouraud demi-sèche, le passage sur le rat ou sur grains.

Ces pléomorphismes de forme et de plissement, cet état lisse ne sont isolés qu'exceptionnellement, presque toujours ils s'associent au pléomorphisme de décoloration ; en même temps que les colonies perdent leur godronnage pour devenir lisses, elles blanchissent; parfois l'auréole est la dernière à se décolorer. Dans les retours vers la forme typique, il arrive souvent qu'on obtienne d'abord la pigmentation, plus tard l'aspect circonvolvé typique. Ainsi, dans les formes de transition des échantillons α, Greco, Brésil..., les crêtes seules étaient devenues brunâtres ; sur le voile plissé à crêtes aiguës peu saillantes, était répandue une teinte brune à bord diffus, envahissant tout le voile de culture ou disposée par placards.

III. — Un *troisième* pléomorphisme est constitué par la formation de filaments agrégés « en granules », en « piquants », en « poils » ou en « chevelus », faisant saillie à la surface des colonies (pl., IV, 4, 5, 6, 7).

Ce pléomorphisme peut être accentué[1] : « Sur une large traînée de culture typique godronnée et brun-chocolat, on voit, surtout à la partie inférieure du tube, une aire luisante devenir café-au-lait, blanc-ivoire, lisse ou à peine mamelonnée ; le centre en est piqueté de petites saillies granitées de $0^{mm},01$ à $0^{mm},2$, à tête ronde ou pointue (pl. IV, 4, 5). Un premier repiquage de cette partie anormale en trois points, sur un nouveau tube, donne trois colonies différentes (pl IV, 6). La plus élevée est brun-chocolat clair ; son centre est pléomorphisé, atypique, saillant, finement godronné et réticulé, criblé de petites saillies granitées ; l'auréole est celle des colonies « typiques ». La colonie moyenne est anormale, sauf à sa partie supérieure où l'auréole rappelle l'auréole brunâtre des colonies « typiques » ; elle est blanche, mamelonnée, criblée d'un fin granité ; son auréole est lisse, blanche, parcourue de

---

1. Nous avons signalé ce pléomorphisme dès notre premier mémoire de 1906, p. 854.

quelques incisures. La colonie inférieure est la plus atypique : elle est tout entière « granulée », son auréole est en « fleur de chrysanthème » ou en « actinies » ; pourtant un court segment a conservé l'aspect typique... D'autres repiquages (pl. VI, 7) donnent des colonies entièrement blanches, ou blanc-ivoire ou roses ; les unes avec un vague mamelonnage ou sillonnage, sont hérissées de granules pointus qui deviennent des piquants ; les autres ont de gros piquants courts, serrés, en paratonnerres, en piquants d'oursins ; d'autres colonies lisses et bombantes sont recouvertes de longs piquants filamenteux, ressemblant aux poils coupés à la tondeuse, d'un cobaye ou d'un rat, etc. On peut fixer ces pléomorphismes, on peut aussi les ramener à la forme typique en refaisant le chemin inverse (pl. IV, fig. 7, 6, 5, 4).

Ce pléomorphisme en granité, en piquants, peut être moins complet ; on voit alors simplement, à la surface d'une colonie quelquefois typique, plus souvent déjà pléomorphisée, des piquants blancs ou bruns ou noirs, rares ou nombreux, courts ou longs, atteignant jusqu'à 8, 10, 12 millimètres de long et formant des houppettes. De la combinaison de ces différents pléomorphismes, résultent des variétés innombrables.

IV. — Une *quatrième* série pléomorphique est due au *poudrage* des colonies (planches V et VIII, page 101).

Ce poudrage est mat ; sa couleur est variable : noire, brunâtre, couleur rouille, gris-brunâtre, brun-verdâtre, gris-verdâtre, gris-souris, grisâtre, blanchâtre, blanc-neigeux ; il est formé d'une poussière de spores, fine, impalpable. Il recouvre tout ou partie d'une colonie, tantôt l'auréole seulement, tantôt le centre godronné, et il débute par l'une ou l'autre de ces parties. Il est tantôt précoce, apparaissant dès le quinzième jour ; tantôt et plus souvent il est tardif, saupoudrant les vieilles colonies. Il ne voile pas ordinairement le dessin de la colonie ; quelquefois pourtant, il jette sur elle une sorte de voile rouillé, grisâtre ou blanc, qui masque les détails des plicatures et leur couleur. Il suffit de gratter pour faire réapparaître au-dessous de lui tous les détails de la culture et sa surface lisse, brillante. Cette sorte de voile poudreux, mat, lisse ou aranéeux, (ressemblant à une toile d'araignée dont il a souvent la couleur grisâtre), se voit surtout sur les colonies vieilles ou sur les colonies capuchonnées dès les premiers jours, c'est-à-dire sur les cultures poussées dans une atmosphère pauvre en oxygène.

Entre le pléomorphisme de poudrage et le pléomorphisme de piquants, on note tous les intermédiaires : enduits poudreux, aranéeux, duveteux, sorte de poudrage velu, comparable à la peau d'une souris grise couverte de poussière[1].

1. Ce pléomorphisme apparaît rarement de bonne heure. Pourtant les cultures de notre cas n° VI ont revêtu d'emblée ce pléomorphisme (*Bull. et Mém. de la Soc. méd. des Hôp. de Paris*, 7 juin 1907).

En s'associant entre eux, ces divers pléomorphismes peuvent donner aux cultures des modalités variables à l'infini.

Pomme de terre glycérinée à 4 p. 100 ou peptonée à 1 p. 100, glycosée à 2 p. 100, glycérinée à 2 ou 4 p. 100, laissée à sa réaction naturelle ou *acidifiée à 1 à 3 p. 100 d'acide tartrique* (Vincent), et Carotte glycérinée à 4 p. 100, *acidifiée à 3 p. 1000 d'acide tartrique* (milieu de choix pour les séparations bactériennes). Betterave blanche ou rouge, glycérinée à 4 p. 100... etc.[1] (planches VI, VII, VIII).

L'aspect sur ces divers milieux est caractéristique, quoique moins pathognomonique que sur gélose glycosée-peptonée.

Dès le deuxième jour, entre 25 et 30°, dès le cinquième jour, vers 18 à 20°, apparaissent de petits points blancs opaques, globuleux, de $0^{mm},5$, qui grossissent rapidement et atteignent 1 à 2 millimètres. Vers le huitième jour, ils se multiplient et se réunissent en une nappe d'un blanc éclatant, finement lobulée de grains saillants de 2 à 3 millimètres de diamètre. La partie inférieure, baignée de liquide, reste blanche, moins nettement lobulée, parfois remarquablement lisse, plus épaisse et plus élastique; la partie asséchée se moutonne de profonds sillons, se circonvolve[2], brunit du dixième au vingtième jour, devient de plus en plus noire, et finit par se poudrer d'une grosse poussière brun-roux.

Quelquefois, le voile restant noir-glacé, luisant, la partie la plus élevée de la culture se couvre d'un « givre » blanc-mat.

Autour du tube, au niveau du liquide, se développent de petits points opaques à bords translucides.

---

1. D'autres végétaux découpés en tranches : artichaut, navet, rave, pomme, poire... avec ou sans eau glycérinée, bouillon glycosé, etc., ont été expérimentés; les aspects des cultures sont toujours de même ordre et il est inutile de faire une description spéciale dans chaque milieu. Les différences, que parfois on peut relever, sont trop minimes pour être notées et surtout elles varient d'un tube à l'autre, pour un même échantillon.

2. Les variations sont innombrables : le godronnage peut présenter les mêmes différences de grosseur, de forme, d'incurvation, de groupement, que les voiles sur gélose : fin godronnage circonvolvé, gros godronnage mamelonné, gros godronnage à côtes larges arrondies, séparées par de profonds sillons, godronnage en plicatures fines, à crêtes aiguës réticulées, limitant des géodes en gâteau de miel, etc. (voir ci-dessus). La teinte peut varier du brun-chocolat au noir-encre luisant, à reflet bleuâtre.

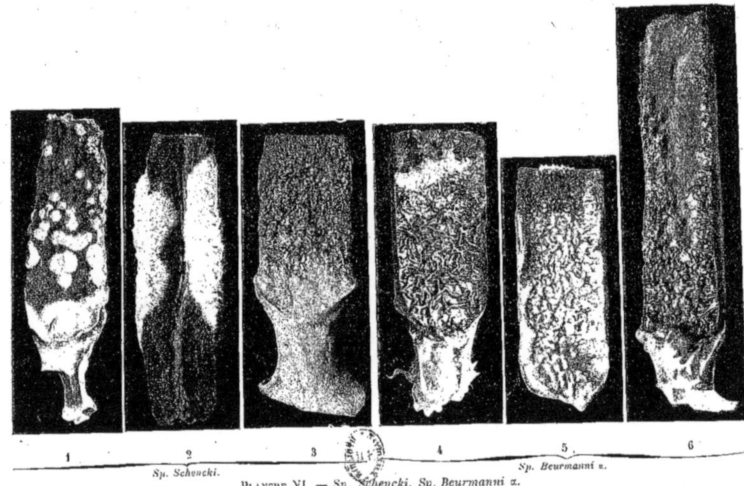

PLANCHE VI. — Sp. Schencki. Sp. Beurmanni α.

COLONIES ADULTES SUR POMME DE TERRE (OU CAROTTE OU BETTERAVE) GLYCÉRINÉE-PEPTONÉE (tableau comparatif).

Sp. Schencki : 1, 2, colonies blanc-neigeux ; 3, partie supérieure de la colonie blanc-grisâtre.
Sp. Beurmanni α : 4, colonies gris-noir en gâteau de miel; 5, tiers inférieur et moyen blanc, tiers supérieur noir, extrémité supérieure givrée de blanc;
6, voile circonvolvé noir d'encre luisant sur betterave. (Photog. Lafroit.)

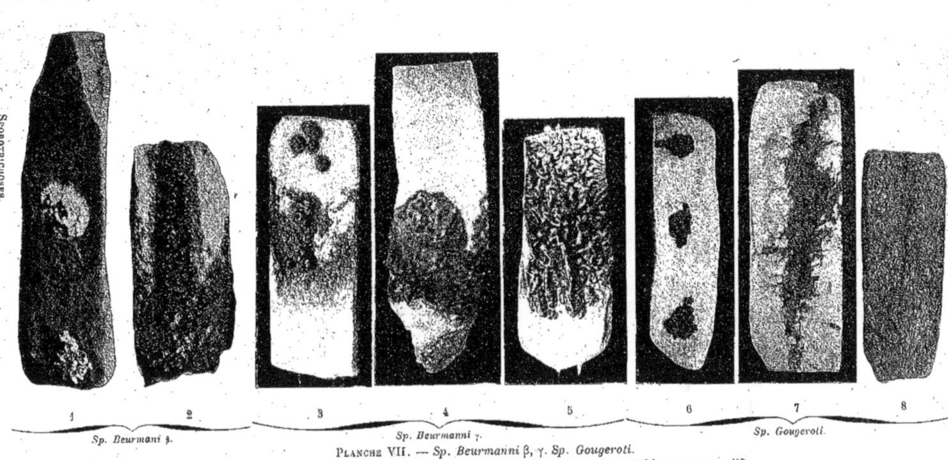

PLANCHE VII. — *Sp. Beurmanni* β, γ. *Sp. Gougeroti.*

COLONIES ADULTES SUR POMME DE TERRE (OU CAROTTE) GLYCÉRINÉE PEPTONÉE (tableau comparatif).

Sp. Beurmanni, variété β : 1, colonies blanches naissantes (tendant à prendre le pléomorphisme « simple » de couleur) sur carotte ; 2, colonies foncées adultes, voile godronné circonvolvé brun-chocolat luisant sur pomme de terre.

Sp. Beurmanni, variété γ : 3, tube initial, colonies naissantes rapidement brun-noir ; 4, tube initial, colonies supérieures âgées, cylindroconiques poudrées de gris, colonies inférieures luisantes, noires ; 5, voile circonvolvé noir luisant, poudré d'un givre blanc à sa partie supérieure (races α et γ).

Sp. Gougeroti : 6 et 7, colonies naissantes confluentes d'emblée, noir d'encre ; 7, autour de la traînée-médiane s'assainent des colonies isolées, noires, très fines, de 1 millimètre, globuleuses ; 8, voile noir d'encre finement godronné et granuleux sur carotte, aspect typique. (Photog. Infroit.)

BIBLIOTHÈQUE NATIONALE — R.F. — IMPRIMÉS

Sur le verre-sec, en face de la culture, se dessinent les petites étoiles élégantes des colonies sèches. Le bord du voile peut grimper sur le verre et le couvrir de filaments rayonnés sur une largeur de 2 à 10 et même 25 millimètres.

La partie inférieure de la culture se continue dans l'eau glycérinée de l'ampoule du tube et forme une masse compacte épaisse ou un voile lisse, élastique et résistant ; le plus souvent ce voile est blanc ; quelquefois il est brun ou noir à sa face supérieure, sa face inférieure restant blanche, molle, filamenteuse. Ce voile, qui couvre la surface du liquide, a de $0^{mm},5$ à 1 millimètre d'épaisseur, rarement 2 millimètres et davantage ; si son poids l'entraîne au fond du liquide, un nouveau voile se forme à la surface et l'on peut voir ainsi toute une série de voiles feuilletés superposés dans la partie déclive des tubes. Le liquide nutritif contient souvent des grumeaux et des flocons, mais, sauf exception, il n'est pas troublé.

Sur carotte et sur betterave, l'aspect est le même, mais les cultures sont plus riches, plus rapides, plus pigmentées que sur pomme de terre. Certains échantillons, qui restent blancs ou se pigmentent lentement sur pomme de terre, noircissent sur carotte en peu de temps, souvent dès le quatrième jour. Sur les mêmes milieux glycérinés tartriques, la teinte est ordinairement plus brune que noire.

Pléomorphismes sur pomme de terre, carotte, betterave, etc. (planche VIII). — Les pléomorphismes sur ces milieux sont très variés ; ils sont de même ordre [1] que sur gélose glycosée, mais d'une fréquence extrême et d'une plus grande rapidité. Ce sont des pléomorphismes de pigmentation, de forme, de godronnage et d'auréole, de piquants et de houpettes, de poudrage et de voile aranéeux... ; pléomorphismes purs ou associés entre eux, complets ou partiels, limités à un segment de colonies ou à une partiè d'un voile etc. Les associations sont la règle, elles donnent lieu à toutes les combinaisons possibles. Les pléomorphismes, tant

---

1. Se reporter à la description des pléomorphismes sur gélose, page 86.

sur gélose que sur pomme de terre et sur les autres milieux, peuvent donc varier à l'infini.

Milieux non différenciateurs.

Sur les autres milieux sucrés, bouillons, gélatines, légumes, etc..., la culture peut être luxuriante, mais l'aspect n'est plus caractéristique; sur les milieux pauvres, gélose, bouillon simples non hydrocarbonés, le développement est maigre, l'aspect des colonies est amorphe, non caractéristique.

MILIEUX SIMPLES NON HYDROCARBONÉS. — Le parasite pousse mal et lentement, il reste blanc et n'acquiert presque jamais un aspect caractéristique ; ces *milieux sont donc à rejeter*.

Sur *gélose peptonée simple*, la culture est maigre, les colonies restent isolées d'ordinaire; elles forment de petites taches blanches de 2 à 4 millimètres de diamètre, peu saillantes, isolées ou plus ou moins confluentes. Elles sont à peine plissées; leurs plis sont radiés, non circonvolvés; par exception elles arrivent à se circonvolver. L'auréole est blanche, large de 1 à 4 et même 5 millimètres, filamenteuse ; quelques prolongements duveteux pénètrent dans le milieu. Rapidement, en douze à quinze jours, la croissance s'arrète ; quelquefois, au bout de plusieurs semaines, quelques points tendent à brunir. Dans la règle, les colonies restent blanc-neigeux ou blanc-jaunâtre ; elles se dessèchent sans jamais devenir caractéristiques; leurs bords dessinent un tracé irrégulier en feuille de fougère.

Sur *pomme de terre simple* (non glycérinée), la culture est très maigre, parfois même peu visible ; elle forme tantôt un dépoli blanc, à peine saillant, lisse ou granuleux, tantôt une traînée blanc-sale, luisante, légèrement godronnée, parfois auréolée.

En *bouillon simple*[1], la culture est très pauvre, elle ne donne que de petits flocons en toile d'araignée, blanchâtres, qui tombent au fond du tube ou s'accrochent aux parois sans troubler la transparence du liquide; presque jamais il ne se développe de voile, et quand il s'en forme un, il est toujours mince, réticulé, troué, incomplet[2].

1. Le bouillon simple acidulé par addition de 1 à 3 p. 1000 d'acide tartrique devient presque aussi favorable qu'un milieu sucré.

Les milieux neutres ou alcalins, même sucrés, se prêtent mal au développement du *Sporotrichum*. Des bouillons sucrés, contenant un excès de CO_3Ca, ne permettent qu'un maigre rendement, souvent même la culture est à peine appréciable.

2. Du bouillon Martin, obligeamment fourni par l'Institut Pasteur, ne s'est pas montré plus favorable.

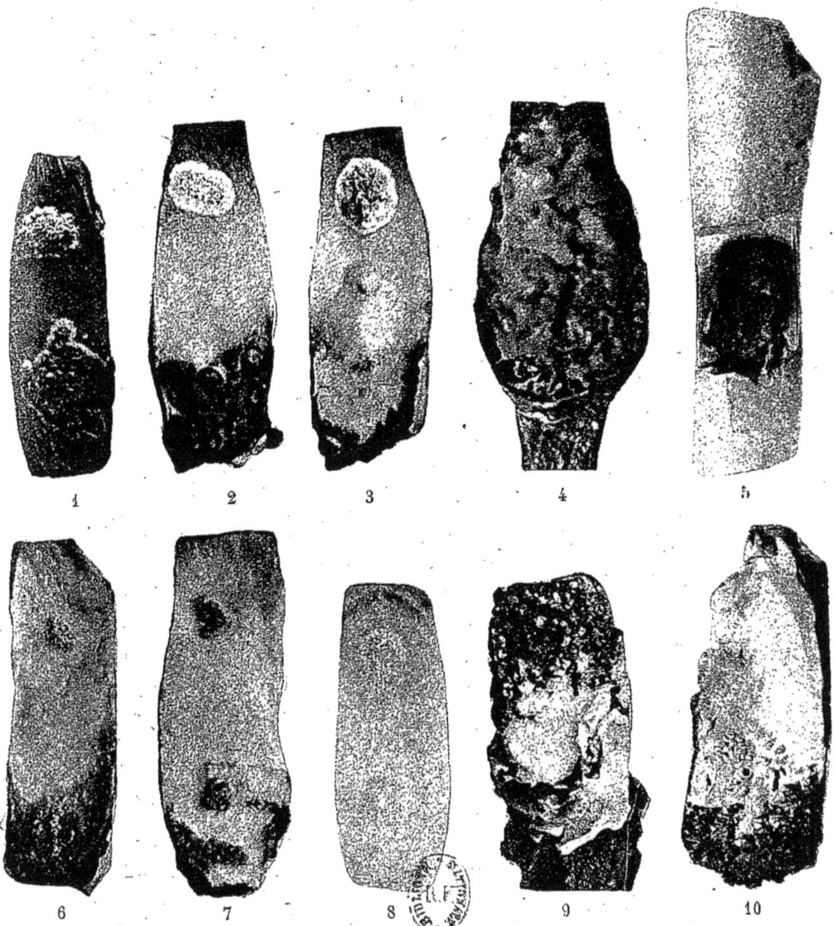

PLANCHE VIII. — Pléomorphismes du *Sporotrichum Beurmanni*.

Fig. 1 à 5. — **Pléomorphismes de** « *poudrage* » : Tube 1, colonies sur carotte. typiques par tous leurs caractères, sauf un enduit poussiéreux blanc mat sur la colonie supérieure, brun-rouillé et brun-verdâtre sur la colonie inférieure ; — tubes 2 et 3, colonies sur pomme de terre, présentant un pléomorphisme associé de couleur (les colonies supérieures sont blanches), de plissement (les colonies inférieures deviennent lisses), de poudrage blanc sur les colonies supérieures, foncé sur les colonies inférieures ; — tube 4, culture sur betterave : pléomorphisme de plissement (le voile est moutonneux et dépourvu de circonvolutions) et de poudrage (le voile est recouvert d'un enduit gris poussiéreux, qui, gratté, laisse réapparaître le fond noir de la culture) ; — tube 5, culture sur gélose de Sabouraud : pléomorphisme d'emblée des cultures initiales des sporotrichosides muqueuses de notre malade n° VI : colonie mamelonnée, à peine circonvolvée sur un seul segment, recouverte d'un enduit poussiéreux araneeux gris-noir ou brun-rouillé.

Fig. 6-10. — **Pléomorphismes de** « *duveteux* » (6, 7, 8), de « *piquants* » (9 et 10) : ces pléomorphismes sont tantôt simples, tantôt associés à d'autres pléomorphismes, la modification est tantôt partielle (localisée à un seul segment de colonie), tantôt totale (étendue à toute la colonie). (Photog. Infroit.)

BOUILLON GLYCOSÉ à 4 p. 100 [1]. — La culture est abondante, mais non caractéristique. Elle forme un voile, le plus souvent blanc, lisse, épais d'un millimètre, élastique, couvrant la surface du liquide sur toute son étendue.

Dans les tubes et surtout dans les ballons de 500 et 1000 centimètres cubes, les voiles peuvent devenir énormes, acquérir 2, 3, 4, 5 millimètres d'épaisseur. Les voiles blancs des échantillons α restent lisses; souvent les échantillons β et γ se godronnent, se circonvolvent et tendent à brunir, prenant une teinte papier de soie; quelquefois ils brunissent et même noircissent. Certains voiles sont bigarrés, blancs, bruns, noirs; presque toujours alors, leur face supérieure reste lisse et luisante, élastique et résistante, tandis que leur face inférieure, molle et presque toujours blanche, se prolonge en magmas filamenteux, duveteux, qui plongent dans le liquide et forment même parfois des sortes de stalactites.

Le voile finit d'ordinaire par plonger dans le bouillon; un nouveau voile se développe à la surface du liquide, et ainsi de suite, si bien qu'on voit s'accumuler au fond du tube ou du ballon une série de feuillets plus ou moins chiffonnés dans leur chute. Quelquefois, le voile qui commence à s'enfoncer est retenu par l'adhérence d'un de ses bords; il tombe obliquement et forme avec les nouveaux voiles développés au-dessus de lui une série de feuillets comparables à ceux d'un cahier entr'ouvert.

Le bouillon n'est jamais troublé : il faut une agitation violente pour fragmenter ces voiles et pour arriver à troubler le liquide.

Des grumeaux sphéroïdes de 2 à 10 millimètres, exceptionnellement de 15 à 20 millimètres, flottent dans le liquide; leur centre est une petite tache de 1 à 3 millimètres, opaque, blanchâtre, rarement noire ; leur périphérie, large de 1 à 10, 15 millimètres, est blanche, demi-transparente, nébuleuse, duveteuse. Les colonies, tombées au fond des fioles de culture, ne poussent plus en général. Exceptionnellement, le liquide noircit, sans doute par diffusion du pigment fabriqué par le *Sporotrichum*.

Sur les voiles développés en bouillon, on voit rarement apparaître des

---

1. Bouillon de viande ou eau peptonée à 1 p. 100 additionnés de 4 p. 100 d'un sucre : glycose, maltose, lactose, saccharose, mannite, etc., ou de glycérine avec ou sans acide tartrique, 1 à 3 p. 1000; sauf pour le maltose, la culture est moins riche avec les autres sucres qu'avec le glycose. Les *Sporotrichum*, étant des aérobies, ne poussent bien qu'à la surface. Les fragments immergés ne végètent que maigrement, aussi, dès 1906, avons-nous employé l'artifice des *flotteurs* : ensemencements des grains de céréales parasités ou dépôt de la parcelle d'ensemencement sur une rondelle de liège ou sur une goutte d'huile ou de paraffine.

pléomorphismes : une partie du voile se mamelonne irrégulièrement, ou se poudre d'une poussière blanc-mat, ou se hérisse de piquants, etc..., ces aspects sont analogues aux pléomorphismes sur gélose (voir ci-dessus, p. 86).

GÉLATINE SIMPLE PEPTONÉE-CHLORURÉE et GÉLATINE GLYCOSÉE-PEPTONÉE. — Sur la *gélatine simple* le développement est maigre, souvent presque nul, toujours très lent; la liquéfaction manque [1]. Sur gélatine inclinée, les colonies sont le plus souvent petites, quelquefois larges, blanches, élastiques; tantôt elles sont lisses, tantôt elles ébauchent un aspect de circonvolutions cérébrales; la colonie s'encastre dans la gélatine sans la liquéfier; tardivement le point central de quelques colonies tend à brunir. En culot de gélatine, il se produit le long du trajet de la piqûre quelques arborisations horizontales de moins en moins longues, donnant à la traînée l'aspect de « sapin renversé ». Le développement du parasite sur ces milieux non sucrés reste précaire et s'arrête bientôt. C'est cette pauvreté du développement qui explique la non-liquéfaction de la gélatine. En effet, ayant refait en 1907 des cultures sur *gélatines glycosées-peptonées*, nous avons vu que tous les échantillons de *Sporotrichum Beurmanni* poussaient abondamment sur ces milieux et liquéfiaient la gélatine [2].

Sur gélatine à 10 p. 100, glycosée à 4 p. 100, peptonée à 1 p. 100 (Gougerot), sur gélatine centeio-espigade tartrique (Lutz et Splendore), sur gélatine glyco-glycérinée de Vincent avec infusion de foin (eau 100 grammes, glycose 10 grammes, glycérine 40 grammes, foin 15 grammes, gélatine 90 grammes à 200 grammes, (Greco), la culture est luxuriante, mais le plus souvent non caractéristique; sur ces milieux la liquéfaction est constante. « En quelques jours, la surface ensémencée se couvre d'un voile

---

1. Le *Sporotrichum Beurmanni* « ne liquéfie pas la gélatine », disions-nous dans notre premier mémoire de 1906 (DE BEURMANN et GOUGEROT. *Ann. de Dermat. et de Syph.*. 1906. p. 854), ce que confirment LESNÉ et MONIER-VINARD (*Bull. et Mém. de la Soc. méd. des Hôp. de Paris*, 1907, p. 273) et LAUBRY et ESMEIN (*Bull. et Mém. de la Soc. méd. des Hôp. de Paris*, 1907, p. 390). Nos premières cultures avaient été faites sur de la gélatine peptonée ordinaire, non glycosée.

2. GOUGEROT. Liquéfaction des milieux à la gélatine par les champignons pathogènes (*Gaz. des Hôp.*, 1908 et *Journal de Médecine interne*, 1910, n° 5, p. 42).

blanc qui s'épaissit et se circonvolve légèrement. La gélatine se liquéfie progressivement, plus ou moins vite suivant la température de la chambre : en six à huit jours à 20°-22°. La liquéfaction « débute quelques jours après le noircissement des colonies, disent Lutz et Splendore ». Si, par dessication, le voile des cultures est devenu adhérent au verre à la partie supérieure du tube, il reste accollé à sa paroi et le fond du tube se remplit de gélatine sirupeuse liquéfiée ; si le voile n'adhère pas, il glisse au fond et s'immerge dans le milieu liquéfié... La pigmentation est incomplète, souvent les colonies restent blanches ; quelques-unes brunissent, mais la teinte est moins prononcée que sur gélose glycosée. Tantôt la liquéfaction est totale ; il ne reste au fond du tube que la partie profonde du culot de gélatine, sur laquelle n'a pas poussé le champignon strictement aérobie. Tantôt la liquéfaction est incomplète ; il reste au-dessous du voile de culture une mince couche de gélatine solide, c'est que les colonies se sont arrêtées dans leur développement et partant ont cessé de liquéfier la gélatine.

« Cette absence de liquéfaction sur un milieu pauvre où le développement du champignon se fait mal, cette constance de la liquéfaction sur les milieux sucrés où la culture est luxuriante, sont très intéressantes au point de vue général. Pour juger du pouvoir liquéfiant d'un parasite, et en règle générale de ses propriétés vitales, il faut donc associer au milieu éprouvé les aliments que l'expérience a montrés comme étant les plus favorables à son développement[1]. »

MILIEUX CHIMIQUES INORGANIQUES :

Milieux artificiels de Raulin, de Grimbert, de Lucet, etc.[2]. — Le développement du *Sporotrichum Beurmanni* est proportionnel à la teneur des milieux en sucre et en azote. Il est nul ou presque inappréciable si la réaction est alcaline (bouillon saturé de CO^3Ca par exemple), il est riche si la réaction est acide.

Eau salée à 7 p. 1000. — Développement notable, mais vite arrêté, en petits flocons.

Eau distillée. — Développement net, mais presque nul.

1. GOUGEROT. *Loco citato.*

2. Par exemple : eau 1000 grammes, glycérine (ou sucre) 30 grammes, phosphate d'ammonium 1 gramme.

Eau de Seine (eau trouble des canalisations parisiennes qui contient des débris organiques). — Le développement, au contraire, peut être de moyenne intensité.

Solution aqueuse de sucre à 4 p. 100. — Le développement est moyen, parfois assez abondant; il se forme tantôt des flocons blancs, rarement bruns ou noirs, tantôt un réticulum ou un voile peu cohérent avec stalactites, tantôt une toile d'araignée grise, translucide, tachetée de points noirâtres, descendant jusqu'au fond du milieu et moulant tout le tube.

Plâtre sec ou humidifié. — Culture très maigre, surtout sporulée, à chlamydospores souvent nombreuses. On n'a pas encore pu déceler de forme de reproduction supérieure.

MILIEUX COMPLEXES. — Dans le bouillon au bleu de méthylène, le parasite pousse maigrement sans se teinter (de Beurmann et Gougerot, 1906), sauf quelques exceptions (1908). Dans le bouillon fuchsiné, la culture est abondante, sans que le parasite se teinte (de Beurmann et Gougerot, 1906, Lutz et Splendore, 1907). Dans le bouillon et l'agar mêlés de rouge neutre, les formes courtes et les formes de transitions filamenteuses prennent le colorant (Lutz et Splendore).

MILIEUX ORGANIQUES ANIMAUX. — Sur ces milieux le développement ne devient abondant que si ceux-ci contiennent des substances sucrées et si leur réaction est acide.

Sur *gélose ascite*, en *bouillon ascite*, en *liquide de pleurésie* et *d'ascite*, le développement est plus abondant que sur gélose et en bouillon simples, mais bien moindre que sur milieux sucrés; les colonies restent petites, blanches, à peine circonvolvées. Au fond du tube, on voit des colonies fines, pointillées, floconneuses, blanches.

Sur *sérum coagulé* d'homme, de cheval, de bœuf, de lapin, la culture est maigre. La liquéfaction est inconstante et rare. Parfois cependant elle peut être complète en une vingtaine de jours; elle se produit surtout si la culture est riche et si, avant de coaguler le sérum, on y a ajouté du sirop de sucre aseptique, ce qui a permis un développement luxuriant.

En *sérum liquide* humain, la culture est pauvre, quelquefois pourtant assez abondante, sans qu'il y ait de différences nettes entre le sérum des sporotrichosiques et les sérums des non-sporotrichosiques (voir réactions humorales, p. 739).

Sur les *milieux ensanglantés* (gélose au sang), le développement est maigre, il n'y a pas d'hémolyse (donc pas d'hémolysine, de Beurmann et Gougerot, 1906), mais le milieu brunit souvent.

Dans le *sang coagulé*, avec ou sans sérum, la culture est maigre, le caillot n'est pas nettement attaqué; il n'y a pas d'hémolyse. Dans le sang d'un diabétique acétonémique, la culture était plus riche.

Dans la *bile* humaine ou bovine, la culture est maigre ; il se forme une petite collerette autour du tube, sans voile ; les fragments blanchâtres de cultures tombent au fond. La bile sucrée est un bon milieu de culture.

Dans l'*urine* normale (légèrement acide), le développement est plus vigoureux que dans la bile ; dans l'urine alcaline il est nul ; dans l'urine des diabétiques, il est au contraire luxuriant.

Sur des *broyages de viscères stérilisés par la chaleur*, foie, cœur, thyroïde, surrénale, le développement est pauvre, sauf pour le foie. Sur les mêmes broyages glycérinés, le développement est plus riche ; sur des *tranches de foie glycérinées* en tubes à pomme de terre, le développement est moyen.

Sur des *broyages* ou *tranches de viscères* pris aseptiquement frais et *non stérilisés*, le développement est très irrégulier ; le cerveau, le foie, les surrénales des animaux sains semblent, d'après les recherches de Gougerot et Guy Laroche[1], posséder, mais inconstamment, un pouvoir parasiticide. Cette action parasiticide n'apparaît que sur les champignons non sporulés, sans doute parce que les spores sont très résistantes. Il ne faut donc employer dans ces essais que des cultures filamenteuses jeunes ou mieux encore du pus frais ne contenant que des formes courtes.

« Le *lait* n'est pas coagulé (donc pas de présure) ; un coagulum de caséine artificiellement obtenu n'est pas dissous (donc pas de caséase). Dans le lait, écrémé ou non, le parasite pousse en voile épais à la surface, et finit par se teinter de noir sur la couche de crème surnageante ; le liquide est décoloré[2] et au fond se dépose un dépôt blanchâtre poudreux ; le milieu reste neutre ou alcalin » (de Beurmann et Gougerot, 1906), ou bien devient acide (Blanchetière et Gougerot, 1907-1908), par fermentation du lactose.

Sur les *animaux vivants*, sur la peau et sur les poils du cobaye, du rat, du lapin, dans les cavités nasales et buccales, sur la muqueuse conjonctivale des mêmes animaux, sur les *insectes vivants ou morts*, mouches, guêpes, moustiques, sur le cuir mouillé, etc..., nous avons pu obtenir des cultures manifestes (1906).

Sur *blanc d'œuf coagulé*, le développement est moyen, sans liquéfaction : les colonies sont fines, demi-transparentes, blanches, très noires, lisses ou poudreuses. Dans le *blanc d'œuf liquide* ou dans le *jaune d'œuf*, la culture est presque nulle (la lécithine aurait-elle un rôle parasiticide ?). Dans l'*œuf vivant*, la culture est nulle ou inconstante.

---

1. Ces recherches font partie d'une étude d'ensemble poursuivie au laboratoire du professeur Pierre Marie sur le rôle des terrains dans les infections et les intoxications : action parasiticide des tissus sur les germes pathogènes : bacille de Koch, etc. (voir ici même page 744).

2. Confirmé par Greco. Le liquide est décoloré, transparent « comme s'il était peptonisé » (Greco .

Milieux organiques végétaux. — Le *Sporotrichum Beur-manni* peut pousser sur tous les milieux végétaux.

Sur les milieux très pauvres, écorces, épines, il forme des taches plates peu ou pas saillantes, blanchâtres ou grises, quelquefois d'un blanc brunâtre.

Sur les herbages, les feuilles fraîches (non stérilisées) d'arbres, de céréales, de légumes, de salade, les colonies sont un peu plus grandes, mais de même teinte. Sur les mêmes milieux stérilisés, le développement est moins pauvre, la cuisson et l'humidité rendant le milieu plus favorable. Les infusions de foin à 15 grammes p. 1000, surtout additionnées de 1 à 3 p. 1000 d'acide tartrique, donnent un excellent rendement.

Sur tous les légumes, les fruits, les graines, haricots, lentilles, fèves, maïs, blé, avoine, seigle, orge, sarrazin, etc., le développement est riche. Lorsque les graines sont humides, elles s'entourent d'un duvet ou d'un voile mince, tantôt blanchâtre ou grisâtre, tantôt brunâtre-clair, ou brun-rouillé, tantôt noir. Lorsque les graines sont sèches, la teinte est plus souvent blanche, quelquefois pourtant elle est brune ou noire; le grain est tacheté ou enveloppé tout entier d'une poussière brun-rouille ou noire de spores[1].

Sur les champignons comestibles ou vénéneux (cèpes, psalliota campestris, bollets, fausse oronges, etc.), le développement est de moyenne intensité : la gélose au champignon de Mangin donne de riches cultures.

Dans la terre végétale, le fumier, le sable humide, le développement du *Sporotrichum* est facile à mettre en évidence.

Cultures anaérobies. — Les cultures strictement anaérobies sont négatives. En milieux profonds, bouillon, piqûres de gélatine, elles sont très maigres. En partant des cultures obtenues en points profonds, il nous a été impossible d'arriver par passages à l'anaérobiose stricte. Ce fait a été confirmé par tous les auteurs.

Les accoutumances anaérobiques, que depuis nous avons réussies avec des formes blanches pléomorphisées du type « levure », ne sont jamais durables et reviennent toujours rapidement vers la forme aérobie (voir page 133).

---

1. Cette culture sur grains est, nous l'avons déjà dit, utile à plusieurs points de vue : 1º comme milieu de conservation ; 2º comme procédé pour ramener un polymorphisme vers la forme typique ; 3º comme procédé d'ensemencement sur les milieux liquides, etc.

III. STRUCTURE FINE : MACROCHIMIE ET MICROCHIMIE (BLAN-CHETIÈRE et GOUGEROT).

Microchimie. — Différentes techniques permettent de pénétrer plus avant dans la connaissance de la structure du *Sporotrichum Beurmanni*.

Les **filaments** ont un protoplasma finement granuleux, ponctué de gros grains brillants, possédant les réactions des *albuminoïdes* et de la *chromatine*. En effet, les colorants basiques (bleu de Unna) colorent avec élection le parasite et, sur la teinte diffuse bleutée du protoplasma, parfois plus accentuée en certains points, surtout aux extrémités de l'article, tranchent des grains métachromatiques rouge-violacé, fins ou gros. Les grains fins, très nombreux, remplissent parfois tout l'article; les gros grains, au nombre de un à trois, s'échelonnent sur la longueur de l'article, tantôt au centre, tantôt aux extrémités; ils peuvent être entourés de petites granules, mais le plus souvent ils sont seuls. Les plus volumineux ont la structure d'un petit noyau avec une grosse masse centrale, plus bleue que violacée (fig. 9). Ces granulations retiennent le bleu, même après une forte décoloration par l'alcool et l'éosine ; elles retiennent le violet de gentiane après le Gram et fixent avec intensité l'hématoxyline. La culture sur milieux additionnés de rouge neutre (quelquefois de bleu), donne des colorations vitales; le parasite vivant contient des granules teintés de rouge (Lutz et Splendore). Nous interprétons ces granulations comme un noyau diffus[1]. En vieillissant, les filaments se creusent de vacuoles incolores qui grossissent peu à peu : le protoplasma devient pariétal, le filament finit par se vider et par se réduire à sa membrane flétrie.

Parfois on peut déceler, à l'intérieur du protoplasma, des boules de *glycogène* (révélées par les iodiques), des gouttelettes graisseuses (décelées par l'acide osmique, le Sudan III, suivant la technique de Guéguen et par le Nilsulfatblau). L'osmiation suivie de lavage au xylol, a montré la présence de *graisses labiles*, appartenant sans doute au groupe des *lécithines*.

Le pigment est exceptionnel dans les filaments ; il affecte la forme de grains isolés ou donne une imprégnation diffuse.

La fine membrane qui entoure les filaments et les spores ne nous a pas donné d'une façon indiscutable la réaction de la *cellulose* avec la technique de Mangin (acide iodhydrique fumant).

Les affinités colorantes, qui sont fonctions de la composition chimique du parasite, varient peu suivant l'origine des cultures, mais varient suivant leur âge. D'après une loi générale en bactériologie, les parasites jeunes et adultes se colorent mieux et plus électivement, que les parasites sénescents. Le *Sporotrichum Beurmanni* se teinte par

---

1. Voir à ce propos les si remarquables travaux de Guilliermond publiés dans les *Comptes rendus de l'Acad. des Sciences*.

tous les colorants, plus par les colorants basiques que par les colorants acides ; l'hématéine, ou mieux l'hématoxyline, le bleu de Unna, la fuchsine semblent les meilleurs, mais leur action doit être longuement prolongée. Le parasite prend incomplètement le Gram, c'est-à-dire que les granulations restent seules colorées par le violet ; il n'est pas acido-résistant par le Ziehl ; le rouge neutre le colore vivement. Le parasite sénescent est difficile à colorer ; il reste souvent pâle, ne prend plus le Gram ni les colorants électifs et se teinte de couleurs indifférentes (ombres parasitaires).

Les **spores**, brunes parce qu'elles sont riches en pigment, ont une structure difficile à démêler, car la teinte brune voile le contenu sporulaire ; mais à l'intérieur des spores en voie de formation et encore transparentes au moment du bourgeonnement du filament, on aperçoit des granules de glycogène et de graisse, réserve nutritive pour la germination future. A cette période, les grains de pigment sont encore rares, isolés. « Il semble, disions-nous en 1906, que les spores contiennent de la chromatine ou une substance analogue, tantôt diffuse, tantôt rassemblée en croissant, en cercle périphérique ou en étoile irrégulière limitant des sortes de vacuoles claires. Ces détails ne sont visibles que sur des cultures jeunes (douzième jour). Après coloration intensive par l'hématoxyline et décoloration par les acides, il nous a semblé surprendre plusieurs fois des karyokinèses dans les grosses spores centrales de certains bouquets (fig. 10). A l'éosine-bleu ou au violet-éosine, les spores se teintent de rose et la chromatine de bleu ou de violet ; par le bleu d'Unna, elles se teintent de bleu, et aux extrémités apparaissent un ou deux points violacés. En mûrissant, les spores se chargent de pigment ; toute la spore, sauf parfois en un ou deux points qui restent incolores ou réfringents, se teinte diffusément de brun. Les spores sont inégalement foncées ; les unes sont brun-clair, transparentes, les autres brun-noir, opaques, mais jamais elles ne deviennent noir-franc. En vieillissant, beaucoup de celles qui forment les poudrages et les duvets des colonies sénescentes deviennent incolores ou presque incolores ; ces spores vieillies, ratatinées ou non, se colorent à peine par le bleu en vert-clair et sont ponctuées de figures chromatiniennes, fortement teintées par les bleus.

Macrochimie. — L'analyse chimique des parasites desséchés confirme ce que montrait déjà l'histo-chimie : le *Sporotrichum Beurmanni* contient les substances suivantes : albuminoïdes, nucléine, graisses, glycogène, pigment... Elle permet d'élucider plusieurs points intéressants.

Pour cent parties de corps microbiens desséchés dans le vide jusqu'à poids constant [1], Blanchetière et Gougerot ont obtenu :

1. Blanchetière et Gougerot. Sur la composition chimique des *Sporotrichum*.

Azote, 2,41.

Cendres, 1,55.

Endotoxines adipocireuses [1] **(toxines insolubles) :**

Sporo-éthérine (extrait éthéré[2]), 17,26.

Extrait chloroformique post-éthéré, 3,92.

Sporo-chloroformine (extrait chloroformique), 20,66.

Extrait éthéré post-chloroformique, 1,48.

Endotoxines solubilisables :

Alcoolo-toxine (extrait alcoolique après action de l'éther et du chloroforme[3]) 11,71.

Acido-toxines (extrait acétique) et alcalinotoxines (extrait sodique) : quantités notables impossibles à peser exactement[4]. « Nous nous sommes adressés d'abord aux solutions aqueuses acides (CH^3COOH 1 p. 100), puis alcalines (NaOH 1 p. 100), que nous avons fait agir par macération à froid, en remplaçant le liquide chaque jour, jusqu'à ce qu'un dernier essai donne un liquide incolore. Grossièrement et abstraction faite des quantités de soude ajoutées, l'extrait alcalin est beaucoup plus abondant que l'extrait acide » (Bl. et G.).

Composition centésimale des corps microbiens résiduels (après action des dissolvants neutres).

CORPS DOSÉS	CORPS MICROBIENS bruts.	CORPS ÉPUISÉS à l'éther puis au chloroforme.	CORPS ÉPUISÉS à l'éther puis au chloroforme et à l'alcool.
Azote	2,41	3,15	2.71
Cendres	1,55	2	2,30

Endotoxines : *C. R. des S. de la Soc. de Biol.*, 17 juill. 1909. t. LXVII, p. 159 (voir les techniques dans cette communication).

1. Ces endotoxines ont été extraites en suivant les méthodes générales données par Auclair dans ses remarquables travaux sur les toxines du bacille tuberculeux.

2. Par l'éther parfaitement neutre.

3. L'action de quelques autres dissolvants neutres a été étudiée. « A la suite des trois traitements précédents (éther, chloroforme, alcool) nous avons essayé sur les corps microbiens des *Sporotrichum Beurmanni* et des *Sporotrichum Gougeroti* l'action de l'éther de pétrole (point d'ébullition, 57 degrés), puis de l'acétone et enfin de l'alcool amylique. Aucun de ces dissolvants, agissant sur 13 grammes de résidus microbiens, ne nous a fourni de traces pondérables d'extrait » (Blanchetière et Gougerot).

4. « On comprendra que nous ne donnions pas dans ce cas de dosages d'extrait; ils seraient en effet illusoires, car dans le cas de liqueur acide, nous ne savons pas combien l'extrait évaporé peut retenir d'acide acétique, et dans le cas de la soude combien, au cours des opérations, la soude peut avoir absorbé d'acide carbonique » (Blanchetière et Gougerot).

« Les dosages d'azote dans les corps microbiens après épuisement montrent que ceux-ci s'enrichissent en azote, après traitement à l'éther et au chloroforme, à peu près proportionnellement aux quantités d'extraits enlevés; donc ces solvants ne touchent guère aux composants azotés du microbe. Tout l'inverse se passe pour l'alcool, puisque, après action du solvant, non seulement la quantité d'azote n'augmente pas, mais encore elle diminue. Ce dernier fait correspond bien avec ce qu'avait démontré le chlorure de platine. Les substances minérales ne sont guère touchées par les dissolvants neutres, puisque l'enrichissement des corps microbiens en cendres est sensiblement proportionnel aux quantités d'extrait enlevées » (Blanchetière et Gougerot).

Le **pigment** est d'autant plus abondant que la culture est plus riche en spores, puisque celles-ci le contiennent presque exclusivement.

La pigmentation est un caractère commun à toutes les cultures, sauf celles en bouillon. Les cultures brunissent en vieillissant et deviennent poudreuses. Leur noircissement est dû à la formation de pigment, qui est favorisé par trois conditions : la richesse nutritive du milieu (surtout en sucres), la dessiccation et la lumière; il est à noter, toutefois, qu'aucune de ces conditions n'est indispensable. Un détail curieux nous a frappés : si l'on tue une colonie par formolage au moment où elle commence à brunir, on est étonné de voir la teinte s'accentuer les jours suivants, bien que la culture soit morte.

Le pigment est insoluble dans les composants des milieux de culture et pourtant il arrive souvent que les milieux liquides et solides brunissent, ce qui indique la diffusion d'un produit colorant d'origine pigmentaire. Le pigment est insoluble aussi dans H^2O, H^2O^2, KOH, NaOH, Co^3Na^2, CO^3K^2 à chaud, dans les acides organiques, les alcools, les éthers, le chloroforme, le xylol, le toluène, l'acétone, CS^2; il nous a semblé insoluble[1] dans AzO^3H, HCl, H^2SO^4. Pourtant, d'après Nattan-Larrier et Lœper, il pourrait, dans certains échantillons, être soluble dans les « acides minéraux; l'acide chlorhydrique permet d'avoir une solution parfaite ».

Le pigment « ne donne aucune réaction avec le ferro-cyanure, le sulfhydrate d'ammoniaque et ne contient pas par conséquent de fer. » (Nattan-Larrier et Lœper), ou plutôt pas de fer libre ou combiné à l'état de sels, car les cendres contiennent des traces de fer (Blanchetière et Gougerot).

---

1. « Parfois, disions-nous dans notre premier mémoire (1906, p. 864), il paraît y avoir dissolution par dissociation des fragments de culture, mais l'examen microscopique montre que les spores résistent à tous les agents et restent brunes. »

IV. NUTRITION DU SPOROTRICHUM BEURMANNI (Blanchetière et Gougerot).

Fermentations et sécrétions. — Cette étude longue et difficile a été commencée par nous en 1906, complétée par Blanchetière et Gougerot en 1907-1908-1909, dans le laboratoire du professeur Raymond [1].

Cultures sur :

Empois d'amidon. Colonies plates ou saillantes à développement assez rapide, noircissant vers le quinzième, vingtième, vingt-cinquième jour. Pas de liquéfaction : l'amidon n'est pas transformé en dextrines, donc *pas d'amylase.* La dextrine n'est pas transformée en maltose, donc *pas de dextrinase.* Sur les *graines*, pas de saccharification des amylacés : donc pas de ptyaline. Mais, en milieux liquides (Blanchetière et Gougerot), le *Sporotrichum* hydrolyse l'amidon : donc *amylase* ou *ptyaline.* Il forme du glycose qui fermente secondairement en acide lactique.

Blanc d'œuf : pas de liquéfaction, *donc pas de sécrétion de ferments protéolytiques*, pas de protéase du type pepsine ou trypsine [2].

Sérums coagulés, humains et animaux, liquides pleurétiques et péritonitiques coagulés : Liquéfaction inconstante et rare, donc sécrétion inconstante de ferment protéolytique et fibrinolytique.

Hémoglobine : pas d'hémolyse, donc *pas d'hémolysine* (de Beurmann et Gougerot, 1906).

Urée (Urée 30, Peptone 10, Eau 1.000) : production douteuse d'uréase.

Sels ammoniacaux : les nitrates et les nitrites ne sont pas modifiés : il n'y a ni réduction, ni oxydation, ni production de gaz.

Graisses : pas de dédoublement, donc *pas de saponase.*

Lait non coagulé, donc *pas de présure.* Un coagulum de caséine n'est pas dissous, donc *pas de caséase.*

Gélatine (riche en substances nutritives) : liquéfaction. donc sécrétion de *géloprotéase.*

Eau peptonée : pas de formation d'indol.

Une *diastase réductrice* est contenue dans les filaments, mais diffuse peu dans les liquides de culture. Elle décompose l'eau oxygénée et donne avec le ferrocyanure et le perchlorure de fer une coloration bleue, puis, au bout de vingt-quatre heures, un précipité de bleu de Prusse qui se forme d'abord à la périphérie des membranes mycéliennes, puis peu à peu dans toute la masse du filament (Greco). Les filtrats de cultures,

---

1. BLANCHETIÈRE et GOUGEROT. Actions chimiques produites par les *Sporotrichum. C. R. des S. de la Soc. de Biol.*, 30 janv. 1909, t. LXVI, p. 202 (résumé), et *in Thèse* de BLANCHETIÈRE, Contribution à l'étude biologique de quelques variétés du genre *Sporotrichum* pathogènes pour l'homme. Paris, 1909 (résultats détaillés et techniques).

2. Une Oospora (Tomsk), cultivée comparativement, liquéfiait l'albumine.

précipités par l'alcool et redissous dans l'eau, donnent encore cette réaction du bleu de Prusse, mais ne décomposent pas l'eau oxygénée[1].

Le *Sporotrichum Beurmanni* fait fermenter les corps suivants [2] :

Glycérine (alcool polyatomique) : transformation exclusive en acide lactique (Blanchetière et Gougerot).

Hexoses ....
Sucres en C^6 en solution aqueuse : acidification (de Beurmann et Gougerot, 1906). Transformation exclusive en acide lactique (Blanchetière et Gougerot). Des produits odorants aromatiques et des produits aldéhydiques se forment en même temps que l'acidification (Blanchetière et Gougerot).
Glycose : transformation exclusive en acide lactique, pas de fermentation alcoolique (de Beurmann et Gougerot, 1906. — Blanchetière et Gougerot, 1907-1908).
Galactose : transformation exclusive en acide lactique (Blanchetière et Gougerot).
Lévulose : transformation exclusive en acide lactique (Blanchetière et Gougerot).

Bioses ....
Saccharose : Interversion en glycose et en lévulose qui secondairement donnent de l'acide lactique; donc production de sucrase ou *invertine* (Blanchetière et Gougerot). Sur certains échantillons, pas d'interversion (de Beurmann et Gougerot, 1906).
Maltose : Interversion en glycose qui secondairement donne de l'acide lactique, donc production de *maltase*.

Polysaccharides .
Inuline : Hydratation en lévulose qui fermente en donnant de l'acide lactique (Blanchetière et Gougerot).
Amidon (en solution liquide) : Hydratation en glycose qui fermente en donnant de l'acide lactique, donc production d'amylase (Blanchetière et Gougerot).

Le *Sporotrichum Beurmannni* (de même que le *Sporotrichum Schencki* et le *Sporotrichum Gougeroti*) se comporte donc comme

1. Greco en déduit que le champignon pourrait vivre en anaérobie « puisqu'il lui est facile de prendre l'oxygène par la décomposition des substances qui l'entourent ». Les faits prouvent le contraire : les cultures anaérobies sont impossibles (voir page 108).

2. Pour obtenir les cultures abondantes, il faut employer de gros ballons munis de flotteurs en liège (artifice recommandé par Gougerot).

un ferment lactique faible. Si on laisse se produire l'acidification du milieu, l'acide lactique se forme seul. Si on sature, par CO^3 Ca, l'acide lactique formé au fur et à mesure de sa production, on obtient deux acides : l'acide lactique et l'acide acétique. Dans ce cas, le lactate de calcium formé est tranformé secondairement en acétate, ce que vérifie la fermentation directe des milieux contenant du lactate de calcium [1].

Le *Sporotrichum Beurmanni* n'attaque pas les corps suivants :

Lactose (Biose) qui, n'étant pas attaqué, reste neutre (de Beurmann et Gougerot, 1906) et n'est pas interverti (Blanchetière et Gougerot, 1908).

Mannite et *dulcite* (alcools polyatomiques) (de Beurmann et Gougerot, 1906. — Blanchetière et Gougerot, 1908).

Dextrine préparée par voie chimique (polysaccharides). Au contraire, l'hydratation de l'amidon liquide par l'amylase sporotrichosique donne une dextrine qui est parfaitement utilisable par le *Sp. Schencki* et par le *Sp. Beurmanni*.

Nutrition. — L'étude de la composition chimique du *Sporotrichum Beurmanni* d'une part, de ses sécrétions d'autre part. nous permet de comprendre sa nutrition et son développement.

Dans les milieux riches en peptones ou en sels ammoniacaux, en substances sucrées ou ternaires, le *Sporotrichum Beurmanni* emprunte au milieu l'azote de son protoplasma et de sa chromatine. Aux dépens de ces matériaux nutritifs et en les transformant par des ferments multiples, le champignon fabrique des produits complexes : graisse des réserves alimentaires, sécrétions toxiniques, glycogène, cellulose, pigment, etc.; il prend encore au milieu nutritif les sels métalliques dont il contient des traces.

Dans des milieux privés d'azote (eau sucrée), le parasite se développe, en empruntant son azote à l'air, le fixant à l'état d'am-

---

1. Ces réactions fermentatives, que Blanchetière et Gougerot ont étudiées sur toute une série de *Sporotrichum Beurmanni* français, s'appliquent-elles à tous les échantillons de *Sporotrichum Beurmanni* et sont-elles fixes pour les échantillons typiques et pléomorphisés, issus d'une même souche? Il est impossible de le dire; on peut toutefois supposer une certaine variation, tant le *Sporotrichum Beurmanni* a de tendance au pléomorphisme. De fait Greco, sur l'échantillon de *Sporotrichum Beurmanni* provenant d'un malade de l'Uruguay, qu'il appelle *Sporotrichum Schencki-Beurmanni*, note l'absence de fermentation de la mannite, du lactose, du saccharose.

moniaque, puis l'oxydant pour donner des nitrates (Blanchetière et
Gougerot). Il prend à l'air l'oxygène (c'est un aérobie strict), à
l'eau son H^2 et son O^2. Il peut donc végéter dans l'eau salée et
même dans l'eau distillée, ainsi que nous l'avons démontré : il fait
en effet la synthèse de ses constituants avec H^2 et O^2 de l'eau,
avec Az^3 et O^2 de l'air.

V. TOXINES ET ACTIONS TOXINIQUES SUR LES TISSUS. (Gou-

GEROT et Blanchetière) [1]. Le *Sporotrichum Beurmanni* sécrète des
toxines complexes et variées, dont la somme est représentée par
les corps microbiens tués bruts (toxines totales). On peut dissocier
quelques-unes de ces toxines et isoler des toxines solubles (exotoxines), des toxines solubilisables, des endotoxines insolubles
(toxines adipo-cireuses). Débarrassés de ces toxines, les *Sporotrichum* contiennent encore des poisons (toxines résiduelles).

Toxines totales[2]. — Inoculation de corps microbiens tués bruts,
stérilisés à 100°, ou tyndalisés à 60°, dilués dans l'eau salée au moment
de l'inoculation ou broyés dans des filtrats de culture et représentant
alors la totalité des toxines·solubles et insolubles.

La *toxicité* de ces *Sporotrichum* tués est très notable. Une dose de
$0^{gr},20$ à $0^{gr},50$, de cultures tuées, injectées dans le péritoine, font mourir
en quelques heures des rats adultes de 200 à 300 grammes. Une dose
de $0^{gr},15$ dans le péritoine, et de $0^{gr},05$ sous la peau, a tué en dix-huit
heures un rat jeune de 165 grammes. A l'autopsie, les lésions sont diffuses : péritoine congestionné, foie pâle, enflammé, avec nombreux ilots
de dégénérescence, rate grosse et congestionnée, reins pâles.

Les *Sporotrichum* tués, suivant les doses et leur toxicité, suivant l'âge
des nodules et leur stade de résorption, reproduisent dans tous les
tissus les lésions humaines, à toutes leur phases d'évolution et avec tous
leurs détails : abcès chauds, infiltrats gommeux chroniques, nodules
fibro-purulents, gomme complète avec ses trois zones, nodules diffus
lympho-conjonctif, sclérose totale fibro-conjonctive, dégénérescences
épithéliales, etc. La sclérose est toujours plus prononcée qu'après les
inoculations de *Sporotrichum* vivants ; l'enkystement des masses parasi-

<hr>

1. Les inoculations de *Sporotrichum* tués faites par Gougerot en 1906, puis
par Gougerot et Vaucher en 1907, par Gougerot et Blanchetière en 1908-1909,
ont servi de témoins à notre étude de la virulence du *Sporotrichum Beurmanni*.

2. Cette étude a été faite par Gougerot et Blanchetière aux laboratoires des
professeurs Raymond et Pierre Marie. Voir : Endotoxines sporotrichosiques.
C. R. des S. de la Soc. de Biol., t. LXVII, 17, 24, 31 juill. 1909, p. 159, 247, 352.

taires est constant, alors que les *Sporotrichum* vivants diffusent[1]. La résorption des *Sporotrichum* tués est lente, mais finit par être complète ; elle laisse une cicatrice scléreuse ou se résorbe, sans qu'on retrouve trace de l'inoculation.

Toxines solubles ou diffusibles (exotoxines). — Elles sont sécrétées en faible quantité et sont très peu actives[2] ; il faut souvent plus de 150 centimètres cubes de bouillon filtré (non peptoné), en injections sous-cutanées fractionnées, pour tuer un rat adulte, alors que de faibles doses d'endotoxines le tuent en quelques heures. La souris, qui en moyenne pèse dix fois moins que le rat, est tuée en quelques heures par 15 centimètres cubes de filtrat injectés sous la peau, par 5 centimètres cubes injectés dans le péritoine, par 2,5 centimètres cubes injectés sous la peau et par 2,5 centimètres cubes injectés dans le péritoine. La souris résiste à l'injection sous la peau de deux doses de dix centimètres cubes et à l'injection dans le péritoine de deux et trois doses de 3 centimètres cubes, faites à vingt-quatre heures de distance, parce que dans l'intervalle des deux injections, l'animal a le temps d'éliminer les toxines de la précédente inoculation.

Les animaux meurent avec de la congestion des viscères. Ces exotoxines sont donc congestionnantes (ectasine) (Gougerot et Blanchetière).

Les injections répétées de toxine finissent par immuniser les animaux. Exceptionnellement, avant d'atteindre l'immunité, l'animal sensibilisé peut mourir d'anaphylaxie (de Beurmann et Gougerot, voir page 753, note 2).

Toxines solubilisables (alcoolo-toxines, extrait acétique, extrait sodique...). — Ces toxines font la transition entre les poisons solubles et les poisons insolubles : elles ont une action toxique locale comme les endotoxines ; lorsqu'elles sont solubilisées par les humeurs et par les leucocytes, elles ont une action toxique générale comme les exotoxines. Par là, les *Sporotrichum* se rapprochent encore du bacille tuberculeux (bacillocaséine d'Auclair). L'extrait alcalin est la plus toxique de ces toxines solubilisables (Gougerot et Blanchetière).

Endotoxines insolubles (sporo-éthérine, sporo-chloroformine, extrait éthéré post-chloroformique, extrait chloroformique post-éthéré). — Les endotoxines représentent la grande masse des toxines des *Sporotrichum*.

Leur toxicité est notable : 0gr,10 à 0,30 centigrammes d'éthérine,

---

1. Par exception, Gougerot et Vaucher ont observé dans les inoculations sous-cutanées et surtout intra-péritonéales de cultures tuées, au rat, au lapin et au chat, des transports à distance, par les leucocytes, de spores et de débris de filaments qui étaient retrouvés par exemple dans les capillaires et les alvéoles pulmonaires.

2. Des inoculations témoins faites avec le même bouillon neuf (c'est-à-dire non ensemencé) ont montré que la toxicité des filtrats était due à des sécrétions parasitaires et non au bouillon.

0gr,10 à 0,20 centigrammes de chloroformine, tuent un rat blanc adulte en quelques heures (Gougerot et Blanchetière).

L'étude expérimentale de ces toxines, faite par Gougerot et Blanchetière, en injections sous-cutanées, intra-péritonéales, intra-viscérales intra-pulmonaires, intra-rénales, a montré une « ébauche de dissociation comparable à celle qui existe entre les poisons bacillaires d'Auclair. Au début, nos endotoxines reproduisent le schéma de la gomme aux trois zones, mais bientôt leur tendance particulière s'affirme : la sporo-éthérine tend à produire de l'infiltration cellulaire lympho-conjonctive avec dégénérescence épithélioïde et giganto-cellulaire sans nécrose, sans polynucléose ; la transformation tuberculoïde est souvent totale[1]. La sporo-chloroformine tend à donner une réaction lympho-conjonctive basophile, fibro-cellulaire, puis scléreuse, avec dégénérescence épithélioïde peu prononcée et passagère, sans polynucléose ; la sclérose fibrillaire est souvent diffuse, envahissant tout le nodule[1].

« L'action de l'éthérine résiduelle (extrait éthéré après épuisement par le chloroforme) est semblable à celle de l'éthérine globale, quoique la réaction semble plus lympho-conjonctive basophile et moins épithélioïde. L'action de la chloroformine résiduelle est sensiblement identique à celle de la chloroformine globale » (Gougerot et Blanchetière).

Toxines résiduelles. — Les *Sporotrichum* lavés à l'eau, traités par l'éther, le chloroformé, l'alcool, etc., débarrassés par conséquent de leurs toxines solubles, de leurs toxines solubilisables et de leurs toxines insolubles grasses, constituent les toxines résiduelles.

Leur toxicité est encore marquée, quoique moindre que celle des corps bruts (toxines totales); il faut en moyenne 0,60 à 0,70 centigrammes pour tuer, par injection péritonéale, un rat adulte de 220 à 250 grammes (Gougerot et Blanchetière).

Après les inoculations de petites doses, les lésions sont de même ordre que celles que produisent les corps microbiens bruts. Il est même

---

1. Gougerot et Blanchetière citent par exemple les expériences suivantes :

« Les inoculations intra-viscérales et intra-péritonéales de sporo-éthérine β-γ se résorbent plus ou moins vite et presque toujours complètement. Rat 6 — O, inoculé avec 5 centigrammes, sacrifié au soixante-quatrième jour; la séreuse péritonéale a recouvré sa presque intégrité; on ne retrouve plus que quelques petits nodules irrégulièrement disséminés. Histologiquement, ces nodules sont des placards d'infiltration lympho-conjonctive et lymphocytique diffus, parsemés de nombreux follicules épithélioïdes avec belles cellules géantes. Il n'y a ni polynucléose ni nécrose ni sclérose.

« Les inoculations de sporo-chloroformine se résorbent en ne donnant le plus souvent que quelques petits nodules fibro-cellulaires, riches en cellules lympho-conjonctives et en macrophages avec tendance scléreuse, sans polynucléose, sans dégénérescence épithélioïde folliculaire. Une fois, nous avons eu une péritonite fibro-adhésive nodulaire sus-ombilicale chez un rat; une fois, une péritonite fibreuse généralisée chez une souris. Histologiquement, les lésions sont lympho-conjonctives, puis fibro-cellulaires, enfin scléreuses.

« Les mêmes différences se retrouvent dans les inoculations sous-cutanées en séries. »

remarquable de voir que les péritonites peuvent être plus étendues. « Histologiquement, les différences sont minimes et ne se dégagent que par de nombreuses expériences : polynucléose moindre, dégénérescence épithélioïde souvent plus marquée ou plus exclusive, sclérose moins compacte. L'action des corps bruts se rapproche plus de celle des corps vivants ; l'action des corps résiduels se rapproche plus de celle des corps étrangers inertes, quoique la diffusion des lésions suffise à les distinguer des pseudo-tuberculoses par corps étrangers.

« La comparaison des lésions de même âge provoquées par les corps microbiens résiduels et par les endotoxines grasses est des plus intéressante : les endotoxines restées dans les corps microbiens sont plus puissantes que ces extraits éthérés et chloroformiques ; elles suscitent une polynucléose constante, persistant jusqu'à la fin ; elles déterminent la nécrose, ce que ne fait pas l'éthérine ; elles provoquent la formation d'une gángue scléreuse moins diffuse, mais souvent plus large que ne le fait la chloroformine » (Gougerot et Blanchetière).

C'est la *solubilisation* des *Sporotrichum* mettant en liberté la totalité des toxines contenues dans le parasite (Gougerot et Jean Troisier), qui explique les cas de cachexie mortelle lente ou rapide observés chez les animaux inoculés par la voie digestive, péritonéale, sous-cutanée ou vasculaire avec des cultures vivantes ou de grosses doses de parasites tués, car à l'autopsie de ces animaux on ne découvre plus de foyer en activité ni de lésions de généralisation [1].

On voit donc combien sont variées et complexes les sécrétions toxiniques du *Sporotrichum Beurmanni*, toxines congestionnantes et leucocytotropiques, œdématiantes et coagulantes, dégénérantes et nécrosantes, infiltrantes et sclérosantes... ; ainsi s'explique la complexité et la richesse des réactions tissulaires provoquées par le *Sporotrichum Beurmanni* vivant.

L'inoculation de ces diverses toxines amène, tantôt une sensibilisation qui est une cause de mort, tantôt au contraire un degré plus ou moins marqué d'immunité [2].

1. Faits confirmés par Lesné et Monier-Vinard, par Lutz et Splendore, etc.

2. Voir chapitre Traitement : Essais de vaccinothérapie et de sérothérapie (p. 664). « Sur les séries Rat 2, Rat 3, etc., des inoculations répétées (moyennes ou faibles) n'ont pas amené d'intoxication tardive dite de résorption ; les derniers nodules d'inoculation sous-cutanée, quoique faits aux mêmes doses, semblaient moins gros, ce qui pouvait faire penser à une augmentation de la résistance de l'animal. Il n'y a pas eu de sensibilisation ni de phénomènes anaphylactiques, alors qu'au contraire le phénomène est souvent très net, avec des *Sporotrichum* vivants » (Gougerot et Blanchetière).

VI. FORMES CLINIQUES. — Les sporotrichoses dues au *Sporotrichum Beurmanni*, sporotrichoses humaines et sporotrichoses animales spontanées du rat (Lutz et Splendore), du chien (Gougerot et Caraven), du mulet et du cheval (Carougeau), sporotrichoses expérimentales du rat et de la souris, du lapin et du cobaye, du chien, etc. (de Beurmann, Gougerot et Vaucher), peuvent revêtir des aspects cliniques innombrables et polymorphes : lésions aiguës et chroniques, généralisées et localisées, localisations hypodermiques, dermiques, épidermiques, osseuses, articulaires, viscérales, etc... (voir chapitre Formes cliniques, p. 225).

VII. ANATOMIE ET HISTOLOGIE PATHOLOGIQUES (de Beurmann et Gougerot). — Le *Sporotrichum Beurmanni* provoque dans les tissus : — des lésions nodulaires ou gommes, présentant les trois zones concentriques si caractéristiques : 1° zone centrale : abcès polynucléaire et macrophagique central ; 2° zone moyenne : tuberculoïde, folliculaire, épithélioïde, giganto-cellulaire ; 3° zone externe : lympho-conjonctive basophile ou fibro-cellulaire ; — des infiltrats diffus auxquels se mélangent sans ordre les trois réactions précédentes ; — des réactions inflammatoires dégénératives multiples, des infiltrats cellulaires mononucléaires et des scléroses, quelquefois même des hyperplasies, en un mot la plupart des processus histologiques connus (voir chapitre Anatomie pathologique, p. 668).

VIII. RÉACTIONS HUMORALES (Widal et Abrami. **SENSIBILISATION** (de Beurmann et Gougerot). — L'infection sporotrichosique, et même le simple saprophytisme du *Sporotrichum Beurmanni* sur les muqueuses, provoquent des réactions humorales complexes : production d'agglutinines et d'anticorps (Widal et Abrami), de précipitine (Widal, Sicard et Gougerot), d'opsonine (Milhit) (voir chapitre : Réactions humorales, p. 739, et chapitre Diagnostic, p. 574)

L'imprégnation sporotrichosique détermine une sensibilisation remarquable de l'organisme (de Beurmann et Gougerot) don témoignent les cuti-réactions (Bruno Bloch), les sous-cuti-réactions (Pautrier et Lutembacher), les intra-dermo-réactions (de Beurmann et Gougerot). Cette sensibilisation explique le développement d'un germe faiblement virulent dans des organismes jusque-là résistants (de Beurmann et Gougerot).

Le *Sporotrichum Beurmanni* co-sensibilise l'organisme vis-à-vis d'autres champignons et inversement d'autres champignons saprophytes ou intra-tissulaires co-sensibilisent l'organisme vis-à-vis du *Sporotrichum* (Gougerot) : ces phénomènes de co-sensibilisation expliquent l'importance des polymycoses (v. p. 754).

IX. **VIRULENCE : SPOROTRICHOSES EXPÉRIMENTALES** (de BEURMANN, GOUGEROT et VAUCHER). — La virulence du *Sporotrichum Beurmanni* est faible mais nette, ainsi que nous l'avons montré en 1906, puis en 1907 et 1908 avec Vaucher, pour le rat et la souris, le cobaye, le lapin, le chien et surtout pour les cobayes, les lapereaux, les chiens, etc.., jeunes ou nouveau-nés.

La virulence s'exalte par passage d'animal à animal : on finit par obtenir sur le rat et le chien, par exemple, des septicémies rapidement mortelles.

La virulence s'atténue, au contraire, dans les cultures *in vitro* après de nombreux repiquages et parfois elle ne peut plus être récupérée par passage de rat à rat.

Les recherches expérimentales de de Beurmann, Gougerot et Vaucher ont reproduit toutes les lésions humaines connues, elles ont été l'occasion de la découverte de nombreuses formes cliniques qu'elles avaient prévues. Elles ont produit de multiples lésions viscérales encore inconnues chez l'homme : néphrites, cirrhoses du foie, pneumonies, méningites, surrénalites, etc., etc... (voir chapitre : Sporotrichoses expérimentales, p. 392 et p. 761).

X. **RÉSISTANCE ET VITALITÉ** (de BEURMANN et GOUGEROT). — Le *Sporotrichum Beurmanni* est extrêmement résistant aux variations atmosphériques, il végète malgré une pénurie nutritive presque complète.

Il pousse *dans le pus* recueilli en tubes stériles, sans addition d'aucun milieu nutritif : *autoculture* (de Beurmann et Gougerot).

Il pousse sur les *milieux les plus pauvres* : épines, bois, plâtre, cuir, feuilles, etc., etc... (de Beurmann et Gougerot).

Il résiste au *vieillissement* : du pus conservé dans des tubes stériles et ensemencé douze, dix-huit mois, deux et trois ans après la récolte, peut encore donner une culture positive; des cultures sur gélose, sur pommes de terre, en bouillons, vieilles de quatre ans, sont souvent encore vivantes et repiquables (de Beurmann et Gougerot).

Il résiste aux *intempéries*, aux alternatives de froid et de chaud, entre 0° et 40°, d'humidité et de sécheresse (exposition à la vapeur d'eau et mise à l'étuve). Des tubes, non capuchonnés et simplement protégés par une calotte métallique non-adhérente, laissés sur le bord extérieur de la fenêtre du laboratoire, pendant des mois, été et hiver, sont restés vivants (de Beurmann et Gougerot).

Il résiste au *froid*; il pousse encore très faiblement à 0° C et un séjour de plusieurs semaines à la glacière ne le tue pas (de Beurmann et Gougerot).

Il résiste mal au contraire à la *chaleur*; les filaments sont plus fragiles que les spores[1]. Les cultures sont tuées « par la chaleur à + 45° en une heure, et à + 53° en quinze minutes » (de Beurmann et Gougerot, 1906). Greco confirme ces faits; les cultures sont tuées par une exposition de dix minutes à + 60°. Quelquefois une exposition de dix minutes à + 60° retarde seulement leur développement et il faut chauffer pendant dix minutes à + 65°. Par exception, nous avons vu des spores résister pendant cinq minutes à + 70°.

Il résiste inégalement aux *antiseptiques liquides*. Il est tué par l'addition de bichlorure de mercure à 2 p. 1000 (Greco, de Beurmann, Gougerot et Bith). D'après Greco, le champignon est tué par le formol à 2 p. 1000 après trente secondes de contact, par l'addition d'eau oxygénée, de sulfate de cuivre à 2 p. 1000, d'acide phénique à 1 p. 100, en moins de vingt-quatre heures de contact. Le permanganate de potasse à 5 p. 1000 a une action inconstante. D'après de Beurmann, Gougerot et Bith (qui, au lieu d'employer les cultures immergées susceptibles de causes d'erreur, ont utilisé la technique des cultures sur flotteurs), les cultures de *Sporotrichum Beurmanni* ne sont pas arrêtées *in vitro* par l'addition de doses croissantes de sulfate de cuivre à 2 p. 100, de permanganate de potasse à 5 p. 100, d'hectine et d'iodoforme, d'éther iodoformé, d'azotate d'argent à 1 p. 100, de protargol, de collargol à 1 p. 100, de créosote, etc..., jusqu'aux doses qui peuvent être utilisées chez l'homme.

Il résiste mal aux *antiseptiques gazeux* : aldéhyde formique (de Beurmann et Gougerot), anhydride sulfureux (Greco). Des soies parasitées, exposées aux vapeurs d'aldéhyde formique, sont tuées en quinze

---

1. Cette action parasiticide de la chaleur n'est guère applicable en clinique, sauf pour le traitement des sporotrichoses dermiques végétantes rebelles, des sporotrichosides verruqueuses et de certaines ulcérations cutanées tenaces, où l'on pourra employer le thermocautère et l'air chaud.

minutes ; elles sont tuées en trente minutes par l'anhydride sulfureux, mais ce gaz est plus actif, car il est plus pénétrant (Greco).

Le *Sporotrichum* résiste à l'addition de 10 p. 100 d'iodure de potassium, forte dose qui ne diminue pas la récolte (de Beurmann et Gougerot) ; ce fait a été confirmé par Achard et Ramond.

Il résiste à l'addition d'eau iodée, d'albumine iodée ; il résiste à l'imprégnation des vapeurs d'iode faible (de Beurmann et Gougerot) (voir chapitre Traitement, p. 656).

Il est tué, au contraire, par de faibles doses d'arsenic minéral : 0gr,0125 d'arséniate de soude, par 10 centimètres cubes de bouillon.

Le sulfate de fer à 2 p. 100 ne tue pas les cultures après vingt-quatre heures, et les favorise même (Greco).

Le *Sporotrichum Beurmanni* est peu ou pas sensible aux rayons solaires (de Beurmann et Gougerot) ; aux radiations froides de l'appareil de Finsen (de Beurmann et Gougerot), aux rayons X, à dose moyenne de « sept H » (Greco), à doses colossales de plusieurs centaines d'H (de Beurmann et Gougerot), la culture, non seulement n'est pas tuée, mais son développement n'est pas entravé.

Il résiste mal à l'action de la lumière solaire prolongée pendant six à douze heures, après imprégnation pendant deux heures et plus par une solution fluorescente à 1 p. 100, suivie d'un lavage à l'eau stérile (Greco). L'aurantia stérilise la culture exposée après vingt-quatre heures de contact ; avec un temps moindre, il n'y a qu'un simple retard. La fluorescine de Gübler, le bisulfate de quinine ne déterminent qu'un retard de développement. L'éosine, la purpurine, la trépoléine n'ont pas d'action nette. Avec la rubine et la chrisoïdine, l'action stérilisante se manifeste avec ou sans exposition à la lumière (Greco).

XI. HABITATS. SAPROPHYTISME DANS LA NATURE, SUR LES VÉGÉTAUX, CHEZ L'HOMME, CHEZ LES ANIMAUX (de Beurmann et Gougerot).

Saprophytisme dans la nature[1]. — Le *Sporotrichum Beurmanni* a été trouvé en 1908 par Gougerot après trois ans de recherches systématiques, en deux points des Alpes françaises, près de Termignon, sur l'écorce d'un hêtre et sur les feuilles d'une prêle qui était au pied de ce hêtre et près de Chamonix sur des grains d'avoine desséchés (fig. 20). Ces *Sporotrichum* sauvages étaient identiques microscopiquement sur les débris végétaux aux *Spo-*

1. Déjà, en 1907, nous avions cultivé le *Sp. Beurmanni* sur les salades que vendait un malade atteint de Sporotrichose. Mais on pouvait objecter que les feuilles de salade avaient été souillées par le pus des lésions du malade.

rotrichum Beurmanni humains, identiques encore en cultures, microscopiquement et macroscopiquement, identiques aussi expérimentalement. D'abord très faible, leur virulence fut exaltée par passages sur le rat, jusqu'à atteindre et à dépasser celle des *Sporotrichum Beurmanni* humains (v. p. 204, 217 et 777).

Saprophytisme chez les animaux. — Ce saprophytisme a été démontré expérimentalement par nos expériences qui ont prouvé

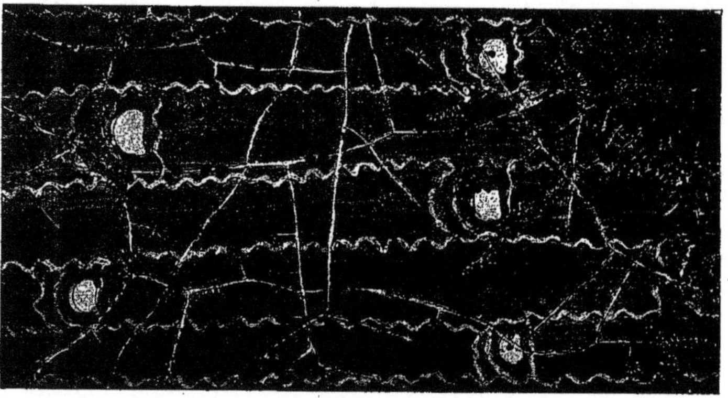

Fig. 20. — Découverte. du *Sporotrichum Beurmanni* dans la nature (Gougerot).

Coque d'un grain d'avoine trouvé près de Chamonix par Gougerot pendant l'été 1908. Cette coque est bourrée de *Sporotrichum* filamenteux et sporulés. Examinée au microscope, elle montre, comme sur la lame sèche la mieux réussie, la structure caractéristique du parasite. Un fragment cultivé a donné les cultures pathognomoniques ; cette culture, inoculée au rat, a peu à peu exalté sa virulence par passage de rat à rat. Microscopiquement, macroscopiquement et expérimentalement, ce *Sporotrichum* « sauvage » est donc identique aux *Sporotrichum* retirés des lésions humaines et animales. (Préparation et dessin de Gougerot [1].)

que le *Sporotrichum Beurmanni* peut se développer dans les cavités muqueuses nasales et bucco-pharyngées, sur la peau et sur les poils (1906), dans le tube gastro-intestinal des mammifères, (1907) sur les insectes morts et vivants, guêpes, mouches (1906 et 1907).

Le saprophytisme dans le mucus salivaire et bucco-pharyngé, consécutif sans doute à l'élimination glandulaire des parasites, a été constaté chez les animaux inoculés par injection sous-cutanée et intra-péritonéale (de Beurmann et Gougerot, Lutz et Splendore).

1. Figure extraite des *Bull. et Mém. de la Soc. méd. des Hôp. de Paris*, 4 déc. 1908, n° 37, p. 733.

et chez les rats atteints de sporotrichose spontanée (Lutz et Splendore 1907). Ce saprophytisme explique la contagion sporotrichosique par morsure de rat (observation de Lutz et Splendore), par la cohabitation avec des animaux malades, par la piqûre d'insectes infectés.

Saprophytisme chez l'homme. — La démonstration directe du *saprophytisme sur les muqueuses* digestives a été donnée par nos cultures de mucus bucco-pharyngé chez les malades sporotrichosiques en activité et chez les malades sporotrichosiques guéris (1907 ; malade n° VI) ; la démonstration indirecte a été donnée par les cultures positives de crachats et l'absence de lésions à l'autopsie dans le cas de Laubry et Esmein (1907). Le fait a été confirmé depuis par Sicard, Bith et Gougerot, par Brissaud, Gougerot et Gy, par Landouzy et Gougerot, par Chauffard et Laroche.

Ce saprophytisme peut persister dans le pharynx et le larynx plusieurs mois après la guérison (de Beurmann et Gougerot) ; il a été constaté dans le pharynx deux ans après la disparition de tout accident (Brissaud, Gougerot et Gy).

Ce saprophytisme est important à plusieurs points de vue. En clinique, il peut permettre de faire certains diagnostics de sporotrichose profonde et surtout de faire le diagnostic rétrospectif de sporotrichose (Brissaud, Gougerot et Gy). Il est intéressant au point de vue étiologique, car c'est lui qui nous a indiqué la pénétration du germe par la voie digestive ; — au point de vue pathogénique, car il explique que le germe ait le temps de sensibiliser le terrain résistant et de s'adapter à lui ; — au point de vue nosologique, car il permet de comprendre l'erreur des auteurs qui affirment un diagnostic de sporotrichose pulmonaire en se basant sur la seule culture des crachats ; — au point de vue prophylactique, car il démontre l'existence de porteurs de germes (de Beurmann et Gougerot) qui expliqueraient l'infection d'une blessure par la salive et certaines contagions familiales survenues après la guérison des lésions apparentes (Widal et Joltrain) ; — enfin au point de vue pronostique, car cette persistance des germes sur les muqueuses constitue un gros danger, explique les récidives *in situ* des sporotrichoses, la production de lésions muqueuses, de laryngites, dont on sait la haute gravité, et fait comprendre la possibilité de nouvelles disséminations [1].

Le *saprophytisme sur la peau* est exceptionnel, sauf autour des ulcérations gommeuses. Nous ne l'avons constaté qu'une fois sur le cuir chevelu et sur la face d'un sporotrichosique qui ne présentait pas de lésions céphaliques.

XII. UNITÉ DU SPOROTRICHUM BEURMANNI. LE TYPE ET LES PLÉOMORPHISMES (de BEURMANN et GOUGEROT).

L'étude macroscopique, microscopique et expérimentale, poursuivie pendant cinq ans sur de nombreux échantillons de *Sporotrichum Beurmanni* et sur leurs pléomorphismes [2], nous a prouvé que tous étaient identiques et que les différences qui les séparaient étaient trop variables sur les repiquages issus d'un même tube et même parfois sur les colonies d'un même tube, pour qu'on pût attribuer une valeur différenciatrice à ces divergences. Ces échantillons de *Sporotrichum Beurmanni* ne diffèrent pas plus entre eux que les divers échantillons de bacilles typhiques; ils sont certes moins éloignés les uns des autres que les divers échantillons de streptocoques, de bacilles tuberculeux, de bacilles cholériques, de bacilles dysentériques. L'unité des *Sporotrichum Beurmanni* nous paraît donc incontestable.

Tous les échantillons provenant de nos malades, (sauf le parasite du malade n° XI que Matruchot distinguera plus tard sous le nom de *Sporotrichum Gougeroti*), tous les échantillons que l'on nous a donnés (sauf le *Sporotrichum Jeanselmei*), sont identiques: échantillon V de Lesné et Monier-Vinard ; échantillon VII de Gaucher et Monier-Vinard ; échantillon X de Laubry et Esmein ;

---

1. Jamais nous n'avons encore trouvé le *Sporotrichum Beurmanni* sur les muqueuses de sujets non sporotrichosiques et cependant nous l'avons recherché plus de cinquante fois chez des malades suspects de mycose.

2. Cette étude, commencée aux laboratoires de de Beurmann et de Sabouraud, à l'hôpital Saint-Louis, a été poursuivie au laboratoire de bactériologie du professeur Pierre Marie, à la Faculté de Médecine.

échantillon XV de Ravaut et Civatte ; échantillon XVI de Brissaud et Rathery ; échantillon XVII de Nattan-Larrier et Lœper ;
échantillons brésiliens de Lutz et Splendore ; échantillon argentin
de Baliña et Marco del Pont ; échantillon urugayen de Greco ;
échantillons provinciaux de Maurice Lagoutte et Briau, de Rouslacroix et Wyse-Lauzun ; échantillons suisses de Bruno Bloch,
de Robert Stein, de Du Bois, d'Oltramare ; échantillon belge de
Lerat ; échantillon autrichien de O. Krenn et Schrameck de Vienne ;
échantillon espagnol de E. de Oyarzabal ; échantillon de C. Vignolo-Lutati de Turin, etc., etc. *Cette identité a été admise
par les auteurs*[1].

La question de l'UNITÉ du *Sporotrichum Beurmanni* est pour
nous définitivement réglée : 1° parce que nous avons vu les cultures initiales ou les premiers repiquages de la plupart des
échantillons de *Sporotrichum Beurmanni* connus et que tous
étaient identiques entre eux ; 2° parce que les *rares* échantillons
qui semblaient différents étaient identiques aux pléomorphismes
provenant des échantillons typiques et que nous avons pu les
ramener tous au type Sporotrichum Beurmanni caractéristique.

Seules, une foi naïve dans la fixité des caractères si variables
des dermatophytes, la méconnaissance de la fréquence et de la
pluralité des pléomorphismes, ou une étude trop hâtive, pourraient
faire croire à la pluralité. Il est donc nécessaire de connaître les
pléomorphismes du *Sporotrichum Beurmanni* pour éviter de
grossières erreurs.

Pléomorphismes du Sporotrichum Beurmanni (Planches
IV, V, VIII). — Les pléomorphismes des *Sporotrichum* sont multiples et apparaissent dans différentes conditions :

Les *pléomorphismes d'emblée* sont tout à fait exceptionnels
quand on se sert de la gélose glycosée-peptonée de Sabouraud bien

---

1. Voir : Lesné et Monier-Vinard. (*Revue de Méd.*, août-sept. 1907). Lutz et Splendore, (communication écrite in *Bull. et Mém. de la Soc. méd. des Hôp. de Paris*,
22 mai 1908). Greco, (*Rivista dermatologica*, 1908, p. 82, note 1.) Baliña et Marco
del Pont (in *Argentina Medica*, 1908, etc.). Splendore, depuis, a fait quelques
réserves que nous ne croyons pas justifiées.

faite (bleutée et encore humide). Une seule fois chez l'homme, après ensemencement des sporotrichosides muqueuses de notre malade n° VI, et quelques rares fois chez des animaux inoculés, nous avons observé le pléomorphisme d'emblée. Ces pléomorphismes restent encore exceptionnels, même lorsque l'on se sert de gélose glycosée-peptonée, mal faite, brûlée, ou simplement desséchée (cas Lebar et Saint-Girons). Ils sont fréquents si l'on met les tubes à l'étuve et surtout si l'on se sert de milieux autres que la gélose Sabouraud glycosée ou maltosée.

Les *pléomorphismes des premiers repiquages* n'existent pas lorsque les cultures sont faites sur gélose Sabouraud ; ils sont au contraire de règle lorsque les ensemencements sont faits sur d'autres milieux ; en particulier pour les échantillons brésiliens, ils pourraient faire croire à des parasites différents du *Sp. Beurmanni*.

Les *pléomorphismes d'entretien* sont exceptionnels lorsque les repiquages sont pratiqués de mois en mois sur plusieurs tubes de gélose Sabouraud, en ayant soin de prendre pour l'ensemencement la partie la plus typique de la culture précédente. Toutefois nous avons noté une tendance pléomorphique sur quelques rares tubes ; mais toujours ce pléomorphisme est partiel sur l'un des tubes et il ne se produit presque jamais sur tous les tubes à la fois. Il suffit donc d'éliminer les tubes à tendance pléomorphique et de prélever la semence sur les tubes les plus typiques.

Les pléomorphismes d'entretien deviennent moins rares sur gélose Sabouraud si l'on néglige les repiquages réguliers de mois en mois, si on laisse vieillir trop les tubes ou si l'on prend n'importe quelle partie de la culture pour faire le semis.

Les pléomorphismes d'entretien sont très fréquents, nous pourrions même dire presque inévitables, si l'on emploie des milieux quelconques : gélose simple [1], pomme de terre, carotte, etc. Quel-

1. Sabouraud a montré qu'une gélose peptonée *non* sucrée : eau, 1000 ; peptone, 30 ; gélose, 18, empêche le pléomorphisme des teignes et que ce milieu est excellent pour la conservation des caractères de l'espèce. Pour les *Sporotrichum*, ce milieu n'empêche pas le pléomorphisme. En dehors du repiquage sur gélose glycosée, c'est la culture sur *graines* qui nous paraît le meilleur milieu de conservation. Les graines humides se dessèchent et le poudrage, repiqué de longs mois après, garde la forme typique du *Sporotrichum Beurmanni*.

quefois ces pléomorphismes apparaissent rapidement sur quelques repiquages ou sur la totalité des tubes. Plus souvent, le pléomorphisme est lent, progressif, et se produit dans un seul segment d'une colonie; le repiquage des parcelles douées de tendance pléomorphique accentue le pléomorphisme, le continue et finit par le fixer.

L'étude des pléomorphismes doit être continuée pendant des mois et des années, afin de pouvoir en poursuivre toute la généalogie.

1° Lorsque l'on surprend un pléophormisme, partiel ou total, il faut repiquer une parcelle de ce pléomorphisme *d'abord* sur gélose glycosée Sabouraud afin de tenter le retour à la forme type, et observer les formes intermédiaires entre la forme pléomorphisée et la forme typique (ces formes intermédiaires sont très utiles à connaître pour l'étude des pléomorphismes difficiles à réduire); — *puis* repiquer sur le même milieu où est né le pléomorphisme, afin de voir s'il est tenace et progressif; — *enfin* ensemencer des milieux que l'examen a montrés favorables aux pléomorphismes : culture à froid sur gélose simple, gélose glycérinée alcaline, pomme de terre, carotte, culture à l'étuve en bouillon simple, afin d'accentuer le pléomorphisme.

Des tableaux en séries parallèles, dont chaque génération est soigneusement numérotée, permettent une étude complète de tout un pléomorphisme *(arbre généalogique)*.

Quelquefois le retour se fait vers la forme typique dès le premier tube de gélose glycosée. Tantôt toutes les colonies sont typiques, tantôt, et plus souvent, quelques colonies (ce sont ordinairement celles qui sont placées en haut ou à mi-hauteur du tube), reviennent vers la forme typique; tantôt enfin, seul un segment de colonies, placé en général près de l'auréole, retourne vers le type. C'est une parcelle du segment le moins atypique de la colonie qui servira au repiquage et ainsi de suite. Par ce procédé, nous avons pu ramener à la forme typique la plupart des pléomorphismes, mais plusieurs fois nous avons échoué, malgré de patientes recherches, malgré des passages sélectionnés pendant plus de trois ans. Si l'on n'avait observé que ces tubes irréductibles, on aurait pu croire que ces échantillons pléomorphiques de *Sporotrichum Beurmanni* (issus pourtant d'un *Sporotrichum Beurmanni* typique) étaient des espèces différentes de ce parasite.

2° Lorsqu'au cours de l'étude d'un pléomorphisme, on voit naître un pléomorphisme nouveau sur une culture déjà pléomorphisée, il faut suivre la même technique. Il est presque toujours nécessaire, en partant de ce pléomorphisme secondaire, de passer par le pléomorphisme primaire avant de retourner à la forme typique du *Sporotrichum Beurmanni*. Plus le pléomorphisme est à un échelon éloigné, plus il devient difficile de le ramener. Nous avons pu pourtant réduire des pléomorphismes quaternaires et même quintenaires[1]. Si l'on a échoué par les cultures usuelles, on tentera les cultures sur graines. Enfin l'inoculation intra-péritonéale au rat ou sous-cutanée à la souris donnera souvent, mais non toujours, la forme typique.

1. Il faut, dans l'étude de ces pléomorphismes en échelon, faire grande attention aux infections secondaires qui sont très fréquentes sur les vieux tubes de pomme de terre ou de carotte, laissés sans capuchon sur la table du laboratoire, exposés à toutes les poussières. Il faut toujours s'assurer par l'examen du tube au microscope, à travers la paroi de verre, qu'il s'agit uniquement de *Sporotrichum*. En cas de doute, on devra faire une lame sèche ou une goutte pendante.

Lorsqu'une colonie est infectée, il faut tenter la séparation des germes.

Dans les cas d'infections bactériennes, il suffit le plus souvent de laisser vieillir les tubes, le *Sporotrichum* survit quand déjà la bactérie est morte; sinon, on ensemence sur carotte acide en points séparés ou encore en culture sur grains et on laisse vieillir; sur ce milieu très spécial, la bactérie ne pousse pas ou meurt rapidement tandis que le champignon prospère.

Dans le cas d'infection par un autre champignon (*Penicillium*, etc.), des cultures en strie peuvent suffire à faire la séparation; le plus souvent il faut une technique plus longue. Nous employons de préférence le broyage de la culture puis le filtrage sur buvard stérile; les spores de *Sporotrichum Beurmanni* passent presque seules et en tous cas, elles sont plus nombreuses que celles de l'impureté; le filtrat est dilué suivant la richesse du germe infectant (ce que l'on vérifie au microscope), puis il est ensemencé en strie ou en points séparés. On peut se servir des tablettes de porcelaine à cuvettes, utilisées pour les coupes au collodion en série. On remplit la cuvette de dilutions variées, on vérifie extemporanément au microscope, sans coloration, la plus ou moins grande pureté de chaque dilution et l'on choisit la plus pure. Puis on ensemence une gouttelette isolée sur boîte de Pétri, contenant de la gélose glycosée. Les jours suivants, on surveille la culture; on détruit aussitôt les colonies infectées au fil de platine rougi et on repique sur des tubes neufs les semis qui semblent purs. En désespoir de cause, on peut faire la séparation sur le rat par inoculation intra-péritonéale (ou sous-cutanée); la phagocytose se charge de détruire l'impureté qui n'est que peu ou pas pathogène; seul le *Sporotrichum* prolifère et la rétro-culture, faite avec une aseptie minutieuse, donnera des colonies pures.

3° On cherchera à préciser les facteurs du pléomorphisme. D'une part, on égalisera les conditions ambiantes : ensemencement le même jour, sur un même lot de tubes, culture simultanée à même température, dans le même panier. D'autre part, on variera les conditions de culture; milieu, humidité, lumière, température, capuchonnage. On notera avec soin dans quelles conditions on voit diminuer la tendance pléomorphique ; sur les colonies d'un même tube on notera à quelle hauteur, à quel degré d'humidité etc., se produit le pléomorphisme. On pourra ainsi saisir parfois quelques-uns des facteurs pléomorphisants.

Les pléomorphismes macroscopiques sont extrêmement nombreux ; nous les avons cités à côté de la forme type (page 86 et planches IV, V, VIII) en les groupant dans les séries suivantes : 1° pléomorphisme de teinte ; 2° pléomorphisme de surface ; 3° pléomorphisme de piquants ; 4° pléomorphisme de duvet et de poudrage, etc. Dans chaque série, nous avons montré que les pléomorphismes varient dans des limites progressives et assez étroites, mais sont fort nombreux. Ces quatre séries de variations pouvant se combiner entre elles, on conçoit que les aspects pléomorphiques varient à l'infini.

Les pléomorphismes microscopiques sont aussi nombreux ; nous les avons étudiés à propos des variations du schème général du *Sporotrichum Beurmanni* (v. p. 68).

Nous avons poursuivi pendant plusieurs années l'étude macroscopique et microscopique de plusieurs centaines de repiquages de tubes typiques et de tubes pléomorphisés et cette étude nous a montré la variabilité macroscopique et microscopique d'un même échantillon de *Sporotrichum Beurmanni*[1]. Les différences entre certains échantillons, qu'un examen de quelques semaines ou même de quelques mois semblent devoir faire considérer comme fixes et décisives, apparaissent à la longue comme tout à fait contingentes.

---

1. Elle nous a montré au contraire une fixité remarquable de l'échantillon Hektœn-Gougerot du *Sporotrichum Schencki* et du *Sporotrichum Gougeroti*. Pour ces deux échantillons, les pléomorphismes sont rares, incomplets, et ne portent que sur des variations de degrés.

Nous répétons que des tubes issus d'un même tube typique peuvent présenter des différences notables macroscopiques et microscopiques, que ces différences peuvent sembler fixes et qu'ainsi ces pléomorphismes pourraient passer à des yeux non avertis pour des espèces tout à fait différentes. Lorsqu'on ne peut ramener ces pléomorphismes à la forme typique, on pourrait prendre pour un parasite nouveau un rejeton authentique d'un *Sp. Beurmanni* typique (v. p. 129 et 130).

Si nous insistons sur ces données, si bien mises en évidence depuis longtemps par Sabouraud à propos des teignes, c'est que plusieurs fois nous avons vu des débutants croire à une pluralité parasitaire tout à fait artificielle ; c'est que ces observateurs novices ou trop pressés, croyant trouver des types nouveaux, s'appuyaient sur des différences culturales dues à des milieux imparfaits, sur des variations microscopiques de nombre et de groupement de spores, de taille et de forme des spores et des filaments, variations en réalité contingentes. Ces différences momentanées ou fixées leur avaient paru suffisantes et décisives : 1° parce que l'étude n'avait duré que quelques semaines ; 2° parce que la comparaison de l'échantillon nouveau n'avait été faite qu'avec un seul *Sporotrichum Beurmanni* ou avec un trop petit nombre d'échantillons typiques ; 3° parce qu'ils connaissaient mal les pléomorphismes macroscopiques et les variations microscopiques des *Sporotrichum Beurmanni* les plus typiques ; 4° parce que l'échantillon nouveau, repiqué sur des milieux imparfaits, avait été modifié très rapidement ; 5° parce que les échantillons soi-disant typiques de *Sporotrichum Beurmanni*, qui avaient servi d'étalon, étaient déjà plus ou moins pléomorphisés, ayant été entretenus sur carotte ou sur un mauvais milieu de conservation.

On ne saurait trop mettre en lumière ces causes d'erreur et nous ne pouvons que répéter ce que nous disions dès 1907 : « il serait à souhaiter que les observateurs qui découvrent des *Sporotrichum* voulussent bien les comparer aux espèces déjà trouvées, afin de tenter une identification exacte et de ne pas multiplier inutilement le nombre de parasites. Pour arriver à des résultats précis, on devra se servir de milieux fixes : par exemple, le milieu d'épreuve de Sabouraud (gélose glycosée-peptonée) et comparer, non seulement les cultures types, mais aussi leurs formes pléomorphisées. La connaissance des pléomorphismes des diverses races de *Sporotrichum Beurmanni* réduira certainement le nombre de champignons innominés. » La connaissance de ces causes d'erreur et une étude approfondie des parasites par toutes les méthodes, éviteront seules de créer des races nouvelles imaginaires.

Pléomorphismes formant transition vers les espèces voisines. — Parmi les pléomorphismes complexes que présente le *Sp. Beurmanni*, plusieurs sont intéressants à souligner, car ils constituent des intermédiaires entre le *Sp. Beurmanni* et les autres *Sporotrichum*; souvent même ces pléomorphismes s'identifient à ces *Sporotrichum* voisins.

De nombreux pléomorphismes du *Sp. Beurmanni* (notamment de la race α) sont identiques au *Sp. Schencki* (échantillon Hektœn-Gougerot).

Quelques-uns, par exemple les races γ et en particulier les n° VI, γ muqueuses, γ Brésil, γ Greco, sont identiques au *Sp. Jeanselmei*.

D'exceptionnels pléomorphismes du *Sp. Beurmanni* simulent le *Sp. Gougeroti*.

Pléomorphisme à forme courte « levure » blastomycète (fig. 24). — Ce pléomorphisme a une importance très grande en mycologie générale. Deux fois, en partant de pus humain, plusieurs fois, en partant de repiquages de cultures typiques filamenteuses et sporulées, nous avons obtenu des formes singulières tout à fait anormales, identiques *in vitro* à la forme courte oblongue que revêt le parasite *in vivo*, formes comparables aux levures ou blastomycètes [1]. Dans tous les cas, la culture anormale avait été obtenue en

---

1. Lutz et Splendore nous semblent être les seuls qui aient observé des formes semblables, mais à titre tout à fait transitoire. Le champignon est doué d'un « certain polymorphisme, disent-ils ; toutefois, les formes observées apparaissent toujours dans le même ordre et avec les mêmes caractères microscopiques accompagnant la transformation macroscopique de la culture. Les colonies sont rondes

ensemençant une grande quantité de pus ou de liquide et en laissant les tubes inclinés sur une baguette de verre, afin que la surface du milieu fût recouverte d'une couche de liquide de 1 à 2 ou 3 millimètres; ces cultures anormales se sont donc faites en couche liquide mince, « immergée »[1].

Les cultures sporotrichosiques « levures » sur gélose glycosée de Sabouraud forment un voile blanc, d'abord mince, puis épais, peu ou pas godronné, lisse, luisant, mais pas aussi brillant que les colonies circonvolvées. Ce voile est mollasse, visqueux, non élastique; il s'effile au fil de platine et n'adhère pas à la gélose. Cette culture a donc l'aspect macroscopique des levures.

Microscopiquement (fig. 21), cette culture est composée : de formes oblongues, courtes, mycéliennes, exclusives dans plusieurs cas, mesurant de 4 à 6 μ de long sur 2, 3, 4 μ de large, — d'éléments allongés de 6 à 8 μ sur 3 à 4 μ de large, isolés ou réunis par deux, rarement par trois, — d'exceptionnelles formes rondes de 4 à 7 μ de diamètre. Quelquefois, un gros élément arrondi est entouré de un à plusieurs éléments plus petits, ronds ou oblongs, implantés radiairement sur lui. On surprend souvent

d'abord, petites, blanches, lisses et luisantes, d'apparence humide : elles sont alors composées de formes torulacées hyalines, plus ou moins sphéroïdes ou ovoïdes de 5 à 6 μ. Cette forme torulaire, si précise dans notre espèce, n'est pas mise en lumière par les auteurs français. Puis elles deviennent plus sèches et tomenteuses et de couleur plus mate, car les formes torulaires se sont transformées en hyphes de forme et de grosseur variables. Ces hyphes, après un certain temps, paraissent chargées d'un grand nombre de spores hyalines, qui peu à peu prennent une couleur foncée. Ces modifications se traduisent macroscopiquement par une coloration plus foncée des colonies... Le temps nécessaire pour cette évolution n'est pas fixe, mais dépend de la température, du milieu nutritif et d'autres circonstances indéterminées. La première phase peut être longue ou tout au contraire très courte; après de nombreux repiquages, elle peut manquer complètement. La dernière phase ou sporulation, qui est généralement tardive, peut être précoce; quelquefois elle peut manquer durant une longue observation... Dans les repiquages où la semence a été prise sur une culture noire sporulée, la première phase avec éléments torulacés ne s'observe que rarement, et, le plus souvent, les nouvelles colonies apparaissent d'emblée filamenteuses; de très rares colonies, petites et lisses, avec éléments torulacés, ne se voient qu'à la partie inférieure humidifiée, près de l'eau de condensation (notamment sur l'agar de malt). »

1. Cette condition est nécessaire mais ne suffit pas, il faut d'autres facteurs qui nous échappent; peut-être s'agit-il de race spéciale (?). Les repiquages de cultures jeunes de quatre jours à l'étuve, répétés de quatre en quatre jours, favorisent ce pléomorphisme.

la reproduction de ces éléments courts par bourgeonnement. Ces cultures ont donc l'aspect microscopique des levures oblongues et il faut insister sur ce fait qu'elles reproduisent la forme *in vivo* du parasite. Dans ces cultures anormales le *Sporotrichum Beurmanni* a donc conservé ou repris sa forme d'adaptation parasitaire [1].

En vieillissant, les cultures sporotrichosiques « levures » évoluent en général rapidement vers la forme typique. Dans les parties les moins humides, le godronnage s'accentue, la teinte brunit légèrement ; microscopiquement, des formes pseudo-filamenteuses bourgeonnantes, des filaments, et des spores apparaissent : on aboutit donc, après un long stade de culture « levure », à la forme typique. Mais quelquefois, si l'on a soin de faire de fréquents repiquages sur gélose immergée, on arrive à fixer le *Sporotrichum* « *levure* » ; il reste « levure » même après trois et quatre mois sur pomme de terre et il continue de donner une culture épaisse blanc-sale, moutonneuse, analogue à celle des *Saccharomyces*.

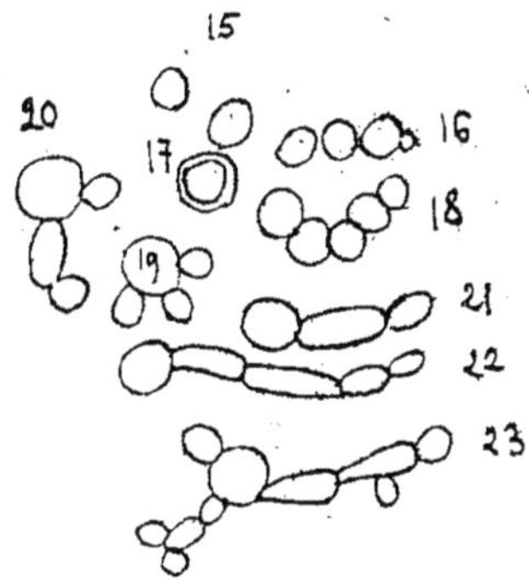

Fig. 21. — *Sporotrichum Beurmanni* « *blastomycète* ». PLÉOMORPHISME A FORME COURTE *blastomycète* OU *levure*.

15, Formes blastomycètes, rondes isolées. — 16, Formes bourgeonnantes. — 17, Forme encapsulée d'une membrane épaisse. — 18, Formes rondes se disposant en chaînettes. — 19, Grosse forme ronde avec trois bourgeonnements. — 20, Deux formes accolées bourgeonnantes ébauchant un « pseudo-filament ». — 21, 22, Formes ovoïdes en chaînette. — 23, Formes ovoïdes en chaînette ébauchant un « pseudo-filament », dont les articles bourgeonnent : forme de transition vers le filament typique. (Préparation et dessin de Gougerot à la chambre claire.)

Les *Sporotrichum* « *levures* » ou blastomycètes peuvent être habitués à la vie anaérobie, ce dont est incapable le *Sporotrichum Beurmanni* typique.

Les *Sporotrichum* « levures » se montrent d'ordinaire plus pathogènes que les *Sporotrichum* filamenteux sporulés typiques ;

---

1. Il est presque inutile de faire remarquer que les rétro-cultures en séries et les passages graduels vers la forme typique éliminent la cause d'erreur provenant de la surinfection d'une culture de *Sporotrichum Beurmanni* par une levure banale.

ils tuent le lapin rapidement par septicémie; les passages exaltent la virulence du germe.

Ces échantillons de *Sporotrichum* « *levures* » provoquent, mais inconstamment et toujours légèrement, la fermentation alcoolique du glycose.

Cette transformation de certains *Sporotrichum Beurmanni* en forme « levure » est d'un grand intérêt général et mérite d'être soulignée. Il faut, si l'on veut entretenir ce pléomorphisme, repiquer sur gélose immergée tous les quatre à huit jours ; sinon, si l'on repique une vieille culture de *Sporotrichum* « levure », qui pourtant est restée exclusivement ou presque exclusivement levure pendant plus d'un an, on obtient dans le repiquage un *Sporotrichum* anormal à forme courte, qui reprend en quelques semaines la forme filamenteuse sporulée typique.

Signification des pléomorphismes. — Quelle est la valeur de ces pléomorphismes macroscopiques et microscopiques?

Un certain nombre de pléomorphismes rapprochent le *Sporotrichum Beurmanni* des parasites voisins, *Sporotrichum Schencki*, *Sporotrichum Jeanselmei*, *Sporotrichum Gougeroti* (voir planches II, III, IV, V, VI, VII, VIII), car certains tubes pléomorphisés de *Sporotrichum Beurmanni* sont identiques ou analogues à certains tubes typiques ou pléomorphiques de l'un de ces trois parasites[1], et sur les mauvais milieux, les caractères différentiels des parasites disparaissent (unification pléomorphique). Ces faits sont intéressants à retenir, car ils marquent la parenté de ces parasites et nous suggèrent l'hypothèse qu'ils sont issus d'une même souche; certains pléomorphismes marquent donc un *retour vers la forme*

---

1. D'autres pléomorphismes rapprochent macroscopiquement les *Sporotrichum* de genres tout à fait différents : de l'*Oospora bovis* (variété noire), de certains *Oospora* ou *Discomyces* ou *Nocardia*, de l'*Oïdium cutaneum* (forme oïdienne), de l'*Hemispora stellata*, du *Mastigaladium Blochii*, du parasite de Bogolepoff, voire même de certains *Aspergillus*. Ces ressemblances sont dues simplement à la perte des caractères différentiels des *Sporotrichum*; ces *Sporotrichum* pléomorphisés en arrivent à ressembler à n'importe quoi, mais toutes les autres différences persistent et l'aspect microscopique reste très différent.

ancestrale commune. Ce sont, en effet, des formes d'adaptation à de mauvais milieux semblables à ceux que les germes rencontrent dans la nature pour végéter. Ils représentent des formes de résistance ; les unes, constituées par des coussinets mycéliens serrés, denses, difficiles à détruire ; les autres, au contraire, presque uniquement sporulées, avec chlamydospores nombreuses, le mycélium disparaissant [1].

A l'inverse de ce premier groupe, qui marque un retour ancestral, c'est-à-dire un retour vers l'adaptation parasitaire végétale, quelques pléomorphismes exagèrent la tendance à l'adaptation parasitaire animale (fig. 21). En effet, certains pléomorphismes à cultures blanches, longtemps luisantes, lisses ou à peine godronnées, ressemblent de tous points à des cultures de *Saccharomyces* ; elles sont constituées microscopiquement par des formes courtes oblongues isolées, ou bigemmées, trifoliées, etc., bourgeonnantes ; elles ont donc tous les caractères des « blastomycètes ». Or, ces formes-levures culturales du *Sp. Beurmanni* sont les homologues de nos formes courtes du *Sporotrichum* dans les tissus, formes courtes qui peuvent avoir avec les levures oblongues une telle similitude que le *Sp. Schencki*, pendant plusieurs années, fut rangé parmi les Blastomycètes ! Les pléomorphismes blastomycètes des *Sp. Beurmanni*, issus de *Sp. Beurmanni* typiques et faciles à ramener à la forme typique du *Sp. Beurmanni*, témoignent d'une conservation de la forme d'adaptation parasitaire. C'est une évolution inverse de celle des pléomorphismes du premier groupe qui indiquaient le retour à la vie saprophytique sur les végétaux dans la nature.

Les pléomorphismes blastomycètes du *Sp. Beurmanni* ont une grande importance en mycologie générale. Ils sont une preuve nouvelle, ajoutée à toutes celles que plusieurs auteurs et nous-mêmes avons réunies, pour démontrer la non-spécificité de la

---

1. L'absence d'autres modes de sporulation sur ces pléomorphismes appuie notre conception du *Sporotrichum*, parasite non dégradé, proche des végétaux les plus simples (voir page 42).

forme levure ou blastomycète[1]. Nous sommes de plus en plus convaincus que la forme levure ou blastomycète n'est qu'un aspect morphologique commun à des genres très différents[2], qu'elle n'est qu'une forme d'adaptation à la vie parasitaire sur les animaux ou à la vie végétale précaire de parasites très divers. En effet, cet aspect commun *in vivo* (ou *in vitro*) donne, par une culture luxuriante, des parasites différents *in vitro* : les uns persistent sous la forme levure (*Saccharomyces*); les autres se différencient et reprennent leurs formes complexes filamenteuses et sporulées : tels sont les *Zymonema* ; les *Endomyces*, parmi les Exoascées ; notre *Oïdium cutaneum*, parmi les *Oïdium* ; les *Mucorinées* et les *Sterigmatocystis* (Sartory), les *Sporotrichum*, etc...

Ces deux tendances différentes des pléomorphismes du *Sporotrichum Beurmanni* ont en pathologie générale un intérêt sur lequel on ne saurait trop insister.

III

SPOROTRICHUM BEURMANNI *variété* ASTEROÏDES

(SPLENDORE 1908) DE BEURMANN et GOUGEROT 1910.

SYNONYMIE : *Sporotrichum asteroïdes*, Splendore, 1908.

Ce parasite a été isolé par Splendore dans un cas resté unique de Sporotrichose brésilienne. Splendore a donné une remarquable description de la maladie et de son agent. Avec Matruchot nous avons ajouté quelques détails à son étude botanique.

I. — *Parasite in vivo* (fig. 22). — Dans le pus et dans les tissus, le *Sporotrichum asteroïdes* revêt deux aspects :

1° *Forme courte oblongue*, basophile, de 2 à 3 μ, identique à la forme courte des autres *Sporotrichum* (v. page 63).

---

1. DE BEURMANN et GOUGEROT. Les Exascoses... Révision et démembrement du groupement : Blastomycose. *Bull. et Mém. de la Soc. méd. des Hôp. de Paris*, 9 juill. 1909 et n⁰ˢ 26 et 27. *Trib. méd.*, août 1909. — GOUGEROT. La question des Blastomycoses (Revue générale). *Paris-médical*, 13 avril 1911, n⁰ 20, p. 459.

2. De même que l'aspect bacille, coccus, spirille., est commun à des germes dissemblables.

2° *Forme astéroïde* caractéristique (fig. 22) : kyste parasitaire de 4 à 12 µ de diamètre, à protoplasma semblant nucléé, à paroi épaisse, munie de prolongements rayonnés inégaux de 1 à 10 µ de longueur, cylindroïdes ou massués, ne prenant pas le Gram, fuchsinophile et éosinophile[1].

Dans un pus expérimental, riche en corpuscules astéroïdes, Splendore a pu « suivre le développement des formes étoilées dans les cultures en goutte pendante, et vérifier la germination des rayons qui donnent naissance aux hyphes et aux spores dont ces derniers se chargèrent », ce qui est la preuve de la nature parasitaire et sporotrichosique de ces corpuscules astéroïdes.

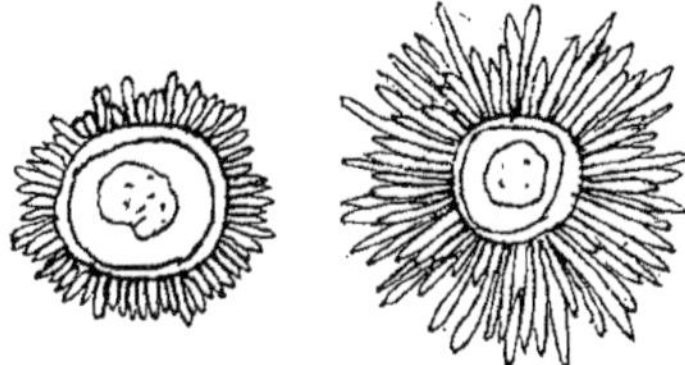

Fig. 22. — *Sp. Beurmanni*, VARIÉTÉ *aste-roïdes* (SPLENDORE 1908). DE BEURMANN ET GOUGEROT 1910, ASPECT ASTÉROIDE *in vitro*.

À côté de la forme courte oblongue identique à celle des autres *Sporotrichum*, la variété étudiée par Splendore révèl encore dans les tissus une forme astéroïde, sorte de kyste parasitaire de 4 à 12 µ de diamètre, dont la paroi épaisse est munie de prolongement rayonnés inégaux de 1 à 10 µ de longueur. (Préparation de Splendore, dessin de Gougerot.)

II. — *Parasite en cultures.*

α) ASPECT MICROSCOPIQUE *in vitro* (fig. 23). C'est un champi-

---

1. Splendore crut d'abord à une « dermatite blastomycétique ». Mais l'examen histo-bactériologique des coupes et des frottis de pus lui révéla « la présence de corpuscules-spéciaux rayonnés, dont l'aspect n'avait pas de ressemblance avec aucun parasite jusque-là décrit. Dans l'infiltrat, on notait de rares corpuscules étoilés, extra-cellulaires très caractéristiques. Ces corpuscules de forme ronde ont de 4 à 12 µ de diamètre ou plus ; leur surface est couverte de rayons égaux ou inégaux entre eux, quelques-uns de 1 à 2 µ à peine, en forme de massue, d'autres atteignant jusqu'à 10 µ de longueur sur 1 à 2 µ de largeur. Quelquefois ces rayons se trouvent implantés autour d'une même circonférence du corpuscule, lui donnant un aspect étoilé (voir Pl. III, fig. 2) ; d'autres fois, ils se détachent suivant tous les diamètres et lui donnent l'aspect d'une châtaigne. De temps en temps, ces corps présentent de petites gemmations (voir Pl. III, fig. 3) qui sont aussi d'aspect rayonné. Ces corpuscules préfèrent les couleurs acides ; dans les coupes colorées par la méthode de van Gieson, ils tranchent magnifiquement par la couleur rouge qu'ils prennent ; la coloration est cependant moins intense dans la région nucléaire (où quelquefois la teinte est seulement lilas) qu'à la périphérie. Plus rarement, on rencontre d'autres petits corps plus petits, arrondis ou ovoïdes, toujours intra-cellulaires, de 2 à 3 µ, lisses, se colorant au contraire avec les couleurs basiques mais peu distinctement » (Splendore).

gnon filamenteux et sporulé, identique, par la plupart de ses caractères, au *Sporotrichum Beurmanni*. La structure des colonies, la disposition et les dimensions du mycélium et des spores sont identiques (voir p. 67)[1]. Pourtant le *Sporotrichum asteroïdes* se distingue du *Sporotrichum Beurmanni-type* par quelques caractères : spores fusiformes, 6 à 8 μ sur 2 μ, insérées au nombre de trois à quinze à l'extrémité d'un filament ou sur un filament et prenant une disposition étoilée (de Beurmann et Gougerot); polymorphisme des spores : « On en trouve de sphériques (= 4 μ), d'ovales (= 4 μ × 2 μ, 5), de bacilliformes (= 5 μ × 1 — 2/μ.) et même de fusiformes (6 à 8 μ × 2 μ). » (Matruchot.)

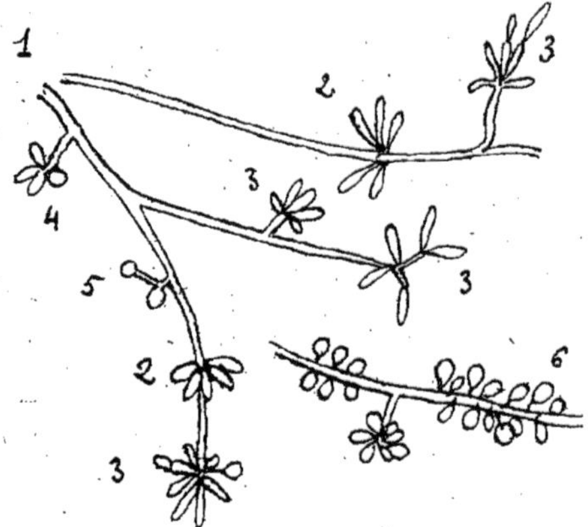

Fig. 23. — *Sp. Beurmanni* VARIÉTÉ *asteroïdes*, ASPECT FILAMENTEUX ET SPORULÉ DES CULTURES *in vitro*.

Cette figure met en évidence le polymorphisme habituel des spores de ce parasite (Gougerot-Matruchot). — 1, Filament. — 4 et 6, Spores et bouquet de spores ordinaires ovoïdes sessiles (4) ou pédicellés (6). — 3, Bouquet de spores allongées avec tendance à l'insertion sympodique. — 2, Spores en couronne insérées au même niveau sur le filament et fusiformes. — 5, Spores à pédicelle ramifié. (Préparation et dessin à la chambre claire par Gougerot.)

β) ASPECT MACROSCOPIQUE. — Cultures rapidement pigmentées, noires, identiques à celles du *Sporotrichum Beurmanni*, impossibles à différencier sur gélose glycosée-peptonée, sur pomme de terre glycérinée[2], etc... La tendance au pléomorphisme poudreux ou duveteux est remarquable.

1. Splendore n'indique pas de différences microscopiques *in vitro*. « Le vrai caractère différentiel, dit-il, qui le distingue des autres *Sporotrichum*, est la forme rayonnée « astéroïde » qu'il assume dans les tissus. »

2. Sur pomme de terre glycérinée, nous avons (contrairement à ce qu'indique le texte de Splendore) obtenu des cultures luxuriantes et rapidement pigmentées.

III. *Microchimie et Macrochimie*. — Elles semblent identiques à celles du *Sporotrichum Beurmanni*.

IV. *Nutrition, sécrétions et fermentations*. — Elles n'ont pas encore été étudiées.

V. *Toxines et actions toxiniques sur les tissus*. — Elles n'ont pas encore été étudiées.

VI. *Forme clinique*. — Une seule observation est connue, celle de Splendore.

« Une dame italienne, demeurant à São-Paulo depuis son enfance, vint, dit-il, me voir en mai 1909, se plaignant d'une lésion cutanée qui lui enlaidissait le visage... La lésion, d'aspect végétant verruqueux, datait d'une vingtaine de jours. Elle était située sur le côté droit de la face, implantée sur la peau ; elle avait une consistance dure, élastique ; elle était d'une couleur rouge-pâle, pareille à celle des granulations torpides (ce tissu contenait des corpuscules parasitaires et donna des cultures pures). Au-dessous de cette lésion, dans la région « supermaxillaire », on notait deux ganglions lymphatiques de la grosseur d'un haricot (une goutte de lymphe ponctionnée dans ces ganglions donna une culture pure). Ces lésions ne causaient pas d'ennuis à la malade. Elles étaient apparues, racontait-elle, une vingtaine de jours auparavant, sous forme d'un petit bouton un peu prurigineux, qui s'accrut graduellement jusqu'à prendre en peu de jours l'aspect verruqueux. Les ganglions lymphatiques se prirent secondairement... La malade ne voulut pas se soumettre à une extirpation chirurgicale de la lésion, mais elle guérit en peu de jours, grâce à l'usage interne de l'iodure de potassium et à l'application locale d'une pommade au calomel. »

VII. *Anatomie et Histologie pathologiques*. — La structure des lésions est celle que nous avons décrite en 1907, pour les sporotrichomes verruqueux : on observe le mélange irrégulier des trois réactions[1]. « La structure histologique de la lésion (voir Tav., III, fig. 1), dit Splendore, est le résultat d'une grande production épidermique avec une abondante infiltration leucocytaire, diffuse ou limitée, formant de nombreux petits abcès intra-

---

1. D'après les coupes que Splendore a bien voulu nous envoyer.

épithéliaux, constitués de mononucléaires et de polynucléaires, de rares *mastzellen*, d'éosinophiles, de quelques cellules épithélioïdes et de rares cellules géantes tuberculoïdes. »

VIII. *Réactions humorales et sensibilisations.* — Elles n'ont pas encore été étudiées.

IX. *Virulence expérimentale (d'après Splendore).* — Le *Sporotrichum asteroïdes* est pathogène pour le rat jeune, le cobaye jeune, la sarigue.

« Inoculé au rat (Mus decumanus) adulte dans l'hypoderme et dans le péritoine, il n'a jamais produit de lésions caractéristiques pseudotuberculeuses; à peine a-t-il déterminé de petites ulcérations locales. Au contraire, quelques gouttes d'émulsion de spores obscures, inoculées à un petit rat, ont causé la mort en deux ou trois mois, avec des pseudo-tubercules dans le foie et dans les autres viscères.

« Les formes caractéristiques rayonnées, observées chez l'homme, furent retrouvées dans les abcès du scrotum sur les cobayes inoculés dans le péritoine. Dans ces petits abcès péri-testiculaires, on rencontra aussi une énorme quantité de parasites ovalaires et claviformes, pour la plupart intra-cellulaires, ressemblant à ceux du *Sporotrichum* des rats. » (*Sporotrichum Beurmanni*).

« Les corpuscules rayonnés les plus abondants furent trouvés chez une « gamba », espèce de sarigue (Didelphis Azaræ), inoculée avec une émulsion de spores obscures dans le péritoine. Cet animal mourut de péritonite deux mois après l'inoculation et présenta une cirrhose hypertrophique du pancréas; la glande, complètement transformée en tissu fibreux, était parsemée de nombreux petits abcès microscopiques où l'on observa de très nombreux corpuscules rayonnés (v. Tav. III, fig. 5). Outre ces corpuscules rayonnés, on rencontrait aussi de petits corps arrondis ou ovalaires, lisses, rappelant les formes courtes vues dans les tissus humains. »

X. *Résistance et Vitalité.* — Elles sont identiques à celles du *Sp. Beurmanni*.

XI. *Habitat et saprophytisme.* — Ils sont sans doute semblables à ceux du *Sp. Beurmanni*. L'inoculation paraît avoir été cutanée dans le cas de Splendore.

IV

SPOROTRICHUM BEURMANNI *variété* INDICUM

(CASTELLANI 1908) DE BEURMANN et GOUGEROT 1910.

SYNONYMIE : *Sporotrichum indicum,* Castellani, 1908.

Le *Sporotrichum indicum* a été signalé par Castellani dans deux cas de Sporotrichose observés à l'hôpital des maladies tropicales de Colombo à Ceylan.

Il nous a été impossible d'étudier ce parasite, dont les cultures sont perdues [1]. Les renseignements que nous avons sur lui sont des plus vagues et nous ne le connaissons que par les quelques brèves lignes que lui a consacrées Castellani. En 1908, cet auteur, dans un article du *Journal of Tropical Medicine,* faisant la révision des parasites observés à Ceylan, cite, dans une liste, le *Sp. indicum.* Dans son *Manuel of Tropical Medicine,* en collaboration avec Chalmers (1910), la description du nouveau parasite est faite en une dizaine de lignes (p. 623) : « *Sporotrichum indicum* Castellani 1908, trouvé par Castellani dans deux cas de sporotrichose tropicale. Il ressemble de très près au *Sp. Beurmanni.* (These fungi are morphologically very similar (p. 1095). Les filaments mycéliens sont un peu plus gros, mesurant 2 à 3 μ de long et 3 à 4 μ de large. Les colonies sur l'agar maltosé peuvent être de couleurs variées : grisâtres, brun-clair, brun-sombre, noires. »

Castellani ne donne pas, à notre connaissance, d'autres renseignements; il fait une description commune des sporotrichoses et ne fournit aucun détail particulier sur ses deux cas personnels dus au parasite qu'il appelle *Sp. indicum.* Il note simplement que les lésions observées dans ces deux cas sont identiques à celles que nous avons décrites en 1906-1907. Il est donc impossible de fixer exactement la diagnose des deux échantillons de Castel-

1. CASTELLANI. Lettre du 7 septembre 1910. « As regards cultures, I am sorry that during my absence, those of *Sporotrichum indicum* and various other fungi have been lost. »

lani, tout au plus peut-on supposer qu'il s'agit de variétés du *Sp. Beurmanni*.

V

SPOROTRICHUM JEANSELMEI

BRUMPT et LANGERON 1910.

Le *Sporotrichum Jeanselmei*, très proche quoique distinct du *Sporotrichum Beurmanni* et issu de la même souche, a été cultivé par Jeanselme et Paul Chevallier dans un cas de sporotrichose spontanée. Le deuxième cas, observé par les mêmes auteurs, est une sporotrichose expérimentale. La malade a été infectée par le champignon à la suite d'une inoculation accidentelle de laboratoire.

I. *Parasite in vivo*. — Le parasite dans les tissus revêt l'aspect des formes courtes oblongues, de tailles inégales, identiques à celles que nous avons décrites en 1906 pour le *Sporotrichum Beurmanni*.

II. *Parasite en culture*.

α) ASPECT MICROSCOPIQUE *in vitro*. — D'après nos études comparatives et d'après celles de Matruchot, aucune différence microscopique ne distingue le *Sporotrichum Jeanselmei* du *Sporotrichum Beurmanni*[1] (fig. 24).

---

[1]. Brumpt et Langeron avaient cru pouvoir noter les différences suivantes : Le *Sporotrichum Beurmanni* aurait un « mycélium plus grêle (1,5 à 1,7) et plus abondant », les formes raccourcies y seraient exceptionnelles, les bouquets de spores seraient plus touffus, formés de 12 à 15 spores ; les spores naissant latéralement seraient « plus abondantes, plus serrées les unes contre les autres, formant deux longues files de part et d'autre du filament » ; les spores plus brunes seraient « en grande majorité elliptiques (3 μ,5 ou 2 μ, 6), quelquefois même très piriformes (4 μ sur 2 μ, 4 »). Le *Sporotrichum Jeanselmei* aurait des filaments plus gros (1,5 à 2μ); les formes raccourcies y seraient fréquentes: les spores seraient moins abondantes, « en bouquets peu touffus de quatre à cinq spores à l'extrémité de courts rameaux terminaux ou latéraux; les spores naissent latéralement, peu nombreuses, très espacées les unes des autres; les spores sont le plus souvent sphériques, 2μ,5 à 3μ,5, quelquefois piriformes, 2,5 sur 2,8 à 2,6 sur 3μ,7... » Ce ne sont là que des *nuances de degré* que nous ne croyons pas suffisamment différenciatrices, car sur des tubes repiqués, issus d'un même tube de *Sporotrichum Beurmanni*, nous avons maintes fois observé des écarts plus marqués encore (voir page 131). Matruchot, Saccardo sont arrivés aux mêmes conclusions que nous.

β) ASPECT MACROSCOPIQUE *in vitro*. — Les cultures sont un peu différentes des formes types du *Sp. Beurmanni*; elles sont identiques à certains pléomorphismes de ce champignon.

Sur *gélose glycosée-peptonée* (et en général sur les géloses sucrées), le *Sporotrichum Jeanselmei* prend des aspect variables, presque toujours caractérisés par la tendance poudreuse, duveteuse ou pileuse de la surface. Il donne tantôt des colonies « assez étalées, simplement ondulées à la partie déclive du tube où la gélose est encore humide; elles

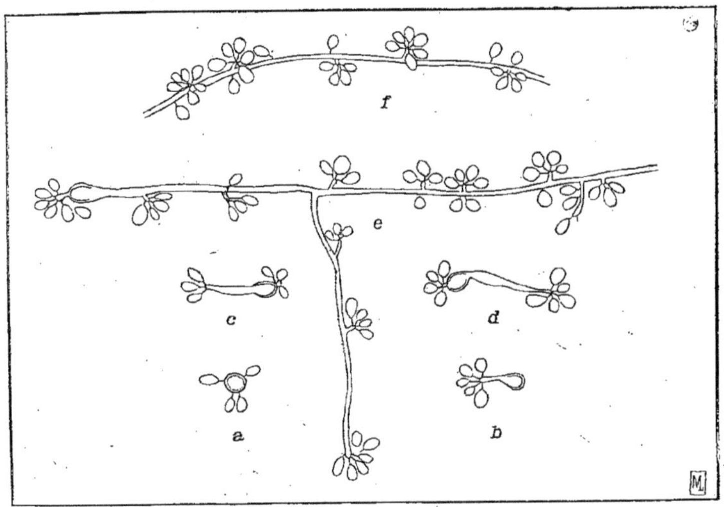

Fig. 24. — *Sporotrichum Jeanselmei*. BRUMPT ET LANGERON 1910.

a, Spore bourgeonnant. — *b*, Spore émettant un tube mycélien court, terminé par un bouquet de spores. — *c* et *d*, Spore donnant directement des spores et émettant un tube sporifère. — *e* et *f*, Filament mycélien porteur de spores isolées et de bouquets de spores. (Dessin de Brumpt et Langeron : culture de quarante-huit heures en goutte pendante sur bouillon de carotte à + 20° [1].)

se couvrent de mamelons bas et obtus dans les parties où le milieu tend à se dessécher. Toute la surface semble saupoudrée de poussière » gris-souris ou blanc de neige, qui voile la teinte noire des colonies. Tantôt il donne des colonies larges, confluentes, godronnées irrégulièrement, à grosses vagues irrégulières, poudrées de gris-souris ou de blanc-neigeux; tantôt, des colonies hérissées de longs et gros piquants blancs ou noirs, assez rigides, réunis en gerbes, tantôt des colonies (surtout dans les parties humides) blanches, luisantes, lisses ou hérissées de piquants, fins, courts et serrés.

1. Extrait des *Bull. et Mém. de la Soc. méd. des Hôp. de Paris*, 17 juin 1910, n° 19, p. 793.

Les cultures *initiales* sur gélose maltosée (milieu excellent, aussi bon que la gélose glycosée) du pus du premier malade de Jeanselme et Paul Chevalier ne se différencient pas, à première vue, des colonies naissantes du *Sporotrichum Beurmanni*, ainsi que nous l'a prouvé l'examen de ces tubes initiaux et, certes, on pourrait les confondre avec des échantillons de *Sporotrichum Beurmanni*. Il faut un examen attentif pour apercevoir quelques nuances différenciatrices; les colonies, très rapidement pigmentées en brun-noir, sont plus lisses, moins godronnées que celles du *Sporotrichum Beurmanni*; elles sont formées d'une saillie centrale, conique et pointue ou hémisphérique, lisse, entourée d'une auréole grossièrement rayonnée; or, déjà à ce stade, les colonies de *Sporotrichum Beurmanni* sont godronnées ou, du moins, cratériformes ou sillonnées.

Les différences sont plus nettes sur les tubes initiaux, que Jeanselme et Paul Chevallier ont bien voulu, spécialement pour notre étude, réensemencer sur gélose glycosée, en partant des gommes de la deuxième malade, fille de laboratoire, qui avait été mordue par un rat inoculé avec le *Sporotrichum Jeanselmei* du premier malade. Deux de ces tubes initiaux montraient, vers le quinzième jour, des colonies isolées, peu saillantes, ballonnées, à surface lisse, blanc-brunâtre, brillantes, entourées d'une auréole en feuille de chrysanthème, brune intérieurement, blanche extérieurement; jusque-là, l'aspect était assez semblable à celui d'un *Sporotrichum Beurmanni*; mais rapidement, en vieillissant, les différences apparurent : sur l'un des deux tubes, les colonies ont noirci, sont devenues d'un noir d'encre mat; elles se sont surélevées, formant de gros mamelons hémisphériques, et surtout elles se sont couvertes d'un duvet court, pulvérulent, gris-souris; l'auréole est noire. Sur l'autre tube, les colonies ont eu même évolution, mais le centre et le duveteux sont d'un blanc mat pur, neigeux. Un autre tube initial de la même malade a un aspect encore plus différencié: les colonies, larges de 3 à 5 millimètres, sont peu saillantes, presque plates, légèrement bombées, lisses et brillantes, de teinte brun-verdâtre ; leur surface commence à se couvrir de poils blanchâtres et courts, de 0,5 à 1 millimètre, peu serrés.

Sur *pomme de terre* et sur *carotte glycérinées* même aspect que sur gélose et mêmes différences avec le *Sporotrichum Beurmanni*, même tendance au pléomorphisme d'emblée. Jeanselme et P. Chevallier nous ont montré un tube initial de carotte, où, d'emblée, le *Sporotrichum Jeanselmei* revêtait l'aspect aranéeux. Au contraire, le *Sporotrichum Beurmanni*, en culture initiale, prend sur carotte son aspect habituel circonvolvé. Lors des repiquages, les différences persistent. Ces différences seraient plus nettes d'après Brumpt et Langeron, moins nettes d'après nous, sur ce milieu que sur gélose, car nous avons trop présent à l'esprit le souvenir des pléomorphismes du *Sporotrichum Beurmanni* sur ces milieux végétaux et nous connaissons certains pléomorphismes du *Sporotrichum Beurmanni* qui sont semblables à ces cultures de *Sporotrichum Jeanselmei*.

Sur *milieux pauvres*, sur *gélose simple* (non sucrée), le développement du *Sporotrichum Jeanselmei* est abondant, alors que sur les mêmes milieux le *Sporotrichum Beurmanni* ne pousse que très maigrement.

Sur *gélatine simple* et sur *gélatine sucrée*, sur les milieux sucrés ou non, dans les infusions, sur les milieux organiques, etc., l'aspect du *Sporotrichum Jeanselmei* est identique à celui du *Sporotrichum Beurmanni*, quoique le *Sporotrichum Jeanselmei* ait, là encore, une tendance au pléomorphisme, surtout aux pléomorphismes de poudrage et de duveteux.

III. La **Structure fine**, la **Microchimie**, la **Composition chimique du parasite** nous paraissent identiques à celles du *Sporotrichum Beurmanni*.

IV. La **Nutrition**, les **Sécrétions** et les **Fermentations** du *Sp. Jeanselmei* n'ont pas encore été étudiées.

V. Les **Toxines** et les *actions toxiniques sur les tissus* du *Sp. Jeanselmei* n'ont pas encore été étudiées.

VI. *Formes cliniques.* — Dans les deux cas où le *Sporotrichum Jeanselmei* a été trouvé, les aspects symptômatiques étaient identiques à ceux de la Sporotrichose de de Beurmann.

Le premier cas est une sporotrichose disséminée polymorphe, remarquable par la multiplicité de ses localisations.

Le malade, âgé de quarante-six ans, est porteur : — d'innombrables gommes hypodermiques, partout disséminées, souvent ulcérées ; — de sporotrichosides dermiques acnéiques pustuleuses agminées ; — d'adénites inguinales axillaires et cervicales à gros ganglions durs, indolents et mobiles ; — de sporotrichosides muqueuses buccales, formant sur le voile du palais de petits placards rosés (l'un d'eux est surmonté d'une vésicule de la taille d'une tête d'épingle) et ressemblant sur la langue à des plaques muqueuses syphilitiques papuleuses fauchées ; — d'une conjonctivite et d'une iritis impossible à différencier d'une iritis syphilitique (Poulard) ; — de gommes périostées douloureuses des os longs, notamment du tibia ; — de nodules pisiformes rosés sur la muqueuse du gland et sur la peau du scrotum ; — enfin d'une orchi-épididymite. « L'épididyme droit ainsi que le testicule est bourré de noyaux volumineux et le cordon spermatique de ce côté est induré ; mêmes lésions, moins prononcées toutefois, au niveau de l'épididyme gauche. »

Le malade a presque tous les soirs une fièvre légère à 38° ; il se sent très faible et affirme avoir beaucoup maigri, l'appétit est languissant.

« L'affection semble remonter à plus d'un an. Ce malade a été amputé de la cuisse droite, au tiers supérieur, il y a un an environ, pour une tumeur blanche du genou droit qui, en moins de quatre mois, avait acquis le volume d'une tête d'enfant. Par son évolution ultra-rapide et par son indolence qui était si grande que le malade travailla jusqu'au dernier jour et vint à pied à l'hôpital, cette affection ostéo-articulaire diffère sensiblement de l'arthrite bacillaire. Nous pensons qu'il s'agit, dans le cas présent, d'une tumeur blanche sporotrichosique, et cela d'autant plus, qu'aucun des animaux inoculés avec le pus de ce malade n'a succombé à la tuberculose......

« Le malade portait, à la jambe droite, un ulcère qui, toujours mal pansé, était exposé à toutes les contaminations. Or, cet homme a fait divers métiers qui l'ont mis en contact avec des produits pouvant contenir du *Sporotrichum*. Il a été charretier d'un tombereau d'ordures et aidait à décharger les poubelles. Puis il a été chiffonnier et vivait au milieu des champs d'épandage de Gennevilliers.

« Voici comment on peut, d'après nous, concevoir les étapes successives de cette sporotrichose :

« 1° La porte d'entrée a été probablement l'ulcère de la jambe;

« 2° Le *Sporotrichum* a colonisé dans le genou et la moitié inférieure du fémur;

« 3° Puis la mycose s'est disséminée dans les différents tissus : poussées de gommes sous-cutanées, localisations dans le derme, la muqueuse buccale, l'œil et l'appareil génital. » (Jeanselme et P. Chevallier.)

Le second cas est une lymphangite gommeuse ascendante double des deux bras, due à une inoculation de laboratoire.

« Une jeune femme, atteinte de syphilis secondaire et de fistule anale tuberculeuse, fut mordue aux deux pouces, le 25 juin 1910, en maintenant un rat inoculé de *Sporotrichum Jeanselmei* et atteint de granulie.

« Quelques jours après cet accident, au niveau de chaque morsure, — une au pouce droit et trois au pouce gauche, — la peau commença à rougir et à se tuméfier. La douleur spontanée, presque insignifiante, se réduisait à quelques élancements sourds, irradiant le long des doigts atteints, mais la pression provoquait de vives souffrances.

« Progressivement, au pourtour de chacune des petites plaies, s'est développée une nodosité. Il y en a donc eu trois au pouce gauche et une seule au pouce droit. Elles avaient, au début, l'aspect de tubercules fermes, de coloration rouge-sombre, puis la suppuration s'établit. La plus grosse de ces nodosités avait alors le volume d'une noisette, et le pus se voyait par transparence à travers l'épaisse couche épidermique qui le recouvrait. Ces panaris sous-épidermiques étaient remarquables par leur indolence.

« Le 13 juillet, dix-huit jours après la morsure, ces collections furent incisées. Le pus qui s'en écoula était très visqueux, en tout semblable à celui des gommes sporotrichosiques. L'épiderme abrasé, les ulcérations mises à nu apparurent mamelonnées, grisâtres et atones; elles n'avaient aucune tendance à creuser en profondeur et reposaient chacune sur un nodule gommeux, assez circonscrit, encastré dans le derme et le tissu cellulaire sous-cutané. »

En même temps on constatait un ganglion axillaire et un ganglion épithrochléen, tous deux « volumineux, indolents et aphlegmasiques ». Les cultures furent pures. « La sporo-agglutination faite le 26 juillet, avec une culture de *Sporotrichum Jeanselmei* datant d'un mois et le sérum de la malade, n'a été positive qu'au 1/50, et encore l'agglutination n'a été ni rapide, ni intense. »

Le traitement ioduré général amena d'abord une régression des lésions, mais ayant été sans doute mal suivi, il n'empêcha pas la reprise des accidents et l'ascension des traînées lymphangitiques gommeuses.

La lymphangite évolua par petites poussées successives. La régression fut lente, on l'obtint avec l'iodure et les injections quotidiennes de 1 à 2 centimètres cubes de lipiodol. Il faut remarquer qu'une injection locale de solution ioduré amena une poussée, et que quatre séances radiothérapiques de cinq H chacune n'eurent aucun effet.

Ce second cas de Sporotrichose de Jeanselme revêt donc la forme de lymphangite gommeuse ascendante avec chancre, identique aux lymphangites dues au *Sp. Schencki* et au *Sp. Beurmanni*. La gravité de cette sporotrichose tient sans doute à l'exaltation de la virulence du parasite par passage sur le rat.

VII. *Anatomie et Histologie pathologiques.* — Chez l'homme et chez les animaux les lésions sont identiques à celles que produit le *Sporotrichum Beurmanni*[1] et que nous avons décrites en 1906 et en 1907 (v. p. 668).

VIII. *Réactions humorales.* — Le sérum du premier malade agglutinait le *Sporotrichum Jeanselmei* à 1/400° et co-agglutinait un *Sporotrichum Beurmanni* à 1/300°. Il fixait et co-fixait le complément en présence de cultures de *Sporotrichum Jeanselmei*, de *Sporotrichum Beurmanni*, de *Sporotrichum bombycinum*, d'*Oospora Bovis*. La fixation était négative avec l'*Oospora Maduræ* (Jeanselme, Joltrain et P. Chevallier).

1. D'après Jeanselme et P. Chevallier et d'après l'étude comparative que nous avons pu faire sur les pièces communiquées par ces auteurs.

Au début, le sérum de la seconde malade n'agglutinait qu'au 1/50, à la fin il agglutinait à 1/300°. La réaction de fixation fut négative, mais il faut noter que le sérum était spontanément hémolytique.

L'intra-dermoréaction pratiquée sur la seconde malade fut positive.

IX. *Virulence expérimentale.* — Le *Sp. Jeanselmei* est inoculable à l'homme de même que le *Sp. Beurmanni.* Il est pathogène pour le rat et reproduit chez cet animal les lésions décrites en 1906, puis en 1907-1908 par de Beurmann, Gougerot et Vaucher (v. p. 367, 392 et p. 761).

X. *Résistance et vitalité.* — Elles nous paraissent identiques à celles du *Sp. Beurmanni.*

XI. *Habitat et saprophytisme.* — Issu d'une même souche que le *Sp. Beurmanni,* le *Sp. Jeanselmei* existe sans doute à l'état saprophytique dans la nature. Son saprophytisme a été constaté dans la bouche des rats inoculés et il explique le cas d'inoculation sur la fille de laboratoire à la suite d'une morsure de rat. (Jeanselme et P. Chevallier.)

XII. *Le type et les pléomorphismes.* — Le *Sporotrichum Jeanselmei* présente, dès les cultures initiales sur gélose glycoséepeptonée, une variabilité remarquable, alors que chez le *Sporotrichum Beurmanni,* les pléomorphismes sont exceptionnels au début et n'apparaissent que tardivement. Cette tendance pléomorphique est encore plus marquée sur les repiquages successifs.

Les pléomorphismes sont multiples :

Colonies acuminées, saillantes ; colonies étalées, lisses, à peine saillantes ; colonies ondulées, ou mamelonnées, ou godronnées ;

Colonies blanches, ou grises, ou brunes, ou brun-verdâtre, ou noires ;

Colonies luisantes, ou recouvertes d'un poudrage ou d'un enduit aranéeux, ou d'un duvet ou de poils, ou de piquants blanchâtres ou grisâtres, ou bruns, ou couleur rouille, ou brun-verdâtre, ou noirs, etc.

La tendance du *Sp. Jeanselmei* au pléomorphisme est constante et précoce, constituant le caractère parasitologique le plus frappant de ce champignon.

Plusieurs de ses pléomorphismes s'identifient au *Sporotrichum Schencki* et au *Sporotrichum Beurmanni*, voire même au *Sporotrichum Gougeroti*. Cette unification dans les pléomorphismes est la meilleure preuve d'une commune origine de ces germes.

VI

SPOROTRICHUM GOUGEROTI

Matruchot 1910.

(Pl. II, II, YII)

Le *Sporotrichum Gougeroti* a été cultivé dans notre cas n° XI, qui est resté unique. Ce parasite étudié par nous en 1907 et distingué déjà du *Sp. Beurmanni-type*, a été dénommé par Matruchot : *Sp. Gougeroti*. Alors que les *Sporotrichum* précédents appartiennent à une série étroitement apparentée et dérivent évidemment d'un même *Sporotrichum* primitif, le *Sp. Gougeroti* constitue un type distinct du groupe *Sp. Schencki-Beurmanni*.

I. **Parasite in vivo**. — Il revêt une forme courte oblongue mycélienne d'adaptation, identique à celle du *Sp. Beurmanni*, mais souvent plus grosse, plus ovoïde ; il posséde les mêmes réactions microchimiques et les mêmes affinités colorantes.

II. **Parasite en cultures**. (fig. 25).

α) Aspect microscopique *in vitro*. — Le parasite est filamenteux et sporulé, il se rapproche du *Sporotrichum Beurmanni* pour la disposition d'ensemble, mais s'en éloigne par de nombreux détails.

Les « filaments sont plus gros, de 2 à 3 μ, parfois même de 5 et 6 μ, au centre des colonies, sur des articles ovoïdes. L'aspect des colonies, disions-nous en 1907, est plus arborescent, les filaments sont moins rectilignes (sinueux souvent), les segments cellulaires sont plus courts, moins régulièrement calibrés, ce qui donne un aspect moniliforme aux filaments près du centre de la colonie ; les extrémités (pointes d'accroissement) sont droites et effilées. Quelques-unes d'entre elles (extrémités au repos) sont terminées par un gros article sphérique ; les longs filaments terminaux sont plus rectilignes et mieux calibrés larges de 2 à 3 μ.

« Les spores sont en bouquets de 6 à 12, parfois davantage, elles sont exceptionnellement isolées. Ces bouquets n'existent qu'au centre, dans la partie vieille de la colonie et sont assez régulièrement échelonnés le long des filaments. Pourtant sur certains filaments âgés, les bouquets de spores existent à l'extrémité du filament ou sur de courts filaments

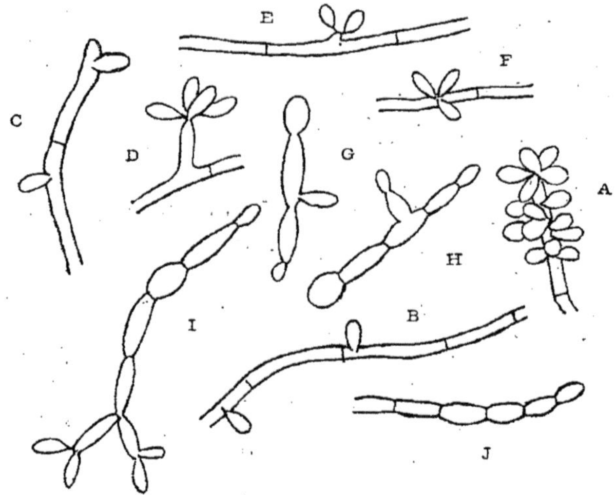

Fig. 25. — *Sporotrichum Gougeroti.* MATRUCHOT 1907-1910.

Fig. A. — Fructifications dans les régions aériennes les plus riches en spores. — Fig. B, C. — Portions isolées du mycélium où la fructification est moins abondante, les conidies y sont pédicellées ou sessiles. — Fig. D, E, F. — Fructifications conidiennes en bouquets. — Fig. G, H, I. — Bourgeonnement des conidies en formes-levures. — Fig. J. — Forme toruleuse du mycélium. (Grossissement : 880. Dessin de Matruchot [1].)

latéraux (formes adultes). » Les conidiophores courts latéraux sont plus rares que sur le *Sp. Beurmanni*.

Les bouquets terminaux de spores comprennent d'ordinaire un petit nombre de conidies, trois en moyenne (disposées en croix), quelquefois même il n'y a qu'une seule spore. Les spores sont plus grosses, 4 à 8 μ, plus ovoïdes que piriformes, plus souvent sessiles que pédicellées. Sur les colonies adultes, grosses ou petites, les spores sont souvent en nombre si considérable qu'elles noient tout le centre des colonies.

Matruchot a complété cette étude : « Les filaments ont la membrane précocement et fortement cutinisée...

1. Extrait des *Archives de Parasitologie.*

« Les fructifications aériennés présentent ce grand intérêt d'offrir des formes de passage entre celles du *Sp. Beurmanni* et celles du *Sp. Schencki* : sur certains filaments à fructifications maigres (fig. 25 B, C,), la disposition des spores est en petits bouquets latéraux de deux à trois spores, rappelant ceux qu'on trouve si fréquemment dans le *Sp. Schencki*. Sur d'autres filaments, on observe au contraire la fructification en *Sporotrichum* type, qui est celle du *Sp. Beurmanni* (fig. 25 ADÉF). Par ce caractère, le *Sp. Gougeroti* se place donc entre les deux types précédemment étudiés et constitue un lien entre eux.

« Fréquemment le *Sp. Gougeroti* présente des formes bourgeonnantes. Des spores normales détachées et tombant sur les parties humides de la culture y germent en donnant un court mycélium sur lequel naissent, soit latéralement, soit à l'extrémité, des spores secondaires (fig. 25 GHI). Il se fait là une sorte de bourgeonnement en conidies-levures, que nous n'avons observé dans aucune autre forme de champignon de sporotrichose, même dans les cultures de *Sp. Schencki*, qui nous ont été confiées. Ce bourgeonnement nous parait donc pouvoir, dans une certaine mesure, servir de caractéristique au *Sp. Gougeroti*[1], car dans le *Sp. Gougeroti*, le bourgeonnement en conidies-levures est la règle, et plusieurs générations de conidies se forment sur place, aux dépens des spores tombées » (Matruchot). Certains des filaments avec leurs articles courts en tonnelet, leurs bourgeonnements latéraux, ressemblent aux formes dites pseudo-mycéliennes des Exoascées.

Les variations pléomorphiques, les modes de sporulation, la formation des chlamydospores, la germination des spores, sont semblables à ceux du *Sporotrichum Beurmanni*; pourtant la germination des spores donne, non pas un filament bien calibré comme chez le *Sporotrichum Beurmanni*, mais un chapelet moniliforme d'articles courts ovoïdes en tonnelet de diamètre décroissant. Les formes raccourcies en T, en H, en Y, etc., sont plus fréquentes que dans le *Sporotrichum Beurmanni* et sont surchargées de spores (Gougerot). On dirait une agglomération de blastomycètes.

β.) Aspect macroscopique des cultures (pl. II, III, VII). — Il est bien différent de celui des cultures des parasites précédents. En effet, « sur tous les milieux, disions-nous en 1907, même sur

---

1. « A la vérité, Schenck, dans la description qu'il donne, d'après Smith, du *Sporotrichum Schencki*, figure des germinations de spores donnant très tôt des conidies secondaires. (Cf. Schenck, *loc. cit.*, p. 1, fig. 7 reproduite ci-contre fig. 15), mais dans sa description il n'insiste pas, disant simplement : « Les conidies germent en émettant, soit à l'extrémité, soit sur le côté, un ou plusieurs tubes droits, non ramifiés ; ces tubes donnent des spores identiques à celles dont ils sont nés, le mode d'attache étant ou terminal ou latéral, au moyen de courts pédicules ou stérigmates (fig. 6 et 7). D'autres spores, qui paraissent semblables, germent en donnant un mycélium ramifié qui, à son tour, produit une nouvelle génération de conidies. » Mais ce mode est l'exception » (Matruchot).

gélose et sur gélatine non sucrées, ce champignon pousse d'emblée noir. » Sur tous les milieux riches (sucrés) ou pauvres, l'aspect est le même, sauf la luxuriance des colonies; la *fixité* de ce germe est donc remarquable.

Les premiers repiquages poussaient à 37°, mais rapidement les repiquages ultérieurs se sont déshabitués de vivre à l'étuve, leur optimum est tombé à 20°-28°. Ces colonies se développent rapidement, mais elles cessent bientôt de progresser et dépassent rarement 10 à 12 millimètres de diamètre, souvent même elles restent à l'état granuleux, n'atteignant pas plus de 3 à 5 millimètres de diamètre.

Gélose glycosée-peptonée (et géloses sucrées). — Les *colonies adultes* isolées ou confluentes forment un voile noir d'encre, brillant, quelquefois terne, godronné irrégulièrement.

Tantôt, et le plus souvent, l'ensemble du voile dépourvu de saillies acuminées est sillonné de grosses circonvolvations inégales, peu enchevêtrées. L'auréole est inconstante et ordinairement les colonies sont bordées par un ourlet abrupt de 1^mm à 1^mm,5 de hauteur. Quelquefois les colonies sont entourées d'une étroite auréole de 1 à 2 millimètres, plate, plumeteuse, finement rayonnée, noire ou gris-noirâtre, ou même blanc-grisâtre, demi-transparente, difficile à voir.

Tantôt, et assez souvent, le voil clouté, mamelonné, semble formé de la fusion de colonies hémisphériques, granuleuses, de 1 à 3 millimètres de diamètre.

Tantôt, et plus rarement, la surface de la culture est parcourue de crêtes et de stries curvilignes plus ou moins concentriques ou parallèles, ressemblant à des torsades et ponctuée çà et là de granules de 1 à 3 millimètres de diamètre.

Tantôt, et assez exceptionnellement, des colonies isolées ou confluentes sont fortement saillantes, acuminées et circonvolvées à la façon du *Sporotrichum Beurmanni*, mais différentes de teinte et dépourvues de large auréole.

Tantôt enfin, ces divers aspects s'entremêlent sur un même voile; les petites colonies et les grosses colonies de la partie basse et humide du tube restent granuleuses, sphéroïdes, isolées ou agglomérées; d'autres sont striées; d'autres sont grossièrement et irrégulièrement circonvolvées; d'autres sont bosselées, granuleuses; d'autres sont acuminées. Dans leurs intervalles, on découvre, sur la gélose, un pointillé noir, très fin, de colonies naissantes.

Sur le verre sec du tube, les parasites forment un semis de points noirs, le plus souvent sans auréole nettement visible. Dans l'eau de condensation, ils ne donnent que des granules globuleux noir d'encre, et jamais de voile, tout au plus des granules confluents ébauchent-ils une sorte de voile peu résistant.

Les cultures sont moins élastiques que celles du *Sporotrichum Beurmanni*. Elles sont plus visqueuses quand elles sont jeunes, plus friables et moins adhérentes quand elles sont vieilles.

Plus ou moins rapidement, même sur les cultures initiales, apparaissent sur le fond noir d'encre des colonies, de larges taches duveteuses, velues, mates, à poils longs et fins, fragiles, le plus souvent gris-violacé-pourpré, quelquefois gris-verdâtre ou gris-souris, exceptionnellement brunâtres ou rouillés. Cette couche duveteuse ne couvre jamais toute la colonie, et il suffit de la râcler pour faire réapparaître la coloration noire sous-jacente. Son apparition a été tardive sur les premiers repiquages; elle est au contraire précoce sur les repiquages actuels.

Colonies naissantes. — Isolées, elles apparaissent dès le deuxième ou le troisième jour à + 25 à 30° C, sous forme de points gris-noir, demi-transparents, de $0^{mm},1$ à $0^{mm},3$; les plus petites sont à peine perceptibles. Le troisième jour, elles atteignent $0^{mm},3$ à $0^{mm},5$, deviennent déjà plus opaques et franchement noires; on distingue leurs formes arrondies, hémisphériques, saillantes et lisses, dépourvues d'auréole. Rapidement elles grossissent, mesurent 1 millimètre le quatrième ou le cinquième jour et gardent les mêmes caractères. Tantôt elles restent isolées, granuleuses; tantôt elles confluent en un seul voile noir, luisant, presque lisse, à reflet brun ou bleuté d'acier, à bord micro-polycyclique, qui peu à peu s'épaissit et se circonvolve.

Si les colonies naissantes deviennent confluentes dès ce début, elles forment un enduit demi-transparent, gris de fumée, qui rapidement s'opacifie, noircit et devient un voile adulte.

Pomme de terre, carotte, betterave glycérinées. — Les colonies sont luxuriantes; elles ont les mêmes aspects que sur gélose, la même teinte noire intense d'emblée; elles présentent les mêmes variations dans le godronnage, les mêmes taches duveteuses. Souvent les colonies développées plus rapidement sont plus saillantes, plus montagneuses, plus ondulées.

Bouillon glycosé-peptoné. — Dans ce bouillon et en bouillons sucrés, les colonies sont noires d'encre, isolées, granuleuses, sphéroïdes : elles mesurent de $0^{mm},5$ à 1 à 2 millimètres, quelquefois de 3 à 4 millimètres. Elles flottent à la surface et dans la profondeur du liquide, poussent en surface et tombent au fond sans troubler la transparence du milieu. Rarement les granules noirs deviennent confluents en ébauchant des voiles de 1 à 2 à 3 centimètres, à bords irréguliers, sortes d'agrégats de granules noirs ou de pellicules gris de fumée, tachetées de points noirs; jamais on ne voit de voiles analogues à ceux du *Sporotrichum Beurmanni*, élastiques, cohérents, couvrant toute la surface du ballon et formant des feuillets successifs.

Les granules, qui poussent immergés, s'attachent au verre ou flottent; beaucoup sont entourés d'une auréole grisâtre transparente.

Sur les vieux ballons, le milieu devient plus foncé, enfumé, sans doute par diffusion du pigment.

Sur GÉLATINE GLYCOSÉE-PEPTONÉE et sur GÉLATINE SUCRÉE, les colonies ont le même aspect que sur gélose glycosée, il n'y a pas de liquéfaction. Exceptionnellement, sur des tubes âgés de plusieurs mois, on voit une liquéfaction superficielle et toujours incomplète.

Sur MILIEUX NON SUCRÉS : gélose, gélatine, bouillon simple, la croissance est maigre, mais l'aspect reste toujours le même : les colonies sont noires, irrégulièrement granuleuses et circonvolvées.

Sur SÉRUM COAGULÉ, les colonies restent petites.

Dans le LAIT, les cultures sont abondantes et ont toujours le même aspect. Il n'y a pas de coagulation.

Dans l'EAU DE FONTAINE, l'EAU SALÉE, l'EAU DISTILLÉE, les cultures sont maigres, granuleuses, gris-noirâtre.

Sur l'EMPOIS D'AMIDON et sur les MILIEUX VÉGÉTAUX, sur les MILIEUX ANIMAUX (voir le *Sporotrichum Beurmanni* p. 105), l'aspect cultural est toujours le même.

III. *Structure fine et microchimie.* — La composition du *Sp. Gougeroti* est la même que celle du *Sp. Beurmanni*, sauf la richesse en pigment.

MACROCHIMIE. — L'analyse chimique des champignons desséchés confirme ce que montrait l'histochimie. Le *Sp. Gougeroti* contient des albumines, de la nucléine, des graisses, du glycogène, du pigment. La macrochimie permet d'approfondir cette étude. Pour cent parties de corps microbiens desséchés dans le vide jusqu'à poids constant, Blanchetière et Gougerot ont obtenu [1] :

Azote, 3gr,65.
Cendres, 1gr,80.
Endotoxines adipocireuses (insolubles) :
Sporo-éthérine (extrait éthéré), 19gr,36.
Extrait chloroformique post-éthéré, 2gr,32.
Sporo-chloroformine (extrait chloroformique), 20gr,78.
Extrait éthéré post-chloroformique, 0gr,40.
Endotoxines solubilisables :
Alcool-otoxines (extrait alcoolique après action de l'éther et du chloroforme), 9gr,36.
Acidotoxine et alcalinotoxine : quantités notables, impossibles à peser exactement [2].

1. Voir p. 109 : Chimie du *Sporotrichum Beurmanni*.
2. Voir note 4, p. 111.

Composition des corps microbiens résiduels (après action des solvants neutres[1]) :

Pour 100 parties de :	Corps microbiens bruts.	Corps épuisés, à l'éther puis au chloroforme.	Corps épuisés par l'éther puis par le chloroforme, enfin par l'alcool.
Az =	3gr,65	4gr,35	3gr,96
Cendres =	1gr,80	2gr,25	2gr,34

Pigment plus abondant, plus noir que celui du *Sp. Beurmanni*, et teintant précocement les filaments mais présentant des réactions de même ordre[1].

IV. *Nutrition, Sécrétions et fermentations.* Cette étude, poursuivie par Blanchetière et Gougerot comparativement à celle des *Sporotrichum* précédents, montre que le *Sp. Gougeroti* a, là encore, une individualité propre :

Ce champignon fait fermenter les corps suivants :

Glycérine (formation exclusive d'acide lactique).

Glycose (formation exclusive d'acide lactique ; pas de fermentation alcoolique.

Il fait fermenter après hydrolyse préalable (il sécrète donc une intervertine ou sucrase) le saccharose : le glycose, ainsi formé par dédoublement du saccharose, donne de l'acide lactique.

Le *Sp. Gougeroti* (de même que le *Sp. Schencki* et le *Sp. Beurmanni*) se comporte donc comme un ferment lactique faible. Si on laisse se produire l'acidification du milieu, l'acide lactique se forme seul. Si l'on sature par le carbonate de chaux l'acide lactique au fur et à mesure de sa production, on obtient de l'acide lactique et de l'acide acétique, ce dernier dérivant par fermentation du lactate de calcium.

Il ne fait pas fermenter les deux alcools polyatomiques : *mannite* et *dulcite*, non plus que les deux hexoses, *galactose* et *lévulose* (à l'inverse du *Sp. Schencki* et du *Sp. Beurmanni*). Il n'y a ni dégagement de gaz, ni production d'alcool ou d'acide fixe, ou d'acide volatil.

1. Voir p. 112.

Il n'attaque pas et n'intervertit pas les deux polysaccharides : l'*amidon* solide ou liquide et l'*inuline ;* il alcalinise le milieu (à l'inverse du *Sp. Schencki* et du *Sp. Beurmanni*).

Il n'attaque et n'intervertit ni le *maltose* (à l'inverse du *Sp. Schencki* et du *Sp. Beurmanni*), ni le *lactose* (de même que le *Sp. Beurmanni* et à l'inverse du *Sp. Schencki*).

Sauf l'absence de liquéfaction de la gélatine, ses **sécrétions** sont analogues à celles du *Sp. Beurmanni*.

L'*albumine* n'est pas liquéfiée (pas de trypsine ni de pepsine).

Le *lait* n'est pas coagulé (donc, pas de présure). Un coagulum de caséine n'est pas dissous (donc, pas de caséase).

Le *sérum coagulé* n'est pas liquéfié, bien que la culture soit assez abondante.

Les *milieux au sang* ne sont pas modifiés (donc, pas d'hémolysine).

La *gélatine* n'est pas liquéfiée (donc, *pas de géloprotéase*, à l'inverse du *Sporotrichum Beurmanni*).

Le *bouillon Martin* ensemencé ne donne pas la réaction de l'*indol*.

Les *sels ammoniacaux*, les nitrates et les nitrites de potassium ne sont pas modifiés.

Dans les milieux additionnés d'*urée*, il y a production douteuse d'uréase.

Les phénomènes de **nutrition** sont identiques à ceux du *Sp. Beurmanni* : Blanchetière et Gougerot (voir p. 113).

V. *Toxines et actions toxiniques sur les tissus.* — Le *Sp. Gougeroti* sécrète des toxines semblables à celles du *Sp. Beurmanni* (Blanchetière et Gougerot).

Toxines totales (corps microbiens tués bruts).

Toxines solubles (filtrats de bouillon).

Toxines solubilisables (extraits alcooliques, acétiques, sodiques...).

Endotoxines insolubles (sporo-éthérine, sporo-chloroformine, extrait éthéré post-chloroformique, extrait chloroformique post-éthéré).

Toxines résiduelles (corps microbiens épuisés par l'éther, le chloroforme, l'alcool, etc...).

Les lésions qu'elles produisent sont de même ordre que celles provoquées par les *Sp. Beurmanni* (voir p. 116), mais elles sont un peu moins actives (Gougerot et Blanchetière).

VI. *Forme clinique*. — On ne connaît qu'un seul cas de cette sporotrichose : notre cas n° XI.

Le malade, âgé de vingt-six ans, était tuberculeux et syphilitique. La syphilis datait de sept ans et n'avait pas produit d'accident depuis la roséole. La tuberculose était plus récente; le malade toussait un peu, il présentait : 1° un abcès ganglionnaire sous-maxillaire à pus lymphocytique et bacillaire; 2° une tuberculose verruqueuse du mollet.

La sporotrichose se réduisait à une gomme unique, fermée, profonde, située dans le quadriceps fémoral, à 10 ou 12 centimètres au dessus de la rotule. La ponction retira un liquide gommeux avec stries purulentes, formé de polynucléaires et de macrophages, non bacillifère, donnant des cultures pures de *Sporotrichum Gougeroti*.

Le malade mourut, quelques semaines plus tard, de méningo-encéphalite bacillaire vérifiée à l'autopsie.

VII. *Anatomie et histologie pathologiques*. — Les lésions sont identiques à celles que provoque le *Sporotrichum Beurmanni* (voir p. 668).

VIII. *Réactions humorales et sensibilisation*. — Ces réactions, étant inconnues au moment où ce cas fut observé ne purent être éprouvées chez notre malade. Elles existent chez les animaux inoculés et l'on observe toute la série des agglutinations et des co-agglutinations, des fixations et des co-fixations, des intra-dermoréactions et des co-intra-dermoréactions.

Chez les malades infectés par le *Sp. Beurmanni*, on peut obtenir les réactions d'agglutination et de fixation avec des cultures de *Sp. Gougeroti*, mais elles sont moins intenses qu'avec le *Sp. Beurmanni*.

On observe de même des phénomènes de co-sensibilisation, mais toujours peu marqués. Les intra-dermoréactions, faites avec le *Sporotrichum Gougeroti* chez les malades infectés par le *Sporotrichum Beurmanni*, sont toujours beaucoup plus faibles que celles faites avec le *Sporotrichum Beurmanni* et elles restent souvent douteuses.

IX. *Virulence. Sporotrichoses expérimentales des ani-*

maux. — La virulence des premières cultures était comparable à celle du *Sp. Beurmanni*, quoiqu'un peu moins forte. Les lésions provoquées chez le rat, la souris, le cobaye, le lapin, sont identiques à celles que donne le *Sp. Beurmanni;* elles sont aussi polymorphes, elles peuvent revêtir toutes les formes et atteindre tous les tissus (viscères, os [1], etc.) (p. 367, 392 et 761).

La virulence, que les passages sur le rat avait notablement augmentée, a rapidement baissé en culture *in vitro* ; depuis deux ans, le *Sporotrichum Gougeroti* est devenu presque avirulent.

X. Résistance et vitalité. — Elles sont semblables à celles du *Sporotrichum Beurmanni*, quoiqu'elles paraissent d'ordinaire plus fortes; l'arséno-résistance est notablement plus forte.

XI. Habitat et Saprophytisme. — Ce germe doit exister à l'état de saprophyte dans la nature, ainsi que l'indique le même faisceau d'arguments que nous avons déja groupés pour le *Sp. Beurmanni*, mais il n'a pas encore été découvert, comme lui, à l'état sauvage (p. 204).

XII. Unité: Le type et les pléomorphismes. — La fixité de ce parasite est remarquable ; sa tendance pléomorphique est presque nulle. A peine note-t-on quelques variations dans le godronnage et dans la teinte des taches duveteuses.

---

1. Voir par exemple : *Bull. et Mém. de la Soc. méd. des Hôp. de Paris*, 11 oct. 1907 n° 28, p. 1000, Inoculation intra-veineuse au lapin, gomme cutanée et gomme métastatique, et *Bull. et Mém. de la Soc. méd. des Hôp. de Paris*, 3 juillet 1908, n° 24, p. 9 : Chien n° 16 : *Péritonite, gommes hépatiques et spléniques, adénites multiples, myocardite, endocardite et aortite.* Sur le chien n° 16, inoculé dans le péritoine, l'évolution de la sporotrichose a été rapide: en onze jours, l'infection a déterminé une péritonite aiguë séro-purulente avec granulations ébauchées naissantes, lésant profondément les organes abdominaux congestionnés, gommes intra-spléniques et intra-hépatiques (abcès aréolaires), surrénalites congestives; l'infection s'est généralisée, et la septicémie a été démontrée par l'ensemencement du sang du cœur. La sporotrichémie a rapidement emporté l'animal. La myocardite et la péricardite, l'endocardite mitrale et aortique avec nodule mitral de nature sporotrichosique (démontrée par la rétro-culture), la néphrite, les adénites, la thymite, furent des localisations de cette sporotrichémie.

VII

SPOROTRICHUM DORI

DE BEURMANN et GOUGEROT 1906[1].

SYNONYMIE : *Oospora Dori, Discomyces Dori, Nocardia Dori.*

Ce parasite a été trouvé dans un cas resté unique, observé à Lyon par Dor en 1906. Il est tout à fait différent des *Sporotrichum* précédents et n'a avec eux aucune affinité.

I. *Parasite in vivo.* — Dans le pus humain, le parasite ne put être décelé, ni par les bleus, ni par le Gram, ni par les violets (Dor).

II. *Parasite en culture.*

α) ASPECT MICROSCOPIQUE *in vitro* (d'après Dor). — Mycélium ténu, très fin, de 0,5 à 1 μ de diamètre, à articles courts de 6 à 8 μ., finement et abondamment dichotomisés.

Eléments arrondis zoogléiques de 1 μ. à 1 μ,5, en amas, d'où rayonnent des filaments ; les filaments ne naissent pas des éléments arrondis. « Dans les premières cultures, il y avait quelques amas zoogléiques. Ultérieurement ceux-ci sont devenus prédominants et les formes filamenteuses ramifiées ont presque disparu. » Il a semblé à Dor que ces amas d'éléments arrondis n'étaient pas

---

1. Cette étude du *Sporotrichum Dori* est basée sur le travail de Dor, sur les notes inédites que cet auteur a eu la très grande obligeance de nous communiquer en 1906, sur l'étude comparative qu'il a faite à Lyon de ses cultures et de nos cultures de *Sporotrichum Beurmanni*, sur l'étude comparative de ses préparations et des nôtres, faite à Paris en 1906. Les cultures du *Sporotrichum Dori* ayant été, malheureusement, perdues par mégarde, l'étude de ce parasite si intéressant n'a pu être aussi complète que l'aurait désirée Dor. Il le croit intermédiaire entre les *Trichophyton* et les *Nocardia* (Actinomycètes) ; il le rapproche du *Sporotrichum Beurmanni* et surtout de la *Nocardia*, découverte par Nocard dans la « maladie des bœufs de la Guadeloupe, connue sous le nom de farcin » (*Annales de l'Institut Pasteur*, 1888). La détermination de *Sporotrichum* LINCK peut être discutée pour ce parasite, car il ne présente pas en toute certitude le mode de fructification classique des *Sporotrichum*. Nous avons adopté en 1906 la détermination de *Sporotrichum* faite par Dor, la conservant jusqu'à classification meilleure, et, pour rendre un juste hommage aux travaux de l'auteur lyonnais, nous avons appelé ce parasite *Sporotrichum Dori*.

des spores, mais des formes fragmentées et arrondies du mycélium.
Les renflements (en boules), se colorant facilement et échelonnés sur
certains filaments, représenteraient des formes de transition. Mais
Dor se montre réservé à ce sujet ; il croit que les amas zoogléiques
et ces boules échelonnées « n'étaient pas des spores parce qu'ils se
coloraient très facilement et résistaient à la décoloration par la solution iodo-iodurée », mais il se garde d'être affirmatif.

Il n'y aurait pas, d'après Dor, de véritables organes de fructification appendus au fila-
ment « mais seulement des
renflements situés sur le
trajet du filament et difficilement colorables. » Si
l'on admet que les amas
zoogléiques sont des spo-
res, on pourrait peut-être
considérer ces amas comme
des glomérules de spores
appendues aux filaments(?).

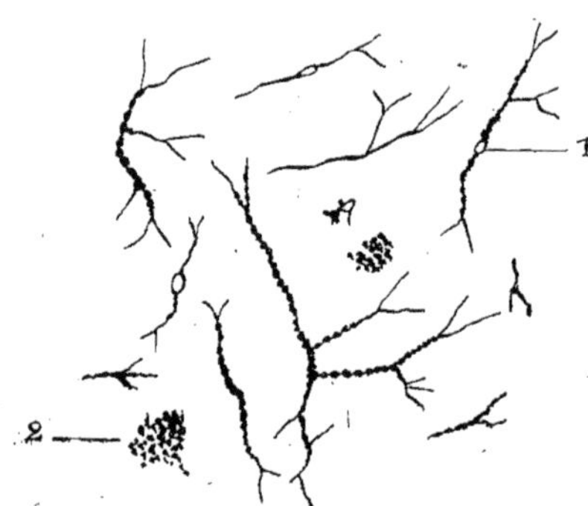

Fig. 26. — *Sporotrichum Dori*. DE BEURMANN
ET GOUGEROT 1906.

D'après Dor : 1, Spore ; 2, Amas zoogléique [1].

L'étude du développe-
ment n'a pu être précisée
en goutte pendante.

β) ASPECT MACROSCOPIQUE *in vitro* : **cultures**. — L'optimum
thermique pour la culture est à 37°. Les colonies se développent
très rapidement, mais elles ne font plus de progrès après le troisième jour, aussi ne dépassent-elles pas $1^{mm},5$ de diamètre et restent-elles isolées les unes des autres.

Sur *gélose simple* et sur *gélose sucrée* (la gélose maltosée a
semblé plus favorable que la gélose glycosée), les cultures ne
sont « pas très abondantes ».

« Il y avait seulement comme un dépoli à la surface, et ce dépoli
était constitué par le fusionnement d'une multitude de colonies minuscules d'un quart de millimètre. »

1. D'après la *Presse médicale*, 14 avril 1906, n° 30, p. 234.

« Le développement était très rapide, de sorte qu'en vingt-quatre heures on voyait une culture bien évidente; puis, à partir du troisième jour, elles ne faisaient plus de progrès, ni en largeur, ni en épaisseur. Les colonies étaient grisâtres, ternes, non auréolées et à peine saillantes. »

Au bout d'un mois, les colonies sur gélose maltosée (ou glycosée) tendaient à brunir, prenant la teinte du « bois de noyer », mais sans jamais présenter de segments noirs.

Les colonies isolées restent très petites, arrondies, ne dépassent guère 1^{mm},5, et sont légèrement saillantes et arrondies; leur surface est finement mamelonnée. « On pouvait les comparer à de très fines gouttelettes d'une crème au chocolat. »

En *bouillon* (simple), la culture est rapide, mais elle n'est pas plus abondante que sur les milieux solides.

Sur les parois du tube et dans le fond se déposent « de très fins filaments grisâtres que l'on peut disséminer par agitation. On voit alors flotter des filaments ressemblant à des fragments de toile d'araignée. » Le bouillon reste clair.

« Les cultures conservées pendant plusieurs semaines ne devenaient pas beaucoup plus abondantes; mais en acidifiant le bouillon avec de l'acide acétique, on obtenait une culture très riche, sous forme de grumeaux blanchâtres ne troublant pas le bouillon. »

Jamais il ne se développa de voïle en surface.

Le parasite ne poussait pas sur *gélatine simple*.

Les cultures sur gélatines sucrées, sur pomme de terre, sur carotte, sur sérum et sur milieu organique n'ont pas été tentées.

Le parasite ne pousse pas en culture anaérobie.

III. *Chimie.* — IV. *Nutrition, Sécrétions et Fermentations.* — V. *Toxines et actions toxiniques sur les tissus.* — Ces chapitres n'ont pas été étudiés.

VI. *Forme clinique.* — Le cas de Dor, resté unique, était une sporotrichose subaiguë à grands abcès multiples.

« En juillet 1905, la malade avait avalé une épingle, dont l'extraction assez difficile avait produit des déchirures de la muqueuse du pharynx.

« Vingt jours après, apparurent des abcès à la nuque et derrière l'oreille qui, incisés, guérirent rapidement. Le développement d'un troisième abcès, situé à la région profonde de la fesse, autour du sciatique, s'accompagnait d'une température de 38º,5. A l'incision de cet abcès, il s'échappa un pus très abondant « d'aspect graisseux, de couleur blanchâtre, semblable à de la graisse liquéfiée » ; sa guérison très rapide fut complète en six jours. Puis peu à peu on vit se succéder sans discontinuité toute une série d'abcès torpides : à l'aisselle droite (500 grammes), aux bras, à l'aine gauche, etc., tous occupant plutôt la racine des membres que les extrémités; il n'y en eut jamais aux jambes, aux avant-bras, aux mains ni aux pieds. Ils siégeaient dans le tissu cellulaire sous-aponévrotique ou sous-musculaire et s'immobilisaient sans tendance à l'ulcération spontanée.

« Enfin en octobre, apparut une mammite gauche qui s'ouvrit spontanément en deux points, donna lieu à des fistules interminables, et rendit nécessaire l'ablation du sein. »

Il a donc fallu l'incision des abcès et même l'extirpation de certaines des lésions pour assurer la guérison.

VII. *Anatomie et Histologie pathologiques.* — VIII. *Réactions humorales et sensibilisations.* — Ces deux chapitres n'ont pas été étudiés.

IX. *Virulence* (d'après Dor). — Le *Sporotrichum Dori* n'est pas virulent pour les animaux habituels de laboratoire.

Les cobayes et les lapins, inoculés avec le pus sous la peau, ne présentèrent qu'un abcès phlegmoneux local qui ne s'étendit pas et la réinoculation fut infructueuse; le parasite ne put être décelé dans le pus expérimental. On ne fit ni inoculation péritonéale, ni injection intra-veineuse.

Les inoculations faites avec les cultures restèrent négatives.

Il n'a été fait d'inoculation ni au rat, ni à la souris, ni au singe.

X. *Résistance et vitalité.* — Ces propriétés n'ont pas été étudiées.

XI. *Habitat.* — L'habitat du *Sp. Dori* est inconnu.

XII. *Unité : Le type et les pléomorphismes* n'ont pu être étudiés, les cultures de Dor ayant été perdues accidentellement, avant que le savant lyonnais n'ait eu le temps de compléter son travail.

Tels sont les caractères des différents *Sporotrichum* pathogènes et des diverses Sporotrichoses connues.

Nous ne doutons pas que des recherches systématiques ne fassent retrouver, plus fréquemment encore, les espèces anciennes et n'amènent la découverte d'espèces nouvelles. Mais avant de conclure à l'existence d'une nouvelle espèce, on doit se souvenir des pléomorphismes du *Sporotrichum Beurmanni* (v. p. 86) ; il ne faut pas créer des nouvelles variétés d'après des différences si minimes qu'elles se modifient d'un tube à l'autre. Il faut savoir résister au vain plaisir de décerner des noms nouveaux et éviter de provoquer une confusion, déjà inexcusable en botanique morphologique, mais plus fâcheuse encore en pathologie générale.

CHAPITRE III

DISCUSSIONS SUR L'UNITÉ, L'INDIVIDUALISATION ET LA PLURALITÉ DES SPOROTRICHUM PATHOGÈNES

I. Comparaison du *Sporotrichum Beurmanni* et du *Sporotrichum Schencki*. — II. Comparaison du *Sporotrichum Beurmanni* et du *Sporotrichum astéroïdes*. — III. Comparaison du *Sporotrichum Beurmanni* et du *Sporotrichum indicum*. — IV. Comparaison du *Sporotrichum Beurmanni* et du *Sporotrichum Jeanselmei*. — V. Comparaison du *Sporotrichum Beurmanni* et du *Sporotrichum Gougeroti*. — VI. Comparaison du *Sporotrichum Dori* et du groupe des *Sporotrichum* précédents. — VII. Comparaison des *Sporotrichum pathogènes* et de leurs pléomorphismes avec les *Sporotrichum* sauvages de la nature.

Il importe de comparer entre elles les diverses espèces de *Sporotrichum*[1], afin de savoir s'il faut maintenir leur séparation de les confondre dans un même type.

I. — *Comparaison du* Sporotrichum Schencki *et du* Sporotrichum Beurmanni[2].

Le *Sp. Schencki* et le *Sp. Beurmanni* sont-ils différents, quoiqu'issus d'une même souche ? Sont-ils identiques ou tout au

---

1. Nos études comparatives ont été poursuivies à l'aide de toutes les méthodes et sur tous les milieux. L'existence des pléomorphismes macroscopiques et microscopiques est la grande difficulté de ces recherches. Le meilleur critérium nous semble être l'aspect macroscopique des *cultures initiales* ou des premiers repiquages sur le milieu d'épreuve, gélose glycosée ou maltosée de Sabouraud, ce milieu différentiel étant préparé minutieusement suivant les indications de Sabouraud et employé encore humide. Cette étude macroscopique sur milieu différenciateur nous semble supérieure à l'étude microscopique. En effet, la structure histologique d'un même échantillon varie dans de grandes proportions et d'autre part on sait que des parasites différents peuvent avoir le même aspect microscopique : On se souvient par exemple qu'un bacille tuberculeux, un bacille lépreux, un bacille tuberculoïde, certains bacilles acido-résistants saprophytes, sont impossibles à distinguer entre eux sur lame et que ces ressemblances ont été la cause de nombreuses erreurs.

2. Travail du laboratoire du Dʳ de Beurmann à l'hôpital Saint-Louis et du aboratoire de bactériologie du professeur Pierre Marie à la Faculté de Médecine.

moins n'y a-t-il entre eux que des différences minimes de races ? La question que nous croyions tranchée vient d'être soulevée à nouveau par les travaux nord-américains de 1909-1910.

Pour comprendre l'état actuel de la question, il est indispensable de rappeler comment l'étude comparative de ces deux parasites a été poursuivie.

Smith et Schenck, Hektœn et Perkins avaient décrit en 1898 et en 1900 deux échantillons nord-américains de *Sporotrichum* et, les ayant comparés, ils avaient conclu à leur identité : leur parasite est le *Sporotrichum Schencki*, dont Foulerton a donné une bonne étude en 1901. Nous appelons ces deux échantillons « *Schenck initial* » et « *Hektœn initial* ». Puisque la description du *Sporotrichum Schencki* a été faite d'après ces deux échantillons, ce sont eux qui doivent servir de critérium et non pas. les échantillons trouvés depuis cette époque.

Matruchot et Ramond, en 1905, sans connaître les travaux nord-américains, décrivent un échantillon cultivé à Paris par de Beurmann et Ramond en 1903 ; ils l'appellent *Sporotrichum Beurmanni*.

En 1906, en faisant l'étude des sporotrichoses, nous sommes amenés à comparer les parasites appelés *Sp. Schencki* et *Sp. Beurmanni*. Nous avions alors pour faire cette comparaison : 1° les textes des descriptions américaines ; 2° les figures des travaux américains ; 3° deux échantillons qu'Hektœn nous avait envoyés comme exemples typiques de *Sp. Schencki*. Nous appelons, avec plusieurs auteurs, ces deux échantillons : *Sp. Schencki* échantillons *Hektœn-Gougerot* pour les distinguer des *Sp. Schencki* initiaux.

1° La *comparaison* des textes des descriptions américaines du *Sp. Schencki* et de nos cultures du *Sp. Beurmanni* ne donnaient pas de dissemblances microscopiques, mais fournissaient quelques différences macroscopiques.

Schenck dit : « la surface de la colonie est... marquée de lignes rayonnantes procédant du centre à la périphérie (Pl. I. fig. a) ». Hektœn dit de même : « nombreuses rides transversales... , il ressemble aux chaînes de montagnes d'une carte de géographie. » Au lieu de ces sillons radiés à crêtes aiguës, analogues aux vallées convergeant vers le sommet d'une montagne, on sait que le *Sp. Beurmanni* a des circonvolvations très irrégulièrement enchevêtrées, à crêtes arrondies, analogues aux circonvolutions cérébrales et intestinales.

Schenck dit : « the surface is... stained a hard brown colour, the shade at the *periphery* being deeper that in the centre. The medium also becones stained »... (fig. I. a.); cette figure I. a. de Schenck montre que les colonies ne sont pas brunes, mais blanches, leur périphérie seule est parfois brunâtre, tandis que le *Sp. Beurmanni* typique est brun-chocolat, brun-noir ou noir, et, à l'inverse du *Sp. Schencki*, il est plus foncé au centre qu'à la périphérie. Mais il faut remarquer qu'Hektœn dit qu'en vieillissant la culture devient brun-foncé. Foulerton écrit : « dans de certaines conditions, de vieilles cultures peuvent, sur milieux solides, devenir d'une couleur brun-sombre ou noire et quand cela est arrivé, on verra sous le microscope de nombreux corpuscules parfaitement sphériques, d'une couleur brun-clair, représentant probablement des spores dégénérées. » Or, dès les premiers jours, le *Sp. Beurmanni* devient toujours brun sur les milieux favorables et non pas dans certaines conditions seulement. Il ne lui faut pas un long vieillissement pour prendre sa coloration typique brun-chocolat.

Schenck spécifie que la culture sur gélose simple du *Sp. Schencki* ne diffère de la culture sur gélose glycosée que par l'abondance de la récolte ; or, l'aspect du *Sp. Beurmanni* est totalement différent sur gélose simple et sur gélose glycosée. Foulerton dit encore : « le *Sp. Schencki* sur gélose simple, cultivant à 22°, devient en trois à quatre semaines brun-chocolat ou noir... L'addition de 2 p. 100 de maltose... à l'agar nutritif n'influence pas à un degré appréciable la rapidité ou l'apparence de la croissance. » On sait au contraire que sur gélose simple le *Sp. Beurmanni* pousse maigrement et reste constamment blanc, que sur ce milieu il ne devient jamais brun, ni à plus forte raison noir ; c'est seulement sur gélose maltosée ou glycosée qu'il pousse très abondamment ; il ne brunit que sur des milieux riches en hydrates de carbone.

Hektœn dit : « sur pomme de terre, culture blanche, légèrement brunâtre, grise ou jaunâtre. Les colonies les plus vieilles se décolorent : « the older growths become discoloured at the same time as the potato is darkened ». Foulerton dit encore : « Plus tard la couleur change et devient brun-clair »[1]. Au contraire, le *Sp. Beurmanni* est brun-foncé ou noir d'encre sur pomme de terre glycérinée (sauf pléomorphisme).

2° On pouvait se demander si ces différences n'étaient pas dues à une interprétation discutable des textes. L'étude des figures américaines montrait les mêmes différences En effet, ces planches représentent des cultures *blanches* à stries *rayonnantes*, peu ou pas circonvolvées, non pigmentées sauf au niveau de l'aréole ; les aspects étaient donc différents de celui de nos échantillons français de *Sp. Beurmanni*.

3° La comparaison de nos échantillons français de *Sp. Beurmanni* et des deux échantillons de *Sp. Schencki* qu'Hektœn nous a envoyés confirmaient l'impression que nous avait donnée la lecture attentive des textes et l'examen des planches. Pourtant, connaissant déjà les pléomorphismes de ces parasites, sachant que les échantillons de *Sp. Schencki* n'avaient pas été entretenus sur milieu Sabouraud, nous nous demandions s'il s'agissait de différences fixes d'espèces ou de simples différences pléomorphiques d'un même *Sporotrichum*, pléomorphisme dû aux conditions défavorables du milieu de culture. Aussi dans notre mémoire de 1906, n'ayant pu suivre ces parasites que pendant quelques mois, nous n'osions conclure et nous écrivions : « il nous est encore impossible de dire s'il s'agit d'espèces voisines ou identiques ».

---

1. Hektœn, dans sa lettre d'envoi, nous disait : « Mes cultures semblent maintenant avoir perdu le pouvoir de produire des spores, ce qui les différencie des générations précédentes. » Mais cette absence de spores n'est pas constante ; sur certains tubes de cet échantillon, *Sp. Schencki* Hektœn-Gougerot, nous avons vu les spores ; de même Matruchot, de même Pinoy ont vu le champignon sporulé ; ils en ont même donné des dessins. Remarquons, pour éliminer l'objection d'un pléomorphisme grossier, que les cultures sporulées de l'échantillon Hektœn-Gougerot ne différaient pas macroscopiquement des cultures sporulées.

Les années suivantes, de 1907 à 1910, nous avons poursuivi l'étude comparative de tous les *Sporotrichum* pathogènes que nous avons pu nous procurer. Les différences entre tous les échantillons de *Sp. Beurmanni* nous ont toujours semblé réductibles, si bien que nous affirmions l'unité de cette espèce, avec pléomorphismes possibles secondaires et variés. Au contraire les différences entre nos *Sp. Beurmanni* et l'échantillon *Hektœn-Gougerot* de *Sp. Schencki* sont restées *fixes*. Nous notions entre les deux parasites des différences macroscopiques sur gélose glycosée et sur pomme de terre, différences de couleur, de sillons, de mèche, déjà indiquées ci-dessus. Nous notions des différences microscopiques dans la richesse des spores, la direction et l'agmination des filaments, différences que confirma Matruchot. Enfin Blanchetière et Gougerot signalèrent des différences dans le pouvoir fermentatif des deux *Sporotrichum*. Nous avons résumé cette étude dans le tableau suivant paru dans l'article Mycoses du Nouveau Traité de Médecine et de Thérapeutique de A. Gilbert et L. Thoinot (fasc. IV, 1910) :

Sporotrichum Beurmanni. (échantillons français et étrangers).	*Sporotrichum Schencki.* (échantillons Hektœn-Gougerot).
Développement.	
Cultures difficiles, mais possibles à 38°. Optimum 22° à 30°, donc développement plus lent.	Cultures faciles à 38°. Optimum 30° à 38°, donc développement plus rapide.
Aspect macroscopique des cultures sur gélose glycosée-peptonée de Sabouraud (milieu d'épreuve).	
Pigmentation rapide et complète. Colonies toujours très colorées, de teinte chocolat ou noire. Circonvolutions à la façon des circonvolvations cérébrales à crêtes arrondies irrégulièrement entrecroisées.	Pigmentation très lente, le plus souvent inconstante ou absente, donc colonies peu colorées ou blanches le plus souvent. Crêtes à tendances rectilignes, étroites, aiguës, divergentes à partir d'un centre, comme les vallées du cône d'un volcan.

Aspect microscopique des cultures sur lames sèches et en goutte pendante.

Filaments mycéliens de 2 μ de large, plus rectilignes, quelquefois agrégés, mais surtout enchevêtrés, rarement parallèles.

Spores de 3 sur 5 à 6 μ très nombreuses, insérées sur de longs filaments ou à l'extrémité de filaments latéraux, courts ou longs.

Filaments mycéliens de 2 μ de large, plutôt curvilignes, onduleux, presque toujours agrégés et parallèles, en faisceaux, sans enchevêtrement habituel.

Spores très rares, souvent même absentes, insérées le long et surtout à l'extrémité de longs filaments. Peu ou pas de conidiophores courts latéraux.

Caractères biologiques (Blanchetière et Gougerot).

Fait fermenter le saccharose.
Ne semble pas faire fermenter le lactose, etc.

Fait fermenter le lactose.
Ne semble pas faire fermenter le saccharose, etc.

Nous concluions : « Ces différences sont absolument fixes sur milieu d'épreuve. Nous ne savons pas si originairement les deux Sporotrichum, le *Sp. Schencki* et le *Sp. Beurmanni*, étaient identiques, mais nous affirmons qu'actuellement ils sont nettement distincts et qu'on ne peut faire le passage de l'un à l'autre. Depuis 1906 que nous suivons les deux échantillons de *Sp. Schencki* que nous a envoyés Hektœn et que nous collectionnons les *Sp. Beurmanni* français et étrangers, jamais le *Sp. Schencki* n'a pu être transformé en *Sp. Beurmanni*. Depuis quatre ans que nous manipulons ces parasites, aucun des nombreux échantillons de *Sp. Beurmanni* ne s'est transformé et fixé sous forme de *Sp. Schencki*. Souvent on obtient sur de mauvais milieux des cultures blanches de *Sp. Beurmanni* ayant l'aspect macroscopique du *Sp. Schencki* ; mais à cela se borne la ressemblance ; toutes les différences persistent et le report sur pomme de terre ou sur betterave glycérinée redonne avec le *Sp. Beurmanni* une culture noire, alors que la culture du *Sp. Schencki* (échantillon Hektœn-Gougerot) est constamment blanche sur ce milieu. Or, il est évident qu'il faut juger un parasite d'après ses cultures habituelles fixes et non d'après un pléomorphisme exceptionnel et passager, facile à ramener au type habituel. »

Matruchot, Pinoy, Vuillemin ont confirmé bientôt nos recherches avec le matériel *Sp. Beurmanni* français et les *échantillons Hektœn-Gougerot de Sp. Schencki* que nous leur avions transmis. Le célèbre botaniste Saccardo nous écrivait : « Le *Sp. Schencki* semble constituer une espèce à part avec mycélium fort riche, alors que les hyphes conidiophores sont peu nombreuses. » Le professeur Vuillemin trouvait même des différences si grandes qu'il classait les deux parasites dans des genres différents, *Sporotrichum Schencki* et *Rhinocladium Beurmanni*. C., G., Page, L. Frothingham et J. B. Paige, comparant le *Sporotrichum Schencki* et le *Sporotrichum Beurmanni*, disaient (*loco citato*, p. 146), en 1910 : « Les descriptions publiées en 1898 et 1900 par Schenck et par Hektœn ont été lues par de Beurmann et Gougerot après la publication de leur premier cas de 1903 et citées dans leur étude complète de leur parasite publiée en 1906. Gougerot insiste sur certaines différences microscopiques entre les cultures américaines et les cultures françaises, *suffisantes pour en faire des espèces distinctes*, mais si légères, nous semble-t-il, qu'elles sont de petite importance pratique ».

La question nous semblait donc tranchée en faveur de la distinction des deux parasites : *Sp. Schencki* et *Sp. Beurmanni*. Nous les croyions différents quoique très proches et sans doute issus d'une même souche ancestrale.

« La seule cause d'erreur, disions-nous, serait que l'échantillon Hektœn-Gougerot du *Sp. Schencki* (qui a servi à nos études et à toutes les études françaises) représentât un pléomorphisme du *Sp. Schencki* initial ou du *Sp. Hektœn* initial. »

Mais il faut remarquer que :

1° Depuis 1903 qu'on entretient le premier échantillon Matruchot-Ramond de *Sp. Beurmanni* sur de mauvais milieux, on n'a vu que des pléomorphismes moins accentués et toujours réductibles au type *Sp. Beurmanni*. Or les différences qu'offre l'échantillon Hektœn-Gougerot de *Sp. Schencki* sont remarquablement fixes et irréductibles.

2° N'était-il pas légitime d'admettre que les échantillons de *Sporotrichum Schencki*, qu'Hektœn nous avait envoyés, étaient caractéristiques. Puisqu'Hektoen nous les avait donnés comme typiques du *Sp. Schencki*, il nous était impossible de ne pas juger du *Sp. Schencki* par ces échantillons, *d'autant mieux que l'étude de ces échantillons concordait avec les descriptions et avec les figures nord-américaines*[1].

En un mot, puisque cet échantillon présentait avec le *Sp. Beurmanni* des différences fixes et irréductibles, nous devions conclure à la distinction des deux parasites de Schenck et de de Beurmann.

Tel était jusqu'à ces derniers mois l'état de la question. En 1909-1910, les travaux nord-américains de Burlew, de Trimble, de Shaw, de C. G. Page, L. Frothingham et J. B. Paige, de J. Nervins Hyde et Davis, viennent de la reposer sur des données nouvelles. Tous ces auteurs, en effet, appellent leurs parasites *Sp. Schencki* et Davis est venu nous apporter ses cultures et ses documents. Elève d'Hektoen, travaillant dans le laboratoire du savant bactériologiste américain, Davis était à même de comparer son échantillon avec le *Sp. Schencki* d'Hektoen, et ayant eu entre les mains les cultures équines de Mohler, de C. G. Page et Frothingham, les cultures humaines de Zurawski, il a pu s'assurer qu'elles étaient indentiques aux siennes. D'après les documents et les planches de Burlew, de Trimble et Shaw, Davis a la conviction que ces parasites sont identiques ; mais il n'a pu en faire la comparaison directe car il n'a pas vu léurs cultures. Davis, après avoir comparé ses cultures avec les cultures de l'échantillon de *Sporotrichum Schencki-Hektoen initial*, conservées au laboratoire d'Hektoen, est persuadé, nous a-t-il dit, que les parasites sont aussi les

---

1. La seule divergence entre la description de Schenck (p. 286 et 287) et d'Hektœn, observée sur les cultures de *Sp. Schencki*, est que Schenck parle de teinte brunâtre des colonies ; or, nous l'avons déjà dit ci-dessus, ses figures I *a* nous représentent des colonies blanches avec parfois un liseré brunâtre périphérique. et c'est ce que nous avons toujours vu sur les cultures de l'échantillon de *Sp. Schencki* Hektœn-Gougerot. On peut répondre, il est vrai (et cette objection est valable), que les colonies photographiées étaient encore trop jeunes pour avoir eu le temps de se pigmenter.

mêmes. Pourtant, différentes particularités que nous lui avons signalées ne l'avaient pas frappé et il faudrait interroger Hektœn et poursuivre l'enquête sur ces points...

Or, les cultures de l'*échantillon de Davis* qu'il appelle « *Sporotrichum Schencki* » sont, sinon identiques à nos échantillons que nous appelons *Sp. Beurmanni*, du moins intermédiaires entre le *Sp. Schencki* Hektoen-Gougerot et le *Sp. Beurmanni*. Cette identité s'impose à première vue, elle a été confirmée par l'étude complémentaire que nous venons de faire et par les examens du Professeur Matruchot au laboratoire de l'Ecole normale supérieure (communication écrite).

Il y a donc actuellement trois interprétations possibles :

I. Ou bien, l'échantillon Hektoen-Gougerot de *Sp. Schencki* est bien un *Sp. Schencki* et représente le « type » de ce parasite ; alors le *Sp. Schencki* et le *Sp. Beurmanni* sont des espèces voisines mais différentes, car il suffit d'avoir vu une fois sur milieux d'épreuve un échantillon Hektœn-Gougerot de *Sp. Schencki* et un échantillon de *Sp. Beurmanni* pour les différencier. Dans ce cas, les nouveaux échantillons nord-américains de Davis, etc., ne seraient pas des *Sp. Schencki* mais des *Sp. Beurmanni*. On n'aurait cultivé que deux fois le *Sp. Schencki* : Schenck en 1897, Hektœn et Perkins en 1900.

II. Ou bien, le *Sp. Schencki* et le *Sp. Beurmanni*, dérivant de la même souche, sont aujourd'hui différents, mais ils sont reliés par de nombreux intermédiaires tels que l'échantillon Hyde et Davis.

III. Ou bien encore, l'échantillon Hektœn-Gougerot de *Sp. Schencki* est un pléomorphisme fixe et irréductible du *Sp. Schencki*, différent des échantillons *Schenck initial* et *Hektœn initial*. D'après cet échantillon Hektœn-Gougerot de *Sp. Schencki*, on ne saurait donc juger du véritable *Sp. Schencki*. Le véritable *Sp. Schencki* est tout autre : il serait représenté par exemple par l'échantillon Hyde-Davis ; dans ce cas, puisque nos *Sp. Beurmanni* et l'échantillon de Hyde-Davis sont identiques, le *Sp. Schencki* et le *Sp. Beurmanni* sont identiques ; ils ne forment qu'une même espèce, le *Sporotrichum Schencki-Beurmanni* pour employer l'expression de Greco (1908).

Si cette identification venait à être confirmée, il n'en resterait pas moins que le parasite unifié : le *Sporotrichum Schencki-Beurmanni*, peut revêtir **deux aspects** :

— Un *aspect rare*, caractérisé par la blancheur des colonies et leur peu de tendance à la pigmentation, par leur sillonnage radié et leurs crêtes aiguës peu ou pas circonvolvées, par leur tendance à l'agmination en filaments parallèles et le petit nombre des spores : c'est l'aspect décrit par les textes américains et figuré par les planches de Schenck et d'Hektœn en 1898 et 1900 ; c'est l'aspect qui a servi à la description du *Sporotrichum Schencki* et que nous avons retrouvé au maximum sur les échantillons Hektœn-Gougerot de *Sporotrichum Schencki* : cet échantillon de *Sporotrichum Schencki* représenterait donc l'exagération des caractères de cet aspect. Il faudrait appeler cet aspect spécial : « *aspect* » ou *variété Schencki* du *Sporotrichum Schencki-Beurmanni*.

— Un *aspect plus fréquent*, constant lorsque la culture initiale est faite sur gélose Sabouraud, caractérisé par des colonies brun-chocolat ou noires et une pigmentation constante plus ou moins rapide, par des circonvolvations fines à crêtes arrondies irrégulièrement contournées et entrecroisées, à la manière de circonvolutions cérébrales (ne présentant que rarement l'aspect montagneux et les sillons radiés presque rectilignes du centre à la périphérie habituels au *Sp. Schencki*), par des spores nombreuses et des filaments enchevêtrés. C'est l'aspect que nous avons tant de fois décrit et figuré[1], l'aspect qui a servi à la description du *Sp. Beurmanni* et qui est maintenant devenu classique. Il faudrait donc appeler cet aspect, « aspect » ou *variété Beurmanni* du *Sporotrichum Schencki-Beurmanni*[2].

---

1. Par exemple, voir *Bull. et Mém. de la Soc. méd. des Hôp. de Paris*, 7 juin 1907, *Ikonographia Dermatologica*, 1908, *Lavori e Riviste di Chimica e Microscopia clinica*, 1909, etc.

2. Les derniers échantillons nord-américains de Davis seraient ainsi des variétés *Beurmanni* du *Sporotrichum Schencki-Beurmanni*.

On voit que la question ne pourra être résolue que par l'étude de tous les échantillons nord-américains : *Sp. Schenck initial, Hektœn initial*, etc... Davis nous a promis de nous envoyer la collection complète ; il doit avec Hektœn refaire cette étude parallèlement à la nôtre.

Pour conserver la première et la deuxième conception, il faudra confirmer que les échantillons *Schenck initial, Hektœn initial* répondent bien à la description américaine de 1898-1900 et aux planches annexées ; que l'échantillon Hektœn-Gougerot de *Sp. Schencki* est un *Sp. Schencki*, sinou complètement typique, au moins suffisamment caractéristique. Il faudra alors réserver aux deux seuls échantillons de Schenck et d'Hektœn l'appellation *Sp. Schencki* et ne pas la donner aux nouveaux échantillons nord-américains (de Hyde-Davis) qui ont l'aspect *Sp. Beurmanni*.

Pour adopter la troisième conception, il faudra montrer que les tubes initiaux ou les premiers repiquages *Sp. Schencki* de Schenck et d'Hektœn sur milieu différenciateur sont identiques de tous points aux tubes de *Sp. Beurmanni*, que l'échantillon Hektœn-Gougerot de *Sp. Schencki* est un pléomorphisme et ne peut définir le *Sp. Schencki*, que la description et les planches américaines de 1898-1900 doivent donc être complétées et ne répondaient qu'à un aspect du parasite.

La comparaison des cultures faites sur milieux différenciateurs tels que la gélose de Sabouraud et non celle des textes ou de cultures pléomorphisées, peut seule nous laisser l'espoir de trancher nos doutes actuels.

La question ne tardera pas à être résolue si les tubes initiaux de Schenck et d'Hektœn ou leurs photographies ont été conservés ; il suffira de comparer ces tubes initiaux de 1898 et 1900 avec nos tubes de *Sp. Beurmanni*. Malheureusement si les tubes des cultures initiales de Schenck et d'Hektœn et les premiers repiquages sur *gélose glycosée* ou *maltosée* (seuls milieux de différenciation possibles) sont perdus ou s'ils n'ont pas été fixés par d'autres planches que celles qui ont été publiées en 1898-1900, il sera impossible de faire les comparaisons nécessaires et l'on ne pourra avoir sur ce sujet que des souvenirs et des impressions, mais non la certitude.

II. *Comparaison du* Sporotrichum asteroïdes *et du* Sporotrichum Schencki-Beurmanni.

L'étude de Splendore sur le *Sporotrichum asteroïdes* et sur le *Sporotrichum Beurmanni* de l'homme et du rat recueillis au Brésil, l'étude comparative que nous avons poursuivie au laboratoire de bactériologie du Professseur Pierre Marie entre le *Sporotrichum asteroïdes* envoyé par Splendore et nos divers *Sporotrichum*, une note du Professeur Matruchot, une lettre du Professeur Saccardo, nous amènent aux conclusions suivantes :

1° Les cultures du *Sporotrichum* de Splendore sont macroscopiquement identiques à celles du *Sp. Beurmanni* sur gélose, sur gélatine, en bouillon, sur pomme de terre, etc... Elles noircissent rapidement sur gélose glycosée et sur pomme de terre glycérinée, et les parties sèches se couvrent très vite d'un poudrage gris-noirâtre, souvent d'un court duvet.

2° Les cultures semblent identiques microscopiquement à celles des *Sporotrichum Beurmanni*, sauf quelques minimes différences : présence fréquente de spores fusiformes très allongées (6 à 8 $\times$ 2 μ), souvent insérées à l'extrémité d'un filament en forme d'étoiles ; inégalité et polymorphisme des spores sphéroïdes ($= 4\,\mu$), ovoïdes (4 $\mu \times$ 2,5), cylindroïdes ou bacilliformes, en forme de bâtonnet ($= 5\,\mu \times 1 - 2\,\mu$) et même fusiformes (6 $- 8\,\mu \times 2\,\mu$).

3° Les lésions produites chez l'homme et chez l'animal sont identiques à celles que produit le *Sporotrichum Beurmanni*.

4° Dans les tissus de l'homme et des animaux, le *Sporotrichum asteroïdes* revêt la forme courte oblongue, forme mycélienne en navette, que nous avons décrite en 1906.

Tout semble donc identifier le *Sporotrichum* de Splendore et le *Sp. Beurmanni*. D'après Splendore, un seul caractère le sépare du *Sp. Beurmanni* : la présence dans les tissus de *corpuscules parasitaires étoilés,* sortes de kystes parasitaires, à protoplasma paraissant nucléé, à paroi épaisse munie de prolongements rayonnés inégaux, cylindroïdes ou massués.

Mais ce seul caractère suffit-il pour créer une *espèce nouvelle ;* ne serait-ce pas simplement une *variété* de *Sp. Beurmanni : Sp. Beurmanni,* variété *astéroïdes ?* En effet, Lutz et Splendore, Greco en Amérique du Sud, ont noté dans les lésions de la sporotrichose spontanée de l'homme et du rat, des formes bizarres radiées du *Sp. Beurmanni ;* Harter et Gruyer à Nancy ont même cité des formes parasitaires étoilées actinomycosiformes chez un cobaye inoculé avec une culture type de *Sp. Beurmanni.* Donc il semble d'après ces auteurs (car jamais nous n'avons vu rien de pareil sur plus de cinquante malades et plus de cinq cents animaux) que le *Sp. Beurmanni* puisse prendre *in vivo* une forme étoilée. D'autre part, à côté des corpuscules étoilés si particuliers, Splendore signale les formes courtes oblongues, habituelles du *Sp. Beurmanni.*

L'appellation de *Sp. asteroïdes* que, dans son remarquable travail, Splendore a proposé avec beaucoup de prudence, à titre provisoire, nous semble donc, jusqu'à plus ample informé, devoir être corrigée en celle de *Sp. Beurmanni,* variété *asteroïdes Splendore.*

C'est aussi l'avis de Matruchot : « Le *Sp. asteroïdes,* nous écrit ce maître, me paraît (autant du moins que l'examen d'une seule culture permet de se prononcer) devoir constituer une *variété* particulière. A la vérité, la disposition et les dimensions du mycélium et des spores ne diffèrent pas de celles de l'espèce type (*Sporotrichum Beurmanni*) ; mais ici les spores sont extrêmement polymorphes ; on en trouve de sphériques ($= 4\,\mu$), d'ovales ($= 4\,\mu \times 2\,\mu,5$), de bacilliformes ($= 5\,\mu \times 1\,\mu - 2\,\mu$), et même de fusiformes ($6 - 8\,\mu \times 2\,\mu$). Ce polymorphisme des spores, la disposition étoilée de certaines spores fusiformes joints à la présence de certains corpuscules astéroïdes dans les tissus me paraissent suffisants pour différencier du *Sporotrichum Beurmanni type* la variété *asteroïdes* ». (Matruchot.)

III. *Discussion de l'individualité et des affinités du* Sporotrichum indicum (CASTELLANI 1908).

En l'absence de descriptions précises (voir p. 143), on comprend qu'il convienne de faire quelques réserves avant d'accepter l'existence de ce nouveau parasite, décrit par le très distingué médecin de l'hôpital des maladies tropicales de Colombo. Les différences citées : filaments un peu plus gros, 2 à 3 μ (alors que le *Sp. Beurmanni* n'a ordinairement que 2 μ) ne nous semblent pas décisives, car un échantillon de *Sp. Beurmanni* typique peut présenter cette variation. Castellani [1] disant lui-même que le *Sporotrichum indicum* « closely resembles the *Sporotrichum Beurmanni*... These fungi are morphologically very similar » (p. 1095)[2]. Nous nous demandons si ce parasite n'est pas un *Sporotrichum Beurmanni* peut être pléomorphisé : *Sporotrichum Beurmanni* variété *indicum* ?

IV. *Comparaison du* Sporotrichum Jeanselmei *et des* Sporotrichum *voisins* [3].

Le *Sporotrichum Jeanselmei*, cultivé en 1910 par Jeanselme et Paul Chevallier, identifié par Brumpt et Langeron, diffère nettement

---

1. Voici, à titre comparatif, les diagnoses données par Castellani (p. 629) des *Sporotrichum* voisins.

« *Sporotrichum Schencki* (Hèktœn and Perkins 1900) :

« Il croît facilement sur la glycose et les milieux sucrés. Colonies brunâtres avec une surface irrégulière. Mycélium abondant; spores ovales de 3 à 5 μ de longueur; pathogène pour les souris.

« *Sporotrichum Beurmanni* (Matruchot et Ramond, 1905) :

« Se cultive facilement sur les milieux sucrés; les colonies sont d'abord souvent blanchâtres, puis deviennent bientôt brunâtres et même noires: filaments mycéliens ténus, ayant souvent moins de 2 μ, très ramifiés. Spores ovoïdes, de 3 à 5 μ de long et de 2 à 4 μ de large; très pathogènes pour les souris. »

2. Nous ne connaissons aucune autre étude botanique du *Sporotrichum indicum*.

3. Notre étude, poursuivie au laboratoire de Bactériologie du Prof. Pierre Marie, en juillet-octobre 1910, a été singulièrement facilitée par les documents que nous ont communiqués MM. Jeanselme et P. Chevallier, Brumpt et Langeron. Le Prof. Matruchot a bien voulu nous remettre une note sur la morphologie de ce parasite qui confirme entièrement notre étude.

du *Sp. Schencki* (échantillon Hektœn-Gougerot), et du *Sp. Gou-geroti;* il se rapproche au contraire du *Sp. Beurmanni,* mais avec Brumpt et Langeron, Jeanselme et P. Chevallier, nous croyons qu'il doit en être différencié.

Les cultures initiales de *Sp. Jeanselmei* sur gélose maltosée-peptonée et plus encore leurs repiquages successifs, montrent entre ce parasite et le *Sp. Beurmanni* des différences évidentes que nous avons indiquées en décrivant le *Sp. Jeanselmei* (p. 144).

Il faut insister sur les différences que présentent entre eux les tubes initiaux ensemencés avec le pus de la même gomme, le même jour, sur un même lot de tubes d'un même milieu, car elles sont la preuve de la tendance pléomorphique si particulière du *Sp. Jeanselmei.* A ce stade, les colonies de *Sp. Beurmanni* seraient au contraire circonvolvées et d'un tout autre aspect, les tubes donneraient des colonies semblables entre elles et l'on ne verrait pas sur une gélose bien faite ces différences entre plusieurs tubes initiaux, ensemencés dans les mêmes conditions. Il y a donc, dès la première culture sur gélose glycosée ou maltosée, des différences minimes sur les tubes du premier malade, des différences très nettes sur les tubes du deuxième malade.

Très rapidement sur les repiquages, ces différences s'accentuent et deviennent frappantes.

Cette variabilité est tout à fait remarquable et indique chez le *Sporotrichum Jeanselmei* une tendance spéciale au pléomorphisme; le *Sporotrichum Beurmanni,* au contraire, ne présente que tardivement et exceptionnellement ces pléomorphismes sur gélose glycosée.

Les différences sur les autres milieux sont de même ordre ; il faut remarquer que sur milieux pauvres (gélose simple) le développement du *Sp. Jeanselmeï* est abondant, alors que sur ce milieu le *Sp. Beurmanni* ne pousse que très maigrement.

Ces différences culturales suffisent à distinguer les deux parasites.

Nous ne trouvons pas d'autres différences :

— La virulence des deux parasites est la même sur l'homme

et sur les animaux. Cliniquement, les aspects symptomatiques sur le premier malade et sur la seconde malade sont identiques aux aspects cliniques de la Sporotrichose de de Beurmann ; les lésions histologiques des gommes de la Sporotrichose de Jeanselme sont absolument identiques, d'après Jeanselme et P. Chevallier, à celles que nous avons décrites en 1906-1907 dans la Sporotrichose de de Beurmann. Le germe de Jeanselme est inoculable à l'homme comme le Sporotrichum de de Beurmann. Expérimentalement, le *Sp. Jeanselmei* produit sur le rat les mêmes lésions granuliques que celles que nous avons décrites en 1907-1908 ; les lésions histologiques, les aspects *in vivo* des parasites sont les mêmes et tous deux revêtent la forme courte oblongue, décrite dans notre premier mémoire de 1906.

— L'aspect microscopique des deux parasites *in vitro* nous paraît identique. Matruchot, Saccardo sont arrivés à la même conclusion que nous : rien ne distingue *microscopiquement* le *Sp. Beurmanni* et le *Sp. Jeanselmei*. Les différences notées par Brumpt et Langeron sont trop minimes pour être valables.

Ces similitudes ne sauraient prévaloir contre les différences macroscopiques des cultures entre elles. D'après nous, le meilleur critérium pour différencier les *Sporotrichum* étant leur aspect sur les cultures initiales et sur les premiers repiquages en gélose Sabouraud, les caractères distinctifs relevés entre les deux parasites suffisent à différencier le *Sp. Beurmanni* et le *Sp. Jeanselmei.*

Mais une objection vient immédiatement à l'esprit : l'échantillon *Sp. Jeanselmei* ne serait-il pas un simple pléomorphisme d'emblée d'un *Sp. Beurmanni?* En faveur de cette conception, quatre arguments peuvent être invoqués.

1° Les pléomorphismes d'emblée du *Sp. Beurmanni* sont exceptionnels sur gélose Sabouraud, mais nous en connaissons un cas, fourni par l'ensemencement des sporotrichosides muqueuses de notre malade n° VI. Précisément, les cultures initiales de ce cas ressemblaient singulièrement aux cultures initiales que nous ont montrées Jeanselme et P. Chevallier : « La plupart des cultures initiales de *Sporotrichum* retiré des lésions muqueuses, disions-nous, n'ont pas l'aspect typique circonvolvé des cultures obtenues sur le même malade par l'ensemencement des lésions cutanées : elles sont pléomorphisées ; ce sont sur gélose glycosée des macules noires, arrondies ou ovalaires, peu saillantes, *convexes*, à peu près *lisses*... le centre noir, non circonvolvé, est poudré de brun noir et moins opaque que le bord. » On pourrait donc dire que les cultures initiales de Jeanselme et de P. Chevallier, si peu différentes du *Sp. Beurmanni*, se rapportent à un pléomorphisme d'emblée semblable. Mais, alors que « dès le premier repiquage sur même milieu, notre *Sporotrichum* n° VI a repris l'aspect typique », l'échantillon de Jeanselme au contraire diverge de plus en plus.

2° Le passage sur l'animal, sur le rat, s'il ramène le plus souvent nos échantillons anormaux à la forme typique, peut parfois l'éloigner de cette forme typique ; plusieurs fois nous avons vu des rétro-cultures de rats, inoculés avec des *Sp. Beurmanni* typiques ou des pléomorphismes brésiliens issus de cultures typiques, donner des cultures de *Sp. Beurmanni* pléomorphisées d'emblée. On pourrait dire qu'il en est de même de l'échantillon de Jeanselme, mais ces rétro-cultures pléomorphisées de *Sp. Beurmanni* ont pu être réduites à la forme type du premier *Sp. Beurmanni*. Deux fois cependant, ces pléomorphismes assez analogues à l'échantillon *Sp. Jeanselmei* ont été irréductibles.

3° Les cultures repiquées de *Sp. Jeanselmei* sont identiques à certains pléomorphismes des *Sp. Beurmanni* ; la comparaison des tubes de nos-collections ne laisse aucun doute. On pourrait donc dire que le *Sp. Jeanselmei* est un pléomorphisme rapide sinon immédiat du *Sp. Beurmanni*... Mais nos pléomorphismes de *Sp. Beurmanni* n'ont été obtenus qu'après des repiquages multiples ; il faut les entretenir et ordinairement il est facile avec du temps et de la patience de les ramener au type *Sp. Beurmanni*. Toutefois il est vrai que certains tubes de ces pléomorphismes, issus de *Sp. Beurmanni* absolument typiques, sont restés irréductibles depuis trois ans. Le *Sp. Jeanselmei*, au contraire, a été immédiatement différent ; il reste fixé et jusqu'à présent il n'a pu être ramené au *Sp. Beurmanni* typique.

4° Le *Sp. Jeanselmei* peut être rapproché du *Sp. Beurmanni*, parce que quelques-uns des tubes sélectionnés du *Sp. Jeanselmei* et repiqués en série, donnent des formes identiques aux formes intermédiaires que l'on note entre le *Sp. Beurmanni* typique et les pléomorphismes du *Sp. Beurmanni* quand on les ramène vers les formes typiques. On pourrait dire que le *Sp. Jeanselmei* a tendance à s'identifier au *Sp. Beurmanni*. Jusqu'à maintenant, pourtant, le retour complet n'a pas été effectué ; les différences restent irré-ductibles ; Jeanselme et P. Chevallier ont noté une seule fois sur un tube de *Sp. Jeanselmei* une colonie identique à ce *Sp. Beur-manni*, mais, sur le même tube, on notait des colonies ayant l'aspect typique du *Sp. Jeanselmei* ; et repiquée, la colonie identique au *Sp. Beurmanni* a redonné du *Sp. Jeanselmei*.

En résumé, il est vrai que le *Sporotrichum Jeanselmei* est identique à certains pléomorphismes du *Sporotrichum Beurmanni*, mais cette identité d'aspect d'échantillons *anormaux* ne suffit pas à identifier les deux parasites ; il est vrai que tout se passe comme si le *Sp. Jeanselmei* était un pléomorphisme d'emblée du *Sp. Beurmanni* et nous sommes persuadés que ce parasite est un descendant modifié du *Sp. Beurmanni*, mais, puisque le retour à la forme type du *Sp. Beurmanni* n'a pas été obtenu, on ne peut pas identifier les deux germes. Même si une observation de plusieurs années permettait de ramener l'*échantillon Sp. Jeanselmei* à la forme *type Sp. Beurmanni,* l'échantillon *Sp. Jeanselmei* n'en devrait par moins être distingué sous le nom de *Sp. Beurmanni* variété *Jeanselmei,* car ce pléomorphisme d'emblée est quelque chose de très spécial.

Aujourd'hui, les différences étant nettes et irréductibles entre les deux parasites, nous considérons les deux parasites *Sp. Beurmanni* et *Sp. Jeanselmei* comme *distincts,* mais très voisins, issus sans doute d'une même souche ancestrale.

V. *Comparaison du* Sporotrichum Gougeroti *et des Sporotrichum du groupe* Schencki-Beurmanni.

Alors que les *Sporotrichum* précédents forment un groupe aux parentés étroites, le *Sp. Gougeroti* constitue un type à part, quoique proche du groupe *Sporotrichum Schencki-Beurmanni*. Il suffit d'avoir vu une culture de *Sp. Gougeroti* pour la différencier aussitôt des *Sporotrichum* voisins.

Les différences, acceptées par tous les auteurs, Matruchot, Vuillemin, Saccardo..., sont telles, qu'il suffit de les signaler sans qu'il soit besoin de s'y arrêter (v. p. 151). Le *Sp. Gougeroti* se distingue du groupe *Sporotrichum Schencki-Beurmanni* par les caractères suivants :

Aspect microscopique : filaments mycéliens plus gros, souvent moniliformes, articles plus courts, tonnelés ; spores plus grosses, plus ovoïdes, sessiles le plus souvent ; pigmentation marquée envahissant les filaments ; formes conidies-levures bourgeonnantes, etc.

Cultures sur tous les milieux (même non sucrés) d'emblée noires, noir d'encre, colonies granuleuses, sphéroïdes au début. Circonvolutions irrégulières ; auréole exceptionnelle ; taches duveteuses, gris-violacé, presque constantes ; colonies peu cohérentes, friables, non élastiques, peu adhérentes. En milieu liquide, même aspect granuleux, voile exceptionnel.

Composition chimique : les proportions des divers constituants sont différentes (v. p. 156).

Absence de liquéfaction de la gélatine glycosée.

Pas de fermentation du levulose, du maltose, de l'inuline, de l'amidon (liquide), alors que les *Sp. Schencki-Beurmanni* les font fermenter.

Pas de fermentation du lactose que fait fermenter le *Sp. Schencki.*

Dédoublement et fermentation du saccharose que n'attaque pas le *Sp. Schencki.*

VI. *Comparaison du* Sporotrichum Dori *et des* Sporotrichum *voisins.*

Il ressort jusqu'à l'évidence des descriptions précédentes (voir p. 161) que le *Sp. Dori* est tout à fait distinct des autres espèces de *Sporotrichum*, et il faut être peu averti ou bien inexpérimenté pour le confondre avec le groupe *Sporotrichum Schencki-Beurmanni*, ainsi que l'ont fait certains auteurs.

Ces différences sont telles, nous l'avons déjà dit, que l'on peut même discuter la diagnose de *Sporotrichum* pour ce parasite. Cette détermination a été faite par Dor, à Lyon, en 1906, et nous l'avons adoptée jusqu'à classification meilleure. Dor croit son parasite intermédiaire entre les *Tricophyton* et les *Nocardia* (ou *Actinomyces* ou *Oospora* ou *Discomyces*); il le rapproche du *Sporotrichum Beurmanni* et surtout de la *Nocardia*, découverte par Nocard dans la « maladie des bœufs de la Guadeloupe, connue sous le nom de farcin » et appelée *Nocardia farcinica* par Toni et Trévisan, *Oospora farcinica* par Sauvageau et Radais (*Ann. de l'Inst. Pasteur*, 1888). Le parasite de Dor, ne présentant pas en toute certitude le mode de fructification des *Sporotrichum Link* et se rapprochant au contraire des *Nocardia*, on doit se demander s'il ne faut pas changer la dénomination de *Sporotrichum Dori* en celle de *Nocardia Dori* (ou *Oospora Dori* ou *Discomyces Dori*).

VII. *Comparaison des* Sporotrichum *pathogènes et des* Sporotrichum *saprophytes dans la nature.*

Les *Sporotrichum* pathogènes, que nous venons de décrire et de comparer entre eux, sont des espèces nouvelles et il est impossible de les identifier à aucune des espèces sauvages de la nature anciennement décrites.

Smith, étudiant le *Sporotrichum Schencki*, le rapproche des *Botrytis*, mais il l'en distingue.

Matruchot et Vuillemin sont d'accord avec nous pour faire du *Sp. Beurmanni* une espèce nouvelle qui, sans s'identifier à lui, se rapprocherait du *Sp. torulosum*. Il nous a été facile dans notre premier et surtout dans notre dixième mémoire, de démontrer, par une étude critique des textes et par une étude directe des *Sporotrichum* saprophytes recueillis dans des herbiers (*exsicata*), qu'aucune espèce saprophyte anciennement connue ne peut être identifiée au *Sp. Beurmanni* [1] ; la description des espèces anciennes qui semblent s'en rapprocher le plus, ne comportant aucune mesure des éléments, est trop imprécise pour permettre un parallèle entre les *Sporotrichum pathogènes* et les espèces saprophytes : *Sporotrichum cinamonneum*, *Sporotrichum tortuosum*, *Sporotrichum helvolum*, *Trichosporium tabacinum*, *Trichosporium nigricans*, *Trichosporium bruneum*, *Trichosporium nigrum*, *Sporotrichum cerealis...*, etc. Le *Sp. Beurmanni* n'a été découvert dans la nature par Gougerot qu'en 1908, cinq ans par conséquent après sa découverte chez l'homme.

Matruchot, lorsqu'il dénomma le *Sp. Gougeroti*, a distingué cette espèce des espèces saprophytes de la nature.

Brumpt et Langeron ne font que rapprocher le *Sp. Jeanselmei* du *Sp. bombycinum*.

En un mot, les *Sporotrichum* pathogènes ne peuvent être identifiés à aucun des *Sporotrichum* anciennement connus dans la nature.

1. Entre autres, il nous a été facile de montrer dans notre *Dixième Mémoire* que l'indication : « Hêtre Ballroth, 1858 », est une accumulation d'erreurs de mots et de faits.

CHAPITRE IV

DISCUSSION SUR LES CLASSIFICATIONS BOTANIQUES
DES SPOROTRICHUM PATHOGÈNES [1]

Doit-on rattacher les *Sporotrichum* pathogènes à un autre genre déjà connu :
I. *Oospora?* II. *Botrytis?* III. *Trichosporium?* IV. *Rhinocladium?* V. *Torula?*
VI. Doit-on créer un genre nouveau *Sporotrichopsis?*

La classification des agents pathogènes des sporotrichoses a été l'objet de discussions : quelques auteurs se sont demandé si l'étiquette de *Sporotrichum* convient à ces parasites.

La diagnose *Sporotrichum*, proposée par Smith pour le *parasite de Schenck*, adoptée par nous, est confirmée par Matruchot, Vuillemin, Pinoy, etc...

La diagnose *Sporotrichum*, proposée par Matruchot et Ramond, pour le *parasite de de Beurmann*, est contestée par plusieurs auteurs qui préfèrent d'autres diagnoses :

I. Certains proposent la diagnose *Oospora*.

II. D'autres rapprochent ce parasite des *Botrytis*.

Ces assimilations sont faciles à écarter.

III. Lutz et Splendore préféreraient l'appellation de *Trichosporium* et ce serait aussi la tendance de Vuillemin, de Trabut. Dans notre dixième Mémoire, nous avons montré, en nous appuyant sur nos études personnelles, sur celles de Beauverie, de Bodin, de Greco, de Lortet, et surtout sur celles de Matruchot, que le genre de *Trichosporium* est basé sur des différences si minimes que beaucoup d'auteurs en contestent l'existence et que, même si l'on admettait son autonomie, la diagnose de *Trichosporium* s'adap-

---

1. Cette discussion est développée avec tous les détails qu'elle comporte dans notre dixième Mémoire. *Archives de Parasitologie.* 1910-1911.

terait moins bien à notre champignon que celle de *Sporotrichum*. Les *Trichosporium* ont en effet des filaments sombres ou faiblement colorés, or, sauf exception, le *Sporotrichum Beurmanni* a des filaments incolores. Les différences de teinte qui, dit-on, justifieraient la distinction des genres *Sporotrichum* (*Mucedinaceæ = incolores*) et *Trichosporium* (*Dematiæ = colorées*) sont tout à fait aléatoires. En effet, un même parasite est tantôt incolore,

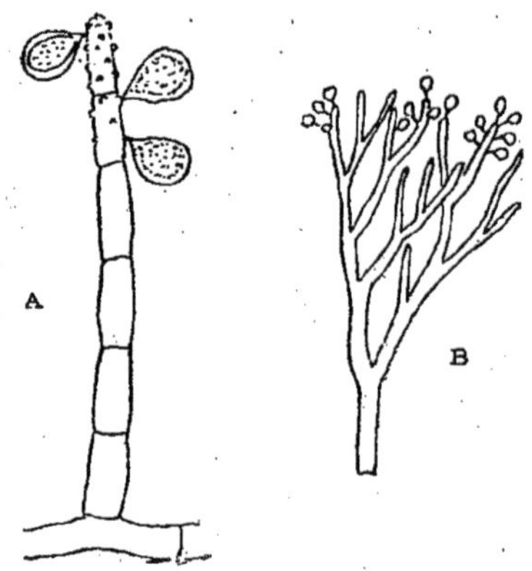

Fig. 27. — DOCUMENTS COMPARATIFS.

Rhinotrichum repens (A), d'après Preuss. — *Rhinocladium torulosum* (B), d'après Bonorden. (Dessin de Matruchot) [1].

tantôt coloré et ne voit-on pas dans les diagnoses des botanistes que le *Sporotrichum*, pâle d'ordinaire, peut être « intensément coloré » et que le *Trichosporium*, d'ordinaire coloré, peut être « presque hyalin » !

IV. Vuillemin propose la dénomination de *Rhinocladium*, genre des Dématiées, donnant comme arguments la teinte foncée (qui ferait ranger le parasite dans les Dematiæ et non dans les Mucedinaceæ) et l'attache de la spore par un prolongement apiculé, caractère qui a fait créer par Saccardo et Marchal le genre *Rhinocladium* aux dépens du genre *Trichosporium*, dans lequel les spores seraient sessiles [2] (figure 27).

Ce changement de nom n'est pas admis par Matruchot qui maintient l'appellation *Sporotrichum* (voir notre dixième Mémoire). Il fait remarquer tout d'abord « que les différences invoquées, teinte des filaments et des spores, mode d'attache pédicellé ou sessile des spores, ne

1. Extrait des *Archives de Parasitologie*.

2. D'après VUILLEMIN, le genre *Rhinocladium* appartient au groupement des Sporotrichés, la maladie due au *Rhinocladium Beurmanni* s'appellerait donc, d'après lui, *Sporotrichose à Rhinocladium Beurmanni*.

sont pas aussi fixes que le feraient croire les diagnoses données dans les livres : ces divers caractères sont si peu spéciaux qu'on peut les retrouver réunis sur le même parasite. Les faits que nous offre la nature ne se laissent pas si facilement mettre en compartiments ».

Matruchot prend, dans Saccardo lui-même qui a créé le genre *Rhinocladium :* la définition du genre *Sporotrichum*[1] « conidia in ramorum denticulorum apicibus acrogena », et les exemples de plusieurs espèces, *Sp. mycophilum, Sp. membranaceum, Sp. flexuosum,* pour lesquelles Saccardo note expressément des spores pédicellées. Matruchot cite encore d'autres exemples tirés de ses propres travaux : (*Ctenomyce serratus,* etc...). Il pense donc que la présence des spores pédicellées qui, d'après Vuillemin, serait caractéristique des *Rhinocladium* et les distinguerait des *Sporotrichum,* peut appartenir au *Sporotrichum* et que par conséquent elle n'a aucune valeur différenciatrice.

Matruchot donne à l'appui de son opinion une seconde série de preuves ; il démontre que la diagnose *Rhinocladium* ne peut s'appliquer au *Sporotrichum Beurmanni.* En effet, le genre *Rhinocladium* est ainsi défini par Costantin (p. 141) : « filaments fertiles noirâtres, ramifiés en dichotomie, plus ou moins irréguliers, *dressés,* portant *vers l'extrémité des derniers* ramuscules des spores latérales et terminales disposées sur des *denticulations.* Spores globuleuses ou ovales noirâtres ». « Or, dit Matruchot, chez le *Sporotrichum Beurmanni,* les filaments fertiles ne sont pas *noirâtres* ; ils ne sont *pas ramifiés en dichotomie* ; à maturité, ce n'est *pas vers l'extrémité des derniers ramuscules* que sort disposées les spores, *mais bien sur toute la paroi des rameaux fructifiés jusqu'à une grande distance de l'extrémité.* Enfin, si les spores peuvent être insérées sur des denticulations, *souvent* aussi elles sont absolument *sessiles* et les filaments, dont les spores sont tombées, ne portent aucune trace de l'insertion de celles-ci. » Donc, la diagnose *Rhinocladium* ne peut s'apppliquer à notre parasite

---

1. Les caractères soulignés sont les caractères qui séparent le genre *Rhinocladium* du *Sporotrichum Beurmanni.*

qui doit garder le nom de *Sporotrichum*, « les affinités naturelles du *Sporotrichum Beurmanni* sont ailleurs que dans le genre *Rhinocladium* ». Nous ne pouvons qu'approuver l'argumentation du Professeur Matruchot.

V. — Saccardo, surtout à propos du *Sp. Gougeroti*, fait le rapprochement avec les *Torula*.

VI. Enfin, Guéguen se demande s'il n'y aurait pas lieu de créer un genre nouveau: *Sporotrichopsis* (figure 28). « Le genre *Sporotrichum* est si mal défini, ou plutôt si peu défini, dit Guéguen, qu'il conviendrait de prendre une mesure radicale. Ce serait de traiter le genre *Sporotrichum* Link comme un cimetière désaffecté où l'on n'enterre plus personne. En faisant du *Sporotrichum Beurmanni* le type d'un genre nouveau *Sporotrichopsis* (qui serait parfaitement défini), on aurait une base solide, un centre autour duquel on pourrait grouper d'autres espèces et sans doute d'anciens *Sporotrichum* dont on aurait pris la peine d'étudier la structure »... La présence de « conidies nées sympodiquement », qui n'a pas été notée dans le genre *Sporotrichum*, serait, d'après Guéguen, un argument de plus en faveur de la création d'un genre nouveau.

Telles sont les discussions mycologiques auxquelles a donné lieu la classification des *Sporotrichum* pathogènes.

Jusqu'à la découverte de formes supérieures de reproduction qui permettraient de rattacher ce champignon à un genre définitif, « l'agent de la maladie étudiée par de Beurmann et Gougerot, doit, dit Matruchot, garder son nom actuel de *Sporotrichum Beurmanni*, et si son nom générique devait être changé, *il conviendrait de conserver les mots de Sporotrichum pour désigner la forme conidienne du champignon* et de Sporotrichose pour la maladie qu'il détermine chez l'homme et les animaux. Il en sera des *Sporotrichum* comme il en est aujourd'hui des Aspergillées. On sait depuis longtemps que les Aspergillées sont la forme conidienne de champignons ascomycètes du genre *Eurotium : Eurotium repens* est donc le nom botanique

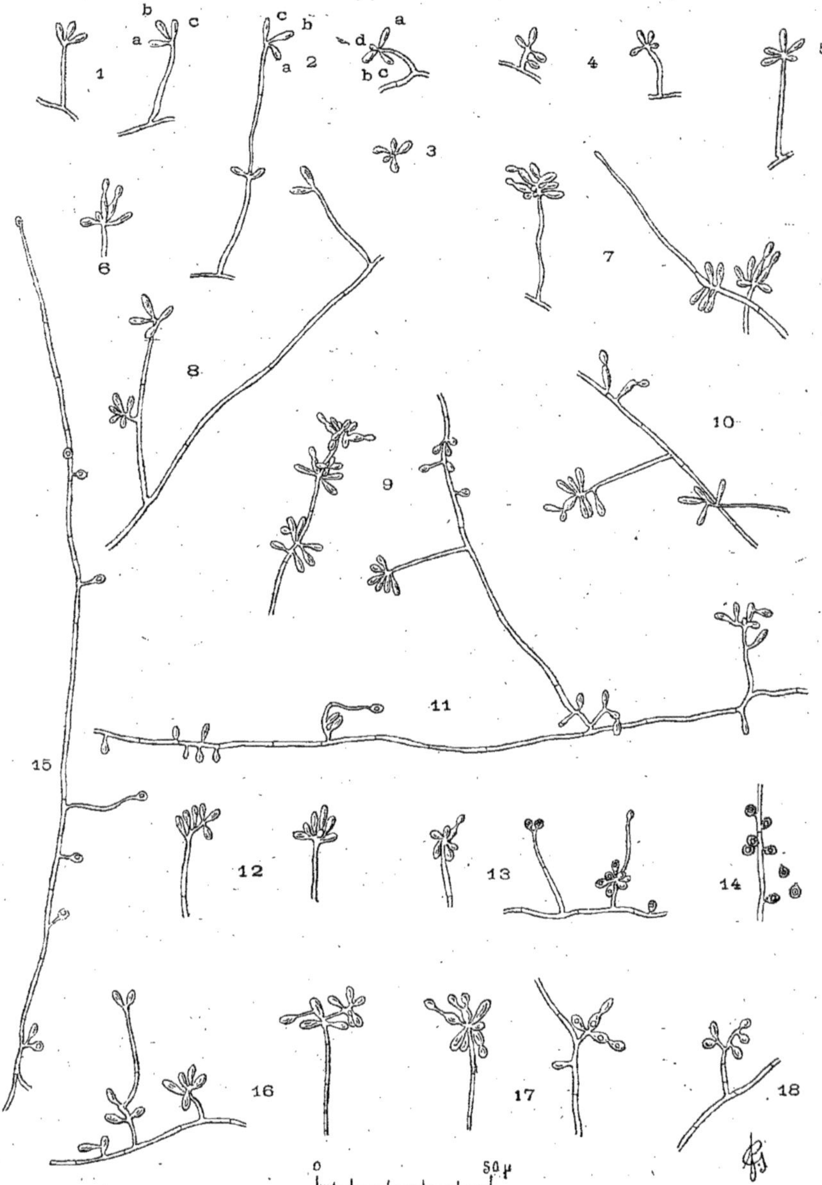

Fig. 28. — Sporotrichum Beurmanni.

Formes normales de sporulation (1, 2, 3, 4, 5). — Formes anormales *sympodiques* de sporulation (6, 7, 8, 9, 10, 11, 12, 13, 16, 17, 18). — Spores à pédicelle individualisé (14), à pédicelle anormalement long (15). (Dessin de Guéguen)[1].

1. Extrait des *Archives de Parasitologie*.

correct du champignon décrit d'abord sous. le nom d'*Aspergillus repens*, mais cela n'empêche pas que la forme conidienne ne soit toujours couramment dénommée *Aspergillus repens* et que la maladie qu'elle détermine ne soit désignée sous le nom d'Aspergillose. »

DEUXIÈME PARTIE

SPOROTRICHOSE DE DE BEURMANN

La deuxième partie de ce livre est consacrée à l'étude détaillée de la Sporotrichose de de Beurmann. Les autres *Sporotrichoses*, ne comprenant que quelques rares observations, ont été suffisamment décrites au chapitre Comparaison des *Sporotrichum* pathogènes : Sporotrichose de Schenck, p. 47 ; Sporotrichose de Jeanselme, p. 144 ; Sporotrichose de Splendore, p. 138 ; Sporotrichose de Castellani, p. 143 ; Sporotrichose de Gougerot, p. 151 ; Sporotrichose de Dor, p. 161.

L'*Historique* de la Sporotrichose de de Beurmann a été tracé dans le chapitre de l'Histoire générale des sporotrichoses, p. 12.

La *Parasitologie* du *Sporotrichum Beurmanni* a été étudiée dans le chapitre général Parasitologie, p. 61. Il est inutile d'y revenir dans cette deuxième partie.

CHAPITRE PREMIER

FRÉQUENCE ET DISTRIBUTION GÉOGRAPHIQUE

Définition. — Fréquence de la sporotrichose en France, à Paris et en province,
à l'étranger. — La Sporotrichose, maladie mondiale.

« Sous le nom de Sporotrichose de de Beurmann, il faut comprendre l'ensemble des lésions dues au *Sporotrichum Beurmanni*[1]. »

La **fréquence** de la sporotrichose s'oppose, en France du moins, à la rareté des autres mycoses nodulaires : saccharomycoses, zymonématoses (ex-blastomycose), etc...

La sporotrichose, signalée d'abord à Paris, est devenue en France et à l'étranger de plus en plus fréquente, depuis que médecins et chirurgiens consentent à penser systématiquement à elle, devant tous les cas qui n'évoquaient autrefois dans leur esprit que l'idée de tuberculose, de syphilis ou d'infections chroniques banales.

Jusqu'en mars 1907, nous étions les seuls avec Ramond à l'avoir observée et les quatre seuls cas connus nous appartenaient ; à la fin de 1907, le nombre des observations atteint trente, à la fin de 1908, soixante, à la fin de 1909, il dépasse de beaucoup la centaine, à la fin de 1910, plus de deux cents cas sont signalés sinon publiés, et cependant cette infection commence seulement à être connue des praticiens ; elle n'a guère été recherchée jusqu'ici que dans les centres scientifiques par les médecins des hôpitaux des grandes villes.

1. GOUGEROT. Formes cliniques de la Sporotrichose de de Beurmann. *Gaz. des Hôp.*, 1909, n° 44 et 47, p. 537 et 581.

Aujourd'hui, la sporotrichose est devenue une maladie classique et les observations en sont devenues si, fréquentes qu'on les tient pour banales. On ne les publie plus et on ne présente aux Sociétés scientifiques que les cas rares offrant de nouvelles particularités ; c'est là la meilleure preuve que la sporotrichose est entrée dans la pathologie courante[1]. Désormais il devient donc inutile de dénombrer les observations, car cette numération donnerait une idée fausse de la fréquence de la mycose et ferait croire à une apparente rareté. Tout au contraire, les observations que l'on signale de tous côtés nous prouvent que la sporotrichose est une des infections chroniques les plus répandues et qu'elle peut même figurer parmi les infections aiguës.

La **distribution géographique** de la sporotrichose est très étendue et nous pouvions dire au Congrès de Budapesth en 1909 qu'elle était vraiment une « maladie mondiale ».

En dehors de Paris, en *France,* Bonnet (seul ou avec d'autres auteurs), Villard, la signalent à Lyon en 1907, Spillmann et Gruyer à Nancy (1907), Boisseau et Fulconis à Nice, Maurice Lagoutte et Briau au Creusot (1909), Rouslacroix et Wyse-Lauzun, Perrin, Costa à Marseille (1909), Du Cazal à Monaco[2] (1909), Wolf et Hügel à Strasbourg (1909), Boureau à Tours (1910), Peugniez et Bax à Amiens (1910), Sabrazès et Guyot, Dubreuilh, Petges et Bonnin à Bordeaux, etc...

Hors de France, Lutz et Splendore (1907), puis Lindemberg (1909), la découvrent à São Paulo du Brésil, Baliña et Marco del Pont, en Argentine, à Buenos-Ayres (1907), Greco, sur un malade venant de la côte urugayenne (1907), Lerat en Belgique, à Bruxelles, Carougeau à Madagascar (1908), Castellani à Ceylan, Bruno Bloch

---

1. Voir nos articles de vulgarisation :
Sporotrichoses américaines. *Bull. et Mém. de la Soc. méd. des Hôp. de Paris,* 22 mai 1908.
Le 100° cas de sporotrichose. *Bull. et Mém. de la Soc. méd. des Hôp. de Paris,* 8 oct. 1909, n° 29, p. 410.
Distribution géographique de la sporotrichose. *Bull. de la Soc. franç. de Dermat. et de Syph.,* 4 nov. 1909, p. 357.
2. Ces cas marseillais, niçois, monégasques, montrent que la sporotrichose ne doit pas être rare dans le bassin méditerranéen.

en Suisse, à Bâle, Robert Stein, à Berne dans le service de Jadassohn (1909), Du Bois, Oltramare, à Genève (1909), Dind, à Lausanne en 1910, O. Krenn et Schrameck en Autriche, à Vienne, à la Clinique de Riehl (1909), Arndt puis Fielitz en Allemagne, à Berlin, tous deux à la Clinique de Lesser, Campana, Curcio, Caruccio, Antonio en Italie, à Rome (1910), Berrio en Colombie, à Medellin, Eusebio de Oyarzabal en Espagne, à Madrid, C. Vignolo-Lutati à Turin (1910), Henry à la Guyane française, à Cayenne, Séguin en Indo-Chine, à Hanoï.

Le *Sporotrichum Beurmanni* n'atteint pas seulement l'homme. La sporotrichose est une maladie commune à l'homme et aux animaux. Lutz et Splendore ont étudié la sporotrichose spontanée du rat à São Paulo du Brésil; Gougerot et Caraven, celle du chien à Paris ; Carougeau, celle du mulet et du cheval à Madagascar; Page, J. B. L. Frothingham et C. G. Paige, Mohler, celle du cheval aux Etats-Unis.

« Cette rapide accumulation de faits, relevés à Paris, en France, en Europe, en Amérique, en Asie, en Afrique, disions-nous à la Société de Dermatologie[1], est l'éclatante démonstration de la fréquence et de l'importance pratique de la sporotrichose. On comprendra notre satisfaction en mesurant le chemin parcouru depuis la séance du 3 janvier 1907, où nous donnions ici même le premier résumé de nos recherches que venaient de publier les *Annales de Dermatologie et de Syphiligraphie* (1906). C'est ici que nous montrions les cultures, les pièces humaines et expérimentales et tous les documents qui avaient servi à l'édification de notre premier Mémoire, mémoire fondamental que tous les travaux ultérieurs ont confirmé. Alors, on nous a presque soupçonnés de toucher par un sacrilège imprudent à ces deux arches saintes de la dermatologie, la syphilis et la tuberculose. Mais bientôt, de tous côtés, les résultats de nos recherches étaient confirmés ; non seulement on démontrait la fréquence de la sporotrichose, mais en la recherchant, on découvrait d'autres infections mycosiques, et c'est à juste titre que l'on a pu dire

---

1. DE BEURMANN et GOUGEROT. Distribution géographique de la sporotrichose. *Bull. de la Soc. franç. de Dermat. et de Syph.*, 4 nov. 1909, p. 357.

que la découverte de la sporotrichose avait rénové l'histoire des mycoses. »

Partout où les médecins, les chirurgiens, les dermatologistes veulent bien écouter nos appels, c'est-à-dire chercher systématiquement la sporotrichose, dans toute affection nodulaire; on découvre cette mycose, disions-nous à la Société médicale des Hôpitaux de Paris à propos du jubilé du 100ᵉ cas. Nous avions donc raison au dernier Congrès international de Budapest d'attirer l'attention des médecins étrangers sur la fréquence de la sporotrichose et de les exhorter à la rechercher. Nous ne pouvons qu'applaudir à la conclusion du remarquable travail de Bruno Bloch. « Il n'est pas douteux que, chez nous aussi, maint cas de sporotrichose ne soit méconnu et confondu avec la tuberculose et la syphilis, pour le plus grand dommage des malades. Les observations se multiplieront si l'on veut se donner la peine de penser à la sporotrichose dans tous les processus cutanés, syphiloïdes et tuberculoïdes, dans les ostéomyélites et les périostites, peut-être aussi dans les processus « tuberculeux » sans bacille des poumons, des muqueuses, des séreuses, de l'épididyme, etc... On n'aura qu'à pratiquer l'épreuve diagnostique de la culture qui est d'une simplicité extraordinaire et à la portée de tout médecin. Praxis und Wissenschaft werden in gleicher Weise Gewinn davon ziehen. »

CHAPITRE II

ÉTIOLOGIE ET PATHOGÉNIE DES SPOROTRICHOSES [1]

Historique. — La toxi-infection sporotrichosique : 1° Source où le malade prend
le contage : Saprophytisme des *Sporotrichum* dans la nature. — 2° Intermédiaires qui inoculent le parasite. — 3° Modes et points d'inoculation. — 4° Saprophytisme *in vivo* et incubation. — 5° Conditions favorisant la pullulation des
parasites : I. Diminution de résistance du terrain. II. Exaltation du germe
(adaptation du germe au terrain). III. Sensibilisation du terrain par le germe
(adaptation du terrain au germe). — 6° Voies d'envahissement du parasite :
voie artérielle et lymphatique. — 7° Mode d'action du parasite dans les tissus :
toxines insolubles, solubilisables et solubles. — Rapports entre le mode
d'inoculation, la voie de dissémination et la forme clinique de la mycose. —
Contagion.

L'Etiologie et la Pathogénie des Sporotrichoses sont maintenant
bien connues ; elles constituent un des chapitres de Pathologie
générale les plus intéressants de l'Histoire des mycoses : en effet,
par leur Etiologie et leur Pathologie, les mycoses s'identifient aux
infections bactériennes. On retrouve dans ces mycoses toutes les
particularités découvertes dans l'étude des infections bactériennes;
l'étiologie et la pathogénie des mycoses, étudiées à la lumière de
nos connaissances sur les infections bactériennes, servent à leur
tour à éclairer l'étiologie des infections.

« Les germes sporotrichosiques existent dans la nature où ils
vivent en saprophytes ; l'homme se les inocule le plus souvent par
l'intermédiaire de débris végétaux ou d'objets souillés par ces
débris. Le point d'inoculation est cutané ou muqueux. La voie d'introduction bucco-pharyngienne ou gastro-intestinale et la contamination alimentaire semblent jouer un rôle important: Le *Sporotri-*

1. Ce chapitre est le résumé de notre troisième Mémoire de 1907, appuyé par les
confirmations que le temps a apportées à nos recherches. Aucun autre travail
d'ensemble n'a été publié sur ce sujet. (DE BEURMANN et GOUGEROT : Etiologie et
Pathogénie de la Sporotrichose, 3° *Mémoire, Congrès franç. de Médec., Paris,*
oct. 1907, in *Trib. médic.*, 2 nov. 1907, p. 693.)

chum peut rester saprophyte chez l'homme et n'envahir l'organisme que longtemps après l'inoculation. » (de B et G, 1907.)

L'adaptation du germe au terrain, la diminution de résistance
du malade, la sensibilisation du terrain par le germe, expliquent
qu'un parasite aussi peu virulent que le *Sporotrichum Beurmanni*
puisse déterminer chez l'homme des lésions aussi intenses.

L'envahissement de l'organisme se fait par la voie artérielle ou la
voie lymphatique.

Arrivés dans les tissus, les *Sporotrichum* y déterminent des
lésions complexes, en agissant par la somme de leurs toxines solubles et surtout insolubles et solubilisables.

La sporotrichose est une maladie de l'âge adulte ; mais on peut
l'observer sur des sujets de tout âge : Widal et Joltrain citent un
enfant de sept ans, Perrin et Wyse Lauzun, une enfant de onze
ans, Bonnet, un vieillard de soixante-douze ans.

L'*Historique* de la question étiologique et pathogénique commence
en 1906 avec notre premier Mémoire[1]. Cette étude, en effet, a été
faite tout entière par notre premier et notre troisième Mémoire ;
elle a été complétée par la découverte du *Sporotrichum Beurmanni*
dans la nature[2], par celle de l'état de sensibilisation des sporotrichosiques[3] et par plusieurs de nos observations humaines et animales.
Bien que les auteurs, à l'exception de Lutz et Splendore, de Gastou,
de Widal et Weil, aient négligé l'étude étiologique et pathogénique
des sporotrichoses, on trouve, à la lecture de leurs protocoles d'observations, la confirmation de nos travaux.

« Jusqu'à nos travaux de 1906 et de 1907, disions-nous en 1907
dans notre troisième mémoire, les notions étiologiques et pathogéni-

---

1. *Loco citato.*

2. Découverte du *Sporotrichum Beurmanni* dans la nature. *Bull. et Mém. de la
Soc. méd. des Hôp. de Paris*, 4 déc. 1908, n° 37, p. 733.

3. DE BEURMANN et GOUGEROT. La toxi-infection sporotrichosique. (Intra-dermoréaction sporotrichosinique.) *Comptes-rendus du Congrès de Lille*, août 1909, et
Bull. et Mém. de la Soc. méd. des Hôp. de Paris, 8 oct. 1909, n° 29, p. 397.

ques étaient assez vagues. Dans leurs observations de sporotrichose lymphangitique du bras, les auteurs américains notaient, sans y attacher grande importance, que la mycose s'était développée à la suite d'une plaie du doigt par un clou, dans le cas de Schenck, — d'un écrasement du doigt par coup de marteau dans celui d'Hektœn et Perkins, — d'une piqûre par un fil de fer dans celui de Brayton. Dor, en 1906, dans son observation de sporotrichose à grands abcès multiples disséminés, rappelait avec soin que vingt jours avant le début des abcès de la nuque et de la région rétro-auriculaire, la malade avait avalé une épingle qui s'était fixée dans la gorge et dont l'extraction assez laborieuse avait produit des déchirures de la muqueuse du pharynx. La porte d'entrée était donc nette dans les cas de Sporotrichose de Schenck et de Sporotrichose de Dor. Mais dans l'observation princeps de de Beurmann et Ramond, premier fait connu de sporotrichose gommeuse à foyers multiples disséminés (1903), malgré une minutieuse enquête, la porte d'entrée était restée inconnue... On ne connaissait donc qu'un point de l'étiologie des Sporotrichoses, la porte d'entrée du parasite dans les deux formes les plus rares de ces mycoses. On ne s'était pas préoccupé de l'habitat des *Sporotrichum*, de leur saprophytisme et l'on n'avait pu reproduire expérimentalement des lésions analogues à celles de la maladie humaine. Nos recherches de 1907 ont été plus heureuses et nous avons pu élucider la plupart des points du problème étiologique et pathogénique.

« Dans notre premier Mémoire de 1906, nous ne pouvions indiquer ni la porte d'entrée ni l'agent d'inoculation ; mais nous démontrions le saprophytisme du *Sporotrichum Beurmanni* dans la nature. En effet, nous obtenions des cultures de *Sporotrichum* sur tous les milieux naturels, végétaux et animaux : paille, feuilles, grains, farines, fruits, écorces, bois, épines, terre végétale, insectes morts et même larves, chenilles et mouches vivantes. » La découverte du *Sporotrichum Beurmanni* sauvage dans les Alpes françaises par Gougerot vint, en 1908, donner la démonstration directe de ce saprophytisme. « Nous montrions en 1906 que les intermédiaires entre l'homme et le *Sporotrichum* peuvent être multiples: débris végétaux, graines, fruits, farines, insectes, mouches (peut-être par leurs piqûres), animaux domestiques, etc.

« Nous prouvions la possibilité de l'entrée du parasite par la voie cutanée en obtenant, par injection sous-cutanée de nos cultures pures chez deux cobayes nouveau-nés, le nodule métastatique hypodermique qui reproduit la maladie humaine. »

Nous concluions que « ce germe se rencontre dans le milieu ambiant où il vit en saprophyte, s'inocule par l'intermédiaire de débris végétaux ou d'animaux et se dissémine ultérieurement par la voie artérielle dans l'organisme infecté. .

« Nous admettions déjà en 1906 la possibilité du saprophytisme chez l'homme : « Peut-être, disions-nous (1906), vit-il sur l'homme en saprophyte, par exemple dans les poils ou sur les muqueuses...? les essais sur l'animal prouvent la longue persistance du parasite dans les cavités et dans les conduits naturels ouverts » (*loco citato* p. 1005). Nous suspections la voie gastro-intestinale : « Peut-être la voie intestinale joue-t-elle un rôle important, au moins chez les animaux qui se nourrissent de matières végétales susceptibles d'être parasitées. Mais nos essais d'inoculation gastro-intestinale ont été négatifs... » Notre troisième mémoire allait précisément combler ces lacunes.

« On voit que la plupart des points du problème étaient posés. Plusieurs d'entre eux, tels que la question du saprophytisme dans la nature et celle de l'inoculation cutanée, étaient résolus. Dans nos cas n° I et n° II, n° III et n° XI, la porte d'entrée du parasite n'avait pu être révélée et les nombreuses observations cliniques, qui vinrent confirmer nos travaux, n'apportèrent aucune lumière sur l'étiologie de la maladie. Cependant dans celle de Vaquez, Laubry et Esmein, on trouve la notion du saprophytisme sur la muqueuse bucco-pharyngienne... En juin 1907, nous donnions la démonstration directe de ce saprophytisme, en obtenant des cultures en série de *Sporotrichum Beurmanni* par ensemencement du mucus, prélevé dans le recessus amygdalien droit d'un de nos malades, et nous démontrions ainsi l'existence de « porteurs de germes » : « B... était depuis des années sujet à des angines chroniques à répétition, très probablement en rapport avec la présence du parasite. Nous pensions qu'après avoir végété pendant un temps plus ou moins long sur la muqueuse, ie *Sporotrichum* avait pénétré par la voie bucco-pharyngienne. Nous nous expliquions ainsi que le point d'inoculation de beaucoup de sporotrichoses disséminées passât inaperçu... Reprenant à cette époque nos essais autrefois infructueux d'inoculation par la voie gastro-intestinale, nous obtenions des nodules sous-cutanés chez un cobaye nouveau-né, nourri de lait mêlé de cultures du parasite[1]. Jamais l'animal n'avait eu d'ulcérations de la bouche ni des naseaux. La possibilité de la contagion par la voie gastro-intestinale était donc prouvée par la clinique et par l'expérimentation... » Peu de temps après, notre cas n° XII nous fournissait le premier exemple de pénétration du *Sporotrichum Beurmanni* par la voie cutanée.

« Tous ces faits éclairaient assez l'étiologie des sporotrichoses pour nous permettre d'en esquisser les principaux traits dans plusieurs publications », que groupait notre troisième Mémoire, présenté au Congrès français de Médecine de Paris en 1907. Ce Mémoire, appuyé sur des faits cliniques et expérimentaux nouveaux, étudiait la question dans son ensemble ; il rassemblait des observations démontrant notamment l'inoculation du *Sporotrichum* par la peau non traumatisée (ce que confirmera en 1909 l'observation de de Beurmann, Gougerot et Laroche) ; il donnait le résumé de nos expériences sur les contaminations digestives, démontrant la résistance du *Sporotrichum* aux sucs digestifs et sa survivance après passage dans le tube gastro-intestinal.

Ce premier et ce troisième Mémoire de 1906 et 1907 ont été confirmés et complétés par de nombreuses observations et par d'intéressants travaux : observations de *porteurs de germes* (Sicard, Gougerot et Bith ; Brissaud, Gougerot et Gy ; Landouzy et Gougerot ; Chauffard et Laroche) ; *contagion familiale* (Widal et Joltrain) ; démonstration de la *sporotrichémie* chez l'homme par l'hémoculture (Widal et Weill ; Gaucher, Louste, Abrami et Giroux ; Landouzy et Gouge-

1. Expérience citée dans notre deuxième Mémoire. *Ann. de Derm. et de Syph.*, août et sept. 1907, p. 499.

rot) ; *inoculation accidentelle* (Sicard et Gougerot) ; *inoculation de laboratoire* (Gougerot, Lhermitte, A. Fava, Boudet, Bruyant et Bertin, Fielitz...) ; *inoculation volontaire* (Wolf) ; *inoculation épidermique faciale* (de Beurmann, Gougerot et Laroche) ; *contamination digestive* (expériences confirmatives de Lutz et Splendore, de de Beurmann, Gougerot et Vaucher sur le rat) ; découverte du *Sporotrichum Beurmanni* dans la nature par Gougerot ; démonstration de l'*état de sensibilisation des sporotrichosiques* (de Beurmann et Gougerot), et de *cosensibilisation* (Gougerot), etc.

Grâce à cet ensemble de travaux cliniques et expérimentaux, les sporotrichoses sont parmi les maladies infectieuses celles dont l'étiologie et la pathogénie sont les mieux connues. Entre les mycoses et les infections bactériennes on ne trouve que des ressemblances, on ne peut relever que des différences minimes tenant uniquement à des inégalités d'adaptation à la vie parasitaire.

*
* *

La Toxi-infection sporotrichosique.

1° Saprophytisme des *Sporotrichum* **dans la nature.** — C'est dans le monde extérieur que le malade trouve le contage. — Le *Sporotrichum Beurmanni* existe en effet à l'état de saprophyte dans la nature ; nos cultures de 1906 sur différents végétaux, écorces, épines, feuilles, fruits, insectes... l'avaient laissé prévoir et en 1907, nous trouvions le champignon sur les feuilles de salade que vendait notre malade n° XII, marchand des quatre-saisons[1]. Mais la démonstration définitive fut donnée en 1908 par Gougerot qui, après plus de deux années de recherches systématiques et l'examen de plusieurs centaines de « moisissures » saprophytes, découvrit le premier, en deux points des Alpes françaises, trois échantillons de *Sporotrichum Beurmanni* sauvages. Sur cinquante-

---

1. Communication orale à Gastou, reproduite par différents auteurs : Duval et Monier-Vinard, Peltier, etc. Mais, dans ce cas, on pouvait objecter que le *Sporotrichum*, trouvé sur les salades, provenait du pus des ulcérations de notre malade. La démonstration n'était donc pas absolue.

sept échantillons de moisissures blanches, brunes et noires, recueillies en juillet et août 1908, trois étaient des *Sporotrichum Beurmanni*.

« Les deux premiers échantillons furent prélevés au même point, près de Termignon (canton de Modane, Savoie), le long d'un des raccourcis coupant la route militaire qui monte au Replat des Canons. Dans un pli de terrain, ne paraissant pas humide, nous

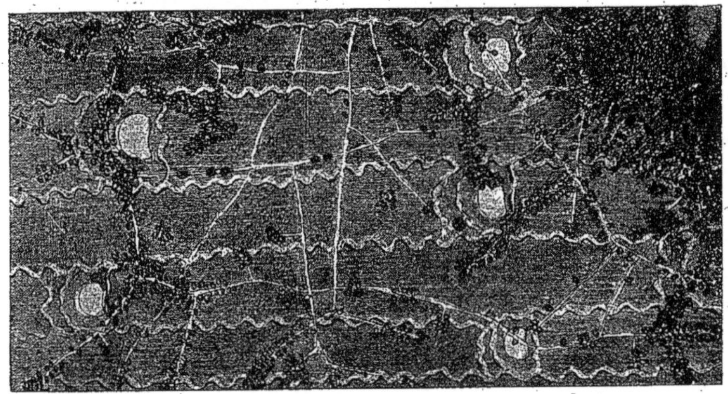

Fig. 20. — Découverte du *Sporotrichum Beurmanni* dans la nature (Gougerot).

Coque d'un grain d'avoine trouvé près de Chamonix par Gougerot pendant l'été 1908. Cette coque est bourrée de *Sporotrichum* filamenteux et sporulés. Examinée au microscope, elle montre, comme sur la lame sèche la mieux réussie, la structure caractéristique du parasite. Un fragment cultivé a donné les cultures pathognomoniques ; cette culture, inoculée au rat, a peu à peu exalté sa virulence par passage de rat à rat. Microscopiquement, macroscopiquement et expérimentalement, ce *Sporotrichum* « sauvage » est donc identique aux *Sporotrichum* retirés des lésions humaines et animales. (Préparation et dessin de Gougerot.)

avons remarqué sur l'écorce d'un petit hêtre, à environ 40 centimètres du sol, un petit mamelon blanc, large de 3 millimètres, d'aspect duveteux et, sur les prêles qui entouraient ce hêtre, plusieurs petits points blancs, brunâtres, hémisphériques et lisses… Ces « moisissures » furent recueillies dans des carrés de papiers stérilisés.

« La culture fut facile sur gélose glycosée. L'*échantillon-hêtre* a poussé en colonies assez rares sur le tube initial ; les colonies étaient blanches sur les géloses sucrées ; elles ne noircirent d'abord que sur pomme de terre glycosée-glycérinée. La culture initiale avait l'aspect des cultures de la variété α du *Sporotrichum Beurmanni*. Peu à peu, par des repiquages successifs, le *Sporotrichum-hêtre* s'est pigmenté sur les géloses sucrées. L'étude morphologique de cet échantillon en goutte pendante et sur « lames sèches » l'identifie incontestablement au *Sporotrichum Beurmanni*.

« L'*échantillon-prêle* a donné d'emblée des cultures très abondantes et pures, dont les colonies d'abord blanches brunissent très lentement en vingt à trente jours et prennent l'aspect caractéristique de la variété β. L'étude morphologique en goutte pendante et sur lames sèches l'identifie au *Sporotrichum Beurmanni*.

« Donc, dans un même point, côte à côte, sur l'écorce d'un hêtre et sur des prêles, deux *Sporotrichum Beurmanni* ont été trouvés et isolés par la culture. Dans les cultures initiales sur milieux d'épreuve de Sabouraud, ils parurent un moment différer entre eux ; le premier ressemblait à la variété α par sa pigmentation inconstante, tardive, partielle et segmentaire ; le deuxième, à la variété β, par sa pigmentation brune, lente, mais constante. Ces deux échantillons se sont homologués par les repiquages successifs, ce qui est une preuve nouvelle qu'il n'existe entre les variétés α et β, que des différences transitoires et inconstantes.

« Le troisième échantillon fut recueilli dans un ballot de foin coupé, dans une prairie, derrière les Pratz de Chamonix (massif du Mont-Blanc) sur des graines d'*Avena Sativa* (avoine cultivée : variété Ligowo) (figure 29)[1]. Ces grains d'avoine, déjà desséchés, étaient recouverts de taches et de points noirs légèrement saillants de 0,5 à 2^{mm}, englobant parfois le grain entier dans un enduit noirâtre, mat, pulvérulent.

« La culture de la coque de ces grains sur gélose glycosée a donné d'emblée des cultures extrêmement abondantes et caractéristiques de *Sporotrichum Beurmanni* ; la gélose est recouverte de *Sporotrichum* qui noircit très rapidement dès le huitième jour. L'étude morphologique en goutte pendante et sur lames sèches identifia cet *échantillon-graminée* aux *Sporotrichum Beurmanni* humains les plus fréquents, les variétés γ... Ces trois échantillons

---

1. Un de ces grains, que nous avons précieusement conservé, identifié par le professeur MATRUCHOT, a été présenté à la Société médicale des Hôpitaux de Paris. le 4 déc. 1908.

sauvages de *Sporotrichum Beurmanni* revêtent dans leurs cultures « naturelles », c'est-à-dire sur les débris végétaux recueillis
dans la nature), le même aspect que dans les cultures artificielles :
mêmes filaments rectilignes et fins, même abondance de spores ;
même sporulation et même attache isolée des spores par un court
pédicule ; même irrégularité de groupement de spores, tantôt rares,
tantôt extrêmement nombreuses ; même formation de chlamydospores dans la continuité de certains filaments. Les parasites de la
coque d'un grain d'avoine nous donnèrent des préparations aussi
belles que les gouttes pendantes et les lames sèches les mieux
réussies (fig. 29).

« Des inoculations au rat montrèrent que ces *Sporotrichum* sauvages étaient « naturellement » *inoffensifs*, mais, par des passages de rat à rat, la virulence de l'un d'eux s'est exaltée, déterminant alors chez l'animal une sporotrichose généralisée rapidement
mortelle. Ce *Sporotrichum Beurmanni sauvage* avait donc acquis
un pouvoir pathogène égal et même supérieur à beaucoup de *Sporotrichum Beurmanni retirés de lésions humaines...* (voir p. 780).
On peut penser que, s'il avait été inoculé à l'homme, le *Sporotrichum graminée* aurait été d'abord incapable de l'infecter, mais
que peu à peu, il se serait habitué au milieu humain, par exemple en
vivant en saprophyte sur la muqueuse bucco-pharyngienne ou gastro-intestinale. Plus ou moins longtemps, l'individu aurait été un
porteur de *Sporotrichum* sans être un sporotrichosique, puis, le parasite ayant acquis une virulence suffisante, il se serait généralisé, créant
une sporotrichose disséminée. »

La démonstration complète du saprophytisme du *Sporotrichum
Beurmanni* dans la nature était faite : les échantillons sauvages, récoltés dans les Alpes françaises, sont identiques aux échantillons humains, par leur aspect microscopique sur les débris végétaux où ils furent recueillis, par les aspects macroscopiques et
microscopiques de leurs cultures sur les milieux artificiels, par la
virulence que l'un d'eux acquit à la suite de passages de rat à rat...
C'est donc dans le monde extérieur, surtout dans le monde végétal,
que l'homme prend le contage du champignon pathogène, de

même que le tétanique trouve le bacille tétanique dans les souillures du sol.

. La résistance du *Sporotrichum Beurmanni* aux intempéries, au froid, au chaud, à la lumière solaire, explique que le parasite se perpétue dans le monde extérieur (voir : résistance au Chapitre Parasitologie, p. 121) ; le champignon pousse en effet dans la nature sur tous les milieux naturels : bois, écorces, feuilles, fruits, graines, terre, fumier, eau... Il végète tant bien que mal sur ces milieux pauvres, mais d'une manière suffisante pour assurer sa conservation et pour permettre sa diffusion.

Sous quelle forme est inoculé le *Sporotrichum Beurmanni* ? Est-ce à l'état de spore ordinaire, ou ne serait-ce pas plutôt à l'état de forme de résistance ? Frappés de l'inocuité des inoculations de quantité notable du parasite filamenteux et sporulé sur l'un de nous, alors qu'une dose infime a suffi à infecter les malades devenus sporotrichosiques, nous nous sommes demandé si le champignon, pour triompher de la résistance d'un organisme sain, ne devait pas être inoculé sous une « forme de résistance », rebelle à la phagocytose et semblable aux chlamydospores (v. p. 217, note 1).

2° Intermédiaires servant à inoculer le parasite. — Puisque les *Sporotrichum* existent dans le monde extérieur, les occasions d'entrer en contact avec eux doivent être nombreuses, et les agents intermédiaires, végétaux et animaux, qui peuvent introduire les germes sporotrichosiques dans l'organisme humain, peuvent être très variés.

Les *Sporotrichum* végètent sur les épines et sur le bois ; donc une piqûre, une écorchure peuvent les introduire dans l'organisme.

. Ils vivent dans le sol ; donc une plaie souillée de terre peut être le point de départ de la mycose.

. Ils prospèrent sur les légumes, la salade, les graines, les fruits... L'ingestion alimentaire de ces produits parasités non cuits ou mal cuits (peut-être le pain trop peu cuit, fait avec de la farine de grains contaminés), peut inoculer le *Sporotrichum*.

Ils poussent dans l'eau, les boissons, le vin... ; en buvant ces liquides contaminés, l'homme peut donc introduire le champignon dans son organisme.

Ils se développent sur certains insectes vivants, notamment sur les mouches, sur les guêpes, sur les fourmis ; on peut donc concevoir que la piqûre de ces insectes soit l'occasion d'une inoculation [1]. Le rat, le chien, le cheval, le mulet peuvent être sporotrichosiques ; ces animaux peuvent donc contaminer l'homme (Lutz et Splendore, Carougeau, Nervins Hyde et Davis, Jeanselme et Paul Chevallier) (voir p. 148). La sporotrichose de l'animal infectant est tantôt évidente tantôt latente, car le champignon peut rester longtemps vivant et même cultiver sur les poils de la peau du chat, du lapin, du rat, ainsi que l'ont montré nos expériences de 1906, confirmées par Lutz et Splendore... Dans tous ces faits, un intermédiaire animal s'intercale entre les végétaux parasités et l'homme.

Les *Sporotrichum* vivant chez certains sujets en saprophytes dans le pharynx, on peut supposer enfin qu'un blessé inocule une plaie insignifiante en l'humectant de salive, suivant l'habitude populaire...

«On voit combien sont *nombreuses et variées les occasions de contamination par les Sporotrichum. Toute solution de continuité, si elle est souillée de terre, de débris végétaux, si elle a été* en contact avec un animal malade ou vecteur de *Sporotrichum*, *tout aliment* dans lequel la chaleur n'a pas détruit le germe, peuvent introduire le *Sporotrichum* dans l'organisme [2].» Par bonheur, le plus souvent le germe est avirulent ou peu virulent et la résistance de l'organisme est suffisante, si bien que les *Sporotrichum* introduits sont détruits et ne déterminent pas de trouble pathologique [2].

3° **Modes et points d'inoculation.**— Le champignon, pris dans le monde extérieur, apporté par l'un de ces intermédiaires, pénètre dans l'organisme, tantôt par la peau, tantôt par les muqueuses.

1. Premier Mémoire, 1906, *loco citato*, p. 1005.

2. Le malade de Nattan-Larrier et Lœper était alité depuis cinq mois à l'Hôtel-Dieu, quand commença la sporotrichose. Etait-ce une contamination digestive ? Etait-ce l'éveil d'un saprophytisme muqueux resté jusque-là inoffensif ?

Un *premier mode de contamination* est l'inoculation *trauma-tique cutanée* ou *muqueuse*, l'individu prenant le contage à l'une des nombreuses sources énumérées ci-dessus. Nos inoculations sous-cutanées de 1906 au cobaye avaient donné la preuve expérimentale de ce mode de contagion. Notre cas n° XII en fut chez l'homme le premier exemple démonstratif pour le *Sporotrichum Beurmanni* [1]. L'étiologie végétale était des plus nettes : le malade, marchand des quatre-saisons, avait reçu un coup de tire-point au front ; il n'avait fait aucun pansement et pour cacher sa blessure, il enfonçait sur son front une vieille casquette qui traînait d'ordinaire sur sa voiture, remplie de fruits et de légumes. Plusieurs observations confirmatives furent rapportées pendant les mois suivants et l'on ne compte plus les cas où l'enquête étiologique a indiqué une profession qui met le malade en contact avec des végétaux susceptibles d'être parasités : cuisinière blessée en épluchant des légumes, marchande de salades, épicier, porteur aux halles, ouvrier maniant de la paille, cultivateur, fruitier, vétérinaire, etc... Un des cas les plus démonstratifs est celui de de Beurmann et Saint-Girons : la mycose, localisée à l'avant-bras, fut inoculée par une écharde d'é-pine-vinette.

Un *deuxième mode de contagion* est la pénétration cutanée ou muqueuse *sans traumatisme* ; le parasite, déposé sur le tégument, pénètre à travers la peau « saine » non éraillée. La démonstration de ce fait fut donnée par notre malade n° VI et par un malade, étu-dié en collaboration avec Guy Laroche.

Notre malade n° VI, atteint de sporotrichose gommeuse généra-lisée, avait une gomme hypodermique au-dessus de la base du cin-quième doigt, entre le quatrième et le cinquième métacarpien. (figure 30). Cette gomme, contemporaine des autres gommes sous-cutanées, était évidemment d'origine hématogène. Née et développée dans l'hypoderme, elle avait envahi et ulcéré secondairement le derme et l'épiderme. Avant de s'ouvrir, elle avait déterminé une lymphan-gite noueuse ascendante du bras. Cette gomme ulcérée, sécrétant

---

1. Voir pour la Sporotrichose de Schenck (p. 57), pour la Sporotrichose de Dor (p. 163).

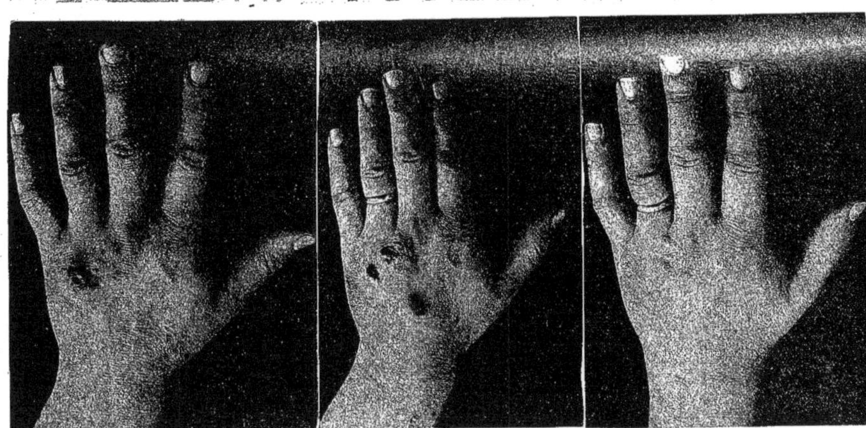

Fig. 30, 31, 32. — Expérience spontanée chez notre malade N° VI démontrant la pénétration du *Sp. Beurmanni* par l'épiderme sain sans traumatisme.

Fig. 30. — Gomme du dos de la main près de la racine du cinquième doigt. Cette gomme est contemporaine des autres gommes disséminées d'origine artérielle que présente le malade : elle est donc d'origine septicémique, s'étant localisée en ce point à la suite d'un traumatisme. Elle détermine une lymphangite gommeuse ascendante secondaire puis elle s'ulcère. Le pus de l'ulcération ensemence l'épiderme environnant, déterminant des vésico-pustules péripilaires dont le pus ne contient que du *Sporotrichum*.

Fig. 31. — Plusieurs de ces pustulettes envahissent les follicules pileux et deviennent dermo-épidermiques, la plupart se résorbent en même temps que guérit la gomme première et que disparaît la lymphangite ascendante qu'elle avait provoquée. Mais l'une des pustulettes (celle qui, sur la figure 30, est située à droite et en haut de l'ulcération près du pli entre le 3° et le 4° doigt), continuant d'envahir en profondeur, s'infiltre dans l'hypoderme et sous nos yeux, nous la voyons se transformer en une gomme sous-cutanée. Sur la figure 31, la première gomme est guérie, recouverte d'une croûte qui cache la cicatrice déjà complète, la seconde gomme est à son acmé, sa croûte recouvre une ulcération purulente et à son tour elle détermine une lymphangite gommeuse dont on aperçoit un des nodules allongé obliquement sur le milieu du dos de la main.

Fig. 32. — Les deux gommes guérissent; la première complètement, la deuxième incomplètement, car à la place de l'ulcération de la seconde, se développe une sporotrichoside verruqueuse. (Photog. Infroit[1].)

1. Extrait de la *Tribune médicale*, 2 nov. 1907.

un séro-pus riche en *Sporotrichum,* a ensemencé l'épiderme tout autour d'elle et a déterminé la formation à la base des poils de petites vésicules périostio-folliculaires auréolées de rouge. (La culture du séro-pus de ces vésico-pustules ne donne que du *Sporotrichum.*) Plusieurs de ces vésicules épidermiques ont progressé, se sont ombiliquées (figure 30) et ont envahi le follicule pileux puis le derme, produisant une *sporotrichoside dermique d'inoculation externe* ; la gomme hypodermique tendant à guérir, la lymphangite du bras disparaît peu à peu. La plupart des nodules dermo-épidermiques se résorbent ; mais l'un deux a infecté l'hypoderme. Nous le voyons se transformer en une gomme sous-cutanée, identique à la gomme primitive (fig. 31), et infecter à son tour les lymphatiques. Enfin, à la place de l'ulcération de cette deuxième gomme, s'est développé un papillome verruqueux (fig. 32). Le processus sporotrichosique ne s'est donc pas éteint ; au lieu d'une cicatrice, il persiste une lésion active. Ensemencés, les débris épidermiques de ce papillome donnent des colonies de *Sporotrichum* et leur examen microscopique montre qu'ils contiennent des corpuscules oblongs, parasitaires. Les transformations successives de cette lésion sont tout à fait remarquables : d'abord épidermique puis dermique (fig. 30), elle devient une gomme sous-cutanée (fig. 31) puis s'ulcère ; enfin, au lieu de se cicatriser complètement, elle produit un papillome sporotrichosique (fig. 32). Ce fait a la netteté d'une expérience de laboratoire ; il ne laisse subsister aucun doute sur la possibilité de l'inoculation épidermique de la sporotrichose. »

Le malade de de Beurmann, Gougerot et Guy Laroche était atteint de sporotrichose faciale localisée ; le *Sporotrichum Beurmanni,* inoculé par l'épiderme, détermina au point d'inoculation des pustulettes acnéiformes, véritables chancres sporotrichosiques d'où partit la lymphangite (figures 55 et 56). Il faut donc chercher la porte d'entrée de la sporotrichose dans les lésions les plus bénignes. Une simple vésico-pustulette, une pustule d'acné, peuvent être le chancre bénin d'une inoculation sporotrichosique ; elles peuvent être le point de départ de l'envahissement des lymphatiques et des ganglions.

Le germe, déposé sur la paupière (Danlos et Blanc, Morax et

Carlotti), sur la conjonctive (Morax et Attilio Fava), peut envahir de même l'organisme sans traumatisme introducteur.

Un *troisième mode d'introduction* du parasite dans l'organisme humain est l'*ingestion alimentaire* ; les végétaux verts, les grains, les fruits, les farines sont un bon milieu de culture. L'homme peut donc être contaminé par les aliments crus ou insuffisamment cuits, par les conserves, par les boissons. Le passage peut se faire par les muqueuses bucco-pharyngiennes, gastro-intestinales, saines ou ne présentant qu'une solution de continuité insignifiante, de même que dans la tuberculose, grâce aux leucocytes qui véhiculent le parasite.

Cette origine digestive d'un certain nombre de sporotrichoses, indiquée dans notre premier Mémoire de 1906, fut démontrée en 1907 par notre malade n° VI, par nos expériences d'inoculation alimentaire sur le cobaye et sur le rat et confirmée par nos expériences *in vitro* de l'action des sucs digestifs sur le *Sporotrichum Beurmanni*. Maintes fois nous avons insisté sur l'importance de cette voie d'inoculation.

Notre malade n° VI, premier exemple de sporotrichose des muqueuses, avait eu auparavant toute une série d'angines, se rattachant probablement à la présence du *Sporotrichum* saprophyte dans son bucco-pharynx ; nous avons cru pouvoir supposer que la porte d'entrée avait été la muqueuse bucco-pharyngienne, peut-être l'amygdale, à moins que le *Sporotrichum*, dégluti avec les aliments, n'ait traversé la muqueuse gastro-intestinale, barrière moins résistante que l'épithélium pavimenteux du bucco-pharynx. Le cas de de Beurmann, Gastou et Brodier-Letulle et Debré, le cas de Thibierge et Gastinel où les lésions muqueuses étaient évidentes, les cas de Sicard, Gougerot et Bith, de Brissaud, Gougerot et Gy[1], de Landouzy et Gougerot, de Chauffard et Laroche, où la culture démontra comme dans notre cas n° VI le saprophytisme du *Sporotrichum Beurmanni* sur la muqueuse bucco-pharyngée, confirment cette hypothèse.

---

1. Dans ce cas, la première lésion fut un abcès amygdalien.

Nos expériences de 1907 sur le cobaye nouveau-né donnèrent la preuve de l'origine digestive de la sporotrichose; en nourrissant des cobayes nouveau-nés avec du lait parasité, nous avons obtenu chez ces animaux des gommes métastatiques. Bientôt Lutz et Splendore et nous-mêmes avec Vaucher, nous observions les mêmes résultats en faisant ingérer des cultures à des rats [1].

Nos expériences, étudiant l'action des sucs digestifs sur les *Sporotrichum*, sont venues confirmer la possibilité de l'infection alimentaire chez l'homme. Nous avons fait, à 38° et à froid, toute une série de digestions artificielles [2] et de cultures de *Sporotrichum* dans la salive, dans des sucs gastriques artificiels et naturels, dans le suc intestinal. Tous ces essais ont prouvé que les *Sporotrichum* résistent aux sucs digestifs et se cultivent dans les milieux gastro-intestinaux. Ils peuvent donc être déglutis avec les aliments végétaux non stérilisés par la cuisson et traverser la muqueuse gastro-intestinale, comme ils l'ont fait chez le cobaye nouveau-né. Nous avons recherché si, après la traversée du tube intestinal, les *Sporotrichum* déglutis étaient encore vivants. Deux fois, avec des fèces de cobaye et de souris, nourris de *Sporotrichum*, nous avons obtenu des cultures de ce parasite, par ensemencement en points séparés sur boîte de Pétri des matières préalablement desséchées et broyées à sec en fine poussière. Presque tous les fragments ensemencés étaient souillés d'impuretés, mais quelques-uns d'entre eux donnaient du *Sporotrichum*. Les parasites peuvent donc traverser le tube digestif sans paraître avoir été altérés. « Sur les excreta humains et les animaux stérilisés, les *Sporotrichum* poussent facilement à froid ; on peut donc penser que rien n'entrave le développement des *Sporotrichum* dans le contenu intestinal, que les *Sporotrichum* rejetés au dehors ont gardé leur vitalité, et partant, qu'ils peuvent être la source d'une contamination. »

1. DE BEURMANN, GOUGEROT et VAUCHER. Sporotrichose d'origine alimentaire. Porte d'entrée bucco-pharyngée et gastro-intestinale du Sporotrichum Beurmanni. *Bull. et Mém. de la Soc. méd. des Hôp. de Paris*, 14 mai 1909, n° 17, p. 909.

2. Le détail de ces expériences a été donné dans notre troisième Mémoire (*loco citato*).

En résumé, la contamination digestive, admise maintenant par tous les auteurs, explique que la porte d'entrée des *Sporotrichum* passe si souvent inaperçue.

4° **Saprophytisme** *in vivo* **et incubation**. — Le *Sporotrichum* est « entré » dans l'organisme; que se passe-t-il? Dans certains cas, la phagocytose doit le détruire; d'autres fois, le germe plus résistant ou plus virulent, rencontrant un terrain moins réfractaire, va infecter l'organisme. Combien de temps après l'inoculation la mycose va-t-elle se développer? Il est probable que, dans certains cas, le parasite séjourne dans la peau[1] ou sur les muqueuses à l'état de *saprophyte* sans provoquer de lésion, et ne devient pathogène que longtemps après la contamination. Dans notre cas n° VI et dans plusieurs cas semblables, le *Sporotrichum*, longtemps saprophyte de la gorge, n'a envahi l'organisme qu'après de nombreuses angines.

Ce temps de saprophytisme puis d'incubation semble très variable, tantôt très court, tantôt très long. Il fut d'une vingtaine de jours dans notre cas n° XII, de trois mois dans notre cas n° XIII[2]. Dans les faits expérimentaux les plus nets, l'incubation varie d'une à quatre semaines.

5° **Conditions favorisant la pullulation des parasites**. — Il faut des conditions favorisantes pour que le champignon inoculé envahisse l'organisme humain. Les conditions favorisantes sont de trois ordres : I. *Diminution de résistance du terrain*. II. *Exaltation du germe* (adaptation du germe au terrain). III. *Sensibilisation du terrain par les sécrétions du germe* (adaptation du terrain au germe).

I. Le *premier* facteur, *diminution de résistance du terrain*, a

1. Inoculé dans l'hypoderme, le *Sporotrichum* peut rester latent pendant de longues semaines. Une preuve clinique de la persistance du *Sporotrichum* dans les tissus à l'état latent est la récidive *in situ* d'une gomme qui semble guérie, mais qui réapparaît, le malade ayant cessé trop tôt le traitement ioduré.

2. Il fut de quelques jours dans les cas américains, de vingt jours dans le cas de Dor.

été mis en évidence dès le début par nos observations (1906-1907) ; c'est du reste un facteur assez banal, invoqué dans la pathogénie de toutes les maladies infectieuses.

S'il est vrai que quelques sporotrichosiques n'aient jamais été malades avant leur mycose, la statistique globale de plus de cent cas de sporotrichose montre que la plupart d'entre eux ont une tare pathologique qui, amoindrissant la résistance du terrain, a permis au parasite de se développer : tuberculose, cirrhose du foie, syphilis, diabète, goutte, alcoolisme, etc... Si l'on relit attentivement les observations, on voit que presque toujours l'organisme était déprimé lorsque la mycose s'est développée, quoique le malade *parût* souvent en bonne santé [1] : Notre malade n° I était alcoolique et venait d'avoir une attaque de goutte ; notre malade n° II était un bacillaire au début ; notre malade n° III était un sénile précoce, pâle et amaigri ; notre malade n° IV était atteinte d'un cancer du sein et sa famille était entachée de tuberculose ; le malade n° VII de Gaucher et Monier-Vinard était « quelquefois atteint pendant l'hiver de bronchite légère » ; leur malade n° VIII était atteint de tuberculose pulmonaire ; le malade n° X de Laubry et Esmein était un cachectique, souffrant de cirrhose hépatique comme le malade de Nattan-Larrier et Lœper ; notre malade n° XI, ancien syphilitique, est mort de tuberculose généralisée, à prédominance méningée ; notre malade n° XII, homme vigoureux, était un alcoolique surmené ; notre malade n° XIII, qui paraissait indemne, se révéla, sous l'influence de l'iodure de potassium, atteint de tuberculose naissante, avec râles sous-crépitants aux deux sommets. Le malade XLVI de Widal et Weill était un homme robuste, pourtant ce fut pendant la convalescence d'une congestion pulmonaire que la mycose apparut ; le malade n° L de Gaucher et Fouquet était glycosurique, etc.

Fréquemment, il existe donc une tare ignorée du malade et qui, le plus souvent, est la tuberculose. On peut par conséquent affirmer que dans la grande majorité des cas, la sporotrichose réclame pour

---

1. Voir notre communication à la Société médicale des Hôpitaux de Paris : *Les associations morbides dans les Sporotrichoses*, 7 juin 1907, p. 591.

se développer un terrain affaibli, un état de moindre résistance, donc qu'elle est ordinairement une *maladie secondaire*. Le *Sporotrichum Beurmanni*, micro-organisme de faible virulence expérimentale, ne peut vaincre la résistance de l'organisme sain que dans des cas exceptionnels. Les sporotrichosiques sans tare existent, mais ils se comptent et une inoculation unique à des sujets sains reste en général sans résultats [1].

II. Le *deuxième* facteur, *l'augmentation de virulence du parasite*, est invoqué, lui aussi, dans le développement de la plupart des infections, parfois même sans qu'on puisse le démontrer.

Dans la sporotrichose, nous avons pu en donner la preuve expérimentale sur le rat pour le *Sp. Beurmanni-graminée*, trouvé par l'un de nous dans la nature. Ce Sporotrichum sauvage avait augmenté peu à peu son pouvoir pathogène par passage de rat à rat et il était arrivé à atteindre et même à dépasser la virulence habituelle des échantillons retirés des gommes humaines. La transformation d'un *Sp. Beurmanni* non pathogène en un germe pathogène, l'augmentation de virulence par acclimatement dans l'organisme animal, étaient donc démontrées. Il est probable qu'il en est de même chez l'homme : pendant l'incubation d'une inoculation cutanée, pendant la vie saprophytique sur la muqueuse, à la suite d'inoculation bucco-pharyngienne ou gastro-intestinale, le *Sp. Beurmanni* a le temps de s'acclimater à la vie parasitaire, nouvelle pour lui ; peu à peu il s'adapte à son hôte et il devient virulent.

III. Le *troisième* facteur est la *sensibilisation de l'organisme par les toxines du parasite*.

« Ce facteur a été peu incriminé jusqu'ici dans le développement des infections bactériennes ; dans la pathogénie des mycoses, nous croyons être les premiers à avoir fait ressortir l'importance de son rôle. Il nous paraît capital, car il explique qu'un germe si peu pathogène, inoculé à des individus réfractaires jusque-là bien portants et indemnes de toute tare, produise des lésions si intenses [1]. Le

---

1. « L'un de nous (Gougerot) s'est inoculé deux fois accidentellement aux doigts avec des éclats de verre de fiole de Roux et de tubes contenant des cultures

germe, pris dans le monde extérieur et inoculé, est peu ou pas pathogène ; il végète d'abord sans créer de lésion appréciable ; mais profitant de ce temps de saprophytisme, il sécrète des toxines solubles et des toxines solubilisables, et peu à peu il sensibilise l'organisme, c'est-à-dire qu'il le rend sensible à l'inoculation d'une masse parasitaire même minime (voir page 752) ; dès ce moment, l'organisme réagit vivement autour du moindre amas de *Sporotrichum*. »

Ces faits, dont la démonstration nous a été donnée par les inoculations des toxines sporotrichosiques à des sujets sains, à des sporotrichosiques en activité, convalescents, guéris depuis longtemps et complètement guéris en apparence, mais conservant du *Sporotrichum* saprophyte dans la cavité bucco-pharyngienne (voir

de *Sporotrichum*; l'inoculation, quoique profonde et très valable, puisqu'il s'agissait de cultures pures, n'a été suivie d'aucun accident même local » (1907).

Au contraire, des inoculations répétées arrivent, par sensibilisation progressive du terrain, à déterminer l'infection, et c'est ainsi que l'un de nous, après avoir longtemps résisté à de fortes inoculations, a fini par contracter une Sporotrichose du doigt avec adénite sus-épitrochléenne à la suite d'une minime inoculation sous-unguéale. Il eut d'abord une vésicule purulente, qui bientôt se transforma en verrucome sec.

Plusieurs autres contaminations de laboratoire sont connues.

Gougerot (in *Lavori e Riviste di Chimica e microscopia Clinica*) a cité le cas de son collègue L..., inoculé avec un couteau à cerveau, en incisant une pièce sur un morceau de liège qui avait servi à la dissection d'animaux sporotrichosiques. Il a présenté un chancre du doigt et une lymphangite ascendante gommeuse du bras.

Boudet nous a communiqué le cas d'un garçon de laboratoire du Professeur Pierre Marie, piqué avec une pipette, qui avait servi à des inoculations sur les souris. Cet homme présenta d'abord sur le dos du médius une sorte de panaris anthracoïde, puis, vingt-cinq jours après, une lymphangite gommeuse ascendante avec adénite axillaire; l'iodure guérit les lésions, mais le traitement ayant été cessé trop tôt, l'adénite se transforma en un volumineux abcès axillaire qu'il a fallu inciser ; l'iodure, longtemps ingéré, a assuré une guérison complète.

Abrami nous a cité un cas semblable survenu dans le laboratoire du Professeur Widal.

Attilio Fava a été contaminé en recevant une émulsion de cultures dans l'œil, lors d'une inoculation au lapin.

Wolf, de Strasbourg, nous écrit : « La possibilité de la transmission à l'individu sain est démontrée par les transmissions que j'ai pratiquées sur deux patients avec leur consentement. Tous les deux eurent un chancre d'inoculation (Local-Initial affect), qui, traité, disparut en quelques jours. »

Bertin et Bruyant, de Lille, Fielitz, de Berlin, ont publié leurs auto-observations.

Ces cas de plus en plus nombreux prouvent donc les dangers de la manipulation des *Sporotrichum* pathogènes. Longtemps l'expérimentateur résiste aux contages, puis, sans doute sensibilisé ou affaibli par une ou plusieurs causes, il se laisse envahir.

page 617), éclairent l'étiologie des mycoses d'un jour nouveau. C'est cette sensibilisation de l'organisme qui explique le développement de mycoses dues à des germes ordinairement inoffensifs.

Gougerot a démontré l'existence des co-sensibilisations mycosiques par des intra-dermoréactions pratiquées avec des injections d'oïdiomycétine, d'actinomycétine, de saccharomycétine, d'endomycétine [1]. Puisqu'il existe des phénomènes de co-sensibilisations, il est légitime de penser qu'une mycose antérieure, que le simple saprophytisme de champignons sur la peau ou sur les muqueuses, peuvent sensibiliser l'organisme vis-à-vis d'un autre champignon. C'est ainsi qu'un pityriasis versicolore cutané, un muguet muqueux, le simple saprophytisme de levure (que l'on sait si fréquents chez les cachectiques, chez les tuberculeux, etc...) pourraient préparer l'éclosion d'une sporotrichose, d'une saccharomycose, d'une actinomycose, etc. [2]... On se souvient en effet que ce simple saprophytisme de levure suffit à provoquer dans le sang circulant des propriétés co-agglutinatives et co-fixatrices vis-à-vis du *Sp. Beurmanni* (voir page 740). Le *Sporotrichum* inoculé, au lieu de rencontrer un terrain réfractaire, trouve immédiatement un terrain sensibilisé réceptif qui lui permet de pulluler sans entrave, et la mycose se développe rapidement [3]. On voit tout l'intérêt de ces associations de champignons pathogènes, de ces « polymycoses ».

6° Voies d'envahissement et de dissémination du parasite : voie artérielle, voie lymphatique. — Le champignon inoculé pullule grâce à ces conditions favorisantes ; il envahit l'organisme et les voies de dissémination qu'il suit sont tantôt la voie artérielle, tantôt la voie lymphatique [4]. Dans le sang ou dans la

1. GOUGEROT. Les Polymycoses : les co-sensibilisations mycosiques. *Congrès de Médecine de Lyon*, oct. 1911, in *Progrès médical*, 25 nov. 1911, n° 47, p. 567.

2. GOUGEROT. Fréquence croissante des mycoses. Une nouvelle mycose : l'Acrémoniose de Potron et Noisette. *Paris médical*, 1911.

3. Inversement, l'existence d'une sporotrichose peut favoriser une autre mycose : muguet, etc.

4. Dans nos sporotrichoses viscérales généralisées expérimentales, dues à l'injection intra-péritonéale, la voie d'infection du foie est la veine porte. parfois la voie lymphatique séreuse. La voie d'infection du poumon est l'artère pulmonaire.

lymphe, les *Sporotrichum*, revêtant la forme courte oblongue, sont extra-cellulaires ou intra-cellulaires. Un polynucléaire, surtout un macrophage, peut transporter au loin le parasite[1].

Dans les sporotrichoses disséminées, le parasite, inoculé par la muqueuse digestive ou par la peau, est disséminé par la circulation sanguine artérielle, ainsi que nous l'avions supposé en 1906 et montré chez les animaux, ainsi que Widal et Weill l'ont prouvé les premiers par l'hémoculture chez l'homme. Les lésions histologiques intenses des vaisseaux, l'étude de l'histogenèse du sporotrichome, viennent confirmer les données de la clinique et de l'expérimentation.

Pourquoi les *Sporotrichum* se localisent-ils à la peau avec une élection si particulière ? nous constatons le fait sans pouvoir l'expliquer ; ces obscurités sont les mêmes que pour la plupart des localisations électives des autres infections : syphilis, zona, fièvre typhoïde, pneumonie lobaire... Notons simplement qu'un traumatisme peut localiser les germes circulants : chez notre malade n° VI, atteint de sporotrichose dissséminée, une gomme est apparue au dos de la main en un point qui avait subi une contusion. Notre malade Mme K... atteinte d'une ostéomyélite « primitive » du tibia « se cognait cette partie de la jambe avec le panier à pain qu'elle poussait devant elle... » ; un traumatisme accidentel ou professionnel peut donc localiser la première manifestation de la maladie.

Dans les lymphangites systématisées, le *Sporotrichum*, inoculé par la peau ou la conjonctive, suit les lymphatiques dans sa marche envahissante ; la maladie reste presque toujours localisée. Quelquefois pourtant, la mycose franchit les ganglions, des parasites arrivent à la circulation veineuse-sanguine, puis par voie artérielle se disséminent (Bonnet, Stein).

Dans la sporotrichose gommeuse disséminée à foyers multiples, les gommes, après l'explosion hématogène, peuvent envahir les lymphatiques d'un membre et déterminer une lymphangite ascendante

---

1. De même, chez les animaux nous avons vu les spores injectées, facilement reconnaissables à leur forme et à leur teinte brune, et quelquefois les débris mycéliens transportés au loin par les leucocytes, jusque dans les capillaires pulmonaires.

secondaire : nos troisième et sixième malades en ont été les premiers cas connus.

7° Mode d'action du parasite dans les tissus : toxines insolubles, solubilisables et solubles. — Arrivés dans les tissus par la voie artérielle ou lymphatique, les *Sporotrichum*, de même que les bacilles tuberculeux, agissent par la somme totale de leurs toxines : toxines insolubles, solubilisables et solubles, isolées chimiquement par Blanchetière et Gougerot, et étudiées biologiquement par Gougerot et Blanchetière (v p. 116); les toxines insolubles adhérentes au parasite ont des actions comparables à celles des toxines tuberculeuses d'Auclair, l'éthéro-sporotrichosine provoque surtout la dégénérescence épithélioïde, la chloroformo-sporotrichosine, surtout l'infiltration lympho-conjonctive et la sclérose fibro-cellulaire; les toxines solubilisables (extraits acétiques, potassiques, alcooliques...) ont à la fois une action locale et générale diffusible. Ces toxines, plus ou moins adhérentes, ne sont mises en liberté que par la mort et la lyse du parasite sous l'influence de la phagocytose et de l'action lytique des humeurs (Gougerot et Laroche). Elles sont les plus importantes; les toxines solubles diffusibles ne semblent avoir qu'un rôle accessoire atténué. Les *Sporotrichum* tués, qui représentent la somme totale de toxines, provoquent les mêmes lésions que les parasites vivants...

Dans la plupart des formes de sporotrichoses, l'action locale des toxines prédomine; la mycose se résume en accidents locaux, les phénomènes généraux sont minimes ou nuls, la toxémie est au minimum. Localement, de même que pour la bacillo-tuberculose, la variabilité des lésions est expliquée par la virulence des parasites et surtout par leur nombre : des parasites, virulents à l'état d'unité isolée, ou des parasites atténués, morts en micro-amas, ne produisent que des infiltrations lympho-conjonctives et de la sclérose ; des amas moyens de parasites déterminent le mycome classique à trois zones; enfin des masses parasitaires énormes peuvent provoquer de la nécrose diffuse et de la caséification, qui ne se voient guère que chez le rat.

Dans des cas exceptionnels de sporotrichose anémiante cachectisante, fébrile, une toxémie générale s'ajoute à la sécrétion locale des parasites ; cette intoxication générale est due, non seulement aux toxines diffusibles émises par le champignon solubilisé dans les plasmas, mais encore aux parasites vivants ou tués circulants : la destruction des parasites met en liberté la somme totale des toxines et augmente cette intoxication : solubilisation des germes de Gougerot et Jean Troisier. Si les décharges de toxines et de parasites sont minimes, l'état général reste indemne. Si elles sont minimes mais répétées ou continues, l'amaigrissement survient, puis l'anémie et même la cachexie. Si les décharges se font à fortes doses, même espacées, la fièvre et des phénomènes infectieux parfois graves apparaissent grâce à l'état de sensibilisation.

L'organisme humain lutte contre cette infection locale et cette toxémie générale en employant ses moyens habituels : phagocytose le plus souvent macrophagique, sécrétion d'anticorps neutralisant les toxines et produisant peu à peu l'immunité, parasitolyse humorale. Le traitement iodo-ioduré, si efficace dans ces mycoses, agit, non par action parasiticide, mais par excitation cellulaire macrophagique (voir p. 655, mécanisme de la guérison).

Rapport entre le mode d'inoculation, la voie de dissémination et la forme clinique de la mycose. — Il n'y a pas de corrélation absolue entre le mode d'inoculation et la forme de la sporotrichose ; l'inoculation cutanée donne tantôt une forme lymphangitique localisée, tantôt une forme disséminée. Pourtant il faut remarquer que, le plus souvent, l'inoculation cutanée donne une forme lymphangitique localisée, tandis que les formes disséminées semblent résulter ordinairement de contaminations muqueuses digestives. Il faut noter que l'inoculation cutanée donne habituellement une lésion porte d'entrée ou chancre sporotrichosique, alors que les inoculations muqueuses se font d'ordinaire sans laisser trace de leur passage.

Dans les sporotrichoses lymphangitiques et les sporotrichoses localisées, la porte d'entrée est presque toujours connue et le plus souvent cutanée; la maladie provient d'une inoculation traumatique dont le malade a gardé le souvenir : coupure, piqûre, etc. Quelquefois pourtant, l'inoculation cutanée ou conjonctivale s'est faite insidieusement et reste ignorée. Tantôt (cas n° XII) le point d'inoculation est marqué par un chancre sporotrichosique étendu (sporotrichome végétant ou ulcéreux), ou petit (pustulette acnéiforme), tantôt la plaie d'inoculation se cicatrise et c'est au-dessus d'elle que commence la traînée gommeuse lymphangitique : notre cas n° XIII en fut le premier exemple.

Dans les sporotrichoses disséminées, au contraire, la porte d'entrée passe presque toujours inaperçue. Une inoculation traumatique cutanée (peut-être muqueuse) méconnue, qui guérit sans laisser de trace, peut servir de voie d'entrée directe : notre cas n° XIII nous prouve en effet qu'une plaie porte d'entrée peut guérir et nos inoculations sous-cutanées au cobaye (1906), au rat (1907), au chat (1907-1908), etc... démontrent que la voie cutanée peut donner des gommes métastatiques. Une inoculation non traumatique cutanée, créant au point d'introduction du germe une sporotrichose dermique, est probable dans plusieurs cas (Bonnet, Trémoliéres et Du Castel, Gougerot et Dubosc); dans ces cas, en effet, une lésion dermique isolée a précédé de plusieurs jours ou de plusieurs semaines l'apparition des autres lésions. Mais, en général, il n'y a ni souvenir de traumatisme ni existence de lésion dermique pouvant faire supposer que l'inoculation s'est faite à travers l'épiderme ; c'est pour expliquer ces cas restés obscurs que nous avons émis l'hypothèse de l'origine digestive et de la pénétration bucco-pharyngée ou gastro-intestinale du *Sporotrichum*. Le germe, apporté par l'alimentation, traverserait la muqueuse digestive sans laisser de traces de son passage. Cette conception, née de notre étude sur la sporotrichose des muqueuses et de la connaissance du saprophytisme du *Sporotrichum Beurmanni* dans le bucco-pharynx, a été démontrée expérimentalement (voir p. 213) et a été bientôt admise par tous les auteurs.

Contagion. — La contagion semble tout à fait exceptionnelle.

On ne connaît qu'un cas de Sporotrichose familiale, celui de Widal et Joltrain. L'homme sain résiste à la maladie ; la plupart de nos malades se pansent chez eux, plus ou moins soigneusement ; ils disséminent autour d'eux le contage contenu en grande abondance dans le pus et la sérosité des lésions ulcérées et pourtant ils ne contaminent personne. Perkins avait remarqué que la mère de son petit malade avait au doigt une large coupure pendant la période où elle faisait les pansements. « La quantité du pus des plaies était considérable à ce moment, dit-il, et il semble impossible qu'il ne soit pas entré de germes dans la blessure. » Cependant il n'y eut pas de contamination et l'enfant, en jouant avec ses frères et sœurs, ne les infecta pas.

Dans les cas exceptionnels où elle se produit, la contagion peut résulter, soit de l'inoculation du pus, soit de la contamination par un porteur de germes. Il faut donc se méfier des « porteurs de *Sporotrichum* » dont nous avons démontré l'existence : ces « porteurs de germes » sont non seulement dangereux pour eux-mêmes, car ils peuvent récidiver, mais encore pour les autres qu'ils peuvent contagionner.

La contagion peut se faire de l'animal à l'homme, par morsure de rat (Lutz et Splendore, Jeanselme et Paul Chevallier), par piqûre en opérant un mulet (Carougeau), par les ulcères gommeux du cheval (J. Nervins Hyde et Davis).

L'hérédo-contagion, démontrée expérimentalement par de Beurmann, Gougerot et Vaucher (v. p. 629), n'a pas encore été observée en clinique humaine.

CHAPITRE III

FORMES CLINIQUES

Multiplicité des formes cliniques et des localisations. — Histoire de la découverte des formes. — Classification topographique et morphologique.

La Sporotrichose de de Beurmann revêt des aspects cliniques multiples ; elle n'intéresse pas seulement le dermatologiste, elle doit attirer au plus haut point l'attention du médecin, du chirurgien, de l'ophtalmologiste de l'oto-rhino-laryngologiste, etc. C'est qu'en effet elle atteint l'hypoderme et le derme, parfois l'épiderme ; elle envahit les voies lymphatiques sans respecter les ganglions ; elle lèse les muqueuses bucco-pharyngées, laryngées, trachéales, conjonctivales; elle se localise sur les os, les synoviales, les gaînes tendineuses et les articulations, les muscles, le sein, l'œil, les viscères... et dans chacune de ces localisations, elle peut créer les manifestations les plus polymorphes. Aussi, devant toute lésion nodulaire qui n'éveillait autrefois dans l'esprit du médecin que l'idée de tuberculose, de syphilis ou de suppuration banale, doit-on maintenant toujours penser à la sporotrichose.

Les formes cliniques s'enrichissent chaque jour de faits nouveaux.

Dans le premier cas de sporotrichose, découvert par de Beurmann et Ramond en 1903, il s'agissait d'une éruption de gommes disséminées. Cette observation passa injustement inaperçue ; les sporotrichoses restèrent méconnues jusqu'en 1906 et « c'est de *notre premier Mémoire,* paru dans les *Annales de Dermatologie et de Syphiligraphie,* que datent la notion de leur fréquence et l'essor que prend leur étude... » Après le cas princeps de 1903, nous individualisions la forme gommeuse disséminée (II, III [1], 1906) et nous montrions sa fréquence. Avec Danlos et Deroye, nous signalions à la Société française de Dermatologie et de Syphiligraphie du 3 janvier 1907 les gros abcès hypodermiques et la lymphangite secondaire à une forme gommeuse disséminée (III) ; dans la même séance, nous étudiions les premiers cas de sporotrichosides dermiques ; quelques semaines plus tard, le 7 mars 1907, nous présentions à la même Société le premier cas de sporotrichose ulcéreuse (IV).

Jusque-là nous étions les seuls avec Ramond à avoir observé la sporotrichose ; bientôt de nombreux auteurs retrouvaient le *Sporotrichum Beurmanni* et ajoutaient des formes cliniques nouvelles. Très rapidement les observations se multipliaient. Nous décrivions : des formes nouvelles de sporotrichosides dermiques, papuleuses, papulo-vésiculeuses, ulcéreuses, crustacées (III, VI, XII) ; la sporotrichose gommeuse hypodermique disséminée ulcéreuse, tantôt tuberculoïde (IV), tantôt syphiloïde et ecthymatiforme (VI) ; le chancre sporotrichosique, lésion initiale porte d'entrée, revêtant la forme d'une sporotrichoside dermique verruqueuse et papillomateuse, s'accompagnant de lymphangite gommeuse centripète (XII) ; la lymphangite primitive sporotrichosique (XIII) ; le verrucome sporotrichosique d'inoculation secondaire (XII) ; les vésico-pustules acnéiformes et les folliculites sporotrichosiques (VI, XII) ; les épidermites eczématoïdes et pityriasiformes (XII, XIII) ; les sporotrichoses des muqueuses (VI) ; la sporotrichose mammaire (IV) ; les abcès chauds sporotrichosiques (XIII). Monier-Vinard décrivait l'épidermite trichophytoïde, secondaire à une gomme ulcérée (VII). Brissaud et Rathery démontraient l'existence de gommes sporotrichosiques intra-musculaires qui n'avaient été que soupçonnées chez notre malade (XI) et ils observaient le premier exemple de la forme aiguë fébrile à poussées successives (XVI). De Beurmann, Gastou et Brodier signalaient le premier cas de laryngite-sporotrichosique, envahissant bientôt la trachée,

---

1. Les chiffres romains indiquent le numéro du malade. Les malades sont numérotés par ordre chronologique de publication.

dont Letulle et Debré feront plus tard l'autopsie, cas confirmé par l'observation VI de de Beurmann et Gougerot. Danlos et Blanc citaient le premier cas de sporotrichose palpébrale. Sicard, Bith et Gougerot, Brocq et Fage présentaient les premiers cas d'ostéite sporotrichosique bactériologiquement démontrée ; Bonnet (de Lyon), le premier cas de fracture spontanée du cubitus ; Gougerot et Dubosc, le premier cas de fracture spontanée du radius ; Hudelo, Monier-Vinard, Braun et Merle, le premier cas de synovite. Gaucher et Fouquet étudiaient la forme dermo-épidermique papillo-mateuse qui simule le kérion. Moure rendait incontestable l'adénite sporotrichosique, dont l'autopsie de Pierre Marie et Gougerot a été une preuve nouvelle. Morax et Attilio Fava publiaient les premiers cas de conjonctivite ; Pierre Marie et Gougerot, le premier cas d'ostéite primitive hypertrophiante du tibia avec lymphangite ulcé--reuse ascendante et adénite sporotrichosiques. De Beurmann et Gougerot rapportaient une observation de Maurice Lagoutte et Briau, premier cas de sporotrichose cachectisante mortelle, premier cas d'ostéo-arthrite, de panophthalmie, d'épididymite spo-rotrichosiques, dont l'observation de Gaucher et Monier-Vinard sera la confirmation. De Beurmann et Gougerot citaient avec Laroche le premier cas d'acné sporotrichosique servant de chancre d'inoculation et suivi de lymphangite, avec Vernes, le premier cas d'ostéite primitive à *abcès intra-osseux*, avec Verdun, le premier cas de pityriasis sporotrichosique, avec Bith et Heuyer, le premier cas de Sporotrichose de de Beurmann à gros abcès multiples. Moure étudiait le premier cas d'ostéo-arthrite du genou ; Landouzy et Gougerot, le premier cas d'ostéo-arthrite du coude, le premier cas de pemphigus sporotrichosique. Les formes viscérales, dont nos études expérimentales ont démontré l'existence et le polymorphisme, étaient recherchées de tous côtés et Rochard, Duval et Bodolec publiaient récemment un cas de pyélonéphrite sporotrichosique, Chantemesse et Rodriguez obser-vaient une broncho-pneumonie sporotrichosique.

Cette longue liste historique témoigne assez de la variété et de la richesse des manifestations de la sporotrichose ; chaque mois ajoute des cas nouveaux et des formes nouvelles aux faits anciens déjà si nombreux[1].

On peut donner une **classification** à la fois topographique et morphologique des formes cliniques les plus courantes de la sporotrichose[2].

Un *premier groupe* comprend les sporotrichoses gommeuses hypodermiques disséminées avec leurs diverses variétés : 1° les formes gommeuses non ulcérées ; 2° les formes ulcéreuses, syphiloïdes, tuberculoïdes, ecthymatiformes ; 3° les formes mixtes avec gros abcès, lymphangites secondaires, lésions dermiques, épidermiques associées ; 4° la forme à grands abcès disséminés.

Un *deuxième groupe* réunit les sporotrichoses localisées, hypodermiques ou dermiques, les lymphangites avec ou sans chancre initial, localisées aux membres ou à la tête.

Un *dernier et troisième groupe* comprend toutes les localisations extra-cutanées : muqueuses, musculaires, osseuses, synoviales, oculaires, testiculaires, viscérales... Dans la plupart des cas, ces

---

1. Depuis 1906, nous avons résumé l'histoire clinique des Sporotrichoses dans des mémoires d'ensemble. Notre premier Mémoire de 1906, complété de l'étude diagnostique, envisageait surtout les formes syphiloïdes; notre deuxième Mémoire de 1907 étudiait l'ensemble des formes tuberculoïdes; notre cinquième Mémoire de 1909, les formes aiguës de sporotrichoses généralisées fébriles et les sporotrichomes « chauds », qui diffèrent beaucoup du tableau schématique déjà classique de la Sporotrichose : « Comparaison des sporotrichoses et des infections cocciennes. Sporotrichoses aiguës et subaiguës disséminées. Sporotrichomes phlegmasiques ». *Ann. de Dermat. et de Syphiligr.*, février 1909, n° 2, p. 81, cinquième Mémoire. L'étude détaillée des *formes cliniques* de la Sporotrichose de de Beurmann est résumée dans la revue générale, publiée par Gougerot dans la *Gazette des Hôpitaux* (1909, n°s 44 et 47), et l'étude des *formes chirurgicales* dans notre article de la *Revue de Chirurgie*, en collaboration avec Vaucher (10 avril 1909). Des observations nouvelles sont sans cesse publiées, la plupart dans les *Bulletins et Mémoires de la Société médicale des Hôpitaux de Paris*. C'est à ces différents travaux que sont empruntées les citations de ces chapitres.

2. La classification des lésions suivant leur siège date de 1906. « Ce sont MM. DE BEURMANN et GOUGEROT (*Annales de Dermatologie et de Syphiligraphie*, 1906) qui ont ordonné les sporotrichoses par rapport au siège des lésions. » (PELTIER, *Thèse* 1907, p. 26.) En 1907, nous avons ajouté, pour chacune, des variétés topographiques de subdivisions morphologiques. Loin de s'opposer l'une à l'autre, ces deux classifications se complètent mutuellement. Cette classification nous a été depuis bien souvent empruntée, notamment par PELTIER, DUVAL et MONIER-VINARD, BRUNO BLOCH, etc.

lésions sont associées à des lésions cutanées, mais quelquefois elles sont isolées : telles sont les ostéites cliniquement primitives, etc.

Le nodule gommeux, quels que soient son siège, son volume, sa tendance, reste la lésion commune à toutes les localisations et la plus caractéristique des lésions sporotrichosiques.

1er GROUPE. — SPOROTRICHOSES GOMMEUSES DISSÉMINÉES [1]

1º *Formes gommeuses non ulcérées.*
2º *Formes ulcéreuses : formes tuberculoïdes; formes syphiloïdes; formes ulcéreuses polymorphes : furonculeuses....*
3º *Formes mixtes : gommes polymorphes, gros abcès, lymphangites secondaires, lésions dermiques, épidermiques, muqueuses, osseuses... associées.*
4º *Forme à grands abcès multiples disséminés.*

Ces formes sont caractérisées par les gommes hypodermiques, partout disséminées sans ordre apparent. Le *Sporotrichum Beurmanni*, pénétrant par la peau ou par la muqueuse digestive, et déterminant parfois à son point d'inoculation un chancre dermique, se dissémine dans tout l'organisme par la voie artérielle.

Les sporotrichoses disséminées comprennent des *variétés nombreuses*, entre lesquelles existent *tous les intermédiaires*.

Dans les *formes non ulcérées*, la gomme sous-cutanée est d'abord une nodosité indurée, puis elle se ramollit et s'abcède; elle s'immobilise alors et persiste pendant des mois sans ulcérer la peau. Souvent même, elle a si peu de tendance à l'ulcération que, si l'on incise la collection gommeuse, la plaie se referme et l'abcès persiste au-dessous de la fistule opératoire fermée par une croûte ou rapidement cicatrisée...

Dans les *formes ulcéreuses*, la gomme, après avoir suivi la

1. Ce sont ces formes que Brodier et Fage voudraient appeler septicémiques. Cette expression, soutenable au point de vue pathogénique, puisqu'elle met en évidence le mode de dissémination vasculaire sanguine, est mauvaise cliniquement. En effet, on a l'habitude d'appeler septicémiques des infections aiguës à phénomènes généraux graves. Pour éviter toute confusion, il faut conserver le terme ancien de « Sporotrichose disséminée », terme consacré par l'usage et l'épithète de septicémique ne doit être réservée qu'à des formes exceptionnelles de Sporotrichose aiguë fébrile, dont le premier cas est dû à Brissaud et Rathery (1907).

même évolution et passé par les mêmes stades d'induration, de ramollissement et de suppuration, envahit la peau et l'ulcère. L'ulcération, spontanée, précoce ou tardive, est la caractéristique de cette forme. Les plaies ulcéreuses revêtent des aspects très divers qui rapprochent cette mycose d'autres maladies. Elles laissent des cicatrices souvent très spéciales et caractéristiques.

Dans les *formes mixtes*, il y a non seulement mélange de gommes hypodermiques d'âges différents et de tendances différentes, mais il y a encore des gros abcès et des lymphangites secondaires, des lésions dermiques et épidermiques. L'association de ces différentes lésions sur un même malade donne un tableau particulièrement complexe et souvent presque caractéristique.

Dans la *forme à abcès multiples*, la gomme devient énorme et aboutit à un gros abcès.

1° SPOROTRICHOSES GOMMEUSES NON ULCÉRÉES (de Beurmann et Ramond, 1903, de Beurmann et Gougerot 1906). *Polymorphisme évolutif : les trois stades.*

La mycose surprend presque toujours le malade en bonne santé apparente. On relève souvent, il est vrai, une cause débilitante, telle qu'une tuberculose torpide ; mais cette cause prédisposante est généralement méconnue du malade qui affirme se bien porter, et durant toute l'évolution de la mycose, malgré souvent un notable amaigrissement, l'état général reste à peu près indemne. Toute la maladie semble se résumer dans l'éruption de ces gommes indolentes, dont le patient s'est aperçu par hasard et qui, en somme, l'inquiètent fort peu.

Les nodosités gommeuses disséminées sont d'ordinaire à des stades différents, parce qu'elles appparaissent successivement et parce que chacune d'elles évolue séparément, mais toutes ont la même évolution. La gomme débute par une nodosité indurée (premier stade) qui atteint assez rapidement sa grosseur définitive, se ramollit et aboutit à l'abcès en quatre à six semaines (deuxième stade), n'ulcérant la peau qu'exceptionnellement (troisième stade). Suivant que la mycose s'arrête à l'un ou à l'autre de ces stades, il résulte trois aspects de cette première forme de sporotrichose disséminée.

Premier Stade : Nodosité indurée. Mycose débutante[1]. — Le début est insidieux, indolent : Tantôt « l'apparition des gommes est brusque et pour ainsi dire simultanée » (de Beurmann et Ramond 1903[2]) ; tantôt le plus souvent, elles apparaissent successivement, presque une à une, en l'espace de une à trois semaines, la première gomme naissant en un point quelconque du tégument (notre malade n° II). C'est presque toujours un hasard qui révèle au malade les premières gommes.

L'état général est excellent ; le malade n'interrompt pas son travail.

Les gommes disséminées et indolentes sont encore peu nombreuses à ce premier stade : vers la quatrième semaine, sauf exception, elles ne dépassent pas la dizaine. Elles sont presque toujours d'âge inégal, c'est-à-dire de grosseur variable.

Les unes, nodosités naissantes, n'ont guère plus de 5 à 6 millimètres de diamètre. Enfouies dans l'hypoderme, elles ne soulèvent la peau que lorsqu'elles reposent sur un plan dur et que le tégument est mince et mobile ; presque toujours elles se cachent dans la profondeur de l'hypoderme et il faut une palpation attentive pour les découvrir. Elles sont dures et élastiques, indolentes, mobiles ; la peau, non adhérente, garde sa teinte normale et glisse facilement au-dessus d'elles. On croirait sentir des noyaux de cerise enclavés dans l'hypoderme.

Les autres, qui ont progressivement grossi, atteignent 20 et même 30 millimètres de diamètre ; elles soulèvent de plus en plus la peau, dessinant une saillie hémisphérique et finissent par adhérer au derme. Le signe de la peau d'orange, une très légère teinte rose-violacé, brunâtre, diffuse, à bords mal délimités, sont les témoins de cet envahissement. La nodosité est alors sphérique, profonde, à bords nets, mobile et en général non adhérente aux plans profonds. Elle reste indolore et dure, non

1. L'observation de notre malade n° II en est l'exemple.

2. Nouveaux exemples de début brusque : Gaucher et Louste, Balzer et Galupe, etc.

fluctuante ; à peine une certaine rénitence marque-t-elle sur les plus grosses d'entre elles le début d'un ramollissement central. On dirait de petites noix incluses sous la peau. Toutes sont indolentes.

Si elle est traitée, la mycose peut s'arrêter à ce stade. Non traitée, elle continue à évoluer.

DEUXIÈME STADE : GOMMES RAMOLLIES ABCÉDÉES [1]. — Les gommes se ramollissent d'abord au centre et à la superficie (ramollissement cupuliforme) ; puis la suppuration envahit plus ou moins rapidement le reste de l'infiltrat gommeux, donnant en quatre à six semaines un véritable « abcès froid ». Le nombre des lésions reste parfois stationnaire ; plus souvent il s'accroît. Il est très variable, de quatre à trente-cinq (de Beurmann et Ramond) et peut dépasser la centaine (Widal et Weill). Les gommes sont disséminées sur tout le corps, sans systématisation, ni localisation élective : aucune région n'est épargnée. Néanmoins la tête et les extrémités des membres, les pieds et les mains sont ordinairement indemnes [2]. Le cuir chevelu

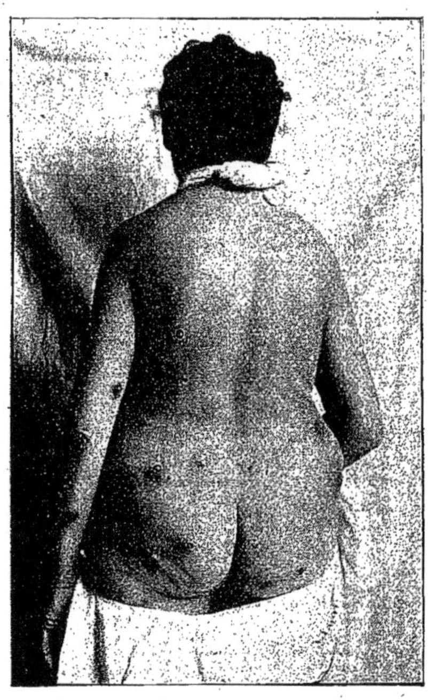

Fig. 33. — SPOROTRICHOSE GOMMEUSE DISSÉMINÉE.

Dans cette forme aujourd'hui classique, individualisée par nous en mars 1907, les gommes sont disséminées irrégulièrement sur tout le corps (malade n° IV, voir fig. 34, 35, 36, 37). (Photog. Noiré, extrait des *Ann. de Dermat. et de Syph.*, 1907, p. 499.)

1. Nos malades nᵒˢ I et III peuvent servir d'exemple.
2. La face était prise chez notre quatrième malade et dans un cas de GAUCHER et MONIER-VINARD. Sur la malade de BROCQ et FAGE, suivie par JOSUÉ et PAILLARD, on notait une gomme de la fosse temporale.

(contrairement à ce qui a lieu dans la syphilis) est rarement atteint [1].

A ce deuxième stade, c'est-à-dire vers la sixième ou huitième semaine, correspond un **deuxième aspect** de la maladie (Obs. I) [2]. L'état général est bon, bien que l'amaigrissement soit fréquent. Les nodosités sont nombreuses ; partout disséminées, elles sont devenues de petits abcès fluctuants, tous indolents et c'est à peine si quelques malades accusent un peu de gêne ou de raideur dans certains mouvements. Ces abcès, de grosseur à peu près uniforme, sont recouverts d'une peau presque indemne, tantôt blanche, tantôt marbrée de rouge-violacé. Ils contiennent un liquide gommeux, transparent au début, puis séro-purulent, strié de traînées purulentes, enfin pu-

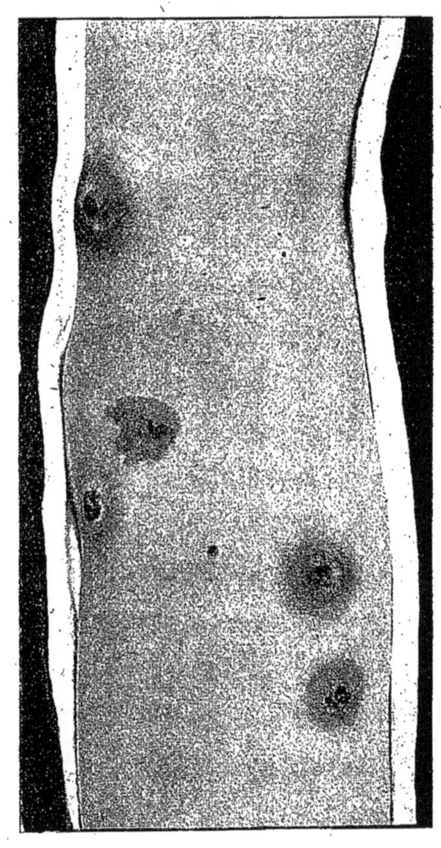

Fig. 34. — Sporotrichose gommeuse disséminée ulcéreuse.

(Malade n° IV, voir fig. 33, 35, 36, 37 et 40). Avant-bras parsemé de gommes sous-cutanées, rouge-violacé, commançant à se fistuliser. (Musée de l'Hôp. Saint-Louis, n° 2531. Moulage de Baretta.)

1. On connaît pourtant les cas de DE BEURMANN et RAMOND, de DE BEURMANN, GASTOU et BRODIER, de WIDAL et WEILL. de THIBIERGE et GASTINEL. MILIAN a cité un cas de sporotrichose de la barbe.

2. ACHARD et RAMOND rapportent un beau cas semblable. Le malade présentait huit gommes sous-cutanées disséminées, allant de la grosseur d'une noix à celle d'une petite mandarine. « La peau qui les recouvre n'est ni rouge ni chaude, mais paraît adhérente. »

rulent, jaune-verdâtre, opaque, épais et visqueux. La poche de la gomme, une fois vidée, n'est pas entourée de l'infiltration diffuse mal délimitable de la gomme syphilitique, mais souvent autour d'elle persiste un anneau induré. Les abcès n'ont aucune tendance à s'ouvrir ; ils s'immobilisent sans s'accroître, sans s'ulcérer, sans retentir sur l'état général. Cette immobilisation, succédant à un accroissement rapide, est tout à fait caractéristique. Cependant d'autres nodosités apparaissent, évoluent comme les premières [1] et se mêlent aux lésions abcédées (*polymorphisme évolutif*).

Non traitée, la mycose peut conserver ce type clinique, mais au bout de quelques mois elle peut devenir polymorphe.

TROISIÈME STADE : ULCÉRATION SPONTANÉE OU PROVOQUÉE PAR INCISION DES ABCÈS. — Dans cette forme de sporotrichose, presque toutes les gommes restent fermées et il est exceptionnel que quelque-unes d'entre elles arrivent à l'ulcération [2]. Si cette ulcération se produit, c'est le plus souvent parce qu'un bistouri mal renseigné ouvre ces gommes abcédées qui, laissées à elles-mêmes, ne se seraient pas ouvertes (n°s I, III) [3].

Tantôt l'incision reste inerte [4] : les bords épais, non décollés, à peine rosés, ne réagissent pas ; le fond, peu ou pas bourgeonnant, ne sécrète qu'un peu de sérosité épaisse, purulente ou non.

Tantôt la peau se détruit ; l'incision s'agrandit et se transforme en une ulcération arrondie syphiloïde (gomme fronto-temporale de notre malade n° III) ; le fond bourgeonne, sécrète du séro-pus et se recouvre d'une croûte épaisse.

Tantôt, et ce fait remarquable, presque caractéristique, montre combien la tendance ulcéreuse est l'exception, l'abcès se reforme au-dessous de la fistule qui tend à se cicatriser et s'est recouverte d'une croûte (malade n° III).

---

1. En dehors du traitement ioduré qui arrête leur évolution, il est tout à fait exceptionnel que les gommes restent indurées sans se ramollir.

2. Notre malade n° III peut servir d'exemple.

3. Le cas n° V de LESNÉ et MONIER-VINARD en a été un nouvel exemple.

4. BONNET (de Lyon) a cité un cas analogue.

A ce troisième stade, dû presque toujours à des incisions malencontreuses, correspond un **troisième aspect** de la maladie (observation III), caractérisée par le *mélange de gommes à leurs différents stades d'évolution : nodules petits et durs, gommes grosses se ramollissant, gommes abcédées, abcès immobilisés ; quelques-uns ulcérés, recouverts d'une croûte et se reformant au-dessous de cette croûte, inoculant parfois la peau autour d'eux.*

La maladie non traitée tend à devenir chronique ; les gommes et les abcès se multiplient, sans tendance à grossir ni à s'ulcérer. Le traitement ioduré amène au contraire une guérison rapide (en vingt-et-un jours, soixante jours, quinze jours chez nos premiers malades).

En résumé, à ces trois stades la maladie est toujours la même. Sans cause connue, un individu, qui semblait jusque-là bien portant, voit apparaître de petites nodosités sous-cutanées, disséminées sans ordre. Cette éruption gommeuse se caractérise par la coexistence de lésions d'âges différents, évoluant isolément ; — par la succession des trois phases : nodosité indurée, gommes ramollies, abcès contenant un pus visqueux à polynucléaires et à macrophages, donnant en cultures pures le parasite spécifique ; — par l'accroissement rapide des abcès en quatre à six semaines et leur immobilisation sans tendance à grossir ni à s'ulcérer ; — par la tendance à la cicatrisation des incisions ou des ulcérations, bien que la suppuration continue ; — par la persistance de ces abcès au-dessous d'une croûte ou d'une cicatrice [1] ; — par l'évolution indolore et chronique ; — par l'absence de retentissement sur l'état général ; — par l'absence habituelle, mais non constante, d'adénopathie ; — enfin par la régression sous l'influence de l'iodure de potassium.

1. La rupture du pus pendant l'ablation d'une gomme sous-cutanée n'a pas empêché la réunion par première intention chez le malade n° I, mais les sporotrichomes ont repullulé dans l'hypoderme et dans le derme ; la cicatrice de l'avant-bras gauche, réinoculée au cours de l'opération, était irrégulière, bosselée et « cet état ne fit que s'accentuer de jour en jour, si bien qu'un mois plus tard, chaque point de suture semblait avoir servi à réinoculer la tumeur ». Pourtant la cicatrice ne s'ulcéra pas.

La maladie est monomorphe et son polymorphisme apparent est purement évolutif.

2° SPOROTRICHOSES GOMMEUSES HYPODERMIQUES ULCÉREUSES DISSÉMINÉES (DE BEURMANN et GOUGEROT 1907). (Fig. 33 à 45) : FORMES TUBERCULOÏDES, SYPHILOÏDES, ECTHYMATIFORMES, FURONCULEUSES, ETC.

Les gommes hypodermiques disséminées qui s'ulcèrent ont au début la même évolution que les gommes non ulcérées. Après avoir été indurées, elles se ramollissent, adhèrent à la peau et l'ulcèrent plus ou moins rapidement. Les ulcérations sporótrichosiques ont des aspect très divers : aspect tuberculoïde, syphiloïde, ecthymatiforme, furonculeux, mixte, polymorphe...

Formes tuberculoïdes. (Fig. 33 à 36 et 40 à 43). — Les formes tuberculoïdes sont les plus fréquentes : notre quatrième malade en a été le premier exemple et peut servir de type :

La malade, âgée de soixante-six ans, laveuse de vaisselle, était amaigrie et voûtée ; elle avait la figure pâle et fatiguée. Elle ne toussait pas et ses poumons semblaient indemnes, mais une de ses sœurs était morte de tuberculose pulmonaire. Son état général était, disait-elle, resté suffisamment bon, et pourtant elle se plaignait d'avoir dépéri depuis plusieurs mois. Aussi, quand elle s'est présentée à l'hôpital Saint-Louis, amaigrie et couverte de gommes ramollies et fistulisées, la plupart des médecins qui assistaient à la consultation n'ont pas hésité à affirmer la tuberculose.

Les lésions ont débuté il y a sept mois, insidieusement et sans cause connue, par de petites « tumeurs » mobiles sous la peau, indolores, disséminées en différents points du corps ; la première apparut à l'avant-bras gauche. D'abord peu nombreuses, les gommes se sont multipliées[1], se succédant à intervalles irréguliers pendant des semaines et des mois ; elles se sont disséminées partout, n'épargnant aucune partie du corps, et chacune a évolué pour son propre compte. Les plus anciennes ont envahi peu à peu la peau, qui est devenue adhérente, rose-violacé, et la perforent, laissant écouler un pus épais, filant, jaunâtre et sanguinolent.

---

1. Leur nombre, dans les formes ulcéreuses, est très variable : quatre à cinq, souvent une douzaine, parfois trente et plus, exceptionnellement une centaine.

Lors de notre premier examen, les lésions sont disséminées, sans aucune systématisation apparente, sur la face, les bras, les jambes, les cuisses et les fesses. On en compte vingt-cinq à tous les stades de développement (fig. 33).

Deux éléments, l'un à la partie supérieure et interne de l'avant-bras gauche, l'autre à la face interne de la cuisse gauche, sont encore indurés. La première de ces gommes, globuleuse et petite, n'adhère pas à la peau, qui a conservé sa coloration normale; la seconde, un peu plus âgée, est étalée, vaguement lobée; elle est à peine saillante, tant elle est profonde; elle commence à adhérer à la peau qu'elle rosit, elle simule une tuberculide nodulaire hypodermique de Darier et Roussy.

Toutes les autres ont envahi la peau :

Les plus petites sont des saillies hémisphériques ou aplaties. de deux centimètres de diamètre, recouvertes d'une peau rose-violacé. Elles sont rénitentes à la palpation.

D'autres éléments sont en voie de ramollissement (fig. 34 et 40); la peau est d'un ton rouge-violacé à bords diffus. Le ramollissement est le plus souvent très spécial; il commence par le sommet de la gomme et n'atteint tout d'abord que la partie centrale et superficielle de la nodosité. Le doigt, appuyant sur le sommet de la saillie gommeuse, sent la fluctuation commençante et, refoulant la peau amincie, s'enfonce dans une sorte de cupule creusée dans l'induration gommeuse. Rapidement, en une vingtaine de jours ordinairement, parfois en moins de temps, le pus est collecté.

Les plus grosses gommes forment des saillies hémisphériques, de 20 à 40 millimètres de diamètre; leur coloration, d'un rouge-violacé sombre au centre, diffuse insensiblement dans la peau saine environnante ; la peau amincie, détendue et squameuse, est prête à céder.

Plusieurs se sont ouvertes spontanément (fig. 34 et 30), l'ulcération est entourée d'une large auréole rouge-violacé, mêlée d'une pigmentation brune naissante, ce mélange de violacé et de brun étant très spécial. Tantôt l'ulcération est précoce, elle est parfois achevée dès le vingtième jour; tantôt elle est tardive, attendant pour se produire jusqu'au deuxième et au troisième mois.

L'ulcération n'est souvent qu'une étroite fistulette, masquée par une croûtelle; la pression fait sourdre, soit un pus visqueux, inodore, parfois rougeâtre, soit une sérosité citrine; la fistule a des bords violacés, décollés et déchiquetés, amincis ou au contraire boursouflés. L'ulcération n'occupe qu'une partie de la peau décollée par le pus, et lorsque la gomme est exprimée, le doigt perçoit encore à travers le derme aminci et violacé une sorte de godet, entouré de bords indurés (ramollissement cupuliforme). Il n'est pas rare que la fistule soit double ou triple, les ouvertures ulcéreuses restant séparées par d'étroits ponts cutanés, que le processus ulcéreux respecte (fig. 41). Il faut encore remarquer que l'ulcération ne siège pas toujours au centre de la zone ramollie, que la zone ramollie n'est pas toujours au centre de l'induration gommeuse, et que cette dernière est loin d'être toujours régulièrement arrondie ; aussi est-il fréquent qu'une ulcération déchiquetée, située à la partie inférieure de l'abcès, soit entourée d'un anneau induré très irrégulier.

Si l'ulcération reste le plus souvent étroite, si la fistulette n'est parfois qu'un pertuis à peine visible, que seul le suintement de sérosité citrine signale, il est des cas où l'ulcération s'agrandit (fig. 42 et 43) ; la gomme est alors entourée par une large perte de substance plus ou moins arrondie, à bords décollés, irréguliers, violacés ou brun-violacé, déchiquetés ou rectilignes, mettant à nu un fond rosé bourgeonnant, lisse ou anfractueux, parfois tacheté d'enduit purulent et saignant au moindre contact.

Quelquefois la fonte purulente est totale ; plus souvent, autour de l'ulcération persiste un anneau induré et parfois on voit et on sent un placard induré qui bombe au fond de la perte de substance.

Souvent l'ulcération reste à vif, et il suinte une sérosité citrine louche ou transparente ; souvent elle se recouvre d'une croûte brunâtre épaisse ; le pus s'accumule au-dessous d'elle et dans les recessus que forme la peau décollée. La persistance d'un petit abcès au-dessous d'une incrustation, alors même que souvent l'ulcération tend à se cicatriser, est spéciale à la mycose.

On trouve quelques ganglions volumineux et durs dans les creux inguinaux ; car, quoique rares, les adénopathies sont pourtant moins exceptionnelles qu'on ne l'a dit.

A ces lésions gommeuses hypodermiques, déjà si polymorphes d'aspect, s'ajoute une mammite gommeuse du sein droit (v. p. 314) et des gommules dermiques ulcéreuses de la face (v. p. 300). « Au-dessous de la pommette gauche (fig. 35 et 36), on voit une élevure mamelonnée rouge-violacé, irrégulière et ulcérée, à bords semblant formés de plusieurs petits nodules confluents. Son sommet est ulcéré. Les bords de l'ulcération sont déchiquetés, un peu polycycliques ; le fond est pâle et peu profond. »

L'évolution des lésions a été lente. « Les nodosités, les abcès, les ulcérations sont indolents. La malade ne découvre ses gommes que par hasard et la palpation méthodique révèle presque toujours au médecin plusieurs éléments qui avaient échappé à la malade. A peine note-t-on parfois de la raideur ou de la fatigue rapide du membre ; les gommes ulcérées ne sont guère plus gênantes que les abcès fermés. Il est rare que la marche ou la station debout soit pénible, et il est exceptionnel que la gomme soit le siège de douleurs vives. »

Les lésions se sont ainsi succédées pendant une période de sept mois, tant que le traitement iodo-ioduré n'est pas intervenu. « Les gommes augmentent de volume, s'ulcèrent et suppurent sans provoquer de réaction douloureuse ; elles n'ont aucune tendance à la guérison spontanée, et, lorsqu'elles ont perforé la peau, leurs fistules s'ouvrent et se ferment sans raison appréciable. La cicatrisation spontanée est lente et inconstante et pendant qu'une gomme se ferme, d'autres apparaissent et évoluent. »

Le traitement ioduré, assez mal suivi par cette malade (n° IV) un peu indocile, amena une guérison, dont la marche fut d'abord rapide, puis se ralentit. « On voit le fond se déterger, les bords s'accoler au fond qui bourgeonne et sous une mince croûtelle à bords squameux, la cicatrisation est rapide. » Très avancée à la fin d'avril, la guérison était complète en juin 1907. L'état général était redevenu excellent ; la malade avait repris de l'embonpoint, mais le traitement ayant été cessé trop tôt, une récidive se produisit ; bientôt elle fut arrêtée par un nouveau traitement iodéur.

Les cicatrices peuvent n'avoir rien de caractéristique. Parfois elles se

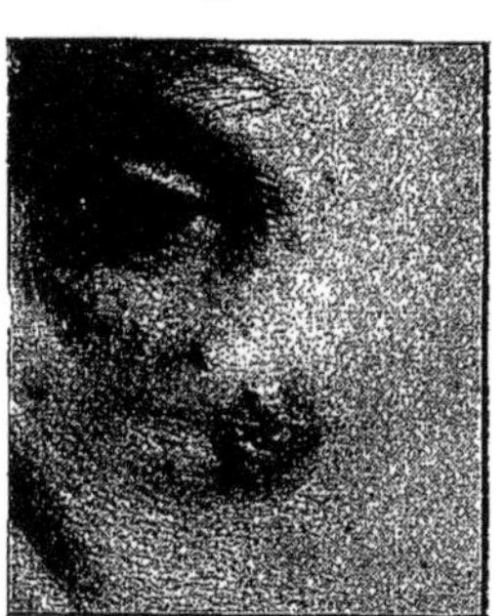 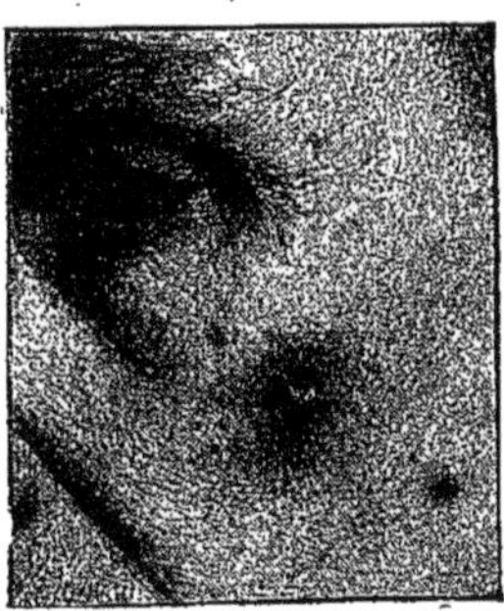

Fig. 35 et 36. — Sporotrichoside ulcéreuse dermique de la face (chancre d'inoculation).

Fig. 35. — Lésions en activité : Placard jugal, formé de nodules intra dermiques agglomérés, ulcéré au centre ; ulcération à bords irréguliers polycycliques, entourée de nodules saillants (gommiules dermiques) non encore ulcérées. — Fig. 36. — Lésion cicatrisée : Cicatrice petite, pigmentée, présentant en son centre une bride cutanée de peau souple mal accolée, véritable pont cicatriciel résultant de l'accolement d'une languette des bords déchiquetés de l'ancienne ulcération. (Clichés Noiré.)

distinguent mal des cicatrices tuberculeuses, dont, par exception, elles ont, le centre épaissi, presque chéloïdien (malade n° IV). Parfois elles sont syphiloïdes[1] « fines, plates, polycycliques » ou entourées de points satellites « pigmentés et cicatriciels[2] », l'ensemble ressemblant aux cicatrices pigmentées des syphilides agminées.

1. Balzer et Galupe (*Bull. de la Soc. franç. de Dermat. et de Syph.*, 27 avril 1908) ont observé un fait semblable : « Cicatrice remarquable surtout par une auréole de petites cicatrices satellites pigmentées, réunies dans une nappe diffuse de pigmentation » et la comparent aux nôtres.

2. Voir ci-dessus, malade n° III.

Mais souvent les cicatrices présentent certaines particularités :

« Les fistules et les petites ulcérations des larges infiltrats et des gros abcès de notre malade n° IV ne laissent que de minimes cicatrices, étroites, irrégulières, linéaires et étoilées, souvent cachées par les bords mal accolés des languettes cutanées déchiquetées de l'ancienne fistule. Ces languettes forment des mamelons de peau souple que la cicatrisation a soudés irrégulièrement; certains ont été incomplètement accolés et forment des sortes de culs-de-sac ou de brides (fig. 36). Une très large auréole, d'abord brun-violacé puis brune, entoure la cicatrice; elle est le reliquat de l'infiltration sous-jacente résorbée. La coloration rose-violacé disparaît peu à peu, mais la pigmentation persistera de longs mois. »

Les grandes ulcérations de notre malade n° IV[1] donnent de larges cicatrices, planes au centre, lisses et brillantes, de teinte brunâtre, pigmentées, avec un fond légèrement violacé; leurs bords sont déchiquetés, brunâtres, et sont plus ou moins bien accolés. Sauf en ces points, il n'y a pas de ressaut entre le fond cicatriciel et la peau saine; le fond est souple, aminci (fig. 45). Au bout de quelques semaines, le centre de la cicatrice a blanchi, mais les bords restent encore longtemps pigmentés.

La guérison s'est maintenue complète depuis cinq ans.

Depuis que nous avons observé cette malade n° IV, les exemples de la forme tuberculoïde se sont multipliés et sont devenus d'une grande banalité. Il semble que cette forme de sporotrichose soit la plus fréquente lorsque la maladie a été négligée pendant de longs mois ; car, tant que le traitement iodo-ioduré n'est pas institué, l'affection progresse et s'aggrave, l'état général se prend, les malades amaigrissent, pâlissent, se sentent fatigués.

L'apparition successive des gommes, l'évolution distincte de chacune d'elles, l'association de lésions d'âges différents, donnent à l'éruption un aspect polymorphe spécial. On peut voir en effet s'entremêler sur un même malade : des nodosités arrondies, nettement limitées ou diffuses, roulant sous la peau qui reste blanche ; des nodosités indurées, adhérentes à la peau marbrée de rose-violacé ; des gommes commençant à se ramollir au centre et à la surface ; des gommes petites ou grosses, abcédées, recouvertes d'une peau rouge-violacé, amincie, souvent squameuse ; des gommes ulcérées, percées de fistulettes étroites, uniques ou multiples,

1. Il en était de même de nos malades n°ˢ III et VI, etc.

suintantes ; de larges ulcérations suppurantes ou croûteuses ; des cicatrices plates, étroites ou larges, à bords déchiquetés plus ou moins bien accolés et auréolés de brun... La diversité d'aspect est telle que l'on croirait à des lésions différentes, si l'on ne pouvait suivre sur l'une d'entre elles l'évolution du processus, depuis l'induration noueuse jusqu'à la cicatrisation.

Le traitement iodo-ioduré général et local guérit ces lésions en quelques semaines ; la régression est cependant moins rapide que celle des gommes non ulcérées.

Formes syphiloïdes (figures 37 et 38). — Les formes gommeuses *ulcéreuses ecthymatiformes ou rupioïdes, syphiloïdes,* semblent moins fréquentes que les formes tuberculoïdes. Notre malade n° VI en a été le premier exemple : l'ulcération ressemble aux syphilides tertiaires ecthymatiformes ou rupioïdes, parfois aux syphilides ulcéreuses malignes précoces [1].

Notre malade n° VI était porteur de cinq gommes, irrégulièrement disséminées.

Les deux premières, siégeant à la cuisse droite, furent découvertes par hasard, le 10 février 1907 ; elles étaient arrondies, de la grosseur d'un gros pois, indolentes et mobiles sous la peau qui restait blanche. Deux jours après, le malade notait à la face postéro-interne du coude gauche, une troisième nodosité. Le 12 février, les gommes de la cuisse commençaient à rougir ; le malade crut qu'elles étaient « enfiévrées », car elles séchaient très rapidement le pansement humide. Elles restaient indolentes, un peu sensibles toutefois à la pression ; pendant la marche, jamais il ne ressentait de douleurs pulsatiles ni lancinantes. Le 14, il perça la gomme du coude, croyant en hâter l'évolution. Le 18, les gommes de la cuisse s'étalèrent, devinrent violacées. Le 20 février, une quatrième gomme se développa sur le dos de la main gauche, en un point qu'il avait contusionné la veille contre un pène de porte, sans toutefois qu'il y ait eu la moindre éraillure épidermique : le trau-

---

1. L'observation de WIDAL et JOLTRAIN en a été un nouvel et remarquable exemple. « Au niveau de la face interne de la cuisse droite, on aperçoit une croûte noirâtre, épaisse, irrégulière, apparaissant en relief sur les plans voisins formés de strates superposées et donnant tout à fait l'aspect du rupia. Cette croûte était largement débordée par l'infiltrat, parce que l'ulcération ne s'était faite qu'en un point du sporotrichome » (*B. et M. Soc. Méd. des Hop.*, 27 Nov. 1908, p. 648).

matisme a localisé l'infection qui était en train de se disséminer par voie sanguine, comme dans l'expérience classique de Max Schuller. La nodosité, de la grosseur d'un petit pois, s'accrut lentement.

Quelques jours après, vers le 25 février, apparaît à la fesse droite une cinquième et dernière gomme. Cette gomme grossit un peu, mais bientôt s'arrête, grâce au traitement ioduré commencé le 15 ; elle n'adhère pas à la peau, ne la rougit pas; elle avorte en trois semaines.

Le 26 février, la gomme supérieure de la cuisse droite « éclate »; trois jours après, le 1er mars, la gomme inférieure s'ulcère.

« Le 27 mars, le malade est pâle, un peu fatigué. La gomme fessière est en voie de disparition ; la gomme de la main est un nodule de la grosseur d'une petite noisette, un peu aplati, mobile sur les plans profonds, adhérent à la peau qui est rouge. Le nodule du coude est affaissé, presque entièrement résorbé, recouvert d'une croûte aplatie, épaisse, décollée, prête à se détacher. Les deux lésions ecthymatiformes de la cuisse sont à peine saillantes (figure 37) ; la croûte centrale vaguement arrondie, à bords irréguliers, semble enfoncée; tout autour, la peau est rose-violacé sur plus de deux centimètres d'étendue. La teinte diffuse insensiblement dans la peau saine et le doigt sent au pourtour de la lésion une sorte de bourrelet tuméfié, fluctuant en certains points. Arrachée, la croûte laisse voir un fond plat, moins profond qu'on ne pourrait le croire, rosé et granuleux. Il n'y a pas de tuméfactions ganglionnaires, pas de lésions viscérales.

La guérison est lente, sous l'influence d'un traitement ioduré mal supporté (le malade présentera bientôt une récidive, voir p. 254).

Les cicatrices sont plates, souples, fines; les bords en sont déchiquetés, finement sinueux; parfois une languette est restée mal accolée; une large auréole pigmentée entourera pendant plusieurs mois la cicatrice (figure 38).

L'évolution est donc toujours la même, l'aspect seul de l'ulcération est différent. La gomme commence par une nodosité indurée sous-cutanée qui adhère rapidement à la peau, la rougit et devient hypodermo-dermique. Le ramollissement est précoce, mais habituellement il est d'abord partiel, central et superficiel, donc cupuliforme. L'ulcération survient vers le vingtième jour ; elle est large et elle dénude la zone abcédée presque tout entière ; toutefois, il persiste quelques recessus sous la peau décollée où le pus reste stagnant. Ses bords sont violacés, brun-violacé, décollés : ordinairement boursouflés, souvent déchiquetés. Le fond est rosé, bourgeonnant, saignant facilement. L'ulcération est débordée par un anneau induré, irrégulier, reliquat de la gomme

non encore suppurée. Une croûte épaisse la recouvre. La cicatrice
a toujours les mêmes particularités [1].

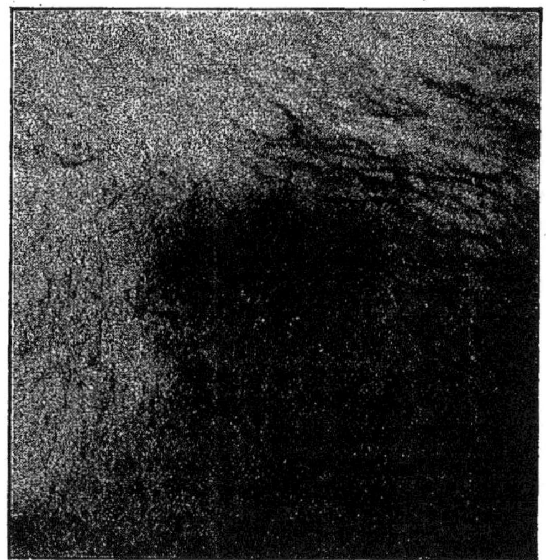

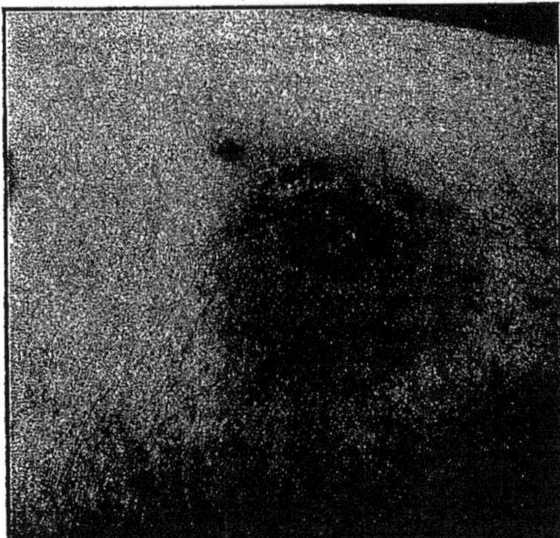

Fig. 37 et 38. — Ecthyma sporotrichosique. *Sporotrichose gommeuse hypodermo-dermique ulcéreuse*
(de Beurmann et Gougerot : malade n° VI).

Fig. 37. — Lésion en activité : L'ulcération est recouverte d'une croûte brunâtre épaisse, presque rupioïde ; elle ne creuse qu'une partie de l'infiltrat gommeux sporotrichosique, les bords sont violacés et déchiquetés. Autour de la lésion principale, on remarque trois petits nodules satellites dermiques d'inoculation épidermique.

Fig. 38. — Lésion cicatrisée : Cicatrice plate fine souple. Bords cicatriciels déchiquetés et dentelés. Large auréole pigmentée. (Photog. Noiré. Extrait des *Annales de Dermatologie et de Syph.*, 1909, p. 92 et 93.)

1. Ces particularités, si nettes sur notre malade n° VI, ont été retrouvées sur
le malade de Brissaud, Gougerot et Gy (où elles permirent un diagnostic clinique

**Formes ulcéreuses polymorphes : ecthymatiformes, furon-
culeuses, etc.** (figure 39). — Les ulcérations gommeuses sporotrichosiques peuvent revêtir encore d'autres aspects.

Chez notre malade n° III, une gomme fronto-temporale, maladroitement incisée, a donné une ulcération large, arrondie : « les bords taillés
à pic et croûteux laissent apercevoir le fond suppurant et simulent de
tous points une *gomme syphilitique ulcérée.* » Chez ce même malade, des
gommes incisées ont ensemencé les bords de l'ouverture cutanée, donnant une ulcération déchiquetée, mais qui bientôt se referme, se
recouvre d'une croûte épaisse et est presque oblitérée par les bourgeons charnus. L'abcès se reforme au-dessous, sans tendance à se faire
jour au dehors.

Chez le malade n° V, Lesné et Monier-Vinard décrivent aussi une
ulcération consécutive à une incision : « la perte de substance est
cratériforme, un orifice, de deux centimètres de diamètre environ,
donne une dépression centrale suintante, les bords sont boursouflés,
indurés, décollés en certains points et entourés d'une zone d'œdème
rouge-foncé, s'étendant dans un rayon de 6 à 7 centimètres. »

Chez le malade n° X de Vaquez, Laubry et Esmein signalent l'aspect
furonculeux d'une petite gomme ulcérée, « entourée d'une zone rougeâtre inflammatoire et un fond vaguement bourbillonneux ».

Sur un malade de Gaucher, une ulcération était « réniforme..., limitée
par un bord irrégulier violacé et non induré, peu profonde ; son fond
plat et rosé est propre et bourgeonnant ».

Bonnet, sur un même malade, a vu deux ulcérations : « l'une absolument ronde, l'autre très nettement polycyclique, à bords saillants,
taillés à pic, avec seulement ébauche de décollement en deux ou trois
points. »

Chez un de leurs malades, Widal et Weill insistent sur les ulcérations
étroites des gommes qui, rapidement vidées, se cicatrisent presque
aussitôt sans donner de fistule suppurante, etc.

**Polymorphisme lésionnel et signes différenciateurs des
gommes sporotrichosiques.** — Tous ces exemples prouvent le

rétrospectif) et sur le malade n° LIX de Widal et Joltrain (*Bull. et Mém. de la
Soc. méd. des Hôp. de Paris*, 27 nov. 1908, p. 648) :

« A dix centimètres au-dessus, mais sur la face externe de la cuisse, au
niveau du tenseur du *fascia lata*, se trouve la cicatrice de la première gomme.
Elle est plate et de forme irrégulière ; le centre est formé de peau fine, lisse,
marbrée de blanc et de violet. Les bords montrent par leurs sinuosités que
l'ulcération était autrefois déchiquetée ; ils semblent discontinus et sont entre-
coupés de languettes pigmentées en brun, entre lesquelles le trait cicatriciel a
la teinte de la peau normale. Cet aspect, d'après MM. de Beurmann et Gougerot,
semble particulier à la sporotrichose. »

polymorphisme des formes ulcéreuses de la sporotrichose. Ce polymorphisme est double : évolutif (lésions d'âges différents) et lésionnel (lésions de tendances différentes). Il n'est pas rare de trouver réunis sur un même malade ces divers aspects d'ulcérations : fistulette et large ulcération tuberculoïdes, à bords décollés ; ouverture cratériforme à bords à pic, ressemblant à l'ulcération de

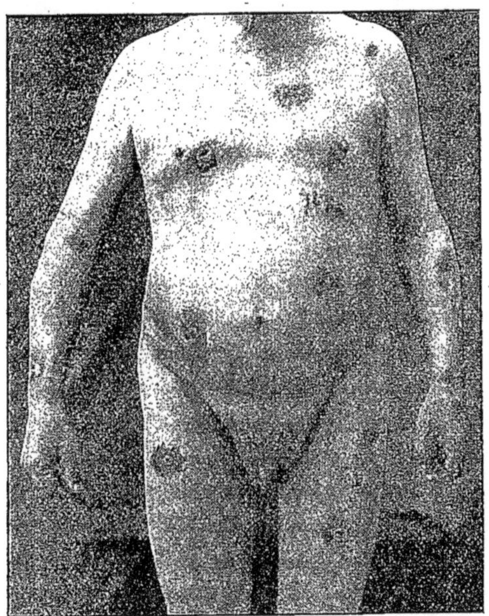

Fig. 39. — Sporotrichose disséminée ulcéreuse polymorphe.
Mélange de gommes d'aspect tuberculoïde, syphiloïde, ecthymatiforme et furonculeux (malade de de Beurmann et Gougerot). Photog. Gastou.

la gomme syphilitique ; lésions ecthymateuses ou rupioïdes, voire même ébauche de polycyclisme ; lésions furonculeuses. Dès le début nous avons insisté sur ce mélange de lésions d'aspect divers qui est un des meilleurs signes pour le diagnostic clinique de sporotrichose ; de nombreux auteurs ont confirmé la valeur de ce signe . Danlos, Gaucher, Bonnet, Thibierge, etc.

S'il faut insister sur le polymorphisme des ulcérations sporotri-

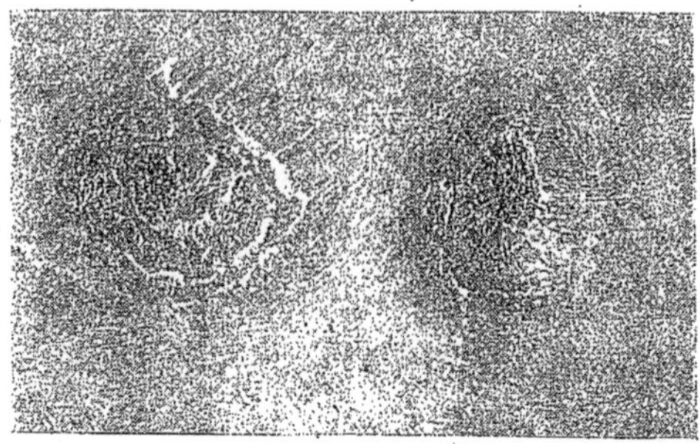

Fig. 40. — Caractéristiques des gommes sporotrichosiques sous-cutanées ulcéreuses : fistule étroite (premier degré) (malade n° IV, voir fig. 33, 34, 35, 36).
— Les gommes ont envahi la peau, la soulevant et déterminant une forte saillie rouge-violacé,
livide. L'épiderme a cédé, le centre seul est ulcéré ; l'ulcération est un pertuis étroit, entourée de
peau desquamée, la peau décollée recouvre la cupule ramollie de la gomme. (Photog. Noiré. Extrait
des *Annales de Dermat. et de Syphil.*, 1907, p. 500.)

chosiques, il faut aussi se souvenir que la plupart présentent des caractères communs qui permettent de les reconnaître (figures 40, 41, 42, 43) :

— Grand nombre des lésions dépassant d'ordinaire cinq ou six, la gravité des lésions cutanées contrastant avec la conservation d'un bon état général.

— *Début des lésions par une nodosité indurée sous-cutanée* qui peu à peu se ramollit et s'abcède, subissant un *ramollissement partiel cupuliforme,* donc formation d'une *nodosité sous-cutanée fermée précédant l'ulcération.*

— Ulcération le plus souvent *étroite* (figure 40), parfois s'élargissant secondairement (fig. 42 et 43) ; *bords rouge-violacé,* devenant bientôt *violacés et brun-pigmenté, amincis ou boursouflés,* presque toujours *décollés,* recouvrant des *recessus sous-cutanés* où le pus s'accumule ; *ulcération partielle,* n'entamant qu'une partie de l'infiltrat

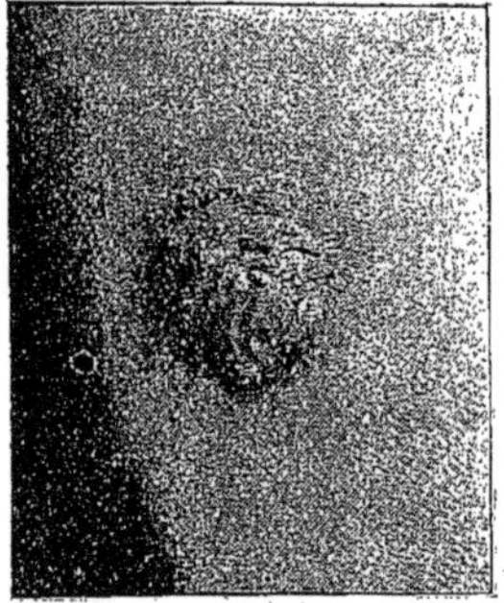

Fig. 41. — Caractéristiques des gommes sporotrichosiques ulcéreuses : fistules multiples séparées par des ponts de peau non ulcérée (2° degré).

Ce stade ulcératif (d'ailleurs inconstant et rarement aussi schématique que dans ce cas) est assez spécial à la sporotrichose, l'infiltration gommeuse et le pus soulèvent la peau qui s'est fistulisée en plusieurs points, mais entre les fistules, les ponts et languettes cutanées persistent, souvent jusqu'à guérison, sans donner une large ulcération. (Malade et photographie de Lagoutte et Briau.)

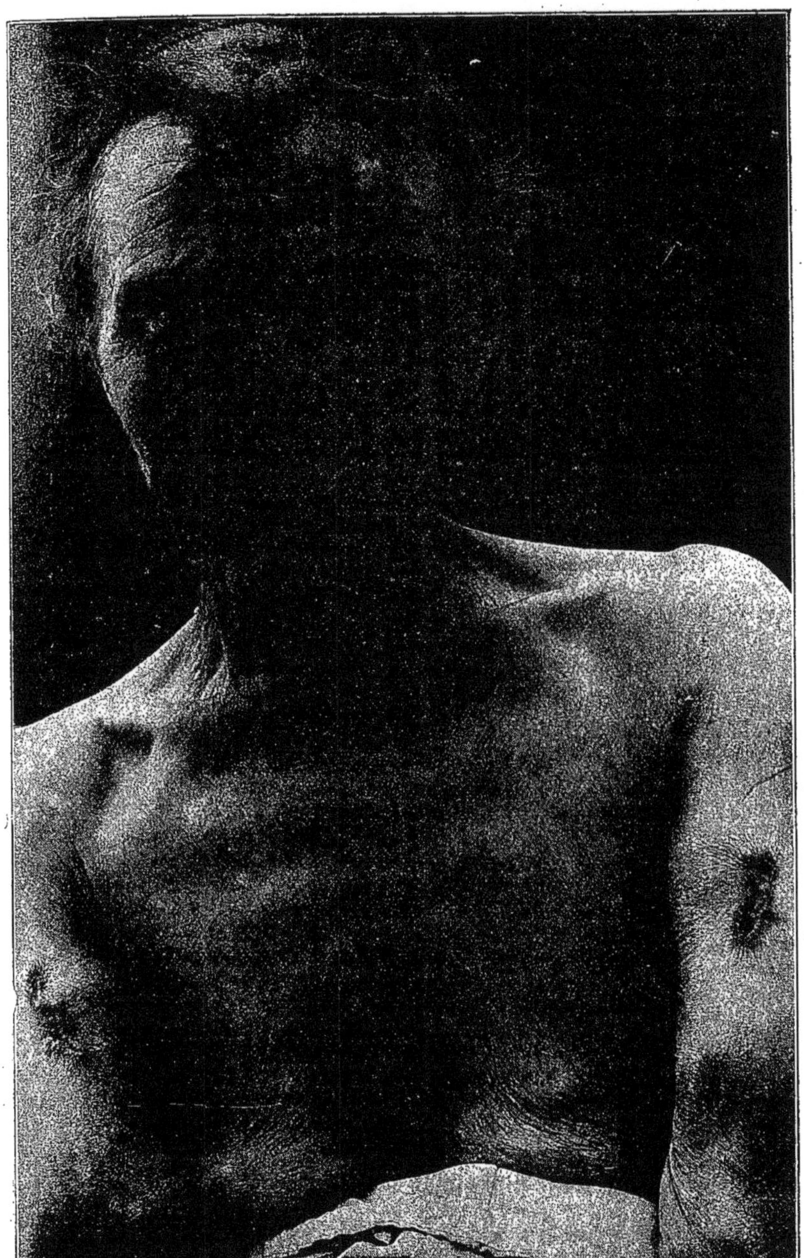

Fig. 42. — Caractéristiques des gommes sporotrichosiques ulcéreuses : ulcération commençant à s'agrandir, a bords déchiquetés (3e degré).

Les ulcérations moins larges que la gomme sont débordées par l'infiltrat gommeux, leurs bords déchiquetés et décollés forment des récessus où le pus s'accumule. Une large auréole rouge-violacé mêlée de brun, pigmenté, entoure l'auréole Des ulcérations contiguës restent séparées par un pont de peau saine. (Malade de de Beurmann, Gastou et Brodier. Photog. Gastou.)

gommeux qui déborde plus ou moins irrégulièrement autour d'elle ; fréquemment *contraste entre la petitesse de l'ulcération et l'étendue de la fonte gommeuse* (figures 40-41), assez souvent siège excentrique de l'ulcération par rapport à cette infiltration ; *persistance du signe du ramollissement cupuliforme à la période d'ulcération* (sur une gomme à fistule étroite, le doigt, refoulant la peau amincie et violacée qui recouvre la zone abcédée, sent la cupule creusée dans l'infiltrat gommeux, d'autant mieux que le contenu gommeux est vidé par la fistule. Sur une gomme, largement ulcérée, on sent au-dessous de l'ulcération une induration gommeuse non ramollie et parfois on voit cette induration bomber au fond de l'ulcération). Co-existence de *plusieurs pertuis fistuleux ou d'ulcérations contiguës* sur une même gomme avec persistance entre les deux ulcérations d'un *pont étroit de peau violacée* (figure 41). Après évacuation du pus visqueux qui remplissait la cavité ulcérée, la pression de la base de la gomme fait sourdre fréquemment *une sérosité citrine transparente* ; quelquefois cette sérosité est le suintement habituel de la gomme.

— *Facilité des auto-inoculations*, soit sous forme de nodule à l'intérieur d'une cicatrice, soit sous forme de pustulettes péripilaires sur la peau environnante.

— *Evolution froide et indolente* : les gommes douloureuses restent l'exception.

— *Cicatrisation fréquente, bien que l'abcès persiste au-dessous de l'ulcération bourgeonnante.*

— Cicatrices plates, étroites (figures 36 et 44) ou larges (figures 46 et 45), souples, à bords déchiquetés, souvent dentelés de languettes cutanées mal accolées et auréolées de brun.

— *Mélange* sur un même malade, à un même moment, de lésions d'âges différents, de tendance et d'aspect différents.

— *Absence de retentissement marqué sur l'état général,* absence habituelle ou faible intensité des adénopathies.

— *Régression par l'iodure de potassium et récidive habituelle si le traitement est interrompu* avant la disparition complète de l'infiltrat.

Aucun de ces signes n'est pathognomonique, mais leur association forme un *ensemble très particulier, assez spécial pour qu'il nous ait permis, à nous-mêmes et à plusieurs auteurs, d'affirmer avant la culture, le diagnostic clinique de sporotrichose.*

3° **FORMES MIXTES** : *Polymorphisme évolutif : (nodosité indurée; gomme ramollie, abcès, ulcération, cicatrice).* — *Polymorphisme lésionnel (petits et gros abcès ; ulcérations d'aspects variés : tuberculoïdes, syphiloïdes, ecthymatiformes, furonculeuses, etc...).* — *Polymorphisme d'association (lésions associées : lymphangitiques, dermiques, épidermiques, muqueuses, osseuses..., etc.)* (figures 46, 47, 48).

Les formes mixtes de la sporotrichose résultent du mélange de ces trois polymorphismes : polymorphisme évolutif, lésionnel, d'association. Au début, la maladie revêt rarement ces formes mixtes ; mais elle les prend fréquemment lorsque, faute d'un diagnostic qui aurait permis à l'iodure d'arrêter la marche de l'infection, la mycose a eu le temps d'évoluer. On

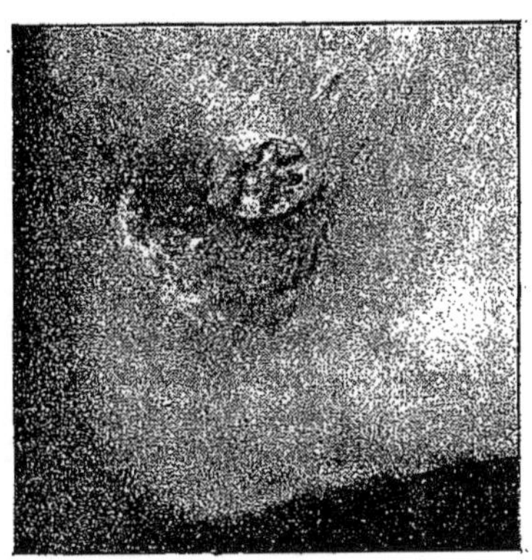

Fig. 43. — CARACTÉRISTIQUES DES GOMMES SPOROTRICHOSIQUES ULCÉREUSES : ULCÉRATION LARGE A BORDS IRRÉGULIERS (4° DEGRÉ).

La fistule de cette gomme malléolaire du pied s'est élargie, donnant une ulcération à bords curvilignes sur le segment antéro-inférieur, irréguliers sur le segment postéro-supérieur. Les bords sont décollés, le fond est bourgeonnant, suppurant. (Malade et photographie de Rouslacroix et Wyse-Lauzun.)

peut même dire qu'une sporotrichose négligée pendant plusieurs mois devient presque toujours une sporotrichose mixte. Nous l'avons constaté chez nos malades n°s III, IV, VI, lorsqu'ils vinrent nous revoir pour des récidives ; les recrudescences ou les récidives qui suivent une interruption prématurée de traitement prennent souvent, en effet, cet aspect de sporotrichose mixte.

Notre malade n° III a été, lors de sa récidive, le premier exemple de ces formes mixtes (figure 46). Il présentait non seulement le polymorphisme évolutif et le polymorphisme lésionnel, mais encore le polymorphisme d'association. Il faisait la synthèse des trois grands types cliniques alors connus des sporotrichoses : gommes disséminées, gros abcès, lymphangite, et dans chacun de ces types, on retrouvait la même lésion élémentaire, la gomme hypodermique. Petite et disséminée dans le premier type, la gomme augmente de volume pour former les·grands abcès du deuxième

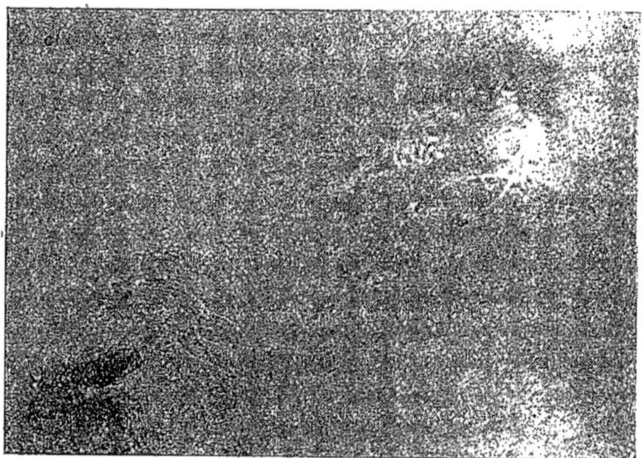

Fig. 44. — Cicatrice de gomme sporotrichosique à fistules multiples.

Cicatrice thoracique plate, irrégulière, à bords déchiquetés Certaines languettes du bord de l'ancienne ulcération à fistules multiples se sont plus ou moins mal accolées, formant des sortes de ponts de peau souple. L'auréole est pigmentée. Cliniquement cette cicatrice était assez spéciale pour faire porter le diagnostic rétrospectif de sporotrichose qui fut confirmé par le séro-diagnostic de Widal et Abrami (sporo-agglutination et réaction de fixation) et par la culture positive du bucco-pharynx démontrant la présence de *Sporotrichum* saprophyte (de Beurmann et Gougerot). (Malade de Brissaud, Gougerot et Gy. Photog. Infroit.) Extrait des Bull. et Mém. de la *Soc. méd. des hôp.*, 20 nov. 1908, n° 35, p. 616.

type ; elle envahit les lymphatiques et s'échelonne le long dé leur trajet pour constituer le troisième type.

Le 17 octobre 1906, le malade n° III revient à l'hôpital, pâle et amaigri, l'air fatigué ; les lésions anciennes se sont ranimées et des lésions nouvelles ont apparu. Lorsque, avec Danlos et Deroye, nous l'avons présenté à la Société de Dermatologie, le 3 janvier 1907, il avait des gommes, de gros abcès et de la lymphangite ascendante.

On comptait dix gommes sous-cutanées disséminées en activité, « ayant une évolution chronique indolore vers la suppuration froide, sans retentissement sur l'état général ». Les unes étaient encore indu-

rées, les autres étaient en voie de ramollissement ou déjà abcédées ;
deux étaient ulcérées, la première, « au-dessous de l'insertion deltoï-
dienne, se présentait sous la forme d'une fissure croûteuse, à bords
amincis et décollés sur une étendue de 7 à 8 millimètres environ » ; la

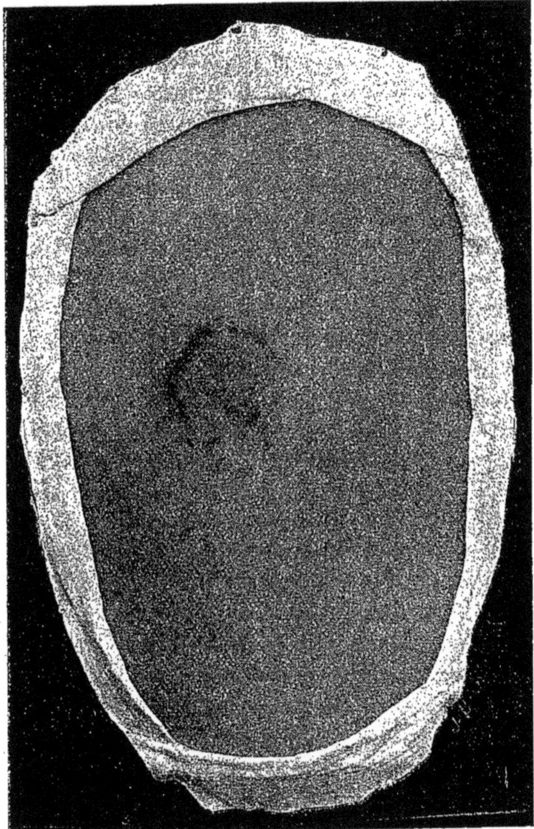

Fig. 45. — Cicatrice de gomme sporotrichosique a large ulcération.

Cicatrice plate à bords très déchiquetés. Certaines languettes du bord de l'ancienne ulcération se
sont plus ou moins mal accolées, formant des sortes de ponts. Le fond est décoloré, formé de peau
fine et souple. Auréole pigmentée. (Malade n° IV de de Beurmann et Gougerot, Musée de l'Hôp.
Saint-Louis, n° 2619, moulage de Baretta.)

seconde, à la plante du pied, était presque refermée, voilée par une
croûte, « la pression de la poche fait sourdre difficilement une goutte-
ette de pus blanchâtre, visqueux ; un stylet pénètre à plus d'un centi-

mètre de profondeur ». L'abcès grossit et persiste au-dessous de l'ulcération qui, malgré le pus sous-jacent, s'était refermée. Cette allure
froide, cette tendance de l'ulcération à se refermer malgré l'abcès qui
grossit, cette persistance de l'abcès au-dessous d'une cicatrice, sont
très particulières à la sporotrichose.

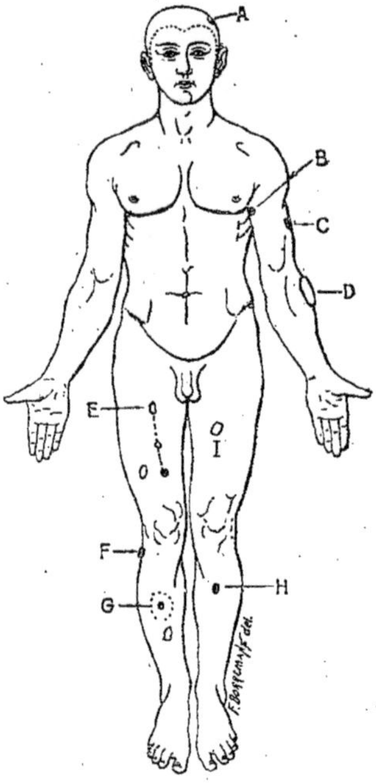

Une des gommes de la jambe a ensemencé secondairement les lymphatiques et a déterminé un cordon de lymphangite ascendante, parsemée de trois gommes échelonnées sur le trajet des vaisseaux, à la face
interne de la cuisse. Cette lymphangite est secondaire, puisque le *Sporotrichum Beurmanni*, disséminé par la voie artérielle, a d'abord créé des gommes sous-cutanées dans les points où il s'est arrêté, et ce n'est que tardivement, après s'être multiplié dans ces gommes, qu'il a envahi les lymphatiques.

Une gomme ancienne, siégeant « à la face antéro-externe de l'avant-bras, est devenue un *grand abcès froid* d'environ dix centimètres de longueur » ; la peau qui le recouvre reste blanche et glisse sur les parties profondes; la ponction de cet abcès donne plus de 200 centimètres cubes de sérosité « claire, presque citrine, à peine trouble ».

A toutes ces lésions hypodermiques s'ajoutaient des *lésions dermiques*, papuleuses, papulo-ulcéreuses et ulcéro-crustacées, disséminées partout, mais siégeant surtout aux membres inférieurs. Essaimés autour d'une gomme, ces petits éléments, plus ou moins nombreux, rappelaient la disposition agminée en coup de plomb de certaines syphilides.

Fig. 46. — Sporotrichose gommeuse disséminée, forme mixte.

Mélange de : C, gommes ulcérées et F, I, A, cicatrices syphiloïdes à divers stades d'évolution (polymorphisme évolutif). — E, traînée de lymphangite gommeuse secondaire. — D, gros abcès sous-cutanés. — G, sporotrichosides dermiques « en coup de plomb » et B, nodule dermique isolé (polymorphisme lésionnel et d'association). (Malade n° III. de de Beurmann et Gougerot revu par Danlos, Deroye et Gougerot, figure extraite des *Bulletins de la Société de Dermatologie et de Syph.*, 3 janvier 1907, p. 24.)

Enfin, çà et là, on notait des cicatrices de lésions anciennes éteintes :
une cicatrice temporale « syphiloïde, grande comme une pièce d'un
franc, à fond rouge et légèrement squameux, sans adhérence au squelette, une cicatrice crurale « polycyclique et d'aspect syphiloïde »,
« d'autres plus petites à la jambe droite, dont une, remarquable par sa

pigmentation et surtout par une auréole de points satellites pigmentés
et cicatrisés ».

Notre malade n° IV, lors de sa récidive, réalisa un exemple non
moins caractéristique de sporotrichose à forme mixte :

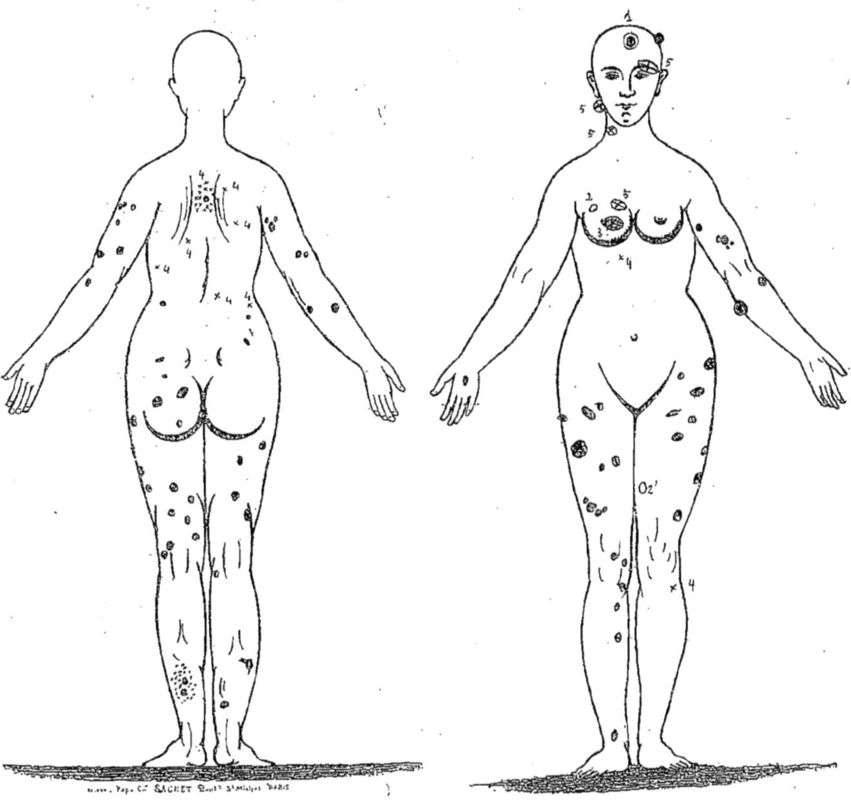

Fig. 47 et 48. — Sporotrichose disséminée polymorphe : forme mixte.

Soixante-seize gommes hypodermiques sont partout disséminées et à des stades divers de développement : nodosité indurée, gommes ramollies, ulcérations, cicatrices. A ces 76 gommes hypodermiques se mêlent des lésions sporotrichosiques multiples : 1, gomme périostique frontale ; 2, 2,
épidermite pemphigoïde (pemphigus sporotrichosique) ; 3, épidermite eczématoïde pilyriasiforme du
sein et du mamelon ; 4, pustulettes acnéiformes sporotrichosiques ; 5, placards dermo-épidermiques
végétants et verruqueux ; 6, gomme hypodermique entourée de nombreuses petites gommes hypodermo-dermiques (aspect en coup de plomb). Au total, la malade présente 76 gommes hypodermiques
et plus d'une trentaine d'autres localisations sporotrichosiques, en tout plus de 120 lésions. (Malade
de Landouzy et Gougerot, schémas extraits de la *Presse médicale*, 1909, n° 89.)

Outre ses gommes hypodermiques indurées, ramollies, abcédées, fistuleuses ou largement ulcérées, on trouvait des *lésions dermiques* de la

face : « au-dessous de la pommette gauche, on voit une élevure mamelonnée, rouge, violacée, irrégulière et ulcérée, semblant formée de plusieurs petits nodules confluents. Son sommet est ulcéré ; les bords de l'ulcération sont déchiquetés, un peu polycycliques ; son fond est pâle et peu profond... » (figures 35 et 36). Le sein droit était bosselé de grosses gommes ramollies (premier exemple de *Sporotrichose mammaire*).

Notre malade n° VI, après une première guérison incomplète, devint lui aussi un beau cas de sporotrichose à lésions complexes :

On trouvait, irrégulièrement disséminées, des nodosité indurées, ramollies, abcédées ; quelques-unes s'étaient largement ulcérées et recouvertes de croûtes épaisses echtymatiformes, laissant des cicatrices larges, à bords déchiquetés (figures 37 et 38).

Une des gommes de la main avait envahi les lymphatiques du bras, déterminant un cordon de lymphangite qui remontait jusque dans l'aisselle ; ce cordon était parsemé de nombreuses gommes échelonnées et le ganglion sus-épitrochléen était tuméfié.

Cette gomme de la main s'ulcérait peu après, prenant l'aspect d'une gomme syphilitique ouverte ; le pus, ensemençant l'épiderme autour d'elle, il s'était formé un groupe de *vésico-pustulettes péripilaires ;* plusieurs de ces vésicules devinrent des *papules dermiques indurées,* acnéiformes ; l'une d'elles, envahissant les plans profonds, se transforma en une *gomme hypodermique* (figures 30, 31, 32).

Pendant ce temps, la première gomme se cicatrisait ; mais la lymphangite reprenait, entretenue par la deuxième gomme d'origine épidermique.

Cette deuxième gomme, au lieu de guérir et de se cicatriser comme la première, ne régressa qu'incomplètement, laissant à sa place un *verrucome sporotrichosique*, analogue à un tubercule anatomique.

Enfin ce même malade avait eu auparavant des angines et une ulcération de la muqueuse du voile du palais (voir p. 315, premier exemple des sporotrichosides muqueuses) (figure 4), et depuis plusieurs mois il souffrait d'une laryngite sporotrichosique qui a fini par l'emporter à la faveur d'une tuberculose pulmonaire associée.

Plusieurs observations confirmatives ont été publiées :

Le malade n° VIII de Gaucher et Monier-Vinard, tuberculeux pulmonaire, dont les crachats contenaient des bacilles de Koch, présentait des gommes indurées, ramollies, ulcéro-croûteuses, disséminées un peu partout : aux avant-bras, des gommes échelonnées ; à la face, des nodules *dermiques,* mous et indolents, ulcérés ; au pavillon de l'oreille, un infiltrat dermique à cicatrice rétractile (figure 68, p. 303) ; enfin autour des ulcérations des poignets une *épidermite vésiculeuse trichophytoïde,* résultant de l'ensemencement de l'épiderme par le pus des ulcérations gommeuses. Au testicule, on découvrait une *épididymite* nodulaire qui fut longtemps considérée comme tuberculeuse, et dont la nature sporo-trichosique ne fut affirmée par la culture qu'en 1910.

Le malade n° VII des mêmes auteurs avait, non seulement des gommes disséminées fistuleuses, mais aussi deux petites papules dermiques squameuses de la face.

Dans l'observation n° IX du malade de Brocq, rapportée par Duval et Fage, on retrouve, disions-nous, la même variété d'aspect : « les lésions, d'après les auteurs, simulaient, les unes la syphilis, les autres la tuberculose... par leur couleur rouge-violacé, leur forme irrégulière, nullement circinée, leurs bords plutôt décollés que taillés à pic. C'est le mélange de lésions d'aspect si différent qui devait faire soupçonner la sporotrichose plutôt que leur nombre, car on ne trouvait que sept éléments, chiffre qu'atteint et dépasse souvent la bacillose. »

L'observation n° X de Laubry et Esmein est un des plus remarquables exemples de ces formes complexes : gommes disséminées, indurées, ramollies, abcédées, fistuleuses ou largement ulcérées, ulcéro-croûteuses ; gommes échelonnées à disposition lymphangitique ; gros abcès froids laissant la peau intacte, persistant au-dessous des incisions et des ulcérations qui se refermaient.

La malade de Beurmann, Gastou et Brodier, atteinte de sporotrichose gommeuse disséminée, ulcérée, montrait « sur le cuir chevelu une gomme ulcérée, entourée de *folliculites sporotrichosiques* » (fig. 42). Elle fut le premier exemple de *laryngite* et de *pharyngite sporotrichosiques*. L'autopsie, faite par Letulle et Debré, révéla en outre de la *trachéite*.

Le malade de Brissaud et Rathery, atteint de sporotrichose fébrile avec poussées éruptives successives, présentait à la fois des gommes *sous-cutanées* et des gommes *intra-musculaires*.

La malade de Balzer et Galupe avait, outre ses gommes disséminées, un petit placard d'infiltration dermique ulcérée.

Le malade de Sicard, Bith et Gougerot avait, en même temps que ses gommes disséminées, fermées ou ulcérées, ecthymatiformes, une *périostite gommeuse du tibia*. Ce fut le premier exemple de sporotrichose osseuse associée, démontrée par la culture.

L'un des malades de Hudelo, Monier-Vinard, Braun et Merle, était atteint à la fois de gommes musculaires et d'une synovite sporotrichosique des tendons du pied.

Le malade de Gaucher et Fouquet était porteur de gommes disséminées hypodermiques, de papules dermiques syphiloïdes du front et du thorax, et après la guérison des autres accidents, il conserva au dos de la main un *verrucome sporotrichosique*, développé à la place d'une gomme hypodermique et simulant une tuberculose verruqueuse et surtout un *Kérion* trichophytique.

Le malade de Lagoutte et Briau associait les lésions les plus différentes (v. p. 260 et 495), etc., etc.

Un des plus beaux cas connus de sporotrichose mixte est celui
de cette malade, suivie par Landouzy et Gougerot, et qui a été
l'occasion d'une Clinique du Professeur Landouzy (fig. 47 et 48).

La malade, ménagère de soixante-huit ans, bien qu'elle parut
indemne, était entachée d'une tare organique ancienne : emphysème
et bronchite.

« Le début des premières lésions cutanées remonte à deux mois. Dans
les premiers jours de mars 1909, la malade s'est sentie souffrante ; elle
a cru à une petite poussée de bronchite ; le 7 mars, elle montrait à son
médecin une nodosité apparue à l'avant-bras gauche et dont elle s'était
aperçue par hasard. Peu après, d'autres gommes sont apparues, et, le
19 mai 1909, on en comptait plus de soixante-dix ; la numération exacte
était du reste impossible, car, en plusieurs points, les nodosités étaient
agglomérées et fusionnées.

« A ces gommes hypodermiques, ulcérées ou non, s'ajoutent d'autres
lésions : gomme périostée du frontal, infiltrat dermo-hypodermique
ulcéro-crustacé du cou et du sein, papules acnéiformes du dos, infiltrat
dermique verruqueux du sourcil gauche identique d'aspect à une
tuberculose verruqueuse et ayant déterminé une adénite pré-auriculaire, placard eczématoïde pityriasiforme et impétigineux de l'aréole
et du mamelon droits ; enfin « deux grosses bulles de 6 à 10 millimètres,
l'une au sein et l'autre à la cuisse, remplies, la première, d'un liquide
trouble, la seconde, d'un liquide séreux. Cette épidermite bulleuse,
véritable pemphigus sporotrichosique, dont vous avez vu Gougerot
affirmer la nature mycosique par la culture, est une variété nouvelle
d'épidermite sporotrichosique.

« Malgré le nombre des lésions, malgré que des gommes nouvelles
surviennent sous nos yeux, ce qui indique que l'infection est en évolution, l'état général est resté bon, l'appétit est conservé, la malade
continue d'aller et venir, de marcher, et une seule fois la température est montée à 38° ».

La malade a guéri par le traitement ioduré en quelques semaines.
Elle a eu ces derniers mois une récidive de deux gommes, puis elle a
définitivement guéri de sa mycose, mais elle est atteinte maintenant
d'un épithélioma térébrant de la joue.

Un des derniers exemples publiés est celui de cette malade de
Gougerot et Dubosc, atteinte de sporotrichose dermique, hypodermique, sterno-claviculaire, musculaire, osseuse avec fracture spontanée du radius (fig. 85, 86, 87, 88).

La malade, âgée de cinquante-huit ans, n'avait jamais été souffrante jusqu'à ces dernières années, mais depuis quatre ans, elle se plaint de bronchite chronique.

La mycose a commencé en août 1910 par un « bouton », gros comme une tête d'épingle, siégeant à la face, au-dessous de l'œil droit. La lésion s'est agrandie lentement pour constituer, en décembre 1910, une sporotrichoside dermique ulcéro-croûteuse, simulant un épithélioma. Cette lésion, qui servit de porte d'entrée à l'infection, peut être appelée chancre sporotrichosique cutané (fig. 85).

Trois semaines après le début de la mycose, c'est-à-dire à la fin d'août 1910, apparaissent deux gommes sterno-claviculaires, gauches et droites, qui donnèrent des ulcérations fistuleuses tuberculoïdes ; quelques jours plus tard, survient une troisième gomme, située dans la masse des muscles radiaux droits, puis une quatrième gomme dans le triceps brachial gauche, une cinquième gomme sous-cutanée à la région sus-épitrochléenne droite, enfin un foyer d'ostéo-périostite radiale, empâtant toute la partie postéro-inférieure de l'avant-bras gauche. L'éruption gommeuse successive semble s'être faite en un mois environ. Les gommes étaient indolores ; l'état général était si peu touché que la malade a continué son travail.

Le 28 novembre, en faisant le ménage, la malade reçoit un platras sur l'avant-bras qui était étendu. Ce faible traumatisme suffit à déterminer une fracture du radius (fig. 88). Le choc a été très douloureux et la malade est restée sans connaissance pendant une heure. Le lendemain, un chirurgien incisait le foyer gommeux radial, le prenant sans doute pour un abcès vulgaire (fig, 86 et 87).

Dès que nous eûmes vu cette malade, le diagnostic de sporotrichose fut posé et le traitement iodo-ioduré institué. La malade guérit en vingt jours de toutes ses lésions, sauf des deux gommes brachiales gauches et sus-épitrochléennes droites. Ces deux gommes ont résisté plus de six mois à un traitement ioduré systématique.

« Puisque l'erreur diagnostique avait été faite par plusieurs médecins expérimentés, il ne nous semble pas inutile, disent Gougerot et Dubosc, d'insister sur les signes cliniques qui nous permirent un diagnostic exact dès le premier examen.

« Le nombre des lésions était de sept ; six étaient profondes, hypodermiques, musculaires ou osseuses : or il est tout à fait exceptionnel que les gommes syphilitiques sous-cutanées soient aussi nombreuses ; la syphilis gommeuse ne donne des lésions multiples que lorsqu'elle est dermique, ulcéreuse (ecthyma syphilitique).

« Les gommes en évolution étaient différentes des gommes syphi-

litiques ; la gomme musculaire des radiaux était arrivée au ramollissement complet sans provoquer le molimen inflammatoire constant dans la gomme syphilitique qui se liquéfie, au début du ramollissement, la peau était blanche, mobile, indolore au-dessus de
l'abcès ; la gomme sus-épitrochléenne restait, elle aussi, froide,
indolente, « non enflammée ».

« Le ramollissement des gommes était spécial, « cupuliforme ».
Ce caractère était des plus nets sur la gomme épitrochléenne, dont
le sommet seul était rénitent et le doigt, appuyé au centre, sentait
une fluctuation débutante creusée dans une gomme indurée ; on
retrouvait le même signe sur la gomme abcédée des radiaux : la
poche mal tendue était limitée par un rebord dur infiltré.

« Le contenu de l'abcès n'était pas celui de la gomme syphilitique : en effet, alors que la gomme syphilitique renferme un
bourbillon que la ponction ne vide pas et ne donne issue qu'à
quelques gouttes de sérosité, la ponction ramenait ici plusieurs
centimètres cubes de sérosité fluide, citrine, à peine louche, et
vidait complètement l'abcès.

« Les gommes en voie de guérison, gommes sterno-claviculaires,
étaient encore différentes des gommes syphilitiques qui laissent des
ulcérations, puis des cicatrices larges, à bords curvilignes tracés
au compas ; les ulcérations sterno-claviculaires étaient ici étroites,
fistuleuses, à bord déchiquetés et leurs cicatrices présentèrent les
mêmes caractères : or, ce sont ceux de la plupart des cicatrices
sporotrichosiques.

« La lésion dermique ulcéreuse ressemblait plus à un épithélioma
qu'à une syphilide ulcéreuse, mais elle se distinguait de ces deux
lésions par son fond végétant, par les gommules dermiques
suppurées de ses bords ; les petits abcès non ulcérés apparaissaient
à travers l'épiderme aminci.

« Enfin, le mélange de lésions disparates, abcès froid, gommes
fermées syphiloïdes, gommes ulcérées tuberculoïdes, lésions
dermiques épithéliomatiformes, était un nouvel argument en
faveur de la mycose », que la culture affirma quelques jours
plus tard.

En résumé, la sporotrichose, dans ses formes anciennes, plus souvent que dans ses formes récentes, présente un tableau complexe. Son polymorphisme s'explique par le mélange de lésions d'âge différent (polymorphisme évolutif), de lésions d'aspect et de tendances différentes (polymorphisme lésionnel), de lésions associées lymphangitiques, dermiques, épidermiques, muqueuses, musculaires, osseuses, synoviales, etc. (polymorphisme d'association).

Suivant leur âge et leur stade évolutif, on peut distinguer : des nodosités indurées, adhérentes ou non aux téguments, recouvertes d'une peau tantôt blanche tantôt rose - violacé ou violacé-foncé ; — des nodosités rénitentes, en voie de ramollissement ; — des nodosités ramollies, partiellement ou complètement abcédées ; — des ulcérations recouvertes ou non de croûtes ; — des cicatrices...

Suivant les différences d'aspect et de tendance, on peut distinguer : des petites nodosités immobilisées nese ramollissant pas ; — des abcès petits et gros[1] s'immobilisant sans tendance ulcéreuse, recouverts parfois d'une peau intacte ; — des abcès, qui incisés, tantôt n'ensemencent pas les lèvres de la plaie, tantôt ulcèrent l'ouverture, tantôt laissent se refermer la plaie ou l'ulcération et persistent pleins de pus au dessous d'une fistulette bourgeonnante croûteuse ou d'une demi-cicatrice ; — des ulcérations se produisant rapidement ou lentement, restant fistuleuses ou s'élargissant, revêtant les aspects multiples, tuberculoïdes, syphiloïdes, ecthymatiformes, rupioïdes, furonculeux...

Ce polymorphisme s'accroît encore par l'addition de localisations nouvelles : gros abcès hypodermiques ; — lymphangites gommeuses avec ou sans adénopathies, avec ou sans lésions porte d'entrée ; — lésions dermiques aux variétés multiples : papules, vésico-pustules, pustules petites et grandes, ulcéro-croûteuses, infiltrats lupiformes ulcérés, placards papillomateux végétants et suintants, sporotrichosides verruqueuses, et squameuses ; — lésions épidermiques variées : trichophytoïdes entourant une ulcération dont le

---

1. La grosseur des lésions indurées, abcédées, la largeur des ulcérations ne dépendent pas toujours de l'ancienneté des lésions ; il y a des lésions qui s'immobilisent dans un stade.

pus a ensemencé l'épiderme, folliculites et vésicules, placards eczématoïdes ou pityriasiformes, pemphigus... ; — lésions muqueuses, musculaires, osseuses, synoviales, etc...

Ces sporotrichoses mixtes méritent donc, plus que toutes les autres, l'épithète de « polymorphes. »

4° SPOROTRICHOSE A GRANDS ABCÈS MULTIPLES (fig. 49, 50, 51).

Les sporotrichoses à grands abcès multiples sont tout à fait exceptionnelles.

Dor a étudié, en 1906, une malade atteinte de sporotrichose subaiguë à grands abcès multiples, contenant jusqu'à 500 grammes de pus; l'infection était due au *Sporotrichum Dori*, espèce très différente des *Sporotrichum Schencki* et des *Sporotrichum Beurmanni* (V. page 163. Sporotrichose de Dor).

Dans les formes gommeuses de la Sporotrichose de de Beurmann, une gomme isolée devient parfois un gros abcès. C'est ainsi que notre malade n° III, lorsqu'il fut présenté à la Société française de dermatologie, le 3 janvier 1907, par Danlos, Deroye et Gougerot, montrait sur l'avant-bras gauche une grosse collection de forme allongée, mesurant 10 centimètres de hauteur et renfermant plus de 200 centimètres de liquide. La peau était intacte, non adhérente; une première ponction donna issue à du séro-pus, les ponctions suivantes, à un liquide séreux, citrin, limpide. L'évolution fut froide, bénigne (fig. 46, p. 252). Dans quelques rares observations, on a noté également la tendance d'une ou de deux gommes à devenir un gros abcès. Dans un cas de sporotrichose cachectisante mortelle de Maurice Lagoutte et Briau [1], les lésions étaient particulièrement complexes : gommes hypodermiques disséminées au nombre d'une trentaine, ostéite des os du nez, ostéo-arthrites sporotrichosiques des doigts, lymphangite et gros abcès sous-cutanés, abcès froid épididymaire, conjonctivite, puis kératite ulcéreuse et panophthal-

---

1. De Beurmann et Gougerot. *Bull. et Mém. de la Soc. méd. des Hôp. de Paris*, 28 mai 1909, n° 19. p. 1046.

mie purulente. Huit gros abcès apparurent tardivement à la phase cachectique, aux deux cuisses, au mollet droit, au bras gauche et dans la région péri-ombilicale. Leur début fut insidieux et leur évolution fut subaiguë, « souvent même aiguë ». La peau était rouge, érysipélateuse, mais l'abcès restait peu douloureux ; la température oscillait entre 38° et 38°,5, atteignant deux fois 39° et 40°. Tous ces abcès contenaient du « pus franc ». Les premiers, ponctionnés au bistouri et drainés, guérirent vite. « Plus tard, ils devinrent plus rebelles, soit à l'incision, soit aux ponctions capillaires, suivies d'injections iodo-iodurées. Néanmoins, bien qu'ils eussent présenté des fistulisations et des diverticules profonds, tous, sauf deux, finirent par se tarir... »

Dans ces observations, ou bien le gros abcès est unique accompagné de gommes nombreuses qui sont au premier plan (n° III), ou bien ces gros abcès compliquent une sporotrichose très grave, à localisations multiples, hypodermiques, osseuses, testiculaires et oculaires ; leur évolution est subaiguë, fébrile, semi-chaude. Le premier exemple de *Sporotrichose de de Beurmann à gros abcès froids multiples*, conservant l'allure torpide habituelle des lésions sporotrichosiques et dominant le tableau clinique, fut un malade que nous avons étudié avec Bith et Heuyer. Cet homme, âgé de quarante-quatre ans, portait sept gros abcès, contenant de 100 à 300 grammes de pus et il était atteint d'une périostite d'une des phalanges, simulant un *spina-ventosa* tuberculeux (fig. 49, 50, 51, 76, 77).

Grand alcoolique, ce malade présente une cirrhose hypertrophique du foie avec ascite peu abondante. Il a eu à l'âge de vingt-deux ans, une syphilis bénigne qui ne paraît pas s'être manifestée depuis. L'examen organique révèle des sommets suspects de tuberculose (le malade mourra quelques semaines plus tard de granulie). Le 30 septembre 1910, l'état général est satisfaisant, quoique le malade se plaigne d'avoir maigri et de se sentir fatigué : la température est normale.

Le début de la maladie actuelle remonterait à la fin de mai 1910.

Sur tout le corps, sont disséminés sept gros abcès non douloureux apparus spontanément vers le 7 septembre et quelques gommes sous-cutanées ou musculaires. On trouve au total quatorze foyers et cinq cicatrices de gommes guéries (voir schémas 49 et 50). Ce sont les gros abcès simulant des abcès ossifluants, ainsi qu'une périostite du médius, ressemblant à un *spina-ventosa* tuberculeux, qui donnent à ce malade un aspect tout particulier.

« La cuisse gauche est le siège de quatre gros abcès, deux antérieurs, deux postérieurs, qui déforment complètement ce segment de membre,

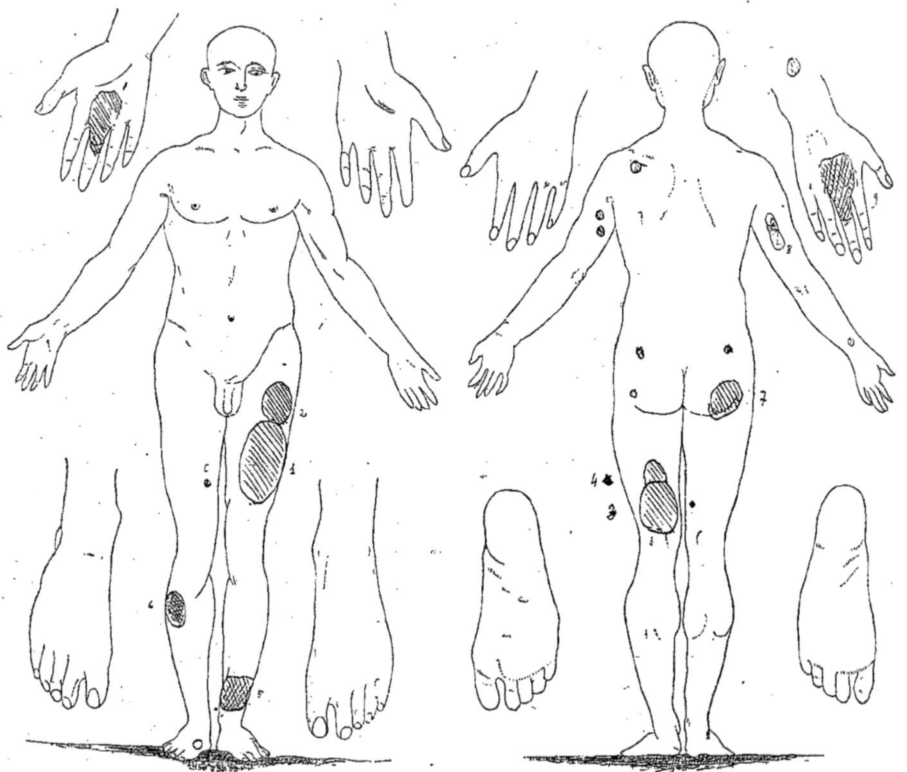

Fig. 49 et 50. — Sporotrichose a grands abcès froids multiples (de Beurmann, Gougerot, Bith et Heuyer).

1 à 7, sept grands abcès ; 8, gomme diffuse intra-musculaire du triceps ; 9, spina-ventosa sporotrichosique, périostite et synovite ; c, cicatrices. Extrait des *Bull. et Mém. de la Soc. méd. des Hôpit. de Paris*, 21 oct. 1910,

mais n'empêchent pas la marche (fig. 49, 50, 51). Deux gros abcès contigus, allongés, restés longtemps distincts, placés l'un au-dessous de l'autre, bosselent la face antérieure de la cuisse gauche. La peau intacte et blanche est fortement soulevée par deux grosses saillies; la saillie inférieure, qui est la plus grosse, mesure 12 à 13 centimètres

de largeur, sur 16 centimètres de
hauteur; l'abcès supérieur a 8 à 9 centimètres de largeur sur 13 centimètres de hauteur. Tous deux sont nettement fluctuants et indolents à la
palpation; ils semblent sous-aponévrotiques et profonds. Peut-être leur
point de départ est-il musculaire?
Ils ne paraissent pas adhérer au
fémur et la radiographie ne décèle
aucune lésion de cet os.

La ponction retire du premier abcès
plus de 150 centimètres cubes d'un
pus épais, visqueux, chocolat, et la
poche reste plus qu'à moitié remplie;
ce gros abcès contient certainement
plus de 300 centimètres cubes de
pus. Après la ponction, l'abcès se
reforme vite; et trois jours après,
une nouvelle ponction, retirant
150 centimètres cubes de pus, n'arrive même pas à le vider à moitié;
on s'aperçoit alors, par la recherche
de la fluctuation, que les deux abcès
communiquent.

« Deux gros abcès bossèlent la face
postérieure de la cuisse dans sa
moitié inférieure, juste au-dessus du
creux poplité et empiètent sur son
angle supérieur. Ces deux abcès
allongés, placés l'un au-dessus de
l'autre, sont contigus. La peau est
normale à leur niveau. L'abcès inférieur mesure 10 centimètres sur 14;
le supérieur, 6 centimètres sur 7.
On peut estimer à 300 centimètres
cubes au moins le contenu de l'abcès
postéro-inférieur.

« Le tiers inférieur de la jambe

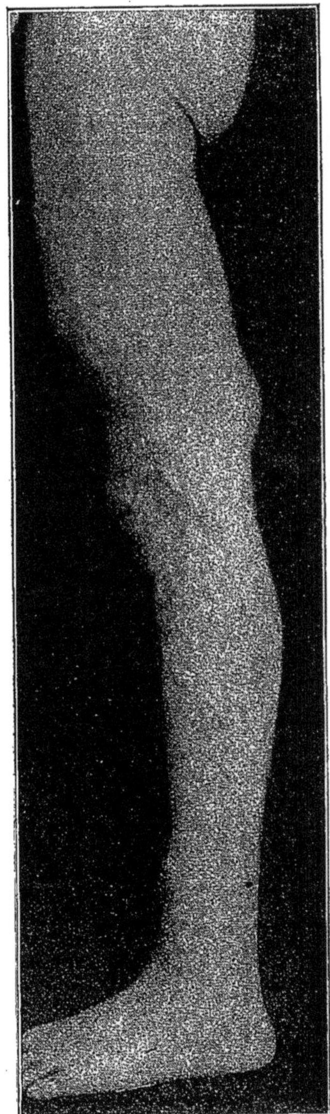

Fig. 51. — Sporotrichose a grands abcès
froids multiples (*membre inférieur gauche du malade* des figures 49 et 50).

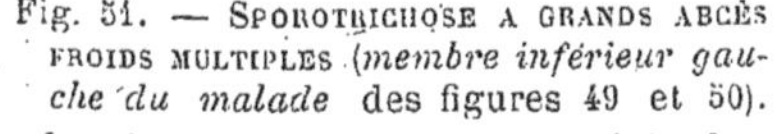
La cuisse est bosselée de quatre gros abcès : deux
antérieurs, deux postérieurs. Au-dessus des malléoles
on voit la forte saillie de l'abcès tibial (Photog. Gastou. Extrait des *Bull. et Mém. de la Soc. méd.
des Hôp. de Paris*, 21 oct. 1910).

gauche est déformé par un cinquième gros abcès, mesurant 8 centimètres. Il est accolé à la face interne et antérieure du tibia. La peau est rose-violacé, pigmentée de cette teinte assez spéciale à la sporotrichose, amincie en un point; la masse est fluctuante, indolente, elle est nettement adhérente et accolée à l'os et elle est limitée par un gros bourrelet dur périosté. A la radiographie, malgré le peu de lésions, il y a tout lieu de supposer que l'origine est une périostite sporotrichosique.

« Un sixième gros abcès siège au niveau de la tête du péroné droit; il mesure 6 sur 7 centimètres et infiltre le jambier antérieur.

« Un septième gros abcès empâte la profondeur de la région fessière droite. Il a 13 centimètres de longueur sur 12 de largeur. Les ganglions inguinaux sont petits et indolents.

« Le *spina ventosa* siége à la base droite du médius (voir p. 334, fig. 76 et 77) les gaînes synoviales du doigt sont prises.

« Un gros sporotrichome du triceps brachial droit s'est augmenté d'une gomme nouvelle; il infiltre le muscle sur une hauteur de 7 à 10 centimètres.

« Cinq gommes en activité sont disséminées en différents points... »

Le malade, soumis au traitement ioduré, commence à aller mieux; mais bientôt il devient intolérant, des lésions tuberculeuses pulmonaires latentes deviennent apparentes et en quelques semaines, le malade est emporté par une tuberculose généralisée granulique, que l'autopsie confirmera.

On voit toute la gravité de cette variété de sporotrichose. La tuberculose avait permis à la mycose de se développer et d'évoluer sous cette forme grave; la mycose à son tour a aggravé la tuberculose; les deux infections, sans doute par phénomène de co-sensibilisation, ont exalté leur virulence : c'est ce qui explique que la sporotrichose, affection habituellement si bénigne, ait pris cette allure grave de septicémie à gros abcès disséminés.

Il ne faut pas croire que les divisions soient toujours aussi tranchées entre ces quatre variétés de sporotrichoses disséminées, et il est nécessaire au contraire d'insister sur les observations de transition.

Les unes sont intermédiaires entre la variété non ulcéreuse et la variété ulcéreuse : un de nos malades, par exemple, présentait huit gommes; un seul abcès, situé à la face antérieure gauche, s'est ouvert cinq semaines après le début de l'affection, donnant une ulcération arrondie à bords nets, un peu décollés, qui a vite guéri par l'iodure. Chez le malade de Widal et Weill, qui était couvert d'une centaine de gommes, la plupart des éléments restèrent fermés ; seuls « quelques-uns de ces nodules se sont ouverts à leur point culminant. L'ouverture donne issue à un pus gommeux, parfois teinté de sang ; le pertuis n'a pas tendance à se fistuliser et il se recouvre d'une petite croûtelle... », la suppuration se tarit très vite : « aucun élément n'a donné naissance à une fistule ».

D'autres observations sont intermédiaires entre la forme hypodermique ulcéreuse et les formes mixtes polymorphes et déjà nous avons fait remarquer qu'une sporotrichose hypodermique ulcéreuse non arrêtée par le traitement, qu'une sporotrichose récidivante, avaient grande tendance à devenir polymorphes.

D'autres servent de transition entre les gommes et les gros abcès (malade n° III, voir p. 252).

En un mot, toutes ces formes, schématisées pour la clarté des descriptions, peuvent s'entremêler en proportions diverses. Le tableau clinique de la sporotrichose disséminée peut donc varier à l'infini ; la gomme, quels qu'en soient le siège, la grosseur, la tendance, le stade évolutif, reste la lésion fondamentale commune aux diverses formes de la mycose.

IIe GROUPE. — SPOROTRICHOSES LOCALISÉES

Chancres sporotrichosiques et Sporotrichoses lymphangitiques. Adénites sporotrichosiques

La porte d'entrée persiste sous forme de chancre sporotrichosique.
1° Chancre sporotrichosique, cordon de lymphangite gommeuse centripète. gommes en échelons, avec ou sans adénite. L'aspect du chancre peut être variable : verrucome, ulcération gommeuse profonde, dermite ulcéreuse ou ulcéro-croûteuse ; pustulettes acnéiformes isolées ou confluentes (fig. 52, 53, 54, 55, 56, 59).
2° Chancre et traînée de gommes en échelons, mais sans cordon lymphangitique reliant ces gommes (fig. 57 et 58).
3° Chancre et adénopathie sans cordon lymphangitique et sans gomme intermédiaire.
4° Chancre isolé sans envahissement lymphatique décelable (fig. 61).
La porte d'entrée, connue ou méconnue, s'est cicatrisée ; il n'y a donc pas de chancre :
5° Cordon de lymphangite parsemé de gommes en échelons sans chancre d'inoculation (fig. 62).

6º Gommes échelonnées ou agglomérées, localisées à un segment de membre, sans chancre et sans cordon de lymphangite intermédiaire.

Adénites sporotrichosiques et lésions latentes des ganglions.

Polymorphisme des sporotrichoses localisées. Formes intermédiaires entre les sporotrichoses lymphangitiques et les sporotrichoses disséminées (artérielles).

Le *Sporotrichum Beurmanni*, dans ces formes cliniques, reste localisé à la région où il a été inoculé.

Le plus souvent le parasite détermine au point d'inoculation cutanée une lésion initiale, véritable chancre sporotrichosique, qui peut revêtir des aspects variés : verrucome, ulcération profonde gommeuse, dermite ulcéreuse, pustulettes acnéiformes ; puis il envahit les lymphatiques et provoque la formation d'un cordon lymphangitique parsemé de gommes indolentes, identiques aux gommes de la sporotrichose disséminée (lymphangite gommeuse centripète). Parfois, mais assez rarement, il lèse les ganglions régionaux ; il y a donc adénite sporotrichosique concomitante. La mycose reste localisée au segment envahi et ne se dissémine pas au reste de l'organisme (*variété 1*).

Cette forme est la plus complète, mais un ou plusieurs de ses éléments peuvent manquer.

Souvent, entre le chancre et la première gomme et entre les gommes en échelons, le cordon lymphangitique n'est pas appréciable (*variété 2*).

Très rarement, le *Sporotrichum* a déterminé un chancre au point d'inoculation ; il a envahi et tuméfié les ganglions sans provoquer de lymphangite intermédiaire appréciable (*variété 3*).

Exceptionnellement, le *Sporotrichum* reste localisé au point d'inoculation sans paraître envahir le territoire lymphangitique. Le chancre est la seule lésion sporotrichosique (*variété 4*).

Parfois la porte d'entrée a passé inaperçue ou la plaie d'inoculation s'est vite refermée et c'est au-dessus d'elle que commencent les lésions : tantôt la sporotrichose se réduit à un cordon de lymphangite gommeuse (*variété 5*) ; tantôt les gommes sont échelonnées ou agglomérées en un segment de membre sans être reliées par un cordon de lymphangite intermédiaire (*variété 6*).

Peut-être enfin une *lymphangite réticulaire* explique-t-elle la disposition de gommes agminées en une même région, notamment autour d'une gomme plus ancienne, qui paraît avoir été le point de départ de la dissémination locale.

Ces formes, malgré leur aspect clinique un peu différent, relèvent donc toutes du même mécanisme pathogénique : l'inoculation cutanée avec envahissement centripète des lymphatiques.

On a observé ces formes localisées à la tête et aux membres : nos malades n⁰ˢ XII et XIII ont été les premiers exemples de chacune de ces localisations. Tous les points de la face peuvent être pris : front (de Beurmann et Gougerot), paupière (Danlos et Blanc, Morax et Carlotti), conjonctive (Morax et A. Fava), joue (Baliña et Marco del Pont, Spillmann et Gruyer), sourcil (de Beurmann et Gougerot), fosse nasale (Costa), etc..., la traînée gommeuse gagne les ganglions pré-auriculaires et sous-maxillaires. Tous les points des membres supérieurs et inférieurs peuvent être le point de départ de la sporotrichose, mais ce sont surtout les extrémités, les pieds et les mains, quelquefois le genou, sujets à tant de traumatismes, qui sont le plus souvent atteints. Les gommes remontent plus ou moins haut le long des trajets lymphatiques, souvent jusqu'à la racine du membre.

Quel que soit son siège, la gomme garde toujours les mêmes caractères, le même polymorphisme évolutif, la même diversité de tendance, les mêmes particularités sur lesquelles nous avons déjà tant insisté et qui permettent souvent le diagnostic clinique : nodules fermés indurés, gommes en voie de ramollissement, gommes abcédées, gommes ulcérées à ulcérations polymorphes, gommes indolentes, dont la multiplicité contraste le plus souvent avec l'intégrité de l'état général (v. p. 245). Ces lésions sont à un stade d'autant plus jeune qu'elles s'éloignent davantage du chancre ou du point d'inoculation.

Variétés 1 et 2. — **Chancre, lymphangite gommeuse,
adénite sporotrichosiques** (fig. 52, 53, 54).

Le premier exemple a été notre malade n⁰ XII, présenté à la *Société médicale des Hôpitaux de Paris* le 7 juin 1907 ; il peut servir de type. Le chancre, vaste ulcération papillomateuse, siège au milieu du front ; il a succédé à une plaie profonde et contuse. De cette lésion primaire, partent deux traînées lymphangitiques, droite et gauche, divergentes et symétriques, formées de gommes dures ou ramollies ; à droite et à gauche, elles suivent très exactement les trajets connus des troncs lymphatiques qui, issus du front et de la racine du nez, passent entre la paupière et le sourcil et aboutissent aux ganglions pré-auriculaires et parotidiens superficiels. Les ganglions pré-auriculaires sont tuméfiés. Les gommes ont la même évolution que les gommes disséminées, les unes sans tendance à l'ulcération, les autres ulcéreuses ; toutes sont indolores et l'état général est indemne. La sporotrichose, strictement limitée, a guéri par l'iodo-maïsine en une vingtaine de jours.

Ros... Charles, marchand des quatre-saisons, homme vigoureux de soixante-deux ans, a toujours joui d'une excellente santé. Cet hiver, pourtant, il a été continuellement enrhumé, sans qu'il ait dû néanmoins cesser son travail ; l'éthylisme se révèle chez lui par quelques symptômes de gastrite et un peu de tuméfaction du foie.

Histoire de la maladie. — Le début de l'affection remonte à un mois.

A la fin d'avril 1907, il est attaqué ; en cherchant à se défendre, il reçoit sur tout le corps des contusions multiples et au front un coup de tire-point qui fait une plaie contuse et détermine une petite hémorrhagie. La plaie n'est pas pansée, et, les jours suivants il continue à travailler, laissant la plaie à nu, la cachant en enfonçant sa casquette sur le front. Or, cette casquette qui frottait contre la plaie contuse, traînait souvent au milieu des légumes et des fruits ; elle a été l'intermédiaire qui a inoculé les débris végétaux, chargés de *Sporotrichum* saprophyte.

La plaie se ferme à la partie inférieure, où l'on voit maintenant une cicatrice linéaire, mais la partie supérieure reste béante et peu à peu s'ulcère : « la plaie a remonté », dit le malade. Le malade, peu soucieux de lui, ne peut préciser les dates, mais il semble que le processus ait été assez rapide. Vers le 10 mai, survient une première nodosité à la paupière supérieure droite, et les jours suivants toute une série de nodosités, échelonnées de la paupière à l'oreille, apparaissent successivement, « en descendant », dit-il. Peu à peu l'ulcération du front grandit et se creuse, les nodosités grossissent et rougissent ; ces jours derniers, une petite nodosité naît à la partie interne du sourcil gauche et toute une série de nodosités semblables apparaissent au côté gauche, suivant une même ligne symétrique qui s'arrête au-dessous du lobule de l'oreille.

État actuel. — Le 1er juin 1907, le malade a donc une vaste ulcération au milieu du front, lésion initiale porte d'entrée (chancre sporotrichosique), d'où diverge à droite et à gauche un chapelet de gommes
dures ou abcédées, échelonnées de la racine du nez au tragus (lymphangite gommeuse centripète). Il a en outre, à droite, au-dessous de
l'oreille droite, un placard verruqueux et sur le front, deux petites
lésions dermo-épidermiques récentes et quelques lésions secondaires
d'inoculation épidermique (Musée de l'Hôpital Saint-Louis. N° 2557.
Moulage de Baretta).

Ulcération papillomateuse du front (chancre sporotrichosique). —
La lésion primaire siège à la partie moyenne du front, presque sur la
ligne médiane, à 3 centimètres au-dessus de la racine du nez, un peu
à droite cependant, ce qui explique que les lymphatiques du côté droit
de la face aient été pris avant les lymphatiques du côté gauche. Cette
ulcération vaste, irrégulière, est assez douloureuse. Vaguement ovalaire, elle n'a pas moins de 50 à 60 millimètres de diamètre et empiète
sur le cuir chevelu. Le centre est une excavation bourgeonnante,
végétante, humide et suintante, profonde de 3 à 8 millimètres, limitée par des bords épaissis, papillomateux et verruqueux, secs et squameux.

Le fond est inégal, anfractueux, bosselé de quelques gros bourgeons
charnus de 3 à 8 millimètres, à surface hérissée de petites villosités ; le
centre de la lésion est en certains points presque lisse et tend à se cicatriser. La surface détergée de cette excavation est rosée, brillante ; entre
les bourgeons se dessinent quelques traînées blanchâtres, et au sommet
de plusieurs villosités, on note de petits points blanchâtres de 1 à 2 millimètres, intra-dermiques ou sous-épidermiques, formés par du pus
épais ; il faut, en effet, excorier la couche amincie de cet épiderme
papillomateux ou la surface dénudée du derme pour le recueillir. Ces
bourgeons, particulièrement épais et pressés à la partie inférieure,
laissent suinter une sérosité louche qui s'accumule sous le bord inférieur décollé, dans une sorte de recessus. La sérosité se dessèche en
croûtelles minces et jaunâtres sur les bords supérieurs et latéraux.

Les bords sont irréguliers, rose-violacé, déchiquetés, décollés,
frangés même à la partie inférieure ; à pic du côté de l'ulcération, ils
s'abaissent insensiblement en dehors ; ils sont papillomateux, recouverts de petites squames sèches, blanches ou jaunâtres, stéatoïdes,
cachant un épiderme villeux. L'auréole rose-violacé, diffuse, large de 8
à 25 millimètres, qui entoure ces bords papillomateux, est tachetée
de petits îlots squameux, papillomateux, séparés des bords verruqueux par quelques millimètres à peine.

La ressemblance est frappante avec certaines tuberculoses verruqueuses et papillomateuses de Riehl et Paltauf, siégeant au dos de la
main ou au pourtour des lèvres ou de l'anus. Les différences sont cette
association des deux aspects papillomateux avec excavation profonde

et ces points purulents sous-épidermiques, plus gros que ne le sont les granulations caséeuses de la tuberculose.

Les *examens bactériologiques du séro-pus du chancre*, des micro-abcès, des végétations, des squames, les *examens directs* et les *cultures* affirment la nature sporotrichosique de cette lésion.

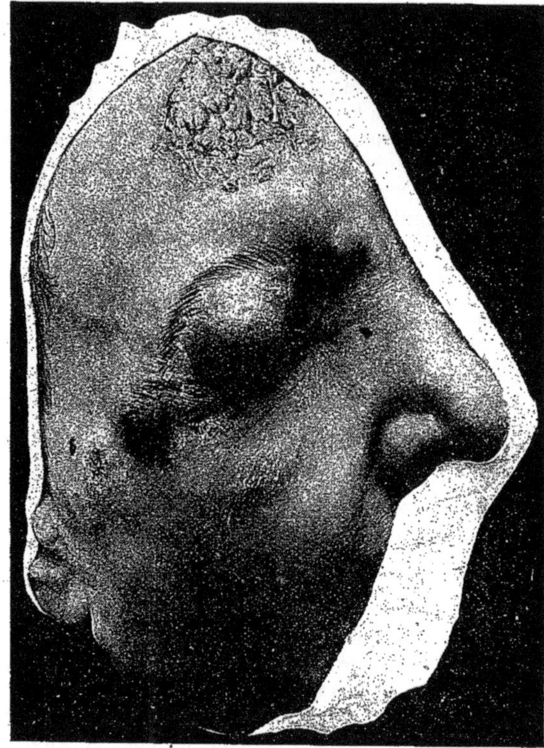

Fig. 52. — Chancre sporotrichosique, lymphangite gommeuse centripète, adénite
(de Beurmann et Gougerot, malade n° XII).

Ensemble des lésions : chancre frontal végétant, suintant au centre, verruqueux, squameux sur les bords, trainée de lymphangite gommeuse droite aboutissant au ganglion pré-auriculaire tuméfié. (Musée de l'Hôpital Saint-Louis. N° 2557. Moulage de Baretta.)

Le *séropus* est formé presque exclusivement de polynucléaires plus ou moins avariés et de quelques macrophages ; on compte encore des globules rouges et d'exceptionnels moyens mononucléaires à protoplasma large et basophile. Les formes parasitaires sporotrichosiques sont rares, la plupart sont incluses à l'intérieur des macrophages ;

quelques-unes sont libres. Un énorme macrophage de près de 50 μ, con-

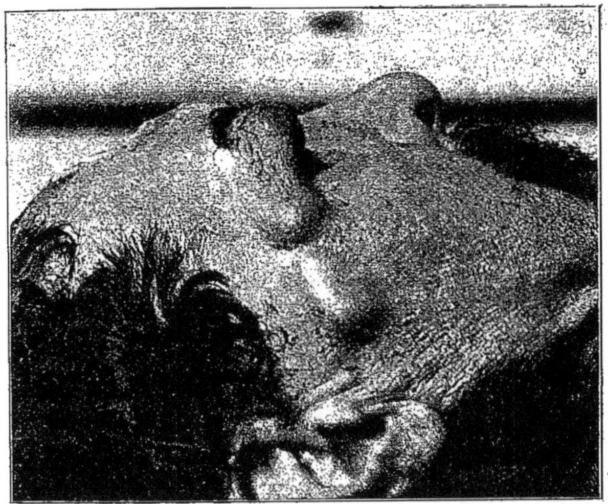

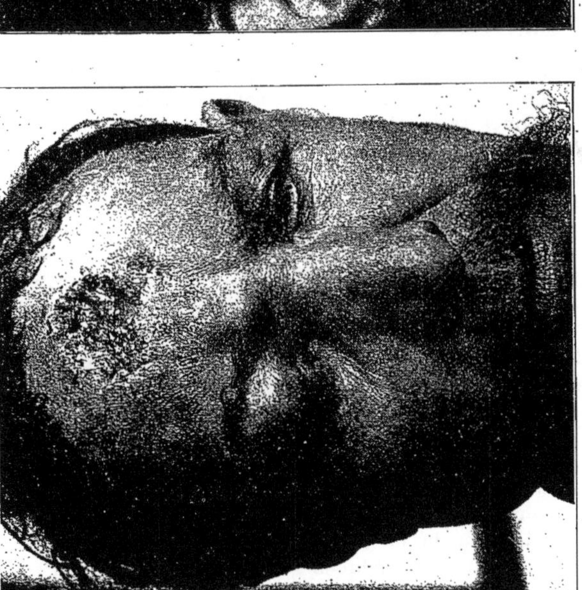

Fig. 53 et 54. — Chancre sporotrichosique, lymphangite gommeuse centripète, adénite (de Beurmann et Gougerot : malade n° XII).

Chancre sporotrichosique, ulcère végétant et verruqueux du front, développé au point d'inoculation. Au-dessous, abcès sous-cicatriciel, légèrement saillant non ulcéré, prolongé par deux traînées lymphangitiques divergentes symétriques, droite et gauche, semées de gommes hypodermiques ; la droite est représentée sur la figure 54. De la gauche on ne voit que deux petites nodules sur la paupière supérieure (à la partie inférieure de la joue le placard verruqueux jugo-parotidien d'inoculation secondaire fait saillie).

Traînée lymphangitique gommeuse droite formée d'un chapelet de grosses gommes fortement saillantes, ramollies, non ulcérées, aboutissant au ganglion pré-auriculaire tuméfié. Sur le front on voit l'entamure du chancre et la saillie de ses bords verruqueux. (Le placard verruqueux jugo-parotidien est perdu dans l'ombre).

Photog. Noiré. Extraits des *Bull. et Mém. de la Soc. méd. des Hôp. de Paris*, 7 juin 1907, n° 20, p. 598 et 599.

tenant un seul noyau à chromatine délicate, dont le protoplasma neutrophile était nécrosé et granuleux à la partie centrale, renferme dans une vacuole digestive quatre formes parasitaires globuleuses, presque sphériques, de 2 à 3 μ de diamètre. Un gros macrophage à protoplasma spongieux, réticulé, basophile, contient trois formes parasitaires globuleuses. Un macrophage de taille moyenne phagocyte une forme oblongue, particulièrement nette (4 μ sur 1 μ, 5). Toutes ces formes parasitaires, libres et phagocytées, sont claires, granuleuses, basophiles, entourées d'une auréole transparente.

Quelques-uns des *points purulents et des traînées blanchâtres* sous-épidermiques et intra-dermiques sont arrachés, étalés sur lame et cultivés. Ce pus épais, concret, est formé de filaments fibrineux entre-croisés et de débris cellulaires basophiles, granuleux, amorphes ; de nombreux polynucléaires, des globules rouges, sont disséminés entre ces masses, mêlés à quelques macrophages, la plupart nécrosés ; en quelques points, on voit des cellules conjonctives, fusiformes, basophiles, à noyau ovalaire délicatement réticulé, à protoplasma tuméfié, basophile, granuleux, muni de larges prolongements basophiles. Ces cellules ne présentent pas de figure de macrophagie ; les formes parasitaires de *Sporotrichum* sont douteuses, tant sont nombreux les débris cellulaires ; quelques-unes, sphériques, claires, finement granuleuses, auréolées, de 2 à 3 μ de diamètre, semblent nettes. Il n'y a ni cocci, ni bacille de Koch.

Les squames du bord papillomateux sont recueillies par raclage et à la pince. Les plus fines, blanches et sèches, sont traitées par la potasse, comme les squames trichophytiques. Entre les cellules cornées, on voit des amas de sphérules qui nous ont semblé être des formes parasitaires ; Sabouraud voulut bien confirmer que ces sphérules étaient de petites spores ; quelques-unes, très rares, sont réunies en filaments mycéliens ; la plupart sont agglomérées en amas où l'on ne peut distinguer leur ordre de formation : ces îlots d'éléments sporulaires ressemblent au premier abord à des fragments de cuirasse sporulaire du cheveu envahi par le *Microsporon Audouini ;* mais les amas sont plus épais, les éléments sont plus petits, plus polymorphes. La culture a confirmé l'examen direct ; elle a donné de nombreuses colonies blanches amorphes de *coccus cutiscommunis* (staphylocoque blanc) et des colonies non douteuses de *Sporotrichum Beurmanni.*

Abcès sous-cicatriciel. — Au-dessous de ce chancre papillomateux, on voit la partie inférieure de la cicatrice verticale de la plaie contuse ; la cicatrisation est complète, mais la peau est rose-violacé, un peu tuméfiée ; un point jaune indique l'amincissement de l'épiderme et le doigt sent, au-dessous, la fluctuation d'une collection mal vidée ; la pression forte fait sourdre quelques gouttelettes de sérosité sous le bord inférieur décollé de l'excavation papillomateuse ; il semble donc qu'un pertuis fasse communiquer cet abcès avec le recessus bourgeonnant et suintant de l'ulcération primitive.

Traînée lymphangitique droite. — Les gommes sont disposées en chapelet sur une ligne descendant obliquement en bas et en arrière.

La première nodosité est à la naissance du sourcil, un peu au-dessous de son extrémité interne; elle fait sous la peau une saillie hémisphérique, à peine rosée, de 12 millimètres de diamètre; elle commence à se ramollir, tout en restant mobile sur les plans profonds.

La deuxième nodosité occupe presque toute la paupière; elle n'a pas moins, en effet, de 35 millimètres de long sur 20 millimètres de haut; elle fait une très grosse saillie arrondie, douloureuse à la pression; la peau est rouge-violacé, adhérente; la fluctuation est évidente. L'épiderme commence à s'ulcérer; en trois points légèrement acuminés, il laisse transparaître le pus blanchâtre.

La troisième nodosité est à la queue du sourcil : elle est hémisphérique, peu saillante et rénitente. Elle est recouverte d'une peau à peine rosée, non adhérente et mesure 16 millimètres de diamètre. Une induration en cordonnet la relie à la suivante.

La quatrième nodosité est ovalaire, saillante, oblique en bas et en arrière, longue de 30 millimètres, haute de 18; la peau, de teinte normale, n'est pas adhérente; la fluctuation est évidente; son extrémité inférieure et postérieure est à 15 millimètres de l'oreille.

En avant du tragus, les ganglions pré-auriculaires dessinent sous la peau deux petites nodosités distinctes et superposées, dures, de 6 millimètres de large sur 10 millimètres de haut, mobiles sous la peau qui est restée normale. Au-dessous d'eux, contournant le lobule de l'oreille, un cordon lymphangitique, bosselé de trois nodosités petites et dures (6 à 8 millimètres), rejoint le placard érythémateux verruqueux de la joue. On ne perçoit ni ganglions sous-angulo-maxillaires, ni ganglions cervicaux.

Traînée lymphangitique gauche. — Elle part du même point frontal pour aboutir aussi au tragus; elle est identique à la traînée droite, mais, étant plus récente, les gommes sont plus petites, dures, non encore ramollies.

La première siège un peu au-dessus du sourcil, à 10 millimètres de son extrémité interne; la deuxième, sur la paupière supérieure; la troisième, un peu en dehors, au-dessus du sourcil; la quatrième, à la queue du sourcil; elle est surmontée d'une cinquième; la sixième est à 10 millimètres en dehors de la quatrième; la septième est à la place du ganglion pré-auriculaire. Toutes sont petites, de 6 à 10 millimètres, dures. La deuxième et la septième rosissent la peau, qui reste mobile; la troisième, la quatrième et la sixième sont réunies par un gros cordonnet; la quatrième est adhérente au périoste, immobile sur les plans profonds. Au-dessous du lobule de l'oreille, le doigt sent une huitième et neuvième nodosité; la huitième n'a pas plus de 3 millimètres; la neuvième a environ 15 millimètres de long sur 10 millimètres de haut. On ne perçoit pas de ganglions angulo-sous-maxillaires ou cervicaux.

Le pus des gommes fermées est visqueux, jaune-verdâtre, épais, non homogène, formé d'un liquide gommeux, transparent, avec grosses stries purulentes. Il est très albumineux et fibrineux ; les cellules, nombreuses, sont presque exclusivement des polynucléaires neutrophiles peu avariés et des gros mononucléaires macrophages disséminés dans le treillis fibrineux. Les formes sporotrichosiques parasitaires sont douteuses et le diagnostic est impossible par l'examen direct. Mais la culture révèle de très nombreuses colonies de *Sporotrichum*. Certains tubes comptent plus de quatre-vingts colonies. L'*autoculture* du pus en tube stérile et sur lames sèches a donné une multiplication des formes sporotrichosiques, si rares dans le pus, et nous a permis de surprendre toutes les transitions entre les formes oblongues *in vivo* et les formes filamenteuses sporulées des cultures *in vitro*.

Lésions secondaires d'autoinoculation épidermique. — *Placard jugo-parotidien droit.* — À l'extrémité de la traînée lymphangitique droite, est un placard verruqueux ovalaire presque vertical, oblique en bas et en avant, à cheval sur le bord postérieur de l'os maxillaire inférieur. La partie centrale, haute de 30 millimètres, large de 15 millimètres, est plate, peu saillante, recouverte d'un épiderme blanchâtre, verruqueux, opaque, craquelé ; une très large auréole rouge-violacé, diffuse, parsemée de points épidermiques squameux, l'entoure et la déborde de 20 millimètres en haut, de 5 à 6 millimètres en bas. La lésion semble n'atteindre que le derme et l'épiderme ; sa base est souple, à peine un peu tuméfiée ; elle n'adhère pas aux plans profonds ni aux nodosités gommeuses sous-jacentes qui contournent le lobule de l'oreille.

Lorsqu'on arrache le couvercle épidermique, épais de 1 à 3 millimètres, blanchâtre, résistant et adhérent, on découvre une excavation papillomateuse, profonde de 2 à 3 millimètres ; l'épiderme semble conservé, rose brillant ; les petits bourgeons de cette excavation ont de 1 à 3 millimètres ; quelques-uns sont surmontés d'un point blanchâtre purulent sous-épidermique ; ils saignent facilement quand on arrache le couvercle épidermique ; le bord de l'excavation apparaît à pic, irrégulier et déchiqueté, papillomateux.

La ressemblance est frappante avec la lésion initiale du front. Au premier abord, les deux verrucomes semblaient différents ; la lésion frontale est excavée, ulcérée ; la lésion jugo-parotidienne, légèrement saillante, est recouverte d'un couvercle blanchâtre verruqueux ; mais cet épiderme arraché, la lésion parotidienne est identique à la lésion frontale : même bord irrégulier, papillomateux, violacé, parsemé de petits points hyperkératosiques, verruqueux, même excavation bourgeonnante, mêmes petits abcès sous-épidermiques. La squame sèche est la seule différence. L'examen direct et les cultures des squames donnent les mêmes résultats positifs.

Epidermites pityriasiformes, acnéiformes du front. — Deux petites lésions se sont développées depuis huit jours sur la moitié gauche du front :

elles résultent d'une inoculation externe, par grattage, dit le malade.

La première, située à 3 centimètres du bord du chancre, est irrégulière, allongée, rose-violacé, à peine saillante, semblant formée de la confluence d'éléments plus petits; la couche cornée, desquamée au centre, est lisse, brillante, un peu tendue sur le bord. L'épiderme est jaune, épais, décollé, stéatoïde, facile à arracher. Cet élément a un certaine ressemblance avec certains pityriasis stéatoïdes (eczéma séborrhéique). Sa nature sporotrichosique est vérifiée par la culture des strates épidermiques.

La deuxième lésion est située un peu dehors, elle n'a pas plus de 6 millimètres; acuminée, rosée, lisse, elle simule une petite nodosité dermique d'acné; le pus ensemencé donne une culture presque pure de *Sporotrichum Beurmanni*.

L'état général est resté excellent durant toute cette évolution. Les muqueuses sont indemnes et l'on ne découvre aucune autre lésion cutanée.

La guérison a été complète en une vingtaine de jours. Par l'ingestion d'albumines iodées, les lésions ont regressé très rapidement; à la place du chancre frontal, il est resté une cicatrice fine, plate, à bords déchiquetés, irréguliers, beaucoup moins apparente que l'aspect clinique n'aurait pu le faire penser. Mais l'examen histologique avait démontré que l'épiderme était conservé sur cette fausse ulcération.

« La ressemblance est grande avec la tuberculose verruqueuse et papillomateuse de Riehl et Paltauf, dont le tubercule anatomique n'est qu'une variété. C'est à cette forme de tuberculose, au lupus scléreux de Vidal, que l'on pense immédiatement. Le diagnostic clinique est-il possible avant la culture? Les différences morphologiques sont minimes : dans ce cas de sporotrichose, deux aspects papillomateux à *transitions insensibles* s'associaient : excavation profonde, suintante, bourgeonnante, et bords saillants, secs, squameux et verruqueux. La coexistence des lésions dermo-épidermiques stéatoïdes, la persistance d'un abcès au-dessous de la partie inférieure de la cicatrice frontale attiraient l'attention. Mais c'est surtout l'évolution rapide qui imposa le diagnostic : en effet, l'extension de la lésion primaire, l'envahissement des lymphatiques, le ramollissement des gommes lymphangitiques, sont beaucoup plus rapides que dans la tuberculose. L'évolution a été presque aiguë, quoique apyrétique; en un mois, la lésion frontale a atteint 8 centimètres; en moins de quinze jours, elle envahissait les lymphatiques; en quinze à vingt jours, les gommes s'abcédaient. »

Le chancre d'inoculation peut revêtir des aspects variés : lésion suintante, verrucome sec, abcès laissant une ulcération gommeuse, gommule dermique...

Un cas de de Beurmann, Gougerot et Laroche prouve que
la lésion initiale peut être insignifiante : le chancre était une
simple pustule d'acné (figures 55 et 56). La lésion initiale sourcilière, due à l'inoculation épidermique du *Sporotrichum*, était un
agglomérat de quatre petites gommules dermiques, semblables à
des pustulettes d'acné. Ces sporotrichomes acnéiformes, qui se sont
ulcérés secondairement, ont été le point le départ d'un cordon

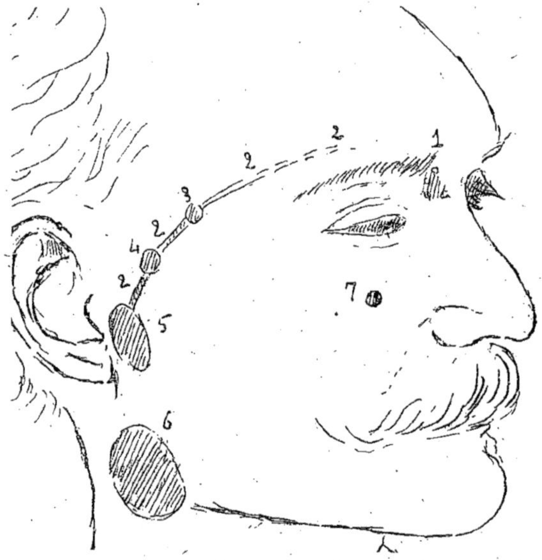

Fig. 55. — Acné sporotrichosique (1), *chancre d'inoculation formé de quatre pustulettes* ; cordon de lymphangite (2) *parsemé de deux* gommes (3 et 4) *aboutissant
à une* adénite pré-auriculaire (5) *et à une* adénite angulo-maxillaire intense (6);
Pustulette isolée d'acné sporotrichosique (7) résultant d'une auto-inoculation
par grattage.

(Malade de de Beurmann, Gougerot et Laroche. Schéma de de Beurmann).

lymphangitique et ont provoqué la tuméfaction du ganglion pré-
auriculaire. Le *Sporotrichum* a même franchi le premier relai
ganglionnaire et il a envahi le ganglion angulo-maxillaire.

Le malade Laur... Victor, âgé de cinquante-six ans, a eu la variole
en 1871, et depuis, bien qu'il semble en bonne santé, il est sujet à des
« rhumes continuels ». A l'auscultation, le sommet droit présente des
signes non douteux de tuberculose torpide.

Au début de janvier 1909, il a remarqué un « petit clou » indolent,
situé à la partie interne du sourcil droit (figure 55 et 56 (1)). Au bout
d'une quinzaine de jours, ce bouton s'est ouvert et a laissé s'écouler
une goutte de pus. En février, une « grosseur » se formait en avant
de l'oreille droite. C'était le ganglion pré-auriculaire ; peu après le
ganglion sous-maxillaire droit se tuméfiait à son tour. Enfin, un second
petit bouton apparaissait sur la joue droite (figure 55).

Ces quatre lésions persistent en mai 1909, lorsque le malade entre

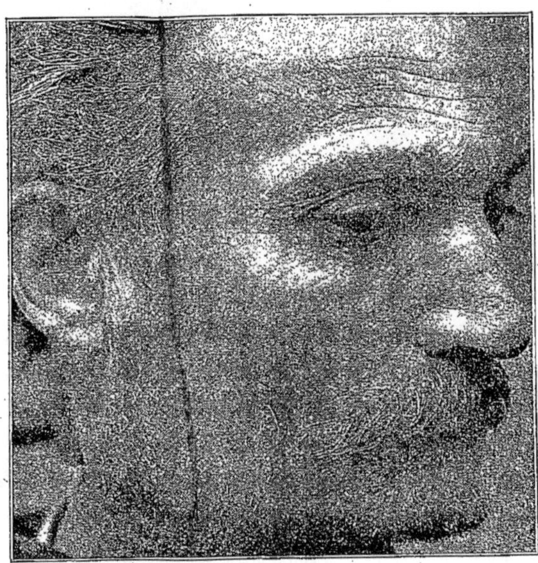

Fig. 56. — ACNÉ SPOROTRICHOSIQUE (*chancre d'inoculation*). CORDON DE LYMPHANGITE
GOMMEUX CENTRIPÈTE, ADÉNITES PRÉ-AURICULAIRE ET ANGULO-MAXILLAIRE.

Pustule isolée d'acné sporotrichosique de la joue (même malade que figure 55. de Beurmann,
Gougerot et Laroche. Photog. Gastou. Extrait des *Bull. et Mém. de la Soc. méd. des Hôp. de Paris*,
30 avril 1909, p. 786 et 787).

à l'hôpital Saint-Louis. Les bords de la lésion initiale, siégeant à l'extrémité interne du sourcil droit, sont irréguliers. Cette lésion a la forme
d'un plateau saillant, de couleur rouge-sombre, percé de quatre petits
cratères étroits, à bords violacés et décollés, à fond jaunâtre. Il s'écoule
de ces ouvertures un peu de séro-pus et de sérosité citrine. La lésion,
bien limitée au derme, glisse sur les plans profonds. De ces quatre
petits nodules acnéiformes, part une traînée lymphangitique aboutissant au ganglion pré-auriculaire tuméfié. Le cordon lymphangitique
induré et mobile passe au-dessus de l'arcade sourcillière ; il manque au
niveau de la moitié interne du sourcil et ne devient appréciable que

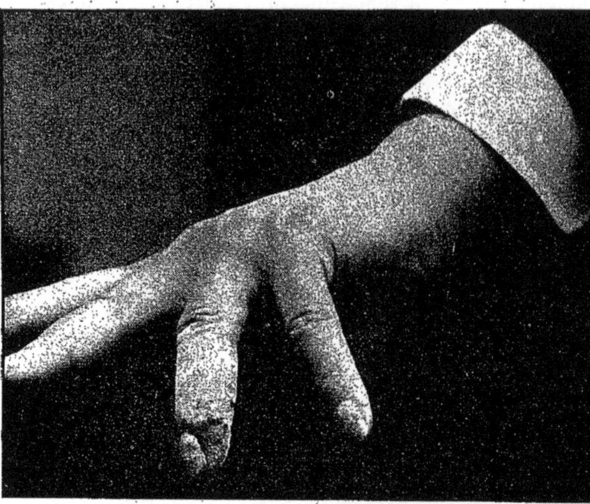

Fig. 57. — Chancre sporotrichosique du doigt, consécutif a un coup de griffe de chien, lymphangite gommeuse ascendante, (Rouslacroix).

La malade, ancienne syphilitique, a reçu le 20 mars 1911, un coup de griffe d'un petit chien, à l'extrémité de l'annulaire gauche, près de l'ongle. Au bout de quatre à cinq jours, le doigt devient douloureux, légèrement enflammé-rouge et tuméfié. Vers le début d'avril, la peau s'ulcère et donne issue à du pus.

Le 7 avril, l'extrémité du doigt est augmentée de volume, rouge violacée; les téguments infiltrés forment autour de l'ongle un bourrelet. En de nombreux points, l'épiderme est soulevé par de petites vésicules jaunâtres miliaires, les unes intactes, les autres ulcérées laissant suinter un peu de liquide purulent peu épais, rougeâtre. La palpation est très douloureuse. Les lésions progressent malgré le traitement local habituel. Le 26 avril, de petites collections sous-épidermiques et sous-cutanées s'ajoutent aux vésicules épidermiques.

Le 17 avril (vingt-sept jours après l'inoculation), apparaît un premier nodule pisiforme sous-cutané indolent près de l'articulation métacarpo-phalangienne, puis un second sur la face externe de l'avant-bras. Ces nodules, témoins de lymphangite gommeuse ascendante font porter le diagnostic de sporotrichose, ce que confirment la culture et la guérison par l'iodure en six semaines.

Il n'y a pas eu d'adénopathie.

Observation inédite et photographie de Rouslacroix, médecin des hôpitaux de Marseille.

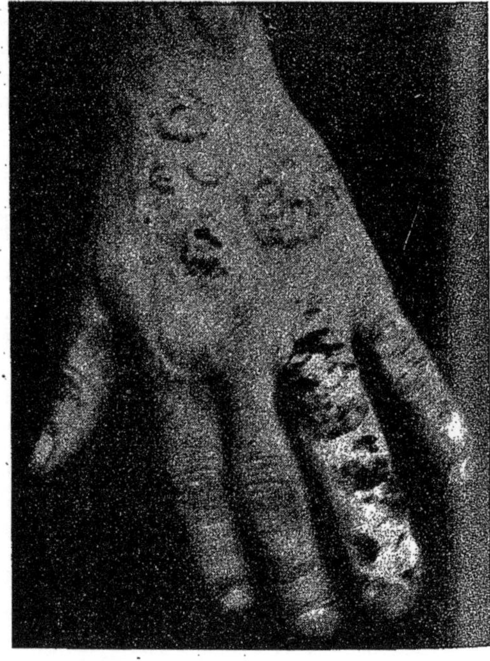

Fig. 58. — Chancres sporotrichosiques multiples végétants des doigts et du dos de la main. Lymphangite ascendante gommeuse de l'avant-bras (Baliña et Marco del Pont de Buenos-Ayres).

vers le milieu de l'arc sourcilier. Deux nodosités gommeuses sous-
cutanées se sont développées sur son trajet ; la première siége à l'extrémité externe du sourcil droit, la deuxième, en dehors et au-dessous
de la première, près du ganglion pré-auriculaire.

Les ganglions préauriculaires et angulo-maxillaires tuméfiés font
une forte saillie sous la peau ; on ne perçoit pas de cordon lymphangitique entre eux ; ils sont durs, indolents et mobiles.

La culture de la sérosité du placard primitif a donné sur chaque tube
de gélose de Sabouraud des colonies caractéristiques de *Sporotrichum
Beurmanni*, mêlées de quelques colonies cocciennes.

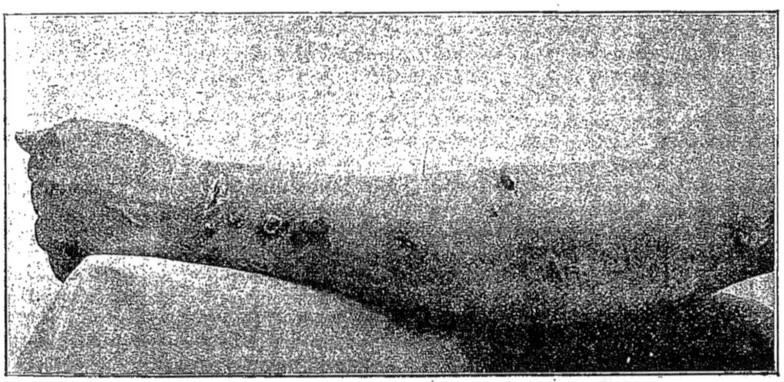

Fig. 59. — Chancre du dos de la main. Lymphangite gommeuse ascendante de
L'avant-bras.

Les gommes sont échelonnées sur le cordon lymphangitique, elles se sont ulcérées et présentent
les mêmes caractères que les gommes disséminées. (Malade de de Beurmann et Gougerot. Photog. de
Gastou.)

Sur la joue droite est apparue une deuxième lésion dermique, due,
sans doute, à l'inoculation de l'épiderme par le pus des ulcérations
sourcilières (7) figures 55 et 56). Situé au-dessous du bord de la paupière inférieure, ce petit nodule, rouge-sombre, acuminé et légèrement saillant, est ramolli au centre, mais non ulcéré. Il est isolé et n'a
pas retenti sur les lymphatiques. La ponction fournit deux gouttes de
séro-pus sanglant, qui, étalé sur un tube de gélose de Sabouraud, donne
une douzaine de colonies pures de *Sporotrichum Beurmanni*.

Sous l'influence de l'ingestion de 2 grammes d'iodure de potassium,
toutes les lésions régressént et disparaissent en quinzé jours environ.

Il faut souligner le contraste entre la petitesse des gommules
dermiques acnéiformes, véritable « chancre nain », et l'étendue de
l'envahissement lymphatique et ganglionnaire.

Des cas semblables ne tardèrent pas à être publiés : chancres de la face, des paupières (Morax et Carlotti) des fosses nasales (Costa, v. p. 320), des membres supérieurs et inférieurs.

Au *membre supérieur*, l'aspect est le même qu'à l'extrémité céphalique (figure 57 et 58).

· Le plus souvent, le chancre est verruqueux et siège aux doigts ; la lymphangite est ascendante ; le malade de Baliña et Marco del Pont, ouvrier travaillant à la récolte du maïs, en est un bel exemple (figure 58).

L'affection avait commencé, huit mois avant le premier examen, par une ulcération végétante de la racine de l'ongle du quatrième doigt de la main droite; les lésions s'étaient étendues, envahissant toute la moitié inférieure de la face dorsale du doigt, sous forme de placard verruqueux papillomateux, puis une traînée lymphangitique, parsemée de trois gommes ulcérées, était apparue au milieu du dos de la main. En outre, à la racine du cinquième doigt, un large placard verruqueux s'était développé. Les cultures prouvèrent la mycose. La guérison fut complète en deux mois, grâce à l'iodure de potassium et aux pansements iodés.

D'autres fois, la lésion initiale, le chancre, n'est pas papillomateuse ; tantôt c'est un agglomérat de vésico-pustulettes péri-unguéales, tel le cas tout à fait remarquable de Rouxlacroix, où le chancre est consécutif à un coup de griffe de chien (figure 57) ; tantôt c'est une ulcération gommeuse, profonde à bords décollés, violacés, analogue à une gomme sous-cutanée ulcérée (Lutz et Splendore); tantôt c'est une lésion profonde non ulcérée qui s'abcède, mais ne devient ulcéreuse qu'à la suite d'une incision (Dominici et Duval, Cas n° XVIII).

La malade, une ménagère, s'était fait une profonde coupure à l'index en épluchant une pomme de terre. La plaie s'était cicatrisée en quelques jours, mais quarante-sept jours après la coupure, apparut au niveau de la cicatrice, une tuméfaction rouge et saillante qui était « un petit bouton ressemblant à une engelure ». On crut d'abord à un panaris, mais l'incision ne donna issue qu'à un peu de sang. Les jours suivants, la tuméfaction de l'index augmenta, l'incision s'agrandit et fit place à une ulcération, « puis apparurent sur le trajet des lymphatiques de la main, de l'avant-bras... dix-sept nodosités de consistance pâteuse, dont quelques-unes se ramollirent et présentèrent de la fluctua-

tion à leur centre..., les ganglions n'étaient
pas perceptibles à la palpation... L'exploration était indolore, et il n'y avait ni rougeur
de la peau, ni état inflammatoire superficiel
des téguments. »

Au *membre inférieur*, la lymphangite
revêt encore le même aspect. L'observation de Greco, qui peut servir d'exemple, est, sauf les localisations, identique à
notre cas n° XII : un chancre papillomateux marque la porte d'entrée du
parasite, la lymphangite gommeuse ascendante aboutit à l'adénite.

Le malade, un marin italien, âgé de quarante-six ans, a eu, il y a deux ans, à Gênes,
un orgelet qui s'ouvrit, laissa s'écouler du
pus sanglant, et depuis a laissé une petite
lésion ulcéreuse (était-ce un chancre mycosique ? Greco ne soulève pas la question).
Le début de l'affection actuelle date de
cinq mois. En chargeant du sable sur la
côte uruguayenne, le malade s'est blessé d'un
coup de pelle au pied gauche, près de la première articulation tarso-métatarsienne. A la
suite du coup, le pied resta engourdi ; l'hémorrhagie ne tarda pas à s'arrêter et au bout
de deux à trois jours, il se crut guéri et il
remit des souliers. Le frottement du soulier
amena alors au point traumatisé la formation d'une ampoule pleine de liquide clair ; il
la perça avec une aiguille et tout rentra dans
l'ordre ; la peau redevint normale. Un mois
après, survint une élevure rouge, de la grosseur d'un pois chiche ; au début, il lui sem-

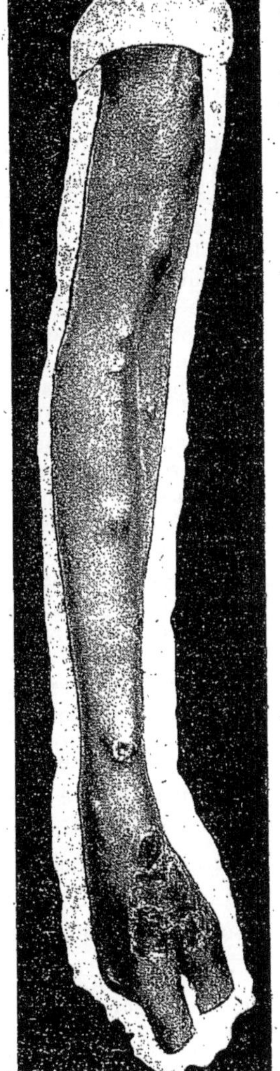

Fig. 60. — Tuberculose verruqueuse de la main
(*chancre verruqueux*) et lymphangite gommeuse
ascendante tuberculeuse de Bazin (*Document comparatif*).

Cette pièce de Bazin, moulée par Baretta en 1870 (n° 185, musée de l'hôpital Saint-Louis) représente des lésions identiques à celles que détermine la sporotrichose. Aussi peut-on se demander si la
plupart des cas étiquetés autrefois « gommes en échelons » n'étaient pas des sporotrichoses.
(Photog. de Gastou.)

bla que la lésion tantôt s'agrandissait, tantôt diminuait ; elle finit par s'ouvrir, donnant un pus sanglant. Ce nodule ulcéré s'entoura bientôt de trois nodules semblables, tous trois précédés de picotements, recouverts de croûtes et douloureux ; la douleur se calmait lorsque l'on exprimait le contenu de l'abcès. Ces lésions, d'abord isolées, ne tardèrent pas à confluer en un placard percé de nombreux petits « trous » qui laissaient suinter du séro-pus sanglant [1].

Sur tout le côté gauche du pied gauche, on voit donc un chancre allongé et incurvé, végétant, large de 10 à 20 millimètres, saillant de 2 à 4 millimètres, entouré d'un rebord inflammatoire de 5 millimètres. Tous les 15 à 20 millimètres, les bords, plus ou moins régulièrement arrondis, sont échancrés, car la traînée est formée de la réunion de quatre grands nodules végétants. A sa partie supérieure, la végétation est recouverte de croûtes jaune-brunâtre ; plus bas, la surface végétante est fongueuse et granuleuse, rouge-violacé et humide, tiquetée de points rouges ou gris-jaunâtre, parsemée de petites ulcérations d'où la pression fait sourdre du sang, de la sérosité « huileuse », du pus blanchâtre. Tout ce tissu, uniquement dermo-épidermique est mou, lardacé. La pression est un peu douloureuse [2].

Du pied au genou s'étend un cordon induré, large de 3 à 4 centimètres, saillant sous la peau, qui, à ce niveau, est légèrement rouge et squameuse. Les ganglions cruraux et inguinaux sont tuméfiés.

Les lésions restaient localisées au membre inférieur, mais la mycose non diagnostiquée s'aggravait. Les excisions étaient suivies de récidives ; dans les points déjà cicatrisés où le bistouri avait dû laisser des parcelles de tissu malade, de nouveaux nodules apparaissaient, un peu douloureux, ulcérés, suintant une sérosité visqueuse citrine. Dès que le diagnostic fut posé, le traitement ioduré amena une guérison rapide.

Variété 3. **Chancre d'inoculation et adénite sans cordon lymphangitique et sans gomme intermédiaire.** — Les cas de cette variété sont rares. Nous n'en connaissons que deux, localisés tous deux à la face.

Le premier, dû à Danlos et Blanc, fut le premier cas connu de sporotrichose palpébrale.

La lésion se réduisait presque à la dermite palpébrale. « La paupière inférieure gauche, dans sa totalité, est rougeâtre et tuméfiée ; la tumé-

---

1. Sur le genou gauche, apparurent encore trois nodules semblables qui régressent aujourd'hui, alors qu'au contraire la lésion du pied grandit.

2. Les lésions sont histologiquement identiques à celles que nous avons décrites. Garco cite notre description (*Ann. de Derm. et de Syph.*, 1907) ; il rappelle l'infiltrat nodulaire diffus, les formations tuberculoïdes, l'absence de caséification. Il confirme, en citant nos figures, l'origine vasculaire des cellules géantes et des follicules, origine sur laquelle nous avons tant insisté (v. p. 677).

faction a son maximum à l'angle externe de l'œil et forme en dehors de lui un placard de 15 millimètres environ de diamètre. La rougeur n'a pas l'apparence violacée et livide des tuberculoses cutanées; la tuméfaction, molle et fongueuse, parait plus ferme que celle de la tuberculose. En plusieurs points, existent des orifices fistuleux par lesquels s'écoule une sérosité purulente; un stylet, introduit dans ces parties, chemine superficiellement sur une étendue de 10 millimètres environ, glissant sous une mince pellicule. La conjonctive, dans la moitié externe, participe à la rougeur et à la tuméfaction; elle est largement œdémateuse ». Il n'y a pas de traînées lymphangitiques, mais on découvre un petit ganglion sous-maxillaire.

Dans le deuxième cas, dû à **Spillmann** et **Gruyer**, les chancres étaient localisés à la joue.

Le malade, un vétérinaire, portait sur la joue gauche trois lésions dermiques : la plus grande « de la dimension d'une pièce de deux francs, était une lésion surélevée, à base fortement indurée, recouverte de croûtes jaunâtres impétigineuses ». Au-dessous de la croûte, on voyait « un bourgeon saillant grenu, à surface parsemée de petits points blanchâtres, laissant écouler du pus à la pression. Ce bourgeon est indolore, de consistance très dure, criant sous la pince, lors du grattage... Ces lésions dataient, la première de quinze jours, les deux autres, de huit jours ». Il n'y a pas de traînée lymphangitique, mais « dans la région sous-maxillaire, on décelait la présence de deux ganglions du volume d'un œuf de pigeon... » La guérison fut rapide par l'iodure de potassium : le chancre régressa en quelques jours; les ganglions furent les derniers à disparaître.

Variété 4. **Lésion initiale isolée. Chancre sans retentissement lymphatique.** — Ces cas semblent exceptionnels.

Baliña et Marco del Pont de Buenos-Ayres ont cité le premier exemple : le malade travaillait dans une boulangerie et aidait à manier la farine ; il n'avait qu'une seule lésion localisée à la face, « placard boursouflé, végétant, verruqueux, plus large que haut, situé à 10 millimètres au-dessous de la paupière inférieure, en dedans de la pommette gauche » (figure 61).

Dubreuilh, Petges et Bonnin ont, en 1911, observé à Bordeaux un cas semblable tout à fait remarquable de sporotrichoside *verruqueux* :

La malade, une jeune femme de vingt-six ans, suspecte de bacillose et souffrant de laryngite depuis l'âge de dix-sept ans, a remarqué, en

1909, une tuméfaction située à trois travers de doigt au-dessus du poignet gauche, sur la face postérieure de l'avant-bras. Cette masse, grandissant, atteint en quelques mois le volume d'une mandarine ; ponctionnée, elle ne donne que du sang. Huit mois après le début, l'infiltration se ramollit, s'ulcère, laissant écouler un pus sanguinolent. On pense d'abord à la syphilis, mais le traitement spécifique restant inefficace, on se rejette sur le diagnostic de tuberculose verruqueuse, mais l'intra-dermoréaction tuberculinique, l'inoculation au cobaye sont négatives... L'aspect clinique est troublant : « l'ulcération est circulaire, à bordure saillante, à centre déprimé, mou ; l'infiltration est superficielle, dermique. A la périphérie, l'ulcération est entourée : 1° d'une zone rouge-foncé, de 5 millimètres de large, couverte d'un épiderme mince, s'élevant en talus doux ; 2° d'une zone de 15 millimètres, en relief notable, saillante, constituée par le hérissement verruqueux de longues papilles minces, serrées, en gazon touffus. Le tout est recouvert de croûtes et troué de pertuis fistuleux nombreux. La lésion est sensible à la pression. L'examen histologique confirme la description de Gougerot ; l'ensemencement donne des cultures pures de *Sporotrichum Beurmanni*. »

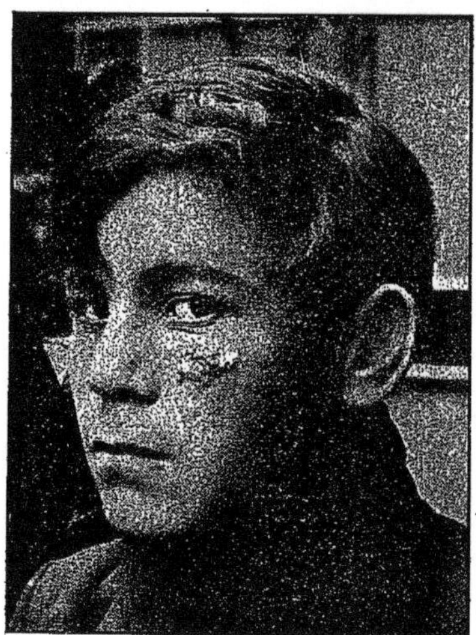

Fig. 61. — SPOROTRICHOSE VERRUQUEUSE DE LA FACE.

Les lésions verruqueuses ou chancres d'inoculation résument toute la maladie. (Observation et photog. de BALIÑA et MARCO DEL PONT de Buenos-Ayres.)

De Beurmann et Saint-Girons ont publié en 1909 un cas de sporotrichose dermique ulcéreuse, qui est restée localisée au point d'inoculation et n'a pas envahi l'organisme malgré le grand âge du malade, un vieillard de quatre-vingts ans, et malgré l'absence de traitement pendant dix mois. La lésion, inoculée par une écharde d'épine-vinette, siégeait à la face antérieure de l'avant-bras gauche et revêtait la forme d'un placard de dermite ulcéreuse non végétante (v. p. 306).

Variété 5. **Cordon de lymphangite gommeuse sans chancre**

d'inoculation. — Notre malade n° XIII, présenté à la Société médicale des Hôpitaux de Paris, le 26 juillet 1907, fut le premier exemple de cette forme (figure 62) : la petite plaie porte d'entrée siégeait au poignet ; elle s'est rapidement refermée et l'on n'en voit plus la trace. Les lésions n'apparurent que trois mois après. L'évolution fut extrêmement lente ; les lésions se succédèrent chronologiquement de bas en haut, de juin 1905 à juillet 1907. Le cordon lymphangitique, large et induré, recouvert d'un tégument normal, commence sur le bord interne de l'avant-bras, à mi-chemin entre le poignet et le coude ; il remonte en contournant la face antérieure de l'avant-bras jusqu'à l'épicondyle. Il est marqué de deux gommes ; à quelques centimètres au-dessous du coude, il présente la cicatrice d'un premier abcès et la fistulette suintante que cet abcès avait laissée, et à son point de terminaison, en arrière de l'épicondyle, se trouve une deuxième ulcération gommeuse. Une troisième gomme ulcérée, non réunie aux deux premières par un cordon lymphangitique, siège à 4 centimètres au-dessus de cette deuxième gomme, sur le bord externe du bras. Les ganglions axillaires sont indemnes.

C... âgé de cinquante-sept ans, comptable, homme « maigre et sec », d'apparence vigoureuse, est atteint depuis deux ans d'abcès et de gommes du bras droit. Un premier abcès a été incisé à l'avant-bras ; il est resté une fistule ; on a cru à la tuberculose et à la syphilis et on l'a soumis au traitement spécifique ; la maladie a continué d'évoluer, la lésion ancienne s'est rouverte, deux nouveaux abcès sont apparus. Malgré cette longue évolution, l'état général est toujours resté bon.

En juillet 1907, les lésions sont localisées au bras droit ; on compte trois gommes fistulisées, échelonnées de bas en haut le long d'un gros cordon lymphangitique. Le cordon lymphangitique commence à plusieurs centimètres au-dessous de la première fistule ; il relie la première et la deuxième, il n'est pas appréciable entre la deuxième et la troisième. Ces lésions, toutes d'aspect tuberculoïde, se sont succédées chronologiquement de bas en haut, de juin 1905 à juillet 1907.

Porte d'entrée du parasite. — Le malade croit que la porte d'entrée a été une écorchure de la face antérieure du poignet. En mars 1905, dans une chute de tramway, un bouton de manchette, entrant profondément dans la peau, l'a blessé. La petite plaie a guéri en un mois environ ; il n'y a jamais eu en ce point de nodosité, ni d'ulcération ; il ne reste pas de cicatrice bien nette. Le début du cordon lymphangitique à plusieurs centimètres au-dessous de la première ulcération, indique bien que la porte d'entrée siégeait au-dessous du milieu de l'avant-bras.

C'est trois mois après, le 15 juin 1905, que la première lésion apparut au milieu de l'avant-bras, au point où siège maintenant la première fistule.

Premier abcès et fistule de l'avant-bras. — L'abcès a débuté vers le 15 juin 1905; il a grossi peu à peu, atteignant 6 centimètres de long, sur 3 centimètres de large. Il était gros et saillant, rouge et tendu et animé de vives douleurs lancinantes; il était allongé en bas et en dedans, dans le même sens que le cordon lymphangitique actuel.

L'état général n'a pas été touché ; même au moment où l'abcès était le plus douloureux, le plus « chaud », le malade affirme n'avoir pas eu de fièvre. Dans les derniers jours de juin 1905, le derme est envahi, la peau blanchit au sommet de l'abcès « comme dans un panaris ». Le 3 juillet 1905, une vingtaine de jours après son début, l'abcès est incisé à l'hôpital; il s'écoule un pus épais et visqueux, sanglant. C... va tous les jours au pansement; l'abcès semble guérir et l'incision se ferme au bout de six semaines, laissant une cicatrice longue de 5 centimètres, large de 10 à 18 millimètres, irrégulière et déprimée.

Trois mois après, la cicatrice se rouvre à sa partie supérieure, et pourtant l'abcès ne semblait pas s'être reformé : il s'écoule une sérosité jaune, limpide ou louche, contenant des flocons purulents. A ce moment le malade croit qu'il n'existait pas de cordon lymphangitique.

Depuis, la fistule persiste; actuellement on voit sur le bord externe de l'avant-bras, à la partie supérieure de l'ancienne cicatrice, un petit placard excorié, rouge-violacé, de 25 à 30 millimètres de diamètre ; la couche cornée est desquamée et quelques points rouge-orangé simulent des vésicules d'eczéma. Les bords du placard eczémateux sont mal délimités, l'épiderme autour de cette lésion s'écaille en fines squames. Au centre, au milieu de l'ancienne cicatrice, une fistulette laisse sourdre par un pertuis imperceptible une goutte de sérosité citrine; si l'on essuie cette goutte, on voit à peine la fistule, tant elle est petite. Si l'on tend la peau, on découvre une fente verticale de $1^{mm},5$ de hauteur, dont le fond et les bords paraissent roses et jaunâtres. La sécrétion de sérosité est continue et la pression sur le point le plus inférieur du cordon lymphangitique fait immédiatement apparaître une grosse goutte de séro-pus et des flocons purulents.

Cette lésion, persistant depuis deux ans à la partie supérieure d'une vieille cicatrice irrégulière, a quelque ressemblance avec une fistule tuberculeuse torpide.

Deuxième fistule de l'épicondyle. — En avril 1907, apparaît un deuxième petit abcès à la face postérieure de l'épicondyle; il grossit, rougit et s'ouvre spontanément au bout de quinze jours, alors qu'il a atteint le volume d'une noix. Il s'écoule un pus visqueux, jaunâtre, l'abcès s'aplatit; l'évolution est identique à celle du premier abcès de l'avant-bras. En mai et en juin, l'ulcération continue à sécréter du séro-pus.

Depuis quelques jours la sécrétion purulente est presque tarie ; l'ulcération, large de 6 millimètres, haute de 3 à 4, est vaguement polygonale. Ses bords plats et non saillants sont pâles, violacés. L'ulcération est profonde de 2 à 3 millimètres, la lèvre supérieure est décollée, épaisse ; elle surplombe un fond jaunâtre, lisse, presque asséché ; sous elle, le stylet s'enfonce de 3 à 4 millimètres ; la lèvre inférieure adhère

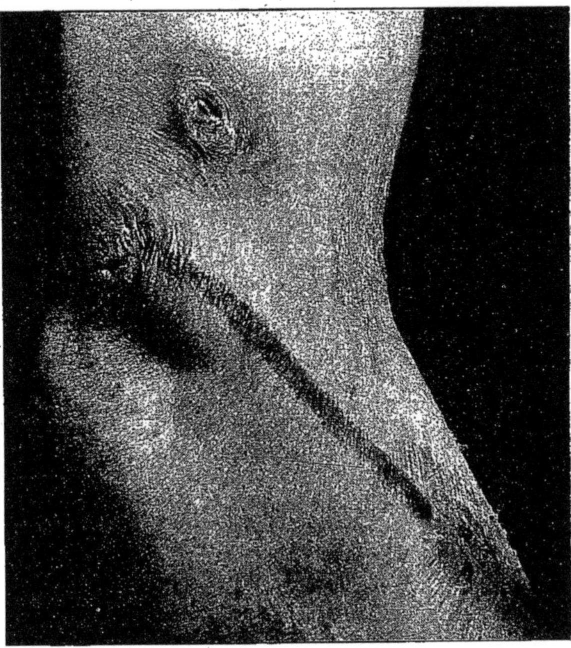

Fig. 62. — LYMPHANGITE SPOROTRICHOSIQUE PRIMITIVE DU BRAS, SANS LÉSION CHANCREUSE (de Beurmann et Gougerot, malade n° XIII).

Ensemble des trois gommes ulcérées reliées par un cordon induré de lymphangite (indiqué par un trait marqué à la teinture d'iode, la largeur du trait iodique est moindre que celle du cordon lymphangitique). Ce cordon lymphangitique commence au-dessous de la gomme la plus inférieure. Il n'y a pas de chancre visible, la plaie d'inoculation située au poignet s'est cicatrisée normalement. La gomme la plus inférieure a laissé une large cicatrice percée au centre d'une imperceptible fistulette qui laisse sourdre une goutte perlée de sérosité citrine. La gomme moyenne est en voie de cicatrisation. La gomme supérieure est saillante, ulcérée, à bords rouge-violacé, en pleine évolution. (Malade n° XIII, 1907, cliché Infroit.)

au fond de l'ulcération qui se recouvre d'épiderme rosé, indiquant un début de cicatrisation. L'abcès semble adhérer au périoste.

L'aspect de la lésion est celui d'une fistule d'abcès froid tuberculeux à bords violacés et décollés.

Troisième abcès et ulcération du bras. — Cette lésion est la dernière en date, l'abcès est apparu au milieu de mai 1907; il a rougi et grossi peu à peu, et il est devenu très douloureux. Au début de juillet, il est saillant et déforme le bord externe du bras ; la peau est rouge, tendue, luisante; la palpation décèle un abcès fluctuant de la grosseur d'une noix. L'abcès envahit déjà la peau, mais il n'adhère pas aux plans profonds ; on croirait une gomme syphilitique prête à s'ouvrir.

Le 11 juillet 1907, l'abcès s'est ouvert spontanément; il s'est écoulé un pus épais visqueux, la saillie s'est affaissée. Il reste une saillie ovalaire, rouge, hémisphérique, creusée à son sommet d'une ulcération cupuliforme jaune-verdâtre; la saillie est longue de 4 centimètres, sa teinte d'un rouge vif, diffuse sur les bords; la gomme est dure au toucher, quoiqu'un peu pâteuse ; ses bords semblent nettement arrêtés.

L'ulcération indolente n'occupe que le centre de la lésion, elle est ovalaire, longue de 13 millimètres sur 10 millimètres de large, jaune-verdâtre, tiquetée de points orangés. Son bord est régulièrement curviligne; il est adhérent; l'ulcération se creuse progressivement et régulièrement. L'infiltrat a la forme d'un hémisphère en saillie, l'ulcération, d'un hémisphère en creux, évidé dans la première. Le centre de l'ulcération a moins de profondeur que la saillie n'a de hauteur; le ramollissement ulcéreux est donc partiel, central, superficiel, cupuliforme. Au fond de l'ulcération, une fente de 9 millimètres de long, indique le trajet fistuleux de l'abcès sous-jacent; la pression en fait sourdre encore une sérosité louche.

La lésion naissante ressemblait à une gomme syphilitique; prête à s'ouvrir, elle simulait un abcès chaud coccien; fistulisée, elle a l'aspect d'une fistule d'abcès froid tuberculeux.

Cordon lymphangitique. — Le malade ne sait pas si le cordon lymphangitique existait au début des accidents; il ne l'a remarqué qu'en mai 1907, un jour qu'il avait trop serré son pansement. Il est probable que la traînée lymphangitique est antérieure à cette date, mais qu'elle était d'abord peu visible. Elle commence sur le bord interne de l'avant-bras, donc au-dessous de la première fistule qui siège sur le bord externe; elle débute par une nodosité profonde, elle se continue par un gros cordon induré qui va atteindre la première fistule, puis la deuxième; elle s'arrête près de cette dernière fistule, sans parvenir jusqu'à la troisième gomme. Son trajet ascendant est d'abord presque horizontal; il croise la face antérieure de l'avant-bras, puis, de la première à la deuxième gomme, il devient vertical; il entoure donc en spirale l'avant-bras, de son bord interne à son bord externe[1].

Le cordon lymphangitique est gros et fait saillie sous la peau qui est normale et à laquelle il n'adhère pas. Il est dur, indolore, et n'a pas

---

1. Le trajet en spirale du cordon lymphangitique n'est pas celui des gros troncs lymphatiques, tel qu'il est représenté dans les livres classiques; il s'agit d'une disposition anormale ou plutôt d'un envahissement de petits vaisseaux lymphatiques secondaires.

moins de 10 millimètres de diamètre; il est accolé aux plans profonds et leur adhère au point où il croise la gouttière de l'artère radiale. Il doit contracter des adhérences avec la branche antérieure du nerf radial, car la pression sur ce point provoque de l'engourdissement et des douleurs irradiées sur le bord externe de l'avant-bras jusqu'au poignet.

Lésions épidermiques. — Enfin, sur la face antérieure de l'avant-bras, on voit de petites *vésico-pustules* péripilaires, disséminées sans ordre; elles sont entourées d'un petit cercle érythémateux et elles sont semblables à celles de l'impétigo de Bockhart staphylococcique qui, si fréquemment, se développe à la faveur d'un pansement humide peu soigneux. La culture du pus et de la sérosité de ces pustulettes révèle une association de *Sporotrichum* et de staphylocoque doré.

Le traitement iodé, institué aussitôt, le 13 juillet, amène une guérison rapide. Mais avant que la guérison ne soit complète, survient en août une quatrième lésion qui a tous les caractères des abcès chauds (voir page 491 et fig. 119).

Chez ce malade, qui ne présentait aucun antécédent ni aucun signe de syphilis ou de tuberculose, le diagnostic clinique était des plus difficiles. Au début on crut à un abcès chaud, puis à une gomme syphilitique; la lenteur de la cicatrisation, l'impuissance du traitement mercuriel ébranlèrent ces deux diagnostics. La gomme se fistulisa et la persistance de cette fistule fit penser à la tuberculose.

En avril et en mai 1907, lorsque deux nouvelles gommes vinrent s'ajouter à la première lésion fistuleuse, les mêmes hésitations reparurent. La persistance des lésions après leur ouverture spontanée éloignait l'idée d'abcès chaud coccien, la résistance des lésions au traitement mercuriel allait à l'encontre de la syphilis et d'ailleurs les gommes syphilitiques ne s'échelonnent qu'exceptionnellement le long d'un cordon lymphangitique. On fut ramené encore une fois au diagnostic de tuberculose.

Lorsque nous vîmes ce malade, ce diagnostic ne nous parut pas satisfaisant. En effet, il n'y avait ni ulcération tuberculeuse, ni tuberculose verruqueuse de la main ou du poignet capables de déterminer et d'expliquer la lymphangite ascendante, et l'on sait que la lésion porte d'entrée est presque constante dans la lymphangite tuberculo-gommeuse ascendante de Bazin; le malade était

indemne de tuberculose osseuse ou pulmonaire ; enfin, la troisième
et dernière gomme était, avant sa fistulation, plus syphiloïde que
tuberculoïde. Le mélange de lésions d'aspect disparate, deux fistules tuberculoïdes et une gomme syphiloïde, nous firent immédiatement penser à la sporotrichose ; l'évolution lente et bénigne de la
maladie appuyait cette hypothèse et l'absence de lésion porte d'entrée
ne nous étonnait plus, car nous savions que le chancre d'inoculation manque dans beaucoup de sporotrichoses. La culture de la
troisième gomme non encore ulcérée vint confirmer cette impression, en nous donnant en sept jours un résultat certain.

Variété 6. **Gommes en échelons, localisées à un segment de
membre, sans chancre et sans cordon lymphatique**. —
Peu après la présentation de notre malade n° XIII, Demoulin et
Duval publiaient un cas semblable de sporotrichose du bras (n° XIV),
avec cette seule différence que les gommes échelonnées, à début
plus « froid », n'étaient pas reliées entre elles par un cordon
lymphangitique. La porte d'entrée n'était pas signalée. Les premières tuméfactions siégeaient à la face interne de l'avant-bras,
juste au-dessus du poignet ; au-dessus s'échelonnaient trois petites
nodosités à l'avant-bras et deux au bras, l'une sur le bord externe,
l'autre à la face postérieure. Le ganglion sus-épitrochléen n'était
pas palpable et les ganglions axillaires étaient petits, non douloureux, de même volume que ceux du côté opposé. Les lésions ne
s'ulcérèrent pas et guérirent par l'iodure.

Chez d'autres malades, les gommes échelonnées s'ulcèrent :
tel est le cas de Moure. Ce cas de sporotrichose localisée au
membre inférieur est particulièrement remarquable par la netteté
de l'adénite inguinale subaiguë (v. p. 291).

**Adénites sporotrichosiques et lésions latentes des
ganglions**. — On vient de voir que dans ces cas de sporotrichoses localisées, les ganglions peuvent être atteints. Leur lésion
n'est pas constante, mais il serait fort inexact de donner leur
intégrité comme un signe de sporotrichose. L'adénite peut même
être la lésion prédominante et prendre l'aspect d'une adénite aiguë.

Il nous était facile, dès le début, de donner la démonstration clinique de l'atteinte des ganglions. Chez notre malade n° XII, les ganglions pré-auriculaires étaient tuméfiés et notre malade n° VI, atteint de lymphangite secondaire du bras, à la suite d'une gomme de la main, avait son ganglion sus-épitrochléen très augmenté. Danlos et Blanc ont cité la tuméfaction d'un ganglion sous-maxillaire dans un cas de sporotrichose palpébrale. Morax et Carlotti, dans un cas semblable, Morax et Attilio Fava, dans deux cas de conjonctivite primitive, insistent sur la tuméfaction des ganglions pré-auriculaires et sous-maxillaires. Spillmann et Gruyer, dans leur second cas, insistent sur l'adénopathie sous-maxillaire très marquée, consécutive à des lésions d'inoculation de la joue ; cette adénopathie résista longtemps au traitement et persista après la disparition des lésions initiales ; elle finit par guérir par l'administration de l'iodure. De Massary, Doury, et Monier-Vinard, mentionnent dans leur cas la tuméfaction du ganglion sus-épitrochléen... L'envahissement des ganglions était donc certain et depuis, nous avons présenté avec Laroche un malade atteint de lymphangite compliquée d'adénites pré-auriculaire et sous-angulo-maxillaire : la lésion d'inoculation de la sporotrichose était un agglomérat de gommules dermiques acnéiformes.

La démonstration anatomique et bactériologique de la nature sporotrichosique de ces adénites fut donnée quelques mois plus tard par Moure (fig. 167, 168, 169, p. 713).

Le malade, garçon de café, âgé de dix-huit ans, entre à l'Hôtel-Dieu pour une adénite inguinale, causée par une ulcération siégeant à la face postérieure du mollet droit.

« Le début de l'ulcération remonte au 1er octobre 1908. Au point où siége l'ulcération, est apparu un « bouton rouge et douloureux, que le malade compare à un « petit furoncle ». Il applique à sa surface un morceau de diachylon, qu'il avait laissé traîner dans sa poche. Cinq à six jours plus tard, apparaissent trois nodules indolores à la partie supéro-externe de la jambe et, lorsque le malade décolle le diachylon, il remarque une ulcération au niveau du petit furoncle initial... Rapidement, à la face interne de la cuisse, apparurent quatre nodules échelonnés le long de la veine saphène interne. Cinq jours après, dit le malade, les trois gommes les plus inférieures s'ulcérèrent spontanément.

« Les ganglions inguinaux devinrent alors gros et douloureux...
L'adénite était la lésion prédominante, celle qui avait poussé le malade à
entrer à l'hôpital. La région inguinale droite était tuméfiée, la peau
rosée et chaude. La palpation douloureuse permettait de sentir un
empâtement profond. La température générale ne dépassait pas 37°,5.

« Sous l'influence des pansements humides, la lésion rétrocéda,
la péri-adénite disparut et les ganglions restèrent volumineux, un peu
douloureux, roulant sous le doigt. C'est alors que, le 2 décembre 1908,
nous avons pratiqué leur ablation à la cocaïne. »

Des fragments de ganglions enlevés furent ensemencés sur gélose
glycosée; l'un d'eux fut broyé et injecté dans le péritoine d'un rat et
dans celui d'un cobaye. « La culture donna deux colonies de *Sporotrichum Beurmanni*, et les tubes, mis à l'étuve à 37°, ne donnèrent aucune
colonie coccienne. Il s'agissait donc d'une adénopathie sporotrichosique,
sans association bactérienne. Le cobaye, sacrifié six semaines après
l'inoculation, était sain ; donc cette adénite sporotrichosique n'était pas
associée à la tuberculose... ». La structure histologique des lésions
était tuberculoïde, mais malgré cet aspect spécial, l'adénite était sporotrichosique, et Gougerot put reconnaître sur les coupes de Moure
tous les détails des sporotrichomes et déceler, notamment à l'intérieur de cellules géantes, des *Sporotrichum* oblongs à l'état « d'ombre »
incolore.

L'autopsie de Pierre Marie et Gougerot fut une preuve nouvelle
de l'existence de ces adénites sporotrichosiques et démontra que
les ganglions inguinaux, bien qu'ils ne fussent pas plus gros que
ceux du côté opposé, étaient infectés. L'examen histologique
révéla des nodules sporotrichosiques et l'ensemencement donna
des cultures pures de *Sporotrichum*. (v. p. 348 et fig. 83). On ne
peut donc pas prétendre qu'un ganglion n'est pas envahi parce
qu'il n'est pas augmenté de volume.

Campana de Rome a publié un cas d'adénite inguinale bilatérale
sporotrichosique chronique suppurée indolente, consécutive à une
« inflammation ulcéreuse de la vulve » (voir sa troisième observation, femme de dix-huit ans).

La question est donc jugée et l'on peut conclure : 1° les adénites
sporotrichosiques sont rares dans les formes disséminées ; 2° elles
sont assez fréquentes dans les formes localisées et lymphangitiques ;
3° elles peuvent être prédominantes ; 4° les ganglions non
augmentés de volume peuvent être lésés. — L'absence d'adénite

ne saurait par conséquent constituer un signe différenciateur en faveur du diagnostic de sporotrichose.

En *résumé*, les formes localisées d'inoculation cutanée de la sporotrichose peuvent être très polymorphes, mais le plus souvent elles reproduisent le type des gommes en échelons, type bien connu des anciens dermatologistes qui le rapportaient le plus souvent à la tuberculose, quelquefois à la morve.

Entre les formes localisées lymphangitiques et les sporotrichoses gommeuses disséminées, il existe des *formes de transition*.

Au cours d'une sporotrichose gommeuse disséminée ancienne, il n'est pas rare qu'une des gommes, indurée ou non, ensemence les lymphatiques et détermine une lymphangite ascendante. Nos malades n° III et n° VI furent les premiers exemples de ces lymphangites secondaires.

Dans quelques cas exceptionnels de lymphangite primitive (Bonnet, Stein, cas n° II de Maurice Lagoutte et Briau) la sporotrichose, commençant par une lymphangite ascendante d'un bras, s'est généralisée secondairement par voie vasculaire sanguine, donnant une sporotrichose gommeuse banale disséminée au reste du corps. Si dans la forme lymphangitique, le *Sporotrichum Beurmanni* reste le plus souvent localisé au segment qu'il a envahi, il peut donc, au moins par exception, franchir les ganglions, se déverser dans la circulation veineuse et être disséminé ensuite par la voie artérielle dans tout l'organisme. Dans le cas n° II de Maurice Lagoutte et Briau, cette dissémination secondaire a même amené la mort.

III° GROUPE. — FORMES EXTRA-CUTANÉES

Sporotrichoses muqueuses, musculaires, osseuses, articulaires, synoviales, viscérales, etc...
Formes primitives isolées et formes associées à des localisations cutanées

La liste des localisations extra-cutanées des sporotrichoses s'enrichit chaque jour. Il n'est pas douteux que, grâce aux indications fournies par nos travaux expérimentaux, grâce aux recherches systématiques poursuivies de tous côtés, les cliniciens ne découvrent des formes viscérales de cette maladie, de même que, guidés par nos succès expérimentaux et écoutant nos appels, ils ont découvert les sporotrichoses osseuses, synoviales, articulaires, oculaires, rénales, testiculaires...

Le plus souvent les lésions sporotrichosiques extra-cutanées sont associées à des gommes hypodermiques et dermiques qui en facilitent singulièrement le diagnostic.

Les lésions muqueuses du cas VI de de Beurmann et Gougerot, du cas XIX de de Beurmann, Gastou et Brodier, du cas LXXI de Thibierge et Gastinel, les gommes musculaires du cas XVI de Brissaud et Rathery, les ostéites du tibia des cas de Sicard, Bith et Gougerot, de Widal et Weill, de Gaucher, Louste, Abrami et Giroux, l'ostéite du cubitus avec fracture spontanée de Bonnet, la fracture spontanée du radius de Gougerot et Dubosc, la périostite du frontal de Landouzy et Gougerot, les ostéo-arthrites des doigts de Maurice Lagoutte et Briau, l'ostéo-arthrite de la clavicule et du sternum de Bruno Bloch, la synovite des tendons fléchisseurs des orteils de Hudelo, Monier-Vinard, Braun et Merle, la synovite des fléchisseurs des doigts de Gougerot et Lévy-Frankel, la panophthalmie et l'abcès épididymaire de Maurice Lagoutte et Briau.., étaient associées à des gommes sous-cutanées *disséminées*.

L'ostéite hypertrophiante primitive du tibia de Pierre Marie et Gougerot s'était compliquée d'une lymphangite ascendante ulcéreuse qui permit d'en soupçonner la nature. De même, dans le cas d'hydarthrose sporotrichosique du genou observé par Moure, on fut mis sur la voie du diagnostic par une lymphangite ascendante de la cuisse, dont le point de départ avait été une plaie sous-rotulienne.

Même dans les cas où la lésion extra-cutanée est associée à des gommes cutanées, elle peut dominer le tableau clinique, au moins à un moment de l'évolution de l'infection, et devenir la localisation la plus importante au point de vue du pronostic. Dans notre cas n°VI, les accidents cutanés avaient disparu quand le saprophytisme persistant du *Sporotrichum* sur la muqueuse bucco-pharyngée et laryngée a déterminé cette laryngite sporotrichosique grave, qui a permis à la tuberculose d'envahir le poumon. Dans le cas d'hydarthrose sporotrichosique du genou, étudié par Moure, les localisations cutanées avaient disparu alors que l'ostéo-arthrite continuait d'évoluer...

Dans des cas qui deviennent de moins en moins rares, la lésion extra-cutanée est la seule localisation sporotrichosique cliniquement décelable. Telle était la gomme musculaire unique du quadriceps crural de notre malade n° XI, celle du triceps brachial du malade n° XXV de De Massary, Doury et Monier-Vinard, celle du long supinateur du malade n° XVIII, de Hudelo, Monier-Vinard, Braun et Merle, la périostite du tibia de Brocq et Fage, l'ostéomyélite du tibia de Moure, l'ostéomyélite avec abcès intra-tibial de de Beurmann, Gougerot et Vernes, l'ostéo-arthrite fistuleuse du coude et l'abcès fongueux du tibia de Landouzy et Gougerot. L'ostéite primitive du cubitus, rapportée par Lebar et Saint-Girons, ne s'est fistulisée que secondairement à la peau, comme le fait une ostéite tuberculeuse. Dans les deux cas de Morax et Attilio Fava, la conjonctivite a été la lésion porte-d'entrée. La pyélonéphrite sporotrichosique post-gravidique de Rochard, Duval et Bodolec a évolué d'abord isolément, accaparant toute l'attention, et ce ne fut que deux mois après la néphrectomie, qu'apparut une gomme souscutanée à la partie supéro-interne de la cuisse droite, etc...

On comprend que le diagnostic clinique de ces localisations primitives et isolées soient entourées des plus grandes difficultés. Il faut même avouer que le diagnostic de sporotrichose n'est proposé dans des cas semblables que parce que la plupart des médecins, persuadés maintenant de l'importance et de la fréquence des mycoses. pensent à la sporotrichose devant tout cas difficile et pratiquent systématiquement les cultures et le séro-diagnostic.

CHAPITRE IV

ÉTUDE DES LOCALISATIONS SPOROTRICHOSIQUES

Localisations : I. Hypodermiques. — II. Dermo-hypodermiques. — III. Dermiques. — IV. Épidermiques et dermo-épidermiques. — V. Mammaires. — VI. Muqueuses. — VII. Oculaires et palpébrales. — VIII. Musculaires. — IX. Osseuses. — X. Articulaires, — XI. Synoviales. — XII. Viscérales.

Après avoir étudié les modes de groupement les plus habituels des lésions sporotrichosiques et leur symptomatologie générale, il est nécessaire de reprendre avec plus de détails la description de plusieurs de ces localisations en insistant sur les lésions extra-cutanées de l'infection.

I. — LOCALISATIONS HYPODERMIQUES (fig. 33 à 64).

Les *gommes* sous-cutanées non ulcérées (voir p. 231) ou ulcéreuses (voir p. 236), disséminées ou systématisées suivant le trajet des lymphatiques (voir p. 256) ou agglomérées (voir p. 267) ont été décrites dans tous leurs détails et il n'y a pas lieu d'y revenir; leur évolution et leurs tendances (voir p. 245), leur mode de groupement (voir p. 228), leur polymorphisme (voir p. 249), leur guérison et leur cicatrisation (voir p. 248) ont déjà fait l'objet de longs développements. Seule une variété mérite une mention spéciale, c'est l'éléphantiasis sporotrichosique ou pied de Madura sporotrichosique, observé par de Beurmann, Fulconis et Daumas à Nice (fig. 64). L'agmination des gommes fistulisées suppurantes au pied a déterminé une déformation ressemblant au pied de Madura et en même temps elle a provoqué un œdème dur éléphantiasique de tout le membre inférieur jusqu'à la cuisse.

Les *gros abcès sporotrichosiques* dus au *Sporotrichum Beurmanni* sont rares. Presque toujours ils sont associés à d'autres lésions gommeuses. Notre malade n° III en a fourni le premier exemple (v. p. 250, fig. 46) ; l'évolution fut froide et bénigne. Le malade n° I de Maurice Lagoutte et Briau, après une longue évolution rebelle au traitement, souffrit de gros abcès disséminés semi-chauds, dont « l'évolution fut grave et aboutit à la mort ». Quelquefois, les gros abcès sont la lésion presque unique, constituant toute la maladie. Le malade de de Beurmann, Gougerot, Bith et Heuyer a été le premier exemple de cette forme (voir p. 261, fig. 49, 50, 51).

Les *lymphangites* ont été minutieusement décrites : formes primitives (voir p. 265) et formes secondaires (voir nos

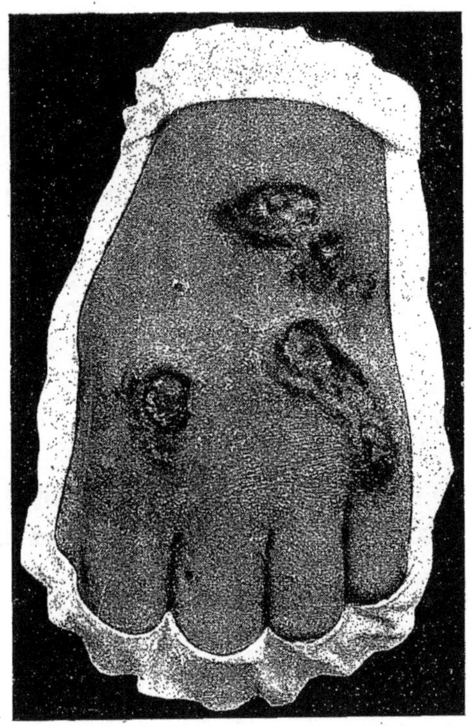

Fig. 63. — Gommes sporotrichosiques hypodermiques ulcérées.

Malade de Balzer, n° 2657 (Moulage de Baretta). Musée de l'hôpital Saint-Louis.

malades III p. 252 et VI p. 254), avec ou sans chancre d'inoculation. Ce sont peut-être même ces disséminations lymphangitiques secondaires qui, au cours de formes gommeuses disséminées, expliquent la disposition linéaire des poussées gommeuses tardives aux membres inférieurs et supérieurs.

A coté de ces lymphangites primitives où secondaires gommeuses, il existe peut-être des lymphangites sporotrichosiques *sans* productions gommeuses. En effet, dans leurs cas à lésions multiples, Maurice Lagoutte et Briau citent, à la période cachectique,

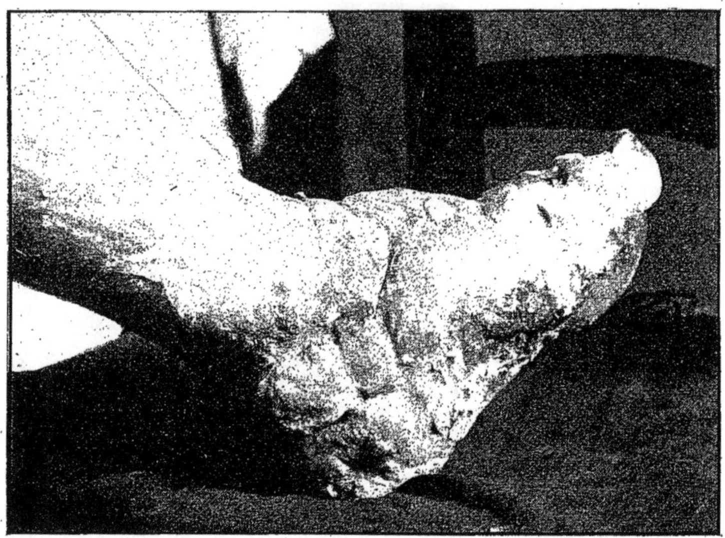

Fig. 64. — Éléphantiasis sporotrichosique gommeux (*ou* pied de Madura sporotrichosique) *au cours d'une sporotrichose gommeuse disséminée.*

Cette observation inédite est l'exemple d'une forme nouvelle de sporotrichose.

La malade, âgée de soixante ans, fait remonter les premières lésions à l'âge de trente-quatre ans (il y a donc vingt-huit ans). Les premières gommes apparurent au coude gauche puis de haut en bas, le long de l'avant-bras ; d'une des gommes du coude serait sorti un séquestre osseux. Les lésions se sont succédées à intervalles irréguliers, chacune durant de deux à trois mois, et laissant des cicatrices indélébiles ; le pied gauche a été envahi il y a treize ans.

En avril 1911, la cachexie est profonde : des troubles et des douleurs gastriques la font vivement souffrir, une diarrhée incéssante l'épuise, le cœur et les poumons paraissent indemnes. Les urines contiennent des traces d'albumine.

Tout le membre inférieur jusqu'à la racine de la cuisse gauche est tuméfié par un œdème dur éléphantiasique. Le maximum des lésions est au pied qui est très volumineux et très douloureux. Il est parsemé de gommes sous-cutanées et profondes, fistulisées, suppurantes et couturé de dépression fibreuses ; il est difficile de dire s'il existe des lésions osseuses profondes ; on ne décèle pas de traînées lymphangitiques.

Les fistules laissent écouler un liquide blanchâtre, très épais, dont l'ensemencement donne des colonies de *Sp. Beurmanni* ; le sérum agglutine à 1/1000 ; l'inoculation au cobaye reste négative.

L'état cachectique empêche de poursuivre le traitement iodo-ioduré ; la malade meurt le 4 juin 1911. Pas d'autopsie.

(Observation inédite de de Beurmann, Fulconis et Daumas. Photog. de Fulconis.)

des lymphangites des membres, évoluant sans donner d'abcès et cédant aux pansements humides.

Ces divers types de lésions hypodermiques peuvent être réunis sur un même malade. Notre malade n° III, lors de sa récidive en décembre 1906, fut le premier et remarquable exemple de cette synthèse.

II. — SPOROTRICHOMES DERMO-HYPODERMIQUES

L'infiltrat gommeux siège à la limite de l'hypoderme et du derme; il envahit très vite le derme qu'il détruit rapidement et produit des ulcérations plus ou moins profondes ressemblant aux syphilides malignes précoces. Cette forme se voit aussi bien dans les sporotrichoses lymphangitiques (Pierre Marie et Gougerot) que dans les sporotrichoses disséminées (de Beurmann et Gougerot). Ces lésions, qui servent de transition entre les gommes hypodermiques et les sporotrichosides dermiques, peuvent être exclusives : une malade de de Beurmann, Gougerot et Vaucher en est un exemple.

Cette femme, ménagère, âgée de cinquante-huit ans, fait remonter le début de son affection au mois de juillet 1907. Pendant qu'elle nettoyait sa cave, qu'elle dit pleine de moisissures[1], elle s'est frottée la figure avec ses mains sales pour essuyer la sueur et se gratter. La nuit suivante, elle fut prise de démangeaisons très vives, et le lendemain, le visage était couvert de boutons rouges, l'œil droit était larmoyant, rouge, les paupières étaient collées.

Les premières gommes apparurent au visage, en novembre 1907. En juin 1908, la malade présente des gommes arrondies, isolées ou confluentes, sur le front, la paupière droite, le nez, la joue gauche, les régions sous-maxillaires ou sous-mentonnières. Tous ces éléments sont dermo-hypodermiques ulcéro-croûteux. Toutes les lésions sont céphaliques, sauf une gomme ulcérée de la région lombaire gauche; elles donnent des cultures pures de Sporotrichum Beurmanni.

En octobre 1908, les lésions de la face sont cicatrisées : les cicatrices sont rosées, souples, non adhérentes aux plans profonds et sans auréoles pigmentées. Le 10 octobre 1908, la sporo-agglutination est égale à 1/80. Le larmoiement des yeux persiste et l'on constate une injection vasculaire péri-cornéenne sans conjonctivite : l'ensemencement des larmes reste stérile.

---

1. L'enquête étiologique domiciliaire et les ensemencements des murs de la cave où cette femme travaillait n'ont donné que des résultats négatifs.

III. — LOCALISATIONS DERMIQUES (fig. 65 à 71).

Les lésions dermiques sont ordinairement associées à des sporotrichoses mixtes polymorphes. Exceptionnellement, elles sont les seules localisations de l'infection mycosique (malade n° LXIII de de Beurmann, Gougerot et Vaucher).

Depuis nos malades n°ˢ III, IV, VI et XII qui en démontrèrent l'existence, les formes dermiques de la sporotrichose se sont multipliées : sporotrichoses papuleuses (malade n° III et malade de Gaucher et Fouquet), papulo-vésiculeuses et pustuleuses (malade n°ˢ III, VI), pustulo-crustacées (malade n° III) ; gommules ulcérées agminées en placards simulant le scrofuloderme tuberculeux, le lupus ou l'épithélioma ; dermites végétantes papillomateuses, humides ou sèches, simulant la tuberculose végétante verruqueuse et le tubercule anatomique, le kérion trichophytique, la dermite impétigineuse, etc.

Entre ces formes, existent de nombreuses transitions qui rendent assez schématiques nos tentatives de classification.

1° Série nodulaire papuleuse : (papules, papulo-postules, papules ulcérées). — Les sporotrichosides nodulaires ulcéro-croûteuses et papuleuses furent individualisées par notre observation n° III (fig. 46). Chez ce sujet, atteint de lésions hypodermiques multiples, de gommes, de lymphangite et de gros abcès, on notait encore des sporotrichosides dermiques papuleuses[1], papulo-vésiculeuses et ulcéro-croûteuses.

« Les dernières étaient les plus nombreuses[2] ; elles étaient disséminées sur la partie antérieure des deux jambes et à divers stades de dévelop-

1. Ces lésions papuleuses et papulo-squameuses sont encore notées sur le malade n° VIII de Gaucher et Monier-Vinard. Ce malade présentait, outre des gommes disséminées, indurées, abcédées, fistuleuses, « deux petites lésions dermiques. Une, à la région temporo-pariétale gauche, forme une petite plaque rouge légèrement surélevée, et une autre, au milieu du front, à peu près circulaire, a la dimension d'une pièce de vingt centimes. De couleur rouge-pâle, le tégument, à son niveau, a perdu sa souplesse ; l'épiderme est légèrement écaillé, un léger grattage détache de minces squames ». (Il n'y a pas eu de contrôle bactériologique de ces lésions épidermiques.)

2. A côté des papules dermiques non ulcérées et teintant la peau de rouge-violacé, on notait « à la face interne du bras gauche... un nodule intra-dermique

pement : beaucoup sont cicatrisées, une dizaine sont en activité; de grosseur variable, elles oscillent entre 10, 30 et 40 millimètres de diamètre. Ce sont des élevures peu saillantes, faiblement coniques, rondes ou ovalaires, d'un rose-violacé peu foncé, à bord diffus s'effaçant peu à peu dans la peau saine; au centre est une croûte brune ou noirâtre, à fine collerette squameuse blanchâtre; cette croûte est petite, de 3 à 5 millimètres et largement débordée par la très large auréole rose-violacé; le doigt sent une induration nodulaire du derme plus petite que l'auréole inflammatoire. La lésion est strictement cutanée et glisse avec le derme sur les plans profonds. Comprimée, la nodosité laisse sourdre, sur le bord de la croûtelle, une gouttelette de pus visqueux, séreux, rosé ou blanc-opaque; au-dessous de la croûtelle arrachée, apparaît une petite ulcération étroite, profonde de 3 à 4 millimètres.

« Les éléments les plus jeunes sont de petites saillies de 8 à 12 millimètres, plus rosées que violacées, sans croûtelles; l'incrustation est secondaire à la formation de ce nodule, consécutive à l'envahissement de l'épiderme par le nodule profond et à l'extravasation sanguine. Cette évolution est donc différente de celle de l'ecthyma. En vieillissant, les nodules pâlissent et s'affaissent, la croûte tombe, laissant de petites cicatrices rondes, de 3 à 6 millimètres de diamètre, fines, brillantes, souples et plates, teintées de brun-violacé clair, entourées d'une très large auréole (3 à 10 millimètres) brun-foncé, qui remplace l'auréole inflammatoire brun-violacé. En un point où ces cicatrices se rapprochent, leurs auréoles pigmentées confondues dessinent une large nappe tachetée de petites cicatrices. On peut appeler ces lésions : sporotrichosides dermiques nodulaires ulcéreuses ecthymatiformes.

« L'évolution de ces lésions dermiques nodulaires ulcéro-croûteuses est lente, dépassant six semaines. Elles rappellent certaines tuberculides nodulaires ulcérées nécrotiques, ou mieux de petites pustules ecthymateuses chroniques, un peu cyanotiques, qu'on voit sur certains galeux. »

Les papules peuvent être très petites miliaires.

lenticulaire indolent, ignoré du malade et sans changement de couleur de la peau. »

1. BALZER et GALUP (Obs. I. *Bull. de la Soc. franç. de Dermat. et de Syph.*, 27 avril 1908, p. 146) citent dans un cas de sporotrichose à gommes sous-cutanées disséminées une lésion dermique unique analogue à celle de notre malade nº III. « A la partie postérieure du genou, placard violacé d'infiltration dermique, de la dimension d'une pièce d'un franc, présentant une ulcératian centrale de la taille d'un grain de mil, qui s'est ouverte il y a deux mois et dont s'est écoulé d'abord un pus jaune assez épais, actuellement une sérosité louche légèrement sanguinolente. » De même que chez notre malade nº III, le ramollissement de l'infiltrat est central, partiel ; l'ulcération est minime et ne creuse qu'une petite partie de la large infiltration dermique.

Chez notre malade n° VI, on pouvait noter des auto-inoculations autour des gommes sous-cutanées ulcérées. « La gomme du coude et celle du dos de la main sont entourées de petites papulo-pustules péripilaires,

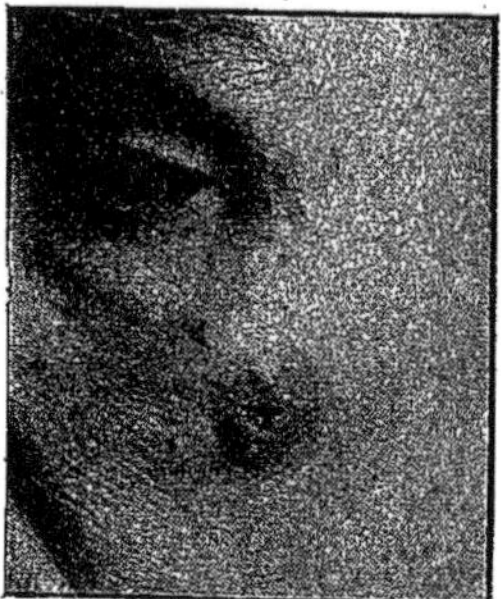 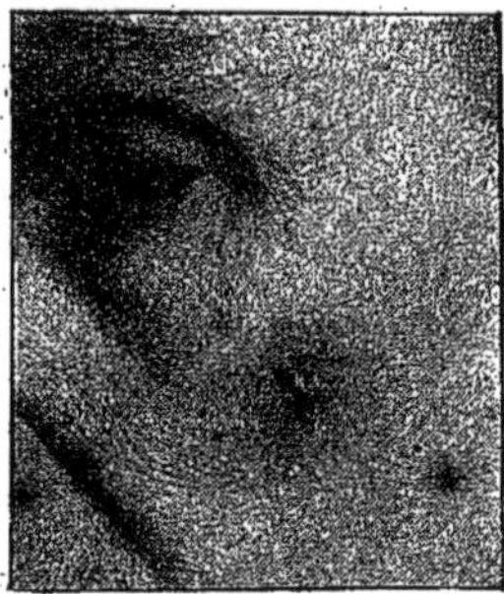

Fig. 65 et 66. — Sporotrichoside ulcéreuse dermique de la face (chancre d'inoculation).

Fig. 35. — Lésions en activité : Placard jugal, formé de nodules intra-dermiques agglomérés, ulcéré au centre ; ulcération à bords irréguliers polycycliques, entourée de nodules saillants (gommules dermiques) non encore ulcérées. — Fig. 36. — Lésion cicatrisée : Cicatrice petite, pigmentée, présentant en son centre une bride cutanée de peau souple mal accolée, véritable pont cicatriciel résultant de l'accolement d'une languette des bords déchiquetés de l'ancienne ulcération. (Clichés Noiré.)

de 3 à 5 millimètres de diamètre, centrées d'un point purulent de 1 à 2 millimètres vite desséchées et cerclées d'une auréole rose-violacé, diffuse,

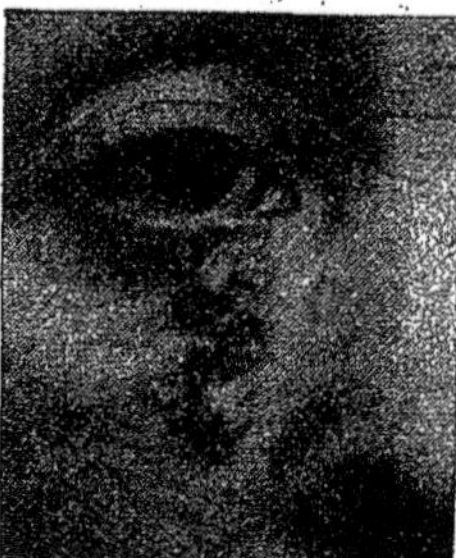

Fig. 67. — Sporotrichose dermique ulcéreuse.

Chancre d'inoculation sous-oculaire résultant de la confluence de petits nodules gommeux dermiques (malade de Gougerot et de Dubosc. v. p. 256. Photo de Gastou).

assez étroite. Ces pustulettes sont très superficielles, occupant la partie supérieure du derme et de l'épiderme. Elles persistent longtemps, surmontées de leur croûtelle, blanc-jaunâtre, desséchée. D'autres qui n'ont pas été jusqu'à la vésiculation et qui semblent plus profondes, restent au stade papuleux et persistent sous la forme de petits mamelons, à peine saillants, rosés et durs. Ces petits éléments plus ou moins nombreux (quatre à dix), isolés les uns des autres, essaimés autour d'une

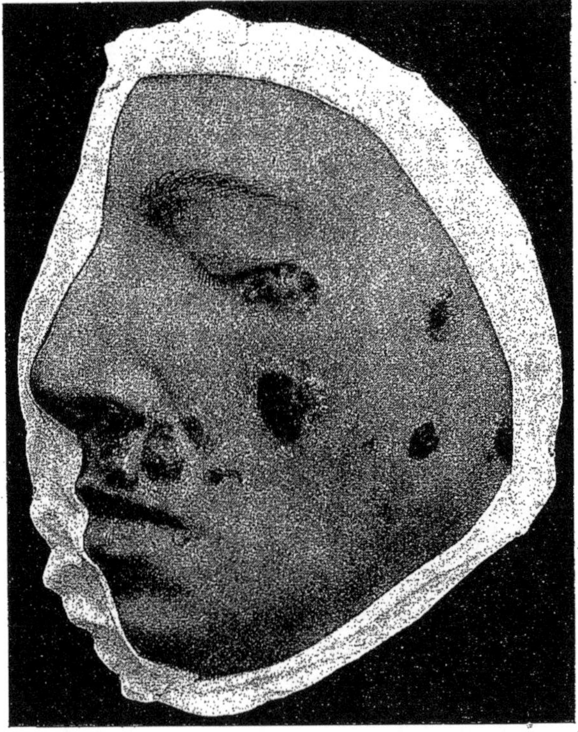

Fig. 68. — Sporotrichosides dermiques papuleuses ulcéreuses et crouteuses.
(Malade n° VII de Gaucher et Monier-Vinard. Musée de l'hôpital Saint-Louis, n° 2533. Moulage de Baretta).

gomme ulcérée qui se cicatrise, rappellent la disposition en grains de plomb des syphilides »

Les sporotrichosides dermiques peuvent rester à l'état de papules.

Chez un malade glycosurique, âgé de cinquante et un ans, observé par Gaucher et Fouquet, on notait, en janvier 1908, « 86 gommes sous-cutanées multiples siégeant sur le tronc, les membres de la face : petites tumeurs saillantes, non douloureuses, les unes s'ouvrant spontanément, les autres se résorbant sans s'ouvrir et ne s'accompagnant pas d'engorgement ganglionnaire. » A la face, on ne comptait pas moins de quinze de ces petites gommes, dont les plus grosses atteignaient la grosseur d'un pois. En outre, « à la partie moyenne du front, presque à la racine des cheveux, on relève quelques petits éléments papuleux, groupés en demi-cercle, simulant une éruption de syphilides par leur coloration et leur dissémination. Au niveau du sein gauche, on aperçoit de semblables éléments avec même dissémination en cercle et même aspect papuleux. »

On voit quelle est la variété d'aspect de ces sporotrichosides papuleuses et papulo-ulcéreuses dermiques. Les unes simulent les tuberculides papulo-nécrotiques et l'érythème induré de Bazin, les autres, les ecthymas chroniques et même de petits furoncles ; d'autres ressemblent à des pustulettes suppurées ou nécrotiques, d'autres à des pustules suppurées banales passagères, d'autres enfin, restant au stade papuleux, simulent les papules syphilitiques... Presque toujours ces lésions sont secondaires et associées à des gommes sous-cutanées disséminées. Dans un de nos cas, la lésion dermo-épidermique acnéiforme a été l'accident primitif qui a servi de porte d'entrée à l'infection mycosique. (V. p. 276).

2° *Série des placards dermiques ulcéreux ou non, infiltrés ; et gommules agminées simulant le scrofuloderme tuberculeux, le lupus, l'épithélioma.* — Notre malade n° IV, atteinte de gommes sous-cutanées ulcérées, fut le premier exemple de placard dermique nodulaire ulcéré du visage (voir p. 236, fig. 65 et 66).

De nombreux cas confirmatifs ont été cités (fig. 67).

Les lésions dermiques du cas n° VII de Gaucher et Monier-Vinard se rapprochent de notre cas n° IV (fig. 68). Leur malade, tuberculeux pulmonaire dont les crachats renfermaient des bacilles de Koch était atteint de sporotrichose gommeuse disséminée ulcéreuse. « A la face on voit des nodules..., de couleur sucre d'orge, assez régulièrement circulaires,... du diamètre moyen d'une pièce de 0 fr. 50,.. hémisphériques. Leur surface est humide (exulcérée), leur consistance est molle, une pression légère les affaisse facilement. »

Sur le pavillon de l'oreille gauche, la dermite « rappelle exactement les lésions auriculaires du *lupus* tuberculeux. » Danlos a publié un beau cas semblable.

Certaines lésions dermiques de la malade de Landouzy et Gougerot rappelaient les *lupus crustacés* tuberculeux.

Le sporotrichome lupiforme peut ne pas s'ulcérer. Dans un cas de sporotrichose gommeuse, Thibierge et Gastinel ont noté ce qui suit : « au-dessous du rebord des fausses côtes, s'étendait une plaque érythémateuse infiltrée et légèrement squameuse, ulcérée sur le quart de son extension... Sur le dos, on voit quelques pustules disséminées sans ordre..., près du pli fessier, un placard infiltré, de la forme et de la dimension d'une amande, à surface plane, violacée, légèrement brunâtre,

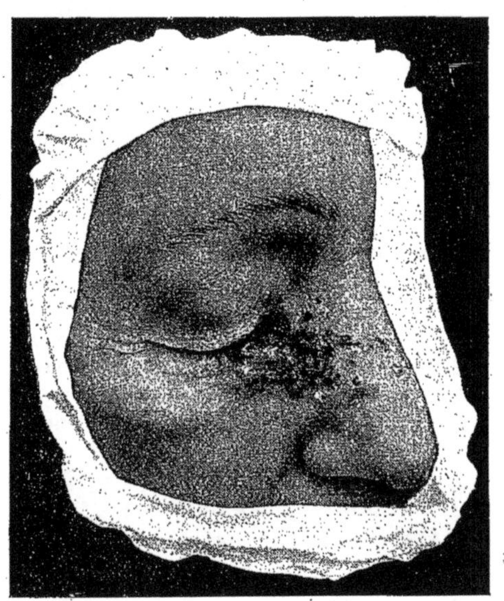

Fig. 69. — Sporotrichoside dermique lupiforme : papuleuse, papulo-ulcéreuse, papulo-crouteuse. (Malade de Daulos (Musée de l'hôpital Saint-Louis. N° 2641. Moulage de Baretta).

sans trace d'ulcération ; sur ce placard, à sa périphérie et à son centre, se trouvent des squames sèches sous forme d'amas isolés, rappelant l'aspect du psoriasis guttata. L'ensemble de cette lésion rappelle celui d'un scrofuloderme non ulcéré. »

La sporotrichose dermique peut donc simuler la plupart des variétés cliniques des lupus tuberculeux.

A côté de ces cas les plus nombreux, où les lésions dermiques sont associées à des gommes hypodermiques on connaît des cas exceptionnels de sporotrichosides lupiformes où la localisation dermique résume toute la maladie (cas de de Beurmann, Gougerot et Vaucher ; cas de Danlos, de de Beurmann et Saint-Girons).

Chez notre malade, les lésions se réduisent à deux grands placards dermiques. Le premier, siégeant à la face antérieure du genou gauche, en avant du tendon rotulien, est apparu huit mois auparavant, en novembre 1907, sous forme d'un petit bouton rouge, qui a augmenté de volume sans s'ouvrir. En juin 1908, cette lésion est devenue une plaque rouge de 25 millimètres de diamètre d'infiltration dermique, à bords bien délimités ; le derme infiltré est recouvert d'un épiderme squameux parsemé de petites croûtelles, qui se laissent facilement détacher et mettent à nu une petite ulcération de 1 à 2 millimètres ; la pression fait sourdre un peu de séro-pus. Le deuxième placard, siégeant à la face interne du bras droit, est survenu peu après ; il a le même aspect, mais il est un peu plus étendu et il est entamé de deux petites ulcérations qui laissent écouler un pus assez abondant. En résumé, le premier placard est une infiltration dermique nodulaire avec ulcération d'un nodule. Le deuxième placard semble dermo-hypodermique. Les deux lésions donnent des cultures pures de *Sporotrichum Beurmanni*. La sporo-agglutination atteint 1/200. La guérison est rapide par l'iodure de potassium et le pansement local iodo-ioduré. Mais le malade ayant cessé trop tôt le traitement, la deuxième lésion a récidivé, pour guérir complètement quelques semaines après. »

Danlos et Flandin, puis Brocq, Pautrier et Lutembacher ont publié des observations de sporotrichosides dermiques primitives isolées, de la face, prises pour des lupus tuberculeux (fig. 69).

Le malade de de Beurmann et Saint-Girons avait une seule lésion sporotrichosique, une sporotrichoside simulant une tuberculose dermique.

Ce malade était un vigoureux vieillard de quatre-vingts ans. En juin 1908, il s'était enfoncé dans l'avant-bras une écharde d'épine-vinette, qui resta pendant plusieurs semaines enfoncée sous la peau ; peu à peu, il s'était développé une infiltration rouge, du diamètre d'une pièce de cinq francs, douloureuse à la pression. Six mois après la piqûre, apparut une ulcération et lentement la lésion s'aggrava.

« Le 4 avril 1909, nous trouvons sur la face antérieure de l'avant-bras gauche un placard infiltré, à surface érythémateuse, mesurant 8 centimètres de long sur 6 centimètres de large. A sa surface s'ouvre une quinzaine de pertuis, plus nombreux vers la partie distale du membre, c'est-à-dire au niveau du point d'inoculation primitive ; les bords décollés, déchiquetés comme à l'emporte-pièce, se laissent facilement soulever par la sonde cannelée. Les trajets fistuleux sont peu profonds; ils laissent écouler peu de sérosité, mais ils saignent facilement et abondamment; spontanément ils sont à peine douloureux. Le malade se plaint plutôt d'une sensation de prurit que d'une douleur véritable. Les lésions semblent uniquement cutanées ; l'hypoderme n'est pas envahi et l'ensemble du placard glisse sur les plans profonds. Les os sous-jacents semblent normaux. Il n'existe pas d'adénopathie épitrochléenne ni axillaire. »

Si ces infiltrats et ces gommules dermiques agminées simulent en général le scrofuloderme et les lupus, parfois ils ressemblent étrangement aux *épithéliomas* cutanés : tel est le cas de Gougerot et Dubosc (fig. 67) : leur malade (voir p. 256) présentait à la face un placard identique par tous ses caractères à un épithélioma ulcéro-croûteux. Quelques jours plus tard, l'apparition, sur le bord de la lésion, de petits nodules abcédés dermiques, la présence, sur ce fond, de pertuis donnant issue à des goutelettes purulentes, l'aspect ulcéro-bourgeonnant et la souplesse du fond de l'ulcération dermique débarrassée de ses croûtes, la forme fragmentée polycyclique des bords attestant l'agmination de nodules dermiques, permirent le diagnostic que confirmèrent la culture, l'évolution et la guérison.

3° Série des dermites végétantes papillomateuses : verrucomes sporotrichosiques, tuberculoïdes, trichophytoïdes, impétiginoïdes. — Notre malade n° XII fut le premier exemple de ces lésions sporotrichosiques (fig. 52. 53, 54) : les deux grandes formes de verrucomes se trouvaient réunies sur sa face. Au front, il portait un chancre sporotrichosique *végétant, à fond humide suintant,* à bord papillomateux squameux ; sur la joue droite, il s'était inoculé un *verrucome sec squameux.* La première lésion fut le point de départ des lymphangites centripètes, la seconde resta sans extension [1] (v. p. 268). En effet, le verrucome peut rester isolé et chez le malade de Baliña et Marco del Pont, la

---

1. Nous avons pu déceler des parasites dans les squames (voir p. 272). Un second exemple a été publié par Boisseau et Fulconis (à Nice) (voir fig. 71). Un autre encore par Thibierge et Weissenbach.

maladie se réduisait à « un placard boursouflé végétant de la joue, ressemblant à une tuberculose verruqueuse » (fig. 61).

Notre malade n° VI fournit le second exemple de cette lésion. Au cours d'une sporotrichose gommeuse disséminée, l'auto-inoculation épidermique du pus d'une gomme ulcérée hypodermique donna des pustulettes et des folliculites *suppurées* qui se transfor-

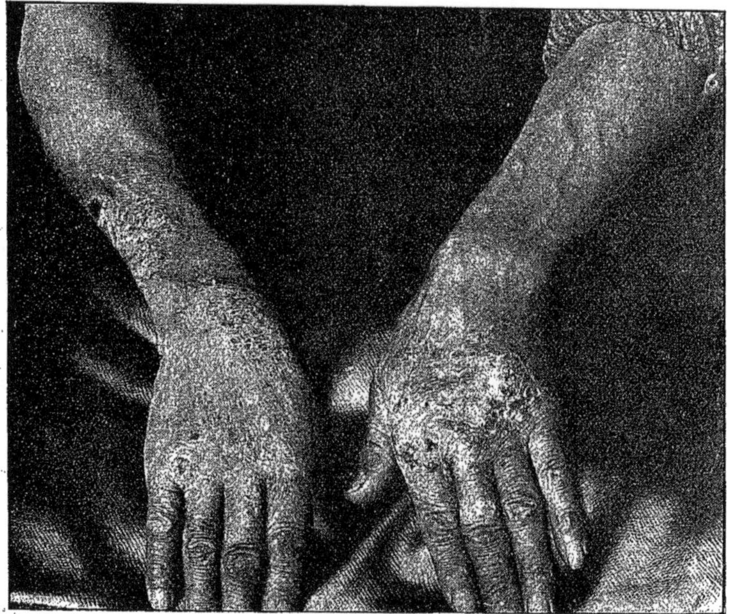

Fig. 70. — Sporotrichosides dermiques verruqueuses et gommes sporotrichosiques hypodermiques ulcérées et agminées.

Mélange de verrucomes sporotrichosiques et de gommes ulcéreuses n'entamant qu'une partie des infiltrats et recouvertes de croûtes épaisses ecthymatiformes voire même rupioïdes (malade et photographie de C. Vignolo-Lutati de Turin).

mèrent en verrucome squameux. Ce verrucome fut le point de départ d'une lymphangite gommeuse ascendante du bras avec adénite sus-épitrochléenne (fig. 30, 31, 32 et fig. 70).

Si le verrucome sporotrichosique est plus saillant, plus orbiculaire et surtout plus pustuleux, il ressemble plus encore à un *kérion trichophytique* qu'à une tuberculose verruqueuse. Le premier cas de kérion sporotrichosique a été signalé par Gaucher et Fouquet.

Leur malade, diabétique, atteint de sporotrichose disséminée hypodermique et dermique, présenta, lors d'une rechute, « à la place d'une gomme du dos de la main gauche, une ulcération circulaire, ayant environ 5 centimètres de diamètre, reposant sur une base légèrement indurée, mobile sur les plans profonds. Le bord assez régulièrement

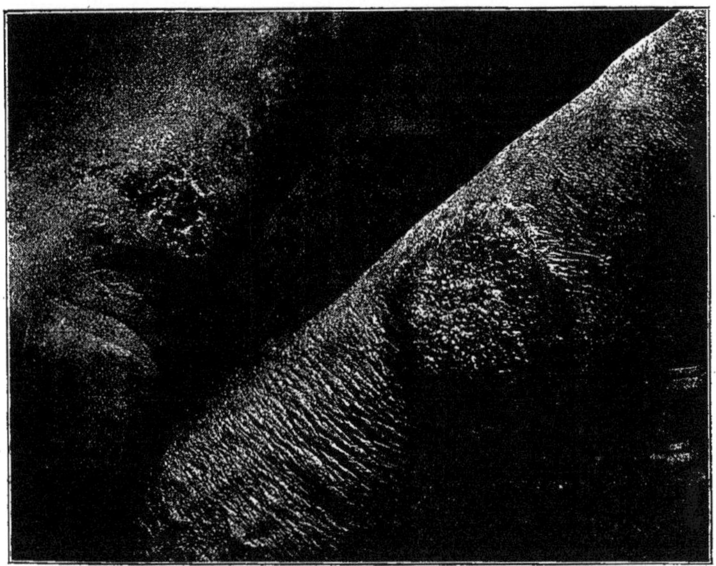

Fig. 71. — KÉRION SPOROTRICHOSIQUE.

Cette sporotrichoside dermique végétante de la face dorsale de l'avant-bras gauche, de 50 millimètres de diamètre, simule par sa forme orbiculaire, par sa surface papillomateuse et par ses pertuis purulents, un kerion trichophytique. Cette lésion est consécutive à une nodosité ulcérée dont le pus a ensemencé le derme.

Le malade, âgé de soixante-quatre ans, garçon d'écurie, présenta quelques jours après un nodule semblable, bientôt ulcéré à la face antérieure de l'avant-bras droit au-dessus du poignet.

Ces deux lésions primaires furent le point de départ d'une double lymphangite gommeuse ascendante gauche et droite formant à gauche, sept gommes en échelons, tuberculoïdes, abcédées, fistulisées et quatre gommes à droite.

Cultures positives, sporo-agglutination 1/80, guérison rapide par l'iodure (malade et photog. de Boisseau et Fulconis de Nice).

circulaire, surélevé, large de près d'un centimètre, saillant, lisse et en pente douce du côté de la peau saine, est légèrement bourgeonnant et décollé vers le centre de la lésion. La pression de ce bord fait sourdre du pus blanc-jaunâtre, bien lié. Le centre, disposé en cuvette, est granuleux, sec et semble en voie de réparation. »

Un second cas fut publié par Boisseau et Fulconis, de Nice (fig. 71).

Enfin le verrucome, chancre d'inoculation, peut se recouvrir de croûtes impétigineuses, constituant une *sporotrichoside dermique impétiginoïde*.

L'un des chancres d'inoculation du malade nancéen de Spillmann et Gruyer « a la dimension d'une pièce de deux francs environ, lésion surélevée, à base fortement indurée, recouverte de croûtes jaunâtres, impétigineuses..., la croûte recouvre un bourgeon charnu, saillant, grenu, à surface parsemée de petits points blanchâtres, laissant écouler du pus à la pression. Ce bourgeon est indolore et de consistance très dure, criant sous la pince lors du grattage. Autour de ce bourgeon, qui présente exactement 17 millimètres de diamètre, on constate une zone d'induration concentrique, large de 10 millimètres. »

Ces quelques exemples, pris entre beaucoup d'autres, montrent l'infinie variété des sporotrichosides dermiques. Ces localisations peuvent être plus polymorphes encore que les syphilides et les tuberculides.

IV. — LOCALISATIONS ÉPIDERMIQUES ET DERMO-ÉPIDERMIQUES

Les sporotrichosides épidermiques peuvent revêtir des aspects multiples : *circiné et trichophytoïde, vésiculeux et vésico-pustuleux, pustuleux et acnéiforme, eczématoïde et pityriasiforme, pemphigoïde...*

Les lésions épidermiques sont dues à des inoculations épidermiques, exogènes. Peut-être cependant, pour le pemphigus sporotrichosique doit-on soulever l'hypothèse d'une inoculation endogène par lésion sanguine. De fait, chez la malade de Landouzy et Gougerot, la sporotrichémie put être démontrée par la culture, au moment où apparurent les bulles pemphigoïdes.

Exceptionnellement, les épidermites sont primitives et servent de porte d'entrée à la sporotrichose : le seul cas certain est celui de notre observation de pustules acnéiformes de la face, suivie avec Laroche (v. p. 276). Presque toujours les épidermites sont associées à des lésions gommeuses et résultent de l'auto-inoculation de l'épiderme par le pus qui s'échappe des lésions gommeuses ulcérées;

cette pathogénie était évidente dans nos cas n° VI, XII, XIII, etc.,
et dans le cas n° VIII de Gaucher et Monier-Vinard.

Dans ce cas resté unique, l'épidermite était *trichophytoïde*.

Autour des ulcérations gommeuses de la partie inférieure des deux
avant-bras, une *épidermite secondaire trichophytoïde* forme « de larges
plaques de l'étendue de la paume de la main, au centre desquelles le
tégument a une teinte rose-pâle et présente, par places, une fine desquamation. » Le bord des plaques est « circulaire, mais assez irrégulièrement festonné ; la peau est rosée et l'on voit une fine desquamation en
écailles minces dont le soulèvement forme une collerette limitant le
contour de la plaque. Dans la zone de cette exfoliation épidermique,
on voit à jour frisant et encore mieux à la loupe, de petites vésicules
ponctiformes, étalées, non centrées d'un poil. » Au dire du malade, le
développement de cette lésion, dont le début remonte à trois mois, aurait été excentrique, « le centre pâlissant, à mesure que la zone périphérique sub-inflammatoire et desquamante s'étendait davantage. »
Une de nos expériences (chat n° 5), rapportée au Congrès français de
médecine de Paris le 14 octobre 1907, et à la Société médicale des Hôpitaux de Paris le 25 octobre 1907, reproduit exactement cette épidermite vésiculeuse péri-ulcéreuse (fig. 172, p. 765).

Dans d'autres cas, les lésions épidermiques, moins nettement
systématisées autour des ulcérations gommeuses, ont plus d'indé-
pendance clinique, bien qu'elles soient des auto-inoculations dues
le plus souvent au grattage.

L'épidermite était *vésiculeuse* et *vésico-pustuleuse*, disséminée
ou agminée en placards, chez nos malades n°s VI (fig. 30, 31, 32,
72), XIII (fig. 62), XIX. etc... Chez plusieurs de nos malades,
les vésiculettes, le plus souvent péripilaires, entourées d'un petit
cercle érythémateux, ne se distinguaient pas des vésiculettes
banales d'*impétigo de Bockhart*, dues au staphylocoque et pourtant, sauf dans le cas n° XIII, elles contenaient le *Sporotrichum* à
l'état de pureté. Les vésicules devenaient parfois des vésico-pustules sur le bras du malade n° XIII et surtout sur la main du malade
n° VI. Chez ce malade, une gomme sous-cutanée d'origine hématogène s'était ulcérée ; le pus qui s'en écoulait avait inoculé
l'épiderme environnant, déterminant de petites vésicules péripilaires très superficielles ; quelques-unes de ces vésiculettes devinrent des pustules épidermo-dermiques et l'une d'elles envahit

l'hypoderme, donnant une gomme sous-cutanée... Sur le cuir chevelu de la malade n° XIX, des lésions de folliculites sporotrichosiques entouraient une gomme ulcérée.

L'épidermite vésico-pustuleuse envahissait le derme et devenait
acnéiforme chez notre malade n° XII et chez le malade de de Beurmann, Gougerot et Laroche (fig. 55, 56)... Chez ce dernier,
quatre petites pustules avaient conflué au niveau du sourcil, donnant un petit placard ulcéreux, qui, secondairement, avait déterminé une lymphangite gommeuse et des adénites sporotrichosiques ; une pustule d'acné était restée isolée sur la joue. Chez le
malade de Landouzy et Gougerot, le tronc était parsemé de pustules d'acné que la culture démontra être d'origine sporotrichosique
(fig. 47 et 48).

L'épidermite est quelquefois *eczématoïde*. Sur la moitié gauche
du front de notre malade n° XII (fig. 53), on notait un petit placard
allongé, irrégulier, rosé, simulant l'*eczéma séborrhéique* ; ce petit
placard semblait « formé par la confluence d'éléments plus petits,
l'épiderme, desquamé au centre, est lisse, brillant, un peu tendu. Sur
le bord, l'épiderme est jaune, épais, décollé, stéatoïde, facile à
arracher ; il ne forme plus une collerette continue ; il ne persiste
qu'en quatre à cinq points. Cet élément a une ressemblance assez
nette avec certains pityriasis stéatoïdes ou eczémas séborrhéiques.
Sa nature sporotrichosique est vérifiée par la culture. »... Sur la
peau de l'avant-bras de notre malade n° XIII, on voyait à la partie
inférieure de la large cicatrice du premier abcès, un peu au-
dessus de la fistulette suppurante qui persiste depuis deux ans,
« un petit placard excorié, rouge-violacé, de 25 à 30 millimètres
de diamètre ; la couche cornée est desquamée et quelques points
rouge-orangé simulaient des vésicules d'*eczéma vésiculeux
banal*. Les bords de cette lésion sont mal délimités, l'épiderme
épaissi autour d'elle s'écaille en fines squames. » Sur l'aérole et le
mamelon du sein droit de la malade de Landouzy et Gougerot, on
remarquait un « *placard eczématoïde pityriasiforme et impétigineux.* »

Le *pityriasis* « simplex » sporotrichosique a été démontré par

la culture sur une malade de de Beurmann, Gougerot et Verdun :
sur la joue, en avant de l'oreille, au-dessous de la racine des cheveux, s'étendait un large placard d'épidermite squameuse à fines
squames blanches (voir le Moulage n° 2637, du musée de l'hôpital
Saint-Louis). Curcio en a observé un nouveau cas.

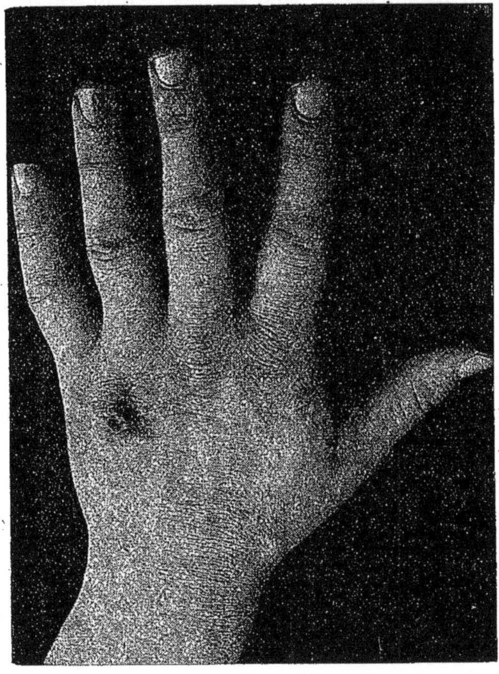

Fig. 72. — Epidermite sporotrichosique.

Pustulettes péripilaires secondaires à l'infection de l'épiderme et des follicules par le pus que la
gomme sous-cutanée laisse écouler.

Le *pemphigus sporotrichosique* a été individualisé sur la malade
de Landouzy et Gougerot. Cette malade présentait, dit le Professeur Landouzy « deux grosses bulles de 6 à 10 millimètres, l'une
au sein et l'autre à la cuisse, remplies, la première, d'un liquide
trouble, la seconde d'un liquide séreux. Cette épidermite bulleuse,
véritable pemphigus sporotrichosique, dont vous avez vu Gougerot

affirmer la nature myscosique par la culture, est une variété nouvelle d'épidermite sporotrichosique » (fig. 47 et 48).

Ces dermo-épidermites peuvent s'associer sur le même sujet; il en était ainsi chez nos malades n°ˢ VI, XII, et chez la malade de Landouzy et Gougerot. Entre la vésico-pustule épidermique, le nodule dermique abcédé acnéiforme, les placards pustuleux agminés et la gomme hypodermique, existent toutes les transitions.

V. — MAMMITE SPOROTRICHOSIQUE

Le premier cas de mammite gommeuse sporotrichosique a été observé sur notre malade n° IV (voir p. 236) atteinte de sporotrichose gommeuse cutanée, ulcéreuse, disséminée. Un second cas a été cité par Lerat de Bruxelles, chez un homme, au cours d'une sporotrichose disséminée. Un troisième cas a été noté par Rouslacroix et Wyse-Lauzun à Marseille chez une cuisinière de cinquante-sept ans, atteinte de sporotrichose disséminée ulcéreuse. « Toute la partie inféro-externe du sein droit est envahie par une grosse tuméfaction du volume du poing d'un adulte, tuméfaction dure, mobile et non ulcérée. Peu à peu sous l'influence du traitement ioduré, cette masse, qui au début semblait unique, s'est morcelée en trois gommes placées côte à côte. »

Une sporotrichose eczématoïde du mamelon a été signalée par Landouzy et Gougerot.

VI. — SPOROTRICHOSIDES MUQUEUSES

Les *sporotrichosides muqueuses du bucco-pharynx, du larynx et de la trachée, de la muqueuse nasale, de la conjonctive*, peuvent revêtir les formes les plus variées : angines, ulcérations bucco-pharyngées, laryngites et trachéites, pharyngites et stomatites végétantes, conjonctivites « granuleuses », etc... En dehors des conjonctivites, les localisations muqueuses du *Sporotrichum Beurmanni* ont toujours été observées jusqu'ici chez des malades atteints de sporotrichose disséminée ; la sporotrichose muqueuse isolée primitive du bucco-pharynx et du larynx n'est pas encore connue. Toutefois au point de vue clinique, toutes les lésions cutanées peuvent avoir disparu, alors que persiste seule la sporotrichoside muqueuse ; en raison de cet isolement et de sa haute gravité (v.. p. 617), cette localisation prend une grande importance clinique. Tel a été le cas de notre malade n° VI, premier exemple des sporotrichosides muqueuses.

Angine, stomatite, pharyngite, laryngite sporotrichosiques : Notre cas n° VI peut servir de type (1907).

Cet homme, atteint de sporotrichose gommeuse hypodermique disséminée ecthymatiforme, était, depuis plusieurs années, sujet à des angines à répétition, qui semblent avoir été la porte d'entrée du parasite.

Il eut, sous nos yeux, *une angine et une ulcération palatines sporotrichosiques.* Le 1ᵉʳ mai 1907, ayant un peu de picotement et un peu de dysphagie, il se fait examiner et l'on ne constate rien d'anormal ; le 14 mai, les symptômes fonctionnels persistent, « les piliers du voile du palais sont rouges et vascularisés ; la rougeur envahit la luette..., les amygdales, enlevées autrefois, paraissent pourtant tuméfiées, rouges ; le contact du fil de platine est extrêmement douloureux..., une petite ulcération arrondie sur le pilier antérieur droit attire immédiatement l'attention ; elle a 4 à 5 millimètres de diamètre, elle est grisâtre, recouverte d'un enduit pultacé ; ses bords surélevés, tuméfiés, sont rouges ; l'enduit, difficile à détacher, laisse voir une ulcération presque indolente, rosée, qui semble assez profonde. On ne sent pas de ganglions sous-maxillaires. » La sécrétion de l'ulcération montre, sur lame, d'innombrables *Sporotrichum* oblongs (fig. 4, p. 63) et donne une abondante culture. Le *Sporotrichum Beurmanni* pullule en si grande abondance dans cette petite ulcération que sa nature ne peut être mise en doute. Le champignon existe aussi à distance dans le mucus amygdalaire du même côté, mais les colonies sont rares ; on n'en trouve pas dans les autres points du pharynx.

Toutes les lésions semblent disparaître, mais malgré la guérison de l'angine et de l'ulcération, des cultures en série du mucus pharyngé prouvaient que le *Sporotrichum* restait saprophyte du bucco-pharynx, et de longs mois après, en octobre 1907, nous pouvions, par la culture du mucus laryngé prélevé au laryngoscope, déceler le *Sporotrichum* saprophyte. A ce moment, le malade se plaignait « d'une nouvelle poussée de picotements laryngés avec enrouement; on constatait de la pharyngite chronique avec rougeur et congestion de la muqueuse; les amygdales sclérosées présentaient la même teinte lie de vin que tout le reste du pharynx ; l'amygdale linguale était volumineuse. Le larynx

était rouge et congestionné comme le pharynx. On ne voyait ni exsudat,
ni ulcération... » Ces lésions paraissaient assez banales ; « pourtant, il
a semblé à Gellé que la coloration de la muqueuse avait une teinte
pàle avec pointillé carminé un peu particulier, différent de l'aspect plus

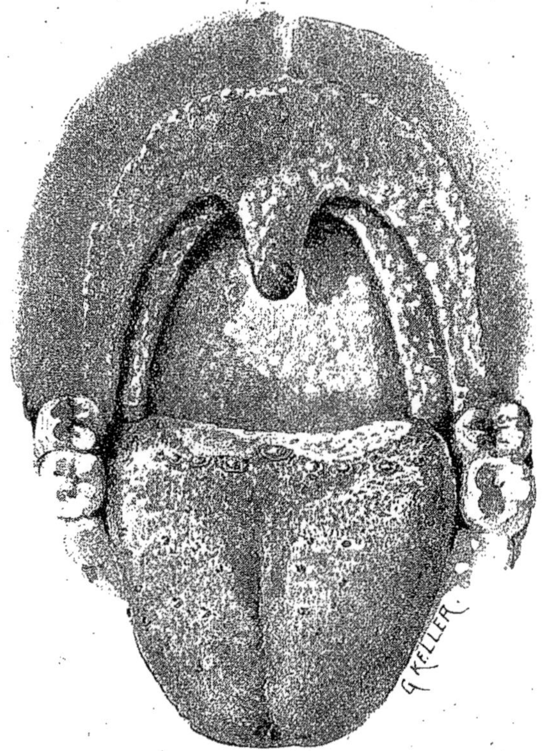

Fig. 73. — SPOROTRICHOSIDE MUQUEUSE VÉGÉTANTE INFILTRANTE NON DESTRUCTIVE,
DU PHARYNX, DU LARYNX, DE LA TRACHÉE.
(Malade de Letulle, dessin de Keller. Extrait de la *Presse médicale*, 1908, n° 23, p. 182).

congestif des pharyngites habituelles. Était-ce un simple saprophytisme,
était-ce une laryngite commençante[1] ? »

La suite prouva que ce saprophytisme n'était pas sans danger ; chez
ce porteur de germes, l'infection mycosique reprit, se manifestant bientôt par une laryngite chronique à symptômes de plus en plus accusés,

1. DE BEURMANN et GOUGEROT. *Bull. et Mém. de la Soc. méd. des Hôp. de Paris*,
25 oct. 1907.

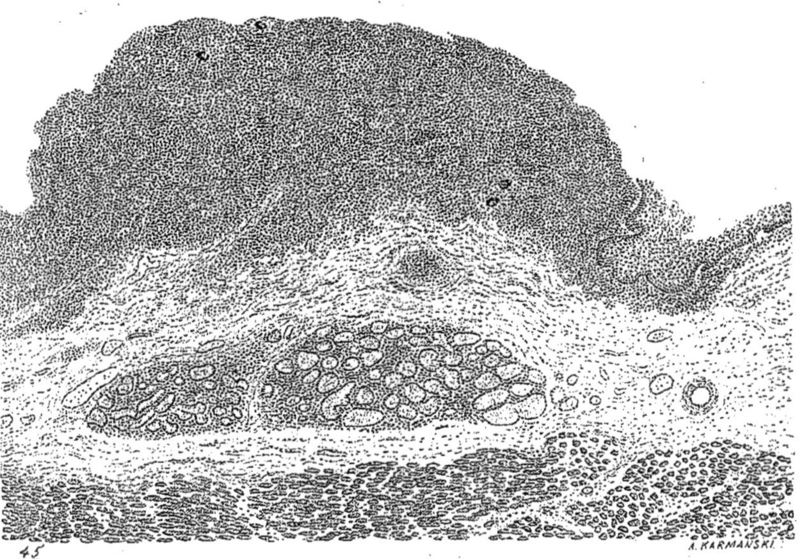

Fig. 74. — Ulcération sporotrichosique du pharynx.

« Coupe du bord de l'ulcère. Le tissu ulcéré est gorgé d'éléments et de cellules géantes ; il fait un relief très accusé au-dessus de la surface de la muqueuse encore recouverte de ses strates épithéliales normales.

« Dans la sous-muqueuse, une veinule thrombosée se reconnaît au-dessous de la région ulcérée. En aucun point, les tissus malades ne sont caséifiés. »

(Préparation de Letulle et Debré. Grossissement : 45/1. Dessin de Karmanski. Extrait des *Bull. et Mém. de la Soc. méd. des hôp. de Paris*, n° 10, 1908).

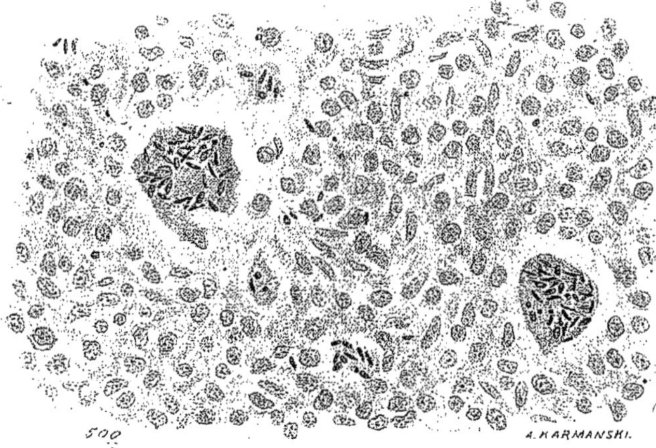

Fig. 75. — Sporotrichoside muqueuse (*détail de la coupe précédente* fig. 74).
« *Infiltration sporotrichosique des tissus. Englobement des Sporotrichum.* »

Le tissu interstitiel de la muqueuse pharyngée est infiltré de formes courtes parasitaires. Deux belles cellules géantes sont gorgées d'une trentaine de parasites. (Préparation de Letulle et Debré. Coloration au Gram. Grossissement : 500/1. Extrait des *Bull. et Mém. de la Soc. méd. des Hôp. de Paris*, 1908, n° 10).

sans qu'aucun accident cutané n'ait recidivé. La laryngite (démontrée sporotrichosique par la culture du mucus, prélevé directement dans le larynx éclairé au laryngoscope) resta la seule manifestation sporotrichosique. Cette laryngite, dont l'évolution a été suivie avec Egger, s'est lentement aggravée. Le malade, profondément amaigri, est devenu un tuberculeux pulmonaire, dont les crachats contenaient de nombreux bacilles de Koch en même temps que des *Sporotrichum*. Il a fini par succomber à la phthisie.

On peut donc dans ce cas reconstituer en plusieurs phases l'évolution de la maladie.

Dans une *première phase*, le *Sporotrichum Beurmanni*, apporté sans doute par l'alimentation, détermine des angines sporotrichosiques à répétition et vit en saprophyte dans les périodes intercalaires.

Dans une *deuxième phase*, le *Sporotrichum* saprophyte détermine une angine avec ulcération du voile du palais. Il se dissémine et crée une éruption gommeuse plus ou moins abondante.

Dans une *troisième phase*, les accidents cutanéo-muqueux régressent, reprennent, puis cessent définitivement, mais le *Sporotrichum Beurmanni* persiste à l'état saprophytique dans le buccopharynx.

Dans une *quatrième phase*, le *Sporotrichum* saprophyte du pharynx envahit le larynx, y reste quelque temps saprophyte, puis provoque une laryngite sporotrichosique insidieuse, chronique, bientôt intense.

Le deuxième cas de sporotrichoside muqueuse, tout-à-fait remarquable par l'extension que prirent les lésions, est la malade de de Beurmann, Gastou et Brodier, suivie et autopsiée par Letulle et Debré (fig. 73, 74, 75) :

Cette femme, atteinte de sporotrichose gommeuse sous-cutanée et cutanée, disséminée, ulcéreuse, tuberculoïde (fig. 52, p. 247), présenta sept mois après le début de sa mycose, des symptômes d'une laryngite intense : voix éteinte, toux fréquente et expectoration muco-purulente, déglutition extrèmement douloureuse et salivation. Collinet, qui procéda à l'examen laryngoscopique, trouva un larynx recouvert de végétations papillomateuses. Les lésions cutanées regressèrent, mais les lésions muqueuses, un instant arrêtées, grâce au traitement ioduré, s'étendirent au bucco-pharynx, à la base de la langue, au voile du palais jusqu'en haut, enfin à toute la partie supérieure de la trachée. La surface envahie était saillante, végétante, jaune-grisâtre sale, recouverte de muccopus, sans fausse membrane; cette vaste plaie bourgeonnante, *malgré son étendue, était restée souple et n'avait ni déformé, ni mutilé* les régions envahies. ce qui donne à cette lésion un aspect caractéristique, différent de celui des syphilides et des tuberculoses muqueuses (Letulle) (fig. 73). La malade, profondément cachectisée, mourut de bronchopneumonie de déglutition non mycosique (p. 626). Dans ce cas encore, on peut suspecter que l'infection mycosique première s'est faite par voie muqueuse.

Une troisième observation de laryngite sporotrichosique végétante grave au cours d'une sporotrichose disséminée a été citée par Thibierge et Gastinel. Les lésions laryngées semblent avoir disparu sous l'influence de l'iodure de potassium, mais le malade n'a pu être suivi.

Une observation de laryngite sporotrichosique catarrhale bénigne a été citée par Brissaud, Gougerot et Gy chez un sporotrichosique; guéri de ses lésions cutanées depuis deux ans. Malgré cette guérison, la culture prouva que le malade possédait encore du *Sporotrichum* saprophyte dans son bucco-pharynx et c'est sans doute ce champignon qui a irrité le larynx.

Rhinite sporotrichosique. — La rhinite, qu'avec Vaucher nous avons obtenue expérimentalement chez le chat et chez le chien, a été découverte chez l'homme par Danlos, Richon et Flandin.

Le début s'est fait par un coryza. La malade a remarqué « un écoulement intermittent de pus sanguinolent et de croûtelles par ses narines. » Cette rhinite semble avoir été la lésion porte d'entrée du champignon; quelques mois auparavant, la malade était tombée dans une fosse à fumier et s'était souillée de purin la face et les fosses nasales. Les lésions cutanées cancroïdales de la face et les gommes ne sont apparues qu'ensuite. Dans les fosses nasales, Richon constata une « large perforation de la cloison nasale : toute la portion cartilagineuse, dit-il, est détruite. Il existe des petits bourgeons en avant et en bas, à l'union de la cloison et du plancher du vestibule narinaire, visibles, d'ailleurs, sans spéculum... En arrière, la partie correspondant au bord antérieur de la portion osseuse, est recouverte de nombreux bourgeons déterminant un épaississement considérable et l'obstruction presque complète des narines, les bourgeons venant au contact des cornets. Les surfaces bourgeonnantes sont rouge-rosé ; elles présentent des points isolés et saignent facilement au contact du stylet ; elles sont recouvertes de quelques croûtes et de mucosités. Les cornets inférieurs paraissent indemnes. A la rhinoscopie postérieure, rien de suspect. Il n'existe pas de perforation des téguments établissant une communication entre les fosses nasales et les lésions externes. »

Costa (de Marseille) a publié un beau cas semblable : le chancre d'inoculation a été endonasal ; cette lésion a ensemencé les lymphatiques déterminant une lymphangite gommeuse et une adénite sous-maxillaire.

On notait donc :

« 1° Sur la cloison nasale à gauche, une ulcération presque indolore, de la dimension environ d'une pièce de cinquante centimes, à bords surélevés, à base indurée, à fond irrégulier, suintant légèrement, anfractueux, à surface recouverte de croûtelles jaunâtres.

« 2° Une induration des lymphatiques de la joue gauche, marquée sur leur trajet de deux petites tumeurs grosses comme des haricots, presque indolentes, roulant sous le doigt et situées l'une dans la région sous-orbitaire, l'autre dans la région jugale à la hauteur de l'arcade dentaire.

3° Une tuméfaction sous-angulo-maxillaire gauche de la dimension d'un œuf de pigeon (adénite qui bientôt suppure) « enfin une hypertrophie des ganglions de la chaîne cervicale gauche, mobiles, volumineux et indolores ».

Les lésions, dont la nature mycosique fut méconnue au début, intriguèrent et inquiétèrent vivement le malade, son dentiste et son médecin. La culture suffit à affirmer le diagnostic « dès qu'on y pensa » ; l'iodure assura une guérison rapide et complète.

VII. — SPOROTRICHOSES OCULAIRES ET PALPÉBRALES

Les localisations oculaires du *Sporotrichum Beurmanni* comptent parmi les plus intéressantes ; elles prouvent une fois de plus le polymorphisme et l'importance clinique de cette mycose. Ce sont surtout les remarquables travaux de Morax et de ses élèves, Carlotti, Attilio Fava, Burnier, Weill qui l'ont fait bien connaître et ont montré sa fréquence. Elles sont le plus souvent bénignes, exceptionnellement elles prennent un caractère de haute gravité et aboutissent à la perte de l'œil (Lagoutte et Briau, De Lapersonne).

La sporotrichose *oculo-palpébrale* peut revêtir des formes multiples.

Sporotrichose palpébrale. — La mycose *palpébrale* est le plus souvent primitive ; Danlos et Blanc ont cité le premier cas de cette localisation. La blépharite affectait « le type de folliculite ulcéreuse avec épaisissement et rougeur du bord libre », et s'accompagnait d'adénopathie.

La lésion, véritable chancre, débuta par « un petit point blanc » lenticulaire, suppurant. Malgré l'excision, elle s'étendit à toute la « paupière inférieure et la suppuration s'établit par quatre fistulettes. La rougeur n'a pas l'apparence violacée et livide des tuberculoses cutanées; de même, la fluctuation molle et fongueuse paraît cependant plus ferme que celle de la tuberculose... La conjonctive, dans la moitié externe, participe à la rougeur et à la tuméfaction : elle est légèrement œdémateuse. » Il n'y a pas de traînée lymphangitique, pas d'adénite pré-auriculaire; mais on sent un ganglion sous-maxillaire tuméfié.

Morax et Carlotti ont publié un deuxième cas d'infection palpébrale primitive due au *Sporotrichum Beurmanni*.

Leur malade avait, du gonflement et de l'infiltration rouge-violacé de la paupière supérieure « des ulcérations du bord libre, avec petits abcès palpébraux intra-dermiques, cordon lymphangitique et adénopathie pré - auriculaire et sous - maxillaire, le tout évoluant d'une manière chronique... sans grande réaction des tissus voisins, et ceci est remarquable à la paupière où l'œdème apparaît si facilement[1]. »

La sporotrichose palpébrale secondaire à une sporotrichose cutanée disséminée est exceptionnelle[2].

Il faut rapprocher de ces sporotrichoses palpébrales la sporotrichose sourcilière de de Beurmann, Gougerot et Laroche.

---

1. Comparer avec notre cas n° XII, voir p. 268.

2. Dans le cas de sporotrichose gommeuse disséminée de Thibierge et Gastinel, on notait un sporotrichome papillomateux de la paupière inférieure et du nez, étendu au bord libre palpébral. « Le bord libre de la paupière est infiltré, épaissi, non ulcéré, mais les cils ont disparu et il y a un léger degré d'ectropion. Après la chute des croûtes, on constate que l'état papillomateux s'étend à toute la surface... » On note deux gommes de la paupière supérieure et « la conjonctive palpébrale est rouge dans toute son étendue ».

Sporotrichose orbitaire. — La sporotrichose peut être *orbitaire.*

Bonnet, au cours d'une sporotrichose gommeuse disséminée, vit apparaître « au-dessous de la queue du sourcil gauche une tumeur adhérente à l'os, arrondie, indolore... », bientôt fluctuante et suppurée.

Velter a signalé un cas plus remarquable encore, parce que le sporotrichome orbitaire était *l'unique* localisation de la mycose. L'abcès sporotrichosique, né du périoste orbitaire, vint se faire jour près de la commissure palpébrale, à la paupière inférieure qui était tuméfiée. En ce point, la peau était rouge ; la saillie était fluctuante, peu tendue, indolente ; les tissus voisins étaient peu indurés ; la conjonctive présentait un chémosis assez accusé du cul-de-sac inféro-externe, sans lésion du globe oculaire. A l'incision de l'abcès, il s'écoula une assez grande quantité de pus jaune-brunâtre visqueux ; l'exploration au stylet révéla l'existence d'une surface osseuse dénudée. Le ganglion pré-auriculaire était tuméfié.

Dans ces sortes de cas la sporotrichose laisse intacts la conjonctive et le globe oculaire. C'est à vrai dire une sporotrichose cutanée ou osseuse qui ne présente de particulier que son siège palpébral ou orbitaire.

Conjonctivite sporotrichosique. — La mycose peut atteindre la muqueuse conjonctive et déterminer une *conjonctivite* sporotrichosique presque toujours primitive[1] : Morax et Attilio Fava en ont cité les deux premiers cas ; Morax et Cruchaudeau en ont fait connaître un troisième ; Burnier et Weill ont publié une observation de blépharite et de conjonctivite secondaires à une sporotrichose cutanée disséminée[2].

---

1. La lésion oculaire est donc la porte d'entrée du parasite et marque le point d'inoculation ; si l'inoculation passe inaperçue, elle n'en est pas moins incontestable. En effet, c'est à la suite de la projection accidentelle de culture dans l'œil, qu'Attilio Fava fut atteint de conjonctivite sporotrichosique : la remarquable auto-observation de cet ophthalmologiste montre que le parasite peut être inoculé sans trauma, sans lésion préalable évidente. L'incubation a été de onze jours pour les lésions de l'œil droit, de quinze jours pour la lésion palpébrale de l'œil gauche.

2. Trois semaines après l'éruption gommeuse, apparut de la rougeur et « une légère tuméfaction des paupières à droite et à gauche, puis une conjonctivite

La conjonctivite sporotrichosique est « assez spéciale, dit Morax, pour que le diagnostic clinique puisse être fait avant la culture. » Les lésions siègent surtout sur la conjonctive tarsienne et sur le repli semi-lunaire.

Subjectivement, les malades se plaignent d'une « sensation de gêne plus marquée que ne le ferait supposer l'examen de l'œil. Il se produit une sensation de cuisson et de corps étranger qui est très manifestement influencée par l'iodure. Nos deux malades ont été dans l'impossibilité de se livrer à aucun travail, tant que le traitement n'a pas été institué. »

Objectivement, la surface conjonctive est rouge, injectée, légèrement bosselée ; elle est parsemée de saillies folliculaires, visibles sous forme de petites taches jaunes à contours plus ou moins irréguliers, de un à deux millimètres de diamètre, de consistance mollasse, dans lesquelles l'aiguille s'enfonce légèrement. Ces follicules et ces taches sont de véritables petites gommes qui peuvent s'ulcérer.

L'aspect des follicules jaunâtres et des ulcérations circinées rappelle la description classique de la tuberculose des muqueuses et en particulier celle de la tuberculose miliaire de la langue. Mais l'extension du processus à toute la muqueuse, en un temps relativement court, les phénomènes irritatifs, écartent l'idée de la tuberculose. « L'apparition de taches nouvelles peut se faire très rapidement ; il suffit de vingt-quatre à trente-six heures pour voir de nouvelles lésions se développer. Ces lésions de la conjonctive tarsienne ou du repli semi-lunaire s'accompagnent d'un peu de vascularisation de la conjonctive bulbaire et d'une sécrétion modérée. Les cils sont parfois collés le matin et la sécrétion est suffisante pour entraîner une légère gêne fonctionnelle. Les paupières sont faiblement œdématiées ; on sent en les palpant une induration profonde... L'épaississement palpébral indique que l'infiltration parasitaire dépasse assez rapidement la muqueuse. »

L'adénopathie pré-auriculaire est de règle et en général elle persiste longtemps ; le ganglion est plus ou moins gros, indolent ou un peu sensible à la pression ; les ganglions sous-maxillaires et cervicaux peuvent être tuméfiés.

L'ensemencement des sécrétions lacrymales donne des cultures de *Sporotrichum* et affirmerait le diagnostic s'il restait hésitant.

Le traitement est celui de la sporotrichose en général : iodure de potassium à l'intérieur, lavages iodurés et badigeonnages iodés locaux. Morax ajoute quelques cautérisations au galvano-cautère des nodules saillants végétants conjonctivaux et des folliculites palpébrales.

Kératite, Iritis, Panophthalmie sporotrichosiques. —

La mycose peut envahir la *cornée* et le *globe oculaire*, en déter-

droite avec trois petits nodules durs, indolents, verruqueux, soulevant la muqueuse qui paraît saine et nullement ulcérée. Pas de sécrétion. Adénite pré-auriculaire droite. Sur la conjonctive gauche, cinq nodules semblables sans adénite. »

minant des lésions de *panophthalmie* de la plus haute gravité ;
le premier exemple a été rapporté par Maurice Lagoutte et Briau
au cours d'une sporotrichose disséminée cachectisante mortelle.
Le malade fut atteint d'abord de *conjonctivite*, puis de *kératite*
avec *hypopyon*, enfin de *staphylome antérieur, perforation de
la cornée, issue du cristallin et du corps vitré et perte de l'œil.*

Cette fonte de l'œil «succéda à une conjonctivite sporotrichosique. Cette
conjonctivite semble avoir été causée par la propagation d'un sporotrichome mal cicatrisé du nez. Un matin, on s'aperçut que l'œil présentait
une injection très vive des vaisseaux de la conjonctive ; le malade ne
ressentait ni douleur, ni cuisson. Cette conjonctivite dura deux mois,
puis apparurent des douleurs péri-orbitaires, de la photophobie ; la cornée se ternit, puis s'ulcéra. Cette kératite ulcéreuse détermina successivement de l'hypopyon, un staphylome antérieur, une perforation de la
cornée, l'issue du corps vitré et la perte de l'œil. Cette panophthalmie
fut peu douloureuse, mais très rapide ; elle évolua en quelques jours. »

Legry, Sourdel et Velter ont observé, au cours d'une sporotrichose disséminée compliquée de *spina-ventosa*, une irido-cyclite
avec gommes iriennes multiples qui a déterminé une segmentite
antérieure puis, envahissant le segment postérieur, a abouti à la
perforation de la coque oculaire.

La sporotrichose, dans la plupart des cas de conjonctivite ou de
blépharite, résulte d'une inoculation directe du *Sporotrichum Beurmanni*. Le plus souvent la sporotrichose oculo-palpébrale est
primitive et marque le chancre d'inoculation. Les lésions oculaires secondaires au cours des sporotrichoses disséminées, signalées par Maurice Lagoutte et Briau sont exceptionnelles ; elles
résultent sans doute d'une inoculation externe, le malade s'infectant l'œil avec les doigts comme il le fait dans la blennorrhagie.
Mais les lésions signalées par Legry, Sourdel et Velter, sont
d'origine endogène septicémique comme les iritis syphilitiques et
gonococciques[1].

1. Dans tous ces cas il s'agissait de *Sporotrichum Beurmanni*. JEANSELME, POU-
LARD et P. CHEVALLIER, chez leur malade infecté par le *Sporotrichum Jeanselmei*
et porteur de lésions multiples disséminées, hypodermiques, ostéo-articulaires,
testiculaires, ont décrit une *iritis aiguë*, répondant à la symptomatologie classique de l'iritis syphilitique.

Toutes ces lésions oculaires ont pu être reproduites expérimentalement.

Aurand, Fava sous l'inspiration de Morax, ont fait chez le lapin l'étude expérimentale des lésions oculaires causées par le *Sporotrichum*.

Par inoculation dans le tissu sous-conjonctival, ces auteurs ont obtenu, après une incubation de douze à vingt-cinq jours, des gommes grisâtres, jaunâtres, qui s'ulcèrent et qui sont comparables à celles de la conjonctivite gommeuse humaine.

Par inoculation dans l'épaisseur de la cornée, le *Sporotrichum Beurmanni* donne, après une inoculation de douze à quatorze jours, une kératite interstitielle « des gommes intra-cornéennes qui, bientôt se vascularisent et jamais ne s'ulcèrent. Ces gommes se propagent à l'iris par la perforation de la membrane de Descemet » ; « à la kératite succède un leucome » (Fava). Aurand a obtenu des kératites ulcéreuses par inoculation dans la chambre antérieure.

Fava et Aurand ont reproduit des gommes iriennes, de l'iritis diffuse, par inoculations dans le corps vitré.

Fava a déterminé des lésions des membranes profondes et du corps vitré. Aurand signale, après la phase aiguë, des placards de choriorétinite cicatricielle.

« Il est tout particulièrement intéressant, remarque Fava[1], de noter les aspects différents que présente le parasite dans les tissus solides et dans les tissus liquides de l'œil. Alors que dans les lésions iriennes et cornéennes, le parasite se montre sous forme de corps en navette » (formes courtes oblongues, décrites par nous en 1906), au contraire, dans le liquide de l'humeur aqueuse « sur la face antérieure de l'iris, il ébauche des formes filamenteuses et l'on constate un entre-croisement de filaments qui prennent le Gram et se prolongent dans les couches superficielles de l'iris. »

Fava enfin a constaté la guérison par l'iodure de potassium des kératites et des iritis sporotrichosiques expérimentales du lapin[2].

1. ATTILIO FAVA a bien voulu nous soumettre ses préparations et nous confirmons la justesse de sa remarque : *in vivo* dans l'humeur aqueuse, le *Sporotrichum Beurmanni* donne des ébauches filamenteuses (voir fig. 4 de Fava) (mais à notre avis il ne sporule pas). Il se fait donc une véritable « culture » *in vivo*.

Cet exemple de formation *in vivo* de filaments est unique; cette formation s'explique par les conditions spéciales réunies par l'humeur aqueuse, conditions intermédiaires entre celles des cultures *in vitro*, et celles de la vie à l'intérieur des tissus. Cette exception n'infirme donc pas la loi générale de la constance *in vivo* de formes courtes d'adaptation ; en effet dans les lésions contiguës de la cornée, c'est-à-dire dans les « tissus solides », le *Sporotrichum Beurmanni* revêt cette forme courte oblongue.

2. DE BEURMANN, GOUGEROT et VAUCHER ont reproduit chez le chat la sporotrichose palpébrale à la suite d'inoculations sous-cutanées ou péritonéales; ainsi, sur le chat, S. 7, mort cinquante jours après les inoculations péritonéales et sous-

En résumé, les formes oculo-palpébrales de la sporotrichose sont multiples et l'on voit que la maladie est aussi importante à connaître pour l'ophthalmologiste que pour le dermatologiste, le médecin et le chirurgien.

VIII. — SPOROTRICHOSES MUSCULAIRES

La sporotrichose musculaire revêt la forme de gommes et d'abcès intra-musculaires.

L'existence de gomme musculaire fut soupçonnée chez notre malade n° XI, premier cas de sporotrichose à lésion unique : la gomme abcédée siégeait dans le quadriceps crural. Son existence fut définitivement démontrée par Brissaud et Rathery.

Le malade de Brissand et Rathery, atteint de sporotrichose aiguë fébrile, était porteur de gommes disséminées sous-cutanées et musculaires. L'exploration chirurgicale affirma le siége intra-musculaire des gommes. .

Depuis, plusieurs faits semblables ont été observés au cours des sporotrichoses disséminées : Hudelo, Monier-Vinard, Braun et Merle ont étudié une sporotrichose disséminée avec gomme du biceps brachial (malade n° XLV). Widal et Weill, sur leur malade n° XLVI, couvert d'une centaine de gommes sous-cutanées, citent quelques localisations musculaires dans le quadriceps fémoral, le triceps brachial, le triceps sural. Gougerot et Dubosc ont publié un cas de sporotrichose disséminée avec fracture spontanée du radius et gommes des muscles radiaux et du triceps brachial... Dans tous ces cas, les sporotrichomes musculaires sont associés à des lésions cutanées.

La sporotrichose musculaire peut être primitive, isolée : la ou les gommes musculaires résument toute la maladie :

---

cutanées « les lésions viscérales se réduisent à des adhérences intestinales et à de rares granulations. Les lésions cutanées sont uniquement palpébrales et sourcilières : elles consistent en nodules gommeux le long des bords libres des paupières. »

Des faits semblables à notre cas n° XI ont été retrouvés : De Massary, Doury et Monier-Vinard citent une gomme unique du triceps brachial (malade n° XXX), Hudelo, Monier-Vinard, Braun et Merle, une gomme unique du long supinateur (malade n° XLIV).

La sporotrichose musculaire, sauf le siège de ses lésions, ne présente pas de symptômes particuliers : la gomme d'abord petite, indurée, infiltre et empâte le muscle en grossissant ; elle est mobilisable avec le muscle relâché, elle est fixée par la contraction musculaire ; elle semble alors s'enfoncer et durcir ; en effet les fibres musculaires qui la recouvrent se sont contractées et raidies. Ces gommes se ramollissent et s'abcèdent, donnant des abcès froids, parfois très volumineux, pouvant contenir 8, 10 et même 150 centimètres cubes de pus visqueux ou de sérosité citrine. Ces abcès restent le plus souvent sous-aponévrotiques : la peau non envahie est blanche, souple, mobile ; l'ulcération est tout-à-fait exceptionnelle. L'évolution est froide, indolente ; à peine les mouvements sont-ils gênés. Ponctionnés, ces abcès se reproduisent très vite ; seul, le traitement ioduré les guérit. On voit d'abord l'infiltration diffuse, envahissante, se résorber ; la gomme se limite, sa forme ovoïde se précise, puis elle régresse rapidement et disparaît.

L'expérimentation a reproduit non seulement toutes ces formes de gommes, d'abcès, mais encore des myosites aiguës et surtout chroniques, scléro-gommeuses et scléreuses, encore inconnues chez l'homme (de Beurmann, Gougerot et Vaucher, 1907-1908).

Les lésions des muscles ne sont pas rares dans la sporotrichose du rat. Dans les muscles du cou et de la nuque, on voit parfois des « tubercules » caséeux et des gommes agminées, lésions qui sont exceptionnelles dans les masses musculaires des membres.

Plus souvent, on note dans les muscles des membres des traînées ou des nodules, formés d'une ou de plusieurs granulations élémentaires agglomérées. La plupart des granulations ont la structure des granulations fibreuses et les plus grosses ont leur centre nécrosé. Çà et là, on voit entre les faisceaux de très petites granulations naissantes et l'on découvre des placards de myosite. Entre les faisceaux musculaires intacts, il n'est pas rare de rencontrer une artériole ou un capillaire isolé, thrombosé par un amas parasitaire.

Les granulations, les sporotrichomes caséeux ont la structure tuberculoïde habituelle des sporotrichomes; la périphérie de ces masses est intéressante par la part que prend le tissu musculaire strié à l'inflammation scléro-gommeuse. A la périphérie du sporotrichome, le tissu de sclérose jeune envahissant, forme des trabécules riches en cellules conjonctives, munies de noyaux allongés; les cellules conjonctives dissocient les fibres striées par paquets et une à une; les macrophages sont peu nombreux, les polynucléaires sont exceptionnels; parfois, dans certains cas, les mastzellen sont nombreuses. Les noyaux des fibres striées, ainsi entourées par la sclérose jeune, se multiplient et le faisceau de fibrilles contractiles se morcelle en petits fascicules. Dans chacun des fascicules, la régression hyperplasmique commence; la substance contractile disparaît peu à peu par dégénérescence acidophile, et les cellules conjonctives jeunes pénètrent à l'intérieur des fibres musculaires dont les fibrilles sont éparpillées. La sclérose jeune finit par devenir sclérose adulte (myosite scléreuse); elle enkyste les gommes et les granulations; ces nodules persistent ou disparaissent. La sclérose, se substituant à la masse gommeuse, forme un *large placard de myosite scléreuse*. Le tissu scléreux est parsemé de belles cellules géantes tuberculoïdes, parasitées ou non, et de figures d'endocapillarites giganto-cellulaires, avec ou sans thrombose parasitaire. Dans les infiltrats lympho-conjonctifs et surtout dans les placards scléreux, les fibres musculaires ont ordinairement disparu (*myosite scléreuse*). Mais quelquefois on retrouve des tronçons de fibres striées, entourées de noyaux très nombreux, qui proviennent de la multiplication des noyaux de la fibre musculaire; quelques-uns de ces tronçons forment des cellules géantes, la nature musculaire de ces cellules géantes étant affirmée par la persistance, aux extrémités, de fibrilles striées que la régression hyperplasmique a ménagées.

Souvent les *granulations*, nées dans les cloisons conjonctives qui séparent les fibres musculaires striées, dissocient une à une les fibres musculaires qui restent intactes ou réagissent en se tuméfiant et en multipliant leurs noyaux et donnent des figures de myosite aiguë. De petits paquets de parasites sont souvent accolés contre les fibres striées. L'infiltrat macrophagique et polynucléaire augmentant englobe et fragmente les fibres musculaires qui persistent assez longtemps à l'intérieur des granulations jeunes et subissent la régression hyperplasmique avec multiplication des noyaux. Les fibres musculaires, dissociées par l'infiltrat de la périphérie de la granulation jeune, présentent la même réaction. Ces fibres enflammées et fragmentées s'éparpillent, et entre les fibrilles musculaires s'insinue un macrophage ou un polynucléaire (*myosite dégénérative*).

Tous ces faits cliniques et expérimentaux démontrent le polymorphisme des sporotrichoses musculaires : « tubercules » caséeux ou fibro-caséeux, très comparables à la tuberculose bacillaire des muscles, granulations et myosites aiguës, gommes et abcès intramusculaires scléro-gommeux, placard de myosite infiltrante et dégénérative, myosite scléro-gommeuse et myosite scléreuse...

SPOROTRICHOSES OSSEUSES

Fréquence et multiplicité des formes cliniques. Historique : prévision de la découverte des ostéoarthrites par l'expérimentation. — Importance chirurgicale : Sporotrichose, accident du travail. (fig. 76 à 88).

I. Ostéites associées à des lésions cutanées. — II. Ostéites primitives. — III. Fractures spontanées.

Les localisations osseuses et ostéo-articulaires du *Sporotrichum Beurmanni* se montrent de plus en plus fréquentes et variées depuis que l'on veut bien les rechercher systématiquement. La sporotrichose osseuse se rencontre dans dix pour cent des cas ; la sporotrichose est donc une maladie aussi chirurgicale que médicale.

L'histoire des sporotrichoses osseuses est toute récente, car les ostéites mycosiques ont été longtemps méconnues. Ces localisations osseuses avaient été prévues et annoncées par l'expérimentation : ayant prouvé que le *Sporotrichum Beurmanni* peut provoquer chez les animaux toutes les lésions ostéo-articulaires possibles, nous réclamions que chirurgiens et médecins voulussent bien s'astreindre à rechercher le *Sporotrichum* dans toute ostéoarthrite chronique ou subaiguë. Bientôt les deux premiers cas de Sicard, Bith et Gougerot, de Brocq et Fage, l'un de sporotrichose osseuse secondaire, l'autre d'ostéite primitive, venaient nous donner raison. Avant ces deux observations, les premières où la démonstration bactériologique fut donnée par la culture, on avait signalé des lésions osseuses, coïncidant avec des gommes sporo-

trichosiques, mais leur étude bactériologique n'avait pas été faite;
on n'avait donc pu éliminer l'hypothèse de tuberculose osseuse
associée, car la tuberculose est fréquente chez les sporotrichosiques.

Depuis, de nouveaux cas de sporotrichoses osseuses secondaires ont été étudiés : par Widal et Weill, par Bruno Bloch,
par Josué et Paillard, par Gaucher, Louste, Abrami et Giroux,
par Bonnet, par Thibierge et Gastinel, par Landouzy et Gougerot,
par Maurice Lagoutte et Briau, par de Beurmann, Gougerot,
Bith et Heuyer, par Balzer et Burnier, par Gougerot et Dubosc, par
Jeanselme et Chevallier, Legry, Sourdel et Velter, au cours des sporotrichoses cutanées, etc. D'autres cas de sporotrichoses osseuses
primitives ont été publiés par Moure (deux cas), par de Beurmann,
Gougerot et Vernes, par Pierre Marie et Gougerot, par Lebar et
Saint-Girons, par Landouzy et Gougerot, par Faroy et Caraven, par
Lesieur et Marchand, par Sabrazès et Guyot [1]. A la fin de 1910
on peut compter au total plus d'une vingtaine d'observations.

Ces observations accumulées ont prouvé la multiplicité des
formes cliniques de la sporotrichose osseuse : périostites indurées,
périostites suppurées, localisées ou diffuses, périostoses ; ostéomyélite diffuse, fistulisée ; ostéomyélite suppurée avec abcès intra-
osseux, ostéite hypertrophiante, gommes osseuses et fracture
spontanée, etc., et l'expérimentation nous fait prévoir la découverte
de nouvelles formes chez l'homme.

On retrouve ces localisations osseuses dans les sporotrichoses
animales spontanées; Lutz et Splendore les ont étudiées chez le
rat en 1907; Gougerot et Caraven, en mai 1908, ont publié
un cas de sporotrichose spontanée ostéo-articulaire et juxta-épiphy-
saire du chien, ressemblant aux lésions rachitiques humaines,
et nous-mêmes nous avons observé chez le chien l'ostéite hypertrophiante.

Sauf dans le cas de Maurice Lagoutte et Briau, où la lésion résulta

1. En 1909, nous avons consacré à cette question un mémoire d'ensemble.
DE BEURMANN, GOUGEROT et VAUCHER. Sporotrichoses osseuses et ostéo-articulaires :
Revue de Chirurgie, n° IV, 10 avril 1909. « Les faits marchent si vite, disions-
nous quelques semaines plus tard (juin 1909), que notre étude d'avril 1909,
parue dans la *Revue de Chirurgie*, est déjà incomplète. »

de la propagation d'un sporotrichome des parties molles [1], l'ostéite est toujours d'origine septicémique « métastatique ». Le *Sporotrichum,* sans doute inoculé par voie digestive (voir notre troisième mémoire) et véhiculé par le sang, va se fixer sur un os, où il est appelé parfois par un traumatisme. Le malade de Brocq et Fage s'était contusionné un mois auparavant ; la malade de de Beurmann, Gougerot et Vernes était porteuse de pain et son tibia était fréquemment heurté par le fond d'un panier à roulettes. Le malade de Pierre Marie et Gougerot avait peut-être localisé le *Sporotrichum* sur un ancien foyer de fracture du péroné ?

Si nous insistons sur l'intérêt qu'il y a à reconnaître la sporotrichose osseuse, c'est qu'il ne s'agit pas d'une satisfaction stérile, mais d'une question d'une importance pratique considérable. Le malade de Sicard, Bith et Gougerot aurait été considéré autrefois comme un syphilitique, celui de Brocq et Fage, comme un tuberculeux ou un syphilitique. L'identification de la sporotrichose est venue délivrer ces deux malades de la crainte de ces deux maladies, si menaçantes dans leurs conséquences immédiates et lointaines. Le diagnostic de sporotrichose évite dans ce cas des mutilations irréparables et des interventions pour le moins inutiles, puisque l'iodure guérit ces ostéites. Nul exemple n'est plus démonstratif que le cas de Moure : le malade, que l'on avait cru atteint d'ostéomyélite chronique, avait été opéré quatre fois en trois ans. Il traînait d'hôpital en hôpital ; les lésions s'aggravaient et de nouveaux foyers réapparaissaient sans cesse ; de guerre lasse, on lui proposait l'amputation. Or ce malade, lorsque la sporotrichose fut démontrée, a été guéri en huit semaines, sans opération, par le traitement ioduré.

A propos de la sporotrichose osseuse post-traumatique, la

---

1. Des gommes sous-cutanées peuvent adhérer et léser le périoste sous-jacent qui forme le plus souvent un bourrelet induré; nous avons noté le fait pour les os longs des membres. THIBIERGE et GASTINEL l'ont remarqué pour les os du crâne : « La radiographie du crâne démontre très nettement l'existence de dépressions osseuses cupuliformes, correspondant aux parties les plus creuses de ces ulcérations (du cuir chevelu) sans hyperostose à leur périphérie » (p. 560).

Dans tous ces cas, la lésion osseuse secondaire n'a pas d'individualité.

question médico-légale de la sporotrichose, *accident du travail*, s'est posée pour la première fois : Sabrazès et Guyot viennent d'en publier à Bordeaux un bel exemple : « Un homme de soixante-neuf ans, allumeur de réverbères est renversé par un auto-taxi; à la suite de la contusion de la région malléolaire droite interne, il présente une tuméfaction avec trajet fistuleux que l'on diagnostique *ostéo-périostite tuberculeuse*. L'immobilisation et les pansements ne modifient en rien les lésions. On pratique l'examen du pus qui démontre l'existence de *Sporotrichum Beurmanni*. Le blessé, mis immédiatement au *traitement ioduré, guérit en l'espace de quinze jours, alors que depuis six mois on n'avait obtenu aucun résultat.* »

Ces quelques faits prouvent assez l'importance pratique, thérapeutique et pronostique de la recherche systématique de la sporotrichose dans les affections osseuses et ostéo-articulaires.

I. — Ostéites associées à des lésions cutanées.

PÉRIOSTITE SUPPURÉE ET PÉRIOSTOSES DU TIBIA. GOMMES PÉRIOSTÉES DU FRONTAL. GOMME ET FRACTURE SPONTANÉE DU CUBITUS, DU RADUIS. SPINA-VENTOSA DES PHALANGES.

Les observations de Sicard, Bith et Gougerot, de Widal et Weill, de Gaucher, Louste, Abrami et Giroux, de Bruno Bloch, de Maurice Lagoutte et Briau, de Landouzy et Gougerot, de Josué et Paillard, de Thibierge et Gastinel, de de Beurmann, Gougerot, Bith et Heuyer, de Balzer et Burnier, de Gougerot et Dubosc, de Curcio, de Jeanselme, Darbois et Paul Chevallier, de Belot et Pautrier... ont trait à des ostéo-périostites et des ostéites indurées, infiltrées et suppurées diffuses ou nodulaires, associées à des lésions cutanées.

Les os les plus souvent atteints sont d'abord le tibia (quatre fois sur quinze cas), puis les phalanges et le frontal.

Le malade de Sicard, Bith et Gougerot peut servir de type de périostite.

Ouvrier chapelier, âgé de quarante-cinq ans, ce malade était porteur de dix gommes sous-cutanées disséminées, non ulcérées et ulcérées. La périostite « apparut, dit le malade, après les premières gommes sous-cutanées ». Sur la face interne du tibia droit, la peau est le siège d'un empâtement et d'une rougeur diffuse.

A la palpation, le doigt sent une tuméfaction dure, très mal limitée, s'étendant en haut et en bas sur la face interne de l'os; à la partie moyenne, l'infiltration est plus irrégulière, on perçoit un point fluctuant. La lésion périostée est douloureuse à la palpation.

Des cultures des lésions osseuses sont faites sur gélose glycosée de Sabouraud. L'aiguille, enfoncée dans la petite gomme périostée, retire quelques gouttes d'un pus sanglant. Ce pus osseux est étalé sur trois tubes : chacun de ces tubes donne de vingt-cinq à trente colonies de *Sporotrichum Beurmanni* en cultures pures. La culture vient affirmer la nature sporotrichosique de cette lésion osseuse et périostée.

Chez d'autres malades, la périostite tibiale est moins étalée, plus nodulaire ; elle reste indurée ou n'a pas le temps de se ramollir et de suppurer ; il s'agit plutôt d'une gomme isolée du périoste que d'une périostite. On voit et on sent sur le tibia une bosselure indurée, parfois presque hémisphérique, indolente, recouverte d'une peau souple intacte ; on croirait à une hyperostose syphilitique.

L'os frontal était atteint dans le cas de Landouzy et Gougerot et dans celui de Josué et Paillard ; la gomme, située sur l'apophyse orbitaire externe, laissa une exostose douloureuse qui disparut par le traitement ioduré.

Le sternum et la clavicule étaient envahis dans le cas de Bruno-Bloch ; l'ostéo-périostite avait déterminé un gros abcès subaigu fortement saillant.

La périostite peut s'accompagner d'ostéite et de raréfaction osseuse qu'une *fracture spontanée* vient démontrer : fracture spontanée du cubitus (Bonnet), du radius (Gougerot et Dubosc). (radiographie p. 353).

Par toutes ces localisations, périostites tibiales, gomme frontale, sterno-claviculaire, fracture spontanée, la sporotrichose ressemble étroitement à la syphilis.

Les localisations phalangiennes ressemblent surtout à la tuberculose.

Les phalanges et les os propres du nez étaient enflammés dans le cas de Maurice Lagoutte et Briau. Les ostéites des phalanges dans les cas de de Beurmann, Gougerot, Bith et Heuyer, de Balzer et Burnier, de Jeanselme, Darbois et Paul Chevallier, étaient

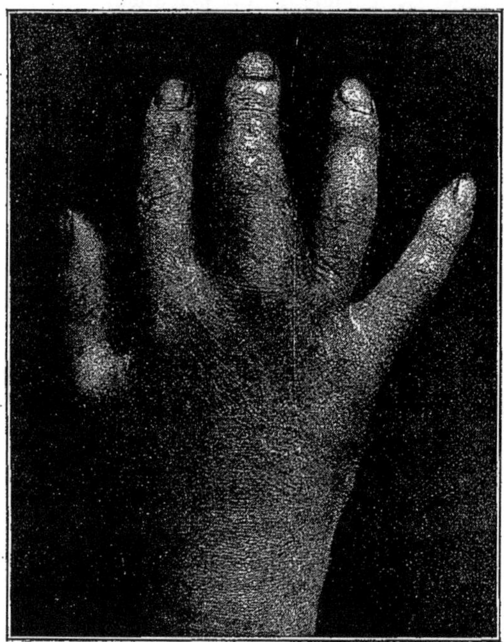

Fig. 76. — Spina-ventosa sporotrichosique (*main*).

Périostite de la première phalange du médius, synovite des gaines de l'extenseur et du fléchisseur du médius simulant cliniquement le *spina-ventosa* tuberculeux. (Malade de de Beurmann, Gougerot. Bith et Heuyer. Photog. Gastou. Extrait des *Bull. et Mém. de la Soc. méd. des hôp. de Paris*, 21 oct. 1910).

particulièrement intéressantes, parce que la mycose simulait cliniquement un *spina-ventosa* tuberculeux (fig. 76 et 77).

Chez notre malade, atteinte de gros abcès multiples (v. p. 260), le « spina-ventosa » siège à la base du médius droit. Tout le pourtour de la racine du doigt, la première phalange et la région attenante de la paume sont extrêmement tuméfiés, rouges, douloureux. Cette tuméfaction mesure 8 centimètres de longueur en arrière et 6 centimètres en avant; elle est nettement fluctuante et la peau violacée amincie est prête à s'ulcérer; elle remonte dans la paume de la main jusqu'au niveau du pli d'adduction du pouce; sur la face dorsale, l'abcès recouvre l'extrémité inférieure du deuxième et du troisième métacarpien. Le gonflement se prolonge jusqu'au poignet. Les fusées de la paume de la main et de sa face dorsale, ainsi que les douleurs provoquées par les mouvements de la troisième phalange, indiquent que les synoviales sont envahies.

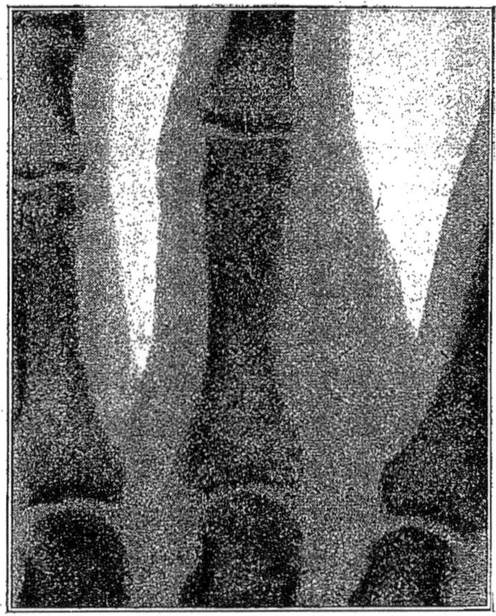

Fig. 77. — Spina ventosa sporotrichosique
(*Radiographie du médius*).

On voit que le corps de l'os est resté intact : seul le périoste est atteint (même malade que 76. Radiographie de Gasiou. Extrait des *Bull. et Mém. de la Soc. méd. des hôp. de Paris*, 21 oct. 1910).

Le point de départ semble être périostique plutôt qu'osseux; la radiographie ne montre pas de lésion marquée de la première phalange, mais un simple éclaircissement avec irrégularité du périoste; l'aspect est donc différent de celui du *spina-ventosa* tuberculeux. Cette faible intensité des lésions périostiques révélées par la radioscopie est de règle dans les périostites sporotrichosiques. La ponction, faite au point le plus saillant prêt à s'ouvrir, retire plus de 30 centimètres cubes d'un pus très visqueux, presque gélatineux, vert, opaque, qui, ensemencé, donne des cultures pures très abondantes de *Sporotrichum Beurmanni*.

Les jours suivants, l'orifice de ponction se fistulise en un pertuis de 3 millimètres de diamètre, permettant l'expression du pus.

Sur la malade de Balzer et Burnier, on nota aussi un faux *spina-ventosa* du cinquième doigt, cliniquement identique au cas précédent : « la radiographie ne montre aucune lésion profonde du squelette. »

Chez le malade de Jeanselme, Darbois et Paul Chevallier, atteint de sporotrichose gommeuse sous-cutanée disséminée, on aperçoit sur le dos de la main droite « une tuméfaction, grosse comme une orange coupée en deux, rouge, œdématiée, percée d'orifices par lesquels s'écoulait mal un pus visqueux, adhérent à un fond bourbillonneux » ; la radiographie montre « que le deuxième métacarpien présente une dilatation fusiforme dans ses deux tiers inférieurs. La diaphyse est sensiblement élargie et les bords de l'os sont estompés et flous [1]. »

Enfin, dans plusieurs cas douteux où la nature sporotrichosique de l'ostéite ne put être démontrée, on soupçonna des lésions du col de l'astragale (de Massary, Doury et Monier-Vinard), des métacarpiens (Balzer et Galup), de l'apophyse styloïde du radius (Druelle et Chadzinski)...

II. — Ostéites primitives

1° Ostéo-périostite suppurée et périostose. 2° Ostéomyélite avec abcès central. 3° Ostéite hypertrophiante (fig. 78 à 88).

Dans les cas de Brocq et Fage, de Moure, de Bonnet, de Pierre Marie et Gougerot (fig. 79 à 83), de de Beurmann, Gougerot et Vernes (fig. 78), de Lebar et Saint-Girons, de Landouzy et Gougerot, de Moure, de Faroy et Caraven, les lésions osseuses ou ostéo-articulaires sont les seules localisations mycosiques, au moins au début. Le tibia était atteint dans six cas sur neuf ; le cubitus deux fois sur neuf ; le cubitus et l'os frontal dans le cas de Bonnet ; le cubitus seul dans le cas de Lebar et Saint-Girons. Ces ostéites primitives revêtant des formes multiples, on comprend quelles sont les difficultés diagnostiques en présence de tels cas.

1° La périostite suppurée du tibia est la forme la plus fréquente

1. Rappelons que le malade de Jeanselme et Paul Chevallier. infecté par le *Sp. Jeanselmei* (V. p. 147) a présenté lors de sa récidive, en janvier 1911, une ostéo-arthrite du genou gauche, une gomme périostique du tibia, une polydactylite : *spina-ventosa* multiple. (Voir : P. Darbois et P. Chevallier, *Bull. et Mém. de la Soc. de Radiol. médic. de Paris*, mai 1911, n° 25, p. 74).

des ostéo-périostites sporotrichosiques : périostite suppurée de la partie inférieure du tibia dans le cas de Brocq et Fage, périostite du tiers moyen et du tiers inférieur dans le cas de Moure (avec ostéo-arthrite du genou associée), même localisation dans le cas de Landouzy et Gougerot, rapporté dans la thèse de Chopin : ce dernier malade présentait en outre une ostéo-arthrite sporotrichosique du coude.

Le malade de Brocq et Fage, deux mois après une contusion qui sans doute a localisé une septicémie sporotrichosique latente, remarqua que « l'os grossissait » et que la peau rougissait.

« A première vue on remarque, à 4 centimètres au-dessus de la pointe de la malléole tibiale gauche, une saillie de 4 centimètres de long sur 3 centimètres de large environ. Cette saillie a l'aspect objectif d'une gomme ou d'un abcès. Le centre est peu saillant; le tissu qui la recouvre est rouge et aminci au milieu de l'élément. Dans l'ensemble, il s'agit d'une lésion ovalaire plutôt qu'arrondie, à grand axe oblique en bas et en dedans. La palpation légère n'est pas douloureuse; la pression, au contraire, réveille une douleur assez vive qui ne s'irradie pas. Le centre de la tuméfaction est peu fluctuant. Lorsqu'on essaye de mobiliser la gomme, on se rend compte de son adhérence intime au plan profond. L'os, sur lequel elle repose, est le siége d'une déformation s'étendant sur une longueur de 8 centimètres, commençant à 2 centimètres de la pointe de la malléole tibiale, pour finir insensiblement en haut et se continuer avec un tibia semblant normal. Il y a une hypertrophie irrégulière de l'os. La palpation révèle des saillies qui semblent comme des coulées osseuses et qui échappent à toute description méthodique.

« La radiographie de ce tibia gauche, de face et de profil (Gastou), confirme l'hypertrophie irrégulière de l'os, constatée par le palper. Au milieu de l'épiphyse, il existe une zone claire dont l'accentuation paraît anormale et qui, peut-être, est en rapport avec une raréfaction du tissu spongieux; enfin, sur la face interne, il existe une bande sombre irrégulière, saillante, répondant exactement à la situation de la gomme et qui démontre indubitablement son origine périostée. »

En un mot « gomme unique ovalaire périostée du tibia, très peu fluctuante et périostose très irrégulière. »

Le premier malade de Moure était un cultivateur de cinquante-cinq ans, qui, en trois ans, subit sans succès quatre interventions chirurgicales :

« En 1905, au mois de juin, il reçut un choc violent à la face postérieure du mollet gauche, sans lésion des téguments. Soigné quelques jours à l'hôpital, il sortit, continuant à souffrir, et en octobre 1905, revenu en Savoie, il vit sa cheville gauche grossir et devenir douloureuse. Il entra à l'hôpital de Chambéry, où il fut incisé en arrière de la malléole externe. Il y resta cinq mois et demi et sortit suppurant encore Revenu à Paris, la suppuration persistant, il entra à l'Hôtel-Dieu le 23 septembre 1906, c'est-à-dire quatorze mois après la première opération faite en Savoie. »

Une deuxième opération est tentée. « Le 27 septembre 1906, il subit un grattage à la face interne du tibia gauche.

« La plaie ne se cicatrisant pas, on le réopère une troisième fois, le 20 avril 1907; la nouvelle incision reste fistuleuse. Un traitement mercuriel reste sans résultat appréciable. Les trois plaies continuent toujours à suppurer.

« En octobre 1908, apparaît sur la face interne du tibia, à l'union du tiers moyen et du tiers inférieur, une tuméfaction douloureuse que l'on incise. Elle reste fistuleuse; on l'opère une quatrième fois. De guerre lasse, on proposait au malade l'amputation de la jambe.

« Lors de notre premier examen, au mois de mai 1908, le malade présentait au tiers inférieur de la jambe gauche, trois fistules, vestige des interventions chirurgicales dont la première remontait déjà à deux ans et huit mois. Il présentait une infiltration dure et diffuse du tiers inférieur de la jambe gauche. Les incisions opératoires, en partie cicatrisées à leurs extrémités, étaient fortement déprimées, adhérentes au plan profond; elles présentaient à leur partie médiane une fistule. Celle-ci avait des bords très adhérents, durs; la peau environnante était infiltrée, violacée, non ulcérée, et le revêtement cutané se déprimait tout autour pour s'enfoncer dans la fistule et en recouvrir les parois. Il s'écoulait une sérosité louche, avec de petits grumeaux. Le stylet pénétrait profondément et venait buter sur une surface osseuse dénudée, produisant le son caractéristique que l'on observe dans les ostéites et le diagnostic d'ostéomyélite chronique avait été posé. L'épreuve radiographique montrait un léger épaississement de l'extrémité du tibia. » Il s'agissait donc de périostite.

Moure pense à la sporotrichose, affirme ce diagnostic par le sérodiagnostic de Widal et Abrami, puis par la culture. La guérison, que n'avaient pu assurer trois ans de thérapeutique chirurgicale et quatre opérations, fut obtenue en huit semaines par le traitement ioduré.

Le deuxième malade de Moure était atteint d'hydarthrose du genou et d'abcès froid tibial (voir p. 360) sans envahissement de la rotule.

Le malade de Landouzy et Gougerot, atteint en même temps d'ostéo-arthrite du coude (v. p. 361), présentait un gros abcès à la face antéro-interne de l'extrémité supérieure du tibia, long de 120

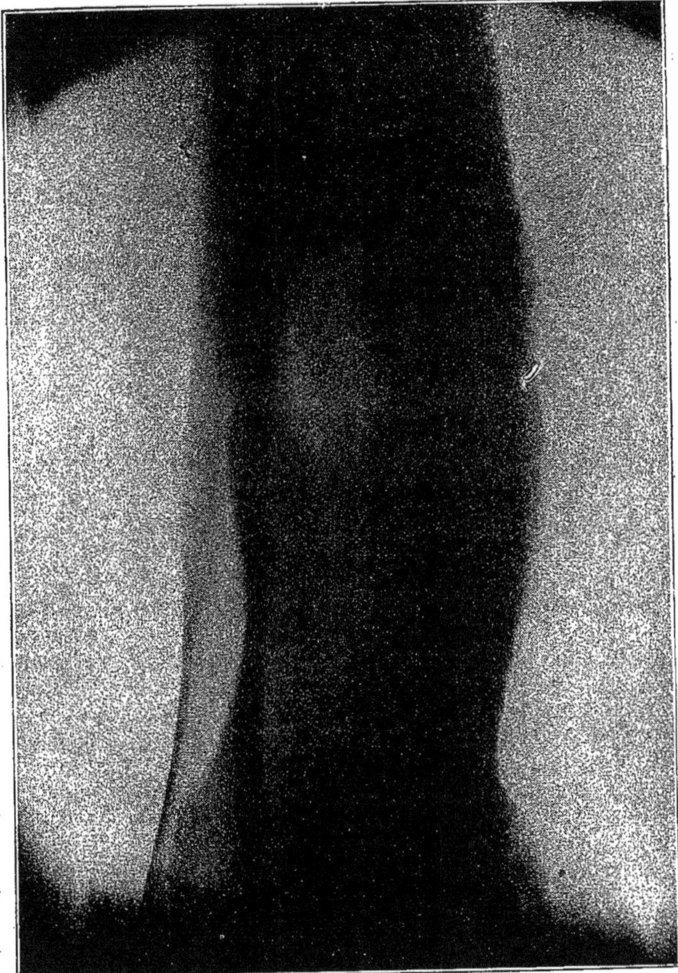

Fig. 78. — Ostéomyélite gommeuse sporotrichosique primitive : abcès intra-osseux du tibia. (Malade de de Beurmann, Gougerot et Vernes.)

La lésion osseuse résume toute la maladie. La partie inférieure sus-malléolaire du tibia est hypertrophiée en masse, formant un renflement fusiforme. Au centre de cette masse, on aperçoit un espace clair qui correspond à l'abcès intra-osseux et trois taches rondes plus claires qui sont les points de perforation de l'abcès envahissant les parties molles. (Radiographie de Gastou. Figure extraite des *Bull. et mém. de la Soc. méd. des Hôp. de Paris*, 4 juin 1909, n° 20, p. 1127.)

millimètres, haut de 90 millimètres. La peau qui le recouvre est presque normale quoiqu'un peu violacée ; la palpation montre que cette masse est formée de fongosités faisant corps avec l'os et ramollies au centre en un volumineux abcès ; sur les bords du foyer d'ostéo-périostite le périoste, prolifère et forme un large bourrelet induré.

L'ostéo-périostite primitive suppurée peut atteindre d'autres os que le tibia :

Lebar et Saint-Girons ont noté un cas de D'OSTÉO-PÉRIOSTITE PRIMITIVE DU CUBITUS.

Leur malade, garçon de café, travaillait les bras nus, lavait les verres et « faisait la cave » ; il a remarqué quelques jours avant son entrée à l'hôpital, une tuméfaction rosée, peu douloureuse, survenue sans cause connue et qui bientôt s'ulcéra. Le 8 juin 1909, « cette ulcération mesure 2 centimètres de longueur sur 1 centimètre de largeur, elle est ovalaire, à bords réguliers, un peu décollés, à fond sanieux, saignant facilement et laissant s'écouler spontanément une sérosité un peu louche. L'examen au stylet montre que le décollement s'étend assez loin vers le coude. Les tissus voisins sont empâtés, l'os sous-jacent est augmenté de volume sur une longueur de 6 à 8 centimètres, et légèrement douloureux à la pression. Il existe un ganglion sus-épitrochléen de la grosseur d'une noisette, non douloureux. L'état général est excellent. »

« La guérison de la lésion cutanée fut obtenue en quatre semaines par des pansements simples et sans traitement ioduré..., mais le cubitus reste augmenté de volume ; la radiographie montre une légère dépression du bord interne, tandis que de part et d'autre, le périoste est soulevé... Il est probable que le traitement ioduré réduira le volume de cette périostose. »

Enfin, exceptionnellement, l'ostéo-périostite primitive peut atteindre les os COURTS ; Faroy et Caraven, dans le service de Dieulafoy, ont observé une journalière de soixante et un ans, atteinte de « sporotrichose fistulisée du *premier métatarsien* droit qui avait pris l'aspect d'un *spina-ventosa* et dont la nature fut démontrée par les cultures ». L'ablation du trajet fistuleux, la rugination de l'os, montrèrent l'existence d'un sequestre.

2° L'OSTÉOMYÉLITE, avec ABCÈS CENTRAL fusant secondairement vers l'extérieur et pouvant déterminer une périostite secondaire,

est plus rare que la périostite primitive. La malade de de Beurmann, Gougerot et Vernes en a été le premier exemple (fig. 78).

L'ostéomyélite sporotrichosique fut la première maladie de cette
femme de soixante-quatre ans, qui jouissait jusque-là d'une excellente
santé.

Le début des accidents remonte à juillet 1908; elle ressentit, sans
motif apparent, quelques petits élancements dans la profondeur de la
jambe gauche, en un point sujet à des traumatismes professionnels ;
en effet, porteuse de pain, elle avait coutume de heurter contre son
panier à roulettes le bas de la jambe gauche. Pendant plus de cinq
mois, le foyer osseux évolua sournoisement. Les douleurs survenaient
surtout la nuit; la marche et les fatigues, auxquelles l'obligeait son
métier, ne les exaspéraient pas. A plusieurs reprises, elle palpa
soigneusement sa jambe et ne sentit rien.

Ce n'est que six mois plus tard, en décembre 1908, que les lésions
commencèrent à s'extérioriser en déterminant une périostite; la malade
s'aperçut peu à peu de l'existence d'une tuméfaction profonde qui était
« dans l'os », dit la malade; « la masse formait un rond avec un bourrelet dur », la peau restait blanche et souple.

C'est plus tard encore, au neuvième mois, en mars 1909, que les parties molles ont été envahies. En avril, la partie inférieure de la jambe
est tuméfiée; la tuméfaction est dure, mais très peu douloureuse à la
pression; elle forme une masse un peu saillante, de cinq centimètres de
hauteur et de largeur, terminée à sa partie inférieure par un bourrelet
dur, transversal, correspondant au point où s'arrêtait la partie supérieure de la chaussure.

Au début du mois de mai, la peau devient adhérente et rosit, le centre
de la masse empâtée commence à se ramollir. Le 23 mai, la lésion est
ramollie et suppurée. Au point le plus saillant, la peau est à la fois
rose-violacé et légèrement pigmentée, avec un reflet cuivré et une
légère desquamation. La teinte rosée diffuse tout autour, sur une largeur de 8 centimètres. Au centre, sous des squamules, on aperçoit deux
petits pertuis fistuleux récents, d'un millimètre de diamètre à peine,
et situés à quelques millimètres l'un de l'autre. Ces pertuis sont si
petits, que seul l'écoulement de pus révèle leur présence.

La palpation décèle un œdème mou, dans lequel le doigt s'enfonce
facilement. Cet œdème diffus indolent envahit l'hypoderme et les muscles environnants: il remonte sur la face interne du tibia jusqu'à mi-
jambe. En bas, au contraire, il s'arrête brusquement, au niveau du
bourrelet transversal périostique. Au-dessous de cet œdème, on sent
une tuméfaction dure, arrondie, envahissant toute la largeur de la
jambe. Son bord inférieur, facile à délimiter, est à 4 centimètres au-
dessus de la pointe de la malléole interne. C'est un bourrelet épais,
dur et saillant, qui fait corps avec l'os, ainsi que s'en assure le doigt,

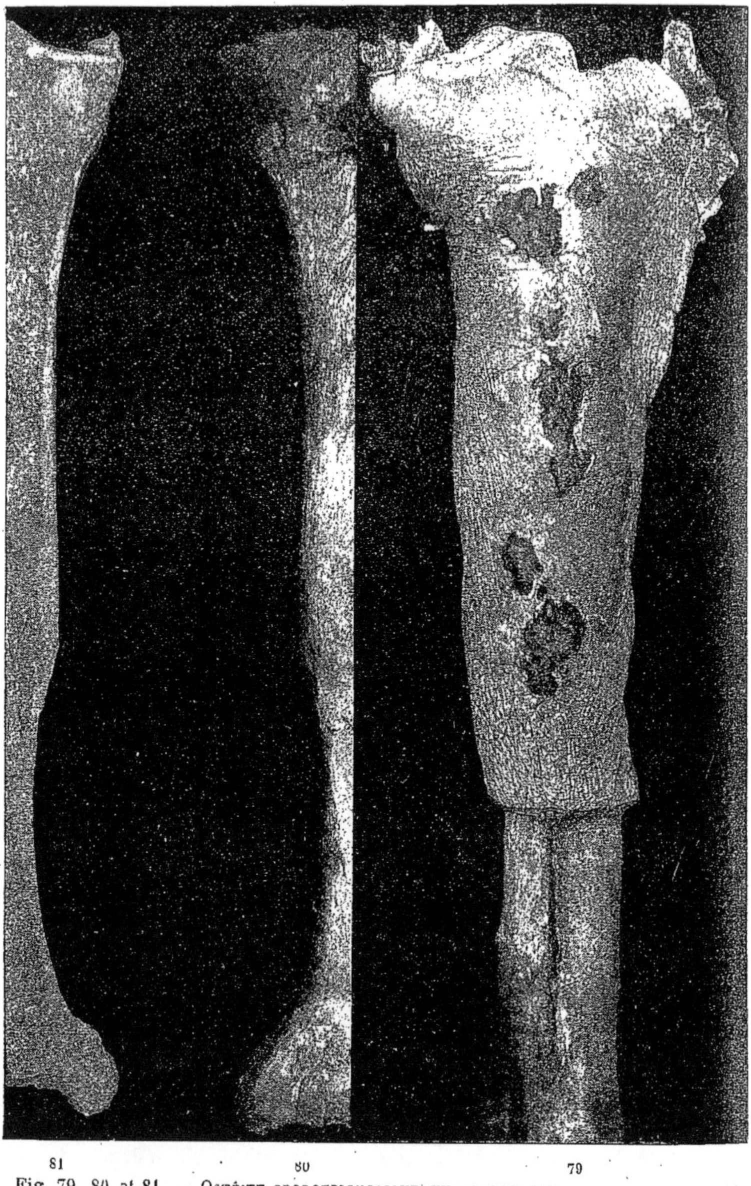

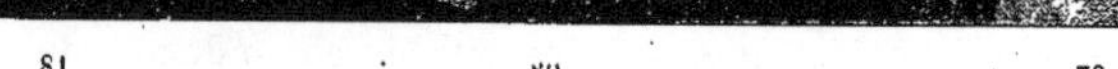

Fig. 79, 80 et 81. — Ostéite sporotrichosique hypertrophiante primitive du tibia avec lymphangite ascendante et adénite inguinale sporotrichosique (malade de Pierre Marie et Gougerot).

Fig. 79. — *Lymphangite gommeuse de la jambe :* Les gommes en échelons commencent à mi-jambe, au niveau même du foyer d'ostéite ; elles remontent le long du membre inférieur jusqu'à mi-cuisse ; les gommes de cette traînée lymphangitique sont toutes largement ulcérées. Les ulcérations à bords déchiquetés sont recouvertes de croûtes épaisses ecthymatiformes ou rupioïdes et entourées d'une zone violacée ; elles laissent suinter du séro-pus.

Fig. 80 et 81. — *Segment antérieur du tibia :* La lésion occupe la partie moyenne de la diaphyse qui est le siège d'un renflement fusiforme et d'une hypertrophie massive (vue extérieure fig. 80). La diaphyse est épaissie, la cavité médullaire est comblée par des travées osseuses irrégulières (coupe fig. 81). — (Malade et photog. de Pierre Marie et Gougerot, extraite des *Bull. et mém. de la Soc. méd. des Hôp. de Paris,* 28 mai 1909.)

qui, partant de la malléole tibiale, suit la face interne du tibia. En arrière et dedans, la limitation est aussi brusque et l'on retrouve le même bourrelet osseux, dur et épais; du fait de cet épaississement, le bord postéro-interne de l'os est reporté en arrière. En avant et en dehors, de même qu'en haut, la limite du foyer est au contraire difficile à apprécier, en raison de l'infiltration des parties molles; on sent toutefois le bord antérieur proéminent, irrégulier et bosselé.

En déprimant lentement et doucement l'œdème sous-cutané, on par-

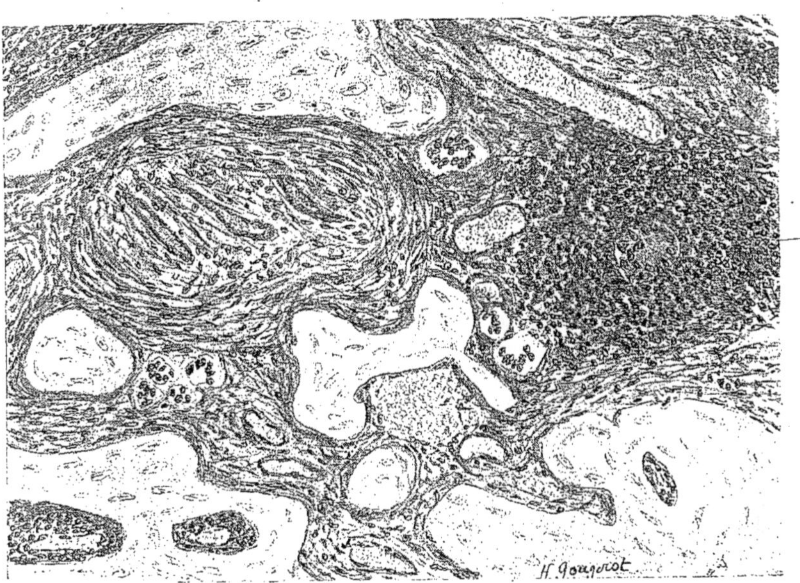

Fig. 82. — OSTÉITE SPOROTRICHOSIQUE HYPERTROPHIANTE (*Coupe histologique du foyer d'ostéite du tibia*).

L'ostéite, autrefois raréfiante, est devenue condensante : les larges aréoles, séparées par des travées osseuses épaissies, sont comblées par une moelle enflammée fibro-cellulaire. Ce tissu de médullite fibro-cellulaire est formé de fines fibrilles collagènes, de cellules fusiformes; il est parsemé de mononucléaires confluents constituant un nodule à bord diffus, centré d'une sorte de cellule géante qui dérive d'une capillarité (N). Les capillaires congestionnés ont leurs parois épaissies, leur endothélium est enflammé ; en un point s'est épanché un micro-hématome. Çà et là ressortent des cellules multinucléées (myéloplaxes ostéoclastes) incluses dans le tissu fibreux.

Les travées osseuses sont formées de tissu osseux compact, troué de larges canaux de Havers enflammés et infiltrés de cellules.

(Malade et préparation de Pierre Marie et Gougerot, fig. 79, 80, 81. Dessin de Gougerot. Extrait des *Bull. et Mém. de la Soc. méd. des Hôp. de Paris*, 28 mai 1909).

vient à explorer le centre de la lésion; le doigt sent une surface dure, irrégulière, qui est manifestement la surface osseuse hypertrophiée. En trois points, cette masse est ramollie; le premier abcès correspond au point le plus saillant de la tuméfaction et s'ouvre à la peau par les deux petits pertuis déjà signalés. Le deuxième abcès est situé un peu au-dessous et le troisième en dehors; la peau est amincie, mais non encore fistulisée et à peine enflammée.

Cette palpation prolongée fait sourdre des pertuis du premier point ramolli une sérosité visqueuse et épaisse, tantôt louche, tantôt transparente, jaunâtre, véritablement gommeuse. Il s'y mélange des masses gélatineuses, translucides, parfois légèrement opaques et verdâtres. Le pus de ponction de l'abcès fermé est une sérosité citrine mêlée de stries purulentes opaques. Ensemencée, elle donne des cultures pures : vingt à soixante-cinq colonies par tube.

Les radiographies (fig. 78) montrent que le tibia est pris en masse sur une hauteur de 90 millimètres environ; la diaphyse est déformée et très épaissie; son diamètre transverso-frontal est de 48 millimètres au point le plus large de la lésion, alors qu'au-dessus, il est de 28 millimètres, et au collet sus-malléolaire, de 36 millimètres. Les bords du tibia sont déformés; le bord antérieur est proéminent, irrégulier; les deux bords, postérieur et interne, sont fortement élargis et méconnaissables, le postéro-externe surtout. Mais le fait le plus intéressant, que met en évidence la radiographie, est le *siège intra-osseux* du foyer. En effet, au centre de la tuméfaction globale fusiforme du tibia, on aperçoit une aire transparente, ovoïde, à bords brusques, entourée d'os compact, noir sur la radiographie. Cette aire haute de 35 millimètres, large de 20 millimètres, est formée par la collection suppurée et l'on voit sur le fond de sa paroi trois zones claires, qui correspondent aux points de perforation de l'os compact et aux gommes périostées ramollies que l'on sent à la palpation.

Toutes ces lésions sont à peu près indolentes, et seule la palpation forte est pénible. La santé générale n'a été troublée à aucun moment et cette lésion osseuse resta la seule détermination appréciable de la mycose. La guérison fut rapide par le traitement ioduré.

Lesieur et Marchand à Lyon ont observé un cas semblable :

Leur malade, un vieillard de quatre-vingts ans, souffrait depuis quatre mois d'une ostéomyélite du tibia, lorsqu'il fut emporté par un érysipèle; l'autopsie permit un coutrôle anatomique :

L'os est perforé sur sa face externe par « une perte de substance de la grosseur d'un gros pois, nettement arrondie. Elle est en communication avec une cavité osseuse pleine d'un pus grisâtre, bien lié; il n'y a pas de séquestre. En raclant la face interne de l'os, on peut constater son irrégularité, ses bosselures, et aussi, en raclant le périoste, sa friabilité extrême; celle-ci est telle que l'on pénètre involontairement dans la cavité osseuse ».

3° L'OSTÉOMYÉLITE HYPERTROPHIANTE semble exceptionnelle. Cette ostéomyélite hypertrophiante en masse est la séquelle d'une ostéo-myélite totale de l'os ; elle est donc différente des exostoses que produit la périostite.

L'observation de Pierre Marie et Gougerot en fut le premier exemple (fig. 79, 80, 81, 82, 83); elle fut encore le premier exemple de lymphangite sporotrichosique consécutive à une ostéite sporo-trichosique et le premier cas de lymphangite *ulcéreuse*. En effet, l'ostéite sporotrichosique du tibia, lésion fort ancienne puisqu'elle est hypertrophiante et condensante, a déterminé une lymphangite ascendante ulcéreuse, remontant jusqu'au milieu de la cuisse et une adénite des ganglions inguinaux correspondants ; le malade fut considéré comme un tuberculeux. Le malade étant mort de ramol-lissement cérébral, l'autopsie a permis de faire l'étude anatomique et bactériologique complète des lésions osseuses et cutanées ; elle a démontré que les ganglions inguinaux qui, macroscopique-ment semblaient normaux, étaient atteints d'adénite sporotricho-sique ;

Le malade, âgé de soixante-quatorze ans, a été frappé d'apoplexie dans la nuit du 13 au 14 février ; il est mort de ramollissement cérébral le 3 mars 1909.

« Dès son entrée à l'infirmerie de Bicêtre, l'attention est attirée sur des ulcérations lymphangitiques du membre inférieur droit (fig. 79), et la palpation révèle un épaississement en masse de la partie moyenne de la diaphyse tibiale droite (fig. 80 et 81). Le malade, incapable de dire un mot, ne peut donner de renseignements, mais sa fiche d'examen d'en-trée et de ses séjours à l'infirmerie, apprend que les lésions du membre inférieur remontent à plusieurs années : le malade n'a pu préciser la date exacte de leur début, mais il dit que celui-ci n'a été marqué par aucun traumatisme.

1° *Ostéite du tibia* (fig. 79). — « Le tibia est épaissi à sa partie moyenne, il fait saillie à la face interne de la jambe; la peau est restée normale et ne lui est pas adhérente. L'os est pris en masse, la déforma-tion, qui mesure 8 centimètres environ de longueur, est fusiforme et sa surface semble lisse. En raison de l'état du malade, il est impossible de savoir si elle est douloureuse. »

L'*autopsie* complète ces renseignements (fig. 80 et 81). « Elle montre que l'os n'est déformé qu'au milieu de sa diaphyse; son axe a conservé sa rectitude et sa longueur est la même que celle du tibia gauche. La déformation est une sorte de renflement de 8 centimètres de longueur, occupant toute la masse de l'os et émoussant ses bords; la saillie qu'elle forme s'affaisse lentement en haut et en bas. Le périoste est épaissi, fibreux, difficilement décollable; la surface de la diaphyse est irrégulière à ce niveau et de couleur blanc mat.

« L'os est scié suivant sa longueur (fig. 81); la coque osseuse, au niveau de la lésion, est épaissie, formée par un os blanc, dur, compact et lourd, sans aréoles; le canal médullaire, rétréci par cet épaississement et comblé par des travées et des lamelles osseuses, est transformé en un os spongieux, dont les aréoles de 1 à 4, parfois 8 millimètres, contiennent une moelle rosée ou rouge. En haut et en bas, l'os redevient normal par transitions insensibles; le canal médullaire, rempli d'une moelle jaune, tachetée d'un pointillé rouge, réapparaît à l'extrémité supérieure du tibia[1].

« L'*ensemencement* du foyer d'ostéite donne des cultures pures de *Sporotrichum Beurmanni*. Une tranche de tibia est passée vivement à la flamme pour stériliser sa surface, puis, avec des instruments flambés, on ouvre les aréoles osseuses, situées entre la partie condensée pleine de l'os et la moelle osseuse; leur contenu est curetté au gros fil de platine et déposé en points séparés à la surface de deux tubes de gélose Sabouraud et d'un tube de pomme de terre; chaque tube est ensemencé avec le contenu d'une douzaine d'aréoles osseuses au moins; les tubes de gélose, laissés à froid, donnent, le premier, une colonie, le deuxième, deux colonies de *Sporotrichum Beurmanni*; le tube de pomme de terre, porté à l'étuve à 37°, semble rester stérile; pourtant on remarque à la partie supérieure du morceau de pomme de terre, un point blanc, mat et étoilé, rappelant l'aspect que prennent certaines colonies de *Sporotrichum Beurmanni* sur de vieilles cultures ou sur des cultures faites à 37° et à sec. Pour être fixés, nous étalons à nouveau cette colonie suspecte sur toute la surface de la pomme de terre où elle a poussé et nous laissons le tube à froid; très rapidement se développe une abondante culture pure de *Sporotrichum* ayant les caractères habituels des cultures jeunes mamelonnées sur pomme de terre.

« *Histologiquement*, les lésions osseuses sont celles des ostéites chroniques anciennes (fig. 82). Elles présentent parfois pourtant une ébauche de formation nodulaire. Le périoste est épaissi, traversé de vaisseaux enflammés et tacheté de traînées de mononucléaires. La diaphyse, extrêmement épaissie, est le siège d'une ostéite autrefois raréfiante, devenue condensante; aussi les traînées osseuses sont-elles épaissies et séparées les unes des autres par des cavités énormes, remplies de tissu médullaire enflammé. Ce tissu médullaire enflammé est fibrocellulaire; il est formé de fines fibrilles collagènes, de cellules fixes fusiformes et de cellules arrondies tuméfiées; les capillaires ont leurs parois enflammées, épaissies, fibro-conjonctives. Des petits et moyens

---

1. La dissection de la jambe révèlera en outre une lésion limitée du péroné, difficile à cataloguer; sa nature sera discutée à propos de la pathogénie de l'ostéite.

mononucléaires sont disséminés un peu partout, sans former de nodules
confluents; çà et là ressortent des myéloplaxes ostéoclastes, adossés à
une travée osseuse ou inclus au milieu du tissu fibro-cellulaire. Quelquefois, les mononucléaires infiltrés deviennent plus nombreux et forment, surtout autour des vaisseaux enflammés, des nodules diffus.
Exceptionnellement, un de ces nodules est centré d'une capillarite
gigantocellulaire et l'ensemble ébauche un follicule tuberculoïde. Mais
il y a ni follicules complets, ni gommes abcédées. La cavité médullaire
n'existe plus, elle a été envahie par le tissu d'ostéite condensante et de
médullite fibro-cellulaire. Les vaisseaux intra-médullaires et intra-
osseux sont enflammés; parfois ils sont rompus, et il s'est formé un
micro-hématome plus ou moins diffus.

« Au-dessus et au-dessous du foyer, les lésions inflammatoires s'atténuent. Le périoste est épaissi, fibreux, strié de vaisseaux à parois
enflammées fibro-conjonctives et parfois entourées de traînées cellulaires. La surface de l'os compact est irrégulière, rugueuse, creusée
de vacuoles. L'os reste épaissi; les canaux de Havers sont dilatés,
remplis d'une moelle fibro-conjonctive ou graisseuse et parcourus de
petits vaisseaux à parois fibreuses. La moelle est graisseuse et ne
semble pas enflammée, mais elle est segmentée par des travées osseuses
et ses vaisseaux ont des parois épaissies.

« 2° *Lymphangite ascendante ulcéreuse* (fig. 79). — A la face postéro-
externe et vers le milieu de la jambe, commence la traînée de lymphangite cutanée, au niveau de l'épaississement osseux. Elle remonte sur la
face postéro-externe de la jambe, passe à quelques millimètres en
arrière de la tête du péroné, croise la face externe du genou, à quelques centimètres au-dessus de la rotule, se prolonge sur la face antérieure de la cuisse, gagne la gouttière vasculaire interne de la cuisse
et finit sur la face interne de la cuisse, à une quinzaine de centimètres
au-dessous du pli de l'aine.

« La traînée lymphangitique est formée d'ulcérations croûteuses
échelonnées sur une seule ligne, les unes au-dessus des autres. Le plus
souvent les ulcérations sont confluentes ou contiguës et forment de
longues pertes de substances, atteignant 50 à 60 millimètres de long, sur
4 à 10 millimètres de large; plus rarement, elles restent isolées, ne
dépassant guère un centimètre de diamètre. Ces lésions sont séparées
les unes des autres par des intervalles de peau non ulcérée.

« Les gommes, confluentes ou isolées, ont toutes le même aspect:
toutes sont ulcérées et recouvertes de croûtes épaisses, stratifiées, brun-
noirâtre ou brun-verdâtre, ecthymatiformes et rupioïdes; ces croûtes
font un relief de plusieurs millimètres; la peau qui les entoure est
rose-violacé. Lorsque l'on arrache la croûte, on aperçoit une ulcération
pleine d'un pus jaunâtre et visqueux, profonde de 4 à 6 millimètres, à
fond lisse, jaunâtre ou rosé, à peu près plat. Les bords violacés sont

irréguliers et sinueux, décollés; le plus souvent ils sont épaissis, parfois amincis. L'ensemble de la lésion repose sur une induration peu prononcée. Ces lésions sont dermo-hypodermiques et glissent avec l'ensemble de la peau sur les plans sous-jacents... Entre les ulcérations, la peau est marbrée de violet; elle semble saine. On ne sent pas de cordon induré entre les ulcérations échelonnées.

« L'ensemencement du pus donne des cultures pures de *Sporotrichum Beurmanni*.

« L'autopsie confirme les données cliniques. La dissection montre que les lésions siégent dans la zone superficielle hypodermique et non dans la profondeur de l'hypoderme; elle ne permet pas de déceler de cordon lymphangitique reliant les ulcérations. » Histologiquement, « ces lésions cutanées reproduisent le schème individualisé par de Beurmann et Gougerot en 1906. Le fond de l'ulcération et les recessus qui creusent les bords décollés et épaissis sont formés d'une zone d'infiltration polynucléaire et macrophagique. Autour de cette première zone, s'étend une deuxième zone d'infiltration lympho-conjonctive diffuse; les vaisseaux sont enflammés; les formations épithélioïdes et folliculaires sont exceptionnelles. Dans la profondeur de l'hypoderme, on retrouve des nodules d'infiltration lympho-conjonctive autour des capillaires ou des vaisseaux enflammés; il y a un mélange d'infiltration macrophagique polynucléaire et de réaction lympho-conjonctive, sans dégénérescence épithélioïde notable.

3° *Adénites inguinales* (fig. 83). — « Il n'y a pas de trainée appréciable entre la dernière ulcération et le pli de l'aine... Les ganglions inguinaux ne sont pas hypertrophiés; sous la peau on les sent assez mobiles, de même grosseur à droite et à gauche. L'autopsie les montre normaux d'aspect, sauf à la coupe, où quelques-uns ont un aspect graisseux. Aussi est-on surpris de voir la pulpe d'un des ganglions droits donner des cultures pures de *Sporotrichum Beurmanni* et l'examen histologique révéler des nodules sporotrichosiques. Ces ganglions, d'apparence saine, sont donc atteints d'adénite sporotrichosique.

« Histologiquement, leur capsule est très épaissie, fibreuse, parcourue de vaisseaux capillaires enflammés, de trainées mononucléaires; de petites artérioles et de petites veinules ont leur lumière presque oblitérée par un épaississement considérable des parois musculo-élastiques. Le centre du ganglion a subi l'involution scléro-adipeuse; il est formé de tissu adipeux à travées fibreuses, contenant des vaisseaux enflammés. Aussi le tissu lymphoïde ou tissu propre du ganglion se réduit-il à un anneau compris entre le centre scléreux et la capsule très épaissie.

« Le tissu propre du ganglion est un tissu lymphoïde serré, parcouru de nombreux capillaires souvent très congestionnés et tachetés de corpuscules lymphoïdes à centre clair ou sombre. La formule de ce tissu lymphoïde semble peu altérée; il n'y a pas de réaction myéloïde;

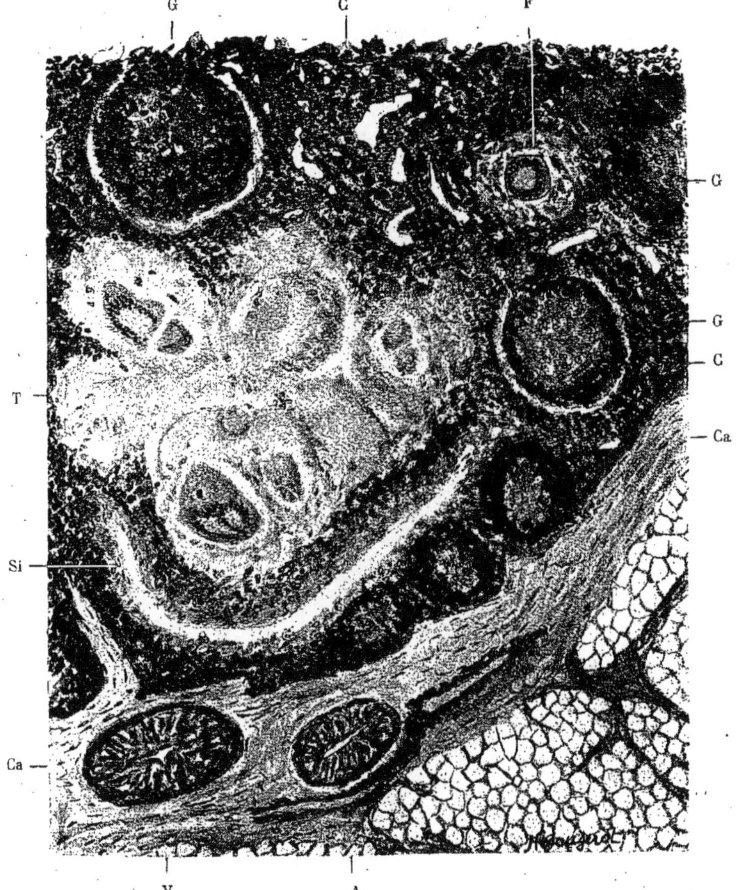

Fig. 83. — Adénite sporotrichosique des ganglions inguinaux dans une lymphangite sporotrichosique ascendante.

Segment de ganglion, substance corticale. — Ca, capsule fibreuse épaissie, parcourue de vaisseaux enflammés et de traînées cellulaires. — A, V, artériole et veinule enflammées de la capsule; leurs parois musculo-élastique sont extrêmement épaissies. — C, C, substance corticale, nappe lymphoïde serrée tachetée de corpuscules lymphatiques à centre sombre ou clair (G). — Si, sinus lymphatique enflammé atteint de dégénérescence épithélioïde. — F, follicule tuberculoïde isolé dans la nappe lymphoïde et cerclé d'une grosse cellule géante. — T, agglomérat de follicules tuberculoïdes à centre dégénéré, parsemé de cellules géantes. (Malade de Pierre Marie et Gougerot, fig. 79, 80, 81, 82. Dessin de Gougerot. Extrait des *Bull. et Mém. de la Soc. méd. des hôp. de Paris*, 28 mai 1909.)

on note quelques cellules en dégénérescence érythrophile de Dominici. Plusieurs artérioles sont enguanguées de tissu fibreux.

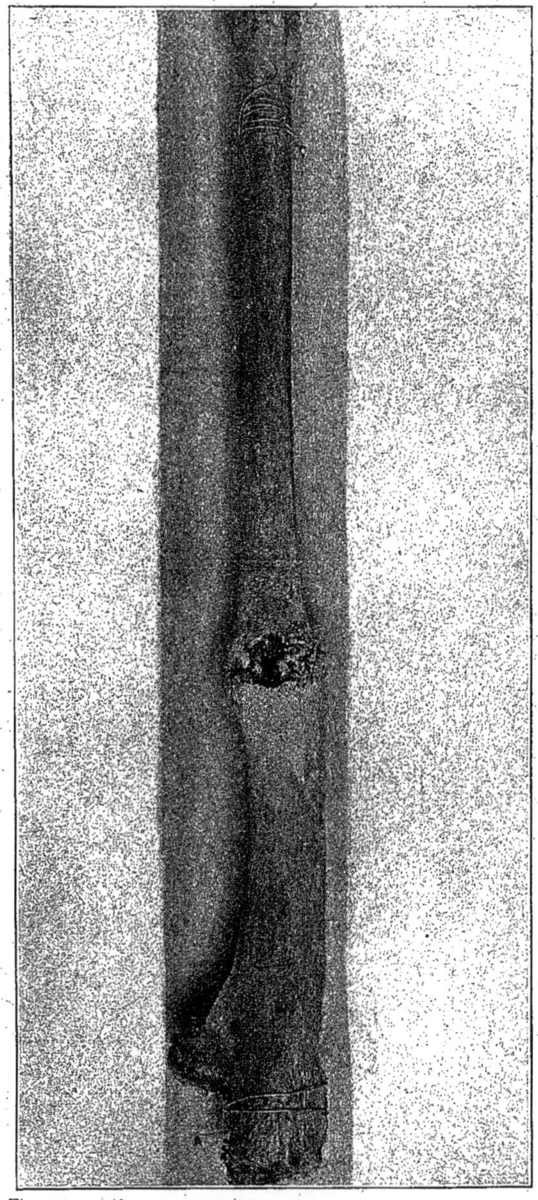

Fig. 84. — FRACTURE SPONTANÉE SPOROTRICHOSIQUE DU CUBITUS.
(Malade et préparation de Bonnet.)

« Çà et là, sur la nappe lymphoïde, ressortent des follicules tuberculoïdes. Les uns sont isolés, formés de cellules épithélioïdes et centrés d'une belle et large cellule géante, les autres sont agglomérés par groupe de trois, cinq, six, huit; leur réunion forme un large placard épithélioïde tacheté de cellules géantes. Le centre subit souvent une dégénérescence complète amorphe qui tend à la caséification. Ces formations sont identiques aux lésions tuberculeuses et le diagnostic histologique serait impossible si, on ne trouvait parfois dans une cellule géante une inclusion parasitaire ovoïde, claire, à bords coupés à l'emporte-pièce, qui semble être un *Sporotrichum* oblong dégénéré.

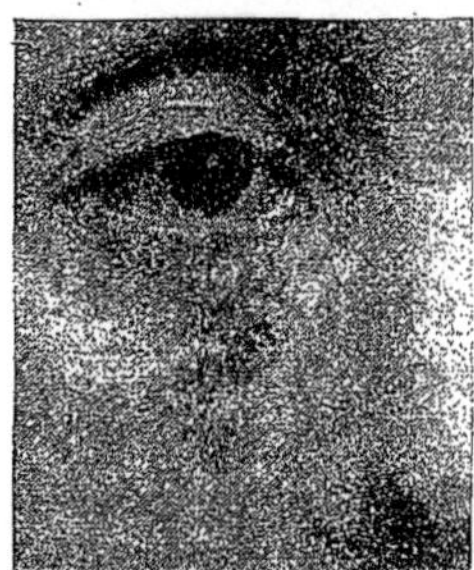

Fig. 85. — Sporotrichose dermique ulcéreuse.

Chancre d'inoculation sous-oculaire résultant de la confluence de petits nodules gommeux dermiques (malade de Gougerot et de Dubosc. v. p. 256. Photo de Gastou).

« Sur des follicules naissants, on retrouve quelques figures d'artérite et de capillarite folliculaire et giganto-cellulaire, sur lesquelles nous avons tant insisté. Ces follicules naissants siégent, tantôt dans la nappe lymphoïde, tantôt au centre d'un corpuscule lymphatique, tantôt dans un sinus lymphatique : cette dernière localisation est intéressante, car elle montre le début du sporotrichome par la voie d'apport lymphatique du germe; on voit d'abord la bordure de la cavité du sinus subir la dégénérescence épithélioïde, puis, peu à peu, le processus s'étendre en profondeur et constituer un gros nodule. Ces figures éclairent la signification restée obscure de certaines fentes régulières, constatées au centre des sporotrichomes nodulaires en dehors de tout artifice de préparation[1].

1. « Les lésions de notre cas sont identiques à celles du cas de Moure, qui démontra histologiquement et bactériologiquement l'existence des adénites sporotrichosiques. Sur les coupes que Moure nous avait priés d'examiner, on retrouve les mêmes détails que dans notre cas actuel et les fentes restées vides ou remplies de polynucléaires, que l'on constate au centre des sporotrichomes, s'expliquent sans doute par la même histogénèse » (Pierre Marie et Gougerot).

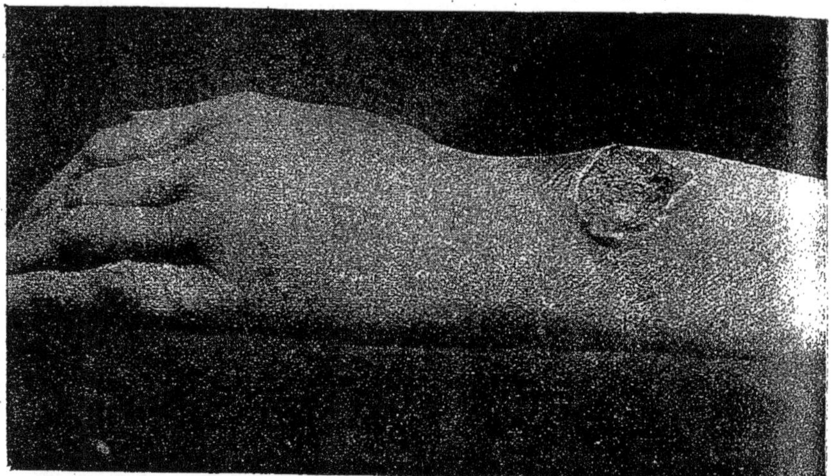

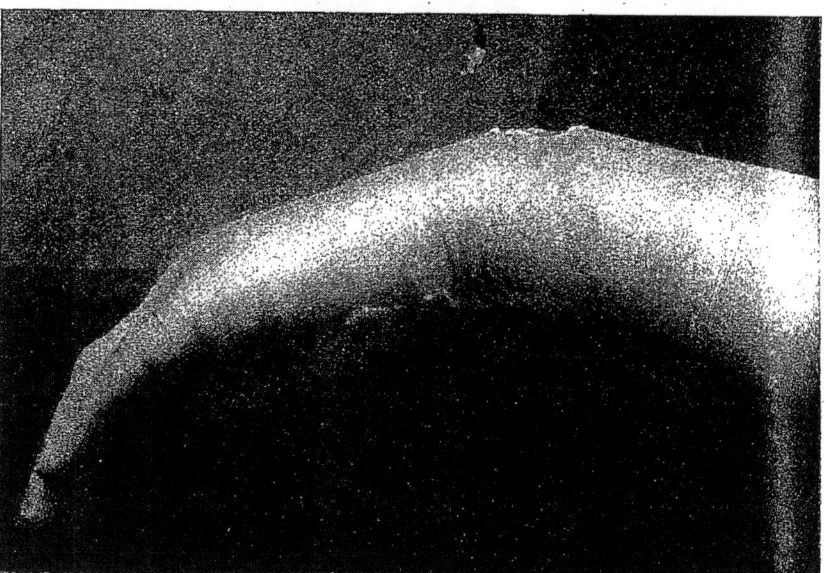

Fig. 86 et 87. — Fracture spontanée sporotrichosique du radius.

Fig. 86. — Ulcération sporotrichosique de la gomme du radius maladroitement incisée à la suite d'une erreur de diagnostic (malade de Gougerot et Dubosc).

Fig. 87. — Le radius étant brisé, le poignet et la main sont tombants (photog. de Gastou. Extraites des *Annales des maladies vénériennes*, 1911).

« L'autopsie révéla encore des lésions viscérales de nature indéterminée : induration scléreuse des deux sommets et pachypleurite.

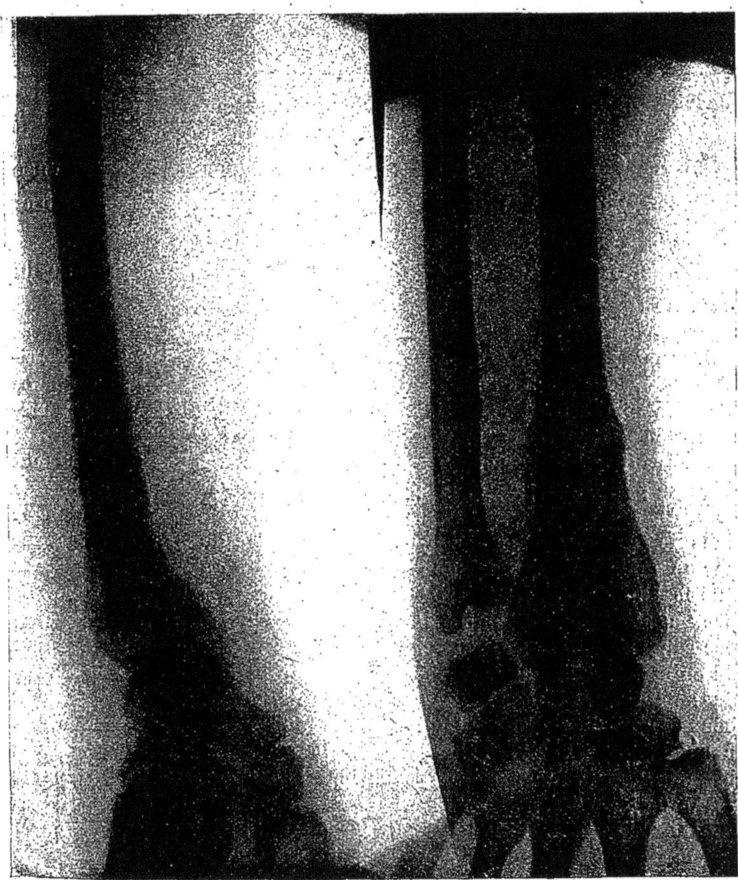

Fig. 88. — FRACTURE SPONTANÉE SPOROTRICHOSIQUE DU RADIUS.
Malade de Gougerot et Dubosc (fig. 85, 86, 87), Radiographies de Gastou.

« La pathogénie de cette ostéite, dont les cultures pures, la sporo-agglutination au 1/400 et l'examen histologique affirment la nature sporotrichosique, reste obscure. Trois hypothèses peuvent être soulevées : 1° ostéite sporotrichosique du tibia sans fracture; 2° fractures traumatiques du tibia et du péroné, infectées secondairement; 3° ostéite sporotrichosique primitive du tibia et du péroné déterminant une fracture secondaire dite « spontanée » de ces deux os ou du péroné seulement.

III. — Fracture spontanée.

LA FRACTURE SPONTANÉE consécutive à l'ostéomyélite gommeuse est rare, elle a été signalée trois fois (Bonnet; Gougerot et Dubosc; Demoulin, Gougerot et Mathieu).

Bonnet a observé le premier cas de fracture spontanée du cubitus (fig. 84).

Son malade, âgé de soixante-et-un ans, était porteur d'une sporotrichoside dermique sous l'œil droit (qui, peut-être, avait servi de porte d'entrée au parasite), d'un sporotrichome musculaire dans la loge antérieure de l'avant-bras et surtout d'une ostéite du cubitus gauche.

« L'avant-bras gauche présente dans toute son étendue, mais surtout dans sa partie supérieure, un peu d'œdème mou, sans changement de coloration de la peau. En arrière, on voit une saillie diffuse, allongée dans le sens du membre. La palpation montre qu'elle est constituée par un gonflement dur, faisant corps avec le cubitus, dont il occupe la moitié supérieure; il s'agit d'une tuméfaction ostéo-périostique. La peau n'est pas complètement libre sur elle; cependant la peau n'est pas rouge. La pression est douloureuse sur toute la moitié supérieure du cubitus. Le radius paraît indemne. Il en est de même du coude et de l'épiphyse humérale. Les mouvements de l'avant-bras, surtout ceux de pronation et de supination sont douloureux; cette douleur siége, non dans les articulations, mais dans la portion malade du cubitus; les mouvements des doigts produisent une légère douleur dans la région indiquée.

« Quelques jours après l'entrée à l'hôpital, apparut au-dessus de la queue du sourcil gauche, une périostite du frontal qui se comporta plutôt comme un abcès que comme une vraie gomme syphilitique. » La culture positive permit d'instituer presque immédiatement le traitement ioduré, qui amena une amélioration rapide de toutes les lésions dès le 11 mars 1909; « le gonflement de l'avant-bras gauche a également rétrogradé, mais les mouvements sont restés douloureux et hier matin, j'ai senti des craquements. » La radiographie a montré une fracture du cubitus « à l'union du tiers supérieur et des deux tiers inférieurs. Le foyer est entouré d'une zone de périostite » (Destot).

Grâce au traitement ioduré, la mycose sembla guérir, la fracture se consolida assez rapidement, mais la cardiopathie fit de rapides progrès et amena la mort le 5 juillet 1909. « Quelques jours avant la mort, on avait dû supprimer l'iodure... A la suite de cette suspension, une nouvelle localisation apparut, un hygroma au niveau de l'olécrâne droit qui ne tarda pas à se fistuliser. » L'autopsie montra un « hygroma sporotrichosique entouré d'une zone d'infiltration gommeuse très étendue, beaucoup plus étendue qu'elle ne l'avait paru pendant la vie ». Sur le cubitus disséqué, on voit la trace de cette « fracture qui s'était consolidée assez vite, mais qui n'est pas encore extrêmement solide. » (Il n'y eut pas d'examen histologique).

Gougerot et Dubosc ont publié le deuxième cas de fracture spontanée, premier exemple de fracture spontanée du radius (fig. 86, 87, 88); dans ce cas de sporotrichose disséminée sous-cutanée musculaire et sterno-claviculaire, le radius, atteint d'ostéo-périostite gommeuse, s'était fracturé spontanément à la suite d'un trauma insignifiant (voir p. 256).

Demoulin, Gougerot et Mathieu ont étudié un cas d'ostéoarthrite du coude sporotrichosique avec fracture spontanée de l'humérus et pseudarthrose, le premier cas connu de ce processus complexe.

Enfin dans le cas d'ostéite hypertrophiante primitive du tibia, rapporté par Pierre Marie et Gougerot, la dissection de la jambe a montré à l'autopsie une lésion du péroné ; peut-être s'agissait-il d'une fracture spontanée au tiers supérieur ?

L'évolution de toutes ces ostéites est chronique ; l'ostéite se prolonge tant que le traitement iodo-ioduré n'est pas institué. L'ostéite négligée peut amener des complications sérieuses, la fracture de l'os (Bonnet, Gougerot et Dubosc), l'envahissement des parties molles et une lymphangite ascendante (Pierre Marie et Gougerot, Moure) et peut être l'arthrite (Moure, Landouzy et Gougerot). Le traitement iodo-ioduré au contraire arrête et guérit en quelques semaines les lésions qui semblaient les plus rebelles. C'est seulement dans les cas où il existe des sequestres que l'intervention chirurgicale est indiquée (Caraven et Faroy). On ne devra y avoir recours « qu'après échec d'un traitement iodo-ioduré général et local intense, surveillé et prolongé » (de Beurmann et Gougerot).

« On voit disions-nous en 1908, que, malgré le petit nombre d'observations, les formes cliniques de la sporotrichose osseuse sont déjà multiples. Les observations expérimentales nous font prévoir qu'elles seront encore plus nombreuses et que l'on trouvera chez l'homme, de même que chez l'animal, les ostéites hypertrophiantes du tibia et du péroné, les hyperostoses des extrémités articulaires, les ostéo-arthrites purulentes, les ostéo-arthrites déformantes, les abcès intra-osseux du calcanéum, les ostéites des vertèbres avec ou sans abcès migrateurs et fistulisation cutanée, « mal de Pott sporotrichosique », la périostite suppurée du massif osseux facial etc... » Plusieurs observations nous ont déjà donné raison (1911).

En résumé, la sporotrichose peut simuler toutes les formes d'ostéites chroniques et combien de fois la confusion n'a-t-elle pas dû être faite entre les ostéites sporotrichosiques, les ostéites tuberculeuses (spina-ventosa), les ostéites syphilitiques (exostose tibiale, gomme frontale, fractures spontanées), les ostéomyélites chroniques bactériennes : suppurations chroniques fistulisées, abcès intra-osseux, etc.

X. — SPOROTRICHOSES OSTÉO-ARTICULAIRES : ARTHRITES SPOROTRICHOSIQUES

Le premier cas incontestable de sporotrichose articulaire a été publié par Moure : il s'agissait d'une hydarthrose du genou. Le second cas a été observé par Landouzy et Gougerot : il s'agissait d'une ostéo-arthrite gommeuse ou tumeur blanche fistulisée du coude. Un troisième cas a été publié par Bonnet (fig. 89), etc.

Là encore la Clinique fut guidée par l'Expérimentation : ce furent en effet nos recherches expérimentales qui démontrèrent l'existence des arthrites sporotrichosiques, incitèrent à les rechercher et furent la cause de leur découverte. Avec Vaucher, nous avions obtenu, chez le rat, « des ostéo-arthrites granuleuses ou abcédées,

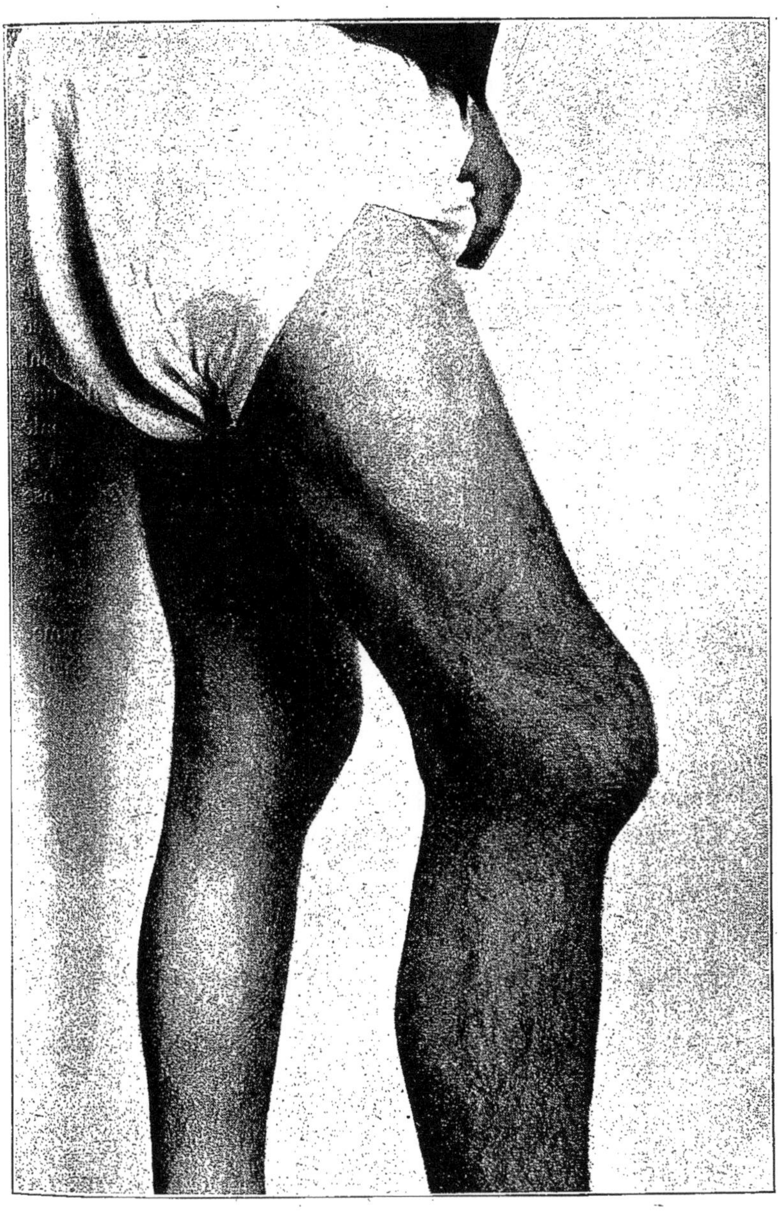

Fig. 89. — OSTÉO-ARTHRITE SPOROTRICHOSIQUE FONGUEUSE DU GENOU, prise pour une tumeur blanche tuberculeuse (malade et photog. de Bonnet).

des ostéites suppurées avec abcès migrant à l'extérieur, fistulisées
à la peau ; des synovites à grains, des ostéites et des périostites
hypertrophiantes, processus ressemblant en tous points aux lésions
ostéo-articulaires et synoviales causées par le bacille de Koch »...
En octobre 1907, Brissaud et Rathery avaient cité incidemment le
fait d'une souris inoculée dans la patte qui présenta de gros abcès
intra-articulaires. En 1908, Hudelo, Monier-Vinard, Braun et Merle
signalent le cas isolé d'une souris qui, inoculée sous la peau avec
0,25 cm³ de pus, mourut au quarante-neuvième jour, présentant
au point d'inoculation une collection purulente étendue et une
arthrite suppurée tibio-tarsienne. Lutz et Splendore avaient signalé
des arthrites dans la sporotrichose spontanée du rat, Gougerot et
Caraven, des ostéo-arthrites déformantes dans la sporotrichose
spontanée du chien.

A la suite de nos recherches expérimentales nous disions :
« Les ostéo-arthrites sporotrichosiques, qui ne sont pas rares
chez l'animal, ne sont pas encore démontrées chez l'homme,
mais si l'on veut bien faire des cultures systématiques, notre
prévision ne réalisera à ce sujet comme elle s'est réalisée pour
les ostéites et les synovites ; il n'est pas douteux que l'on ne
découvre chez l'homme des ostéo-arthrites analogues à celles
des animaux. » « On conçoit, dit Moure, toute l'importance de
ces lésions expérimentales et spontanées des animaux ; elles
permirent en effet de supposer que chez l'homme la sporotrichose, connue jusqu'alors seulement par des lésions cutanées, pouvait créer également des lésions osseuses et articulaires et entrer
ainsi dans le domaine de la chirurgie. C'est en s'appuyant sur
ces faits que dans leurs différents mémoires, de 1907 et 1908, de
Beurmann et Gougerot demandaient aux chirurgiens de rechercher systématiquement la sporotrichose dans toutes les lésions
osseuses et articulaires, rangées dans la classe de la tuberculose,
de la syphilis et des suppurations ostéomyélitiques. Bientôt, en
effet, les premiers cas de sporotrichose osseuse furent publiés. »

Avant l'observation de Moure, nous ne trouvons que deux cas
d'ostéo-arthrite sporotrichosique observée chez l'homme.

Bruno Bloch de Bâle, au cours d'une sporotrichose disséminée fébrile, signale une ostéo-arthrite probable de l'articulation sterno-claviculaire. « La tuméfaction arrondie fait une saillie de 15 millimètres et mesure 60 millimètres de diamètre ; elle empiète sur le sternum et les trois premières côtes, la peau est tendue, à peine rouge et épaissie, l'abcès est fluctuant, la pression locale et les mouvements du bras droit sont douloureux ; l'incision révèle une périostite manifeste de la clavicule, la radiographie montre un éclaircissement de la partie supérieure du sternum. »

Maurice Lagoutte et Briau du Creusot, au cours d'une sporotrichose cachectisante mortelle, ont observé des ostéo-arthrites suppurées et ankylosantes des doigts. « Aux doigts, les sporotrichomes ulcérés et fistulisés communiquent avec les lésions ostéo-articulaires... la sporotrichose articulaire occasionne l'ankylose de plusieurs articulations interphalangiennes et l'un des doigts a même subi une amputation partielle. L'ankylose articulaire est due, non aux cicatrices, mais aux lésions ostéo-articulaires. » Il semble que ces ostéo-arthrites aient été consécutives à l'évolution des gommes sous-cutanées péri-articulaires, car les symptômes articulaires ont toujours été précédés par l'apparition d'une gomme dans le voisinage de l'articulation.

Dans ces deux cas de Bruno Bloch et de Maurice Lagoutte et Briau, les lésions articulaires sont de simples épiphénomènes ; au contraire, dans le cas de Moure, l'arthrite du genou à type d'hydarthrose domine le tableau clinique et dans le cas de Landouzy et Gougerot « la tumeur blanche » du coude, l'abcès tibial, sont les seules localisations sporotrichosiques. Au cours de sporotrichoses disséminées ou lymphangitiques, des arthrites ont été signalées depuis ces premiers faits : Bonnet a publié un beau cas d'hydarthrose sporotrichosique du genou (fig. 89) ; Troisier et Berthelot, un cas d'ostéoarthropathie du gros orteil droit ; Gross et Heully, Balzer et Burnier, deux nouveaux cas d'hydarthrose du genou. Sorrel et Verdun, Demoulin, Gougerot et Mathieu ont observé des arthrites primitives du coude.

L'observation de Moure est intitulée : « hydarthrose du genou et abcès froid tibial, lymphangite ascendante crurale secondaire. »

« P..., quarante ans, cuisinier, commence à ressentir, en janvier 1908, des crampes dans le mollet gauche et des picotements dans le genou gauche; après une courte amélioration passagère, due au sirop de Gibert, il doit à nouveau interrompre son travail. Le 15 avril 1909, il entre dans un service de chirurgie où l'on constate un abcès froid de l'extrémité supérieure du tibia et une hydarthrose du genou; malgré la ponction, l'abcès tibial se reforme et s'ulcère (l'ulcère ayant été favorisé par une escharre consécutive à l'application d'une compresse imbibée de teinture d'iode). Quelques jours après la fistulisation, apparaît une traînée de lymphangite gommeuse ascendante de la cuisse. »

En juillet 1909, le malade présente donc :

1° L'ulcération de l'abcès tibial, large ulcération irrégulière de 6 centimètres sur 8 centimètres, à bords déchiquetés, laissant sourdre du pus;

2° Une traînée de lymphangite partant de l'abcès tibial, suivant le trajet de la saphène interne, comptant vingt-huit gommes sous-cutanées, ramollies, non ulcérées, échelonnées et remontant jusqu'à la pointe du triangle de Scarpa; les ganglions sont légèrement augmentés de volume;

3° Une hydarthrose du genou, d'aspect banal, sans réaction cutanée inflammatoire; « en mobilisant la rotule dans le sens transversal et en la faisant frotter contre la trochlée fémorale, on perçoit un frottement rugueux qui donne l'impression d'une surface articulaire dépourvue de cartilage. La pression est douloureuse sur le pourtour antérieur des plateaux tibiaux... La radiographie montre des lésions très nettes siégeant particulièrement sur le tibia. La partie antérieure de son extrémité supérieure est claire et présente une série de petites aspérités. Au centre de l'extrémité supérieure du tibia, apparaît une zone claire; l'extrémité supérieure du bord inter-osseux tibial présente un épaississement notable du périoste.

« L'état général du malade n'est pas très brillant, le faciès est pâle, les membres plutôt grêles. La température qui est de 37 à 37°,3 le matin, monte autour de 38° le soir. Néanmoins l'examen des poumons est négatif; il n'existe aucun symptôme subjectif ni stéthoscopique de tuberculose pulmonaire, aucun antécédent suspect. Le cœur est normal, les urines ne contiennent ni sucre ni albumine. Le malade dit n'avoir jamais eu ni blennorrhagie, ni syphilis ; on ne retrouve d'ailleurs aucune trace de ces infections. »

Le traitement iodo-ioduré général amena en trois semaines la guérison de la lymphangite et de l'infiltration périostée du tibia, en six semaines, la guérison presque complète de l'ulcération et de l'hydarthrose. Se croyant guéri, le malade sortit de l'hôpital en septembre 1909; il revint un mois après avec une récidive articulaire; le traitement ioduré fut repris et le 15 novembre, la guérison était complète.

Toutes ces lésions, abcès tibial, lymphangite ascendante crurale, hydarthrose du genou, ont été démontrées sporotrichosiques par la culture. « Le liquide, retiré du genou par ponction, est nettement louche; il est formé de polynucléaires neutrophiles et de macrophages dont quelques-uns semblent contenir des formes courtes parasitaires. Les ensemencements donnent des cultures pures de *Sporotrichum Beurmanni*; les cultures à 37° ne décèlent pas d'infection bactérienne associée. Deux inoculations, restées négatives au cobaye, éliminent la tuberculose. »

La première partie de l'observation de Landouzy et Gougerot fut publiée dans la Thèse de Chopin : *Ostéo-arthrite du coude (tumeur blanche fistulisée) et abcès fongueux tibial sporotrichosiques.*

S..., âgé de soixante ans, chaudronnier en cuivre, artérioscléreux et bronchitique, est porteur d'une lésion du coude droit, d'un abcès froid formé de l'extrémité supérieure du tibia gauche (v. p. 338) et d'une cicatrice de gomme siégeant à la cuisse droite. Toutes ces lésions ont été prises pour des foyers tuberculeux. Les lésions du coude et de la jambe ont commencé insidieusement en août 1909.

« En décembre 1909, le coude est déformé par un empâtement considérable qui élargit toute la face postérieure de l'avant-bras. Cette masse montre trois fistules disposées sur une ligne oblique en haut et en dedans, qui contourne la face postérieure du bras pour atteindre l'épitrochlée. L'ulcération inférieure est à quinze millimètres en dehors de la crête du cubitus, à soixante millimètres au-dessous de la pointe de l'olécrâne; la deuxième siége à vingt millimètres en dedans de la crête du cubitus, à quarante millimètres au-dessous de la pointe de l'olécrâne; a troisième correspond exactement à l'épitrochlée à laquelle la lésion adhère. Ces ulcérations ont tous les caractères des ulcérations sporotrichosiques : elles sont entourées d'une zone violacée et pigmentée de vingt à vingt-cinq millimètres de diamètre; les bords de la fistule sont déchiquetés, décollés, et sur deux des lésions, on note deux fistules côte à côte, séparées par un mince point de peau violacée que le processus ulcéreux respecte. La lésion supérieure est formée de trois petites ulcérations déchiquetées et non confluentes.

« Par ces fistules qui ont une largeur de 2 à 6 millimètres et dont on n'aperçoit pas le fond, on voit sourdre un pus visqueux, jaune-verdâtre, mêlé de quelques grumeaux une pression profonde fait apparaître du séro pus et de la sérosité citrine limpide. La palpation montre que la masse empâtée siège sous les muscles de la face postérieure de l'avant-bras : en effet, les mouvements des doigts permettent de sentir les fibres musculaires qui se contractent au-dessus de l'infiltration. »

On avait cru tout d'abord que les lésions étaient juxta-articulaires et non articulaires, car les mouvements étaient indolores, mais la limitation des mouvements extrêmes, la radiographie stéréoscopique, la *douleur profonde à l'interligne articulaire du coude, provoquée par la percussion à distance* sur le poignet, ont prouvé l'existence d'une arthrite du coude accompagnant l'ostéo-périostite des extrémités de l'humérus, du cubitus et du radius.

Le malade, assez indocile, et supportant mal l'iodure, a guéri lentement de son ostéo-arthrite du coude. Il est sorti du service, le coude complètement guéri, mais présentant encore de l'épaississement du tibia.

Il faut bien remarquer que dans ces deux cas, rien au début ne pouvait indiquer la mycose. Le malade de Moure, souffrant d'arthralgie fut d'abord pris pour un syphilitique. L'amélioration par le sirop de Gibert, qui contient de l'iodure, semblait confirmer ce diagnostic. Puis quand s'ouvrit un abcès froid tibial associé à l'hydarthrose, on crut à la tuberculose. L'apparition de la lymphangite permit de redresser cette erreur. Le malade de Landouzy et Gougerot fut catalogué tuberculeux ; on voulait lui gratter le tibia et lui reséquer le coude... Les ostéo-arthrites doivent donc être plus fréquentes que ne semble l'indiquer le petit nombre des observations publiées (v. p. 359); il est probable que les cas reconnus se multiplieront quand les chirurgiens voudront bien rechercher les mycoses dans toutes les arthrites, même dans celles qui leur semblent le plus manifestement gonococciques, syphilitiques ou tuberculeuses [1].

1. Bonnet, de Lyon (*Bull. de la Soc. franç. de Dermat. et de Syph.*, 1er déc. 1910), vient d'ajouter un nouveau cas qui, malgré l'absence de culture du liquide articulaire, nous semble certain (fig. 89).
Le malade, atteint de sporotrichose hypodermique musculaire et ostéo-périostique disséminée (quatre gommes) et d'adénopathie axillaire sporotrichosique, présentait une arthrite du genou que l'on prit pour une tumeur blanche syphilitique. « Le genou droit est augmenté de volume. Il est globuleux. La région rotulienne, le méplat péri-rotulien et la zone du cul-de-sac sous-tricipital sont le siège d'un gonflement très apparent; la main y rencontre une sensation de résistance sans véritable fluctuation. Pas de choc rotulien. Le creux poplité est aussi légèrement soulevé... Il n'y a ni rougeur ni chaleur : la douleur est médiocre, bien que la marche soit assez gênée. » La radiographie montrait un épaississement périostique du plateau tibial. La guérison fut obtenue en un mois par l'iodure.
Gross et Heully, au cours d'une sporotrichose gommeuse généralisée, signalent aussi « une hydarthrose de même nature, dont la culture ne put être faite et qui guérit par l'iodure. La culture fut négative dans le cas d'hydarthrose du genou de Balzer et Burnier (v. p. 365). Troisier et Berthelot ont guéri une ostéo-arthropathie du gros orteil droit par l'iodothyrosine, etc...

Ainsi évitera-t-on de faire des amputations ou des résections à des malades qui, grâce à un diagnostic exact, auraient guéri en quelques semaines par la simple ingestion d'iodure. Faut-il rappeler que les trois malades cités par Duque et atteints de sporotrichose de Schenck ont subi, les deux premiers, une double amputation de cuisse, le troisième, une amputation de l'avant-bras ; que le malade de Jeanselme et Paul Chevallier, atteint de sporotrichose de Jeanselme, a subi une amputation de cuisse pour des lésions sporotrichosiques et que, malgré ces interventions, l'affection a continué d'évoluer et n'a guéri que par l'iodure de potassium. Ces exemples malheureux prouvent une fois de plus toute l'importance pratique du diagnostic de mycose.

XI. — SYNOVITES SPOROTRICHOSIQUES

Prévues et annoncées par nos inoculations expérimentales sur le rat, les synovites sporotrichosiques, recherchées systématiquement sur l'homme, furent bientôt découvertes.

« L'expérimentation nous faisait encore prévoir, disions-nous, l'existence des synovites sporotrichosiques chez l'homme et nous avions insisté dans notre étude de la sporotrichose expérimentale du rat sur un beau cas de synovite à grains des gaînes des tendons du pied (1907-1908). Là encore, nous réclamions des recherche systématiques chez l'homme. Une observation de Hudelo, Monier-Vinard, Braun et Merle, allait nous donner raison ; leur malade, atteint de sporotrichose gommeuse disséminée, souffrait d'une synovite des tendons fléchisseurs des orteils, dont la nature sporotrichosique fut affirmée par la culture que Merle put réussir. » Danlos et Blanc, en 1907, à la Société Médicale des Hôpitaux de Paris, avaient déjà signalé chez leur malade, atteint de sporotrichose palpébrale, une synovite du poignet, mais la culture ne fut pas faite et étant donné que le malade présentait un point d'ostéite radiale et une induration d'un sommet, peut-être s'agissait-il de tuberculose ? Des observations confirmatives ont été apportées par Wyse-Lauzun et Rouslacroix, par de Beurmann, Gougerot, Bith et Heuyer, par Balzer et Burnier, par Gougerot et Levy-Frankel.

Le malade de Hudelo (n° XLII) présenta d'abord quatre gommes sous-cutanées disséminées et une gomme intra-musculaire; il fut atteint tardivement d'une *synovite des tendons fléchisseurs des orteils*.

Les premiers signes furent « des douleurs, d'ailleurs peu vives, au niveau du bord interne du pied droit. » En ce point « remontant en haut, en arrière, et surtout en avant de la malléole interne, on voit et on sent un empâtement peu considérable, profond, sans modification de la peau, peu douloureux à la pression, mais suffisamment sensible pour gêner considérablement la marche.

« L'empâtement profond s'étend peu à peu sur une longueur de 10 à 12 centimètres, en suivant exactement le trajet des tendons fléchisseurs de la gouttière calcanéenne interne; une douleur spontanée, de plus en plus marquée, immobilise le malade au lit; la marche est devenue impossible; la pression profonde est intolérable. De même, on détermine une douleur des plus vives par l'hyper-extension du gros orteil.

« Des ponctions sont faites à plusieurs reprises, au début du mois de mai, en pleine zone empâtée, sans qu'on retire aucune goutte de liquide; peu à peu le foyer inflammatoire se condense, se localise, bombe au niveau de l'interligne astragalo-scaphoïdien, au-dessous et en arrière du tubercule du scaphoïde; la peau rougit ensuite, tandis qu'une fluctuation profonde devenait perceptible; une ponction, pratiquée le 12 mai, donne un demi-centimètre cube de pus bien lié, homogène, épais, de couleur jaune-paille (culture pure).

« Depuis une quinzaine de jours, le processus inflammatoire s'est diffusé à toute la région interne du cou-de-pied; on note un œdème mou, remontant, d'une part, jusque sur la face interne du tibia sur une hauteur de 6 à 9 centimètres, et, d'autre part, débordant vers la face interne du calcanéum; toutes ces régions sont douloureuses à la pression. Aujourd'hui même, la peau rouge, amincie, s'est ouverte pour donner issue au pus par un orifice fistuleux... »

Bonnet, chez son malade atteint de sporotrichose disséminée avec fracture du cubitus, cite un hygroma sporotrichosique de la bourse olécrânienne (voir p. 354).

Wyse-Lauzun et Rouslacroix à Marseille ont cité un beau cas de sporotrichose du poignet au cours d'une sporotrichose disséminée. « Les synoviales de la face palmaire du poignet droit sont envahies. Toute la région est considérablement augmentée de

volume, déformée, rouge et douloureuse ; la peau est creusée de
trois larges ulcérations ; les mouvements de l'articulation sont
impossibles. L'infiltration profonde des tissus se prolonge au loin ;
elle donne tout-à-fait l'impression d'une synovite fongueuse ».

De Beurmann, Gougerot, Bith et Heuyer ont noté chez leur
malade atteint de sporotrichose à gros abcès multiples, et de
spina-ventosa sporotrichosique l'envahissement des gaînes syno-

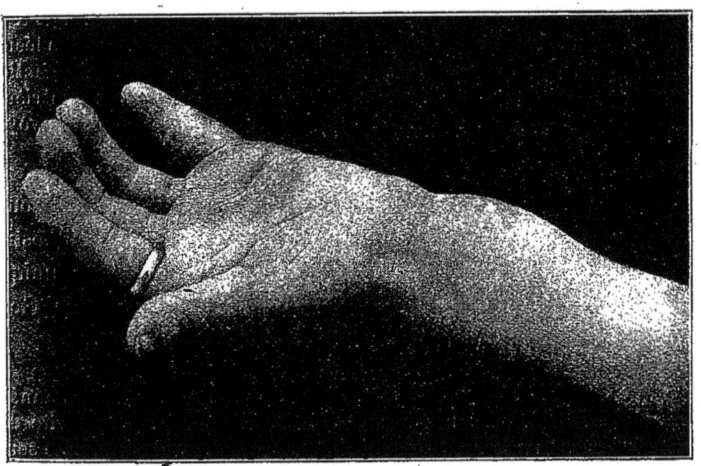

Fig. 90. — Synovite des gaînes des fléchisseurs des doigts.
(Malade de Balzer et Burnier. Photog. de Gastou. Extrait des *Bull. et Mém. de la Soc. méd.
des hôp.*, 21 oct. 1910, n° 26, p. 228).

viales des tendons extenseurs et fléchisseurs du troisième doigt
(v. p. 261 et 334).

Balzer et Burnier, chez leur malade atteint de quatre gommes
sous-cutanées disséminées, d'un faux *spina-ventosa* du cinquième
doigt gauche et d'hydarthrose du genou, signalent au poignet une
synovite de la gaîne commune des fléchisseurs des doigts et une
synovite de la gaîne du tendon fléchisseur du quatrième doigt :
la nature sporotrichosique en fut affirmée par la culture (fig. 90).

« On notait, au niveau du poignet gauche, une tuméfaction arrondie,
siégeant à la face palmaire de la partie inférieure de l'avant-bras et

remontant à trois travers de doigt environ au-dessus du pli du poignet. La peau était d'apparence normale; on y remarquait cependant quelques taches pigmentées, reliquat de pointes de feu antérieures. La consistance de cette masse était demi-molle par places, plus dure en d'autres endroits; la fluctuation était facile à déceler. L'aspect de cette synovite rappelait absolument celui d'une tumeur blanche du poignet, et il est évident que ce diagnostic avait été fait par le médecin de la malade, ainsi qu'en témoignent les pointes de feu. Cette « tumeur » existait depuis quatre mois.

« A la face palmaire de la main gauche, on remarquait une tuméfaction allongée, parallèle au tendon fléchisseur du quatrième doigt. A ce niveau, la peau était rouge, empâtée, sensible à la pression. Une lésion de la gaine du tendon fléchisseur était manifeste. Cette tuméfaction partait du pli palmaire et s'arrêtait à la limite inférieure du quatrième doigt. Il était impossible d'obtenir la double fluctuation et de renvoyer le liquide de la gaine anti-brachiale dans la gaine palmaire. »

Dans tous ces cas la synovite est associée à des gommes sous-cutanées multiples qui en facilitent singulièrement le diagnostic. Quelquefois la synovite peut être la localisation presque unique et l'on conçoit la difficulté du diagnostic ; tel fut le cas de Gougerot et G. Levy-Frankel.

« C..., trente-deux ans, ménagère, souffrant depuis plusieurs années de bronchite chronique, est atteinte depuis trois mois de synovite des tendons fléchisseurs des doigts du côté gauche de la main, et d'une seule gomme hypodermique, siégeant à la cuisse droite, qui n'est apparue que depuis trois semaines. Ces lésions ont été diagnostiquées synovite aiguë et on les a incisées un mois après leur début, puis on a cru à une synovite tuberculeuse; Alglave, voyant le malade, pense à une mycose et nous l'envoie.

« La gomme sous-cutanée de la cuisse est caractéristique et permet d'affirmer le diagnostic clinique, que les cultures des deux foyers confirmeront. Au contraire la synovite aurait été de diagnostic clinique incertain. La synovite est fistulisée à sa partie supérieure et inférieure : sauf en ces deux points, la peau est de couleur normale; ces deux fistules, distantes de 7 centimètres, et qui communiquent entre elles sont percées, à leur centre, de deux gommes qui marquent l'envahissement du tégument; elles laissent suinter une sérosité citrine, tantôt louche, tantôt limpide. Il faut insister sur ce fait que la pression exercée sur les deux gommes fistulisées ne fait sourdre que quelques gouttes de séropus, alors que les mouvements des doigts, le massage de la région intermédiaire entre les deux gommes sur le trajet de la synoviale, expriment une notable quantité de sérosité.

« La guérison, sous l'influence de l'iodure, a été ralentie par une infection staphylococcique secondaire. »

En résumé, les synovites sporotrichosiques peuvent simuler les synovites aiguës cocciennes, la synovite subaiguë gonococcique et les synovites chroniques tuberculeuses. Devant toute synovite aiguë, subaiguë et chronique, il importe donc maintenant de penser systématiquement à une localisation mycosique.

XII. — SPOROTRICHOSES OSSEUSES, OSTÉO-ARTICULAIRES ET SYNOVIALES EXPÉRIMENTALES

« Les sporotrichoses osseuses ostéo-articulaires expérimentales, disions-nous dans notre Mémoire de la *Revue de chirurgie*, ont une importance plus grande qu'on ne pourrait tout d'abord le supposer. Ce sont elles, en effet, qui nous ont prouvé l'existence des localisations osseuses du *Sporotrichum Beurmanni* : elles ont donné l'idée de la recherche systématique de ce parasite dans les foyers d'ostéite et elles ont permis la découverte des ostéites sporotrichosiques humaines. Aujourd'hui encore, elles nous montrent que le *Sporotrichum Beurmanni* est capable de créer de nombreuses lésions osseuses articulaires encore inconnues chez l'homme et elles nous incitent à les rechercher. Elles ont permis en outre une étude anatomique, souvent impossible à faire chez l'homme. »

Les sporotrichoses expérimentales osseuses ont été observées chez le rat, chez la souris, chez le chien.

C'est sur le rat que l'étude de ces lésions est la plus complète; nos expériences de 1906-1907, en collaboration avec Vaucher, ont pu reproduire toute la série des processus ostéo-articulaires aigus et chroniques observés dans d'autres infections[1]. « Dans les os et dans les articulations, disions-nous en mai 1908, le *Sporotrichum*

---

1. En dehors de nos travaux, on a peu cité d'ostéites et d'ostéo-arthrites expérimentales sporotrichosiques : Lutz et Splendore en signalent quelques cas sur le rat; sur quatre « Gamba » (*Didelphis azaræ*), ils ont obtenu une fois, à la suite d'inoculations dans la patte de pus de rat sporotrichosique, un foyer de suppuration enveloppant l'articulation; le pus contenait le micro-organisme en grande quantité et le pouvoir virulent très énergique fut démontré par l'inoculation à un rat.

Beurmanni crée des ostéo-arthrites granuleuse ou abcédées ; des ostéites suppurées avec des abcès migrants vers l'extérieur et fistulisés à la peau ; des synovites à grains ; des ostéites et des périostites hypertrophiantes ; processus ressemblant de tous points aux lésions ostéo-articulaires et synoviales de la bacillose de Koch. »

Les expériences suivantes (résumées) peuvent servir d'exemples.

— Sporotrichose généralisée chronique, consécutive à une inoculation péritonéale : péritonite fibro-caséeuse et ostéo-arthrites, abcès osseux fistulisés, synovites (Rats femelles 5 et 6 : voir p. 408).

Les ostéo-arthrites purulentes de l'articulation tibio-tarsienne et de la cinquième articulation tarso-métatarsienne, cliniquement évidentes, ont été prouvées pendant la vie par la radiographie. Les extrémités osseuses sont déformées, claires, englobées d'hyperostoses ; des poches purulentes bombent sous le périoste et aux interlignes articulaires ; la synoviale est enflammée, baignée de séro-pus.

Aux deux pattes, des *abcès intra-osseux* se sont creusés à l'intérieur du calcanéum. L'un est fermé ; l'autre est fistulisé à la peau qui présente une étroite ulcération de 1 millimètre de diamètre.

A la dissection de la face dorsale du pied, on découvre une *synovite à grains* de la gaîne du quatrième tendon extenseur, formant une traînée blanchâtre granitée qui croise le troisième et le quatrième métatarsien.

Les lésions des pattes postérieures sont donc complexes. Ce sont des ostéo-arthrites tibio-tarsiennes et métatarsiennes avec abcès froids péri-articulaires, ostéite du calcanéum se fistulisant à la peau, sporotrichomes des parties molles péri-articulaires et synovite à grains.

La queue présente des tuméfactions étagées, qui lui donnent un aspect moniliforme. Plusieurs de ces nodosités sont ulcérées à leur sommet. Sur la face dorsale de la queue, près de sa racine, on voit une large ulcération croûteuse ovalaire, longue de 15 millimètres, large de 6 millimètres, entamant le derme, et plus bas, de petites ulcérations arrondies croûteuses de 2 à 4 millimètres. Ces petites ulcérations sont les fistules cutanées d'abcès intra osseux. La queue est en effet parsemée d'abcès creusés dans les ligaments intervertébraux et dans les disques vertébraux. Dans les os, les abcès intra-osseux siègent au centre de la vertèbre, dans la partie spongieuse ; ils sont limités par une bande jaunâtre translucide d'ostéite raréfiante de 0,5 à 1 millimètre de large, en dehors de laquelle l'os reprend sa teinte normale ; la coque d'os compact ne paraît pas atteinte. Plusieurs de ces abcès intra-osseux détruisent les vertèbres sans fuser au dehors et sans ulcérer la peau.

Ces lésions de péritonite fibro-caséeuse, d'ostéo-arthrite et de synovites ressemblent à certaines tuberculoses chroniques de l'enfance.

— Sporotrichose chronique généralisée. Péritonite granuleuse discrète asciti-que avec orchite suppurée fistulisée à la peau, ostéo-arthrite et ostéite hyper-trophiante du tibia et du péroné (figure 91).

Les rats mâles 7 et 8 ont été inoculés dans le péritoine avec 1 centi-mètre cube de *Sporotrichum Beurmanni* (échantillon U).

Rapidement les deux testicules sont envahis, les bourses deviennent volumineuses ; vers le quarantième jour, lés sporotrichomes testicu-laires se fistulisent et ulcèrent la peau. En plusieurs points, il se forme une sorte de fongus, les testicules abcédés fistulisés sont presque

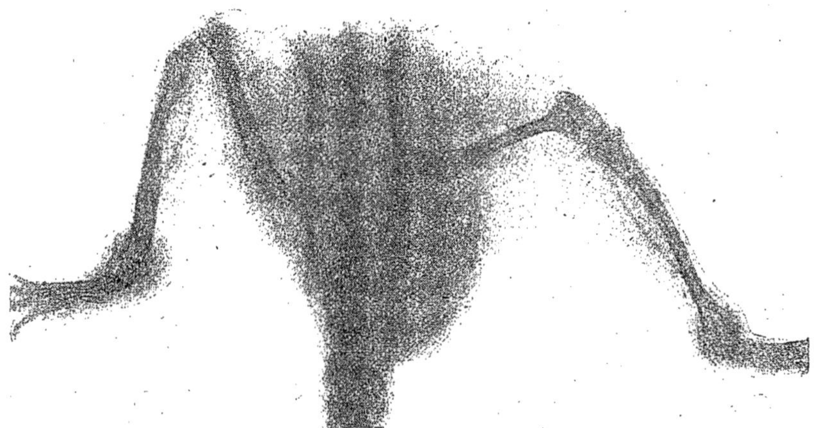

Fig. 91. — SPOROTRICHOSE OSTÉO-ARTICULAIRE DU RAT. *Arthropathies tibio-tarsiennes et métatarsiennes droite et gauche. Ostéite hypertrophiante et périostose diffuse de la moitié inférieure du tibia et du péroné de la patte droite (côté gauche de la figure.)*

On aperçoit le contour du scrotum tuméfié par une orchite double intense (de Beurmann, Gouge-rot et Vaucher. Radio Gaston. Extrait *Soc. méd. des hôp.*, 22 mai 1908).

entièrement détruits. Puis les jointures des pattes postérieures se tuméfient.

Les rats meurent : le premier, le cinquantième jour, le second, le soixante-troisième jour.

A l'autopsie, toute trace du point d'inoculation a disparu.

Sur le péritoine et dans les viscères, quelques tubercules peu nom-breux sont disséminés partout. La séreuse contient un liquide clair ; il n'y a pas d'adhérences entre les anses intestinales. Les viscères abdomi-naux, foie, rate, sont envahis par de petites granulations. Le peu d'in-tensité de la péritonite contraste avec la destruction presque complète des deux testicules.

Les autres viscères sont peu ou pas atteints ; on ne relève que quelques granulations sur la plèvre diaphragmatique et dans les ganglions axillaires.

Les lésions osseuses sont au contraire intenses (fig. 91).

Les parties molles de la patte ne paraissent pas lésées et se laissent facilement disséquer ; le périoste est opaque. Le tibia et le péroné de la patte postérieure droite sont augmentés de volume dans leur moitié inférieure et déformés par l'ostéite hypertrophiante. La face interne du tibia, qui normalement doit être concave, est boursouflée, saillante ; l'os est blanc, opaque, alors que sur un tibia normal il est blanc-bleuté et légèrement transparent. Le contraste est frappant entre la partie inférieure malade et la partie supérieure de l'os restée saine.

Autour des articulations tibio-tarsiennes et tarso-métatarsiennes, les interlignes et les tissus articulaires sont tachetés de très fines granulations, sans gros abcès. Les os du tarse et leurs extrémités tibiales sont irrégulièrement hypertrophiés par l'ostéite raréfiante et hyperostosante ; les surfaces osseuses sont parsemées d'exostoses irrégulières; le massif osseux est clair à la radiographie. L'ouverture de l'articulation tibio-tarsienne montre qu'elle ne contient pas de pus, mais la surface synoviale enflammée laisse transparaître de très fines granulations intra-osseuses.

Sporotrichose généralisée chronique du chien avec ostéite et rhinite sporotrichôsiques (figure 92). — Inoculé à dose faible dans les artères ou dans le péritoine, le *Sporotrichum Beurmanni* peut déterminer une infection généralisée chronique, permettant une longue survie de l'animal et même la guérison complète. L'observation du chien n° 12 est particulièrement nette. Ce jeune chien a été inoculé en même temps que les chiens n° 13 et n° 14 avec la même émulsion de *Sporotrichum* γ, mais il n'en a reçu qu'un centimètre cube, alors que les chiens n° 13 et n° 14, qui moururent de sporotrichose aiguë, reçurent 2 et 3 centimètres cubes. L'animal a présenté quelques phénomènes d'infection, de la tristesse, de l'abattement, et l'on a pu mettre en évidence la généralisation de l'infection par la culture du sang de la saphène externe de la patte postérieure ; cette culture en effet a été positive au sixième jour.

L'animal s'est remis très rapidement ; de 1.350 grammes, son poids est monté en juillet 1908 à 20 kilogrammes. En mars et en avril 1908, il a présenté des localisations chroniques : rhinite, ostéite de la patte postérieure (*figure* 92). L'ostéite a débuté au commencement d'avril; elle semble localisée à la première phalange du cinquième doigt de la patte postérieure. Le doigt s'est tuméfié, puis la tuméfaction s'est ulcérée sur la face dorsale ; l'ulcération s'est recouverte d'une croûte brunâtre. La cicatrisation a été rapide et il est resté une périostose indolore, irrégulière, avec hypertrophie massive de la phalange. L'animal se remet peu à peu et paraît maintenant guéri.

Les localisations aux os des extrémités sont les plus fréquentes, mais le *Sporotrichum Beurmanni* peut atteindre d'autres parties du squelette. Chez le chat [1] et chez le rat, nous avons noté des périostites et des gommes osseuses de la face.

Périostite suppurée faciale. — Le rat n° 2, inoculé dans la patte postérieure gauche avec 0,5 centimètres cubes de culture de *Sporotrichum Beurmanni* β, mort cent trente-sept jours après, de sporotrichose viscérale, a présenté des métastases cutanées et osseuses. « Des métastases se sont faites à la peau et dans les os. La dernière apparue est une infiltration hypodermique et périostée de la face latérale droite du museau. Cette lésion est recouverte d'une croûte brun-grisâtre qui se détache facilement; au-dessous d'elle, on découvre une ulcération large de 10 millimètres, peu profonde et seulement dermique, à bords irréguliers presque polycycliques; son fond est plat quoique inégal; la lésion dermique ulcéro-croûteuse ne communique pas avec la lésion hypodermique périostée, qui est beaucoup plus étendue qu'elle. La lésion profonde décolle l'hypoderme et le périoste sur une très large surface; elle occupe toute la face latérale droite du museau, atteint l'orbite et empiète même sur le côté gauche; l'os dénudé est rugueux, irrégulier, terne, piqueté de points rouges.

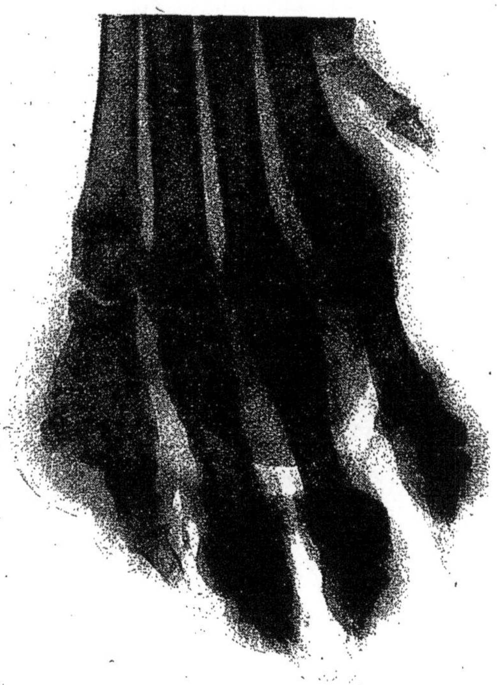

Fig. 92. — Ostéite sporotrichosique de la patte postérieure du chien, n° 12. *Exostose irrégulière du périoste et hypertrophie massive de la première phalange.*

1. DE BEURMANN, GOUGEROT et VAUCHER. Sporotrichose du chat, *Compt. rend. des séances de la Soc. de Biol.*, 20 février 1909, n° 8 et 9, p. 338 et 370.

Tous ces faits prouvent la multiplicité des sporotrichoses osseuses et articulaires.

Étude anatomique et histo-bactériologique des ostéïtes sporotrichosiques (figures 93 à 97). — Les lésions osseuses et ostéo-articulaires, dues au *Sporotrichum Beurmanni*, semblent au premier abord extrêmement complexes, parce qu'elles sont surprises à des stades différents de leur évolution.

Parfois les articulations tibio-tarsienne, astragalo-calcanéenne,

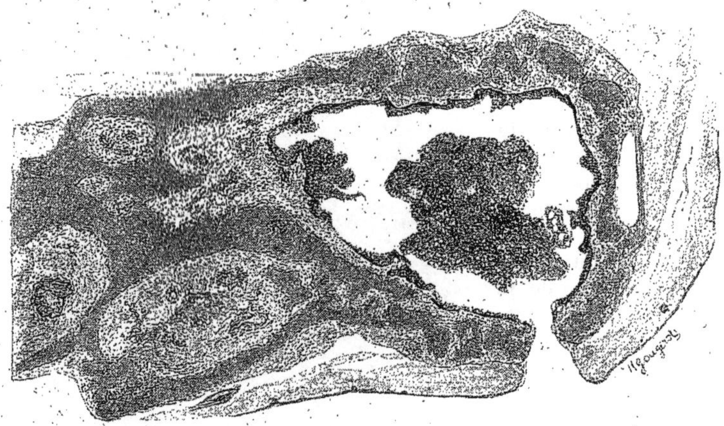

Fig. 93. — Gros abcès sporotrichosique du calcanéum fistulisé a la peau.

L'abcès creusé à la partie postérieure de l'os est vidé ; sa paroi est fibreuse, tapissée d'une mince couche de pus. En plusieurs points, notamment à la partie antérieure et à gauche, il existe des sortes de végétations fongueuses, constituées par des cellules mononucléées ou binucléées épithélioïdes, irrégulièrement rangées, souvent perpendiculaires à la paroi et disposées en raquette. Près de la cavité de l'abcès, le tissu s'infiltre de polynucléaires et de macrophages acidophiles. La paroi fibreuse est formée de fibres collagènes parallèles, denses et serrées, entremêlées à des cellules fusiformes aplaties ; le liseré en contact avec le pus est presque toujours nécrosé. — La coque osseuse est profondément altérée par l'ostéite raréfiante et la médullite cellulaire. — La partie antérieure de l'os est atteinte de médullite fibro-cellulaire, tachetée de petits abcès, de follicules tuberculoïdes, de cellules géantes... Les lésions sont donc généralisées et intenses. (Dessin de Gougerot).

tarsiennes sont atteintes. La cavité articulaire est remplie d'éléments cellulaires plus ou moins altérés ; la séreuse et la capsule ligamenteuse sont rouges et épaissies, infiltrées de cellules ; les lames internes du cartilage sont ternes, dépolies, elles desquament et subissent parfois la nécrose ; les cellules cartilagineuses se tuméfient et se multiplient dans leur capsule (fig. 94).

Les parties molles sont fréquemment envahies : des fusées purulentes, parties d'un abcès osseux, d'un abcès articulaire ou d'une synovite, s'infiltrent entre les tendons et les muscles et décollent parfois leurs insertions. Çà et là sont disséminés des gommules, des follicules isolés, enkystés de sclérose. Les abcès tendent à

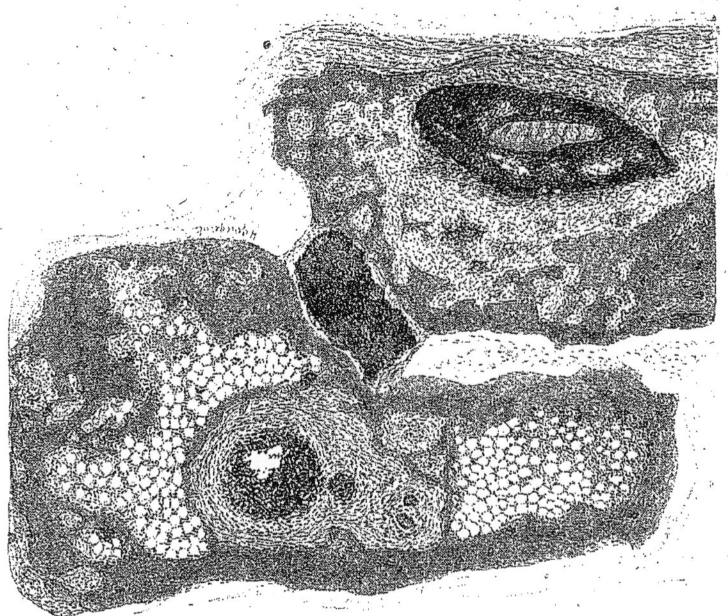

Fig. 94. — Ostéite sporotrichosique et ostéo-arthrite astragalo-calcanéenne.

L'astragale est atteint d'ostéomyélite purulente ; une partie de la cavité médullaire est remplie par une nappe purulente ; la paroi supérieure de l'os est nécrosée et forme un séquestre flottant dans le pus. Le pus tend à fuser à l'extérieur, le périoste épaissi, fibreux, bombe au dehors. — Le calcanéum est moins profondément lésé. A son extrémité antérieure et postérieure, les lésions se réduisent à de la médullite cellulaire avec ostéite raréfiante. La partie moyenne est occupée par deux sporotrichomes nodulaires, englobés dans une même gangue scléreuse ; le nodule postérieur, qui est le plus gros, représente le schéma de la gomme sporotrichosique : abcès central à polynucléaires et à macrophages parasités, zone moyenne épithélioïde, zone externe à cellules basophiles mononucléées et à paroi fibro-cellulaire. Le nodule antérieur, plus petit, est un aggloméral de follicules tuberculoïdes centrés de belles cellules géantes. — Entre les deux os, la cavité articulaire est remplie de pus ; il y a donc une arthrite purulente (Dessin de Gougerot).

ulcérer la peau, nécrosent le derme et l'épiderme ; l'abcès « froid » d'origine osseuse se fistulise (fig. 93).

Dans les os, les lésions sont intenses : toutes les parties de l'os, périoste, os compact, moelle, diaphyse ou épiphyse peuvent être atteintes. Les lésions localisées ou diffuses, d'âges différents, de tendances différentes, s'entremêlent irrégulièrement sur le même os ou sur des os voisins. Ces variations de siège, de diffusion, de tendance, d'âge, expliquent le polymorphisme apparent des ostéites, mais le processus est toujours le même à des stades différents d'évolution, avec sa double tendance purulente et scléreuse, et il est facile de reconstituer l'histogenèse des lésions.

1° En plusieurs points on surprend le début des lésions, soit dans les os encore peu atteints, soit à la périphérie d'une lésion ancienne, soit à l'extrémité d'un os long, dont l'autre épiphyse est profondément lésée. La moelle osseuse, vacuolée de cellules adipeuses, commence à réagir ; les travées qui séparent les grosses cellules graisseuses s'élargissent et à leur intérieur les cellules myéloïdes se multiplient, mais sans former encore de nappe confluente d'infiltration cellulaire ; les capillaires congestionnés sont remplis de nombreux polynucléaires ; les grosses cellules adipeuses sont légèrement enflammées, leur protoplasma tuméfié segmente en vacuoles secondaires la masse graisseuse. L'os compact est encore indemne, bien que les canaux de Havers commencent à s'enflammer.

2° En d'autres points, l'inflammation osseuse est plus marquée. Dans les cavités médullaires, les travées d'infiltration cellulaire deviennent de plus en plus larges, et bientôt confluent en une nappe continue vacuolée de rares débris de cellules adipeuses. Cette infiltration cellulaire est complexe : les grands et les moyens mononucléaires prédominent ; il s'y mélange des myélocytes neutrophiles, éosinophiles, basophiles, des polynucléaires et des hématies nucléées ; les cellules adipeuses, par atrophie proliférative, ont résorbé leur graisse, elles reviennent à l'état indifférencié, se confondent avec les cellules médullaires enflammées ; quelques-unes se sont transformées en cellules géantes tuberculoïdes, leur origine adipeuse étant attestée par la persistance d'une ou de plusieurs gouttes de graisse. — L'os compact est atteint d'ostéite raréfiante, les cellules des canaux de Havers et les ostéoblastes enflammés ont résorbé l'os : les canaux de Havers sont élargis, tachetés de cellules rondes nombreuses, sillonnés de capillaires congestionnés à endothélium tuméfié basophile ; les trabécules osseuses sont amincies, parfois déchiquetées et sur leurs bords sont rangés les ostéoblastes enflammés et quelques myéloplaxes ostéoclastes, qui se sont creusés une large vacuole dans l'os qu'ils rongent. Les lamelles de la bordure des trabécules osseuses atteintes de ce processus raréfiant prennent souvent, peut-être sous l'influence de la résorption calcaire, une teinte violacée (au Dominici), différente de la teinte rosée acidophile des lamelles du centre des mêmes travées osseuses. C'est sur le bord de la cavité médullaire agrandie, que le processus d'ostéite raréfiante est le plus marqué.

3° Les lésions s'arrêtent parfois à ce stade : l'infiltration cellulaire, faite surtout de mononucléaires, est confluente ; l'ostéite raréfiante est très marquée. Mais le plus souvent, avant même que l'infiltration cellulaire ne soit aussi serrée, le processus se complique et évolue dans différents sens : la sclérose, la formation de sporotrichomes nodulaires sont les évolutions les plus fréquentes.

4° L'infiltration cellulaire se sclérose, les cellules enflammées indifférenciées se différencient en fibroblastes et élaborent des fibrilles collagènes. Si la moelle osseuse se sclérose, alors que toutes les cellules adipeuses ne sont pas encore résorbées, elle devient une nappe fibro-cellulaire semée de larges vacuoles. Si la sclérose atteint l'infiltrat médullaire confluent, toute la cavité de l'os est transformée en une nappe scléreuse fibro-cellulaire plus ou moins riche en cellules fusiformes et en capillaires, suivant l'ancienneté des lésions.

Cette sclérose est le plus souvent étendue à toute la cavité médullaire, parfois elle ne forme qu'un petit placard à bords diffus, entouré de moelle vacuolée, infiltrée de cellules et non sclérosée.

Presque toujours la nappe fibreuse est tachetée de sporotrichomes nodulaires, parfois de cellules géantes isolées.

La transformation fibro-cellulaire et la sclérose qui en résultent envahissent les canaux de Havers dilatés et infiltrés, si bien que l'os devient une nappe scléreuse, tachetée de débris de trabécules osseuses ; il y a à la fois ostéite raréfiante et sclérose osseuse. Il est à remarquer que cette sclérose n'est pas un processus éteint cicatriciel, car il existe encore çà et là des capillaires dilatés, des

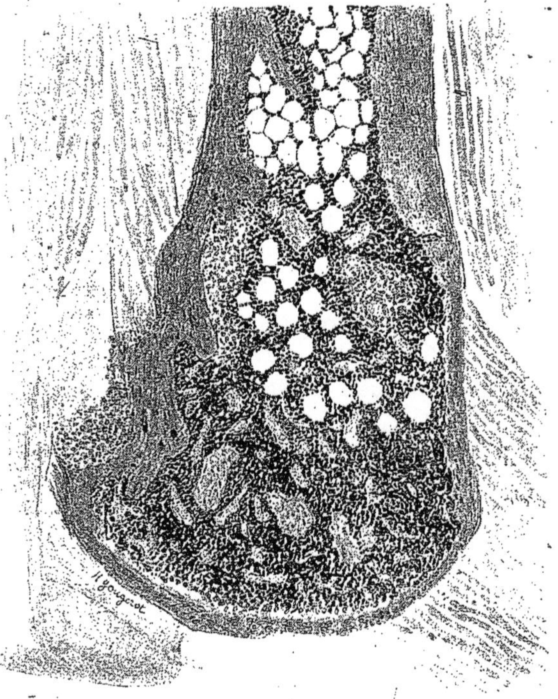

Fig. 95. — Ostéomyélite sporotrichosique (extrémité inférieure du tibia).

Dans la diaphyse, la moelle est enflammée ; les cellules myéloïdes multipliées forment des travées plus ou moins larges, séparant les grosses vacuoles des cellules adipeuses. A l'épiphyse inférieure, les lésions sont intenses : nappe cellulaire serrée confluente, constituée de polynucléaires et de mononucléaires, avec un follicule tuberculoïde centré de cellules géantes. La médullite envahit la coque osseuse atteinte d'ostéite raréfiante, ce qui explique l'isolement des trabécules osseuses très amincies et parfois nécrosées ; la coque osseuse amincie est parfois réduite à une membrane revêtue de cartilage enflammé. — Les lésions diffusent à l'os tout entier : à l'épiphyse supérieure, la médullite intense forme une nappe cellulaire serrée, sans vacuoles ; elle est tachetée de petits placards nécrosés (Dessin de Gougerot).

traînées cellulaires et surtout des myéloplaxes ostéoclastes en bordure des travées osseuses.

5° Çà et là, dans l'infiltration cellulaire ou dans la sclérose, sont disséminés des nodules, follicules épithélioïdes avec ou sans cellules géantes, des cellules géantes isolées, des gommules à centre abcédé formé de polynucléaires et de macrophages, à

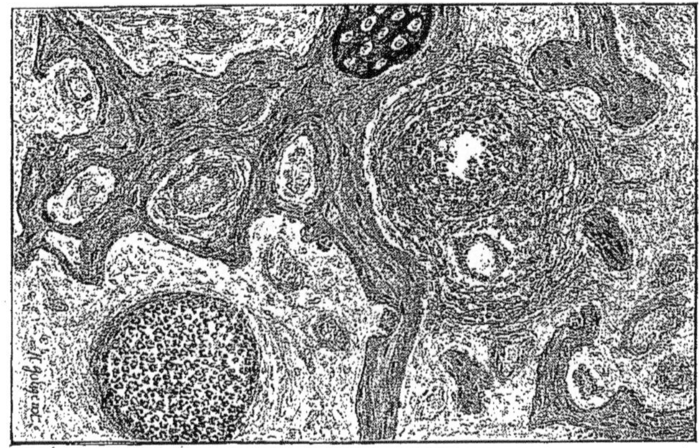

Fig. 96. — OSTÉITE SPOROTRICHOSIQUE (détail).

Médullite fibro-cellulaire : Les canaux de Havers et les aréoles osseuses sont remplies d'une moelle enflammée, fibreuse, riche en cellules mononucléées et treillissées de fibrilles collagènes. Les capillaires sont dilatés. — *Ostéite raréfiante* : Les trabécules sont amincies. Sur leurs bords sont enclavées des cellules uninucléées, des ostéoclastes et quelques myéloplaxes. La bordure de la travée osseuse a parfois une teinte violacée, alors que la partie centrale est rosée acidophile. Dans cette bordure, les ostéoblastes semblent enflammés. — *Nodules sporotrichosiques* : A droite : gommule sporotrichosique à micro-abcès central, à zone moyenne épithélioïde, contenant un follicule tuberculoïde centré d'une belle cellule géante, à zone externe fibro-cellulaire. — A gauche et en haut, follicule scléreux encastré dans une aréole osseuse; ce follicule est formé d'une grosse cellule géante centrale qu'entourent quelques cellules épithéloïdes entremêlées de fibrilles collagènes ; il est identique aux follicules tuberculeux bacillaires. — A gauche et en bas, abcès à polynucléaires, dont la bordure est formée de fibres collagènes nécrosées. — Les parasites sont nombreux dans les gommules et dans les abcès (v. fig. 97) (Dessin de Gougerot).

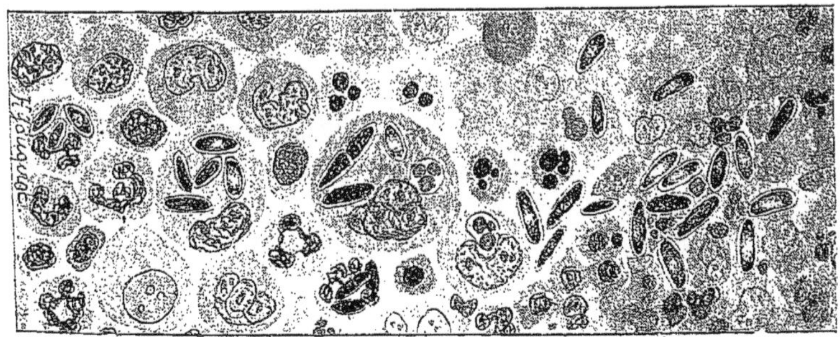

Fig. 97. — PARASITES AU CENTRE D'UNE GOMMULE OSSEUSE

Micro-abcès central d'une gommule intra-osseuse. A gauche, cellules peu altérées : macrophages et moyens mononucléaires, polynucléaires. — A droite : éléments très altérés à noyaux dégénérés pâles ou pyknotiques foncés, à protoplasma nécrosé. — De nombreux parasites sont disséminés partout, ovalaires et inégaux, longs de 4 à 8 μ, larges de 2 μ, basophiles, finement granuleux, foncés ou pâles, plus colorés à leurs extrémités et encerclés d'un fin liseré incolore hyalin.

zone moyenne épithélioïde, à zone externe lympho-conjonctive ou fibro-conjonctive, des micro-abcès isolés. Ces formations nodulaires ont la structure habituelle des sporotrichomes ; on retrouve dans la moelle osseuse et dans l'os-toutes les variétés des follicules et des gommules sporotrichosiques, leurs diverses évolutions et leur double tendance, suppurative au centre, fibreuse à la périphérie.

Les sporotrichomes abcédés s'entourent, suivant la règle, de sclérose fibro-cellulaire. Sur plusieurs os, les lésions anciennes forment donc de petits abcès, à paroi fibreuse plus ou moins épaisse, séparés par du tissu médullaire en réaction cellulaire ou fibro-cellulaire ou bien par des travées osseuses raréfiées. Un calcanéum, plusieurs vertèbres, sont ainsi tachetés de trois à quatre abcès fibreux, mêlés à des abcès plus récents ou à des sporotrichomes folliculaires tuberculoïdes ; tout autour, dans l'os environnant et enflammé, les canaux de Havers très élargis sont remplis, tantôt de tissu scléreux fibreux dense, tantôt de tissu fibro-cellulaire parsemé de rares follicules tuberculoïdes à belles cellules géantes centrales, tantôt de moelle osseuse vacuolée, enflammée, riche en cellules mononuclées et polynucléées avec quelques éosinophiles.

La lésion aboutit au *gros abcès à paroi fibreuse* : « un abcès déjà ancien a détruit tout le centre d'une vertèbre ; il a perforé la partie antérieure de l'os et fusé au dehors, atteignant la peau qui est prête à s'ulcérer. La paroi de cet abcès intra-osseux est épaisse et fibreuse. Du centre de l'abcès à la périphérie de l'os, on a la succession des zones suivantes : 1° la collection purulente, formée de polynucléaires et de macrophages pressés les uns contre les autres, la plupart dégénérés acidophiles, quelques-uns encore peu altérés avec noyaux bien conservés, contenant des formes oblongues du *Sporotrichum ;* 2° un liseré étroit, nécrosé, orangeophile, constitué par des fibres collagènes tuméfiées et fusionnées, parsemé de débris opaques de nature pyknotique ; 3° une paroi fibreuse : zone large formée de fibres collagènes moyennes et fines, ondulées, très serrées, entremêlées de rares cellules conjonctives fusiformes et parsemées de quelques macrophages et de quelques polynucléaires ; 4° au dehors, la sclérose fait place, par une transition très rapide, à une zone de médullite fibro-cellulaire ; les fibres collagènes fines, peu serrées, sont entrecroisées en mailles losangiques aplaties qui contiennent de nombreuses cellules mononucléées, quelques polynucléaires, des globules rouges et des cellules granuleuses de la série myéloïde ; les capillaires sont gros et congestionnés. Cette zone peut être tachetée de follicules, de microabcès et de gommules ; 5° on arrive enfin aux trabécules osseuses, amincies par l'ostéite raréfiante et séparées par de larges canaux de Havers comblés par du tissu fibro-cellulaire ou remplis de moelle en réaction inflammatoire. Parfois un de ces gros abcès à paroi fibreuse a détruit une partie de l'os qui ne l'entoure plus que d'une mince coque (calcanéum) et le pus, fusant en un point, forme un abcès froid dans les parties molles. »

C'est dans le centre abcédé de ces nodules que les parasites sont le plus nombreux ; ils revêtent la forme courte habituelle décrite par nous en 1906 ; ils sont libres dans des magmas nécrosés ou phagocytés à l'intérieur des macrophages et parfois des polynucléaires (fig. 97).

6° Plus rarement, l'infiltration cellulaire intra-médullaire subit la transformation purulente massive : il se forme un large abcès.

« A l'intérieur d'un astragale, atteint de médullite fibro-cellulaire avec ostéite raréfiante, s'étend un large abcès, formé de polynucléaires très serrés plus ou moins pyknosés ; la nappe de pus est vacuolée. Ce vacuolage, seul reste des cellules adipeuses nécrosées, persiste encore parfois sur de très gros abcès, dont la périphérie s'enkyste d'une paroi fibreuse épaisse. Tout autour, en pleine médullite fibreuse, sont disséminés des micro-abcès à polynucléaires et à macrophages souvent peu altérés, quoique toujours parasités. La limite de ces micro-abcès est brusque, le plus souvent marquée par un étroit liseré de fibres collagènes nécrosées ; les follicules tuberculoïdes fibreux, à belles cellules géantes centrales, sont plus rares. »

Exceptionnellement la transformation purulente envahit toute la cavité de l'os : l'afflux des polynucléaires et des macrophages a tout noyé et tout détruit ; il n'y a pas eu enkystement fibreux et le pus baigne directement les surfaces osseuses, les trabécules raréfiées et remplit les canaux de Havers. Il n'est pas rare que l'os se nécrose alors et forme séquestre. Tantôt le séquestre est encore vaguement adhérent à l'os vivant, tantôt il flotte au milieu de

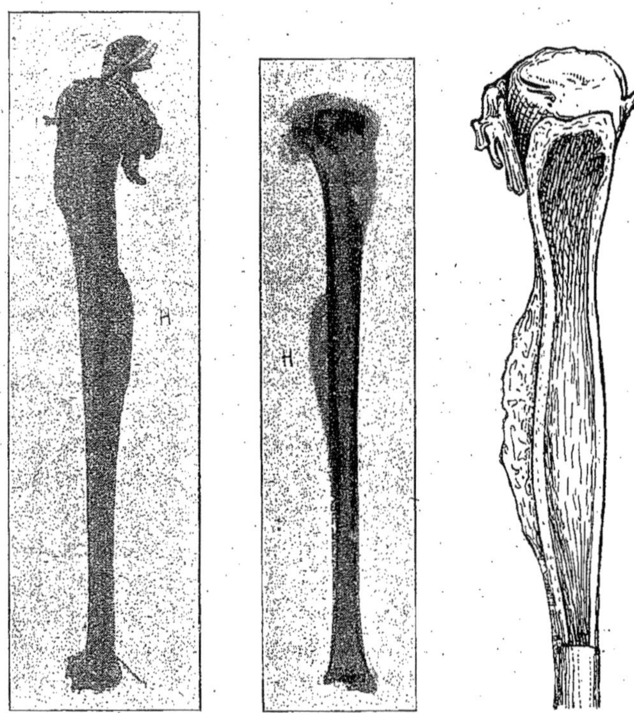

Fig. 98, 99, 100. — Ostéo-périostite hémisporosique expérimentale du tibia.

Fig. 98. — *Lésions de la diaphyse* d'un lapin, H, hyperostose, photographie de l'os disséqué et dépériosté. On voit en H. la forte saillie faite par le foyer osseux.
Fig. 99. — Radiographie de la même lésion ; l'os néoformé est plus transparent que l'os compact diaphysaire ancien (cliché Infroit).
Fig. 100. — Coupe de la lésion. (Expériences et dessins de Gougerot et Caraven). Extraits de la *Revue de chirurgie*, 1909-1910.

l'abcès ; toute la partie compacte de la coque osseuse est nécrosée, le pus bombe sous le périoste et peut envahir les parties molles : il y a ostéo-myélite sporotrichosique aiguë.

Les lésions précédentes atteignent la moelle osseuse et l'os compact, elles n'envahissent le périoste que secondairement : ce sont donc des *ostéomyélites* sporotrichosiques. Mais parfois le périoste peut être pris, sans que la moelle osseuse soit atteinte ; la périostite est primitive, l'ostéomyélite est secondaire, tardive et toujours moins prononcée. Les exemples de ces périotistes primitives ne sont pas rares : sur le massif osseux facial du rat, nous avons observé une périostite aiguë purulente, décollant le périoste

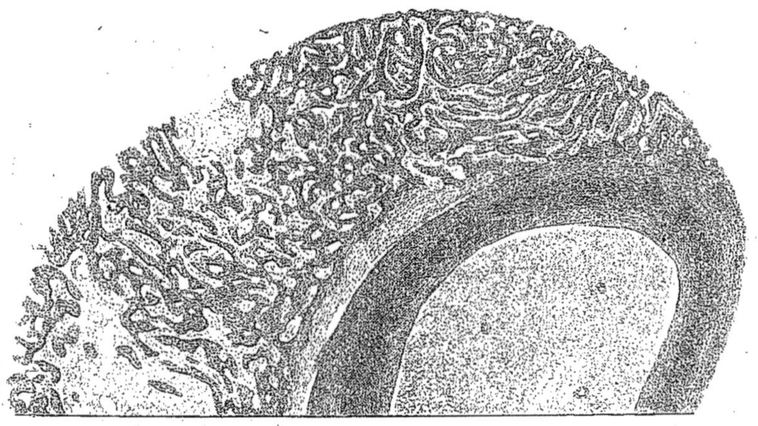

Fig. 101. — Ostéo-périostite diaphysaire hémisporosique du lapin identique a l'ostéo-périostite hémisporosique humaine.

L'os nouveau forme une bande trois et quatre fois plus épaisse que la coque compacte de la diaphyse normale, il est formé de trabécules osseuses épaissies séparées par de larges canaux de Havers. Une moelle fibro-cellulaire remplit ces canaux de Havers néoformés et parcourus de vaisseaux dilatés ; parfois la moelle osseuse très infiltrée est restée vacuolée de ses cellules graisseuses ; exceptionnellement, l'infiltration cellulaire se condense en un nodule ou en une trainée de mononucléaires. Il y a donc ostéite à la fois raréfiante et hypertrophiante et médullite fibro-cellulaire. La coque compacte de la diaphyse est peu enflammée, la moelle osseuse intra-diaphysaire est en réaction inflammatoire cellulaire. (Gross. $\frac{11}{1}$). (Expérience et préparation de Gougerot et Caraven. Dessin de Bessin.)

et entamant l'os sous-jacent qui était atteint d'ostéite raréfiante ; chez le chat, une gomme périostique s'enfonçait profondément dans l'intérieur de l'os ; aux extrémités, sur les métacarpiens et les métatarsiens, plusieurs fois nous avons relevé par la radioscopie ou par la dissection des hyperostoses périostiques parfois exubérantes.

8° Les lésions semblent pouvoir guérir complètement, mais le

plus souvent la réparation dépasse le but ; l'ostéite est condensante, des hyperostoses périostées déforment l'os. Cette lésion était
particulièrement nette sur un tibia et un péroné de rat dans leur
partie inférieure. Cette hyperplasie osseuse peut étouffer la moelle
et les sporotrichomes nodulaires, mais parfois, dans la cavité
médullaire sclérosée, persiste une gommule ou des micro-abcès.

Telles sont les diverses lésions des ostéomyélites et des périostites sporotrichosiques.

On ne saurait trop insister sur le mélange des lésions de tendances variées et surprises à des stades différents de leur évolution. Sur le même os ou sur des assemblages d'os voisins, on
trouve entremêlées, avec des segments d'os normal et de moelle
normale délicatement réticulée et vacuolée, les lésions suivantes :
moelle légèrement enflammée à travées épaisses, médullite naissante ; moelle enflammée infiltrée à larges travées, encore vacuolée, avec ostéite raréfiante cellulaire ; infiltration cellulaire confluente diffuse ou localisée, formant un placard entouré de médullite moins intense ; sporotrichomes nodulaires, follicules, cellules
géantes isolées, micro-abcès, gommules à trois zones ; gros et
petits abcès enkystés de sclérose, intra-osseux, ou envahissant les
parties molles, se fistulisant à la peau, ; sclérose médullaire, fibro-
cellulaire diffuse, généralisée envahissant l'os, ou partielle, formant des placards isolés au milieu d'une nappe de médullite
cellulaire ; abcès diffus et formation de séquestres ; périostites ;
arthrites et synovites ; ostéite condensante et périostoses, etc...

On voit que le *Sporotrichum Beurmanni* reproduit des ostéomyélites aiguës congestives et purulentes avec séquestres, des
périostites suppurées, des abcès froids osseux, des ostéomyélites
chroniques avec nodules abcédés et scléreux, des hyperostoses et
des ostéites condensantes, lésions analogues, à celles des ostéomyélites aiguës cocciennes et à celles des ostéites chroniques tuberculeuses et syphilitiques...

« Devant toute ostéite, arthrite, synovite, aiguë, subaiguë ou
chronique, on doit désormais discuter le diagnostic de sporotrichose et chercher à le vérifier par la culture des lésions et par la

sporo-agglutination ; ces épreuves faciles et simples sont à la portée de tous ; leur simplicité, leur rapidité en font des procédés de
clinique courante. Les conséquences pronostiques et thérapeutiques
qui découlent du diagnostic de sporotrichose imposent ces recherches. En effet, grâce à ce diagnostic, on libère le malade des
soupçons de tuberculose ou de syphilis ; on le guérit par le traitement iodo-ioduré, on lui évite une intervention sanglante inutile,
et parfois même, des mutilations irréparables. »

SPOROTRICHOSES VISCÉRALES

Prévision par l'expérimentation. Richesse des localisations viscérales expérimentales. Rareté des observations humaines. — Critique des observations :
Pyélo-néphrite. Sporotrichoses broncho-pulmonaires. Orchite.

C'est encore à l'expérimentation que l'on doit la découverte des
sporotrichoses viscérales, qui semblent jusqu'ici exceptionnelles
chez l'homme. Nos recherches, en collaboration avec Vaucher, ont
démontré que chez les animaux, rats, lapins, cobayes, chiens, etc.,
le *Sporotrichum Beurmanni* peut provoquer toutes les lésions viscérales possibles, depuis les septicémies analogues aux typhobacil-
loses de Landouzy, depuis les granulies, jusqu'aux scléroses chroniques des viscères ; que le parasite peut atteindre tous les organes
en déterminant les affections les plus variées : cirrhoses du foie,
néphrites, pneumonies, orchites, cavernes pulmonaires, nodules
crus dans les poumons, granulie de dissémination secondaire et
méningite aiguë terminale, grosse gomme rénale, sporotrichome
hypertrophique du cœcum, etc., etc... Nos expériences annon-
çaient donc l'existence des sporotrichoses viscérales chez l'homme ;
nous demandions, et nous demandons encore, que l'on veuille bien
rechercher le *Sporotrichum Beurmanni* dans les lésions viscérales,
« ne doutant pas, disions-nous, que nos prévisions ne soient vérifiées comme elles l'ont déjà été pour les os et les synoviales. » Et
de fait, Rochard, Duval et Bodolec, viennent de publier un cas de
pyélo-néphrite sporotrichosique gravidique, Maurice Lagoutte et
Briau, Gaucher et Monier-Vinard ont observé l'orchi-épididymite

sporotrichosique; Séguin, une septicémie avec congestion pulmonaire ; Chantemesse et Rodriguez annoncent la prochaine publication d'un cas de sporotrichose pulmonaire.

Ces cas sont restés jusqu'à présent isolés. Toutes les autres observations de sporotrichoses viscérales, indiquées par différents auteurs, sont douteuses et l'hypothèse de la nature sporotrichosique des lésions observées ne s'appuie que sur leur coïncidence avec d'autres lésions sporotrichosiques; il n'y a aucune preuve bactériologique. Ravaut et Civatte ont observé une phlébite au cours d'une sporotrichose cutanée ; Gaucher et Monier-Vinard et plusieurs auteurs ont signalé des lésions pulmonaires chez les sporotrichosiques, mais la tuberculose est si fréquente chez ces malades que l'on doit exiger une démonstration bactériologique directe. « Le saprophytisme du *Sporotrichum Beurmanni* sur les muqueuses prouve, disions-nous dès 1907 à propos de notre malade n° VI, qu'il ne faut pas se hâter de conclure à une sporotrichose viscérale du fait de la présence du *Sporotrichum* dans l'expectoration. Celle-ci, en effet, peut-être mêlée de salive et de mucus pharyngé... Notre malade tousse et crache, il a aux sommets des signes suspects, ses crachats auraient pu en passant se souiller de mucus amygdalien ou de l'enduit de la petite ulcération et donner des *Sporotrichum* en culture ; on aurait pu croire à une sporotrichose pulmonaire, sans la démonstration actuelle du saprophytisme du *Sporotrichum* sur la muqueuse bucco-pharyngienne. » N'est-ce pas un fait analogue et encore plus probant, puisqu'il a été suivi d'autopsie, qu'ont publié Laubry et Esmein à la Société médicale des Hôpitaux de Paris, le 9 mai 1907 ? L'expectoration de leur malade contenait du *Sporotrichum Beurmanni* démontré par la culture, et cependant une autopsie minutieuse n'a pu découvrir aucune lésion sporotrichosique des poumons ; les cultures du parenchyme pulmonaire sont restées négatives...

Les sporotrichoses viscérales humaines doivent être rares, car les autopsies de Nattan-Larrier et Lœper, de Laubry et Esmein, de Letulle et Debré, de de Beurmann, Gougérot, Bith et Heuyer n'ont pas révélé de localisation viscérale mycosique. Dans le cas de de Beurmann, Gastou et Brodier, suivi et autopsié par Letulle et Debré, les sporotrichomes s'arrêtaient à la trachée sans envahir les bronches et les poumons. « Nous ne voulons nullement contester là possibilité de sporotrichoses viscérales, que la pathologie générale des mycoses et des pseudo-tuberculoses nous convie à admettre, mais la fréquence des infections associées de la tuberculose et surtout les faits de saprophytisme sur les muqueuses du *Sporotrichum* nous force à n'attendre leur démonstration que d'autopsies complètes avec cultures et inoculations ».

Pyélo-néphrite primitive calculeuse. — L'unique observation connue est celle de Rochard, Duval et Bodolec (1909).

S..., âgée de vingt-neuf ans, est atteinte vers le septième mois d'une deuxième grossesse, de pyélo-néphrite gravidique avec hématurie, qui persiste deux jours; il n'y a pas de fièvre; depuis, la malade ressent des douleurs assez vives dans le côté droit de l'abdomen. « L'accouchement se fait normalement le 25 décembre 1905. La malade quitte l'hôpital au bout de dix jours, malgré l'avis contraire du médecin.

« Huit jours après la sortie de l'hôpital, un médecin constate des filaments dans les urines. Il n'existe pas de cystite.

« Peu de temps après, les urines deviennent troubles, puis progressivement purulentes, avec des rémissions de deux à trois jours. Ces rémissions sont suivies de débâcles purulentes; une tumeur apparaît dans la fosse lombaire droite. Elle augmente peu à peu de volume, gênant la marche, empêchant la malade de vaquer à ses occupations. La malade s'amaigrit progressivement, mais elle n'accuse pas de fièvre ».

Les douleurs, la pyurie, la tumeur font porter le diagnostic de « pyélonéphrite d'ordre général, préparée par la compression de l'uretère à l'occasion d'une grossesse. »

Rochard pratique la néphrectomie intra-capsulaire par voie lombaire. L'essai de néphrectomie extra-capsulaire « tentée tout d'abord, dut être abandonnée en raison des adhérences au péritoine, au côlon, à la veine cave inférieure. La coque péri-néphrétique est dure, épaisse; le rein peut être dégagé non sans quelque difficulté; on le sent bourré de calculs... » Le rein est bosselé. « A la coupe, le parenchyme est très réduit et creusé d'un grand nombre de loges pyélorénales remplies de pus et de calculs. Le pus est grisâtre, visqueux, assez épais. Les calculs sont blancs, irréguliers et s'effritent sous le doigt; ils sont nombreux et de dimensions variées; les plus volumineux atteignent la grosseur d'une petite noix. Les cavités pyélorénales sont irrégulières, anfractueuses, ulcérées. »

Le diagnostic exact n'est fait que parce que les auteurs cherchaient systématiquement les mycoses. Les ensemencements de la pièce chirurgicale donnèrent des cultures pures de *Sporotrichum Beurmanni*. Aucun examen d'urine ne fut fait avant l'opération ; après l'opération, l'ensemencement des urines et de la sérosité du drain resta négatif. L'observation ne fait mention ni de cultures à l'étuve (afin d'éliminer une pyélonéphrite lithiasique ou gravidique banale primitive), ni d'inoculation au cobaye (afin d'éliminer une tuberculose rénale, secondairement parasitée par un *Sporotrichum* circulant). L'examen histologique ne montre que des lésions d'inflammation banale, sans sporotrichome nodulaire. Les parasites n'ont pu être découverts sur coupe.

La guérison opératoire fut rapide ; la malade promit de suivre le traitement ioduré, mais dix mois après l'opération, elle présentait une gomme sous-cutanée de la cuisse. La culture n'est pas mentionnée. La réaction de fixation et la sporo-agglutination étaient alors positives à 1/200.

Sporotrichoses pulmonaires. — Les deux seules observations démonstratives avec preuves bactériologiques ont été rapportées par Séguin et par Chantemesse et Rodriguez.

Un cas, dans lequel Monier-Vinard a cru pouvoir affirmer la sporotrichose pulmonaire sur le simple fait de la culture positive des crachats, ne nous paraît nullement démonstratif et dès le début nous avons fait la critique de cette observation. « En effet, disions-nous, le malade était un tuberculeux avéré dont les crachats contenaient des bacilles de Koch ; la présence du *Sporotrichum* dans les crachats n'indique pas une lésion pulmonaire sporotrichosique, puisque le champignon peut-être parasite saprophyte du buccopharynx et souiller l'expectoration secondairement. Tous les cas autopsiés, même celui où la trachée était envahie, ont montré l'absence de lésions pulmonaires. Il faut donc se méfier des associations tuberculeuses, et attendre une démonstration donnée par la culture directe du foyer viscéral incriminé...»

Un autre cas, celui de Massary, Doury et Monier-Vinard est moins improbable, car tous les examens de crachats et une ophthalmo-réaction tuberculinique restèrent négatifs ; « le traitement ioduré, toujours nocif pour un vrai phthisique ne produisit aucune recrudescence », mais ce traitement n'amena pas non plus d'amélioration.

L'autopsie, par Pierre Marie et Gougerot, du malade atteint d'ostéite sporotrichosique du tibia, donne des indications plus précises mais qui ne sont pas encore absolument convaincantes.

« Les deux sommets étaient adhérents et sclérosés. A la coupe, la plèvre est épaissie. Le parenchyme pulmonaire est rouge-ardoisé, scléreux, et la palpation permet de sentir une nodosité de 6 millimètres environ de diamètre, noirâtre, dure à la coupe. Les lésions ont l'aspect des anciens foyers tuberculeux du sommet des poumons.

« *Histologiquement*, le sommet est envahi par de gros placards fibreux, à bords irréguliers, qui dissocient et envahissent les lobules pulmonaires. Ces masses fibreuses sont formées de fibres collagènes normales et de fibres dégénérées (ne prenant plus la fuchsine de Van Gieson), irrégulièrement entremêlées et pauvres en éléments cellulaires; des poussières anthracosiques y sont partout disséminées. A leur intérieur, on trouve des vaisseaux enflammés, à paroi fibro-hyaline, oblitérés ou non, des bronchioles dont il ne reste plus que l'épithélium desquamant et la sous-muqueuse infiltrée de mononucléaires. Çà et là, on découvre de petits nodules lymphoïdes péri-vasculaires, sans cellules épithélioïdes ou géantes, sans caséification. Le parenchyme pulmonaire contigu est très altéré; les alvéoles sont dilatés ou rétrécis, leurs parois sont fibreuses, épaissies, parcourues de capillaires enflammés et congestionnés, leur endothélium alvéolaire est tuméfié et parfois desquamé. Les gros vaisseaux et les bronchioles ont des parois scléreuses. Et surtout, on découvre dans quelques alvéoles dilatés, en bordure des placards scléreux, de larges amas de polynucléaires et de macrophages intacts ou peu altérés. Plusieurs de ces micro-abcès remplissent tout l'alvéole, et souvent la paroi alvéolaire est méconnaissable, infiltrée de cellules lympho-conjonctives et parcourue de gros néo-capillaires dilatés.

« La recherche des parasites sur les coupes ne révèle pas de bacilles de Koch, ni de cocci; il n'y a pas non plus de formes indiscutables de *Sporotrichum* : peut-être à l'intérieur de certains macrophages et de' certains polynucléaires, un corpuscule ovoïde granuleux, encerclé d'une sorte de liseré incolore transparent, représente-t-il la forme courte du parasite. La culture du suc pulmonaire sur des milieux favorables aux champignons est restée négative. »

Séguin d'Hanoï a publié en 1910 une remarquable observation démonstrative de sporotrichose fébrile aiguë avec localisations viscérales pulmonaires associées à des gommes cutanées, mais qui est due à un autre *Sporotrichum* que le *Sp. Beurmanni*.

Le malade, administrateur des colonies, entre à l'hôpital d'Hanoï, le 20 juillet, avec le diagnostic de paludisme chronique. A la suite de grandes fatigues, il a eu, à partir du 13 juillet, des accès de fièvre quotidiens, avec « vomissements bilieux et douleurs de l'hypochondre gauche » qui résistent aux injections de quinine.

« A son arrivée, M. M... est très abattu, T. 39º,2. Etat saburral très prononcé des voies digestives, vomissements bilieux, diarrhée bilieuse. Abdomen légèrement ballonné. Le foie paraît diminué de volume. La palpation profonde, au niveau de l'hypochondre gauche, est douloureuse, sans que cette douleur puisse cependant nettement être rattachée à l'exploration hépatique. La rate, très volumineuse, descend jusqu'au niveau de l'ombilic et se dessine sous la paroi abdominale. Tachycardie. Les bruits du cœur paraissent un peu affaiblis. Pas de bruits anormaux. Signes très accusés de congestion pulmonaire aux deux bases en arrière, plus intenses à droite. Examen du sang négatif.

« Le 25, la congestion pulmonaire s'accentue encore à la base droite. L'examen des crachats donne les résultats suivants : pas de bacille de Koch; flore variée. Pas de prédominance de pneumocoques.

« Le 26, persistance de la submatité aux deux bases avec diminution du murmure vésiculaire, voilé par des râles sous-crépitants nombreux; ni souffle, ni pectoriloquie aphone, ni égophonie. Vibrations thoraciques sensiblement normales. Crachats rouillés assez abondants. Etat général mauvais et même très inquiétant. Traces d'albumine dans les urines.

« La quinine est donnée de nouveau par la voie hypodermique à la dose de 0^{gr},60 les 26 et 27 juillet, sans plus de résultat que la première fois. Des doses plus élevées de 1 gramme, 1^{gr},50, injectées les 31 juillet et 2 août, restent encore parfaitement inefficaces; la température oscille entre 38º et 38º,8.

« Le 4 août : pouls à 100, régulier, mais un peu mou.

« Le 6 août : nouvelle analyse des crachats au point de vue bacilles de Koch et champignons; résultat négatif.

« Le 9 août : analyse des selles; pas de parasites intestinaux.

« Le 13 août : même état intestinal. Les signes de congestion pulmonaire se sont bien amendés, mais les crachats restent abondants et ont une odeur désagréable très prononcée.

« *Eruption d'apparence furonculeuse*, généralisée, mais non confluente, disséminée sur tout le corps ; tantôt complètement dissimulée sous une peau saine, tantôt faisant une saillie légère sous une peau violacée, on aperçoit de petits nodules intra-dermiques ou hypoderttt-miques.

« Le 15 août : M. M... attire l'attention sur une lésion cutanée siégeant dans le pli inguino-scrotal gauche, consistant en une tuméfaction de la peau en forme de placard de 6 à 8 centimètres de long et de 4 à 5 centimètres de large, de couleur franchement violacée et d'une extrême sensibilité. Le moindre attouchement arrache des cris au malade. A la surface de ce placard se forment de petites pustules qui laissent s'écouler une petite quantité de pus jaunâtre bien lié, puis un peu de sérosité sanguinolente. Sur le pourtour de ce même placard et empiétant sur la racine des bourses, on voit de petits nodules indurés également violacés. Ces nodules reproduisent la lésion initiale qui s'agrandit en les absorbant. Du côté droit, il existe quelques nodules semblables, qui restent isolés. L'ensemencement du pus de ces nodules ne donne que des cultures de staphylocoques.

« Le 16 août, l'examen bactériologique des crachats, pratiqué au laboratoire de l'hôpital indigène, par M. l'aide-major Denœux et par moi-même, nous y fait découvrir, en outre de la flore bactérienne banale, des cellules oblongues parfaitement régulières, homogènes, d'environ 2 μ sur 3 μ, et ayant toutes les apparences de grosses spores. Pas de mycélium. M. le Dr Denœux émet l'idée qu'il pourrait s'agir de sporotrichose. Le lendemain, un nouvel examen des crachats frais et recueillis avec tout le soin désirable ayant donné des résultats identiques, je pratique des ensemencements sur gélose de Sabouraud avec le pus d'un petit abcès ouvert à la lancette, immédiatement avant le prélèvement du pus.

« Sans attendre le résultat de cet ensemencement, je prescris l'iodure de potassium à la dose journalière de 2 grammes. Dès le lendemain, 19 août, la température baisse d'un demi degré et bientôt redevient normale. Il se produit en même temps une amélioration brusque extrêmement nette de l'état général, tout à fait comparable à celle qui caractérise la période critique de certaines autres maladies, de la pneumonie par exemple. Dès lors, le malade commence à s'alimenter. Les signes de congestion pulmonaire ont presque complètement disparu. L'expectoration, moins abondante, devient muqueuse et perd complètement son odeur fétide. Disparition rapide de l'éruption cutanée furonculiforme. Le placard inflammatoire de la région inguinale régresse rapidement et disparaît en quelques jours.

« A partir de ce moment, l'amélioration progresse avec une *rapidité remarquable*. Le 27, la dose journalière d'iodure est portée de 2 grammes à 3 grammes. Du 1er au 6 septembre, le malade augmente de 3 kilogrammes et cela, malgré un léger accès de fièvre palustre avec hématozoaires, survenu le 2 septembre.

« M. M.. quitte l'hôpital le 12 septembre, complètement guéri : il ne reste plus que quelques petites cicatrices d'abcès. »

La sporotrichose pulmonaire semble démontrée : « la présence du champignon dans l'expectoration, sa culture en partant d'une lésion fermée et surtout la guérison extrêmement rapide à la suite de l'administration de l'iodure de potassium, sont des preuves suffisantes à l'appui de cette opinion. »

Une belle observation de sporotrichose pulmonaire *primitive*, rapportée par Chantemesse et Rodriguez, est du plus haut intérêt, car elle nous donne l'exemple de sporotrichoses·viscérales sans lésion cutanée.

« Mme X..., quarante ans, habitant la Guadeloupé, vient à Paris pour se faire soigner d'une toux pénible dont elle souffre depuis plusieurs mois. Pas de fièvre, pas d'amaigrissement, pas d'hémoptysies, pas de crachats purulents. L'expectoration est visqueuse, blanchâtre, analogue à une épaisse solution de gomme. Parfois les crachats sont striés de minces filets de sang et de petits points jaunâtres, mais ne rappelant pas l'aspect des grains de l'actinomycose. Pas de bacilles de la tuberculose dans les crachats. La toux est quinteuse, pénible, et elle s'accompagne d'une dyspnée qui augmente progressivement.

« Rien d'anormal dans l'urine ; rien à signaler dans les fonctions des voies digestives, du cœur, du système nerveux.

« La toux, l'oppression, des douleurs sourdes au sommet droit du poumon et dans la fosse sus-épineuse, dominent la scène symptomatique.

« A l'examen des poumons, on constate que le côté gauche, en avant et en arrière, est normal. Du côté droit, sous la clavicule, un peu de submatité et de respiration rude. En arrière, dans la fosse sus-épineuse et dans la partie supérieure de la fosse sous-épineuse, matité, respiration presque soufflante, retentissement de la toux, quelques râles de bronchite.

« La culture des crachats est faite dans le liquide de Raulin ; elle donne une culture de sporotrichose différant à peine par une fluidification un peu plus grande de la gélatine, des cultures de *Sporotrichum Beurmanni* faites en France. L'agglutination des spores de *Sporotrichum* par le sang de la malade donne une réaction très positive à 1 p. 30 et faiblement positive à 1 p. 50. La culture de ce *Sporotrichum* a été soumise à l'examen de M. Matruchot qui l'a identifiée, en la considérant comme une variété un peu différente de la variété observée en Europe de ce champignon.

« La malade est soumise au traitement par l'iodure de potassium, 3 à 4 grammes par jour. Aucun résultat favorable, la toux, l'oppression, l'expectoration visqueuse persistent. Les douleurs dans les côtés de la poitrine deviennent de plus en plus vives, ainsi que les phénomènes de matité. Dans certains points jaunes que l'on trouve dans l'expectoration, on reconnaît à côté de globules blancs quelques parcelles de fibres musculaires striées.

« Peu à peu les phénomènes de dyspnée augmentent d'intensité. La malade désire aller à la Bourboule : quelques jours après son arrivée, elle fut prise de dyspnée plus vive que d'habitude, et une nuit, le médecin traitant (Dr Heulz), fut appelé et vit la malade succomber en quelques heures à une crise aiguë et rapide d'asystolie. (Pas d'autopsie).

« Cette dame attribuait la cause de sa maladie à un accident assez fréquent à la Guadeloupe, pour que le public ne l'ignore pas. Malgré les avertissements qui lui avaient été donnés, elle avait pilé dans une sorte de mortier profond des gousses de café pour en extraire les grains. Cette opération produit une assez grande quantité de poussière dont les inhalations sont réputées dans le pays comme produisant quelquefois des maladies pulmonaires longues et mortelles. »

Orchites sporotrichosiques : L'orchite, que nos expériences ont annoncée dès 1907, a été découverte chez l'homme par Maurice Lagoutte et Briau : chez leur malade, atteint de sporotrichose cachectisante mortelle, « un assez gros abcès de l'épididyme survint sournoisement six mois au moins avant la mort, sans phénomènes douloureux prémonitoires. Il s'ulcéra spontanément et ne guérit pas ; on s'aperçut par hasard de l'ulcération et toute la durée de son évolution fut froide. »

Monier-Vinard a cité dans la thèse de Dormoy (nov. 1910) une observation confirmative : il s'agit d'un ancien malade de Gaucher (malade n° VIII), tuberculeux pulmonaire qui fut atteint de sporotrichose hypodermique, dermique et épidermique disséminée ; une orchite suppurée que l'on croyait tuberculeuse se fistulisa, le pus scrotal donna des cultures pures de *Sporotrichum Beurmanni*. « La rapide guérison, sous l'influence de l'iodure de potassium, des lésions testiculaires et scrotales» est la preuve de la nature sporotrichosique et non tuberculeuse de cette orchite.

Les sporotrichoses viscérales semblent donc être exceptionnelles, mais, si les observations sont encore très rares, c'est sans doute parce qu'on les a mal cherchées. Il est probable que certaines suppurations, certaines inflammations chroniques salpingiennes, péritonéales, pleurales, cataloguées tuberculeuses, syphilitiques, etc., sont mycosiques. Nous demandons aux anatomopathologistes à l'autopsie, aux chirurgiens, pendant l'opération, de pratiquer l'ensemencement des produits pathologiques sur gélose glycosée, procédé si simple qui ne prend que quelques minutes. C'est seulement après des recherches systématiques qu'on aura le droit de conclure à la rareté réelle des mycoses viscérales, dont l'expérimentation fait prévoir l'existence et la fréquence.

SPOROTRICHOSES VISCÉRALES EXPÉRIMENTALES [1]

(Fig. 102 à 116.)

Nos expériences de 1906-1907 [2] ont produit sur les animaux, sur le cobaye, le lapin, le chien, la souris, et surtout sur le rat, toutes les modalités possibles de sporotrichoses viscérales généralisées et localisées.

Nous avons réussi à provoquer toute la série des *sporotrichoses généralisées*, depuis la septicémie sans localisation et la granulie aiguë rapidement mortelle, jusqu'aux gros tubercules sporotrichosiques, aux abcès multiples, et aux sporotrichoses lentes bénignes, voire même curables :

— Septicémie rapidement mortelle avec lésions diffuses de tous les viscères, sans granulations ni nodules, en un mot, infection sans

---

1. Cette étude a été faite, en collaboration avec Vaucher, au laboratoire du Dr de Beurmann, à l'hôpital Saint-Louis, puis au laboratoire de bactériologie du professeur Pierre Marie, à la Faculté de Médecine (*Compt. rend. du Congr. franç. de Méd. de Paris*, octobre 1907; *Bull. et Mém. de la Soc. méd. des Hôp. de Paris*, 11 octobre 1907, n° 28, p. 1008 et 1009; 1908. n°s 18 et 20, p. 718, 800 et 837; n° 24, p. 9; n° 25, p. 61; *Ann. de Dermat. et de Syph.*, août et sept. 1908, p. 466; *Compt. rend. des séanc. de la Soc. de Biol.*, 1909, n°s 8, 9, 14, p. 338, 370, 597, etc.).

2. Voir, au chapitre Sporotrichoses expérimentales, l'historique et la synthèse de cette question (p. 761).

localisation, comparable à la typhobacillose de Landouzy (Rats,
D. 71, 72, 74...).

— Sporotrichose granulique aiguë, généralisée à tous les viscères,
avec hépatite et cirrhose du foie, néphrite, surrénalite, péricardite,
myocardite et endocardite, encéphalite et méningite (Rats 3-4...),
comparable à la granulie bacillo-tuberculeuse d'Empis.

— Granulie subaiguë chronique généralisée, mais moins confluente, avec évolution scléreuse des granulations (Rats 11-12...).

— Sporotrichose subaiguë chronique généralisée, avec rares
granulations, mais avec abcès multiples (Rats 9-10...).

Nous avons vu le *Sporotrichum Beurmanni* produire des *localisations sur tous les organes* : péritoine, foie, pancréas, glandes
salivaires, rate, muqueuse gastro-intestinale, reins, glandes surrénales, vessie, ovaires, trompes et utérus, testicules et vésicules
séminales, plèvres, poumons, péricarde, myocarde, endocarde
pariétal et valvulaire, ganglions, thymus, méninges, encéphale,
cervelet, muscles des membres, os, articulations et gaînes synoviales, hypoderme, derme et épiderme, etc.

Nous avons noté *toutes les variétés de réactions histologiques* :
granulations, tubercules, gommes, infiltrats lympho-conjonctifs et
abcès polynucléaires, follicules, réactions parenchymateuses, dégénérescences et nécroses, scléroses, etc...

Dans plusieurs de ces formes généralisées aiguës, sub-aiguës ou
chroniques, tel organe est pris presque exclusivement et nous avons
vu ces localisations prédominantes prendre une importance capitale du fait de leur ressemblance avec plusieurs affections humaines bacillaires ou pneumococciques.

Aux *poumons*, le *Sporotrichum* reproduit, tantôt des granulations disséminées avec congestion et emphysème identiques à la
granulie d'Empis, tantôt une broncho-pneumonie aiguë ou subaiguë tuberculoïde et des sporotrichomes chroniques avec cavernes, tantôt l'infiltration grise plus ou moins massive du début de la
pneumonie caséeuse tuberculeuse, tantôt le bloc lobaire de l'hépatisation rouge pneumococcique, tantôt des abcès pulmonaires multiples, tantôt des bronchites avec dilatation des bronches, des scléroses.

pulmonaires, tantôt enfin des pleurésies et des congestions pulmonaires.

Dans le *péritoine*, les lésions sont multiples ; tantôt la péritonite sporotrichosique est aiguë, analogue aux péritonites suppurées, bactériennes ; tantôt elle est granulique confluente aiguë, identique à la granulie péritonéale des tuberculoses aiguës. Tantôt les sporotrichomes crus ou abcédés forment dans le péritoine de larges gâteaux analogues à ceux de la péritonite caséeuse bacillaire. Tantôt la péritonite est fibro-caséeuse... Parfois la péritonite est plus discrète ; elle n'est constituée que par des petits « tubercules » et des granulations récentes, translucides, sans abcès ; le péritoine contient un peu de liquide et la lésion simule la péritonite tuberculeuse ascitique. L'orchite avec abcès, et parfois avec fistulisation cutanée, est constante, quelle que soit la forme de la péritonite et cette orchite peut servir d'épreuve diagnostique.

Au foie, on note la congestion et les dégénérescences aiguës, avec ou sans granulations, la cirrhose périportale diffuse ou l'hépatite chronique parenchymateuse et scléreuse avec ou sans nodules fibreux.

Aux *reins*, aux glandes *surrénales*, au *cerveau*, à la *plèvre*, aux *méninges*, etc..., on retrouve la même multiplicité de lésions aiguës et chroniques : nodules et abcès, inflammations dégénératives et scléreuses.

Il n'est donc pas d'organe où l'on ne puisse noter les nodules et les follicules, la congestion, les dégénérescences et les scléroses sporotrichosiques.

Les rétrocultures des viscères, la culture du sang du cœur (*Sporotrichémie*), de l'urine de la vessie (*Sporotrichurie*), du sperme des vésicules séminales, le nombre considérable des parasites dans toutes les coupes de ces lésions expérimentales, les recherches de contrôle, attestent la nature sporotrichosique et uniquement sporotrichosique de toutes ces localisations.

Dans toutes ces lésions expérimentales, même dans les lésions qui semblent en régression, dans les cellules géantes et dans les

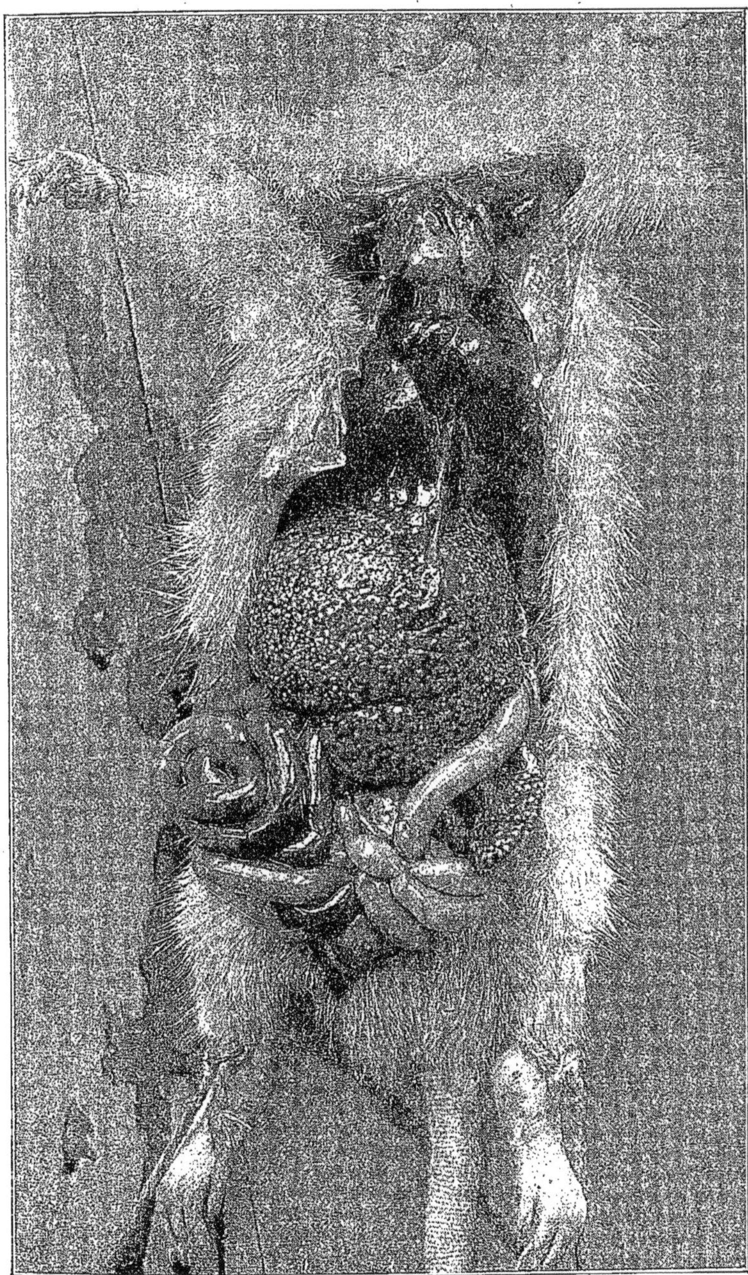

Fig. 102. — Granulie sporotrichosique généralisée du rat (de Beurmann. Gougerot et Vaucher).

Le foie, la rate, les anses grêles sont criblées de granulations fines et serrées. Les granulations sont généralisées à tous les viscères et on peut en découvrir même dans l'hypoderme et le derme. On aperçoit ici les granulations hépatiques spléniques, intestinales, péricardiques pulmonaires et médiastinales. (Photog. de Gastou.)

tissus scléreux, les parasites sont, en effet, extrêmement nombreux. Dans les micro-abcès, au centre des placards nécrosés, les parasites forment des agglomérats énormes ; les lumières vasculaires sont parfois thrombosées par les amas parasitaires. Le nombre colossal des parasites explique la nécrose diffuse caséeuse, qui, précisément, manque chez l'homme, parce que les parasites sont peu nombreux. Les parasites existent même dans les débris de cellules épithéliales et dans les cellules rénales et hépatiques, à l'intérieur desquelles un leucocyte les a parfois véhiculés. Les parasites sont englobés par les cellules ou libres : apportés dans un organe par un macrophage, ils ont proliféré au point de détruire la cellule vectrice et ils forment une large colonie au milieu du tissu dégénéré ; dans les tissus de sclérose, de très petits amas de parasites sont souvent mis en liberté par la dégénérescence des cellules qui les contenaient.

Tous ces parasites revêtent la forme ovoïde, courte oblongue, décrite pour la première fois par de Beurmann et Gougerot en 1906. Ils sont très inégaux ; la plupart sont allongés comme de gros bacilles courts ; d'autres sont larges, irrégulièrement massués, quelques-uns sont sphéroïdes comme des blastomycètes. Parfois les parasites semblent accolés bout à bout, par deux ou par trois (formes de division). Exceptionnellement (nodules musculaires, testiculaires, cavernes pulmonaires) on note des formes parasitaires gigantesques, qui sont peut-être des formes de résistance. Les parasites jeunes et actifs retiennent intensément le Gram ; plus âgés, ils ne le prennent qu'incomplètement et apparaissent granuleux ; vieillis, ils ne se colorent ni par le Gram, ni par le bleu de Dominici ; on ne les reconnaît plus qu'à leur ombre acidophile. Le parasite subit donc la même dégénérescence que les tissus ; de basophile, il devient acidophile en se nécrosant et dans une même cellule géante, on peut voir côte à côte des *Sporotrichum* basophiles et des *Sporotrichum* acidophiles[1] (Gougerot).

---

1. Il faut bien distinguer ces formes parasitaires mycéliennes courtes des spores.

On peut voir les spores à distance du point d'inoculation, le plus souvent à

En résumé, le *Sporotrichum* dans *tous* les organes et dans *tous* les tissus peut provoquer *toutes* les réactions épithéliales, lympho-conjonctives et vasculaires : congestions et infiltrations cellulaires, lésions parenchymateuses et dégénérescences variées, nécrose, sclérose. Toutes ces réactions se mélangent ou restent *isolées*, se succèdent ou surviennent simultanément ; les lésions folliculaires et non folliculaires se mélangent ; l'association de ces divers processus explique la complexité des réactions des tissus au *Sporotrichum Beurmanni*.

SPOROTRICHOSES GÉNÉRALISÉES

Les infections sporotrichosiques peuvent être comparées aux septicémies cocciennes et surtout aux bacillo-tuberculoses généralisées. En effet, la septicémie sporotrichosique, sans granulation ou avec de très rares granulations, est l'homologue de la typhobacillose de Landouzy ; la granulie sporotrichosique peut être comparée à la granulie d'Empis, la sporotrichose avec gros nodules et abcès, aux pyohémies chroniques et subaiguës de la tuberculose.

Ces septicémies mycosiques se produisent par le même mécanisme que les infections généralisées dues aux autres agents pathogènes ; elles sont causées par une dissémination *primitive* ou *secondaire* du parasite par voie artérielle. A la diffusion des germes par *sporotrichémie*, s'ajoute la *toxémie* sporotrichosique, particulièrement intense dans les septicémies aiguës ; ces faits prouvent, mieux que les expériences avec des filtrats de culture, l'existence des toxines sporotrichosiques. Tous les organes sont atteints ;

l'intérieur des petits vaisseaux et des capillaires, exceptionnellement dans l'intérieur des tissus. Ces spores ont été transportées là par le courant circulatoire et les leucocytes, surtout par les macrophages ; on reconnaît ces spores métastatiques à leur forme, leurs faces bombées ou concaves, leur teinte pigmentée.

Plus rarement, on découvre dans les métastases et dans les viscères des débris de filaments mycéliens de la culture inoculée.

Ces spores véhiculées au loin peuvent germer dans les tissus, ainsi que nous les avons vues germer dans les poumons ; elles produisent des filaments qui bientôt se tronçonnent pour donner les formes courtes oblongues habituelles des Sporotrichum dans les tissus.

le rein semble souvent plus lésé que les autres viscères, sans doute parce qu'il souffre de l'élimination des parasites et de leurs toxines. La présence des parasites dans l'urine ou *sporotrichurie* est la preuve de cette élimination.

La défense de l'organisme se traduit par une polynucléose et une macrophagie sanguine intenses.

On peut observer *tous les degrés* dans l'infection mycosique, depuis les formes suraiguës, rapidement mortelles, jusqu'aux formes les plus lentes, qui finissent par guérir. Les différences dans la rapidité et la gravité de la généralisation sporotrichosique semblent dues surtout à la dose plus ou moins grande de produits infectants : l'infection massive produit la septicémie sans granulations ; l'infection forte, la granulie ; les doses faibles ne déterminent qu'une forme chronique parfois curable. Par exemple, sur trois chiens inoculés le même jour avec la même émulsion de *Sporotrichum Beurmanni*, deux, inoculés avec 2 et 3 centimètres cubes, ont succombé en un mois ; le troisième, inoculé avec 1 centimètre cube, a résisté et vivait encore huit mois après l'inoculation : la phagocytose avait résorbé les *Sporotrichum*. Mais la résistance propre à chaque animal n'est pas non plus négligeable, car des animaux de même espèce et de même force, inoculés avec la même dose de parasite, ont des survies inégales.

I. — *Septicémies sporotrichosiques généralisées,*
aiguës et suraiguës (sans nodules).

Ces formes s'observent rarement à la suite de l'injection de cultures initiales qui viennent d'être retirées de l'homme, à moins que l'on injecte dans le péritoine de rats jeunes de fortes doses de cultures âgées de trois à quatre semaines. On les voit surtout à la suite des exaltations de virulence du *Sporotrichum* par passage de rat à rat : vers le troisième ou le quatrième passage, cette septicémie est fréquente... Certaines races y prédisposent : les pléomorphismes du *Sporotrichum Beurmanni* « blastomycètes » donnent presque constamment ces septicémies, si on les injecte, à fortes doses dans l'hypoderme, à faibles doses dans le péritoine du rat ou dans les veines du lapin.

Cette septicémie est rapidement grave : l'animal est profondément infecté ; immobile, le poil hérissé et sale, il meurt du quatrième au douzième jour en moyenne, parfois même, dès le deuxième jour, rarement au delà du dix-huitième jour, car passé ce délai, on observe surtout des granulies.

A l'autopsie, les lésions paraissent minimes. Les viscères sont congestionnés, la rate est grosse, violacée, les séreuses péritonéales et pleurales, surtout dans les formes suraiguës, sont remplies d'un peu de sérosité, parfois sanglante ; assez souvent le foie et les reins sont gros, pâles, dégénérés, atteints de dégénérescence granulo-graisseuse. Quelquefois le foie est pâle, alors que les reins sont congestionnés ; plusieurs fois les surrénales étaient grosses, hémorrhagiques. Nulle part on ne découvre de nodule. Dans les cas de transition, on noté d'exceptionnels points blancs ébauches de granulations ressortant sur le fond congestionné des viscères.

Histologiquement, les lésions sont diffuses et minimes, en apparence tout au moins : congestion des capillaires pouvant aller jusqu'à l'hémorrhagie ; capillarites et vascularites prolifératives, rarement oblitérantes, plus souvent accompagnées de nodules périvasculaires, ébauchant des follicules ; dégénérescence granuleuse ou granulo-graisseuse des épithéliums, rarement nécrose parcellaire ; exceptionnellement hyperplasie, se manifestant par des karyokinèses, puis divisions cellulaires.

L'ensemencement des viscères, du sang du cœur, des urines et souvent de la bile, donne des cultures pures de *Sporotrichum Beurmanni* à virulence exaltée.

II. — *Sporotrichose septicémique suraiguë et aiguë, avec majoration sur un viscère : néphrite, endocardite... aiguës.*

La *sporotrichémie* détermine des lésions diffuses congestives et dégénératives de *tous les viscères*, mais ces lésions prédominent parfois sur l'un deux, d'ordinaire sur le rein, en provoquant une *néphrite* grave ; cette intensité des lésions rénales s'explique par le rôle de défense et d'élimination des germes et des toxines, qui incombe aux reins dans une septicémie : *sporotrichémie* et *sporotrichurie*. Quelquefois elle détermine une endo-péricardite avec myocardite.

Sporotrichémie et néphrite aiguë (fig. 103). — Le chien n° 5 peut servir d'exemple. Cet animal, âgé de deux mois, est inoculé dans l'artère carotide avec 10 centimètres cubes d'émulsion claire d'un mélange de plusieurs *Sporotrichum* β. ; la sporotrichose revêt une forme septicémique extrêmement grave, rapidement mortelle. Quelques heures après l'injection, l'animal triste et dyspnéique se couche : l'abattement s'aggrave rapidement; une prise de sang, faite pendant les dernières heures avant la mort, montre par l'examen direct les *Sporotrichum* phagocytés par les macrophages[1]. La mort est survenue à la fin du troisième jour. L'urine, prise après la mort dans la vessie, était albumineuse; elle contenait des cylindres, quelques polynucléaires et des macrophages parasités (sporotrichurie).

A l'autopsie, les lésions étaient diffuses et généralisées : tous les viscères, y compris l'encéphale, et surtout les reins, étaient congestionnés et tuméfiés, les séreuses contenaient un peu de sérosité claire. Il n'y avait *pas de granulations*.

Le sang du cœur donna à la rétro-culture de très nombreuses colonies de *Sporotrichum* à l'état de pureté, et tous les viscères cultivés fournirent des rétro-cultures de *Sporotrichum*.

Histologiquement, les lésions étaient congestives et dégénératives, avec çà et là de petits amas cellulaires de mononucléaires et de polynucléaires, qui ébauchaient parfois de petits follicules.

Les *lésions rénales étaient les plus marquées* de toutes : congestion, traînées cellulaires, dégénérescence diffuse des glomérules et des tubes.

Les lésions de néphrite aiguë sont diffuses, avec prédominance dans la substance corticale et dans la zone sous-capsulaire. Elles sont à la fois épithéliales et interstitielles. La néphrite épithéliale est intense, formant çà et là des placards où les tubes sont dégénérés et nécrosés. La néphrite interstitielle est moins marquée; elle forme des nodules et des gommules arrondies ou diffuses (fig. 103).

Les lésions épithéliales sont intenses et très irrégulièrement disséminées en placards. Les glomérules sont profondément lésés, infiltrés et dégénérés. Leur capsule est souvent entourée d'une étroite couronne d'infiltrat; les tubes sont dégénérés ou nécrosés. Les tubes dégénérés ont des cellules tuméfiées, acidophiles, granuleuses, avec un noyau pâle.

---

1. La constatation directe du parasite dans le sang circulant est souvent facile surtout chez le rat.

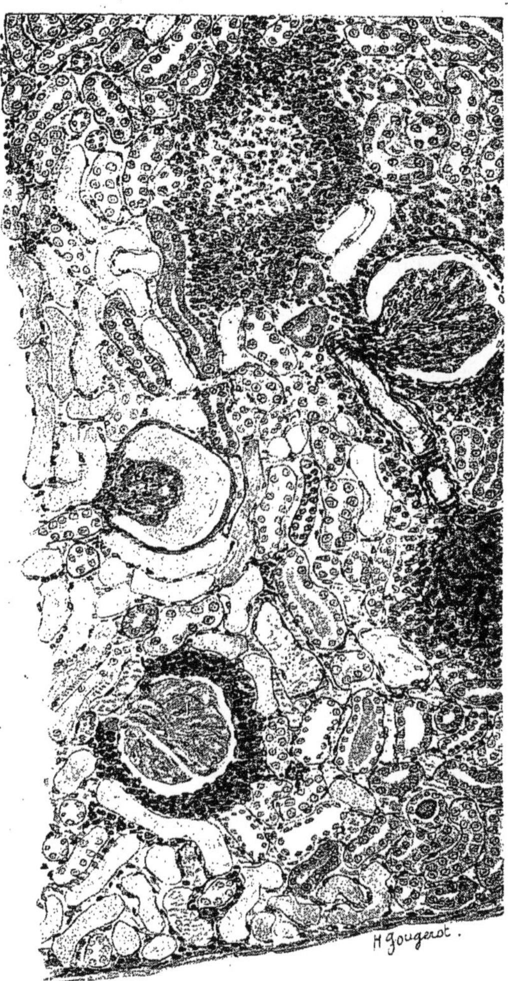

Fig. 103. — Sporotrichose septicémique aiguë. Néphrite aiguë : sporotrichémie et sporotrichurie (*chien 5*). *Lésions diffuses épithéliales et intersiitielles.*

Les tubes dégénérés et nécrosés forment des cordons clairs amorphes pleins ou encore tubulés (côté gauche de la préparation), les tubes atteints de dégénérescence granuleuse et de vacuolisation conservent encore leurs noyaux. A ces tubes nécrosés et dégénérés, se mêlent très irrégulièrement des tubes presque intacts atteints de tuméfaction trouble (côté droit), trois tubes contiennent des cylindres. Les cellules fixes sont partout multipliées ; elles forment des traînées pointillées dissociant les tubes, elles s'agglomèrent quelquefois en nodules : un de ces nodules, envahi par les polynucléaires, est devenu un micro-abcès les capillaires sont congestionnés. Les glomérules sont profondément lésés ; l'un (en haut) est infiltré de cellules lympho-conjonctives et de polynucléaires ; sa capsule a proliféré ; un autre (à droite et à mi-hauteur), encore appendu à son artériole enflammée est méconnaissable, complètement dissocié par la prolifération et l'infiltration des cellules, sa capsule est détruite. Un autre (à gauche) est dégénéré, atrophié; sa capsule est pleine d'exsudat albumineux coagulé. Un autre (à gauche et en bas) est dégénéré, infiltré de quelques cellules, sa capsule est entourée d'une couronne sombre d'infiltration cellulaire (Dessin de Gougerot).

Les tubes nécrosés sont des cordons pleins, amorphes, acidophiles-dépourvus de noyaux. La vitrée des tubes persiste intacte ; les capillaires sont pleins de globules rouges ; les cellules fixes sont multipliées, basophiles, disposées en files linéaires ; elles forment rarement des traînées. Ces placards de néphrite intense, presque entièrement épithéliaux, sont tachetés de quelques nodules d'infiltration cellulaire. Leurs bords sont diffus : les tubes dégénérés et nécrosés sont mélangés à des tubes atteints de simple tuméfaction trouble et parsemés de petites traînées d'infiltration cellulaire (fig. 103).

La néphrite interstitielle forme çà ét là des trainées et des nodules cellulaires compacts. Ces infiltrats se rencontrent dans tous les points de la substance corticale, dans les placards de néphrite épithéliale dégénérative comme dans les zones où la néphrite parenchymateuse est légère. Les cellules lympho-conjonctives, mêlées à quelques polynucléaires, dissocient les tubes et forment des étoiles et des réseaux plus ou moins irréguliers ; elles entourent certains glomérules d'une couronne sombre. En s'agglomérant, elles constituent des nodules petits ou gros. Ces nodules sont formés de cellules lympho-conjonctives, étroites et anastomosées, de moyens mononucléaires basophiles, arrondis et polygonaux, de macrophages chargés d'inclusions, de débris de cellules rénales et de quelques globules rouges ; l'infiltration cellulaire est diffuse sur les bords. Les tubes rénaux englobés par elle sont plus ou moins reconnaissables ; ils dégénèrent et finissent par se dissocier, leurs débris s'effacent peu à peu. Les glomérules englobés sont infiltrés ; ils persistent encore, nettement limités à l'intérieur de l'infiltrat, ou, au contraire, ils se dissocient. Ils forment un gros amas de cellules basophiles très serrées, plongé dans un nodule d'infiltration moins dense et appendu à une artériole enflammée ou thrombosée. La glomérulite est rarement aussi intense. Ordinairement le bouquet glomérulaire, congestionné et infiltré, se rétracte ; la cavité intra-capsulaire semble vide et tout autour de cette capsule, l'infiltration forme une couronne sombre ; l'artériole afférente, encore perméable, est remplie de polynucléaires et contient quelques parasites.

Les nodules s'infiltrent souvent de nombreux polynucléaires et leur centre devient un micro-abcès, puis une gommule ; plus rarement, le centre des nodules est frappé de nécrose amorphe totale. On a toutes les transitions entre l'infiltrat nodulaire, la vascularite, la glomérulite d'une part et la gommule, d'autre part.

Entre ces zones, où la néphrite interstitielle et dégénérative est intense, le parenchyme rénal est encore lésé : les tubes ont leurs cellules tuméfiées souvent granuleuses, leur lumière est étroite, parfois obstruée par un cylindre ; les cellules fixes, multipliées, basophiles, dessinent entre les tubes des stries pointillées ; les capillaires sont congestionnés et quelquefois les globules rouges forment un petit raptus tacheté de macrophages et de polynucléaires ; les glomérules semblent augmentés de volume, leur distension va parfois jusqu'à former un micro-hématome intra-capsulaire.

Partout, on retrouve des parasites. Les *Sporotrichum* sont agminés au centre des gommules et dans les vaisseaux; ils sont disséminés dans les traînées et dans les zones de néphrite épithéliale; quelquefois on les surprend à l'intérieur des tubes rénaux ou dans les cylindres intratubulaires (sporotrichurie).

Cette forme exceptionnelle de sporotrichose correspond à une infection massive et surtout à une dissémination brutale des parasites par la voie artérielle avec majoration rénale[1].

Sporotrichémie et Endocardite. — D'autres fois la majoration de la septicémie est cardiaque, l'animal meurt avec des lésions d'endopéricardite, avec ou sans myocardite aiguë.

Chez trois de nos animaux, la valvule mitrale est très régulièrement épaissie; ses bords sont sinueux, bosselés de petites végétations.

La coupe montre une large bande de tissu conjonctif jeune enflammé, entouré d'un endothélium en prolifération intense; le squelette collagène ancien de la valvule est dissocié par la prolifération des cellules conjonctives, enflammées, tuméfiées, basophiles, multipliées, formant au centre et sur les bords de la valvule des pinceaux de fibres collagènes et élastiques, compactes ou éparpillées; les protoplasmas des cellules fixes, par leurs riches anastomoses réticulées constituent une sorte de toile d'araignée, dans les mailles de laquelle les cellules infiltrées et les globules rouges sont rares. Çà et là pourtant, presque toujours autour d'un capillaire, s'ébauche une traînée ou petit nodule d'infiltration cellulaire lympho-conjonctive. Çà et là persiste un petit cordage tendineux. A la base de la valvule, des capillaires sont gorgés de globules et souvent éclatés, donnant des infiltrats plus ou moins diffus et, en un point, un hématome encapsulé. Les vaisseaux semblent pénétrer plus près du bord vasculaire que normalement (néo-formation capillaire inflammatoire).

L'endothélium est en réaction inflammatoire intense; en quelques points, des cellules multipliées et desquamantes restent encore accolées en une ou deux rangées à la paroi; plus souvent, elles sont étagées en lits superposés, formant des amas et des végétations; des fibrilles de fibrine s'insinuent entre les lits des cellules endothéliales et des strates de globules rouges et quelques macrophages en migration sont englobés. La limite profonde de l'endothélium est plus ou moins nette et

---

1. Cette septicémie sporotrichosique s'observe aussi chez le rat adulte et chez le chat nouveau-né, à la suite d'une inoculation péritonéale massive.

souvent les cellules endothéliales proliférées pénètrent dans le tissu conjonctif jeune de là trame valvulaire. La séreuse et la sous-séreuse sont confondues en une nappe fibrineuse parsemée de cellules conjonctives enflammées.

En s'organisant, ces valvulites aiguës aboutiraient à des valvulites chroniques.

III. — *Sporotrichoses généralisées aiguës granuliques :*
Granulie sporotrichosique (fig. 102).

Dans la forme granulique de la sporotrichose, les petits nodules, identiques d'aspect aux granulations tuberculeuses de la granulie d'Empis, sont partout généralisés ; ils se trouvent au maximum sur le foie, la rate et le péritoine. La granulie peut être observée à tous les degrés ; elle est tantôt très confluente (chien 14), tantôt confluente (chien 13), tantôt discrète (chien 15).

Les rats, S. 3 et 4, peuvent servir d'exemples.

Les rats, S. 3 et 4 (mâles), ont reçu une injection intra-péritonéale de 1 centimètre cube d'une émulsion de *Sporotrichum Beurmanni Br.* Vers le douzième jour, tous deux présentent une orchite double. Le dix-septième jour, on pratique l'ablation chirurgicale du testicule gauche du rat 4 ; la séreuse vaginale a entièrement disparu. Ses feuillets sont soudés par la symphyse, parsemés de nombreuses granulations. Pendant l'opération, les anses intestinales, criblées de granulations adhérentes à l'épididyme, apparaissent par le canal inguinal. La plaie opératoire se cicatrise rapidement.

Les animaux se cachectisent. Le rat 3 meurt le vingt-huitième jour, le rat 4 meurt le trente-quatrième jour.

Autopsie (fig. 102). — Sous la paroi abdominale, dans le tissu hypodermique, on ne retrouve pas trace du point d'inoculation.

A l'ouverture du *péritoine*, on est immédiatement frappé par l'éruption généralisée de granulations miliaires. Il n'y a que peu de liquide dans la séreuse. Les granulations blanches, translucides ou opaques, sont plus ou moins saillantes, plus ou moins grosses, variant de 0,5 à 2 millimètres. Elles ressortent sur la séreuse peu congestionnée. Elles sont distribuées inégalement à la surface de tous les viscères abdominaux.

Innombrables et confluentes sur le foie, elles laissent à peine apparaître entre elles la couleur brunâtre du parenchyme hépatique : toute la surface du foie a un aspect « clouté ». A la coupe, le foie est criblé de granulations blanches souvent confluentes et si nombreuses, qu'il ne persiste plus que très peu de parenchyme indemne.

Sur la rate, elles sont extrèmement nombreuses, mais très petites. Sur la face externe de la rate, on voit nettement que les granulations ne sont que les points les plus saillants d'un infiltrat diffus et pseudo-membraneux. Toute la partie supérieure de la rate est adhérente à la paroi costale et aux organes voisins. Le parenchyme splénique est criblé de granulations particulièrement nombreuses, de plus en plus confluentes, à mesure que l'on approche de la face externe.

L'épiploon est criblé de granulations parfois très grosses, atteignant 3 à 4 millimètres de diamètre; il adhère aux anses voisines et à la paroi.

Sur l'estomac et sur les anses de l'intestin grêle, les granulations sont petites et peu nombreuses. Le mésentère n'est pas épaissi, mais il est parsemé de granulations et il contient des ganglions gros et congestionnés Sur le gros intestin, les granulations sont nombreuses et souvent très grosses, atteignant 2 et 3 millimètres; à l'ouverture de l'intestin, on découvre plusieurs nodules et plusieurs ulcérations de la muqueuse.

Sur le péritoine pariétal, elles sont fines et très nombreuses; elles s'agglomèrent parfois en des sortes de « gâteaux ». En plusieurs points, le péritoine pariétal adhère aux anses intestinales. Sur le péritoine vésical et rénal, il y a quelques granulations.

Les reins sont gros; il y a peu de granulations à leur surface; à la coupe, les granulations sont rares et ne se voient guère que dans la substance médullaire.

Les capsules surrénales sont tuméfiées: on ne constate aucune granulation macroscopique à l'œil nu, mais le microscope en décèlera.

L'orchite est double et particulièrement intense. La cavité vaginale péri-testiculaire, communiquant avec la cavité péritonéale, n'existe plus. A la coupe du paquet testiculaire, les feuillets séreux sont accolés par un tissu fibroïde gris-rosé, parsemé de granulations petites et translucides et de gros nodules à centre purulent, verdâtre. Dans le parenchyme testiculaire, on ne remarque que de rares granulations volumineuses.

En résumé, l'éruption granulique péritonéale est généralisée, mais elle prédomine à la surface et dans le parenchyme du foie, de la rate et des testicules.

Il y a généralisation thoracique.

A l'ouverture du thorax, les granulations, rares sur la plèvre pariétale postérieure, sont très nombreuses sur la plèvre pariétale antérieure, le long des artères mammaires internes et sur les plèvres diaphragmatiques. Il n'y a pas de liquide dans les cavités pleurales.

Les *poumons* sont fortement congestionnés. Leur surface est tachetée de granulations plus nombreuses sur le bord postérieur. Les coupes de poumons sont parsemées de nombreuses granulations très fines, ressortant par leur teinte translucide sur le fond congestionné du parenchyme.

Sur le *péricarde*, à la face antérieure des ventricules, plusieurs granulations de 1 à 2 millimètres font saillie.

Dans la paroi du *myocarde*, notamment dans la paroi ventriculaire gauche et sous *l'endocarde*, on trouve des granulations blanches et translucides.

Le *thymus*, les ganglions médiastinaux, rétrosternaux et cervicaux sont agglomérés autour des gros vaisseaux; la coupe de cette masse est parsemée de nombreuses granulations. Les chaînes ganglionnaires sous-maxillaires sont tuméfiées et envahies. Les glandes sous-maxillaires ne semblent être qu'augmentées de volume. Le corps thyroïde paraît normal.

Il y a généralisation périphérique dans les muscles des membres, dans l'hypoderme et dans le derme. On trouve de nombreuses granulations à la coupe des muscles des membres (avant-bras droit, patte postérieure gauche). Sur tout le corps, lorsqu'on décolle la peau, on voit saillir de petites granulations hypodermiques, parfois confluentes. Le *Sporotrichum* détermine encore des lésions dermo-hypodermiques et de véritables papulo-nécrotiques sporotrichosiques.

Il y a généralisation méningée et encéphalique.

On note quelques rares petites granulations sur les méninges deux plus grosses à l'intérieur du cerveau et du cervelet.

En résumé, après inoculation intra-péritonéale, la granulie sporotrichosique aiguë se généralise et atteint tous les viscères, tous les tissus et même les téguments.

La granulie *sporotrichosique* aiguë ou subaiguë généralisée s'observe aussi, quoique plus rarement, après l'inoculation sous-cutanée[1].

Chez le chien et chez le chat nous avons noté des granulies identiques à celles du rat, avec la même richesse de localisations : endocardite[2], néphrites, etc...

---

1. Les rats S. 11 et 12 en sont des exemples. La granulie a été provoquée par l'inoculation sous la peau du dos de 0,5 cm³ de *Sp. Beurmanni* Br... La mort est survenue en cinquante-six jours.

Au point d'inoculation, il existe une gomme abcédée sous-cutanée, adhérente à la peau qui est restée normale et non ulcérée. Les granulations sont petites, généralisées, mais particulièrement nombreuses sur le péritoine et à l'intérieur du foie et de la rate. Les deux testicules sont parsemés d'abcès dont quelques-uns sont fistulisés et ulcérés à la peau.

2. Par exemple, notre chien n° 15 : « Les lésions sont généralisées : il ne semble pas y avoir de granulations pulmonaires macroscopiques. Mais les poumons sont congestionnés et présentent par place des lésions de splénisation. Sur le péricarde, on voit le long des vaisseaux coronaires une petite granulation et sur la surface endocardique, on découvre une granulation le long de la cloison inter-ventriculaire, une chaînette de granulations sur la valvule tricuspide et sur le bord libre de la mitrale (*endocardite*) » (DE BEURMANN, GOUGEROT et VAUCHER).

IV. — *Granulies aiguës et subaiguës localisées.*

A côté des granulies généralisées, il faut citer des granulies localisées ou plus exactement des septicémies sporotrichosiques généralisées, qui localisent leurs granulations avec prédominance sur tel ou tel viscère. La moins rare de ces granulies localisées est la forme *hépato-splénique*, accompagnée souvent de péritonite séreuse « simple », quelquefois granuleuse. Nous avons aussi noté des granulies pulmonaires localisées, une fois une granulie rénale avec néphrite aiguë et une autre fois une méningite granulique pure. Ces formes localisées évoluent, tantôt aussi rapidement que les granulies généralisées, parce que la septicémie est intense et tue l'animal, tantôt plus lentement, indiquant une tendance à des localisations de moindre gravité. Entre elles et les formes chroniques localisées « tuberculeuses », il existe donc tous les intermédiaires : les granulations restent petites, deviennent scléreuses ; histologiquement, le tissu fibreux étouffe l'infiltration cellulaire (*granulie scléreuse*) ; la granulie peut guérir par ce processus.

V. — *Sporotrichose généralisée aiguë et subaiguë, mélange de granulie et d'abcès multiples : Péritonite « tuberculeuse » et caséeuse, etc.*

Ces sporotrichoses forment la transition entre les *lésions aiguës et les lésions chroniques*.

Les rats S. 9 et 10 en sont des exemples. Le rat 9 (mâle) et le rat 10 (femelle) ont été inoculés dans le péritoine avec 1 centimètre cube d'émulsion claire d'une rétroculture de *Sporotrichum Beurmanni Br.*, âgée de deux mois et provenant des abcès du foie du rat 4.

Le rat 9 est mort le vingt-deuxième jour, le rat 10, le vingt-neuvième jour.

A l'*autopsie*, on trouve un mélange de granulie généralisée, identique à celle des rats 3 et 4 et de gros abcès. Dans le *péritoine*, les granulations sont répandues partout : à la surface et dans le parenchyme du foie et de la rate, dans le mésentère, surtout le long des vaisseaux.

Sur la rate même, de petits « tubercules » confluents forment une coque de péri-splénite, épaisse de 2 à 3 millimètres. Sur l'*intestin* et le péritoine pariétal, les granulations sont peu serrées et rares. A ces granulations s'ajoutent de gros sporotrichomes opaques de 5 à 10 millimètres de diamètre, indurés et ramollis.

Sur le rat 9, l'orchi-épididymite et la vaginalite sont intenses ; des granulations nombreuses envahissent le parenchyme testiculaire.

Sur le rat 10, la trompe, la corne utérine et l'ovaire sont englobés dans un méso criblé de granulations ; l'ovaire est masqué et envahi par les granulations qui le rendent méconnaissable.

La granulie est généralisée aux reins, aux poumons (infiltration grise translucide), au péricarde, à l'endocarde, à l'encéphale, même à l'hypoderme et dans les muscles des membres (elle est identique à celle des rats 3 et 4, plus diffuse et plus confluente que celle des rats 11 et 12).

En résumé, sporotrichose généralisée, subaiguë, mélange de granulations et d'abcès, péritonite caséeuse, cette dernière lésion marquant la tendance à la localisation.

VI. — *Sporotrichose généralisée chronique :*
péritonite fibro-caséeuse et ostéo-arthrites,
abcès osseux fistulisés, synovite, etc... (fig. 91 à 97)

Ces formes chroniques sont tantôt généralisées avec localisations multiples, tantôt localisées sur un seul système anatomique, le plus souvent sur la séreuse péritonéale, quelquefois sur le système osseux.

Les rats femelles S. 5 et 6 sont des exemples de localisations multiples. Ils ont reçu dans le péritoine, en deux fois, le premier, 2 centimètres cubes de *Sporotrichum Beurmanni* Ros. et Lec. ; le deuxième, 1 centimètre cube de *Sporotrichum* Lec. Ils ont été sacrifiés, le premier, le cent-cinquante-cinquième jour, le second, le cent-soixante-huitième jour.

Au point d'inoculation, l'animal présente un chancre circulaire ulcéré avec enduit purulent. Au dessous et à ce niveau, les anses intestinales adhèrent fortement à la paroi ; le foie, la rate, l'estomac, les anses intestinales, etc., sont agglomérés par des adhérences fibreuses, limitant des sporotrichomes indurés ou suppurés de 1 à 4 millimètres. Parfois ces abcès constituent des « gâteaux » de 20 millimètres ; l'ensemble forme une masse impossible à disséquer. L'épiploon est bourré d'innombrables sporotrichomes. La coupe des plus gros « gâteaux » et des abcès montre une membrane pyogénique épaisse et fibreuse, contenant un pus gommeux. Le foie et la rate sont envahis, leur parenchyme est parsemé de « tubercules » sporotrichosiques. Les trompes et les méso-salpinx sont infiltrés; les ovaires sont englobés dans la péritonite (sal-pingo-ovarites sporotrichosiques).

En résumé, *péritonite fibro-caséeuse chronique* identique à la péritonite tuberculeuse bacillaire du même nom.

On constate de plus les lésions suivantes : des *ostéo-arthrites* de l'arti-culation tibio-tarsienne et de la cinquième articulation tarso-métatar-sienne, démontrées pendant la vie par la radiographie, avec poches purulentes bombant sous le périoste; — aux deux pattes postérieures, des *abcès intra-osseux* à l'intérieur du calcanéum, l'un formant une vaste caverne, l'autre fistulisé à la peau qui présente une étroite ulcération de 1 millimètre; — enfin, une *synovite à grains* de la gaîne du quatrième tendon extenseur. La queue présente des tuméfactions étagées, qui lui donnent un aspect moniliforme (v. p. 368).

Ces lésions de *péritonite fibro-caséeuse, d'ostéo-arthrite et de synovite res-semblent à celles de certaines tuberculoses chroniques de l'enfance.*

Les rats mâles, S. 7 et 8, inoculés dans le péritoine avec 1 centimètre cube de *Sporotrichum Beurmanni* γ donnent d'autres exemples de sporo-trichose chronique généralisée et de péritonite granuleuse discrète asci-tique, avec orchite suppurée fistulisée à la peau, ostéo-arthrite et ostéite hyperthrophiante du tibia et du péroné (v. p. 369).

A côté de ces formes chroniques généralisées ou plutôt à locali-sations multiples, nous avons noté des sporotrichoses localisées : péritonite discrète ou intense avec nodules du foie et de la rate simu-lant l'ascite curable tuberculeuse; péritonite avec cirrhose du foie et splénomégalie ; orchite isolée, etc...

Ces inoculations nous montrent toute la série des types tubercu-loïdes anatomo-cliniques que la sporotrichose est capable de simu-ler. La sporotrichose peut revêtir dans le péritoine les mêmes formes que la bacillose de Koch: péritonite aiguë à granulations généralisées confluentes (rats S. 3 et 4, 11 et 12), péritonite « tuberculeuse » et caséeuse (rats S. 9 et 10), péritonite fibro-caséeuse (rats S. 5 et 6) ; enfin péritonite discrète granuleuse asci-tique (rats S. 7 et 8). Au testicule, la sporotrichose crée une *orchi-épididymite* comparable à l'épididymo-orchite bacillaire et se fistulisant comme elle. Aux articulations, aux os et aux syno-viales, elle reproduit des arthrites avec abcès froids, des ostéites avec abcès intra-osseux fistulisés, ulcérant la peau par un long et étroit trajet dans les parties molles, des périostites et des ostéites hypertrophiantes, une synovite à petits grains d'une gaîne d'un tendon extenseur comparable, toutes proportions gardées, à la synovite à grains riziformes de la tuberculose. Le plus souvent ces diverses localisations *se groupent suivant les types habituels de la tuberculose infantile.*

VII. — *Sporotrichoses torpides chroniques et Sporotrichoses curables.*

A côté des sporotrichoses aiguës septicémiques, granuliques et nodulaires disséminées, à côté des sporotrichoses subaiguës et chroniques aux localisations multiples, mortelles en quelques semaines, il existe des sporotrichoses chroniques à évolution extrêmement lente et même des formes curables, dues à des inoculations de doses faibles ou de parasites peu virulents.

Les *sporotrichoses chroniques* évoluent pendant des mois, revêtant des formes diverses ; deux variétés sont particulièrement fréquentes.

La *première* est la *sporotrichose gommeuse sous-cutanée disséminée* (avec peu ou pas de lésions viscérales) qui reproduit la forme la plus commune de la maladie humaine [1]. A plusieurs reprises nous avons insisté sur la bénignité de ces formes gommeuses disséminées, sur le contraste entre l'intensité des lésions cutanées et l'absence ou le faible degré des lésions viscérales, aussi peut-on se demander si la localisation cutanée du germe n'indique pas un processus de défense de l'organisme : cette localisation sous-cutanée élective serait preuve de la bénignité de l'infection.

La *deuxième* variété de sporotrichose torpide expérimentale est *presque uniquement pulmonaire et ganglionnaire.* Les lésions

---

1. V. p. 762. Ces formes ont été reproduites expérimentalement sur le cobaye par DE BEURMANN et GOUGEROT en 1906 et 1907, sur le chat par DE BEURMANN, GOUGEROT et VAUCHER en 1907, sur le chien par WIDAL, ABRAMI, L. BRISSAUD, JOLTRAIN et WEILL (*Compt. rend. des Séanc. de la Soc. de Biol.*, 1909, n° 9, p. 570).

ganglionnaires et pulmonaires sont le plus souvent associées chez le rat ; quelquefois pourtant la sporotrichose est uniquement ou ganglionnaire ou pulmonaire. Ces lésions sont les mêmes, quel que soit le mode d'inoculation : sous-cutané, dermique, péritonéal, alimentaire ; quel que soit le matériel inoculé : pus humain ou broyage de cultures. Il suffit que le germe ait été inoculé à *très petites doses*. Ces formes torpides sont comparables aux tuberculoses « scrofuleuses », lentes dans leur évolution, qui ont les mêmes élections ganglionnaires et pulmonaires et l'on peut se demander si ces localisations ganglionnaires et pulmonaires ne sont pas les témoins d'une résistance particulièrement grande de l'organisme. Le poumon serait constamment pris parce qu'il représente le filtre où tout vient échouer ; les ganglions seraient lésés parce qu'ils sont des points faibles, ou plutôt parce qu'ils sont les lieux d'élection où s'accumulent tous les parasites.

Plusieurs séries de nos animaux peuvent être citées :

Un rat, inoculé dans le péritoine avec 0,05 centimètres cubes de pus provenant d'une gomme sporotrichosique humaine, a été sacrifié au neuvième mois en pleine santé... Les rats S. 3, 4, 16, 17, 18, 19, inoculés en mai, sous la peau, avec quelques gouttes de cultures, ne deviennent cachectiques qu'en octobre, cinq mois après, et ne tardent pas à mourir... Les rats S. 22, 23, 24, inoculés de la même façon, sont sacrifiés bien portants dix mois après. Des deux rats S. 13 et 14, nourris de cultures de mars à août 1907, le premier meurt en février 1908, le second, resté bien portant en apparence, est sacrifié à la même date, donc onze mois après le début de la contamination alimentaire.

En un mot, chez tous, la sporotrichose a évolué pendant des mois, laissant les animaux en bonne santé apparente, permettant même la reproduction, et à l'autopsie, nous avons été souvent étonnés de l'intensité et de la généralisation des lésions démontrées sporotrichosiques par la rétro-culture.

On ne retrouve aucune trace du point d'inoculation ; la sporotrichose est presque uniquement *ganglionnaire et pulmonaire*. Les adénites sont généralisées ; la plupart des ganglions sous-cutanés et profonds sont atteints ; tantôt les adénites se bornent à de la tuméfaction, à de la congestion avec ou sans granulation (rats S. 17, 24), tantôt le parenchyme ganglionnaire est parsemé de granulations grises, de gros tubercules blanchâtres (rats S. 16, 18), tantôt enfin, les ganglions énormes, agglomérés ou non, font sous la peau une très forte saillie et sont entièrement infiltrés par les sporotrichomes (rats S. 13, 14, 22, 23). Les lésions pulmonaires sont intenses; le plus souvent ce sont des nodules grisâtres et de gros abcès disséminés ou agglomérés dans les poumons congestionnés ou infiltrés; ordinairement elles sont bilatérales et plus marquées, tantôt au sommet, tantôt à la base. Cette prédominance des lésions sur les ganglions et sur les poumons est très spéciale et c'est à peine si l'on découvre dans l'épiploon, dans le foie ou dans la rate quelques petites granulations ou de rares nodules.

Le rat S. 23 présente en outre quelques petits nodules sous-cutanés et une arthrite suppurée sacro-coccygienne.

Par transitions insensibles on passe de ces formes chroniques graves aux *formes bénignes et curables* de la sporotrichose expérimentale. La guérison survient, tantôt après une évolution latente chronique, tantôt après une phase aiguë qui a mis la vie en danger, tantôt après l'évolution de lésions osseuses et muqueuses chroniques.

L'observation du chien n° 12 est particulièrement nette. Ce jeune chien, âgé de vingt jours, a été inoculé en décembre 1907, en même temps que les chiens n°s 13 et 14, avec la même émulsion de *Sporotrichum* γ; mais il n'a reçu que 1 centimètre cube, alors que les chiens n°s 13 et 14, qui moururent de sporotrichose, reçurent 2 et 3 centimètres cubes. L'animal présenta quelques phénomènes d'infection : tristesse, abattement et l'on put mettre en évidence la généralisation de l'infection par la culture du sang de la saphène externe de la patte postérieure. Cette culture fut en effet positive au sixième jour.

Lentement l'animal s'est remis, mais il restait maigre et grandissait mal; de 1.350 grammes en mars et avril 1908, son poids est monté en juillet à 20 kg, 500 ; il présenta seulement des localisations chroniques, de la rhinite et de l'ostéite de la patte postérieure (fig. 92, p. 371, radiographie).

La rhinite séreuse, puis séro-purulente, était accompagnée de jetage et d'élimination de croûtes brunâtres, la respiration était difficile. Elle commença à régresser en juin et semble maintenant terminée.

L'ostéite a débuté au commencement d'avril 1908; elle était localisée à la première phalange du cinquième doigt de la patte postérieure, puis le doigt se tuméfia, le sommet de la tuméfaction s'ulcéra et se recouvrit d'une croûte brunâtre; rapidement l'ulcération cutanée se cicatrisa et il resta une exostose saillante indolente. L'animal paraissait guéri à la fin de 1908.

Il est même des cas où l'animal infecté ne paraît pas avoir souffert de l'inoculation ; on pourrait croire que celle-ci est restée négative, et pourtant la culture du sang, faite quelques jours après l'injection, a démontré la généralisation septicémique du *Sporotri-chum*. Lorsque plusieurs mois après l'inoculation on sacrifie ces animaux, restés en pleine santé apparente, on ne retrouve aucune trace de lésions, à peine découvre-t-on parfois des cicatrices minimes dans le foie, la rate et quelques adhérences péritonéales. La guérison de la mycose est donc définitive.

SPOROTRICHOSES A LOCALISATIONS PRÉDOMINANTES
SPOROTRICHOSES VISCÉRALES LOCALISÉES

L'infection mycosique peut se localiser ou prédominer sur tel ou tel viscère, aussi bien dans les formes aiguës que dans les formes chroniques. Déjà nous avons cité des formes de granulies localisées : forme péritonéale et hépato-splénique, forme rénale, forme méningée ; des sporotrichoses chroniques localisées : péritonite sporotrichosique, cirrhose du foie, etc... Enfin, dans une autre série de faits, sans être exclusives, certaines localisations sont prédominantes : ce sont des néphrites, des surrénalites, des cirrhoses hépatiques, des myocardites, des méningites, etc...

Plusieurs de ces localisations ont une importance telle par leur ressemblance avec des affections humaines qu'il importe de les décrire en détail : lésions pulmonaires et pneumonies, péritonites et orchites, néphrites, surrénalites, hépatites et cirrhoses du foie, splénites, entérites et ulcérations intestinales, sporotrichome hypertrophique cæcal, myocardites et péricardites, endocardites, adénites, méningites et encéphalites, ostéites et arthrites, synovites, etc., etc... Nous n'étudierons que les principales de ces localisations.

Poumons.

Tantôt associées à des nodules généralisés, tantôt isolées, les lésions pulmonaires des sporotrichoses expérimentales du chien, du lapin, du cobaye et surtout du rat sont multiples et variées : 1° broncho-pneumonies ; 2° pneumonie avec hépatisation rouge ;

3° pneumonie avec infiltration grise ; 4° sporotrichomes nodulaires, granulations, sporotrichomes crus et abcédés (abcès pulmonaires); 5° bronchites aiguës desquamatives, suppuratives, fibrineuses ; 6° congestions diffuses et congestions localisées ; 7° emphysème ; 8° sporotrichomes chroniques avec cavernes pulmonaires ; 9° scléroses pulmonaires et dilatation des bronches... Parfois on note quelques réactions pleurales : des plaques de pleurésie fibrineuse avec infiltration de mononucléaires et néoformation de capillaires sanguins, prolifération et desquamation de l'endothélium pleural ; une seule fois nous avons vu une pleurésie purulente avec de rares nodules pulmonaires.

1°, 2°, 3° *Formes broncho-pneumoniques et pneumoniques de la sporotrichose* (fig. 104 et 105). — Les rats n°s 1 et 2 peuvent servir d'exemples.

Le rat n° 1 a reçu dans les deux pattes postérieures 0 cm³,5, puis dans l'hypoderme de la région dorsale 1 centimètre cube d'une émulsion épaisse de *Sporotrichum* Ros. Le rat n° 2 a été inoculé dans la patte postérieure gauche avec 0 cm³,5 d'une émulsion de *Sporotrichum Beurmanni* β.

L'évolution a été la même chez les deux animaux. Vers le dixième jour, les pattes inoculées se tuméfient. Le quinzième jour, elles sont énormes, quadruplées de volume, tendues et rouges. La tuméfaction persiste une dizaine de jours, puis commence à rétrocéder vers le trentième jour. Vers le quarantième jour, les pattes semblent revenues à leur volume normal. Cependant, malgré la disparition des lésions locales, les rats se cachectisent. Vers le cent-vingtième jour, apparaît sur le museau du rat n° 2 une lésion locale dermique et hypodermique. Ils meurent, le rat n° 1, le cent-quarantième jour, le rat n° 2, le cent-trente-septième jour après l'inoculation.

A l'autopsie, les lésions sont les mêmes chez le rat n° 1 et chez le rat n° 2, le rat n° 2 présentant en outre un bloc d'hépatisation rouge pulmonaire et une lésion locale du museau.

Au point d'inoculation de la patte droite du rat n° 1, on remarque une petite ulcération arrondie de 2 millimètres sur la face plantaire tuméfiée. Toute la région plantaire est infiltrée. Les traînées translucides s'étalent entre les tendons dans l'hypoderme qui est parsemé de petits nodules blanchâtres de 1 à 2 millimètres. La patte gauche inoculée n'est pas tuméfiée et ne paraît pas infiltrée à la coupe. *Les lésions d'inoculation locale sont donc en régression sur la patte droite; toute trace d'inoculation a disparu sur la patte gauche* et pourtant la généralisation viscérale s'est produite.

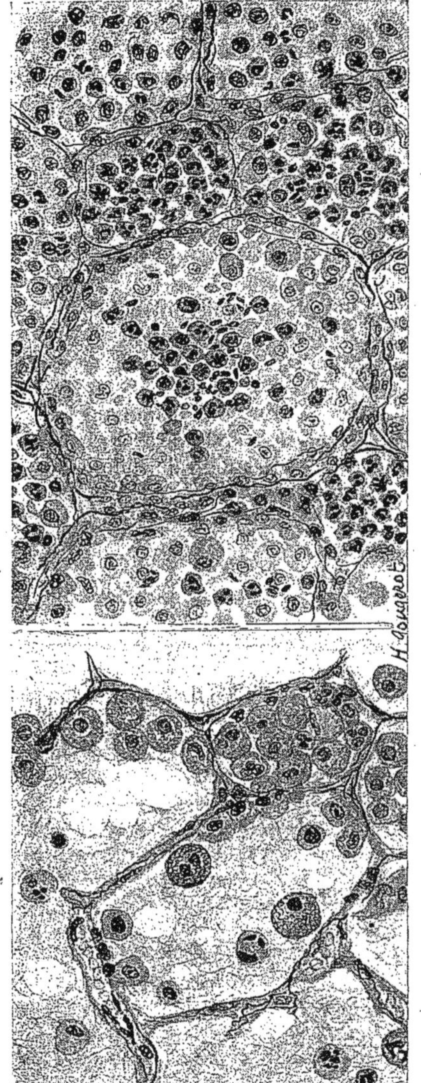

Fig. 104 et 105. — PNEUMONIE SPOROTRICHOSIQUE.

Fig. 104. — *Hépatisation rouge* : Alvéoles dilatées, comblées par l'exsudat fibrineux. Tuméfaction, desquamation et multiplication des cellules alvéolaires, quelques-unes restent adhérentes à la paroi alvéolaire, la plupart sont libérées et transformées en macrophages finement vacuolés; rares polynucléaires ; les capillaires aplatis sont vidés; les parasites sont rares et contenus dans les cellules alvéolaires.

Fig. 105. — *Hépatisation grise* : Alvéoles très distendues par l'infiltrat cellulaire ; l'exsudat fibrineux n'est plus reconnaissable. Les parois alvéolaires ne sont plus reconnaissables qu'à leur squelette élastique, les capillaires et les cellules pariétales sont confondus dans l'infiltrat pneumonique. L'alvéole centrale contient des éléments cellulaires dégénérés et au centre, quelques polynucléaires. Tout autour, les alvéoles sont remplies de cellules alvéolaires desquamées, plus ou moins altérées et de polynucléaires. Les parasites, encore peu nombreux, sont moins rares que dans les autres formes de pneumonie. (Dessins de Gougerot. Extrait des *Bull. et Mém. de la Soc. méd. des hôp. de Paris*, 1908).

Les *lésions viscérales* prédominent aux *poumons*. Le poumon gauche est bigarré de zones gris-rosé d'emphysème, de marbrures rouges de congestion avec points plus foncés noirâtres, de granulations et de masses d'infiltration grise. Les granulations sont partout disséminées, confluentes à la partie postérieure et à la partie antérieure du lobe inférieur, formant là une large infiltration gris-rosé translucide, bosselée de petites taches opaques grisâtres de 1 à 2 millimètres.

Sur le poumon droit, les lésions sont identiques : même mélange d'emphysème et de congestion sur les lobes supérieurs et moyens. Les tubercules sporotrichosiques sont plus gros de 2 à 3 millimètres. Quelques-uns sont isolés ; leur centre est blanc opaque, leur périphérie translucide. Le lobe inférieur droit chez le rat n° 2 est gros, saillant, rouge-foncé ; il forme un *bloc hépatisé*. A la coupe, ce tissu hépatisé est rouge-foncé, ferme et sec, tacheté de gros tubercules, les uns non encore ramollis, les autres abcédés et laissant échapper un pus visqueux.

Les *plèvres* pariétales semblent saines.

Les autres lésions viscérales sont discrètes. Sous le *péricarde* viscéral, une nodosité près du bord externe du ventricule gauche fait saillie. A l'intérieur de l'abdomen, il n'existe que de très rares granulations, quelques-unes dans l'épiploon et sur l'intestin grêle, une légère infiltration sur la face antérieure de l'estomac et une granulation saillante blanchâtre sur la face inférieure du lobe médian du foie. Il n'y a rien sur le péritoine splénique, ni sur le péritoine rénal.

Des métastases se sont faites à la peau et dans les os chez le rat n° 2. La dernière lésion apparue est une infiltration hypodermique et périostée de la face latérale droite du museau (v. p. 371). A la queue et sur la tête, on relève de petites papules péripilaires, à sommet croûtelleux qui sont des follicullites sporotrichosiques.

Donc, après inoculation sous-cutanée, et bien que la lésion porte d'entrée soit en régression, il y a eu généralisation de l'infection sporotrichosique : infection des poumons par voie sanguine ; lésions pulmonaires prédominantes et bilatérales ; mélange de broncho-pneumonie et de tubercules abcédés, de congestion et d'emphysème, d'infiltration grise et d'hépatisation rouge ; généralisation viscérale débutante sur le péricarde, le péritoine, dans l'hypoderme et le derme, dans le périoste du massif osseux facial.

1° *Broncho-pneumonie.* — Les nodules broncho-pneumoniques se sont développés autour des vaisseaux pulmonaires et des bronchioles dont on ne retrouve que des débris sur les nodules âgés. Les noyaux de broncho-pneumonie très inégaux, d'abord irréguliers, sont à des stades d'évolution différents : alvéolite desquamative ou pneumonie épithéliale, hépatisation rouge, hépatisation grise. Presque toujours les lésions broncho-pneumoniques sont associées à des lésions congestives et à de l'emphysème pulmonaire, parfois à des granulations (Rats n°ˢ 1 et 2).

L'alvéolite pneumonique n'a pas toujours la même formule cytologique. Tantôt elle est avant tout desquamative et fibrineuse; dans l'alvéole comblée par l'exsudat, on ne note guère que de grosses cellules mononucléées alvéolaires rares. Tantôt les cellules sont très nombreuses, pressées les unes contre les autres, peu altérées. Tantôt l'exsudat alvéolaire est un mélange de cellules alvéolaires grosses, vacuolées, et de mononucléaires sombres. Tantôt les alvéoles sont distendues par les polynucléaires (hépatisation grise et micro-abcès) : ces polynucléaires restent intacts ou dégénèrent. La dégénérescence frappe tout ou partie de l'infiltrat alvéolaire: il n'est pas rare de ne plus retrouver dans l'alvéole que l'ombre incolore et floue des macrophages et des cellules alvéolaires, avec quelques polynucléaires pyknosés au centre. Tantôt l'alvéolite est congestive : l'alvéole est rempli de globules rouges, de macrophages pigmentés et de rares polynucléaires ; peu à peu les globules rouges disparaissant, les cellules alvéolaires, pressées les unes contre les autres, persistent seules et prennent la forme de macrophages pigmentaires.

La structure alvéolaire se reconnaît souvent mal dans ces infiltrats diffus; parfois les cloisons persistent, épaissies; elles sont infiltrées de cellules enflammées, fusiformes ou arrondies; elles sont striées de filés de globules rouges et plus ou moins disloquées par la diapédèse. Souvent on ne retrouve plus le dessin des alvéoles que sur les coupes orcéinées, grâce à la coloration des fibres élastiques. Les alvéoles apparaissent très distendus, les fibrilles élastiques sont étirées et fines, écartées les unes des autres par les cellules infiltrées ; souvent l'alvéole est éclaté.

La variabilité des formules cytologiques des alvéolites résulte de la diversité du processus et de la différence d'âge des lésions. Mais il faut insister sur ce fait que presque toujours les différentes alvéolites sont associées, ce qui explique l'aspect polymorphe et complexe des noyaux de broncho-pneumonie sporotrichosique : au centre, on a de l'hépatisation grise et des micro-abcès nécrosés; à la périphérie, de l'hépatisation rouge et de l'alvéolite desquamative. Les plus *gros noyaux* sont constitués par un infiltrat diffus d'hépatisation rouge ou d'hépatisation grise, avec ou sans nécrose.

Les vaisseaux, autour desquels s'est développé le nodule bronchopneumonique, sont presque toujours détruits; il ne persiste plus que leur paroi élastique. Les vaisseaux disparaissent, mêlés à l'infiltrat. La bronchiole résiste plus longtemps.

Les bords de la lésion sont diffus. La réaction alvéolaire broncho-pneumonique s'éteint lentement ; dans les zones pulmonaires qui paraissent saines ou emphysémateuses, on retrouve autour d'un capillaire quelques alvéoles enflammés et des bronchioles desquamantes enflammées.

Les *petits nodules* plus *jeunes* sont centrés de bronches et de vaisseaux enflammés autour desquels s'est faite la réaction alvéolaire du noyau de broncho-pneumonie. Les vaisseaux (artère pulmonaire) sont thrombosés, remplis de polynucléaires. Leurs parois sont dissociées ; rapidement ils deviennent méconnaissables et se confondent dans l'infiltrat broncho-pneumonique. Parfois le vaisseau enflammé, et thrombosé. forme un sporotrichome élémentaire : au centre est le thrombus parasité, entouré de polynucléaires serrés et de macrophages, avec parfois une cellule géante, la zone moyenne épithélioïde est parsemée de cellules géantes, la zone externe inflammatoire est basophile. La bronchiole, envahie de dehors en dedans, résiste plus longtemps. Son épithélium enflammé et multiplié persiste ou desquame, se repliant en sinuosités nombreuses. Au-dessous de l'épithélium, la muqueuse est infiltrée de nombreux moyens mononucléaires et de rares polynucléaires qui, à travers l'épithélium, tombent dans la lumière bronchique. La lumière de la bronche, en effet, est encore libre, striée de filaments fibrineux et parsemée de quelques polynucléaires ; parfois, elle est obstruée et comblée de mononucléaires et de polynucléaires ; son squelette fibro-collagène persiste seul. Tout autour des vaisseaux et de la bronchiole ainsi enflammée, les alvéoles sont en réaction pneumonique : réaction inflammatoire, multiplication et desquamation des cellules alvéolaires, exsudation fibrineuse, diapédèse de polynucléaires et de mononucléaires, tantôt discrète, tantôt confluente; congestion des capillaires inter-alvéolaires.

Puis on voit les nodules broncho-pneumoniques grossir et évoluer, les uns vers l'hépatisation grise, les autres vers la nécrose; quelques-uns aboutissent à l'abcès plus ou moins diffus, d'autres se sclérosent. Il semble qu'ils puissent guérir par résorption.

2° **Pneumonie avec hépatisation rouge.** (Rat n° 2 et rat n° 22, etc., inoculés dans la peau ou sous le péritoine). — Le bloc pulmonaire est rouge, dense et dur. La lésion est massive, lobaire, et l'hépatisation envahit tous les alvéoles ; l'infiltrat pneumonique est tacheté de nodules, d'infiltration périvasculaire et d'inflammation bronchique ; les follicules sont tout-à-fait exceptionnels (figure 104).

L'infiltrat pneumonique distend les alvéoles, les parois sont lisses ou

à peine plissées ; elles contiennent quelques cellules enflammées ; leurs
capillaires sont aplatis ou congestionnés, bourrés de globules rouges
et de leucocytes mononucléaires et polynucléaires. La cavité de l'alvéole
est comblée par une masse homogène, grenue ou réticulée, acidophile,
tachetée de globules rouges et de rares cellules. Sur les parois de l'alvéole, il ne reste plus que de rares cellules adhérentes ; presque toutes
ont desquamé ; la masse fibrineuse, épanchée dans l'alvéole, contient
donc, sans compter les globules rouges, quelques cellules, mais ces
cellules sont peu nombreuses. Ce sont d'énormes cellules rondes mononucléées ; leur noyau est petit, arrondi ou allongé, parfois double ;
leur protoplasma acidophile, très finement vacuolé, est grenu ; parfois
ces cellules contiennent des poussières ou des granulations de pigment sanguin. Il s'y ajoute fréquemment un mononucléaire, un ou
deux polynucléaires neutrophiles.

En plusieurs points, les cellules intra-alvéolaires sont plus nombreuses
et vont jusqu'à remplir l'alvéole. Tantôt ce sont de grandes cellules
rondes vacuolées, dérivées des cellules du revêtement alvéolaire ; tantôt ce sont de petites cellules mononucléées, à noyau très chromatinien,
à protoplasma sombre polygonal. L'infiltrat se mêle souvent de polynucléaires neutrophiles ; les polynucléaires intacts ou altérés (en
karyorrhexis) peuvent prédominer et remplir tout l'alvéole qui est distendu ou même éclaté par les micro-abcès. Exceptionnellement, les
cellules alvéolaires sont confondues en un plasmode giganto-cellulaire.

Sur le fond d'hépatisation rouge, ressortent quelques nodules d'infiltration *périvasculaire* et *péribronchique*. Les cellules lympho-conjonctives
mêlées de polynucléaires dessinent, autour des vaisseaux lobulaires,
des anneaux sombres, diffus, presque toujours étroits ; les vaisseaux
enflammés restent perméables ou sont thrombosés, leur caillot ne tarde
pas à être envahi par les polynucléaires et par les macrophages. Les
bronchioles résistent plus longtemps : les bronches enflammées sont
parfois atteintes de bronchite dégénérative ; le plus souvent elles sont
comblées par l'exsudat fibrineux (moule bronchique) ou dilatées et envahies par les polynucléaires (abcès bronchiques). Le passage à l'hépatisation grise est facile à observer.

3° *Infiltration translucide et infiltration grise* (fig. 105).
(Le rat n° 10 peut servir d'exemple). L'infiltration grise occupe
des segments irréguliers de lobe pulmonaire ; les placards infiltrés sont tachetés de rares nodules cellulaires péri-vasculaires et
péri-bronchiques.

L'infiltration grise est diffuse : les capillaires sont dilatés et
gorgés de globules ; la bronchiole englobée est enflammée et inondée
de fibrine (moule fibrineux). Les alvéoles dilatés sont comblés par

l'exsudat grenu et réticulé, basophile; l'infiltrat alvéolaire ne contient
que de rares cellules; ce sont d'exceptionnels globules rouges, des polynucléaires, des mononucléaires, quelques grosses cellules mononucléées, à noyau petit, très chromatinien, arrondi, incurvé ou multilobé,
à protoplasma basophile finement vacuolé. Ces cellules épanchées
sont parfois dégénérées; leur protoplasma est acidophile et s'effrite
sur les bords; leur noyau est fragmenté en karyokinèse La paroi alvéolaire ne se reconnaît plus qu'aux fibrilles élastiques et à quelques
capillaires congestionnés. Presque toutes les cellules du revêtement
alvéolaire sont desquamées. Les parasites sont rares. A la périphérie
du placard pneumonique, l'alvéolite s'éteint lentement. Les alvéoles
ont leurs cellules en réaction inflammatoire, et parfois il se forme
des sortes de bourgeons plasmodiaux multinucléés, basophiles, qui
tendent à combler l'alvéole.

Les rares petits nodules péri-bronchiques et péri-vasculaires ressortent sur cette infiltration grise pneumonique par leur aspect sombre,
dense, dû à l'accumulation de mononucléaires basophiles autour des
vaisseaux enflammés encore perméables ou déjà thrombosés; les follicules sont rares; quelquefois un alvéole isolé contient un amas
de cellules alvéolaires réunies en plasmode intact ou nécrosé. Cette
masse multinucléée giganto-cellulaire comble tout l'alvéole ou n'en
occupe qu'une partie et baigne dans l'exsudat fibrineux. Exceptionnellement, trois ou quatre alvéoles enflammés, remplis de cellules dégénérées, forment un follicule tuberculoïde centré d'une belle cellule
géante tuberculoïde.

4° *Sporotrichomes nodulaires : granulations, « tubercules »,
abcès.* — L'aspect des poumons granuliques est très variable :

Tantôt les granulations, isolées et nombreuses, inégales et irrégulièrement disséminées dans les deux poumons, sont la seule lésion,
tantôt elles s'associent à des raptus congestifs et à de la distension
emphysémateuse; des lobules entiers sont distendus par l'emphysème quelques alvéoles sont énormes et multi-vacuolés (rat n° 3).
Tantôt les lésions sont encore plus complexes (rat n° 4) : le placard de congestion aboutit à l'hématome, les lésions sont généralisées. Les granulations sont nombreuses, isolées ou confluentes,
la plupart sont grosses et nécrosées au centre, elles sont bourrées
de parasites. Quelques-unes font saillie sous la plèvre et parfois
déterminent l'exsudation d'une fausse membrane pleurale. Les vascularites et les bronchiolites sont intenses. Au milieu de ces lésions
bigarrées, il reste des lobules peu altérés ou emphysémateux.

La multiplicité des lésions résulte de l'association des processus de vascularite, de bronchiolite, d'alvéolite, d'infiltration lympho-conjonctive, de dégénérescence épithélioïde et de nécrose, d'afflux de polynucléaires aboutissant à l'abcédation. [1] Tantôt les cellules de revêtement, tuméfiées et intriquées tapissent l'alvéole; tantôt multipliées, elles desquament (pneumonie épithéliale) ; tantôt les alvéoles sont comblés par un exsudat (alvéolite fibrineuse).

On a tous les intermédiaires entre la granulation, le placard pneumonique, l'abcès et la cavernule.

On a toutes les transitions entre la petite granulation naissante, le « *tubercule* » cru sporotrichosique et l'*abcès*, qui résulte de la suppuration d'un infiltrat alvéolaire ou d'un nodule péri-bronchique ou d'une thrombose vasculaire. L'abcès est souvent minuscule (micro-abcès mono-alvéolaire). Parfois il est énorme, il envahit toute la largeur de la coupe pulmonaire et ne respecte qu'une mince bande de tissu pulmonaire sous-pleural. Le contenu de l'abcès est un mélange de polynucléaires et de macrophages dérivés des cellules alvéolaires ou venus des vaisseaux. Parfois le pus de l'abcès

1. Quelquefois les granulations semblent dériver d'un placard d'alvéolite desquamative basophile et d'infiltration lympho-conjonctive. En effet, en dehors du paquet vasculaire lobulaire, il n'est pas rare de trouver de très petites granulations qui se réduisent à un amas de cellules basophiles épanchées dans une cloison inter-alvéolaire et font saillie dans un alvéole emphysémateux.

Le plus souvent, la granulation est infiltrée autour d'un vaisseau lobulaire : le vaisseau resté perméable ou se thrombose, parfois il forme un sporotrichome élémentaire avec trois zones : la bronchiole est englobée, elle s'enflamme et réagit. Tout autour, l'infiltrat est formé du mélange de la réaction alvéolaire desquamative et de la diapédèse des mononucléaires lymphatiques sanguins ; quelques alvéoles donnent des cellules géantes qui subissent la dégénérescence épithélioïde.

L'évolution histologique est variable. Tantôt la granulation reste au stade de placard d'infiltration lympho-conjonctive diffuse, basophile : on ne reconnaît plus la structure alvéolaire que grâce aux fibrilles élastiques. Tantôt la dégénérescence acidophile ou épithélioïde atteint le centre du nodule et finit par aboutir à la nécrose diffuse ou caséification ; les parasites y semblent peu nombreux ; la zone périphérique reste seule lympho-conjonctive basophile. Les bords des granulations sont diffus et se confondent peu à peu avec la réaction d'alvéolite environnante.

En quelques points les lésions deviennent encore plus complexes, l'alvéolite fibrineuse et desquamative se complique d'hématome alvéolaire ; les parois alvéolaires, parcourues de capillaires gorgés de globules rouges, sont disloquées, l'infiltrat cellulaire devient confluent et beaucoup d'éléments dégénèrent. Quelques alvéoles remplis de polynucléaires sont de véritables micro-abcès.

s'est vidé, il reste une caverne où persiste une sorte de
réseau incoloré à travées épaisses, amorphes, qui semblent être le
réseau alvéolaire nécrosé ; les bords de l'abcès sont diffus, déchiquetés, l'infiltrat envahit les alvéoles, qui sont refoulés et atteints
de pneumonie épithéliale et suppurative ; la plèvre est épaissie.
Les gros abcès sont parfois isolés dans un poumon qui semble
presque indemne, mais le plus souvent ils s'entourent d'abcès plus
petits et de placards broncho-pneumoniques. Quelques gros abcès
sont enkystés de sclérose.

5° *Bronchites.* — Les lésions des bronches sont toujours associées aux infiltrats broncho-pneumoniques et pneumoniques. Parfois
leur intensité est telle que la lésion bronchique semble prédominer.
L'infiltrat péri-bronchique envahit la bronchiole de dehors en dedans
La bronchiole réagit : tantôt les lésions se bornent à une infiltration de la paroi et de là sous-muqueuse, l'épithélium quoique
enflammé est conservé, la lumière est vide. Tantôt l'épithélium
desquame : ses cellules isolées et multipliées, des lambeaux de
muqueuses mêlés à des polynucléaires et à l'infiltrat lympho-conjonctif comblent la lumière bronchique. Tantôt la bronchiole est
remplie de pus, de polynucléaires et de macrophages. Tantôt enfin,
la bronche est inondée de fibrine, et l'exsudat coagulé forme un
moule bronchique.

Dans les sporotrichoses subaiguës et chroniques, il est fréquent
d'observer des dilatations bronchiques ; la bronche enflammée,
enveloppée d'infiltrat discret ou abondant, se laisse distendre, son
épithélium est irrégulièrement pavimenteux. Quelquefois la bronche, énormément dilatée et remplie de polynucléaires et de macrophages plus ou moins altérés, simule un abcès pulmonaire. Mais
on reconnaît facilement la paroi bronchique enflammée : l'épithélium
est formé de deux ou trois couches de grosses cellules aplaties,
basophiles ; dans la sous-muqueuse se presse un infiltrat lympho-
conjonctif basophile, mêlé de polynucléaires et de débris de glandules bronchiques ; le cercle fibro-élastique de la bronche est plus
ou moins conservé et sépare le contenu purulent des bronches dila-

lées, des alvéoles qui, refoulés par la dilatation bronchique, sont aplatis et enflammés[1], parfois envahis par les polynucléaires (micro-abcès). Plus rarément un anneau de sclérose, parsemé de figures d'alvéolite giganto-cellulaire encercle la bronche dilatée.

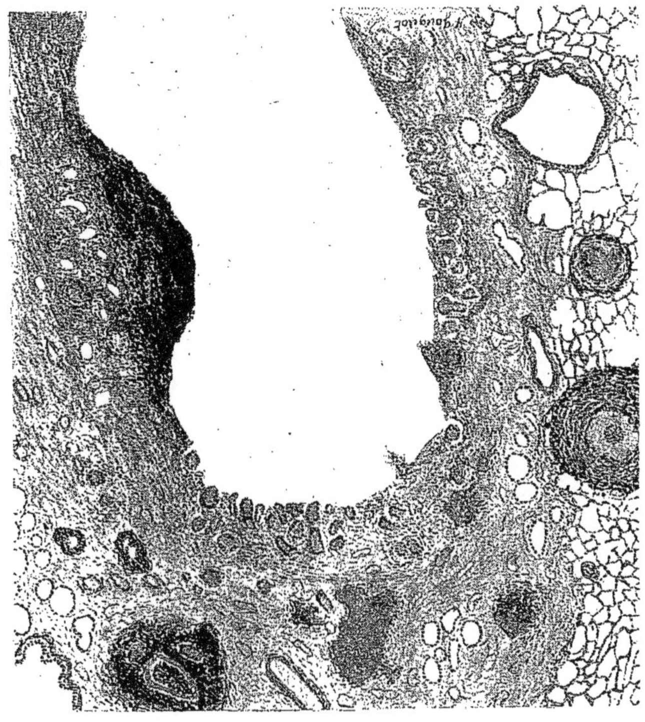

Fig. 106. — Sporotrichose pulmonaire chronique. Caverne pulmonaire.
Caverne à paroi fibro-nodulaire. Dans le parenchyme pulmonaire environnant sont disséminés des « tubercules » sporotrichosiques. (Dessin de Gougerot, *ibidem*.)

Ces bronches dilatées sont quelquefois isolées ou a peine entourées de quelques cellules infiltrées ; le plus souvent, elles sont comprises dans des infiltrats pneumoniques ou dans des travées sclé-

1. Quelquefois la suppuration a disloqué les parois bronchiques, et il est difficile de distinguer la paroi bronchectasique éclatée d'une paroi d'un véritable abcès intra-pulmonaire.

reuses. Parfois la prolifération de l'épithélium bronchique ébauche par ses plis et ses replis un petit adénome bronchique qui remplit toute la lumière de la bronche (rat n° 4).

6° *Congestions diffuses et congestions localisées* et 7° *Emphysème pulmonaire.* — Presque toujours associées à d'autres lésions, rarement isolées, ces réactions pulmonaires ne présentent histologiquement rien de spécial.

8° et 9° *Sporotrichose pulmonaire chronique. Caverne à paroi fibro-nodulaire, nodules, bronchectasies et sclérose pulmonaire* (fig. 106). — Chez un de nos lapins, les lésions pulmonaires avec *cavernes* et *pleurésie sèche* dominent le tableau clinique, puis survient une dissémination tardive et discrète des granulations dans le foie et le rein, enfin l'animal meurt avec une méningite aiguë : c'est dire que l'évolution de l'infection mycosique a été identique à certaines formes de tuberculose humaine (fig. 106).

Le lapin n° 10 a été inoculé dans la veine auriculaire avec 1 centimètre cube d'émulsion de *Sporotrichum* γ. Il tombe rapidement malade, tousse, s'amaigrit et s'affaiblit peu à peu ; le quarante-huitième jour, il présente une hémiplégie droite ; il est sacrifié mourant, le matin du quarante-neuvième jour.

A l'autopsie, les deux *poumons* sont pâles, criblés de nodules gris translucides et de « tubercules » plus gros à centre opaque. L'un de ces gros « tubercules », ramollis et excavés au centre, est limité par une paroi épaisse, fibreuse. Le poumon est donc creusé d'une véritable *caverne sporotrichosique*, résultant de la fonte et de l'élimination du centre d'un gros sporotrichome par une bronche. L'orifice de la bronche ulcérée se retrouve à la partie inférieure de la caverne. La caverne est vide, à peine contient-elle un peu de pus épais qui, ensemencé, donne des cultures de *Sporotrichum Beurmanni*. En plusieurs points, le poumon est envahi par une sclérose diffuse (sclérose pulmonaire)...

Les plèvres sont épaissies, blanchâtres et rugueuses, de nombreuses adhérences relient les bases au diaphragme (pleurésie sèche adhésive).

La sporotrichose est généralisée aux autres viscères : granulations hépatiques, rénales... L'hémiplégie droite, constatée pendant la vie, s'explique par un exsudat méningé de la base de l'encéphale enveloppant le pédoncule cérébral gauche.

Caverne pulmonaire. — De toutes ces lésions, la plus importante est la caverne pulmonaire, identique pathogéniquement et anatomiquement aux cavernes de la tuberculose pulmonaire. Cette caverne pulmonaire, à peu près sphéroïde, quoique un peu anfractueuse, a environ 12 millimètres de diamètre; elle siége près du sommet du poumon, un peu au-dessous. Sa paroi est épaisse de 2 à 3 millimètres et même de 4 à 5 millimètres; elle est fibro-cellulaire, tachetée de nodules diffus, de follicules, de granules, de cellules géantes et de vascularite.

Sa surface est assez irrégulière : quelquefois la fibreuse est à nu; plus souvent la paroi scléreuse est recouverte de cellules épithélioïdes superposées, mêlées de cellules géantes isolées ou de follicules tuberculoïdes complets; les plus superficielles des cellules épithélioïdes sont nécrosées (fonte caséeuse de la caverne). Les cellules géantes et les follicules parfois très nombreux, s'enfonçant dans le tissu scléreux sous-jacent, forment à la caverne une épaisse membrane pyogénique de structure tuberculoïde; en un point de la surface de la caverne, saille un gros nodule d'infiltration lymphoïde et lympho-conjonctive. Ce sporotrichome diffus, est formé de cellules serrées sans traces de sclérose; il est tacheté de nodules et de traînées nécrosées (sporotrichome infiltré et caséeux).

Le tissu fibro-cellulaire dense, épaissi, qui enkyste la caverne, est plus ou moins scléreux, plus ou moins cellulaire, infiltré de nombreuses cellules lympho-conjonctives vers l'intérieur de la caverne et parcouru de nombreux néo-capillaires, gorgés de globules rouges; la sclérose est plus dense et moins cellulaire à la périphérie; les néo-capillaires sont moins nombreux et le tissu fibreux est parsemé de quelques éosinophiles.

Dans cette paroi fibreuse, sont disséminés irrégulièrement de nombreux nodules, des follicules, des cellules géantes isolées, des vascularites, des nodules diffus lympho-conjonctifs basophiles, de petits nodules arrondis lymphoïdes, des follicules épithélioïdes, des follicules tuberculoïdes avec une belle cellule géante centrale, des follicules à micro-abcès central, des gommules aux trois zones concentriques, de nombreuses cellules géantes isolées souvent énormes, des vascularites devenant cellules géantes et gommules, etc. Les follicules tuberculoïdes et surtout les cellules géantes sont parfois si nombreux qu'ils forment des placards confluents.

En un point de la paroi fibreuse, il semble que l'on reconnaisse les débris de la bronche ulcérée par laquelle la caverne s'est vidée et l'on croit surprendre des formes de transition entre les glandules bronchiques et les amas confluents de cellules géantes.

Les bords externes de la paroi fibreuse de la caverne sont assez diffus; la sclérose envahit les alvéoles environnants et il semble que nombre de cellules géantes proviennent d'alvéoles ainsi englobés par le tissu de sclérose. Les alvéoles sont aplatis, leurs cellules sont multipliées, les bronchioles paraissent dilatées. La partie du sommet pulmonaire située au-dessus de la caverne, est envahie par la sclérose et elle est profondément lésée ; les alvéoles sont dissociés par des trabécules scléreux et sont dilatés ; leur revêtement cellulaire est cubique, souvent stratifié.

Les parasites sont nombreux dans les follicules, les gommules et les vascularites de la paroi de là caverne. Ils ont la forme habituelle, oblongue ou sphéroïde. Signalons que près de la surface de la caverne plusieurs cellules géantes contiennent des formes monstrueuses, filamenteuses, très larges et moniliformes, plus ou moins ramifiées, segmentées, et massuées qui sont peut-être des formes filamenteuses et de résistance du parasite. Le *Sporotrichum Beurmanni* aurait pris cette forme anormale en raison du contact de l'air dans la paroi de la caverne et se serait ainsi développé dans les cellules géantes résultant d'alvéoles pulmonaires. Ces faits, par leur rareté même, demandent à être confirmés par de plus nombreux examens.

Sporotrichoses nodulaires. — Le reste du poumon est criblé de « tubercules » sporotrichosiques, gros et petits. Ces sporotrichomes sont disséminés sans ordre, la plupart sont péri-bronchiques. La bronche englobée dans le nodule reste longtemps intacte. Ses parois externes et moyennes s'infiltrent, mais l'épithélium persiste ; puis la muqueuse s'enflamme et desquame ; la lumière bronchique est comblée par les débris épithéliaux et par la diapédèse des macrophages et des polynucléaires. Les vaisseaux, voie d'apport du parasite, sont dès le début lésés profondément. Les vascularites évoluent vers les follicules et les gommules sporotrichosiques.

Les nodules sont d'aspect polymorphe, car ils sont à des stades d'évolution différents ; leur origine est tantôt alvéolaire, capillaire, artérielle. Ils présentent plusieurs types de plus en plus âgés :

— Petits placards étoilés d'infiltration cellulaire basophile interalvéolaire avec desquamation des cellules alvéolaires.

— Petits nodules isolés, les uns intra-lobulaires, dérivant des alvéolites, les autres péri-bronchiques, nés d'une artériolite (avec conservation de la lumière bronchique), arrondis, formés par une ou plusieurs grosses cellules géantes tuberculoïdes, rondes ou ramifiées. Ces cellules géantes occupent à elles seules presque tout le nodule, le reste du nodule est formé par une étroite couronne de cellules lymphoïdes ou lympho-conjonctives basophiles. Ces cellules géantes ont les formes les plus variées ; les unes sont de larges plasmodes acidophiles vacuolés, d'autres sont des anneaux au centre desquels se tassent des macrophages et des polynucléaires.

— Petits et moyens nodules, formés au centre d'un large follicule épithélioïde, avec ou sans cellule géante, entourés à la périphérie d'une couronne lymphoïde, sans infiltration de polynucléaires. (Toutes ces formations nodulaires : follicules à cellule géante énorme, follicules incomplets épithélioïdes, follicules complets à cellule géante centrale.

sont identiques aux follicules bacillaires. Histologiquement, on ne peut les distinguer des follicules tuberculeux, si ce n'est par la présence d'amas parasitaires au milieu de quelques cellules géantes).

— Nodules moyens et gros, subissant l'infiltration de polynucléaires et de macrophages qui vient donner aux nodules un aspect plus spécial. Ce sont : des nodules épithélioïdes tachetés de polynucléaires très dis-séminés, des nodules tuberculoïdes infiltrés au centre de nombreux poly-nucléaires ou micro-abcès (gommule élémentaire).

— Gommule et gomme aux trois zones : 1° au centre, polynucléaires et macrophages peu altérés ou au contraire dégénérés, flous ; 2° zone moyenne formée de cellules épithélioïdes, aplaties, concentriques et parfois ordonnées en follicule autour de cellules géantes ; 3° zone externe sombre et étroite, lympho-conjonctive. La transition est brusque entre chaque zone ; le centre de ces gommes subit parfois la nécrose complète et l'on reconnaît au milieu de l'abcès central un ou plusieurs vaisseaux sanguins nécrosés en bloc avec leur contenu de globules rouges, de polynucléaires et de parasites. La périphérie des gommes ne tarde pas à devenir scléreuse.

— Gomme à pourtour scléreux : les cellules de la zone externe de la gomme ont élaboré un anneau de sclérose jeune ; celle-ci envahit les alvéoles et englobe quelques-uns d'entre eux ; la sclérose est parsemée de rares néo-capillaires et parfois d'une ou deux belles cellules géantes. Cette sclérose est un tissu actif, ainsi qu'en témoigne la présence des parasites dans les fibroblastes.

— Gomme presque entièrement scléreuse. Ces gommes scléreuses for-ment de très gros nodules arrondis, à bords assez brusques ; la sclérose y est dense, fibro-cellulaire ; au centre persistent seuls, un, deux ou trois amas cellulaires, petit reste de micro-abcès plus ou moins altéré, dont la bordure collagène est souvent un mince liseré nécrosé. Il n'y a plus de vaisseaux reconnaissables, car ce sont eux qui ont donné des follicules et des micro-abcès. Au contraire, la bronche encastrée dans le bloc fibreux reste souvent libre, revêtue d'un épithélium intact.

On a, en un mot, toutes les figures de transition entre les follicules, les cellules géantes, les gommules à trois zones et les vascularites. Dans un follicule ou dans une gommule on reconnaît longtemps les parois vasculaires infiltrées, la lumière vasculaire thrombosée par les polynucléaires, les macrophages et les cellules endothéliales enflammées et dégénérées.

Entre ces tubercules, les alvéoles sont un peu congestionnés et tuméfiés ; les vaisseaux sont dilatés, les bronchioles sont intactes, parfois nettement dilatées.

Placards de sclérose pulmonaire. — En deux ou trois régions, les lobules pulmonaires, dissociés et envahis par les travées fibreuses, forment de larges placards de sclérose pulmonaire à bords diffus. La sclérose est fibro-cellulaire, sans infiltrat cellulaire confluent ; les capillaires sont nombreux, congestionnés; le tissu scléreux est parsemé de bronches épaissies et dilatées, d'alvéoles dilatées et proliférantes, de vascularites, de rares follicules tuberculoïdes et de une ou deux gommules, de grosses cellules géantes, isolées, arrondies, tuméfiées. Ces formations nodulaires, follicules, gommules, vascularites, sont les lésions habituelles de la sporotrichose avec toutes leurs formes de transition.

Les conduits bronchiques très dilatés ont l'épithélium enflammé, plus souvent unistratifié; leurs glandules semblent donner des amas cellulaires et des cellules géantes.

Les alvéoles englobés dans la sclérose sont, les uns, énormes, dilatés, revêtus d'une seule rangée de cellules cubiques ou aplaties; les autres sont constituées par des amas de grosses cellules claires, polygonales, pleins ou tubulés. D'autres sont des bourgeons et des tubes pleins, formés de cellules sombres, pressées les unes contre les autres, encore ordonnées ou disposées irrégulièrement. Entre les alvéoles presque normaux et ces proliférations alvéolaires, on peut suivre toutes les transitions. L'aspect des placards scléreux est donc très polymorphe.

Sur les bords du placard, la sclérose diffuse, dissocie les alvéoles que séparent de larges travées fibreuses. Ces alvéoles englobés s'atrophient ou réagissent : ils se dilatent ; leur épithélium régulier devient cubique ou s'aplatit; leur lumière reste vide ou se remplit de macrophages et de polynucléaires. Parfois le revêtement alvéolaire desquame; parfois il se transforme en plasmode qui devient une cellule géante tuberculoïde. La périphérie des bords de la sclérose pulmonaire est aussi « trouée » de vacuoles dilatées et enflammées.

Cette sclérose pulmonaire avec ses nodules, ses bronchectasies, ses proliférations alvéolaires, est comparable aux scléroses tuberculeuses. Il faut souligner l'importance des réactions des alvéoles dans ces placards scléreux. Les alvéoles nombreux, éclatés et enflammés, avec la prolifération de leur revêtement cellulaire, vont jusqu'à ébaucher l'adénome.

Les lésions de ces poumons sporotrichosiques sont donc comparables aux lésions de la tuberculose chronique fibro-caséeuse : les « tubercules », les cavernes, la sclérose pulmonaire sont associés, mais malgré leur aspect tuberculoïde, les processus sporotrichosiques conservent leurs particularités histologiques.

Il faut insister sur cette caverne sporotrichosique tout-à-fait caractéristique, identique à une caverne tuberculeuse. Le mécanisme a été le même que dans la tuberculose; le parasite, apporté par les vaisseaux, a suscité le développement d'un nodule d'infiltrat péribronchique, la dégénérescence centrale du nodule, puis la nécrose, l'envahissement périphérique et la sclérose du tissu pulmonaire, enfin la formation d'un gros nodule fibro-caséeux, l'envahissement et l'ulcération de la bronche voisine, l'évacuation du contenu de la caverne : la caverne envahit lentement le poumon tandis qu'elle se creuse au centre.

La structure de la caverne sporotrichosique est comparable à celle de la caverne tuberculeuse : la surface est irrégulière, parsemée de nodules et parfois de « tubercules caséeux ». La paroi est épaissie, fibro-nodulaire ; mais la formule cytologique est un peu différente, la sporotrichose étant caractérisée par ses follicules et ses vascularites, ses gommules à micro-abcès central, si différents des follicules bacillaires. La paroi de la caverne sporotrichosique résume toutes les autres lésions pulmonaires ; en effet, le centre excavé est le reste d'une énorme gomme, la paroi est tachetée de follicules, de gommules et de vascularites, formant souvent de gros sporotrichomes ; les bords sont diffus, envahissant le sommet du poumon sous forme d'un placard de sclérose pulmonaire.

Cœur

La sporotrichose expérimentale peut atteindre le cœur dans toutes ses parties : péricarde, myocarde, endocarde pariétal et valvulaire. Les lésions, le plus souvent parcellaires, sont nodulaires ou diffuses : granulations jeunes et granulations scléreuses, foyers d'infiltration cellulaire ou de sclérose ; traînées de myocardite parenchymateuse avec ou sans sclérose ; placards d'endocardite et de péricardite.

Myocarde. — Les lésions musculaires sont souvent les plus intenses (Rat n° 3 par exemple). A la coupe, le muscle est parsemé de petites taches translucides ou blanchâtres (granulations) et de stries brunâtres ou claires de myocardite. La myocardite est tantôt mixte, à la fois interstitielle et parenchymateuse, tantôt parenchymateuse : cette dernière est caractérisée par l'atrophie proliférative simple ou par l'hyperplasmie, suivie, soit de dégénérescence granuleuse, soit de dégénérescence plasmodiale acidophile (fig. 107).

Les petites granulations jeunes sont rares (rat 3). Les lésions débutent dans les espaces conjonctifs entre les fibres musculaires. Des traînées irrégulières de cellules lympho-conjonctives peu serrées dissocient une à une les fibres striées qui réagissent ou dégénèrent.

Les grosses granulations sont fibreuses et disséminées çà et là dans l'épaisseur du myocarde; la plupart sont nécrosées et caséeuses au centre, la nécrose contenant une masse énorme de parasites.

Quelques placards sont entièrement fibreux et ne renferment que de rares vacuoles parasitées (myocardite scléreuse).

La caractéristique de ces lésions est la participation des fibres musculaires à l'infiltrat sporotrichosique (association de myocardite paren-

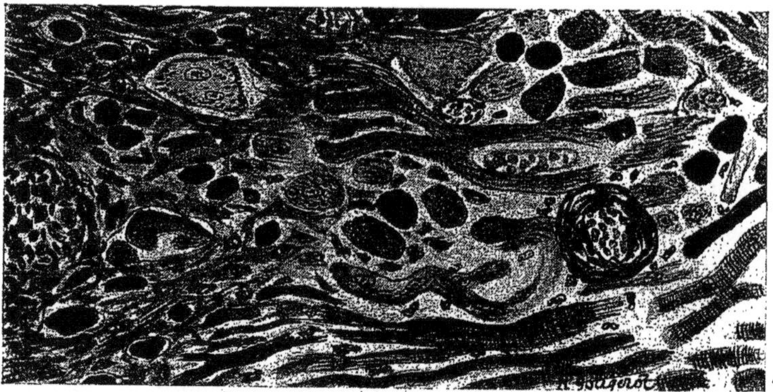

Fig. 107. — MYOCARDITE SPOROTRICHOSIQUE.

La lésion est diffuse. A gauche, la myocardite est *mixte, scléreuse et parenchymateuse* : la sclérose dissocie les fibres qui subissent la régression hyperplasmique (en haut, à gauche, grosse fibre claire, volumineuse, binucléée, contenant encore quelques rares fibrilles à sa périphérie) ou dégénèrent, s'atrophient et se réduisent à de petites masses hypercolorées. Sur le bord gauche, on voit un follicule bourré de parasites. A droite, la myocardite est *parenchymateuse*, les fibres sont atteintes d'atrophie proliférative ou régressive hyperplasmique : tuméfaction des fibres, hypertrophie du cytoplasma, disparition de la striation transversale, régression des fibrilles musculaires, qui apparaissent écartées et peu nombreuses (en pointillé sur les coupes transversales, en faisceaux éparpillés sur les coupes longitudinale). En bas et à droite, quelques fibres sont restées indemnes. (Dessin de Gougerot, *ibidem*.)

chymateuse et de myocardite interstitielle); en effet sur le bord des lésions l'infiltrat conjonctif et la sclérose jeune dissocient une à une et englobent les fibres striées; parmi celles-ci, quelques-unes persistent presque intactes; la plupart dégénèrent ou réagissent. Tantôt la fibre tuméfiée est hypercolorée par l'éosine et semble homogénéisée. Tantôt la fibre s'atrophie en largeur, si bien qu'elle n'a même plus l'épaisseur d'un faisceau collagène. Tantôt survient une régression hyperplasmique intense : la fibre tuméfiée est triplée, quadruplée de volume; dans le cytoplasma considérablement augmenté, les fibrilles musculaires apparaissent très écartées les unes des autres; puis, beaucoup d'entre elles sont résorbées. Les noyaux multipliés sont au début riches en chromatine; bientôt ils pâlissent, deviennent vésiculeux et clairs et ne sont plus ponctués que de deux ou trois grains chromatiniennes. Ces fibres musculaires striées, en régression hyperplasmique, ressortent par leur volume plus considérable, par leur teinte claire et leur aspect pointillé sur les coupes transversales ou par leur aspect fibrillaire éparpillé sur les coupes longitudinales. On voit parfois une fibre, ainsi lésée à l'une de ses extrémités, redevenir peu à peu normale à l'autre extrémité. Plus intense, la régression hyperplasmique aboutit à la disparition complète des fibrilles musculaires, les fibres périnucléaires persistant les dernières. La fibre striée finit par devenir un plasmode conjonctif indifférencié. Quelques-unes de ces cellules indifférenciées se mêlent au tissu de sclérose jeune ou forment des amas de cellules basophiles, tuméfiées et sériées (rat nº 4); la plupart dégénèrent et disparaissent.

La régression hyperplasmique peut être isolée (myocardite parenchymateuse); on la voit sur des faisceaux de fibres musculaires assez éloignées des granulations et non dissociées par l'infiltrat interstitiel.

Péricarde et endocarde. — Les lésions sont parfois assez intenses (Rat nº 3), (voir p. 403 les endocardites des sporotrichémies).

Sous l'endocarde et sous le péricarde, on voit saillir des granulations, les unes, petites et jeunes, les autres, grosses et fibreuses.

Çà et là, la séreuse péricardique est dépolie et rouge; au niveau de ces placards de péricardite, l'endothélium tuméfié, prolifère et desquame; l'infiltrat lympho-conjonctif, parsemé de rares polynucléaires neutrophiles et souvent de nombreux éosinophiles mononucléés et polynucléés, occupe tout l'espace sous-endothélial et envahit parfois à sa partie profonde les fibres musculaires striées. Les fibres musculaires, dissociées, réagissent par régression hyperplasmique et par multiplication de leurs noyaux; on surprend leur karyokinèse et surtout la phase prékaryokinétique (condensation de la chromatine en un gros cordon occupant l'axe médian et longitudinal du noyau). Il n'y a ni nécrose diffuse, ni sclérose.

Les placards d'endocardite ont la même structure, les lésions sont tantôt valvulaires, tantôt pariétales. Le processus est même parfois plus intense que sur le péricarde; les cellules endothéliales endocardiques, multipliées et désorientées, ne se distinguent plus des cellules conjonctives, de l'infiltrat sous-endothélial. Toute la périphérie du nodule est parsemée d'éosinophiles.

Entre les granulations jeunes et les placards de péricardite ou d'endocardite, entre les granulations jeunes et les granulations fibreuses, on note tous les intermédiaires; on surprend donc le passage à la chronicité des lésions d'inflammation aiguë.

Glandes thyroïdes et parathyroïdes. Thymus.

Les lésions du système thyroïdien et parathyroïdien semblent tout-à-fait exceptionnelles, bien que souvent les ganglions infiltrés, caséeux ou scléreux, adhèrent à la thyroïde.

Sur le rat n° 9, les cellules interstitielles du corps thyroïde paraissent multipliées. Chez le chat, nous avons noté une fois une thyroïdite suppurée, une autre fois une thyroïdite scléreuse.

Sur le rat n° 10, on note, dans un organe dont la structure semble être une parathyroïde, un placard sporotrichosique. La sclérose jeune, formée de macrophages et de quelques mononucléaires riches en parasites, envahit et dissocie à sa périphérie les travées glandulaires qui dégénèrent ; leurs débris sont englobés par les macrophages et quelques polynucléaires. Les capillaires lymphatiques contiennent de nombreux mononucléaires.

Dans le thymus du rat n° 2, on découvre un placard d'infiltrat à centre nécrosé. Chez le chat et chez le chien, la thymite suppurée et la thymite scléreuse ne sont pas exceptionnelle.

Névraxe.

Méninges. — Les lésions de méningite aiguë, congestion, infiltrats et nodules pie-mériens, semblent rares. Ces lésions peuvent exister seules, mais elles coexistent le plus souvent avec des foyers d'encéphalite.

(Rat n° 4) : A la surface de l'encéphale, sur la face convexe et à la base, on note des placards de méningite aiguë : les vaisseaux sont dilatés, gorgés de globules rouges ; la pie-mère est épaissie, infiltrée de mononucléaires ; l'infiltration est diffuse, ici discrète, là confluente. En quelques points, apparaît une granulation arrondie, qui s'encastre souvent dans une dépression des circonvolutions cérébrales. Ces granulations sont des nodules jeunes, formés de mononucléaires et de macrophages plus ou moins tassés, mêlés à quelques rares polynucléaires ; le centre des plus grosses granulations est clair, atteint de dégénérescence acidophile. La périphérie des granulations ne subit pas la transformation scléreuse et se confond d'ordinaire dans l'infiltrat méningé.

Des méningites granuleuses, des méningites congestives suppurées, ont été notées chez le rat, chez le lapin, chez le chat (v. p. 424).

Encéphale. — On peut trouver des nodules d'encéphalite sporotrichosique en plein tissu cérébral ou cérébelleux. Ces foyers sont plus fréquents dans la subtance blanche que dans la substance grise ; parfois des nodules situés dans la subtance corticale font saillie sous la méninge, qui peut cependant n'être pas envahie.

Chez le rat n° 3, l'encéphalite existe sans méningite. Dans la substance blanche, les foyers nodulaires sont nombreux et ressortent nettement sur le tissu sain ; ils sont petits et diffus, quoique assez brusquement limités. La structure est identique dans la substance blanche et dans la substance grise. Toutefois, dans la substance grise, les sporotrichomes sont peut-être plus diffus ; leur périphérie envahit et englobe les cellules pyramidales qui dégénèrent et disparaissent par chromatolyse, atrophie granuleuse, karyorhexis et karyolyse.

Le tissu de l'encéphalite sporotrichosique semble un mélange de parasites et de noyaux dans un réticulum [1]. A l'hématoxyline ou au bleu Van Gieson, on fait facilement la distinction entre le réseau coloré en rose vif, qui est le réseau névroglique plus ou moins dégénéré, et les masses protoplasmiques teintées en jaune brillant, uni-nucléées, qui semblent pour la plupart être les cellules névrogliques enflammées, tuméfiées et multipliées du réseau. Ces cellules remplissent les mailles du réseau névroglique, ou plutôt elles s'insinuent entre les fibrilles névrogliques, se moulent sur elles, prenant les formes les plus irrégulières ; elles sont parfois étoilées et souvent anastomosées entre elles, leurs noyaux sont ovoïdes ou arrondis, quelquefois incurvés ou lobés. Les parasites ne sont pas libres, sauf en quelques points où la cellule nécrosée a déversé son contenu parasitaire : ils sont inclus à l'intérieur des protoplasmas cellulaires. Il n'y a que peu de cellules infiltrées : quelques grands mononucléaires à protoplasma acidophile et parasité (macrophage du sang), un exceptionnel polynucléaire neutrophile. Au centre du foyer, le treillis névroglique est dégénéré, les fibrilles tuméfiées et élargies sont homogénéisées et très acidophiles (ce qui donne à la granulation une teinte foncée). A la périphérie du sporotrichome,

---

1. Au Gram, à l'hématéine-éosine et au Dominici, les parasites, extrêmement nombreux, semblent inclus dans les vacuoles et dans les mailles d'un réseau protoplasmique et fibrillaire ; ce réseau, à mailles fines et serrées, inégales, est ponctué de nombreux noyaux nettement séparés les uns des autres.

les fibrilles dégénérées se continuent avec les fines fibrilles du tissu normal. La transition est graduelle mais rapide ; le tissu nerveux environnant n'est pas infiltré et c'est à peine si, en bordure du foyer, on décèle parfois un grand mononucléaire parasité.

Le sporotrichome encéphalique ne contient pas de capillaires sanguins perméables ; à la périphérie seulement, on voit quelques capillaires presque toujours très petits : parfois l'un d'eux a une paroi collagène très épaissie, hyaline ; un autre devient par endocapillarite une cellule géante tuberculoïde parasitée ; la cellule géante est ainsi isolée, située à la périphérie et en dehors de la granulation ou englobée dans son bord.

Au centre des foyers les plus étendus, il est presque constant de noter de la dégénérescence diffuse homogène. Parfois la nécrose est presque totale, le tissu flou et granuleux étant ponctué seulement de parasites et de débris de polynucléaires pyknosés. Les parasites paraissent moins nombreux qu'au centre de petits foyers, sans doute parce que la dégénérescence les a frappés eux aussi et les a rendus difficilement colorables. Parfois, en plein tissu dégénéré, ressort le cercle collagène vide d'un capillaire. Parfois, on voit une énorme vacuole bourrée de parasites, qui semble être un capillaire thrombosé par les *Sporotrichum* et surpris par la nécrose.

Il n'y a pas de sclérose périphérique ; à peine voit-on sur les plus gros sporotrichomes nodulaires le refoulement et le tassement des fibrilles névrogliques former une zone fibrillée plus dense.

L'histogenèse peut être précisée sur plusieurs foyers jeunes. Tantôt les foyers d'encéphalite sporotrichosique naissent d'une vascularite, d'une artériolite ou d'une capillarite dont on retrouve tous les stades intermédiaires ; la lésion commence par une infiltration macrophagique et mononucléaire péri-artérielle, parsemée de rares polynucléaires, puis elle se complique d'endartérite avec polynucléaires, enfin les *Sporotrichum* envahissent le tissu cérébral voisin qui réagit. Tantôt le sporotrichome semble naître en plein tissu nerveux et l'on ne trouve pas trace d'endocapillarite ; le foyer naissant est un petit amas cellulaire sombre, résultant de la prolifération des cellules fixes, c'est-à-dire des cellules névrogliques bourrées de parasites ; autour de lui la structure treillissée de la trame névroglique s'exagère, le tissu cérébral devient clair et vacuolé, la granulation naissante apparaît donc sous forme de petites taches sombres diffuses, entourées d'une zone plus claire. Les cellules nerveuses englobées persistent sans altération.

Péritoine et tube gastro-intestinal.

Les *Sporotrichum* peuvent créer toute une série de réactions aiguës ou chroniques sur le tube gastro-intestinal et sur la séreuse péritonéale qui l'enveloppe : péritonite suraiguë séreuse, parfois hémorrhagique, péritonite aiguë séreuse ou séro-purulente, péritonite aiguë granulique localisée, péritonite aiguë avec abcès aréolaires du foie, péritonite subaiguë « tuberculeuse », péritonite ascitique chronique à granulations discrètes (ascite sporotrichosique), péritonite chronique, caséeuse et purulente, fibro-caséeuse, fibreuse...

Presque toujours l'estomac et les anses intestinales sont parsemés de granulations péritonéales ou englobés dans les lésions des péritonites caséeuses, fibro-caséeuses ou fibreuses.

Il n'est pas rare de trouver des lésions de la muqueuse gastrique et surtout de la muqueuse intestinale : granulations ou sporotrichomes étalés sous-muqueux, ulcérant parfois la muqueuse (*ulcérations gastro-intestinales sporotrichosiques*). L'ulcération succède à un infiltrat diffus qui s'est fait dans les villosités ; la muqueuse est détruite, parfois jusqu'à la tunique musculeuse. Le fond de l'ulcération est nécrosé, formé de cellules plus ou moins dégénérées et bourrées de parasites. L'ulcération peut aller jusqu'à la perforation.

Les capillaires des villosités sont souvent thrombosés par les parasites ; les glandules sont quelquefois remplies de *Sporotrichum*, si bien que même sans ulcérations, il se fait une élimination des parasites dans la lumière du tube intestinal. (Rat n° 10.)

Il est plus rare de noter une hypertrophie diffuse infiltrante scléreuse et caséeuse des parois, analogue au tuberculome hypertrophique cœcal décrit par Pilliet et Hartmann, par Dieulafoy, dans la bacillose de Koch.

Sporotrichome hypertrophique du cœcum. — Le lapin n° 11, inoculé dans la veine avec 1 centimètre cube de *Sporotrichum Br.*, est mort le cent-deuxième jour après l'inoculation. Les lésions sont uniquement localisées au cœcum et à la fin de l'iléon. Le cœcum et le début du côlon ascendant, libres d'adhérences, sont énormes, bosselés de «tubercules » ; le tout forme une « tumeur » indurée. A la coupe, les parois sont extrêmement épaissies, infiltrées et scléreuses, tachetées de « tubercules ». La lumière du conduit intestinal est très rétrécie, la muqueuse n'est pas ulcérée, sauf en un point. Les lésions sont moins marquées sur la fin de l'iléon. Cette partie de l'intestin grêle est bosselée de quelques tubercules sous-péritonéaux, intra-péritonéaux et sous-muqueux. Deux d'entre eux ont ulcéré la muqueuse (*ulcérations intestinales sporotrichosiques chroniques*). Les rétro-cultures de ces « tubercules » cœcaux et intestinaux ont donné de nombreuses colonies de *Sporotrichum Beurmanni*[1].

Histologie. — La paroi cœcale est criblée de petits et de gros nodules. La grosseur et la confluence des nodules expliquent l'hypertrophie énorme du cœcum ; les nodules infiltrent la tunique musculaire et surtout la sous-muqueuse, ils n'envahissent pas la séreuse péritonéale qui est pourtant enflammée. Ils refoulent la muqueuse intestinale ; ses papilles sont infiltrées de cellules lymphoïdes et d'assez nombreux éosinophiles (réaction myéloïde), mais l'épithélium et les glandes restent intacts, sauf en un point très limité où la muqueuse est ulcérée. Les gros nodules sont pressés les uns contre les autres ; ils sont séparés par des travées de tissu conjonctif enflammé ou par des travées scléreuses, parsemées de petits nodules. Les gros nodules ont une structure toujours identique, car ils représentent le stade ultime du sporotrichome. Les petits nodules, au contraire. sont de constitution histologique très diverse, car ils sont surpris à tous les stades de développement et ils dérivent de formations différentes.

Gros nodules. — Les gros nodules sont arrondis, leur diamètre est égal à quatre ou cinq fois l'épaisseur de la paroi cœcale normale. Leur structure est celle des gommes sporotrichosiques :

1° Leur centre est un large placard acidophile, tiqueté de nombreuses boules basophiles. Le fond acidophile est dû à la dégénérescence des protoplasmas, le pointillé, à la pyknose des noyaux. Toute cette zone centrale est en effet formée de polynucléaires et de macrophages plus ou moins altérés. Tantôt les protoplasmas dégénérés ont conflué en une nappe homogène acidophile ; les noyaux se sont effacés ou fragmentés en boules opaques. Exceptionnellement la nécrose est complète, formant de très petits placards amorphes avec de rares boules chromatiniennes[2]. Tantôt les cellules en dégénérescence acidophile, pressées les unes contre les autres restent distinctes et l'on reconnaît même des polynucléaires éosinophiles ;

2° La zone moyenne est formée par une couronne étroite de cellules épithélioïdes avec parfois des cellules géantes et des follicules tuberculoïdes ;

3° La zone externe, un peu plus large que la zone moyenne, est formée tantôt d'infiltration cellulaire lympho-conjonctive, tantôt d'un anneau

---

1. Cet aspect de tuberculose hypertrophique du cœcum peut être dû à des infections différentes : tuberculose, sporotrichose, et à des microbes non encore déterminés, témoin un cas que nous avons étudié avec THAON.

2. Il n'y a pas de large placard de nécrose complète comme dans le cas que nous avons étudié avec THAON.

de sclérose jeune fibro-cellulaire. Leurs limites sont assez brusques, quoique rarement bien tranchées.

A l'intérieur de ces gros sporotrichomes ou entre deux sporotrichomes confluents, on reconnaît parfois un faisceau de fibres musculaires lisses nécrosées, une vascularite folliculaire surprise brutalement par la nécrose; le centre est bourré de cellules pyknosées, la paroi forme un cercle épais dégénéré et dépourvu de noyaux.

Tissu intercalaire. — Dans l'intervalle des gros nodules, entre les faisceaux musculaires, sous la séreuse et dans la sous-muqueuse, le tissu conjonctif est enflammé. Tantôt ses cellules fixes, multipliées et basophiles, intercalées entre des fibrilles collagènes, moyennes et fines, ne confluent pas; dans les mailles du réseau collagène s'ajoutent des plasmazellen, des macrophages, des éosinophiles; les travées sont claires. Tantôt les cellules, très nombreuses, forment un infiltrat lympho-conjonctif basophile diffus, plus ou moins étendu; la paroi est tachetée de nappes sombres; parfois cet infiltrat subit la dégénérescence acidophile et devient une nappe épithélioïde. Tantôt les fibres collagènes serrées forment des travées de sclérose fibro-cellulaire, plus ou moins dense. En deux points, un tissu lymphoïde à éléments serrés infiltre la sous-muqueuse et semble dériver des follicules lymphatiques normaux enflammés de l'intestin; leurs bords sont diffus et ils ont englobé des glandules intestinales. Au centre, on reconnaît un ou deux corpuscules à centre clair, formés de macrophages intacts ou dégénérés, souvent parasités et pigmentés; çà et là, un petit vaisseau lymphatique est entouré d'un manchon lymphocytique (ébauche de réaction adénoïde).

Petits nodules. — Ce tissu intercalaire, déjà si varié d'aspect, est encore parsemé de petits nodules :

— Follicules épithélioïdes, avec ou sans cellules géantes, identiques aux follicules bacillaires, les uns petits et bien limités, les autres très étendus et diffus.

— Follicules tuberculoïdes, mêlés de rares polynucléaires et de quelques macrophages très disséminés, il en résulte un mélange intime des cellules fixes dégénérées et des éléments migrateurs.

— Follicules infiltrés de macrophages et de polynucléaires nombreux formant micro-abcès, évoluant vers la gommule complète aux trois zones concentriques,

— Gommules naissantes à trois zones ébauchées ou complètes.

— Cellules géantes isolées, arrondies ou ramifiées.

On a toute une série des figures intermédiaires entre les vascularites et ces formations nodulaires : endocapillarite giganto-cellulaire (toute la lumière est comblée par une énorme cellule géante vacuolée en écumoire), endovascularite à micro-abcès central et panvascularite gommeuse, aboutissant à la gommule complète.

Dans ce sporotrichome cœcal se retrouvent donc les principales réactions histologiques de la sporotrichose : le mélange de formations diverses à des stades différents de développement donnant à la coupe un aspect polymorphe; l'importance des vascularites et la fréquence des figures de transition entre les vascularites et les formations tuberculoïdes gommeuses; la tendance nodulaire et l'ordination en trois zones des gommules.

Foie.

Les localisations hépatiques sont parmi les plus fréquentes de la sporotrichose expérimentale. Elles sont constantes dans les sporotrichoses aiguës : hépatites congestives et hépatites dégénératives des septicémies sans nodules ; granulations hépatiques rares ou confluentes (hépatite granuleuse) des granulies sporotrichosiques aiguës ; granulations et « tubercules » petits ou gros, translucidés ou caséeux. Elles sont fréquentes dans les sporotrichoses chroniques : gommes et abcès, *cirrhoses*, etc. On a donc toutes les variétés des hépatites. Le plus souvent ces lésions sont associées à des péritonites. Quelquefois elles sont isolées ; on trouve chez le rat des hépato-splénites sans péritonite à la suite d'inoculation sous-cutanée; chez le cobaye des hépatites avec infiltrats nécrosés après inoculation intra-péritonéale ; chez le lapin des grosses gommes hépatiques isolées après inoculation intra-veineuse, etc...

Hépatites aiguës. Péritonite sporotrichosique aiguë sans granulations, abcès aréolaires du foie et de la rate. Septicémie secondaire. — Le chien n° 6 peut, entre beaucoup d'autres, servir d'exemple. Cet animal, âgé d'un mois, inoculé dans le péritoine avec 2 centimètres cubes de mélange de *Sporotrichum* γ meurt le quatorzième jour. Dans les derniers jours, les symptômes péritonéaux, vomissements, diarrhée, ballonnement et douleurs abdominales, sont des plus nets.

A l'autopsie, le péritoine contient un liquide purulent assez abondant. La séreuse n'est pas très rouge; sa surface est recouverte d'un exsudat blanchâtre pseudo-membraneux. Au-dessus et à droite de l'ombilic, sur le péritoine pariétal, un gros placard induré, scléro-caséeux, adhérent à l'intestin, que l'on est forcé de sectionner, fait saillie. Il n'y a pas de granulations nettes, à peine voit-on sur les exsudats un pointillé dont les grains ébauchent des granulations.

Les lésions du *foie* et de la *rate* sont particulièrement intenses; ces deux organes sont englobés dans des adhérences et forment avec l'épiploon infiltré, avec l'estomac et le pancréas, un bloc impossible à disséquer. Le foie est énorme, la face antérieure du lobe droit est bosselée de grosses nodosités blanchâtres qui transparaissent sous le péritoine enflammé; incisé, le lobe droit est criblé de gommes crues ou ramollies qui, par leur agmination, forment un vaste abcès aréolaire du foie. Tout le pôle inférieur de la rate est détruit par un abcès aréolaire et plus haut, on retrouve des abcès isolés. L'épiploon est lui aussi criblé d'abcès.

Les autres organes abdominaux ne sont pas épargnés. La trompe et l'ovaire sont enveloppés de fausses membranes; ils sont infiltrés et congestionnés.

Les lésions sont généralisées à la cavité thoracique. Les poumons sont congestionnés, parsemés de très fines granulations translucides; le médiastin antérieur est rempli par le thymus tuméfié et par les ganglions lymphatiques énormes et suppurés.

Histologie des abcès aréolaires hépatiques et spléniques (chiens n° 6 et n° 16). — Les abcès aréolaires sont formés de gommes abcédées, grosses ou petites, agglomérées et fusionnées. Ces gommes sont à divers stades de développement.

Les unes ont, au centre, un amas de polynucléaires et de macrophages tassés et plus ou moins altérés; à la partie moyenne, une zone épithélioïde, faite d'un mélange d'endocapillarites, d'infiltration conjonctive et macrophagique, de réaction et de dégénérescence des trabécules hépatiques; à leur partie externe, une zone étroite d'infiltration lympho-conjonctive et d'endocapillarite qui dissocie les trabécules enflammés[1].

Les autres ont une structure plus complexe. Sur l'une d'elle, qui affleure presque la séreuse péritonéale, on a, de dehors en dedans : 1° péritoine enflammé à cellules endothéliales multipliées et superposées; 2° bande étroite de tissu hépatique, à trabécules enflammées basophiles, séparées par des capillaires énormes, gorgés de globules rouges; 3° zone externe de la gomme. (Les trabécules sont envahies par l'infiltrat lympho-conjonctif qui résulte de la réaction des cellules fixes et des capillaires radiés du lobule; les trabécules, quelquefois tuméfiées, sont le plus souvent lamelliformes, étriquées entre les capillaires dilatés enflammés et congestionnés, puis elles dégénèrent et pâlissent); 4° zone intermédiaire (les trabécules amincies, dégénérées, vacuolées et pâles sont séparées par des plasmodes capillaires macrophagiques, par des macrophages uninucléés, par des polynucléaires ou par des cellules fusiformes plus ou moins nettement anastomosées et disposées en séries linéaires, qui résultent de l'inflammation des capillaires. Bientôt il se fait un mélange irrégulier et intime de macrophages, de polynucléaires éparpillés, de débris acidophiles, de cellules hépatiques et de cellules

---

1. Leur structure est identique à celle des gommules à bords diffus du chien n° 9, atteint de sporotrichose spontanée, décrite par GOUGEROT et CARAVEN : *Presse méd.*, 27 mai 1908 (v. p. 794, fig. 180).

fixes. Les polynucléaires, sur le bord interne, deviennent souvent confluents); 5° liseré nécrosé fibrineux (cette zone très étroite est formée
d'un réseau fibrineux et d'une substance dégénérée acidophile, qui
résulte pour une part de la nécrose des globules; les macrophages et
les polynucléaires infiltrés y sont encore peu nombreux); 6° fonte gommeuse centrale : le centre est formé de macrophages et de polynucléaires extrèmement nombreux et tassés, de taches claires, sans
noyaux, provenant de la nécrose des macrophages, et de pointillé pyknotique, résultant de la dégénérescence des polynucléaires.

D'autres gommes, plus âgées, sont formées d'un abcès central polynucléaire et macrophagique, d'une zone moyenne acidophile et épithélioïde, d'une zone externe scléreuse ; l'anneau de sclérose jeune envahit
les bords des lobules refoulés ; il est parsemé de débris de trabécules
hépatiques, de quelques macrophages et de polynucléaires. Autour de
l'une d'elles, on note entre les trabécules deux beaux mégakaryocytes.

La disposition des abcès est très irrégulière; il semble cependant
que l'ensemble ait une vague forme triangulaire à base périphérique.
Les traînées de tissu hépatique qui séparent les gommes agglomérées,
sont infiltrées ; les capillaires sont congestionnés et les trabécules plus
ou moins atrophiées et aplaties, parfois la sclérose des gommes diffuse
dans la bande de tissu hépatique interméniaire et dans le reste du
parenchyme hépatique.

Autour des abcès aréolaires, on retrouve toutes les variétés de nodules lympho-conjonctifs petits ou gros, périportaux, intra-lobulaires ou
péri-sushépatiques, les uns à centre épithélioïde (follicule tuberculoïde),
les autres à centre infiltré de polynucléaires (micro-abcès). On surprend
toute la série des espace-portites et des vascularites qui deviennent peu
à peu des follicules et des gommules[1]. On saisit toutes les transitions
entre les nodules débutants et les gommules abcédées : placards de
trabécules infiltrées, etc... Tout le foie est donc lésé : tous les lobules
sont plus ou moins enflammés. Les parasites forment des amas au centre
des gommules et les macrophages les véhiculent au loin.

Abcès aréolaires de la rate. — La rate très tuméfiée, congestionnée,
est criblée à son pôle inférieur de gommes agglomérées.

Autour de ces gommes, la splénite est intense : hypertrophie lymphoïde et diffusion des corpuscules avec endovascularite des artérioles
centro-corpusculaires; réaction macrophagique et mononucléaire de
la pulpe avec congestion diffuse, infiltration de globules rouges allant
jusqu'à former de petits hématomes; innombrables mégakaryocytes,
réaction myéloïde peu prononcée; vascularite souvent thrombosante.
Parfois la lumière de l'artériole est thrombosée par un caillot parsemé

---

1. Histogénèse identique à celle minutieusement décrite par Gougerot et Caraven dans la sporotrichose gommeuse spontanée du foie (chien n° 9). *Presse médicale*, 27 mai 1908 (v. p. 796).

de spores et de parasites et envahi par les macrophages et les polynucléaires ; la paroi vasculaire est entièrement nécrosée et forme une bande étroite amorphe acidophile ; le vaisseau, ainsi altéré, est entouré d'une couronne sombre, formée de polynucléaires et de macrophages très serrés. Cette vascularite est le plus souvent au centre d'un nodule épithélioïde. Çà et là, en effet, on découvre des nodules épithélioïdes à bords diffus, qui résultent de la dégénérescence acidophile puis épithélioïde de territoires pulpaires enflammés. Souvent le centre d'un de ces follicules épithélioïdes s'infiltre de polynucléaires et la gomme est formée. Ces gommes ont le plus souvent un bord diffus épithélioïde et la transition est graduelle entre la pulpe enflammée et la bordure épithélioïde de la gomme ; parfois, mais rarement, elles sont encerclées d'un mince anneau de sclérose de nouvelle formation.

Quelquefois, dans le bord d'une de ces gommes ou entre la zone centrale et moyenne, ressort une belle cellule géante tuberculoïde. Çà et là sont disséminés quelques petits placards nécrotiques.

Dans toutes ces lésions expérimentales du chien, les parasites ont la forme oblongue habituelle[1].

Hépatites chroniques. cirrhoses sporotrichosiques (ou hépatites scléreuses et parenchymateuses) (fig. 108-409). — Tantôt la cirrhose s'accompagne de granulations (rats nᵒˢ 3 et 4, par exemple) ; tantôt et plus rarement, la cirrhose est pure, sans mélange de granulations (rats nᵒˢ 9 et 10), et rien, sauf la présence du parasite, ne pourrait faire soupçonner la sporotrichose.

Cirrhose hypertrophique (non folliculaire) (rats nᵒ 9 et 10) (fig. 108.). — Le foie tout entier est lésé ; la scléreuse périportale s'étend en larges travées et en îlots fibreux étoilés. Les bords des îlots sont dentelés et pénicellés, les prolongements scléreux dissocient et fragmentent les lobules, formant des anneaux plus ou moins complets (cirrhose périportale, insulaire et stellaire, à tendance annulaire et diffuse).

La sclérose est, suivant les lobes, plus ou moins prononcée : tantôt elle respecte des lobules isolés ou des fragments de lobules, tantôt elle est si intense que tous les lobules sont pénétrés, envahis par les fibrilles collagènes, qui encerclent trabécule par trabécule, cellule par cellule ; le foie n'est plus qu'une vaste nappe scléreuse, tachetée de débris hépatiques.

Les îlots et les travées fibreuses sont formés d'un tissu de sclérose jeune.

Au centre des îlots scléreux, les vaisseaux portes sont souvent dissociés par une panvascularite lympho-conjonctive basophile ; les

1. Ces parasites sont identiques à ceux de la sporotrichose spontanée du chien. *Presse méd.*, 1908, p. 338 (v. p. 793, fig. 178, 179).

canaux biliaires résistent plus longtemps. Autour des artérioles et
des veinules enflammées et souvent méconnaissables, on voit des
grosses fibres collagènes, irrégulièrement tressées, parsemées de rares
cellules fixes et de débris de cellules hépatiques. Plus en dehors, ces fibres
s'amincissent et les cellules deviennent plus nombreuses. Le tissu scléreux est formé sur les bords de fines fibrilles collagènes treillissées, peu

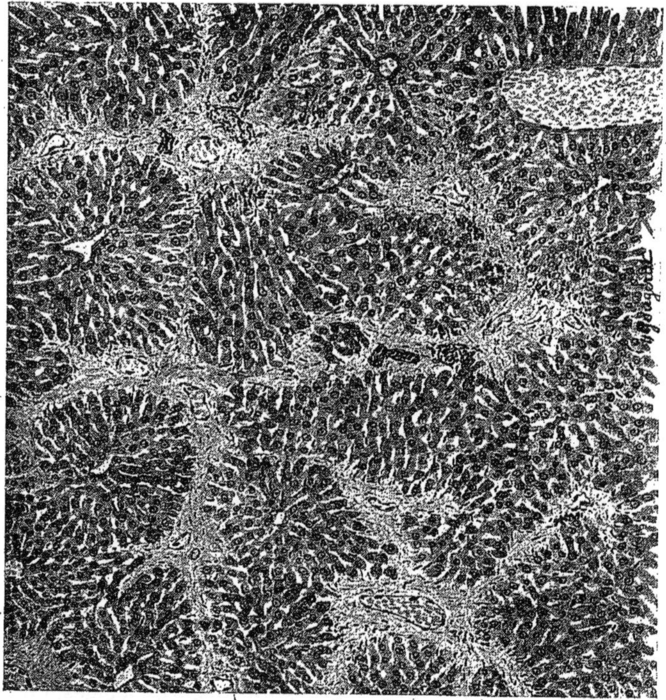

Fig. 108. — Cirrhose sporotrichosique du foie, non folliculaire.

Sclérose périportale insulaire et stellaire, à tendance annulaire et mono-cellulaire. Envahissement péri-capillaire des lobules. Absence de follicules et de formations tuberculoïdes. Parasites
rares. (Dessin de Gougerot *ibidem*.)

serrées, parsemées de cellules fixes fusiformes et de nombreux débris
de cellules hépatiques dégénérées, la plupart acidophiles, quelques-unes
atteintes de dégénérescence pigmentaire. Dans les mailles fibreuses,
on note encore çà et là un mononucléaire isolé et des cellules lympho-
conjonctives en karyokinèse. Dans ce tissu scléreux, les capillaires
sont nombreux mais très étroits et parfois obstrués par endocapillarite; les néocanalicules biliaires sont rares. Il n'y a pas d'infiltration

cellulaire diffuse et ce n'est que par exception que l'on note une traînée d'infiltration cellulaire ou un petit nodule lympho-conjonctif basophile, parsemé parfois de quelques polynucléaires neutrophiles.

La limite est indécise entre l'espace-porte scléreux et le lobule envahi. Le sporotrichome scléreux périportal est parsemé de très nombreuses cellules hépatiques. En effet, la cirrhose envahit la périphérie des lobules ensuivant les capillaires qui restent perméables ou deviennent scléreux; dans l'espace porte cirrhotique, les trabécules dissociées se

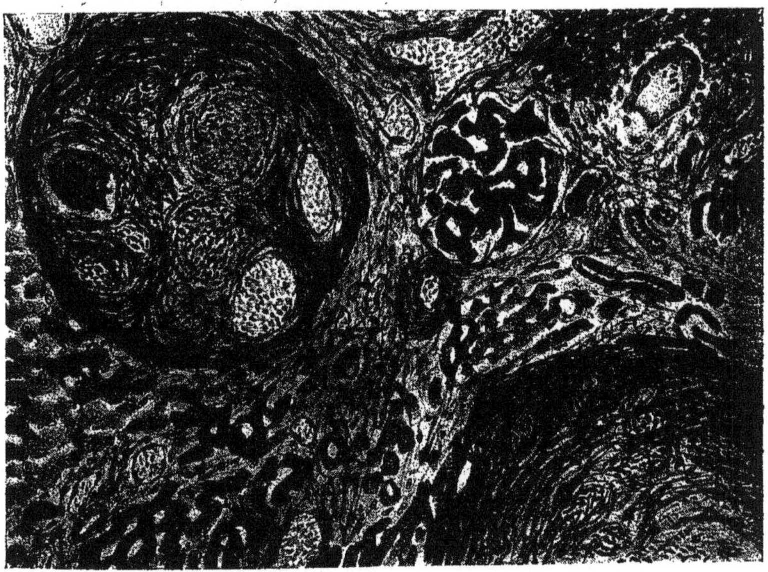

Fig. 109. — CIRRHOSE SPOROTRICHOSIQUE DU FOIE FOLLICULAIRE.

Granulations fibreuses riches en parasites et contenant parfois des follicules ou des cellules géantes tuberculoïdes. Sclérose périportale diffuse, extra et intra-lobulaire, péri-capillaire et mono-trabéculaire à tendance mono-cellulaire. Les cellules hépatiques dissociées par la sclérose dégénèrent ou réagissent; il y a donc mélange d'hépatite scléreuse et d'hépatite parenchymateuse. Le tissu de cirrhose est parsemé de cellules géantes parasitées et de quelques follicules tuberculoïdes. (Dessin de Gougerot ibidem.)

fragmentent et l'on a un mélange complexe de fibrilles collagènes, de cellules hépatiques, de cellules fusiformes et de cellules endothéliales provenant de capillaires fragmentés enflammés.

Parmi les cellules hépatiques englobées par la réaction interstitielle, les unes s'enflamment et s'hypertrophient, leur protoplasma devient énorme, elles possèdent un noyau ovalaire gigantesque, ou plus souvent deux, trois, jusqu'à six noyaux; les autres, plus nombreuses, dégénèrent. Elles sont atteintes, le plus souvent, de dégénérescence acidophile : leur protoplasma tuméfié, conservant sa structure, vacuolaire normale, pâlit, devient acidophile et granuleux; tantôt le noyau se vacuolise, ses grains de chromatine se rassemblent à la périphérie et il se fragmente par karyorrhexis; tantôt il se condense en une masse opaque (pyknose). Peu après, le protoplasma de la cellule, dont le noyau a disparu, se rétracte par effrittement et se réduit à une petite masse claire, transparente, rosée, homogène ou granuleuse. Plus rarement, les cellules hépatiques sont atteintes de dégénérescence pigmentaire. Souvent la cellule, avant de dégénérer, a réagi et s'est hypertrophiée ; c'est ce qui explique le volume énorme de certaines masses dégénérées. Enfin, quelques cellules hépatiques persistent, presque intactes au milieu de la sclérose même la plus dense et l'on est étonné de voir des trabécules entières ou des cellules isolées, à peine atteintes, en plein tissu de sclérose.

En raison de cette diffusion, la cirrhose a des limites indécises et très irrégulières.

Les parties respectées des lobules sont compactes, non congestionnées; les cellules hépatiques sont normales ou hypertrophiées ; les capillaires sont étroits; leur revêtement endothélial commence à s'enflammer.

Les vaisseaux sus-hépatiques sont peu ou pas lésés; parfois ils sont entourés d'une sclérose légère et de quelques cellules infiltrées.

En aucun point il n'a été possible de déceler une cellule géante ou un follicule. Les *Sporotrichum* sont rares, mais disséminés partout.

En résumé, cette cirrhose sporotrichosique diffuse, faite d'hépatite scléreuse et d'hépatite parenchymateuse et dégénérative, est tout à fait comparable aux cirrhoses diffuses atypiques de la tuberculose.

Cirrhoses sporotrichosiques folliculaires (rats n°º 2 et 4) (fig. 109). — Dans cette forme, des granulations se surajoutent à la cirrhose périportale. Le foie est très inégalement criblé de granulations, remarquables par leur tendance à la sclérose, nombreuses et souvent confluentes; de larges segments du foie sont transformés en nappes scléreuses, dépourvues de toute cellule hépatique.

Les granulations sont, les unes entièrement scléreuses, les autres, centrées d'un micro-abcès avec follicules tuberculoïdes. On surprend çà et là les formes jeunes de granulations montrant leur formation périportale aux dépens des veinules et des artérioles ou leur origine intra-lobulaire aux dépens des capillaires.

Entre les granulations, le parenchyme hépatique est profondément lésé; les espaces portes sont sclérosés et infiltrés, tachetés de follicules et de cellules géantes; les lobules sont fragmentés, souvent envahis par la sclérose jeune; les cellules nobles réagissent, s'enflamment ou dégénèrent. Il y a donc *mélange complexe* de *granulations*, de *cirrhose*, d'*hépatite parenchymateuse* et *dégénérative*.

Granulations. — Ces granulations répondent à des types un peu différents : 1° La plupart des granulations sont entièrement scléreuses et
nettement limitées. Leur taille est de un à deux lobules hépatiques..
Leurs bords sont nets, si bien qu'elles forment un bloc scléreux, arrondi
ou ovoïde, encastré dans les lobules ou espaces portes, dont elles ont
refoulé et aplati les éléments. Elles sont formées à la périphérie de
fines fibres collagènes treillissées, serrées, grosses et circulaires, et, au
centre, de fibrilles irréguliérement entrecroisées, moins denses et plus.
fines, séparées par des fentes et des vacuoles plus larges. Entre les
fibres, on compte de rares cellules fixes dont le protoplasma est bourré
de parasites ; à la périphérie, ces cellules sont très aplaties entre les
fibres scléreuses ; au centre, elles sont ovoïdes et arrondies. Çà et là,.
on trouve dans le tissu fibreux dense de la périphérie, une énorme.
vacuole bourrée de parasites : des formes intermédiaires prouvent que
ces vacuoles sont des cellules nécrosées où des capillaires thrombosés.
et dégénérés. Les parasites sont donc disséminés en grand nombre
dans toute la masse scléreuse et agglomérés çà et là en paquets...
Quelques granulations ne possèdent pas d'autres éléments cellulaires
que ces cellules fixes parasitées, mais sur beaucoup d'entre elles, on
voit, soit au centre, soit plus souvent à la périphérie, une ou plusieurs
belles cellules géantes tuberculoïdes, toujours parasitées, isolées dans.
la sclérose, manifestement d'origine capillaire... Plus rarement, on
trouve un follicule complet épithélioïde, avec ou sans cellule géante.

2° Les granulations fibreuses à bords diffus sont moins nombreuses..
Elles se confondent insensiblement avec la sclérose des espaces portes;
les bords de ces granulations semblent donc envahir tantôt l'espace porte-
scléreux, tantôt les lobules hépatiques contigus, en suivant leurs capillaires. Les granulations englobent dans le premier cas les vaisseaux
portes et souvent un canalicule biliaire resté intact, parfois très ramifié-
et cruciforme ; dans le second cas, elles englobent les cellules hépatiques-
qui réagissent et dégénèrent, ou, au contraire, persistent presque
intactes dans le tissu dense de la sclérose.

3° Quelques-unes de ces granulations fibreuses ont un centre dégénéré : les fibrilles collagènes se tuméfient et sont atteintes de dégénérescence fibrinoïde (orangé-brique au Van Gieson) ; elles sont élargies,
« floues », peu colorées. Les très rares cellules conjonctives qui persistent dans la sclérose, dégénèrent, elles aussi, et pâlissent. Parfois la
dégénérescence aboutit au centre à une nécrose diffuse, formant un
petit placard granuleux amorphe à bords mal délimités (caséification-
centrale). Quelquefois, le petit placard nécrosé à bords nets est entouré-
de plusieurs cellules géantes parasitées et l'on observe la juxtaposition :-
de la zone de nécrose centrale, de la zone moyenne giganto-cellulaire,
puis épithélioïde et de la zone externe scléreuse.

4° Quelques rares granulations ont une structure différente ; elles sont
centrées d'un micro-abcès ; la périphérie seule est scléreuse ; la dégé--

nérescence centrale n'est pas diffuse ; le micro-abcès est formé de polynucléaires et de grands mononucléaires, macrophages avec de très
nombreux parasites, mais sans nécrose ; sur les bords et à l'intérieur
du micro-abcès, une grande cellule géante parasitée, en dégénérescence
acidophile, est parfois entourée de polynucléaires. La paroi scléreuse
est riche en cellules fusiformes et çà et là une cellule géante apparaît,
isolée entre les fibres collagènes. Cette zone scléreuse se confond peu
à peu avec la sclérose périportale.

L'histogenèse des granulations n'est apparente que sur quelques-
unes d'entre elles.

La plupart dérivent des vaisseaux portes. A leur centre, on reconnaît
la lumière d'une artériole thrombosée par une masse parasitaire compacte et encore encerclée de sa fibre élastique ; tout autour, on voit
s'ordonner des cellules conjonctives enflammées, à noyau très allongé
et ovoïde, parallèles ou perpendiculaires à la paroi vasculaire. Ces
cellules résultent manifestement de la prolifération et de la multiplication de la paroi de l'artériole ou de la veinule porte, notamment des
fibres musculaires lisses ; il s'y mêle quelques polynucléaires. Leur
périphérie s'éteint peu à peu dans l'espace porte scléreux... D'autres
vaisseaux sont thrombosés par des caillots fibrineux contenant des
parasites moins nombreux ; leur paroi collagène forme un cercle mince,
continu, infiltré de cellules. Dans le cercle collagène bien conservé du
vaisseau, une grande cellule géante, obstruant parfois presque toute la
lumière vasculaire, est séparée par une rangée de globules rouges des
quelques cellules épithélioïdes qui l'entourent... Un degré de plus et
le cercle de la paroi vasculaire est disloqué. On a alors : 1° une masse
parasitaire centrale formée de parasites, libres ou emprisonnés dans
un réticulum flou nécrosé ; 2° une couronne de polynucléaires et de
macrophages, entourée elle-même d'une couronne de cellules épithélioïdes avec ou sans cellules géantes et parfois avec ébauche de follicules ; 3° une zone externe scléreuse, souvent parsemée de cellules
géantes isolées. Quelquefois, la colonie parasitaire, en se développant,
fait éclater la zone moyenne sur l'un de ses côtés et envahit le tissu
scléreux.

Quelques granulations naissent à l'intérieur des lobules aux dépens
des capillaires intra-lobulaires. On surprend (rat n° 10) le début de la
granulation intra-lobulaire qui naît aux dépens d'un capillaire radié ; le
capillaire est distendu par un thrombus de parasites, ses cellules endothéliales régressent et aboutissent à une cellule géante ou à un amas
lympho–conjonctif épithélioïde, qui fait éclater l'espace inter-trabécu-
laire ; l'infiltrat naissant étoilé envahit le lobule et englobe les cellules
hépatiques.

Espace-portite. — Les espaces portes sont le siège d'une sclérose à
fines fibrilles collagènes, entremêlées de nombreuses cellules conjonctives fusiformes ; la sclérose est déjà adulte, mais plus jeune, moins

compacte et plus cellulaire que la sclérose des granulations sporotrichosiques fibreuses ; les capillaires y sont nombreux.

La sclérose périportale forme de larges traînées, des étoiles et des anneaux irréguliers, encerclant les granulations fibreuses ; elle est diffuse, pénètre et fragmente les lobules hépatiques. Les vaisseaux de l'espace porte sont intacts ou thrombosés ; l'endovascularite est récente ou ancienne et fibreuse : les canaux biliaires semblent indemnes, les néocanalicules sont rares.

Sur ses bords, la sclérose envahit les lobules en suivant les capillaires (cirrhose diffuse péricapillaire, monotrabéculaire, puis monocellulaire). Le tissu scléreux englobe les cellules hépatiques dissociées ; il est donc tacheté de nombreux éléments, de traînées cellulaires ou de nodules ébauchés, formés de moyens mononucléaires basophiles, parfois en karyokinèse, de grands macrophages acidophiles vacuolés, de rares polynucléaires, de quelques éosinophiles, de débris de cellules hépatiques pyknosées. Parmi les cellules hépatiques englobées par la sclérose péricapillaire, les unes réagissent et s'hypertrophient ; leur noyau est gros, multinucléolé, parfois lobé ; leur protoplasma est tuméfié, tout en conservant sa structure vacuolée normale et sa coloration ; parfois la cellule est multinucléée et contient jusqu'à huit noyaux (cellule hépatique gigantesque) ; — les autres, plus nombreuses, dégénèrent : tantôt leur noyau se pyknose et leur protoplasma s'effritant sur les bords, la cellule n'est plus formée que d'une boule de chromatine, entourée d'une bande étroite de protoplasma grenu acidophile (dégénérescence acidophile, éosinophile, non glaucophile au Prenant, puis dégénérescence épithélioïde) ; tantôt et plus rarement, la cellule, atteinte de nécrose hyaline brutale, forme un bloc hypercoloré polygonal, sans noyau visible... En beaucoup de points, la sclérose périportale envahit les débris de lobules et les détruit ; la cirrhose se substitue au parenchyme hépatique.

Dans les travées scléreuses des espaces portes, il n'est pas rare de découvrir çà et là des cellules géantes isolées ou un petit tubercule à cellule géante centrale, à couronne de cellules épithélioïdes réticulées et anastomosées, à périphérie scléreuse, sans polynucléaires. Ces follicules sont identiques aux follicules tuberculeux, sauf la présence des parasites. Parfois, le follicule, formé de cellules épithélioïdes anastomosées, est bourré de parasites qui remplissent tous les espaces intercellulaires. La cirrhose est donc *folliculaire* et *tuberculoïde*.

Lobule. — Il ne reste pas de lobules entiers, tous sont fragmentés, enveloppés par la sclérose périportale ; beaucoup sont pénétrés par la cirrhose. Tantôt il ne reste plus de cellules hépatiques ; on ne voit plus que des granulations scléreuses et de la sclérose périportale, tantôt entre les granulations, persistent des trabécules étirées et fragmentées. Tantôt un fragment de lobule a résisté. Les cellules hépatiques, qui forment ces débris de lobules, restent normales ; elles sont plutôt tuméfiées et leur noyau est riche en chromatine ; souvent elles réagissent, puis dégénèrent.

En résumé, cette cirrhose est caractérisée par un mélange de granulations fibreuses et de sclérose diffuse, parsemée de formations tuberculoïdes. La sclérose est périportale ; elle envahit les lobules en suivant les capillaires, dont les cellules endothéliales et perithéliales se multiplient, se disloquent et forment très rapidement des fibrilles collagènes ; elle est donc péricapillaire, monotrabéculaire ; elle tend à devenir mononucléaire. Il y a mélange d'hépatite interstitielle et d'hépatite parenchymateuse. La présence d'un grand nombre de parasites dans les tissus scléreux démontre que la cirrhose est un *sporotrichome fibreux actif.*

Pancréas.

Les lésions du pancréas sont le plus souvent minimes et légères. Parfois pourtant (Rat n° 9), la glande est profondément lésée ; rarement on note une pancréatite scléreuse ou scléro-gommeuse : la pancréatite diffuse, dégénérative et nécrosante, détruit des lobes entiers.

Au milieu des lobules glandulaires intacts, à cellules bourrées de grains de zymogène, apparaissent des lobules altérés. Les uns sont nécrosés, incolores, dépourvus de toute structure ; les autres sont moins profondément dégénérés, on reconnaît la trame conjonctive épaissie, quelques mononucléaires et polynucléaires, infiltrés à leur intérieur et l'ombre des acini pancréatiques dégénérés.

A la périphérie des lobules dégénérés, on note toutes les phases du processus destructif ; on voit pâlir les acini infiltrés de quelques rares cellules lympho-conjonctives ; leurs cellules sont, les unes énormes et pâles, atteintes de dégénérescence vacuolaire ; les autres sont petites et rétractées, encore basophiles, atteintes de dégénérescence granuleuse, puis le noyau disparaît et la cellule acidophile se réduit à un amas amorphe ; les artérioles, les conduits glandulaires sont nécrosés en bloc. Les parasites sont extrêmement nombreux, agminés en paquets.

En un ou deux points, l'infiltrat lympho-conjonctif est dense, serré ; il détruit les acini, dont il ne subsiste plus que des débris granulés ou vacuolés ; les mastzellen sont nombreuses ; l'infiltrat se confond parfois avec l'infiltration péritonéale.

Les lobes pancréatiques ainsi lésés sont donc entourés de toute part par des lobules sains, par des lobules en voie de dégénérescence et par des lobules infiltrés. Toute la partie centrale de l'extrémité de la glande peut être ainsi détruite ; il ne persiste plus qu'une mince bordure périphérique de tissu pancréatique sain.

Glandes salivaires.

Les lésions des glandes salivaires sont exceptionnelles et peu prononcées, bien que ces glandes soient presque toujours environnées de ganglions profondément lésés et qu'elles servent à l'élimination du parasite de même que le foie, le pancréas et les glandes intestinales.

Sur les rats n°s 9 et 10, une granulation fibreuse, jeune, à centre criblé de parasites, est intercalée entre les lobules d'une des glandes sous-maxillaires.

Sur le rat n° 3, les parotides semblent indemnes, sauf une légère canaliculite; mais les glandes sous-maxillaires sont infiltrées, sans pourtant présenter de granulations : l'infiltrat lympho-conjonctif, mêlé de quelques polynucléaires, est généralisé à toute la glande, il dissocie les acini et prédomine autour des gros vaisseaux. Les lésions des épithéliums sont marquées : desquamation et effrittement des cellules dégénérées, pâles, avec ou sans pyknose du noyau; parfois confluence des protoplasma en une masse multinucléée, acidophile, homogène, qui simule plus ou moins une cellule géante[1].

Reins. — Néphrites aiguës et néphrites chroniques.
Sporotrichurie.

Les lésions rénales sont parmi les plus importantes de la sporotrichose; leur polymorphisme est très marqué et l'on peut dire que le *Sporotrichum Beurmanni* détermine dans le parenchyme rénal la plupart des lésions connues des néphrites : lésions tantôt très prononcées, tantôt discrètes ou parcellaires, presque toujours complexes et associées : néphrite aiguë avec ou sans infiltration et nécrose des tubuli ; sporotrichome nodulaire ; néphrite interstitielle subaiguë, lympho-conjonctive ; tubulo-glomérulite et néphrite épithéliale avec dégénérescence granuleuse, tuméfaction trouble ou dégénérescence vacuolaire; thrombose et infiltrations massives parasitaires ; gommes et néphrites folliculaires chroniques avec ou sans pyélonéphrite et pyélite; exceptionnellement néphrites scléreuses,

---

1. Il ne peut s'agir de lésions artificielles puisque la parotide et les ganglions lymphatiques sont bien fixés sur la même coupe.

sans oublier les périnéphrites (phlegmon périnéphrétique). C'est
parce que le rein joue un rôle de défense en cherchant à éliminer
les parasites qu'il est si souvent lésé.

Néphrites aiguës et subaiguës. — Leurs modalités sont nombreuses :

L'aspect macroscopique des lésions est variable : Dans la zone corticale des reins chez les animaux morts de septicémie ou de granulie

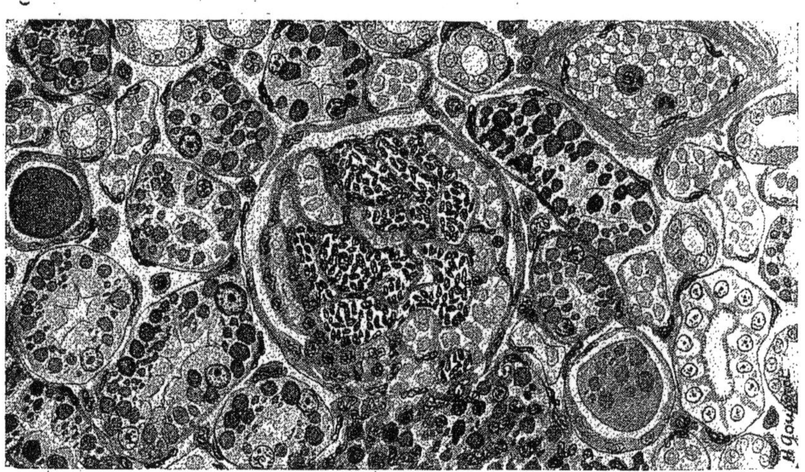

Fig. 110. — GLOMÉRULO-NÉPHRITE SPOROTRICHOSIQUE.

Le glomérule tuméfié est enflammé et congestionné, ses capillaires sont bourrés de parasites.
Tout autour, les tubuli contorti sont atteints de néphrite *parenchymateuse* : dégénérescence granu-
euse des épithéliums. Les débris cellulaires comblent parfois la masse du tube (en haut et à droite
du glomérule) et s'agglomèrent en cylindres que l'on retrouve dans certaines anses de Henle (à
gauche de la coupe, en bas et à droite du glomérule). Les vaisseaux sont peu congestionnés. La
réaction interstitielle est nulle ou minime, pourtant en un point (au-dessous du glomérule), les
cellules proliférées ont dissocié deux tubes dégénérés et forment un magma tacheté de granulations
protéiques. (Dessin de Gougerot, *ibidem.*)

sporotrichosiques, on voit le plus souvent, à côté de quelques rares points
arrondis, translucides ou opaques (granulations), des marbrures rouges
congestives et des placards pâles qui correspondent à des zones de
néphrite. Parfois tout le rein est atteint de néphrite parenchymateuse
(gros rein blanc) ou de néphrite congestive (gros rein rouge). Quelquefois le rein paraît intact, bien qu'il soit tuméfié, et l'examen histologique y décèle seul des lésions importantes.

Les formes histologiques sont multiples :

Néphrite interstitielle. — Tantôt la néphrite est intense; l'infiltrat dissocie, englobe les épithéliums et les glomérules qui dégénèrent et dis-

paraissent; le placard, devenu presque exclusivement lympho-conjonctif, forme une granulation ou un « tubercule »; les limites en sont diffuses; sur les bords de la lésion, l'infiltrat interstitiel se mélange de
lésions de néphrite épithéliale et de glomérulo-tubulite. On surprend
tous les intermédiaires entre ces placards de néphrite et les traînées
d'infiltration naissante qui se développent aux dépens des capillaires
intertubulaires ou glomérulaires ou aux dépens de l'artériole afférente
du glomérule.

Tantôt la néphrite parcellaire, presque exclusivement interstitielle

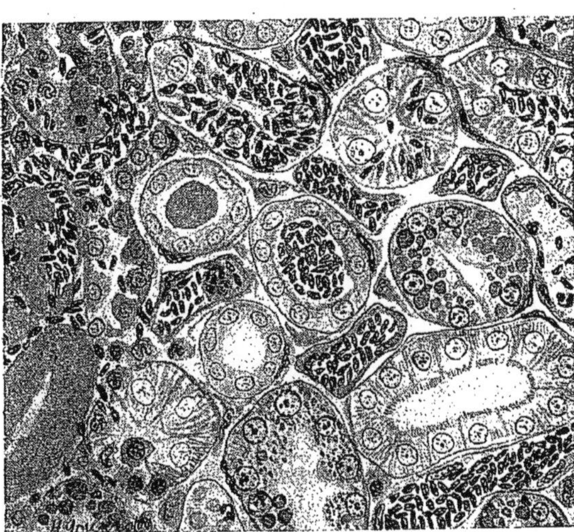

Fig. 111. — Néphrite parenchymateuse sporotrichosique. Passage des *Sporotrichum* dans l'urine.

Les tubuli contorti sont, les uns peu altérés, les autres en dégénérescence granuleuse; la réaction interstitielle est presque nulle. Sur le bord gauche de la coupe, la néphrite est intense : les
tubes sont dissociés : en bas et à gauche, un tube est nécrosé en bloc, réduit à un anneau amorphe.
Les capillaires intertubulaires sont bourrés de *Sporotrichum* : ces parasites existent en petit nombre dans les cellules qui les éliminent, ils tombent dans la lumière des tubes, où ils sont parfois si
nombreux qu'ils forment un cylindre parasitaire (*Sporotrichurie*); les cellules rénales contenant les
Sporotrichum sont, les unes dégénérées, les autres peu altérées. (Dessin de Gougerot, *ibidem*.)

lympho-conjonctive, est peu intense; les cellules intertubulaires enflammées, tuméfiées et multipliées, dessinent une sorte de réticulum basophile (rat nº 4), dans les mailles duquel les tubes rénaux sont encore
presque intacts.

Néphrite mixte. — Le plus souvent les lésions interstitielles et les
lésions épithéliales se mêlent et sont disséminées çà et là en *petits placards* dans toute l'étendue de la glande (fig. 110 et 111).

Ici, un glomérule est tuméfié; ses cellules semblent multipliées et les cellules de la capsule de Bowmann sont tuméfiées ; une ou deux des anses capillaires sont bourrées de *Sporotrichum* (glomérulite parcellaire)... Là, des glomérules énormes sont contenus dans une capsule de Bowmann distendue et revêtue de plusieurs lits de cellules enflammées basophiles. L'inflammation et la multiplication des cellules du bouquet glomérulaire sont telles que l'on ne reconnait plus les anses capillaires qu'à leur squelette collagène et surtout à la distribution des files de globules rouges... Çà et là de larges placards de glomérulo-tubulite intense et diffuse parsèment la substance corticale ; le squelette collagène des tubes est à peu près conservé et permet seul de retrouver l'ordonnance de la lésion, càr la lumière des tubes rénaux est méconnaissable, remplie de cellules rénales dégénérées, atrophiées, granuleuses et desquamées, de débris protoplasmiques, de noyaux plus ou moins pyknosés, mêlés à des macrophages et à des polynucléaires... Çà et là, dans le parenchyme congestionné, on reconnaît un glomérule infiltré et disloqué ou au contraire ratatiné, atrophié ; souvent ses anses glomérulaires sont pleines de parasites. Ici un tube isolé est parfois entièrement nécrosé ou bourré de parasites. Là un capillaire est méconnaissable, comblé par l'endocapillarite ; parfois un capillaire est nécrosé en bloc avec son contenu de globules rouges, parfois il est obstrué par un amas de *Sporotrichum*... Ces placards de néphrite sont diffus et leurs bords sont mal délimités.

A la périphérie de ces placards ou sur des lésions moins intenses, les tubes rénaux ne sont pas dissociés ou le sont peu, mais très souvent les cellules épithéliales sont profondément lésées, desquamées ; elles confluent en masses pleines qui obstruent le tube ; parfois il y a, en outre, infiltration de macrophages et de polynucléaires. Les lésions tubulaires y sont donc plus intenses que les lésions interstitielles ; on peut dire que la néphrite est diffuse, mais plus tubulaire et épithéliale qu'intertubulaire.

Néphrites épithéliales. — Souvent les lésions sont presque uniquement épithéliales. Elles sont très dissèminées. Tantòt elles forment de petits placards ; tantòt un ou deux tubes seulement, un glomérule isolé, sont atteints et ressortent au milieu des tubes sains bordés de cellules cubiques striées. Sur quelques tubes, les cellules rénales sont granuleuses et sombres, bourrées de nombreux granules plus ou moins gros, parfois énormes, colorés en jaune-orangé au Van Gieson, en rose ou rouge-violacé au Dominici ; leur plateau est conservé ou abrasé ; la lumière du tube est libre ou comblée de débris formant un cylindre (rat n° 9). Sur d'autres tubes, les cellules rénales sont tuméfiées et claires, parsemées de très fines granulations. La lumière des tubes contient souvent des macrophages parasités et des polynucléaires. On peut même voir sur un même tube, coupé en long, à l'une des extrémités, la masse confluente des cellules rénales dégénérées, à l'autre extrémité, un infiltrat polynucléaire et macrophagique.

Les lésions interstitielles sont nulles et se réduisent à la multiplication de quelques cellules fixes. Parfois entre ces tubes, on voit un capillaire enflammé, thrombosé par endocapillarite ou par d'énormes masses parasitaires, sans qu'il y ait grande réaction de l'endothélium ; la néphrite est donc surtout épithéliale ; elle est caractérisée par la dégénérescence granuleuse et la tuméfaction trouble des cellules nobles.

Parfois la dégénérescence est diffuse, très prononcée, allant jusqu'à la nécrose (v. p. 400, fig. 103).

Parasites (fig. 111). — Les parasites existent dans toutes ces lésions et leur présence dans les vaissaux est la seule lésion visible sur les reins où les placards de néphrite et les granulations sont très rares. Les *Sporotrichum* sont ordinairement nombreux dans les placards de néphrite et de glomérulite. ; les anses glomérulaires, les capillaires et parfois les cellules des tubuli sont infiltrés de parasites. On trouve de gros nodules formés presque exclusivement d'amas parasitaires qui ont envahi tout un groupe de tubuli et de glomérules; les capillaires sont bourrés de parasites et sont presque les seuls éléments qui réagissent. Les protoplasmas des cellules des tubes rénaux sont pâles, vacuolés et effrités, atteints de dégénérescence vacuolaire, mais l'ordination cellulaire et la lumière centrale du tube persistent encore. Certaines de ces cellules rénales contiennent des parasites qui se déversent dans la lumière des tubes rénaux. Cette élection du parasite pour la cellule rénale est des plus remarquables ; elle est témoin de l'élimination des parasites par les cellules rénales ou *sporotrichurie.*

Néphrites chroniques : néphrite folliculaire sporotrichosique et gomme rénale. — Les lésions rénales peuvent être identiques aux lésions les plus habituelles de la tuberculose rénale. On sait en effet qu'Albarran et Léon Bernard ont insisté sur la fréquence de l'association de gommes, de follicules et de néphrites péri-folliculaires dans la tuberculose rénale.

Le lapin n° 16, inoculé dans le rein avec un dixième de centimètre cube d'émulsion épaisse de *Sporotrichum Ros...*, peut servir d'exemple.

A l'autopsie, le rein est gros, congestionné; sa capsule est un peu épaissie. Une grosse gomme arrondie occupe presque toute l'épaisseur de la substance corticale, presque à égale distance des deux pôles rénaux; son diamètre est de 10 millimètres; le centre est nécrosé, purulent; la paroi mince ne peut être séparée du parenchyme rénal. Au-dessous de cette gomme, le pôle inférieur du rein est atteint de néphrit folliculaire, c'est-à-dire que le tissu de néphrite est parsemé de folle cules plus ou moins complets, autour desquels la néphrite atteint son maximum. Le bassinet et l'uretère sont enflammés (pyélite). La généralisation sporotrichosique commence, on voit de petits nodules à l'intérieur du foie.

Gomme rénale. — La paroi de la gomme, assez mince, est formée en dehors, d'une zone lympho-conjonctive, en dedans, d'une zone épithélioïde qui limite le contenu purulent.

1° *Zone externe lympho-conjonctive.* — Cette zone très étroite est formée de cellules lympho-conjonctives multipliées, basophiles, peu serrées, presque jamais confluentes : l'infiltration cellulaire dissocie les tubes rénaux qui sont encore intacts. Les vaisseaux capillaires sont dilatés, gorgés de globules rouges, parsemés de polynucléaires. Cette zone, presque toujours diffuse et mal délimitée, envahit le parenchyme rénal. Quelquefois les cellules lympho-conjonctives élaborent des fibrilles collagènes et un tissu de sclérose jeune tend à enkyster le processus gommeux. Cette tendance est surtout marquée dans la zone attenante aux pyramides : la sclérose jeune forme là une très mince bande fibrocellulaire parsemée de quelques polynucléaires éosinophiles; en ce point, la zone épithélioïde se réduit à quelques cellules macrophages accolées à la paroi fibreuse et le contenu purulent atteint la paroi scléreuse.

2° *Zone moyenne épithélioïde.* — Cette zone est plus large que la zone externe; elle est formée de cellules épithélioïdes ou plutôt acidophiles, pressées les unes contre les autres; ces cellules résultent de la dégénérescence acidophile des cellules lympho-conjonctives de la zone externe; les fibres collagènes disparaissent par résorption; les capillaires, sauf quelques rares exceptions, se disloquent et disparaissent aussi. Quelquefois, en se rompant, ils forment un micro-hématome, que les cellules lympho-conjonctives et les polynucléaires envahissent. Les tubes rénaux englobés s'enflamment, puis sont envahis par les cellules interstitielles; ils se dissocient, leurs cellules dégénèrent, s'effacent par nécrose ou deviennent épithélioïdes et se mêlent aux cellules interstitielles. Parfois les cellules épithélioïdes s'ordonnent concentriquement et forment un follicule tuberculoïde. Exceptionnellement ces follicules sont centrés d'une ou de deux cellules géantes.

Dans toute cette zone, on surprend la migration des polynucléaires et des macrophages acidophiles vers la troisième zone. Comme dans les gommes humaines, on trouve tous les intermédiaires entre le macrophage acidophile, d'une part, et les cellules en transformation acidophile, puis en dégénérescence épithélioïde, d'autre part.

3° *Zone interne polynucléaire et macrophagique.* — Les polynucléaires et les macrophages s'agminent pour former le centre de la gomme, les cellules épithélioïdes disparaissent; la transition est brusque entre la deuxième et la troisième zone. En plusieurs points, le contenu purulent s'est rétracté et la paroi gommeuse paraît formée de cellules épithéloïdes ou acidophiles parallèles, étagées, en raquette, et desquamantes (membrane pyogénique).

Cette troisième zone, très inégalement large, est une nappe sombre, formée d'un mélange compact de polynucléaires plus ou moins intacts et de macrophages. Les macrophages sont souvent énormes, multinucléés, bourrés d'inclusions cellulaires et de parasites; il s'y ajoute des débris de cellules rénales, de cellules épithélioïdes, de globules rouges. Çà et là ressortent de petites taches claires qui sont l'ombre nécrosée d'un tube rénal ou d'un capillaire dégénéré en bloc.

4° *Centre nécrosé.* — Le centre de la gomme est nécrosé; il est formé d'un magma homogène amorphe, grenu, acidophile.

En dehors de la gomme et attenant à sa *paroi pyogénique*, on voit quelques follicules, parfois une ou deux gommules agglomérées. Ces gommules ont souvent la structure du sporotrichome à cellules géantes rayonnées que nous avons décrit en octobre 1907 devant la Société médicale des Hôpitaux de Paris. On a donc, du centre à la périphérie de ces gommules : 1° amas parasitaire central; 2° cercle de polynucléaires; 3° bande ininterrompue confluente de cellules géantes tuberculoïdes à disposition rayonnante; 4° bordure de cellules épithélioïdes; 5° zone lympho-conjonctive. Les artérioles et les veinules, autour de la gomme, restent le plus souvent indemnes, mais quelquefois elles sont atteintes de panvascularite folliculaire et l'on surprend tous les intermédiaires entre les endovascularites et les petites gommules.

Dans le tissu rénal environnant, mais non envahi par le processus gommeux, les lésions sont presque uniquement épithéliales. Dans la bande étroite de substance corticale qui sépare la gomme de la capsule rénale, les lésions tubulaires sont marquées : dilatations des tubes avec amincissement des épithéliums et parfois tendance à la formation kystique; glomérulite desquamative et atrophique; réaction interstitielle presque nulle, rarement traînée d'infiltration de cellules lymphoconjonctives basophiles. Quelques tubes contiennent des cylindres, d'autres des macrophages souvent parasités.

Néphrite folliculaire. — Au-dessous de la gomme, le pôle inférieur du rein est atteint de néphrite folliculaire. La néphrite est diffuse, tachetée de points d'infiltration cellulaire.

Les *amas cellulaires* sont irrégulièrement disséminés, la plupart siègent dans la substance corticale, sous la capsule. Ils sont très inégaux, isolés ou confluents. Les uns, très petits, se réduisent à des points isolés de tubulite, de glomérulite desquamative atrophique, et d'intertubulite basophile qui forme de petites traînées cellulaires, irrégulières, moulées sur les interstices intertubulaires. Les autres, plus gros, sont des nodules formés de mononucléaires moyens et petits (lymphocytes), soit des follicules épithélioïdes et giganto-cellulaires, soit des micro-abcès. Parfois on voit le micro-abcès naître d'un glomérule enflammé, les anses du bouquet glomérulaire très congestionnées et infiltrées se dissocient; les polynucléaires s'accumulent dans la cavité glomérulaire distendue. Ces micro-abcès restent presque toujours limités et il est rare de les voir évoluer vers la gommule aux trois zones concentriques,

Les limites de ces formations nodulaires sont diffuses; l'infiltration cellulaire mononucléaire basophile qui les entoure, dissocie et englobe les tubes rénaux et les glomérulites dont on reconnaît les débris : glomérules très congestionnés à cellules multipliées, tubes dissociés, cellules rénales en dégénérescence acidophile, participant ainsi à la constitution du nodule et formant des cellules épithélioïdes... Il faut insister sur cette participation des cellules rénales enflammées et dégénérantes, sur les nombreuses formes de transition entre les tubulites et les follicules épithélioïdes.

Les nodules et les follicules restent isolés ou se groupent en placards plus ou moins étendus et diffus. Ces placards prennent fréquemment la forme d'un triangle dont la base est accolée à la capsule rénale; ils forment des nappés d'infiltrat lympho-conjonctif, tacheté de points plus sombres qui sont les nodules et les follicules. Ils diffusent entre les tubes et les englobent. Les tubes et les glomérules périssent étouffés, ou réagissent et se mêlent à l'infiltrat.

Entre les points d'infiltration cellulaire confluente, la substance corticale est atteinte de *néphrite mixte, épithéliale et interstitielle*. La néphrite épithéliale est caractérisée par la tuméfaction trouble et par la desquamation des cellules des tubuli ou par la distension des tubes avec aplatissement des cellules rénales. Les tubes sont souvent comblés de débris de cellules rénales, de polynucléaires pyknosés et de parasites, qui forment des cylindres sombres pointillés. Souvent encore, la lumère des tubes contient des macrophages. La néphrite interstitielle est caractérisée par une multiplication des cellules fixes et par de la congestion capillaire; en plusieurs points la trame collagène est épaissie.

Ces lésions de néphrite folliculaire semblent polymorphes au premier abord, parce qu'elles réunissent tous les intermédiaires entre la néphrite interstitielle commençante et le nodule d'infiltrat cellulaire, — entre la tubulite et la dégénérescence épithélioïde des tubes, — entre le nodule, les follicules et les micro-abcès qui peuvent aboutir à la gommule, — entre les vascularites et les gommules[1]. Mais au fond, le processus est toujours le même : réactions lympho-conjonctive, épithélioïde, polynucléaire et macrophagique, vascularites, réactions parenchymateuses. Ces réactions sont celles de la sporotrichose gommeuse humaine.

Parasites. — Dans la grosse gomme rénale, dans les gommules, les parasites sont nombreux. Ils sont plus rares dans le tissu de néphrite folliculaire, mais on les retrouve partout. Quelques vaisseaux sont

---

1. La gommule peut donc avoir plusieurs origines : vascularite, glomérulite, nodule d'infiltration intertubulaire.

thrombosés par des amas parasitaires. On surprend le transport des *Sporotrichum* par les macrophages à travers la paroi de la gomme et au loin jusque dans le parenchyme rénal sain. Les macrophages parasités cheminent dans les interstices des tubes et plus souvent dans les vaisseaux; quelquefois on les voit à l'intérieur des tubes rénaux (sporotrichurie).

Glandes surrénales.

Les lésions des glandes surrénales semblent peu fréquentes. On ne les voit ordinairement que dans les sporotrichoses où la généralisation a été intense : surrénalites congestives, voire même hémorrhagiques des sporotrichoses aiguës, surrénalites dégénératives et scléreuses des sporotrichoses chroniques. Les sporotrichomes nodulaires des surrénales sont l'exception.

Dans quelques cas de péritonite sporotrichosique discrète chronique, sans dissémination extra-abdominale confluente, les surrénales sont profondément lésées et presque totalement détruites par un sporotrichome dégénéré et caséeux (*surrénalite caséeuse chronique*).

Sur des glandes peu lésées, on note quelquefois de petits placards irréguliers d'infiltration intercellulaire avec réaction et dégénérescence des cellules surrénales (*surrénalite dégénérative*). (Rat n° 4). Dans la substance corticale ressortent de petits placards nécrosés, riches en parasites. L'infiltration parasitaire s'est faite entre les cellules nobles dont on reconnaît les travées dégénérées. Les cellules surrénales ont subi la dégénérescence acidophile du protoplasma, avec vésiculation et décoloration du noyau, ou, plus rarement, une rétraction incolore du protoplasma avec condensation et pyknose du noyau. Sur les bords de ces placards, les cellules surrénales reprennent progressivement leur aspect normal; quelques-unes contiennent des parasites dans leurs vacuoles. Il y a peu ou pas d'infiltration cellulaire; à la périphérie, quelques mononucléaires macrophages, des polynucléaires neutrophiles et éosinophiles ébauchent à peine une couronne d'éléments peu serrés. Il n'y a pas de sclérose... Cette infiltration de parasites entre les cellules surrénales, la part que prennent les cellules nobles au processus inflammatoire, l'envahissement des cellules par les parasites et leur dégénérescence, prouvent l'existence de surrénalites sporotrichosiques.

Sur d'autres surrénales, l'infiltration interstitielle est marquée; les lésions des cellules nobles sont peu intenses et secondaires. (Rat n° 3). La surrénale tuméfiée est recouverte d'un péritoine non infiltré. Les lésions sont minimes. Il n'existe, à son intérieur, aucune granulation. Au centre de la capsule, en pleine substance médullaire, on ne note qu'un ou plusieurs petits nodules d'infiltration cellulaire diffuse, dissociant les cellules nobles. Cet infiltrat est formé de mononucléaires et de nombreux polynucléaires, presque tous éosinophiles; un ou deux macrophages sont parasités. Au centre des traînées d'infiltration, on voit un capillaire atteint d'endocapillarite giganto-cellulaire, tantôt obstrué et formant une belle cellule géante, tantôt encore vacuolé et contenant des globules rouges; parfois, la masse giganto-cellulaire se continue par un capillaire perméable. Il n'y a pas de sclérose.

Rate.

La rate est constamment atteinte dans les sporotrichoses généralisées et ses lésions sont souvent intenses. On trouve les types suivants : rate tuméfiée et congestionnée avec ou sans granulation, rate congestionnée et criblée de fines granulations ; « tubercules » et gommes spléniques aboutissant aux abcès spléniques ; rate scléreuse ou scléro-gommeuse.

Le plus souvent la rate est atteinte de lésions complexes (fig. 112) : elle est tuméfiée et enveloppée d'une coque épaisse de périsplénite ; son parenchyme est bigarré de granulations, d'infiltrats et de taches congestives. La périsplénite est presque toujours très marquée : périsplénite infiltrée, granuleuse, scléreuse.

Les rats n°s 3, 4, 11, 12, etc., peuvent servir d'exemples :

La *périsplénite* est intense et souvent mixte. Sur l'une des faces, elle est formée d'infiltrat cellulaire lympho-conjonctif basophile et parsemée de points nécrotiques, de follicules tuberculoïdes ou de cellules géantes isolées; aussi semble-t-elle un agglomérat de follicules diffus, fusionnés et indistincts. Sur une autre face, elle est scléreuse et tachetée de granulations fibreuses. Les parasites sont innombrables. La périsplénite se confond avec la splénite sous-jacente et, si la fibre élastique limitante ne persistait intacte, on ne saurait distinguer le tissu de périsplénite du tissu de splénite.

Tout le *parenchyme splénique* est enflammé.

Les corpuscules de Malpighi ne se reconnaissent plus au milieu des zones infiltrées; ils semblent s'être transformés en granulations.

Presque partout le réticulum de la pulpe est bourré de mononucléaires inégaux : moyens mononucléaires à noyau arrondi, incurvé ou lobé, à protoplasma très basophile; grands mononucléaires macrophages à protoplasma clair basophile; rares macrophages acidophiles; lymphocytes et quelques plasmazellen (parfois en dégénérescence érythrophile); les karyokinèses ne sont pas rares et l'on surprend quelques figures de clasmatose. Les vaisseaux sont atteints de panvascularite basophile; leur lumière est obstruée par des polynucléaires et des macrophages acidophiles; l'endovascularite est oblitérante ou seulement sténosante, restant alors sous-endothéliale; la mésovascularite et la périvascularite rendent méconnaissables les parois moyennes et externes qui se confondent dans l'infiltrat environnant; seules, quelques fibres élastiques persistent dans cette panartérite dissociante; il n'y a que peu ou pas de polynucléaires infiltrés. Quelques points de la pulpe

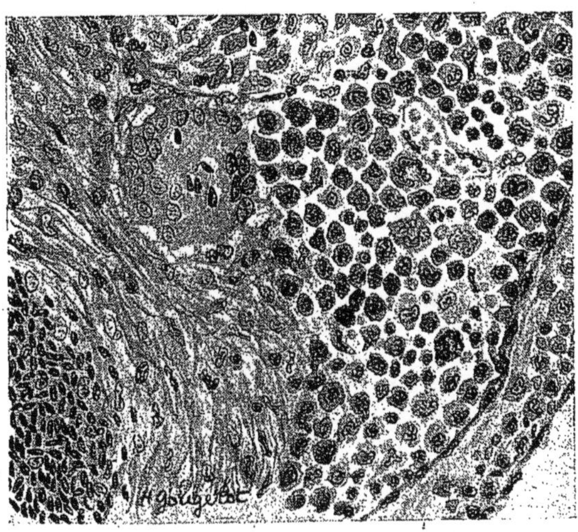

Fig. 112. — Splénite sporotrichosique.

La rate est le siège de lésions complexes. En bas et à gauche, segment de granulation fibreuse bourrée de parasites ; au centre, cellule géante isolée parasitée ; au-dessus, follicules épithélioïdes avec parasites ; à droite, pulpe splénique enflammée avec ébauche de réaction myéloïde : mégakaryocytes, éosinophiles mononucléés. Péri-splénite lymphoconjonctive. (Dessin de Gougerot, *ibidem*).

splénique apparaissent plus clairs; ce sont des taches mal limitées, formées de grands mononucléaires basophiles bourrés de parasites.

Sur cet infiltrat sombre (bleu), ressortent çà et là des placards (rouges) de congestion et de réaction myéloïde : quelques mégakaryocytes et de rares hématies nucléées, de nombreux mononucléaires à granulations éosinophiles et quelques neutrophiles sont témoins de cette réaction; les uns ont un noyau opaque du type lymphocyte, les autres, un noyau clair avec gros grains chromatiniens du type myélocyte. Disséminés très irrégulièrement, on reconnaît, parmi les nappes de mononucléaires, quelques myélocytes basophiles homogènes non granuleux de Dominici.

Les *granulations*, très nombreuses, sont partout disséminées ; elles sont grosses ou petites, complètes ou incomplètes.

Les granulations naissantes sont mal délimitées. Autour d'un centre nécrosé et bourré de parasites, s'ordonnent les cellules mononucléées basophiles de la pulpe, surchargées de parasites, et les cellules du réticulum pulpaire ; ces cellules ont un protoplasma acidophile, un noyau pâle, vésiculeux, parfois, au contraire, condensé et pyknosé. Les capillaires englobés dans la granulation sont comblés par l'endocapillarite giganto-cellulaire. On surprend toutes les transitions entre l'endocapillarite et les cellules géantes tuberculoïdes. On voit des cellules géantes ramifiées se continuer avec un capillaire enflammé mais perméable. On voit la petite artériole centrale d'un corpuscule de Malpighi devenir une granulation : la lumière vasculaire est thrombosée par les macrophages, les polynucléaires parasités et non dégénérés (micro-abcès central) ; les parois sont dissociées et infiltrées par la panartérite basophile.

Les granulations plus âgées sont dégénérées au centre ; les cellules basophiles subissent la dégénérescence acidophile, puis épithélioïde, tout en restant arrondies. Leur centre bourré de parasites forme une tache claire acidophile, amorphe et grenue, tiquetée de boules opaques et de noyaux pyknotiques. Souvent il y persiste l'ombre du réticulum collagène et de fines fibres élastiques, vestiges d'une paroi vasculaire. Tous les vaisseaux ont disparu ; les uns sont nécrosés en bloc, les autres sont remplacés par des amas de mononucléaires basophiles ; quelques-uns sont devenus de belles cellules géantes tuberculoïdes parasitées. Il n'est pas rare que la cellule géante reste vivante et délicatement ouvrée au milieu d'une tache de nécrose complète.

Les granulations finissent par se scléroser. La sclérose apparaît d'abord à la périphérie ; les cellules de la zone externe basophile élaborent de fines fibrilles collagènes et la sclérose diffuse dans la pulpe splénique. Puis la sclérose devient dense et plus serrée, pauvre en cellules. La granulation est alors formée : 1° d'un centre nécrosé et parasité (rose), tacheté parfois d'une cellule géante ou des débris d'une artériolite folliculaire et 2° d'une zone externe annulaire, dense et fibreuse.

Les parasites sont en nombre colossal, plus nombreux encore dans les points nécrosés que dans les infiltrats basophiles ; on les voit à l'intérieur même des vaisseaux et dans le protoplasma de presque toutes les cellules géantes.

Dans la pulpe splénique, en dehors des granulations, on note encore de nombreux petits amas formés de macrophages acidophiles parasités qui deviennent des cellules épithélioïdes ou des cellules géantes et des foyers diffus. Ces amas sont ordonnés en follicules épithélioïdes concentriques, complets ou incomplets : On voit des cellules géantes parasitées, isolées dans l'infiltrat basophile, des capillaires obstrués par un thrombus parasitaire où l'endothélium enflammé commençait à se dissocier.

Les *Sporotrichum* créent donc dans le tissu splénique toute la série des réactions inflammatoires et dégénératives : réaction lympho-conjonctive, réaction lymphoïde et diffusion des corpuscules, réaction macrophagique de la pulpe, réviviscence myéloïde, dégénérescence et nécrose, sclérose, etc.

Ganglions lymphatiques.

Dans la sporotrichose expérimentale, les lésions ganglionnaires sont presque constantes et ordinairement généralisées. Même lorsqu'après l'inoculation intra-péritonéale la péritonite reste discrète, ou lorsqu'après l'inoculation hypodermique les lésions sous-cutanées régressent, les ganglions sont infectés et les adénites peuvent être les seules manifestations de la sporotrichose chronique. (V. p. 411).

Tous les groupes ganglionnaires peuvent être atteints ; les ganglions abdominaux, mésentériques, iliaques et aortiques sont tuméfiés et bossellent la séreuse ; les ganglions thoraciques médiastinaux, surtout les chaînes rétro-sternales, englobent les gros vaisseaux issus du cœur et le thymus ; les ganglions cervicaux entourent la thyroïde et masquent souvent les glandes salivaires ; les ganglions axillaires enfin sont presque constamment pris. Les lésions sont généralisées ou prédominent sur un groupe ganglionnaire (cervical, mésentérique).

Les lésions ganglionnaires sont très diverses : tantôt on note de la tuméfaction et de la congestion simple, avec peu de lésions microscopiques quoique le parenchyme soit parasité : tantôt et plus souvent le ganglion est parsemé de granulations ou de tubercules.

Ces adénites sporotrichosiques reproduisent toutes les variétés des adénites bacillaires, depuis les adénites congestives où les ganglions tuméfiés sont parsemés de granulations jeunes, si fréquentes dans les infections aiguës généralisées, jusqu'aux adénites avec « tubercules », aboutissant à l'adénite caséeuse et suppurée, se fistulisant à la peau, jusqu'aux adénites chroniques fibro-caséeuses ou même jusqu'aux adénites fibreuses.

Les lésions histologiques sont multiples.

Granulations ganglionnaires, petites et très nombreuses, disposées surtout à la périphérie des ganglions (rat n° 3). — Tantôt ces granulations sont formées d'un placard de nécrose acellulaire, parsemé de parasites et tiqueté parfois de débris pyknotiques; une zone d'infiltration lymphoïde compacte et diffuse, piquetée de macrophages, entoure le petit foyer dégénéré; les granulations restent isolées ou confluent en larges placards caséeux gorgés de parasites.

Tantôt les granulations sont formées d'amas de cellules épithélioïdes; il n'y a pas de nécrose, sauf parfois au centre. Quelques-unes des cellules épithélioïdes sont multinucléées et souvent le centre du follicule est ponctué d'une belle cellule géante; la périphérie lymphoïde est formée par le tissu ganglionnaire irrité; il n'y a que peu ou pas de polynucléaires. Ces follicules sont identiques aux follicules bacillaires, sauf la présence des parasites.

Dans le reste du ganglion, on ne note que de l'hypertrophie lymphoïde sans polynucléose et sans réaction myéloïde nette. Seul, çà et là, un grand mononucléaire lobe son noyau à la façon d'un mégakaryocyte. Certains ganglions sont parsemés de nombreuses cellules géantes isolées, dérivant des capillaires, ce que prouvent les très nombreuses figures de transitions d'endocapillarites giganto-cellulaires. Les vaisseaux sont dilatés, gorgés d'hématies; quelques-uns sont oblitérés par une masse parasitaire; d'autres sont transformés par endovascularite conjonctive en follicules naissants (origine artérielle vasculaire des granulations); quelques-uns sont nécrosés en bloc.

Granulations fibreuses intra-ganglionnaires (rat n° 4). — Les unes sont nécrosées au centre, les autres sont entièrement fibreuses; leurs bords plus ou moins diffus envahissent le tissu ganglionnaire. Cette sclérose résulte de la transformation fibreuse du tissu lympho-conjonctif de la granulation jeune : les cellules conjonctives anastomosées, acidophiles ou encore basophiles, et les cellules géantes elles-mêmes élaborent des fibres collagènes qui forment un fin treillis dans toute la masse lympho-conjonctive (transformation scléreuse diffuse).

Les lésions scléreuses sont très inégales, suivant les groupes ganglionnaires : les ganglions mésentériques sont les plus touchés (adénite fibro-caséeuse) et certains ganglions sont presque entièrement scléreux. La péri-adénite est fréquente : très souvent la capsule est épaissie et fibreuse.

Les adénites sporotrichosiques ont donc des ressemblances étroites non seulement cliniques, mais encore anatomiques, avec les adénites tuberculeuses bacillaires. Histologiquement, en effet, les lésions sont presque toujours tuberculoïdes. Les follicules, les cellules géantes, la caséification et la sclérose sont les mêmes que dans la bacillose et en l'absence des micro-abcès qui sont exceptionnels, seules quelques vascularites différencient histologiquement la sporotrichose. La confusion

entre les deux sortes de lésions serait donc facile si la grande quantité
de parasites dans les coupes, en même temps que l'absence de bacilles
de Koch, ne suffisait à lever tous les doutes (v. p. 291, 348 et fig. 83,
167, 168.

Epididymite, Orchite et Vaginalite sporotrichosiques.
Métrites et Salpingo-ovarites sporotrichosiques.

L'orchite sporotrichosique est une des localisations les plus constantes de la sporotrichose du rat[1] et sa précocité permet de l'utiliser
comme signe diagnostique. Sa ressemblance avec les orchi-épididymites tuberculeuses de l'homme doit nous inciter à rechercher
la sporotrichose dans toutes les affections tuberculoïdes génitales
humaines dont la nature bacillaire n'est pas parfaitement démontrée. Les métrites et les salpingo-ovarites sont plus rares et presque toujours associées à une péritonite.

ORCHI-ÉPIDIDYMITE (fig. 112 à 115). — **Symptomatologie et évolution.**
— Après l'inoculation sous-cutanée du *Sporotrichum Beurmanni,* l'orchite
est inconstante et tardive. Elle est au contraire constante chez le rat à
la suite de l'inoculation intrapéritonéale et son développement est rapide.
Vers le dixième ou le quinzième jour, les bourses commencent à se tuméfier et à s'indurer ; vers le vingtième ou le vingt-cinquième jour, elles
sont volumineuses et tendues ; elles forcent l'animal à écarter les pattes
postérieures, et gênent sa marche. Le symptôme est flagrant, facile
à apprécier et sa précocité peut servir à fixer le diagnostic de sporotrichose.
Puis les lésions évoluent et s'aggravent. Tantôt les abcès restent
fermés, tantôt ils ulcèrent la peau des bourses et se vident par deux,
trois ou quatre fistules. On voit alors des bourgeons charnus sortir des
ulcérations cutanées et former une sorte de *fongus* testiculaire. Enfin,
le testicule, vidé de ses abcès, se réduit à une petite masse dure irrégulière.
En même temps la sporotrichose se généralise et généralement l'ani-

1. DE BEURMANN, GOUGEROT et VAUCHER. Orchite sporotrichosique du rat (épreuve
diagnostique). *Bull. et Mém. de la Soc méd. des Hôp. de Paris,* 29 mai 1908, p. 837.
Nous avons observé l'orchite sporotrichosique chez le chat, mais c'est chez le
rat qu'elle revêt la forme la plus intéressante (*Compt. rend. du Congr. franç. de
Méd. de Paris,* 14 et 15 oct. 1907.) Peu après, DUVAL et MONIER-VINARD publient un
résumé très court de leurs expériences sur le chat. BONNET, CAROUGEAU citent
l'orchite du cobaye.

mal meurt de sporotrichose viscérale du vingt-huitième au cent-soixante-quinzième jour après l'inoculation.

Anatomie pathologique. — A l'autopsie, les lésions testiculaires sont toujours intenses.

Quelquefois les lésions péritonéales sont discrètes, parfois nulles, et leur faible intensité contraste avec la violence de l'orchite double, mais ordinairement les lésions viscérales et péritonéales sont très marquées : on trouve des granulations et des scléroses dans les viscères, des granulations, des « tubercules et des abcès » dans le péritoine ; tous les segments de l'arbre génito-urinaire sont touchés : prostate, vésicules séminales, vessie, reins.

Les deux testicules sont fixés dans les bourses par une symphyse vaginale récente ; il faut disséquer et retourner le scrotum pour extraire les paquets testiculaires.

Ces paquets testiculaires sont volumineux ; leur surface est bosselée de granulations et d'abcès. Sur une coupe, on aperçoit au centre le parenchyme testiculaire, formant une petite masse régulièrement arrondie. Le parenchyme est souvent tacheté de follicules et envahi à sa périphérie ; l'épididyme infiltré est méconnaissable. Le testicule est enveloppé par une coque de tissu inflammatoire, épaisse de 3 à 8 millimètres, rose, scléreuse ou infiltrée, tachetée de granulations de 1 à 2 millimètres, grises, translucides et d'abcès de 3 à 6 millimètres, opaques et de couleur blanc-verdâtre. Ces abcès contiennent un pus visqueux, verdâtre, extrêmement riche en parasites. Au début, les lésions sont donc surtout péritesticulaires et épididymaires. Le parenchyme testiculaire est souvent peu touché et parfois même il reste indemne. Il y a donc plus de péri-orchite et d'épididymite que d'orchite.

Puis l'infection mycosique envahit le parenchyme testiculaire. Lorsque l'orchite a suppuré et que les abcès se sont vidés, on trouve une masse informe, scléreuse, parsemée d'abcès et de cavernes, dans laquelle il ne reste plus que très peu de parenchyme testiculaire.

Histologie pathologique (fig. 113 à 115). — Dans les lésions péritesticulaires et testiculaires de l'orchite sporotrichosique, on retrouve tous les modes de réaction des tissus en présence du *Sporotrichum Beurmanni* : granulations et follicules, abcès et infiltrats nodulaires avec polynucléaires et macrophages ; infiltration lympho-conjonctive diffuse ; placards de dégénérescence et points de nécrose ; vascularites giganto-cellulaires et folliculaires ; sclérose péri-nodulaire et sclérose diffuse, sclérose se formant à l'intérieur des infiltrats conjonctifs, élaborée par les cellules lympho-conjonctives et même par quelques cellules géantes ; enfin réactions épithéliales des tubes envahis.

Péri-orchite. — Les lésions sont intenses et polymorphes, leur polymorphisme résultant du mélange : 1° de granulations ; 2° de vascularites ; 3° d'infiltrats cellulaires à divers stades évolutifs. C'est donc toujours le même processus sous des aspects différents.

— 1° *Granulations*. — Les unes sont isolées au milieu de tissus presque sains, les autres sont perdues dans l'infiltrat diffus; d'autres encore sont agglomérées. Les granulations isolées ne se voient guère qu'à la partie supérieure du paquet testiculaire et dans le cordon.

Les granulations sont de types divers, quoique appartenant au même processus et l'on retrouve toutes les variétés de granulations que nous avons décrites dans les sporotrichoses viscérales (*Loco citato. Bull. et Mém. de la Soc. Méd. des Hôp. de Paris*, n°s 18 et 20, 1908). On retrouve les follicules, les cellules géantes habituelles de la sporotrichose, les vascularites et toutes les formes de transition.

— Les *petites granulations* sont formées par un follicule tuberculoïde

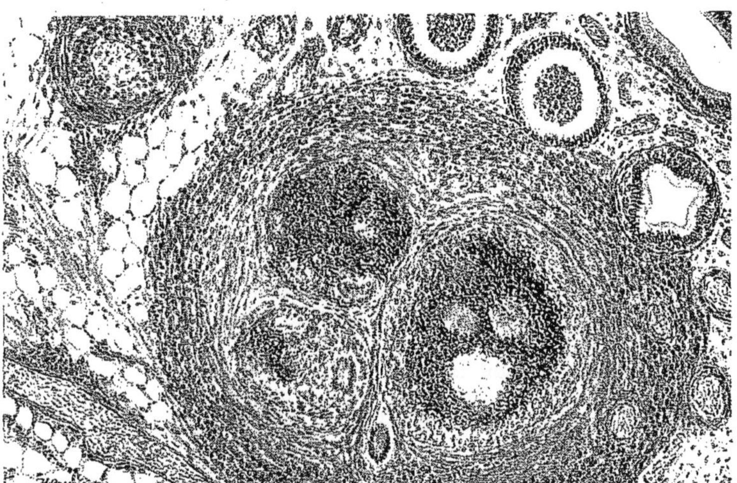

Fig. 113. — EPIDIDYMITE SPOROTRICHOSIQUE (de Beurmann, Gougerot et Vaucher).

Un gros sporotrichome scléreux a refoulé les tubes épididymaires. Le sporotrichome est formé de l'agglomération de trois granulations enkystées de sclérose. Le centre de la grosse granulation, située à droite, est tacheté de placards nécrotiques, parsemé de débris pyknotiques et bourré de parasites; il est entouré d'une couronne de cellules épithélioïdes. Le centre de la granulation, située en haut et à gauche, est un mélange de cellules géantes et de débris pyknotiques. Le centre de la granulation, située en bas et à gauche, est formé de follicules tuberculoïdes.

Le tout est encerclé d'un large anneau de sclérose fibro-cellulaire, avec çà et là, une rare cellule géante isolée.

Tout autour de ce gros sporotrichome, le tissu épididymaire est enflammé : multiplication des cellules fixes, vascularites et trainées périvasculaires.

Deux tubes épididymaires contiennent un amas de polynucléaires et de macrophages *parasités*. (Dessin de Gougerot, *Annales de Dermat. et de Syph.*, 1908, p. 460).

avec ou sans cellule géante ; elles font saillie à peine sous la séreuse (qui est enflammée ou intacte) et s'enfonçant en coin dans le tissu adipeux sous-séreux. Tout le centre est épithélioïde. Il est constitué de cellules acidophiles ou épithélioïdes, anastomosées ou multinucléées. Les cellules géantes sont identiques aux cellules bacillaires : elles sont étoilées ou arrondies, petites ou grosses avec noyaux périphériques ou centraux, avec ou sans prolongements ramifiés. La périphérie de la granulation est formée de cellules lympho-conjonctives basophiles anastomosées : cette zone périphérique est parfois très étroite et cesse brusquement ; tout autour les cellules adipeuses sont à peine enflammées. Dans ces granulations, le tissu collagène est résorbé, sauf à la périphérie où les fines fibrilles s'entremêlent aux cellules lympho-conjonctives ; ordinairement les fibres élastiques ont disparu, pourtant il n'est pas rare d'en voir persister de gros tronçons au centre ou à la périphérie de la granulation. Il n'y a que peu ou pas de polynucléaires neutrophiles à l'intérieur de ces infiltrats ; on surprend çà et là un macrophage en migration et à la périphérie, on voit parfois quelques polynucléaires éosinophiles.

Ces follicules sont identiques aux follicules les plus tuberculeux et sans la présence des parasites, il serait impossible de les distinguer. Ces parasites sont constants, disséminés partout et englobés à l'intérieur des cellules géantes et des cellules épithélioïdes. Pourtant sur ces quelques petites granulations, on perçoit parfois une différence avec les follicules habituels de la bacillose de Koch ; au centre, les cellules sont atteintes de dégénérescence acidophile : de basophiles, les cellules lympho-conjonctives sont devenues acidophiles, mais elles conservent la finesse de structure de leur protoplasma, leurs anastomoses délicates et treillissées ; entre elles et à leur intérieur, persistent de fines fibrilles collagènes et parfois des fibres élastiques.

— Les *granulations moyennes* résultent de l'accroissement d'un follicule ou de l'agglomération de follicules isolés.

Leur centre est épithélioïde et subit la nécrose ; les protoplasmas acidophiles deviennent flous ; les noyaux vésiculeux s'effacent et disparaissent, les contours cellulaires s'obscurcissent et les cellules nécrosées finissent par se confondre en un placard homogène granuleux, acidophile (caséification). L'absence ou le petit nombre de polynucléaires à leur intérieur contraste avec la polynucléose intra-vasculaire qui est intense. Vers les bords, les macrophages acidophiles vacuolés de Renaut sont assez nombreux.

A la périphérie, les bords sont diffus et la zone externe se confond dans l'infiltrat lympho-conjonctif basophile environnant.

Tout autour, les cellules adipeuses sont en réaction d'atrophie proliférative. Leur protoplasma très tuméfié, acidophile et légèrement basophile, est criblé de vacuoles graisseuses ; tantôt la cellule est uninucléée ; elle ressemble alors à un macrophage finement vacuolé ; tantôt elle est multinucléée et ébauche une cellule géante, forme à laquelle elle peut aboutir. Peu à peu la réaction s'éteint ; on note çà et là quelques éosinophiles, une rare mastzele. Les capillaires entre les cellules adipeuses sont dilatés, remplis de globules rouges et contiennent de nombreux mononucléaires et polynucléaires.

La séreuse, qui recouvre ces granulations, est parfois presque intacte.

A peine note-t-on de la tuméfaction basophile et de la multiplication des cellules endothéliales; le plus souvent, les cellules multipliées, tout en restant aplaties, forment des lits superposés.

— Les *grosses granulations* subissent deux processus, l'un de nécrose centrale, l'autre de sclérose périphérique. La sclérose est une élaboration des cellules conjonctives basophiles et même des cellules acidophiles et des cellules géantes. Dans ces granulations, on a, du centre à la périphérie, la succession : 1° d'un placard caséeux; 2° d'une

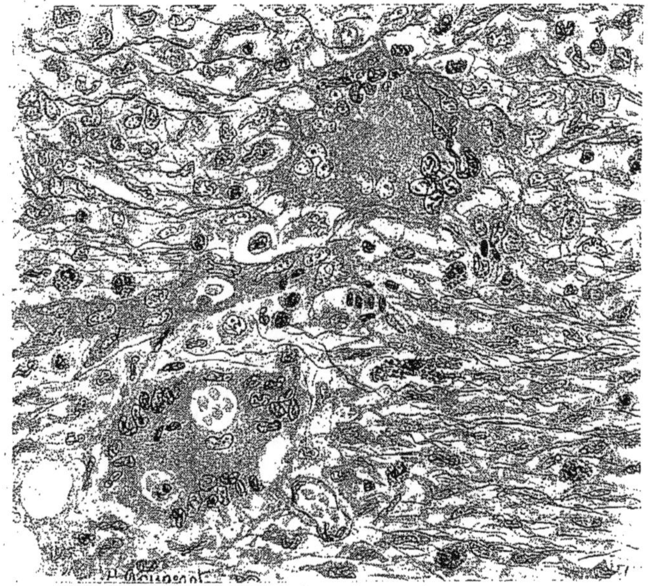

Fig. 114. — Sclérose diffuse sporotrichosique.

Élaboration de fibrilles collagènes par les cellules lympho-conjonctives et par les cellules géantes; entre les deux cellules géantes, plasmode capillaire; à la partie inférieure, cellule géante d'origine capillaire, contenant encore des globules rouges. Çà et là, on note dans cette sclérose un polynucléaire éosinophile, une mastzelle. (Dessin de Gougerot, *ibidem*, p. 472).

zone épithélioïde avec ou sans cellule géante; 3° d'une zone de dégénérescence acidophile; 4° d'une zone d'infiltration lympho-conjonctive basophile; 5° d'une zone scléreuse annulaire, contenant parfois des cellules géantes.

Il est rare que l'on observe des zones aussi nombreuses. Presque toujours la dégénérescence est profonde et envahit la 3° et la 4° zone : le placard nécrosé central occupe presque toute la granulation, la zone épithélioïde est étroite et enveloppée immédiatement par la sclérose. Toute la granulation est donc acidophile (rosée au Dominici); elle finit

par se réduire à une coque scléreuse très épaisse enkystant, une masse
nécrosée. Fréquemment la zone centrale est très réduite et ne contient
plus qu'un amas de parasites avec des polynucléaires et des macrophages souvent peu altérés ; la granulation alors est presque entièrement fibreuse. Quelquefois la sclérose subit la dégénérescence et se
nécrose : autour de l'amas central cellulaire et parasitaire, existe un
fin liseré de tissu nécrosé homogénéisé acellulaire, qui sépare l'amas
central de la coque scléreuse.

Les parasites semblent au premier abord très inégalement abondants
dans les granulations nécrosées ; en réalité, ils sont toujours extrêmement nombreux et forment souvent d'énormes amas confluents ; mais
suivant qu'ils restent vivants ou qu'ils dégénèrent, ils prennent le bleu
du Dominici et le violet du Gram, ou bien ils ne se teintent que du
colorant indifférent. Dans le premier cas, leur nombre colossal s'impose ; dans le second cas, ils semblent peu nombreux, mais à un fort
grossissement on retrouve leurs ombres acidophiles plus ou moins
nettes, encapsulées, pressées les unes contre les autres. Dans le tissu
de sclérose même, on retrouve des parasites nombreux à l'intérieur
des fibroblastes.

—Les *granulations à micro-abcès central* sont plus rares ; tout leur centre
est occupé par des polynucléaires et par des macrophages intacts ou
avariés. Le plus souvent les cellules sont peu altérées, bien qu'elles
contiennent de nombreux parasites. Les zones moyennes et externes
de ces granulations ont la structure tuberculoïde et lympho-conjonctive
des autres granulations. C'est sur ces granulations jeunes à micro-
abcès central que l'on retrouve plus nettement la panvascularite folliculaire qui va aboutir à la granulation. Sur les granulations plus
âgées, le centre dégénère et se nécrose ; les polynucléaires sont pyknosés et la périphérie se sclérose. On a la succession : 1° centre nécrosé
homogénéisé ; 2° bande de polynucléaires et de macrophages ; 3° zone
épithélioïde ; 4° anneau scléreux.

— Les *granulations fibreuses* sont entièrement scléreuses, sans nécrose,
sans follicules tuberculoïdes au centre. Elles sont tantôt isolées, tantôt
comprises dans un infiltrat ou dans une sclérose diffuse. Elles sont
formées d'un treillis collagène, lâche au centre, serré à la périphérie,
parsemé de cellules conjonctives dont beaucoup sont parasitées. Souvent ces granulations contiennent une ou deux belles cellules géantes
isolées. Secondairement, une de ces granulations fibreuses peut dégénérer à son centre ; les fibrilles collagènes floues et tuméfiées sont
pâles et teintées par le jaune-orange du Van Gieson.

On voit quel est le *polymorphisme des granulations sporotrichosiques* et
la variété d'aspect des coupes, car les différentes granulations, à divers
stades d'évolution, sont groupées irrégulièrement sur une même préparation. Il est facile de suivre l'*histogenèse* des granulations. Les
formes de transition sont multiples. Sur une même granulation à péri-

phérie scléreuse et à centre caséifié, on peut retrouver tous les inter·
médiaires. La cellule lympho-conjonctive a élaboré vers l'extérieur des
fibrilles collagènes qui ont formé l'anneau de sclérose; vers l'intérieur,
la cellule basophile est devenue acidophile, puis épithélioïde; enfin,
elle s'est nécrosée et a perdu toute structure. La réaction commence
donc par être lympho-conjonctive basophile et subit deux évolutions
contraires : sclérose, nécrose. Le point de départ des granulations
apparaît le plus souvent sous forme de vascularite : endovascularite
giganto-cellulaire et épithélioïde, mésovascularite basophile, puis
épithélioïde; endocapillarite giganto-cellulaire, etc. Les cellules des
tissus environnants réagissent et se confondent avec le tissu de vascularite; on reconnaît parfois une cellule adipeuse enflammée giganto-
cellulaire à sa forme arrondie, sans prolongements anastomotiques et
à ses vacuoles graisseuses intra-protoplasmiques souvent énormes. Il
semble que certains petits follicules isolés dérivent de l'inflammation
d'une ou de plusieurs cellules adipeuses; en effet, l'amas cellulaire est
encore contenu dans la logette adipeuse distendue.

— 2º *Vascularites.* — Dans les placards diffus et en dehors d'eux, on peut
noter toutes les formes de vascularite : 1º endovascularite basophile
avec simple tuméfaction des cellules endothéliales ou avec desquamation et multiplication de l'endothélium, avec réaction périvasculaire
intense lympho-conjonctive formant des traînées ou nodule périvasculaire; 2º endovascularite thrombosante conjonctive ou fibro-conjonctive
avec formation de néocapillaires. Tantôt la structure du vaisseau
reste longtemps reconnaissable grâce au cercle élastique; tantôt l'infiltrat dissocie les parois et confond le tissu de vascularite avec la
réaction périvasculaire; la constitution cytologique est la même en
dedans et en dehors du vaisseau; 3º vascularites folliculaires et vascularites basophiles centrées d'un micro-abcès, décrites par nous en
1908; 4º plus rarement endovascularite, sténosante et sous-endothéliale
ou mésophlébite à parois épaissies, avec fibrilles musculaires dissociées
atteintes de tuméfaction hyaline sans thrombose. Les *Sporotrichum*
sont fréquents à l'intérieur des vaisseaux qui sont thrombosés parfois
par les amas parasitaires.

— 3º *Infiltrats diffus sans granulations.* — Les infiltrats diffus ont la même
constitution histologique et les mêmes tendances évolutives que les
granulations : l'évolution est tantôt dégénérative et nécrosante, tantôt
scléreuse, la disposition topographique seule les différencie. Aussi,
n'est-il pas étonnant de retrouver toutes les transitions entre les granulations et l'infiltrat diffus.

Ces intermédiaires sont : les granulations agglomérées à bords diffus et les infiltrats à centre nécrosé. La granulation est nodulaire et
son ordination est concentrique, régulière; presque toujours dans la
même granulation on trouve associés les stades évolutifs différents du
processus sporotrichosique : nécrose centrale, sclérose périphérique.

L'infiltrat diffus, au contraire, n'a pas de formule constante; ses limites sont indistinctes; tous les éléments des tissus (vaisseaux, cellules adipeuses, etc.) participent à sa formation. L'infiltrat diffus n'est que rarement ordonné et souvent il n'existe qu'une des réactions des sporotrichomes. Tantôt, tout l'infiltrat est formé de tissu lympho-conjonctif basophile, c'est-à-dire de cellules conjonctives basophiles uninucléées ou multinucléées, anastomosées, mêlées de grands et de moyens mononucléaires basophiles dans un treillis collagène très fin plus ou moins bien conservé. Parfois on surprend une karyokinèse; il s'y ajoute quelques macrophages acidophiles, une plasmazelle en dégénérescence érythrophile, une cellule géante isolée. Tantôt tout l'infiltrat lympho-conjonctif subit la sclérose : dans toute l'étendue de l'infiltrat, les cellules élaborent de fines fibrilles collagènes, suivant le processus si bien mis en lumière par Dominici (sclérose diffuse). Tantôt cet infiltrat lympho-conjonctif cellulaire, en devenant scléreux, a subi par places la dégénérescence acidophile. Les nappes de cellules acidophiles sont quelquefois très étendues, occupant tout l'infiltrat; plus souvent elles ne forment que des follicules petits, ébauchés. Il est fréquent que l'infiltrat renferme des cellules géantes, nées des cellules fixes ou des capillaires isolés ou anastomosés aux cellules voisines. Tant que les cellules lympho-conjonctives restent acidophiles, elles peuvent encore élaborer de la sclérose et l'une de leurs particularités les plus intéressantes est de voir les cellules géantes participer à la formation de la sclérose. Tantôt l'infiltrat lympho-conjonctif s'infiltre de polynucléaires : ces leucocytes sont disséminés ou se réunissent en micro-abcès à bords diffus; presque toujours ils restent intacts. Tantôt l'infiltrat subit par point la dégénérescence épithélioïde et celle-ci aboutit rapidement à la nécrose totale. Ces points nécrosés sont petits, rares, isolés ou au contraire nombreux et se réunissent en une large nappe caséeuse; au centre de la caséification des tronçons élastiques délicatement ouvrés peuvent persister.

Les parasites sont nombreux dans ces infiltrats diffus. Ils sont disséminés dans les infiltrats lympho-conjonctifs et dans la sclérose. Ils forment des amas confluents dans les points nécrosés. Souvent les cellules lympho-conjonctives et les macrophages acidophiles en sont bourrés et en contiennent jusqu'à 20, 30 ; parfois la sclérose sporotrichosique est extraordinairement riche en parasites. Cette richesse prouve que la sclérose est un processus actif dû à l'irritation parasitaire et non une réaction mécanique d'envahissement banal.

ÉPIDIDYMITE (fig. 113). — L'épididyme est remanié par l'infiltrat et souvent rendu méconnaissable. Les tubes de l'épididyme sont très inégalement touchés. Souvent ils sont peu lésés et même dans les lésions les plus intenses, quelques tubes restent perméables avec ou sans spermatozoïdes.

Les tubes lésés sont dissociés par l'infiltrat ou entourés de sclérose;

leur lumière est comblée d'infiltrat polynucléaire et macrophagique, riche en parasites. L'épithélium résiste longtemps ; il finit par desquamer.

ORCHITE (fig. 115). — Le testicule englobé dans une coque de sérite est souvent envahi. Le plus souvent les lésions restent minimes, à peine les tubes périphériques sont-ils dissociés et dans leurs interstices s'ébauchent ou se forment des nodules lympho-conjonctifs, parfois une granulation tuberculoïde. Les lésions n'atteignent pas ordinairement le centre ou la totalité du testicule. Exceptionnellement, le parenchyme testiculaire est détruit et sclérosé, réduit à des abcès fistulisés avec fongus.

Le plus souvent les tubes séminipares sont pour presque tous intacts : la spermatogenèse y est intense ; les cellules sont en karyokinèse active et la lumière des tubes est pleine de spermatozoïdes. Entre les tubes, les cellules interstitielles diastématiques paraissent tantôt normales, tantôt diminuées de nombre. La sporotrichose laisse donc très souvent intacte la fonction de reproduction.

Les lésion des tubes atteints sont variables : desquamation et peut-être multiplication des cellules intra-tubulaires qui comblent plus ou moins la lumière du tube et disparition des spermatozoïdes (tubulite) ; — mélange de cellules lympho-conjonctives et de cellule épithéliales, la paroi du tube restant continue ; — tubulite avec dissociation de la paroi tubulaire par l'infiltrat interstitiel et mélange des cellules épithéliales et des cellules conjonctives, des spermatozoïdes et des *Sporotrichum* ; — tubulite dégénérative légère ; les cellules de la lignée séminale sont en dégénérescence acidophile, leur protoplasma est effiloché, leur noyau est pâle ; elles sont peu nombreuses, formant un ou deux lits : le tube est à moitié vide ou au contraire il est rempli par une masse acidophile amorphe ou filamenteuse dans laquelle on reconnaît

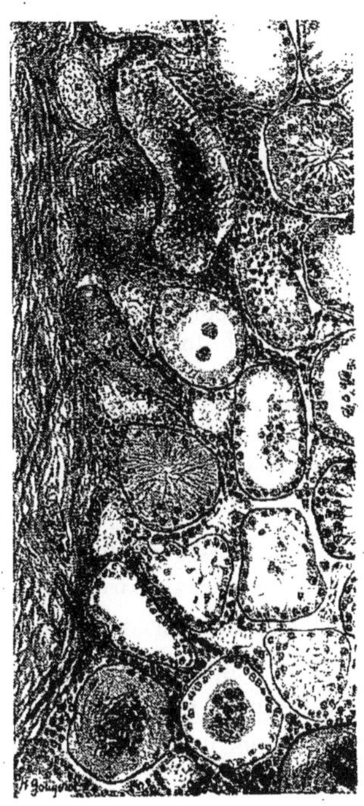

Fig. 115. — ORCHITE SPOROTRICHOSIQUE.

Lésions très inégales des tubes séminipares : les uns sont presque intacts et contiennent de nombreux spermatozoïd·s ; les autres sont plus ou moins dégénérés : desquamation des cellules ; nécrose totale. — Les lésions interstitielles sont intenses sur le bord gauche. Il faut remarquer le passage des *Sporotrichum* à l'intérieur des tubes séminipares et le mélange des éléments sexuels et des parasites, libres ou inclus dans les macrophages. (Dessin de Gougerot, *ibidem*, p. 476.)

de rares spermatozoïdes ; — tubulite dégénérative intense : le contenu tubulaire est dégénéré, parfois nécrosé ; il s'y ajoute des polynucléaires et des macrophages, parasites venus par diapédèse à travers la paroi du tube.

Funiculite. — Tout autour du testicule, la vaginale et les tissus sous-séreux sont envahis, mais au-dessus de l'épididyme et dans le paquet funiculaire, les lésions s'atténuent, la séreuse reprend son revêtement normal, à peine note-t-on çà et là une petite granulation tuberculoïde sous-séreuse et autour des vaisseaux des traînées sombres lympho-conjonctives. Les vaisseaux sont souvent remplis de polynucléaires neutrophiles. Les périvascularites sont formées de cellules lympho-conjonctives basophiles tassées, de cellules fixes multipliées, arrondies, de grands et de moyens mononucléaires, de lymphocytes et de polynucléaires éosinophiles, qui parfois sont extrêmement nombreux : les polynucléaires neutrophiles sont au contraire très rares. Le tissu interstitiel du cordon, parsemé de [nombreux lobules adipeux, est presque intact : par place on note pourtant la réaction basophile et la multiplication des cellules fixes, mais ces cellules restent isolées les unes des autres et ne sont pas confluentes ; on surprend la migration de quelques macrophages et de quelques éosinophiles.

Par son aspect clinique et anatomique, par son évolution et par sa pathogénie, l'orchi-épididymite sporotrichosique ressemble aux orchi-épididymites tuberculeuses. On peut trouver des granulations vaginales et testiculaires comme dans la tuberculose aiguë de l'enfant. On rencontre souvent des granulations et des « tubercules sporotrichosiques » épididymaires funiculaires et parfois testiculaires, comme dans la tuberculose chronique de l'adulte. De même que dans la tuberculose les lésions péri-testiculaires et épididymaires sont toujours plus marquées que les lésions intra-testiculaires. L'évolution est également celle de l'épididymite bacillaire : les « tubercules sporotrichosiques » ulcèrent la peau ; le scrotum « fistulisé » et le fongus testiculaire sont identiques aux fistules, aux suppurations et aux fongus tuberculeux. La seule différence entre les deux ordres de lésions est que les lésions péri-testiculaires et vaginales ont une importance considérable dans la sporotrichose, tandis que dans la tuberculose, ils n'ont une pareille intensité que chez l'enfant.

Sporotrichospermie. Il faut insister sur le mélange des *Sporo-*

trichum aux cellules épithéliales de la lignée séminale, sur la diapédèse des polynucléaires et surtout des macrophages parasités à travers la paroi des tubes séminipares. On trouve parfois un gros macrophage acidophile parasité au centre d'un tube intact, au milieu des spermatozoïdes. On retrouve ce mélange de spermatozoïdes et de parasites dans l'épididyme et surtout dans les vésicules séminales. Les *Sporotrichum* sont libres ou inclus à l'intérieur des macrophages. Il faut rapprocher les lésions intenses de l'ovaire dans la sporotrichose du rat femelle de la présence du *Sporotrichum* dans les produits sexuels mâles. Ces faits nous expliquent la possibilité des hérédo-sporotrichoses dont nos expériences· (v. p. 629) ont démontré la réalité.

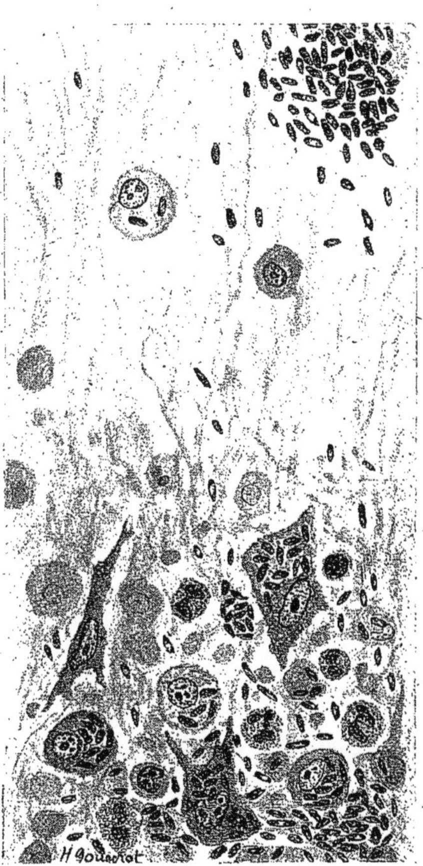

Fig. 116. — Pus d'un abcès testiculaire.
(Dessin de Gougerot, *ibidem*, p. 477.)

L'étude des sporotrichoses expérimentales prouve le *polymorphisme des infections sporotrichosiques généralisées et la réceptivité de tous les tissus* vis-à-vis du *Sporotrichum Beurmanni*. Elle individualise des formes cliniques nouvelles, aiguës et chroniques.

Elle donne l'exemple de localisations sporotrichosiques nouvelles dans le péricarde, le myocarde, l'endocarde, le thymus, les reins, les surrénales, les testicules, les ovaires, les méninges, le cerveau, le cervelet, les muscles, les os, le périoste, les articulations, les synoviales, la peau, etc... Elle nous révèle le passage du *Sporotrichum* dans le sang, dans l'urine et dans le sperme.

Tous ces faits expérimentaux doivent nous inciter à rechercher la sporotrichose dans maintes affections viscérales de l'homme, notamment dans les néphrites, les péritonites, les salpingo-ovarites, les orchi-épididymites, les pneumopathies et les bronchites, les méningites et les encéphalopathies, les ostéo-arthrites et les adénites tuberculoïdes, etc...

CHAPITRE V

POLYMORPHISME DE LA SPOROTRICHOSE
MULTIPLICITÉ DE SES FORMES

Toute cette étude clinique prouve surabondamment le polymorphisme de la Sporotrichose de de Beurmann. Suivant le caractère que l'on envisage, on pourrait multiplier les formes, mais sans grand profit.

Suivant la localisation des parasites, on peut distinguer des sporotrichoses hypodermiques (n^{os} I, II, III, IV[1]), hypodermo- dermiques (n°s IV, VI), dermiques (n°s III, IV), épidermiques (n°s VII, VI, XII, XIII), dermo-épidermiques (n°s VI, XII), mammaires (n° IV), musculaires (n°s XI, XVI), osseuses articulaires, synoviales muqueuses (n° VI), laryngées, trachéales, palpébrales, oculaires, pyélonéphrétiques, testiculaires pulmonaires...

Dans chaque localisation, dans chaque système anatomique, et surtout dans les sporotrichoses tégumentaires, la répartition des lésions peut varier. Les lésions cutanées peuvent occuper les membres, le tronc, les régions sterno-claviculaires ou maxillaires, le nez, le front, le menton (de Beurmann et Gougerot...) la barbe (Milian), le cuir chevelu. Les lésions osseuses peuvent atteindre le tibia, le cubitus, etc.., les lésions muqueuses : le pharynx, le larynx, la conjonctive, etc...

Une *région* peut être prise exclusivement ou presque exclusivement (même en dehors des lymphangites sporotrichosiques locales); on aura des formes localisées « territoriales » céphaliques, facia-

---

1. Nous ne citons que les premiers cas de ces séries ou les plus remarquables.

les, brachiales : chez l'un de nos malades, toutes les lésions
sauf une étaient céphaliques.

Le plus souvent le *nombre des lésions* dépasse cinq ; parfois il
atteint trente-cinq (I), il peut même dépasser la centaine (Widal
et Abrami), atteindre le nombre de cent-trente (Landouzy et Gougerot) : c'est la *forme confluente*. Parfois au contraire, il n'existe
qu'une seule lésion : *sporotrichose à lésion unique*, dont notre
malade n° XI fut le premier exemple.

Suivant la *distribution* des lésions, on distingue des *sporotrichoses disséminées*, *gommeuses* (n⁰ˢ I, II, III), des gros abcès disséminés n° III et malade de de Beurmann, Gougerot, Bith et
Heuyer) ; des *sporotrichoses localisées lymphangitiques primitives* (n⁰ˢ XII, XIII) ou *secondaires* (n⁰ˢ III, VI). Le plus souvent les
gommes disséminées sont irrégulièrement réparties sans aucun
ordre apparent. Exceptionnellement les gommes sont disposées
symétriquement, au point de simuler une lipomatose, une neuro-
fibromatose (Sicard et Descomps) : c'est la *forme symétrique*.

Suivant le *volume* des éléments, on pourrait distinguer des formes à gommes miliaires très petites sous-cutanées (cas de de Beurmann, Gougerot et Vaucher), hypodermiques (Bruno Bloch),
dermiques (de Beurmann et Gougerot) et des formes à gros abcès
(de Beurmann, Gougerot, Bith et Heuyer), pouvant contenir plus
de 300 grammes de pus.

Suivant l'*aspect des lésions*, il est des sporotrichoses à gros
abcès (III), des sporotrichoses ulcéreuses (IV, VI), syphiloïdes,
tuberculoïdes (IV), ecthymatiformes (VI), rupioïdes, trichophytoïdes (VII), des abcès froids multiples (de Beurmann, Gougerot,
Bith et Heuyer) ou uniques (Velter, Milian).., des abcès chauds
(XIII, de Beurmann et Gougerot).

Suivant l'*évolution*, on distingue des formes à début insidieux
ou au contraire à début brusque, presque éruptif, des formes à longue rémission, des sporotrichoses ne durant que quelques jours et
des sporotrichoses chroniques persistant pendant des années, des
sporotrichoses à poussées paroxystiques, des sporotrichoses réci-
divantes...

Presque toujours la sporotrichose a une évolution chronique sans retentissement sur l'état général ; par exception, elle peut altérer la santé, déterminer de l'amaigrissement, de la pâleur, de la fatigue : *forme anémiante* (de Beurmann et Gougerot, mal. n° IV ; Widal et Weill, Druelle et Chadzinski) ; parfois même, provoquer la cachexie et au moins pour une part être responsable de la mort du sujet : *forme cachectisante* (de Beurmann, Gastou et Brodier), *forme mortelle* (Maurice Lagoutte et Briau) (v. p. 494).

Presque constamment apyrétique du début à la fin, la sporotrichose peut quelquefois avoir un début brusque, fébrile, puis évoluer à la façon ordinaire : *forme à début fébrile* (Balzer et Galup). Elle peut encore évoluer sous forme de septicémie fébrile avec phénomènes généraux plus ou moins intenses, avec poussées éruptives successives : *forme fébrile paroxystique* (Brissaud et Rathéry, Bruno Bloch), avec ou sans localisations viscérales Séguin), etc. (v. p. 484).

Presque toujours les sporotrichomes ont une allure froide, torpide ; un grand abcès peut accaparer toute l'attention (Velter : abcès orbitaire ; Milian : abcès de la joue). Quelquefois ils revêtent tous les caractères des abcès chauds, des suppurations aiguës phlegmasiques (XIII) : *abcès chaud sporotrichosique*.

Le plus souvent les lésions sporotrichosiques sont indolentes ou à peine gênantes. Par exception, elles sont le siège de douleurs provoquées ou spontanées (XIII) : *forme douloureuse* (v. p. 490).

Aux formes *complexes* et *mixtes*, dont nos malades n°ˢ III, IV et VI ont été les premiers exemples, s'opposent les sporotrichoses *monomorphes* qui sont uniquement hypodermiques (malade n° I et n° II), ou dermiques (Baliña et Marco del Pont, Spillmann et Gruyer), ou osseuses (Brocq et Fage, Moure, Landouzy et Gougerot).

De même on pourrait opposer les unes aux autres des formes *secondaires* et des formes *primitives*.

Des recherches nouvelles et systématiques allongeront sans doute encore cette liste. L'expérimentation, en effet, nous permet de prévoir, comme elle l'a fait si justement pour la sporotrichose des os, des synoviales et des articulations, la découverte de sporotrichoses viscérales ou primitives associées à des sporotrichoses cutanées. La sporotrichose justifie donc une fois de plus cette loi de pathologie générale « qu'une même cause peut susciter des réactions multiples et diverses » (Landouzy).

CHAPITRE VI

ÉVOLUTION

L'évolution de la sporotrichose est variable ; le plus souvent elle est chronique « froide ». L'état général reste presque indemne ou n'est que peu touché ; il n'y a que peu de troubles viscéraux et les localisations cutanées osseuses ou autres semblent résumer toute l'affection ; à peine les malades se plaignent-ils d'être fatigués ou amaigris. Chaque lésion a une allure froide et indolente. Rarement la sporotrichose est aiguë « chaude ». Exceptionnellement elle est cachectisante et peut même entraîner la mort. Mais presque toujours, dès qu'elle est bien traitée, elle s'arrête. Son évolution est donc courte ou longue suivant la précocité ou le retard du diagnostic, suivant qu'on lui oppose ou non le traitement ioduré.

I. *Formes chroniques habituelles*. — Les formes chroniques « froides » sont les plus fréquentes de toutes.

Entre le moment de la contamination et le début des premiers accidents, s'étend une période latente, dite d'*incubation*. La durée de cette période est impossible à préciser dans les formes disséminées, puisque la date de la contamination n'est pas connue ; au contraire on peut l'apprécier dans les sporotrichoses lymphangitiques, secondaires à une inoculation cutanée traumatique. Elle est tantôt courte (elle était de vingt jours chez notre malade n° XII) tantôt longue (elle était de trois mois chez notre malade n° XIII [1]).

---

[1] Dans son cas d'inoculation accidentelle à l'œil, FAVA a noté une incubation de onze jours.

Le *début* de la sporotrichose est tantôt brusque, tantôt lent.

Le début insidieux est le plus fréquent, il a lieu ordinairement sans symptômes généraux ; les premières gommes cutanées sont découvertes par hasard ; les gommes apparaissent presque une à une. Parfois même, une première lésion isolée précède l'éclosion des autres gommes de plusieurs semaines, de quatre mois dans l'observation n° VIII de Gaucher et Monier-Vinard.

Cependant l'interrogatoire du malade permet quelquefois de retrouver quelques troubles généraux plus ou moins marqués pendant les jours qui ont précédé le début apparent de la maladie et que l'on rapporte à une bronchite, à une grippe (Landouzy et Gougerot).

Le début brusque est plus rare. Tantôt il est marqué par des troubles généraux qui constituent une sorte de période d'*invasion* : Dans la deuxième observation de Balzer et Galup, « l'éclosion de nombreuses gommes disséminées a été précédée pendant deux à trois jours d'accidents aigus, les uns locaux, consistant en un gonflement douloureux de la jambe gauche, les autres généraux, caractérisés par un malaise prononcé et des frissons. Ces malaises généraux se sont dissipés dès l'apparition des lésions disséminées. » Les nodules cutanés sont contemporains ou postérieurs à ces troubles généraux — Tantôt le début brusque est uniquement indiqué par l'éruption cutanée sans symptômes généraux ; les nodules apparaissent simultanément. Après ces premières lésions, d'autres surviennent encore à intervalles irréguliers, insidieusement ou par poussées ; la période d'état est constituée en quelques jours.

L'état général est presque toujours indemne ; il n'y a pas de fièvre ; et à peine note-t-on dans les formes généralisées de la pâleur, de l'amaigrissement et de la fatigue ; chaque lésion évolue pour son propre compte en conservant toujours une allure « froide » torpide.

L'*évolution* est lente ou rapide, suivant que le traitement est précoce ou tardif.

En effet, sitôt que la nature sporotrichosique des lésions est reconnue et que le traitement est institué, l'évolution tourne court, les gommes fermées ramollies se résorbent en huit à trente jours :

nos malades n°s II et XII ont été guéris en une vingtaine de jours.
Les gommes ulcérées guérissent plus lentement : en quelques jours
l'infiltrat s'affaisse, la sécrétion se tarit et les bords ulcéreux se
recollent, puis dans un deuxième temps, les pertes de substance se
comblent en laissant des cicatrices à bords longtemps pigmentés.
La durée totale de l'évolution est de trois à douze semaines. En
somme, la maladie ne dure pas plus de deux à trois mois après le
début du traitement, à condition que ce traitement soit rigoureusement suivi. Il n'y a guère que dans la sporotrichose associée à une
cachexie que l'évolution se prolonge malgré le traitement. Encore
doit-on remarquer que sa longue durée tient surtout aux difficultés
d'application du traitement, car si le malade supporte le traitement
iodique, il voit guérir ses lésions sporotrichosiques malgré son état
cachectique.

Au contraire, la sporotrichose, abandonnée à elle-même, tend à
s'éterniser. Non traitée ou mal traitée, elle dure pendant des mois et
même des années. Chaque lésion évolue pour son propre compte ;
certaines gommes guérissent, alors que d'autres réapparaissent à
intervalles irréguliers, une à une, ou par poussées et prolongent
presque indéfiniment la durée de la maladie.

La forme disséminée négligée est la plus grave ; les nodules se
multiplient, la plupart s'ulcèrent ; des localisations nouvelles, muqueuses ou autres, apparaissent et le malade prend l'aspect si compliqué que caractérise la forme mixte. Le plus souvent l'état général s'altère, l'anémie, l'amaigrissement deviennent notables ; la
mycose a ainsi duré plus de sept mois chez notre malade n° IV,
atteint de sporotrichose disséminée et la guérison a été longue à
obtenir. Les muqueuses à la longue finissent par être atteintes et
l'on sait la gravité de ces localisations et surtout de la laryngite
sporotrichosique : la malade de de Beurmann, Gastou et Brodier,
dont l'autopsie fut faite par Letulle et Debré, le malade n° VI de de
Beurmann et Gougerot, sont morts d'infection pulmonaire occa-
sionnée par cette localisation à la muqueuse laryngée.

Les formes lymphangitiques et certaines sporotrichoses localisées négligées paraissent moins graves ; les foyers sporotrichosiques

persistent mais sans tendance à la généralisation ; chez notre malade n° XIII, la mycose a duré plus de deux ans et demi. Entre le premier et le deuxième abcès, il y eut une rémission de huit mois, puis le deuxième, le troisième et le quatrième abcès se succédèrent à quelques mois ou à quelques semaines d'intervalle. Chez le malade de Moure, l'ostéomyélite existait depuis trois ans. Dans aucun de ces cas, malgré la longueur de l'évolution et l'absence de traitement iodique, la mycose ne s'est généralisée et il est remarquable que ces formes localisées, invétérées, aient guéri en quatre à huit semaines, c'est-à-dire aussi vite que les sporotrichoses récentes.

La *durée* de la maladie dépend donc entièrement du diagnostic et du traitement.

La *convalescence* du sporotrichosique est rapide, puisque, sauf exception, l'état général n'est que peu ou pas touché ; le malade reprend sa vie habituelle avant la cicatrisation complète des lésions. Les suites de la sporotrichose sont particulièrement bénignes ; en quelques mois les cicatrices, qui étaient restées infiltrées, s'affaissent et l'auréole pigmentée se décolore.

Pourtant il faut être prévenu de la fréquence des *reviviscences*, des *rechutes*, des *récidives*, lorsqu'on cesse trop tôt le traitement.

Ces reviviscences, rechutes et récidives se produisent par deux mécanismes différents. Dans les cas les plus fréquents, il y a *reviviscence* d'une ou de plusieurs lésions, cutanées ou autres, mal éteintes ; les parasites non détruits repullullent *in situ*. Quelquefois des embolies parasitaires, qui déterminent de nouvelles lésions, partent de ces anciens foyers réactivés. La maladie recommence, mais elle reste aussi bénigne que la première fois et cède rapidement à l'iodure de potassium. Dans des cas qui semblent plus rares, il y a rechute vraie et non pas simple reviviscence de foyers anciens ; il reste dans le pharynx, du malade ou sur une autre muqueuse, des *Sporotrichum* saprophytes, ainsi que le démontra la culture chez notre malade n° VI et chez les malades de Sicard, Bith et Gougerot, de Brissaud, Gougerot et Gy, de Landouzy et Gougerot, de Chauffard et Laroche, etc. Sous l'influence de causes inconnues, ces

Sporotrichum envahissent à nouveau l'organisme et produisent une nouvelle dissémination des lésions et ils peuvent surtout, en pullulant localement, déterminer des lésions muqueuses dont on sait l'implacable gravité (v. notre malade n° VI p. 618). On voit donc quel est le danger du saprophytisme persistant du *Sporotrichum* sur les muqueuses[1].

L'absence d'immunité dans les quelques semaines et même dans les quelques mois qui suivent la disparition des accidents cutanés explique cette facilité des récidives. En effet, nous avons montré qu'à sa convalescence le sporotrichosique reste en état de « sensibilisation », il suffit de la moindre masse parasitaire pour déterminer chez lui une vive réaction. Combien de temps persiste cette sensibilisation ? un temps variable ; elle a duré plusieurs mois chez notre malade n° VI et plus de deux ans et demi chez le malade de Brissaud, Gougerot et Gy, ainsi que nous l'ont prouvé les intradermoréactions en série. Lorsque cet état de sensibilisation a disparu, le sujet est-il revenu à son état antérieur sans sensibilité ni résistance spéciale à l'infection sporotrichosique ou bien le patient a-t-il acquis l'immunité? Les expériences sur l'animal tendent à faire admettre cette seconde hypothèse, car les animaux ayant résisté à l'infection sporotrichosique sont immunisés et leur sérum est préventif et curatif, mais il est impossible d'affirmer qu'il en est de même chez l'homme en l'absence de réinoculation sporotrichosique[2]. Il nous est non moins impossible de fixer la durée chez l'homme de cette immunité acquise.

La reviviscence, la rechute, la récidive guérissent en quelques semaines grâce au traitement iodo-ioduré; la guérison est constante même après rechute ou récidive. La guérison du sporotrichosique est définitive, le malade guérit sans séquelles, ni menaces pour l'avenir.

---

1. Ces sporotrichosiques guéris restent des *porteurs de Sporotrichum* : ils sont donc dangereux pour leur entourage, car ils peuvent être une source de *contagion* ; c'est cette hypothèse qu'admettent Widal et Joltrain pour expliquer le premier cas de sporotrichose familiale qu'ils ont rapporté.

2. Bruno Bloch a démontré qu'à la suite d'une trichophytie dermique, le cobaye et l'homme étaient immunisés.

II. *Sporotrichoses aiguës, fébriles, à poussées succes-sives* [1]. — Si, dans la très grande majorité des cas, la sporotrichose évolue sans provoquer ni fièvre, ni troubles gastro-intestinaux, ni amaigrissement, il est des cas exceptionnels où la mycose revêt les allures d'une maladie infectieuse fébrile.

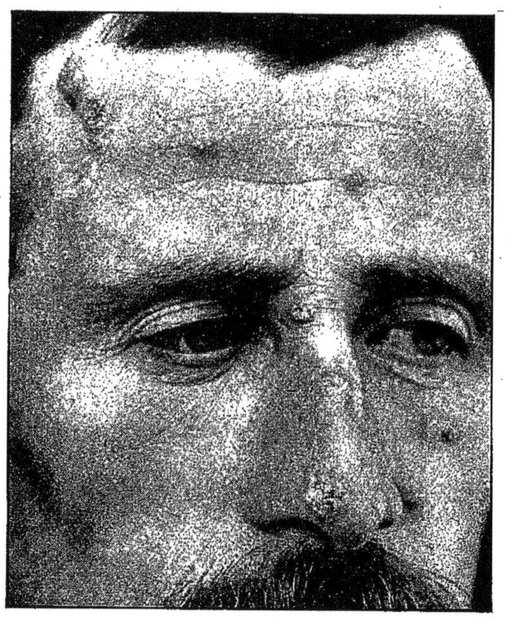

Fig. 117. — SPOROTRICHOSE AIGUË DISSÉMINÉE.
Eléments ulcéro-croûteux hypodermo-dermiques et dermiques. (Malade et photog. de Bruno Bloch, de Bâle.)

Le premier cas de ce genre et l'un des plus remarquables est celui d'un malade de Brissaud et Rathery.

Le début fut brusque avec troubles généraux ; l'évolution fut fébrile paroxystique et s'accompagnait d'une atteinte profonde de

1. Les citations sont empruntées presque toutes à notre travail : « Comparaison des sporotrichoses et des infections cocciennes. Sporotrichoses aiguës et subaiguës disséminées. Sporotrichome à évolution phlegmasique » (*Ann. de Derm. et de Syph.*, févr. 1909).

l'état général ; tout ressemblait aux infections bactériennes septi-cémiques, chaque poussée nouvelle de gommes coïncidant avec une recrudescence des phénomènes généraux et la fièvre correspondant à une décharge sanguine du parasite.

Cet homme, âgé de quarante-quatre ans, entra à l'Hôtel-Dieu pour des phénomènes douloureux au niveau des membres, accompagnés de fièvre, d'amaigrissement et de fatigue générale.

Sa maladie ne datait que de neuf semaines. Le début avait été brus-

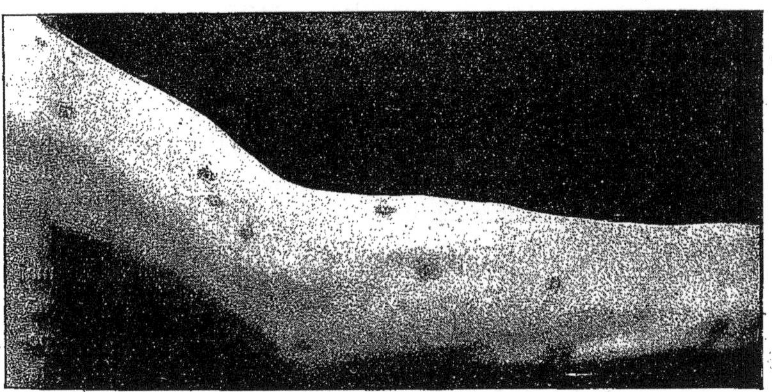

Fig. 118. — Sporotrichose aiguë disséminée.
Gommes hypodermiques et dermiques, quelques-unes non ulcérées, la plupart ulcéro-croûteuses.
(Malade et photog. de Bruno Bloch, de Bâle.)

que, marqué par des troubles généraux, des frissons, de la fièvre, des douleurs diffuses.

« Le malade éprouva des douleurs dans les avant-bras, douleurs assez diffuses, suivies très rapidement, au niveau du bras gauche, de l'apparition de gonflements diffus, puis d'une nodosité, petite au début, atteignant finalement le volume d'une noix. D'autres productions semblables s'étendirent aux jambes. Ici encore, l'éclosion des tumeurs fut précédée de phénomènes douloureux assez vagues. C'est alors que l'état général s'altéra, la fièvre survint en même temps que des frissons, des nausées continuelles, de l'anorexie, des épistaxis et de l'insomnie ; au bout de trois semaines, le malade dut cesser tout travail ; l'amaigrissement avait été de 7 à 8 kilogrammes dans ce court laps de temps, et la sensation de fatigue générale et d'asthénie était telle que le patient se décida à entrer à l'hôpital. A son entrée, la fièvre oscillait entre 38 et 39° ; elle persista du reste ainsi pendant une huitaine de jours, et l'apyrexie ne devint complète que le dix-huitième jour...; de nombreux nodules étaient disséminés sur tout le corps; ils avaient les caractères habituels des gommes sporotrichosiques hypodermiques. »

Durant le séjour du malade à l'Hôtel-Dieu, on put assister dans l'espace de trois mois, à de véritables poussées de tumeurs, le 2 février, au milieu et à la fin de février. La guérison, grâce à l'iodure de potassium, a été « finalement complète ».

Quelques mois plus tard, Brodier et Fage publiaient à la Société Médicale des Hôpitaux de Paris, le 3 juillet 1908, un deuxième cas de sporotrichose à évolution fébrile [2]. Le début avait été brusque, fébrile; l'éclosion des gommes s'était accompagnée de phénomènes généraux marqués, qui avaient persisté pendant plusieurs mois. La fièvre et les symptômes d'infection disparurent spontanément; l'état cachectique et les gommes persistèrent plusieurs semaines après. « Leur disparition progressive coïncida nettement avec une amélioration spontanée des lésions gommeuses ; ils ont cédé tout-à-fait sous l'influence du traitement ioduré. »

Bruno Bloch a, dans un travail remarquable, rapporté en mai 1909 un troisième cas très bien étudié de sporotrichose aiguë, fébrile, disséminée, avec exanthème, localisations multiples hypodermiques (fig. 117, 118), dermiques, ostéo-articulaires, etc. ; les urines du malade, pendant la période fébrile, présentaient la diazo-réaction d'Ehrlich.

Le malade, tailleur de pierre du village alsacien de Hegenheim, qui jusque-là avait toujours été bien portant, est pris, la semaine avant son entrée au Bürgerspital, de violentes douleurs à la nuque, au sacrum, et aux extrémités, en particulier aux articulations : il se plaint de fatigue, de fièvre, de frissons et de sueurs.

Huit jours après ce début, apparaît une tuméfaction douloureuse de la région sterno-claviculaire; puis survient un exanthème qui atteint d'abord le tronc et les membres inférieurs, puis le visage et les bras. En même temps, se forment sur tout le corps de petits nodules irrégulièrement disséminés.

Quatorze jours après le début, le malade donne l'impression d'une infection générale grave : température à 39°,5, raideur de la nuque, exanthème et nodules lenticulaires ou pisiformes, suppurés et croûteux, auréolés de rouge, ressemblant à des papules de variole, puis à des syphilides papulo-ulcéreuses. Le vingt et unième jour, on constate dans les urines la diazo-réaction d'Ehrlirh; le vingt-troisième jour, la fièvre continue avec température élevée; de nouveaux petits nodules indolents sous-cutanés apparaissent. Du vingt-sixième au trente et unième jour, l'état général s'améliore, la fièvre tombe, mais il persiste une grande faiblesse; l'abcès sterno-claviculaire grossit. Le trente-quatrième jour survient une nouvelle poussée de violentes douleurs dans les membres; les réflexes sont exagérés, le médecin cesse l'iodure de potassium, pensant à une forme anormale d'erythème multiforme.

Le quarante-huitième jour, le malade entre dans le service de Bruno Bloch.

Le patient est amaigri, pâle, d'aspect misérable; la fièvre est tombée, la rate est percutable; de nombreux petits nodules lenticulaires, hypodermiques et dermiques sont partout disséminés, quelques-uns à la face ressemblent à du lupus verruqueux; on découvre quelques gommes sous-cutanées de la grosseur d'un pois à une noix ; l'abcès sterno-claviculaire est plus volumineux (v. p. 358).

En six semaines, sous l'influence de l'iodure de potassium, toutes les lésions guérissent, sauf l'abcès sterno-claviculaire que l'on incise; trois mois et demi après son début, la cavité est tamponnée avec la liqueur iodurée, la guérison est rapide et s'est maintenue complète[1].

Des observations, telles que la deuxième observation de Balzer et Galup où les accidents aigus ne durèrent que deux à trois jours et cédèrent immédiatement dès l'apparition des lésions cutanées, servent de transition entre les formes chroniques froides habituelles et ces formes aiguës fébriles si exceptionnelles.

Malgré leur rareté, le diagnostic de ces formes aiguës ne présente pas de grandes difficultés. En effet, les gommes ont l'aspect habituel des gommes sporotrichosiques et la culture du pus, ainsi que le séro-diagnostic, lèverait vite la moindre hésitation. La culture du sang pourrait affirmer la mycose, lors même que les éléments éruptifs seraient peu nombreux ou absents.

« Ces sporotrichoses à évolution aiguë fébrile plus ou moins graves sont plus fréquentes dans les formes expérimentales que chez l'homme. Nous avons montré avec Vaucher en 1907 et 1908 que la sporotrichose aiguë des animaux revêt trois grands types

1. Séguin d'Hanoï, a publié en 1910 un quatrième et remarquable cas de sporotrichose aiguë grave avec localisations pulmonaires et peut-être hépato-spléniques puis éruption cutanée (v. p. 387), mais qui n'est pas due à l'un des *Sporotrichum* décrits jusqu'ici.

entre lesquels existent toutes les transitions : 1° septicémie suraiguë ou aiguë à lésions congestives et dégénératives généralisées sans productions nodulaires, identique à la typhobacillose de Landouzy ; 2° septicémie aiguë, parfois subaiguë, avec productions nodulaires généralisées ou granulie sporotrichosique ; 3° septicémie subaiguë à grands abcès multiples disséminés.

« Des exemples du premier type, sur le rat, ont été donnés par nos premières expériences de 1906 et de 1907, lors de l'étude de l'exaltation du parasite par passage de rat à rat[1] ; et il y a quelques mois nous en citions un nouvel exemple à propos de l'exaltation de virulence du *Sporotrichum Beurmanni* découvert dans la nature[2]. Le troisième rat (2e passage) mourait au quatorzième jour, atteint de sporotrichose diffuse généralisée, septicémique, congestive avec granulations « encore très peu nombreuses ». Avec Vaucher nous avons retrouvé chez le chien cette « sporotrichose septicémique suraiguë : absence de localisations. Lésions diffuses et dégénératives de tous les viscères ; intensité de la néphrite ; sporotrichémie ; sporotrichurie[3]. » A la Société de Biologie, nous avons résumé quelques cas de notre nombreuse série d'expériences sur le chat[4] : toujours même évolution suraiguë, mêmes lésions diffuses congestives, sans nodules à l'autopsie ; même sporotrichémie contrôlée par la culture. Nous en avons encore observé plusieurs cas sur le cobaye et sur le lapin. Ce premier type de sporotrichose correspond à une infection massive à évolution suraiguë ou aiguë. Le parasite se multiplie dans le sang et diffuse partout ; la culture du sang de la patte pendant la vie, la culture du sang du cœur à l'autopsie, prouvent la sporotrichémie. Les lésions sont généralisées avec peu ou pas de nodules ; le mode

---

1. Cité dans notre quatrième Mémoire.

2. DE BEURMANN et GOUGEROT. Découverte du *Sporotrichum Beurmanni* dans la nature (présentation de pièces). *Bull. et Mém. de la Soc. méd. des Hôp. de Paris*, 4 décembre 1908, p. 733.

3. DE BEURMANN, GOUGEROT et VAUCHER. Sporotrichose expérimentale généralisée du chien (présentation de pièces). *Bull. et Mém. de la Soc. méd. des Hôp. de Paris*, 3 juillet 1908, n° 29, p. 9.

DE BEURMANN, GOUGEROT et VAUCHER. Sporotrichose expérimentale généralisée du chat. *C. R. des Séances de la Soc. de Biol.*, 24 avril 1909, p.

de distribution des parasites, leur non-fixation et la courle durée
de l'évolution expliquent l'absence de nodules. Les lésions rénales
sont souvent les plus marquées de toutes, sans doute en raison du
rôle de défense du rein, qui, cherchant à éliminer les parasites, est
lésé par leur passage ; la sporotrichurie et l'albuminurie avec cylindrurie sont témoins de cette élimination. L'animal meurt infecté et
intoxiqué.

« Des exemples du second type ou type granulique ont été donnés
par nos inoculations au rat[1] (fig. 102) et au chien[2]. Ces formes se
rencontrent plus rarement sur le chat, sur le cobaye, sur le lapin et
sur la souris[2]. L'évolution *aiguë* dure de quinze à trente jours : les
cultures du sang et des urines prouvent la diffusion du parasite.

« Des exemples du troisième type (abcès ou « tubercules » multiples) sont plus rares ; la plupart des animaux, rat, souris, chien,
cobaye, lapin, chat, peuvent être atteints : par transitions insensibles, on se rapproche des sporotrichoses chroniques à gommes
disséminées.

« On a donc tous les degrés, disions-nous en 1908 à la Société
Médicale des Hôpitaux et toutes les variétés d'infection générale,
depuis la septicémie suraiguë, rapidement mortelle, jusqu'à la sporotrichose chronique curable. Ces formes d'infection sporotrichosique
peuventêtre comparées aux septicémies cocciennes. Elles se produisent par le même mécanisme que les infections généralisées dues
aux autres agents pathogènes ; elles sont dues à une dissémination
primitive ou *secondaire* par voie artérielle[3]. A la diffusion des germes par *sporotrichémie*, s'ajoute la *toxinémie* sporotrichosique,
particulièrement intense dans les septicémies aiguës. Tous les
organes sont atteints, lé rein semble plus lésé que les autres viscères, sans doute par l'élimination des parasites et de leurs toxi-

1. DE BEURMANN, GOUGEROT et VAUCHER. La Sporotrichose du rat. *Bull. et
Mém. de la Soc. méd. des Hôp. de Paris*, 22 et 29 mai 1908, nᵒˢ 18 et 20, p. 718 et
800 (figures, quatrième mémoire).

2. *Loco cilato.*

3. DE BEURMANN, GOUGEROT et VAUCHER. Note sur les sporotrichoses généralisées
expérimentales (présentation de pièces). *Bull. et Mém. de la Soc. méd. des Hôp.
de Paris*, 11 oct. 1907, nᵒ 28, p. 1000.

nes. » « Pour ajouter aux ressemblances entre les sporotrichoses animales et la maladie humaine, essentiellement cutanée, il est à remarquer que parfois chez l'animal la septicémie généralisée s'accompagne de lésions cutanées multiples ; avec Vaucher[1] nous avons montré à la Société médicale des Hôpitaux, un rat atteint de *granulie cutanée* avec nodules innombrables et à la Société de Biologie, un chat couvert de plus de soixante gommes sous-cutanées. Ce dernier cas, tout-à-fait remarquable, s'identifie à la maladie humaine par l'intensité de l'éruption cutanée contrastant avec le faible degré des altérations viscérales. Un autre fait, qui rapproche encore ces mycoses expérimentales généralisées de la sporotrichose humaine, est que parfois elles guérissent : notre cobaye nouveau-né, contaminé par voie alimentaire et couvert de nombreuses gommes sous-cutanées, a guéri[2]. Un de nos rats hérédo-sporotrichosiques, après avoir eu une éruption pemphigoïde, puis gommeuse généralisée, a guéri[3].

« Les études expérimentales et humaines se complètent donc, les *sporotrichoses expérimentales nous permettent de prévoir chez l'homme la découverte des sporotrichoses septicémiques généralisées viscérales, avec ou sans lésions cutanées, analogues aux infections bactériennes et à la typho-bacillose de Landouzy, et des granulies sporotrichosiques identiques à la granulie tuberculeuse d'Empis.* L'ensemencement du sang et des urines, la séroréaction seront les seuls moyens de diagnostiquer les septicémies mycosiques sans lésions cutanées » (de B. et G.).

III. *Sporotrichomes aigus à évolution phlegmasique « chaude »* (fig. 119). — Dans la très grande majorité des sporotrichoses chroniques et même dans les sporotrichoses fébriles aiguës, les sporotrichomes nodulaires sous-cutanés et cutanés ont une allure torpide, indolente et froide ; ce n'est que par exception

1. *Loco citato.*

2. DE BEURMANN et GOUGEROT. Sporotrichoses tuberculoïdes. *Ann. de Derm. et de Syph.*, août-sept. 1907, p. 499.

3. DE BEURMANN, GOUGEROT et VAUCHER. Hérédo-sporotrichose expérimentale. *Bull. et Mém. de la Soc. méd. des Hôp. de Paris*, 18 déc. 1908, p. 876, n° 39.

qu'un ou plusieurs sporotrichomes revêtent les apparences d'un abcès chaud.

Le premier cas, dans lequel la démonstration ait été faite, est notre malade n° XIII[1], atteint de lymphangite gommeuse ascendante du bras.

Le premier abcès a simulé un abcès chaud et très rapidement, en vingt jours, il a atteint son acmé.

L'abcès a débuté vers le 15 juin 1905, il a grossi peu à peu, atteignant

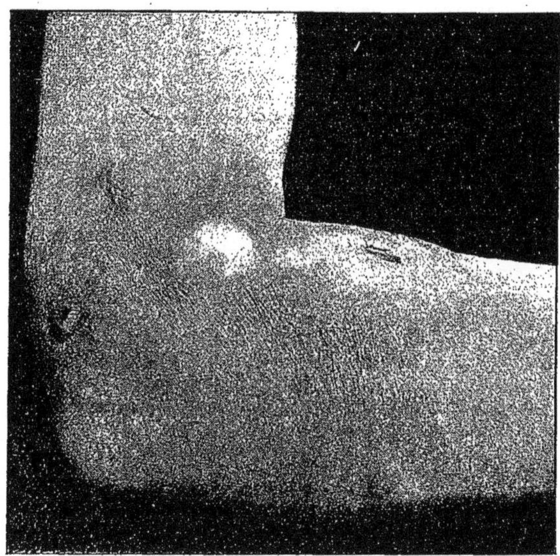

Fig. 119. — Abcès chaud sporotrichosique. (de Beurmann et Gougerot, malade n° XIII.)

Un volumineux abcès situé sur le cordon lymphangitique fait une forte saillie globuleuse entre les fistules du premier et du deuxième abcès anciens. Ce quatrième abcès, par son évolution aiguë, par la rougeur érysipélateuse du tégument et l'infiltration œdémateuse de la peau, simulait de tous points un abcès chaud coccien. Les cultures ont démontré que seul le *Sporotrichum Beurmanni* était en cause. (*Annales de Dermat. et de Syph.*, 1909, p. 90. Photog. Infroit.)

1. de Beurmann et Gougerot. Treizième cas de Sporotrichose. Sporotrichose localisée du bras. Lymphangite gommeuse ascendante. *Bull. et Mém. de la Soc. méd. des Hôp. de Paris*, 26 juillet 1907, n° 7. p. 950. — Dans les observations publiées, on ne trouve que de vagues mentions de faits analogues sans démonstration bactériologique : dans l'observation de Duval et Fage (cas n° IX), une lésion de la jambe ressemblait à un abcès chaud ; mais avec ces auteurs, nous croyons qu'il s'agit de « dermite artificielle surajoutée » (p. 382).

6 centimètres de long sur 3 centimètres de large. Il était gros et saillant, rouge et tendu, très douloureux et animé de douleurs lancinantes; il était allongé en bas et dans le même sens que le cordon lymphangitique actuel. L'état général n'a pas été touché, même au moment où l'abcès était le plus douloureux et le plus « chaud »; le malade affirme n'avoir pas eu de fièvre. Dans les derniers jours de juin, le derme a été envahi, la peau a blanchi au sommet de l'abcès « comme dans un panaris » dit le malade. Le 3 juillet 1905, une vingtaine de jours après le début, l'abcès a été incisé à l'hôpital Saint-Louis; il s'écoula un pus épais et visqueux, sanglant.

Le deuxième petit abcès apparut en avril 1907, à la face postérieure de l'épicondyle; il grossit, rougit et s'ulcéra spontanément au bout de quinze jours, lorsqu'il eut atteint le volume d'une noix.

Le troisième abcès nous a permis d'assister à cette évolution « chaude »; l'accroissement est rapide, la peau est rouge, les douleurs sont vives et lancinantes, « l'abcès fait saillie et déforme le bord externe du bras; la peau est rouge, tendue, luisante; la palpation montre un abcès fluctuant... Le 11 juillet, l'abcès s'est ouvert spontanément » et peu à peu la lésion devient indolente. « Naissante, la lésion ressemblait à une gomme syphilitique; prête à s'ouvrir, elle simulait un abcès chaud coccien; fistulisée, elle ressemble plutôt à une fistule d'abcès froid tuberculeux. »

Quelques jours après la présentation à la Société médicale des hôpitaux de Paris, survient un quatrième abcès, encore plus aigu que le précédent.

Le 2 août, le malade revint en effet nous voir parce que l'avant-bras était douloureux : le cordon lymphangitique était chaud, gros et étalé, plus large qu'il n'était il y a huit jours; l'orifice fistuleux était fermé par une croûtelle. Le malade accusait la rétention du pus d'être la cause de cette aggravation (ne pourrait-on pas incriminer l'exaltation du *Sporotrichum* en cavité close?). La pression rompit les adhérences de l'orifice fistuleux et il s'écoula, d'abord une sérosité citrine transparente très abondante, puis à la fin quelques gros flocons purulents; les cultures à froid ne révélèrent que du *Sporotrichum*; les cultures de contrôle, faites à l'étuve à 37°, restèrent négatives. L'infection mycosique est donc seule responsable de cette aggravation : il n'y a pas eu infection secondaire.

Le 6 août, l'abcès développé en cinq jours sur le trajet du cordon lymphatique, entre le premier et le second abcès d'autrefois, est volumineux, dépassant le volume d'un œuf il fait une forte saillie (fig. 119); la peau est d'un rouge diffus. Animé de douleurs spontanées lancinantes, l'abcès est encore plus douloureux à la pression; la palpation le montre immobilisé dans un empâtement œdémateux et, bien qu'on ne soit qu'au cinquième jour, le centre est déjà fluctuant. La ressemblance est telle avec un abcès chaud coccien que nous ne doutons pas au premier abord de l'existence d'une association microbienne et pourtant les cultures du pus, faites à l'étuve, ne révèlent que du *Sporotrichum*. La culture, en pipette bouillon-ascite de Sabouraud, de la sérosité de la peau œdématiée obtenue par scarification, reste stérile.

Le 13 août, les symptômes locaux sont si intenses que le malade exige de nous une incision ; nous la faisons aussi petite que possible. Les cultures, faites à nouveau, montrent le *Sporotrichum* à l'état de pureté. Les colonies mycéliennes sont extrêmement nombreuses. Cette richesse de parasites peut faire supposer que l'allure aiguë des lésions est due autant au nombre de parasites qu'à l'exaltation de leur virulence.

L'iodure amène une amélioration rapide, et vers le 25 septembre, la guérison est complète.

En résumé : *Par leur accroissement rapide, quelquefois en cinq à quinze jours, par les douleurs lancinantes et vives, par la rougeur diffuse érysipélateuse de la peau, par l'empâtement œdémateux et par l'ouverture cutanée précoce, ces sporotrichomes simulent de tous points, au moins à leur début ou à leur acmé, les abcès chauds cocciens*[1].

Cette allure aiguë chaude peut embarrasser singulièrement le diagnostic au début de la maladie et la première lésion avait été incisée chez ce malade n° XIII. Mais l'évolution chronique ultérieure des lésions vint vite rectifier l'erreur. En effet, si l'abcès débute comme un abcès chaud, il finit presque toujours à la façon des abcès froids. Pour lever les doutes, il suffit de faire deux séries de cultures, les unes à froid, les autres de contrôle, à 37°.

Cette allure chaude des sporotrichomes, dont notre observation XIII a été le premier et le plus remarquable exemple, a été plusieurs fois signalée depuis. Sur le malade de Dominici et Duval, atteint lui aussi de lymphangite gommeuse ascendante du bras, Bernard a vu des « recrudescences inflammatoires ». Fage, sur le malade

---

1. La ressemblance n'est pas seulement clinique; elle se poursuit encore en anatomie pathologique et nous avons assez insisté sur certains caractères phlegmasiques d'un sporotrichome induré naissant pour ne plus y revenir. *Ann. de Derm. et de Syph.*, 1907, p. 611 et suiv., p. 666 et suiv. (fig. 16).

2. DOMINICI et DUVAL. Sporotrichose de l'index : lymphangite sporotrichosique consécutive. *Bull. et Mém. de la Soc. méd. des Hôp. de Paris*, 25 oct. 1907, n° 30, p. 1055 (malade n° XVIII).

nᵒ XXXIX, atteint de sporotrichose gommeuse disséminée, décrit deux lésions qui, par leur acuité douloureuse, par la rougeur de la peau, simulaient des abcès chauds, et il insiste sur le « caractère inflammatoire de ces lésions et que l'on voit peu dans la sporotrichose; quelques gommes même sont rouges, sans être fluctuantes ». Même caractère d'acuité et de suppuration chaude dans la synovite du malade de Hudelo, Monier-Vinard, Braun et Merle, dont la culture, réussie par Merle, démontra la nature sporotrichosique. L'adénite, observée par Moure, ressemblait à une adénite aiguë banale.

Il est donc démontré que, *par exception, les sporotrichomes sous-cutanés et dermiques*[1], *osseux, synoviaux, ganglionnaires,... peuvent prendre tous les caractères des suppurations « chaudes » phlegmasiques*. Ces sporotrichoses aiguës et ces sporotrichomes chauds, quoique étant exceptionnels, doivent être connus afin d'éviter des méprises, aussi leur avons-nous consacré un travail spécial : notre cinquième mémoire.

IV. *Sporotrichoses anémiantes, cachectisantes, mortelles*. — Le plus souvent, l'état général n'est pas touché ou ne l'est que très légèrement par l'infection sporotrichosique, bien que dans certains cas le nombre des lésions dépasse la centaine (Widal et Weill, Landouzy et Gougerot). Mais il y a des cas exceptionnels où la pâleur, l'amaigrissement, la fatigue du sujet, trahissent l'intoxication générale de l'organisme.

Les symptômes de cette **forme anémiante** de la sporotrichose étaient nets chez notre malade nᵒ III, lors de sa récidive en octobre 1906 et chez notre malade nᵒ IV, « malade amaigrie, voûtée, à la figure pâle et fatiguée. » Ils étaient marqués chez la jeune

---

1. C'est sur les sporotrichomes hypodermiques que la ressemblance avec les suppurations cocciennes est la plus frappante, mais les sporotrichomes dermiques peuvent aussi se rapprocher des lésions cocciennes et il faut se souvenir des aspects ecthymateux de certaines sporotrichoses (DE BEURMANN et GOUGEROT. Sixième cas de Sporotrichose sous-cutanée et cutanée. *Bull. de la Soc. franç. de Derm.*, 8 avril 1907, p. 126, et *Bull. et Mém. de la Soc. méd. des Hôp. de Paris*, 12 avril 1907, p. 309), de l'allure aiguë de certaines sporotrichosides dermiques *acnéiformes* simulant l'acné aigu (nos malades nᵒ XII et nᵒ VI, etc.), des folliculites du malade de DE BEURMANN, GASTOU et BRODIER, de certaines vésico-pustulettes dermo-épidermiques de notre malade nᵒ VI (DE BEURMANN et GOUGEROT. Étiologie et pathogénie de la Sporotrichose. *Tribune médicale*, 2 nov. 1907).

malade de Widal et Joltrain : « la malade a maigri et se plaint d'un affaiblissement marqué, avec perte de l'appétit et essoufflement, si bien que son médecin soupçonne un début de tuberculose. »

Cette forme anémiante allait jusqu'à la **cachexie** chez la malade n° XIX de de Beurmann, Gastou et Brodier ; le poids de cette malade était de 87 à 40 kilogrammes ; elle mourut dans le service de Letulle de complication pulmonaire non sporotrichosique. Druelle et Chadzinski ont cité à la Société de Dermatologie du 4 juin 1910 un exemple de cette forme cachectisante La malade «donnait l'impression d'un état général grave, teint jaune faible, presque cachectique, amaigrissement considérable ; affaiblissement prononcé qui a nécessité l'alitement. La malade se plaignait de douleurs très vives, causes de l'insomnie et peut-être de l'inappétence entraînant la dénutrition. » L'iodure de potassium amena pourtant la guérison.

Enfin il est trois cas où la sporotrichose cachectisante semble avoir entraîné *la mort* sans que l'on puisse imputer d'autre cause que la mycose ; cependant l'absence d'autopsie dans ces trois cas empêche d'être absolument affirmatif. On peut objecter que la mort de ces sporotrichosiques est due à un processus associé à la tuberculose, par exemple comme le révéla l'autopsie dans le cas de de Beurmann, Gougerot, Bith et Heuyer. Ces trois cas sont les deux observations de Maurice Lagoutte et Briau que nous avons rapportées à la Société médicale des Hôpitaux de Paris le 28 mai 1909, et une observation de sporotrichose pulmonaire de Chantemesse et Rodriguez.

Dans le premier cas, le diagnostic clinique s'était imposé dès le début à MM. Maurice Lagoutte et Briau, et il avait été confirmé par les cultures du pus d'un gros abcès et de gommes, faites une première fois à Paris par Gastou pendant notre absence, et faites de nouveau au Creusot par nos confrères. Il avait encore été confirmé par les inoculations au cobaye, dont le résultat négatif éliminait la tuberculose.

Raymond de S..., âgé de soixante-cinq ans, voyageur de commerce, entre à l'Hôtel-Dieu du Creusot dans le service du Dr Briau le 4 avril 1908 et y meurt le 10 janvier 1909.

Au moment de son entrée à l'hôpital, « le malade, très corpulent, a toutes les apparences d'une belle santé ; il n'a aucun antécédent notable ». On ne décèle pas de tare organique ; il n'a ni sucre ni albumine. L'affection qui l'amène à l'Hôtel-Dieu a débuté six mois auparavant, en octobre 1907. Elle s'est manifestée par des abcès que l'on a traités à Nevers et au Creusot par de nombreux curettages.

Le 4 avril 1908, une trentaine de lésions en activité sont disséminées partout : aux coudes, aux cuisses, aux doigts et aux orteils. Elles sont à des stades divers d'évolution. Les unes sont des nodules hypodermiques, gros comme des noix, durs, mobiles, recouverts d'un épiderme adhérent, mais sain en apparence ; elles sont formées de tissu « fibroïde ». Les autres sont ramollies, abcédées, recouvertes d'un épiderme rouge-violacé et aminci ; elles sont remplies de pus et leur coque est formée de tissu molasse et fongueux. Plusieurs des gommes fistulisées des doigts et des orteils « communiquent avec les articulations ou avec le tissus osseux des phalanges ».

« La face et les doigts sont le siège d'un certain nombre de lésions et présentent des cicatrices gaufrées, déprimées, adhérentes aux plans sous-jacents, de couleur rouge-cuivrée.

« Aux doigts, les sporotrichomes ulcérés et fistulisés communiquent avec les lésions ostéo-articulaires. Ces sporotrichomes ont occasionné l'ankylose de plusieurs articulations inter-phalangiennes, et l'un des doigts a même subi une amputation partielle. L'ankylose articulaire est due, non aux cicatrices, mais aux lésions *ostéo-articulaires* ; il semble que ces ostéo-arthrites sporotrichosiques aient été consécutives à l'envahissement de gommes sous-cutanées péri-articulaires, car les symptômes articulaires ont toujours été précédés par l'apparition d'une gomme dans le voisinage de l'articulation.

« A la face, les cicatrices sont disséminées sur les joues, sur le nez, dans la barbe. L'une des gommes nasales semble avoir intéressé les os propres du nez qui présentent une dépression notable après la guérison.

« Dès son entrée à l'Hôtel-Dieu du Creusot, le malade a été « immédiatement mis à l'iodure de potassium et il en a pris régulièrement jusqu'à sa mort. A certaines époques, surtout au début, il en a absorbé jusqu'à 4 grammes par jour. Toutes les lésions en activité furent abrasées, curettées et touchées largement à la teinture d'iode. A ce moment, insuffisamment documentés sur le traitement de la sporotrichose, peut-être avons-nous agi trop chirurgicalement ».

Une longue période d'amélioration suivit. « Tous les points malades guérirent plus ou moins vite, mais, avant que cette guérison fût complète, d'autres foyers apparurent. Ces lésions nouvelles eurent la même évolution que les anciennes ; elles commencèrent par des nodosités indurées, se ramollirent et s'ulcérèrent spontanément. Nos interventions nouvelles, plus discrètes, amenèrent presque toujours une amélioration temporaire ».

« Peu à peu l'état général faiblit. Le malade maigrit, perd l'appétit. Aux membres apparaissent des lymphangites sans abcès qui cèdent aux enveloppements humides. Puis, aux deux cuisses, au mollet droit, au bras gauche, dans les régions péri-ombilicales, se développent insidieusement huit vastes collections de pus franc, peu douloureuses et beaucoup plus importantes que ne l'indiquait le peu d'intensité des phénomènes fonctionnels. » Leur évolution au début est subaiguë, « souvent même aiguë, la peau est rouge, presque érysipélateuse ; la température monte à 38° et 38°5 et atteint deux fois 39 et 40 degrés. Les premiers des grands abcès, ponctionnés au bistouri et drainés, guérirent vite. Plus tard, ils devinrent plus rebelles, soit à l'incision, soit aux ponctions capillaires suivies d'injections iodo-iodurées. Finalement néammoins, bien qu'ils eussent présenté des fistulisations et des diverticules profonds, tous se tarirent, sauf deux ».

Ces deux lésions rebelles sont des plus intéressantes par leurs localisations.

« La première est un assez gros abcès de l'épididyme qui survint sournoisement, six mois au moins avant la mort, sans phénomènes douloureux prémonitoires. Il s'ulcéra spontanément et ne guérit pas ; on s'aperçut par hasard de l'ulcération et toute la durée de son évolution fut froide.

« La deuxième lésion est une fonte de l'œil qui succéda à une conjonctivite sporotrichosique. Cette conjonctivite semble avoir été causée par la propagation d'un sporotrichome mal cicatrisé du nez. Un matin, on s'aperçut que l'œil présentait une injection très vive des vaisseaux de la conjonctive ; le malade ne ressentait ni douleur, ni cuisson. Cette conjonctivite dura deux mois, puis apparurent des douleurs péri-orbitaires, de la photophobie ; la cornée se ternit, puis s'ulcéra. Cette kératite ulcéreuse détermina successivement de l'hypopyon, un staphylome antérieur, une perforation de la cornée, l'issue du corps vitré et la perte de l'œil. Cette panophthalmie fut peu douloureuse, mais très rapide, elle évolua en quelques jours.

« Dès que survinrent les gros abcès, l'état général s'altéra rapidement, sans que l'on pût constater aucun symptôme viscéral. L'amaigrissement s'accentua, l'appétit se perdit ; l'affaiblissement fut tel que le malade eut des syncopes lorsqu'il essayait de se lever ; la température monta à 38 degrés. Le malade succomba à une sorte de cachexie progressive le 10 janvier 1909, vingt-huit mois environ après le début de la maladie. L'autopsie ne put être faite ».

Le deuxième fait, observé par Maurice Lagoutte et Briau au Creusot, semble être également un cas de sporotrichose cachectique terminée par la mort ; malheureusement le diagnostic clinique ne put être confirmé par le contrôle bactériologique.

« B..., ouvrier aux usines du Creusot, semble avoir contracté son affection à la suite d'une amputation de l'index droit qui, blessé pendant le travail, avait été atteint d'un phlegmon aigu des gaines. Les lésions étaient lymphangitiques ; le cordon de lymphangite ascendante était parsemé de petites gommes ramollies, remarquables par leur tendance à la guérison sous l'influence de l'iodure de potassium.

« Après cette première période de lymphangite localisée, la mycose se généralisa, les gommes se multiplièrent, devinrent de plus en plus volumineuses, amenant de gros œdèmes ; un abcès volumineux de la jambe dénuda toute la face antérieure du tibia. Mais, malgré leur étendue, tous ces foyers finirent par guérir. La cachexie survint néanmoins rapidement et dans les derniers temps, le malade souffrit d'une dysphagie intense, accompagnée de crachements de pus. Ces symptômes nouveaux firent diagnostiquer un abcès péri-laryngé ou péri-pharyngé, mais il fut impossible, en l'absence d'autopsie, de déterminer le siége exact de la suppuration ». L'évolution avait duré dix-huit mois.

Dans le troisième cas, dû à Chantemesse et Rodriguez, la sporotrichose, uniquement broncho-pulmonaire, a emporté le malade malgré le traitement ioduré. (V. Sporotrichoses pulmonaire, p. 390.)

Ces remarquables et exceptionnelles observations sont, grâce à la patience et à l'exactitude avec lesquelles les malades ont été suivis, des exemples probants de sporotrichose cachectisant mortelle, la mort étant survenue « malgré un traitement ioduré local et général, longtemps et régulièrement suivi ». Ces faits, heureusement très rares, nous montrent que la sporotrichose n'est pas toujours une infection bénigne et que par elle-même, elle peut comporter un pronostic fatal.

CHAPITRE VII

DIAGNOSTIC

I

IMPORTANCE ET FACILITÉ DU DIAGNOSTIC DE SPOROTRICHOSE

I. Erreurs anciennes, p. 499. Importance pratique pronostique et thérapeutique du diagnostic de sporotrichose, p. 500 ; Exemples p. 502. Facilité de ce diagnostic par la culture à froid et la sporo-agglutination, p. 502. Nécessité de discuter le diagnostic de sporotrichose en présence de toute lésion nodulaire, p. 503.

Le diagnostic de sporotrichose a la plus grande importance pronostique et thérapeutique et devant toute lésion nodulaire, le diagnostic de sporotrichose doit être discuté, si l'on veut éviter de graves erreurs thérapeutiques.

Ce fut notre premier Mémoire de 1906, qui révéla la fréquence de la sporotrichose, mit en évidence son importance pronostique et thérapeutique et, réglant la technique si simple du diagnostic par la culture à froid, donna un procédé rapide et simple de diagnostic.

Avant ce travail, de très nombreux cas de sporotrichose ont été certainement confondus avec d'autres affections. Ces erreurs étaient inévitables ; en effet, les ressemblances entre les manifestations de la sporotrichose et les lésions tuberculeuses ou syphilitiques sont grandes et c'est grâce à cette similitude que, pendant si longtemps, l'existence des sporotrichoses a été méconnue.

Un grand nombre de lésions sporotrichosiques furent certainement diagnostiquées syphilitiques, car la mycose simule la plupart des lésions cutanées de la syphilis : les gommes hypodermiques non ulcérées et ulcérées tertiaires, les ulcérations gommeuses ecthymatiformes et même rupioïdes, les syphilides malignes précoces ulcéreuses, les syphilides dermiques nodulaires papulo-crustacées et ulcéreuses, les papules secondaires, les périostites gommeuses et les gommes musculaires, etc. Les ressemblances sont telles, et le polymorphisme de la syphilis est si grand, qu'on ne manquait pas d'accuser ces malades de syphilis ignorée. Si le malade niait, on invoquait une syphilis méconnue et la guérison par l'iodure était une raison de plus de triompher dans son erreur. Les malades demeuraient sous la terrible menace des accidents lointains cutanés, viscéraux et surtout nerveux de la syphilis ; le pronostic restait réservé, le smalades se voyaient contraints de subir périodiquement des traitements mercuriels de sûreté inutiles, sinon nuisibles.

Un plus grand nombre encore de sporotrichosiques étaient considérés comme des tuberculeux. En effet, la sporotrichose simule presque toutes les variétés hypodermiques de la tuberculose : les gommes ulcérées ou non, la tuberculose nodulaire de Kraus, la sarcoïde de Darier-Roussy, les grands abcès froids, la lymphangite tuberculo-gommeuse centripète ou gommes en échelons de Bazin. Elle simule aussi plusieurs types de tuberculoses dermiques et dermo-épidermiques : les gommules dermiques, la sarcoïde de Bœck, les lupus, les papulo-nécrotiques et l'acnitis, l'érythème induré de Bazin ulcéré et surtout les tuberculoses végétantes papillomateuses scléreuses de Vidal, de Riehl et Paltauf et le tubercule anatomique ; parfois même elle produit la pharyngite et la laryngite catarrhale ou végétante, si spéciale à la tuberculose. La fréquence de la tuberculose viscérale chez les sporotrichosiques s'ajoutait à ces ressemblances pour faciliter l'erreur. La biopsie semblait confirmer le diagnostic de bacillose, car les lésions ont souvent la structure tuberculoïde... La recherche du bacille de Koch restait infructueuse, mais on se s'étonnait pas de ces insuccès, sachant la difficulté de colorer les bacilles dans les lésions les plus tuberculeuses. Les inoculations au cobaye restaient négatives ; ce fait surprenait d'avantage, mais l'on se rappelait quelques cas d'inoculations négatives avec des tuberculoses atténuées (lupus). L'évolution traînante, la résistance des lésions à tout ce qui n'est pas le traitement iodo-ioduré, la lente guérison des accidents obtenue parfois avec le sirop iodo-tannique et l'iodure de fer si souvent recommandés dans la scrofule, entretenaient l'erreur. Trop souvent les lésions s'éternisaient, le malade restait à l'hôpital condamné à une fin prochaine... : nous avons dans l'avant propos de ce livre, cité des exemples démonstratifs, notamment un cas de M. du Cazal (v. p.7).

Maintes fois on a dû accuser des cocci et des bactéries pyogènes de produire l'ecthyma, les abcès torpides et subaigus et surtout les abcès chauds de la sporotrichose, l'acné et les lésions épidermodermiques sporotrichosiques. On a dû mettre sur le compte d'une ostéomyélite chronique rebelle les cas d'ostéite sporotrichosique qui, opérés plusieurs fois, comme le malade de Moure, récidivaient sans cesse... Ces erreurs ont entraîné d'irréparables mutilations ; Duque rapporte l'histoire de trois malades qui subirent, le premier et le second, une double amputation de cuisse, le troisième une amputation de l'avant-bras.

Ce n'est pas tout ; on a pu confondre la mycose avec la morve dont elle reproduit la lymphangite ascendante ulcéreuse (Lutz et Splendore) et dont on connaît l'inexorable pronostic, avec l'actinomycose, dont elle peut avoir la localisation cervico-faciale, l'induration ligneuse et dont on sait la gravité ; on l'a confondue encore avec la ladrerie, dont elle simule souvent les lésions multiples (de Beurmann et Ramond), enfin même avec la neuro-fibromatose et la lipomatose. dont elle a parfois la distribution symétrique (Sicard et Descomps)... On pourrait sans, grand profit du reste, multiplier les exemples des erreurs que l'on a faites et que l'on était forcé de faire, faute de connaître la sporotrichose.

Trop souvent ces erreurs de diagnostic décourageaient la thérapeutique et l'on déguisait son impuissance dans l'expectative ; le malade, catalogué incurable, « traînait » d'hôpital en hôpital, couvert d'ulcérations et de gommes, durant des mois entiers... Au contraire, grâce au diagnostic de sporotrichose, le traitement iodo-ioduré permet de guérir le malade ; ce diagnostic vient dissiper ses craintes, il assure d'un pronostic bénin, car, grâce à lui, la disparition rapide et complète des accidents est la règle.

Les bienfaits du diagnostic de sporotrichose ne se comptent plus et la seule suspicion de sporotrichose a déjà plusieurs fois sauvé des malades[1]. On avait pu croire en 1903 et en 1906 que la sporotrichose était une de ces affections exceptionnelles, dont il est inutile de surcharger la nomenclature dermatologique, mais nous avons maintenant la satisfaction de lui voir accorder la place qui lui est due. En 1907-1908-1909, nos travaux sont partout confirmés en France et à l'étranger ; tous les auteurs sont unanimes à mettre en lumière la fréquence, l'importance pratique, pronostique et thérapeutique de la sporotrichose et l'on se souvient des belles pages d'une des récentes Cliniques du Professeur Landouzy, citées au début de ce livre (v. p. 4).

On serait d'autant plus inexcusable de passer à côté du diagnostic de sporotrichose qu'il n'en est pas de plus facile.

Maints exemples nous ont prouvé que le diagnostic clinique était possible, grâce à l'ensemble des signes que depuis 1906 nous avons groupés. Le diagnostic bactériologique, qui confirme la suspicion clinique, est « à la portée de tous les praticiens, n'avons-nous cessé de répéter ; en effet, il suffit d'une seringue de Pravaz et d'un tube de gélose glycosée-peptonée que l'on trouve tout préparé dans le commerce. On ensemence ce tube avec les produits pathologiques et on laisse pousser à la température ordinaire sans capuchonner le tube. »

« La simplicité et la rapidité de la technique de de Beurmann et Gougerot, culture à froid sur gélose glycosée-peptonée, dit le Professeur Landouzy, est telle que l'on peut exiger de tout étudiant et de tout praticien qu'il sache la faire ; un laboratoire n'est pas

---

1. Voir p. 6, les obs. résumées. et *Paris clinique et thérapeutique*, 1912, n° 1.

indispensable, puisqu'il ne faut ni étuve, ni microscope. L'ensemencement est fait au lit du malade, les tubes sont laissés à la température de la salle ; il n'est pas besoin de connaître des techniques bactériologiques, car l'aspect macroscopique des cultures est pathognomonique ; il suffit de regarder les tubes et la seule notion à posséder est celle de l'aspect des cultures de *Sporotrichum ;* l'ensemble de l'épreuve ne demande le premier jour que le temps nécessité par la prise de pus, c'est-à-dire, trois à quatre minutes et les jours suivants, un simple regard jeté sur les tubes ; on a donc pu dire avec raison que cette recherche était aussi simple et aussi rapide que la recherche qualitative de l'albumine et du sucre, effectuée dans la salle des malades.

« Si le médecin possède un microscope avec objectif sec (point n'est besoin d'un coûteux objectif à immersion), il hâtera son diagnostic en pratiquant la technique si simple de Gougerot, l'artifice de la coulée de pus sur la paroi sèche du tube ; il pourra souvent faire ainsi un diagnostic rapide dès le deuxième ou le troisième jour.

« Enfin, si le praticien a un rudiment de laboratoire où il fait le séro-diagnostic de la fièvre typhoïde, s'il a des cultures voulues de *Sporotrichum,* il fera la sporo-agglutination de Widal et Abrami, aussi simple que le séro-diagnostic de la fièvre typhoïde, et qui lui donnera réponse immédiate. »

En un mot, devant toute lésion qui autrefois n'éveillait dans son esprit que l'idée de la tuberculose, de la syphilis, de la suppuration chronique, le médecin doit aujourd'hui penser à la sporotrichose. « C'est parce que la sporotrichose est devenue une question de pratique, susceptible d'un traitement efficace et simple quasi-spécifique, qu'il importe au praticien de ne pas l'ignorer et de faire bénéficier ses malades de notions si importantes[1]. »

1. *Journal des Praticiens,* 1907, p. 299.

II

DIAGNOSTIC CLINIQUE ET BACTÉRIOLOGIQUE
DE LA SPOROTRICHOSE EN ÉVOLUTION

1° Diagnostic différentiel clinique et bactériologique.
2° Diagnostic clinique positif.
3° Les méthodes de diagnostic bactériologique de la
Sporotrichose.

1° DIAGNOSTIC DIFFÉRENTIEL CLINIQUE ET BACTÉRIOLOGIQUE

Diagnostic avec la syphilis, p. 505 ; 1° gommes non ulcéreuses, p. 505.
2° gommes ulcéreuses, p. 508 ; 3° syphilides dermiques, p. 510 : 4° diagnostic
général, p. 512.
Diagnostic avec la tuberculose, p. 514 ; 1° gommes tuberculeuses, p. 514 ; 2° Tuberculose verruqueuse et lymphangitique, p. 520 ; 3° Abcès froids tubercu-
leux, p. 523 ; 4° Tuberculides dermiques, p. 524. Diagnostic général, p. 525.
Diagnostic avec les infections cocciennes et bactériennes localisées et septicé-
miques, p. 526.
Diagnostic avec la morve, p. 528.
Diagnostic avec les mycoses, p. 528 : Botrytimycose, p. 528. Exascoses (ex-blas-
tomycoses), p. 529. Oïdiomycoses, p. 532. Actinomycoses, p. 533, et les autres
Oosporoses, p. 537. Mycétomes, p. 539. Hémisporose, p. 539. Aspergilloses,
Mucormycoses, Trichophyties, etc., p. 540.
Diagnostic avec des affections nodulaires rares : ladrerie, sarcomatoses, neuro-
fibromatoses, lipomatose symétrique, etc., p. 541.
Diagnostic clinique des sporotrichoses extra-cutanées : osseuses et synoviales,
muqueuses, viscérales, p. 541.

Le diagnostic clinique de sporotrichose est parfois impossible,
même lorsqu'on est prévenu ; on ne pense à une mycose que parce
que le cas semble anormal et ne se range pas dans les cadres cliniques habituels. Le plus souvent le diagnostic clinique est possible
et même facile, grâce aux signes que nous avons groupés et mis en
évidence dès nos premières études. Déjà, en 1906 et en 1907,
nous avons pu affirmer plusieurs fois le diagnostic de sporotrichose
avant la culture, par exemple dans les cas n°s III, IV, XII,
XIII, etc. Mais dans les cas mêmes où le diagnostic clinique paraît
certain, il doit être confirmé par les méthodes bactériologiques si
simples de la culture et du séro-diagnostic.

Diagnostic avec la Syphilis. I. — C'est dans les **formes non ulcéreuses** que le diagnostic clinique entre la sporotrichose et la syphilis est le moins difficile. Chez notre troisième malade par exemple, cette distinction était assez facile.

Au premier abord, l'aspect est tout-à-fait celui des gommes syphilitiques disséminées non ulcérées[1] ; même évolution, même indolence, même conservation d'un état général satisfaisant ; des lésions ulcérées situées à la tempe reproduisent même l'aspect d'une gomme périostique. La ressemblance avec la syphilis est d'autant plus frappante que ces sporotrichoses régressent sous l'influence de l'iodure de potassium et que l'on croit voir dans le succès de cette médication une nouvelle preuve de l'origine syphilitique attribuée aux lésions.

Mais à un examen plus attentif, certaines particularités éveillent le doute. Avertis par deux faits antérieurs, nous avons cru pouvoir chez notre troisième malade rejeter immédiatement le diagnostic de syphilis et porter celui de sporotrichose, que la culture a confirmé quelques jours plus tard. Pour admettre l'existence probable de la mycose, nous nous appuyions sur les caractères suivants :

— le nombre des éléments le plus souvent supérieur à cinq, alors qu'il atteint rarement ce chiffre dans la syphilis gommeuse non ulcéreuse ;

— l'aspect monomorphe des gommes sous-cutanées apparues successivement et par conséquent d'âge différent ;

— l'absence de systématisation topographique aux membres, que la syphilis atteint dans quarante-deux pour cent des cas ;

— l'évolution en trois stades : nodosité indurée, ramollissement, abcès ;

— l'accroissement rapide du nodule et sa suppuration précoce en six à huit semaines sans molimen inflammatoire et sans douleurs ;

---

1. Pour la comparaison des gommes syphilitiques et des gommes sporotrichosiques syphiloïdes non ulcérées, voir : Gougerot. Diagnostic de la Syphilis et des Sporotrichoses sous-cutanées et cutanées. *Annales des Maladies vénériennes*, 1ᵉʳ mars 1907. (Lorsque, en juillet 1907, cet article a été imprimé, on ne connaissait que la gomme sporotrichosique non ulcéreuse.)

— l'immobilisation de la lésion abcédée sans tendance spontanée
à l'ulcération ;

— le volume de la lésion définitive, qui, au terme de son évolution, forme un abcès atteignant et dépassant la grosseur d'une
noix ;

— le contenu visqueux, purulent ou séreux, mais non bourbillonneux, de la gomme ;

— la persistance de l'abcès au-dessous de la fistule opératoire
qui souvent se reforme rapidement.

Enfin, l'absence presque constante de lésions des muqueuses, qui
sont si connues dans la syphilis.

Les gommes syphilitiques ont d'autres caractères. Elles sont
plus grosses ou plus petites que les gommes sporotrichosiques ; la
plupart ont le volume d'une noisette, rarement d'une noix, exceptionnellement d'un œuf « et même plus » ; on peut alors les « confondre avec des abcès » ou avec des tumeurs. Elles peuvent
siéger partout, mais d'ordinaire elles sont groupées et localisées
dans une même région, le plus souvent aux membres inférieurs,
où on les trouve dans quarante-deux pour cent des cas et en particulier aux jambes qu'elles atteignent vingt-sept fois sur cent. Un
de leurs siéges de prédilection est encore la région sterno-mastoï-
dienne. Les gommes sporotrichosiques au contraire sont beaucoup
plus disséminées et peuvent se rencontrer partout. Le nombre des
gommes syphilitiques est presque toujours moindre que celui des
gommes sporotrichosiques[1]. La gomme syphilitique est souvent
unique (soixante et une fois sur cent) ou double (seize fois sur cent) ;
rarement on en compte trois, quatre, cinq. Les chiffres de neuf,
de douze, sont exceptionnels ; ils témoignent d'une syphilis grave,
retentissant sur l'état général et alors les lésions sont ulcéreuses.
Les gommes sporotrichosiques au contraire peuvent atteindre le
chiffre de trente-cinq et plus, sans que l'état général soit atteint.

1. Il existe cependant des observations où les gommes syphilitiques dépassent
la dizaine et atteignent même le chiffre de cinquante dans un cas de CAZENAVE,
cent de cinquante, dans un cas de LISFRANC. Ce sont de telles exceptions que l'on
est en droit de se demander s'il ne s'agissait pas dans ces cas anciens de sporotrichose.

« La période de crudité de la gomme syphilitique a une durée très variable. » Elle peut être fort longue ; dans un cas rapporté par Rénon et Charrier, elle atteignit trois ans. Par contre, elle peut être très courte et se réduire à quinze et même à huit jours, justifiant ainsi le nom de gommes aiguës qu'on leur a donné. Il semble que le délai de la deuxième périodé du sporotrichome soit moins variable ; il oscille entre quatre et huit semaines. Si l'évolution des gommes sporotrichosiques et syphilitiques est la même au début, elle ne tarde pas à devenir si différente que le diagnostic très malaisé avant ce délai, devient facile : la gomme syphilitique n'achève son ramollissement « qu'avec complication surajoutée d'un molimen inflammatoire » ; la péau devient rose, puis rougit et l'aspect extérieur rappelle celui d'un petit phlegmon circonscrit ou d'une adénite aiguë ou, quand le sommet de la gomme est acuminé, celui d'un furoncle. La tumeur est plus résistante que fluctuante. « Indolente jusqu'à ce jour, elle devient non pas douloureuse, mais sensible spontanément et plus encore à la pression ; elle se fixe, se confond dans un empâtement inflammatoire et suboedémateux » (Gaucher), le tégument s'amincit, devient transparent ; il laisse apercevoir la masse jaunâtre gommeuse : l'ulcération est proche. Rien de pareil ne se produit dans la sporotrichose non ulcéreuse : il n'y a pas d'inflammation phlegmasique, pas de douleurs, pas de fixation du noyau dans un empâtement suboedémateux ; à peine la peau devient-elle rose et adhérente : elle ne s'amincit pas et reste presque anormale. La gomme sporotrichosique s'arrête dans son évolution ; elle s'immobilise sans tendre à envahir la peau ni à l'ulcérer ; elle reste un abcès froid fermé. L'évolution habituelle de la gomme syphilitique ramollie est l'ulcération, débutant par une crevasse qui s'agrandit peu à peu pour constituer l'ulcère gommeux caractéristique. L'ulcération sporotrichosique artificielle ou spontanée, loin de s'agrandir, tend à se cicatriser, à se refermer sur l'abcès qui persiste au-dessous. Elle présente souvent l'aspect très particulier d'un abcès du volume d'une noix, parfois encore plus gros, recouvert d'un tégument intact, sauf à son sommet qui est marqué d'une petite croûte noirâtre entourée de quelques squames épidermiques sous laquelle la pression fait sourdre difficilement une gouttelette de pus visqueux blanc-jaunâtre. La gomme syphilitique ne contient pas de pus : quand on ponctionne, la seringue ne retire que quelques gouttes de sérosité gommeuse dans les petites gommes, quelques centimètres cubes à peine dans les gommes les plus grosses ; il est impossible de vider la gomme par ponction et il reste la masse bourbillonneuse pseudo-fluctuante ; parfois avec une grosse seringue, on obtient des débris filiformes de ce bourbillon. Le sporotrichome, au contraire, contient du pus ou du séropus; il est facile d'évacuer par la ponction toute la partie fluctuante et il ne persiste plus qu'un anneau d'infiltrat gommeux induré. Quand la gomme syphilitique s'ouvre, elle laisse suinter de la sérosité ou du sang et son cratère contient le bourbillon « pathognomonique », masse compacte, ferme, insensible, adhérente par sa base jaunâtre, comparée à « un bourdonnet de charpie macérée dans le pus. » Le sporotrichome ne laisse couler que du pus ou de la sérosité, il ne renferme pas de bourbillon. Le bourbillon laisse en s'éliminant un ulcère syphilitique, caractérisé par sa configuration exactement circulaire ou circinée, son tracé curviligne régulier sans déchiquètement, son excavation profonde, ses bords verticaux, à pic, adhérents, durs et infiltrés, son auréole cuivrée ou brun-vineux, son fond inégal, raviné, bourbillonneux, parsemé des débris du bourbillon ou tapissé d'une bouillie crèmeuse et jaunâtre. L'ulcération sporotrichosique est d'ordinaire plus étroite, à bords irréguliers déchiquetés. « La gomme syphilitique tend à guérir, à se cicatriser, même sans traitement ; les ulcères sporotrichosiques persistent sans changement ; ils restent froids, sans tendance à l'envahissement des parties voisines ; à peine quelques-uns d'entre eux deviennent-ils plus volumineux, sans ulcérer la peau. »

, Tous ces caractères accumulés facilitent le diagnostic.

II. — Le diagnostic clinique entre les **sporotrichoses ulcéreuses** et la syphilis est plus difficile. Il fut toutefois affirmé dans notre cas n° VI (première observation de sporotrichose ulcéreuse syphiloïde ecthymatiforme) et Alexandre Renault, qui nous avait envoyé le malade, avait fait lui aussi le diagnostic par la seule clinique.

Le nombre des éléments, qui était de cinq dans notre cas n° VI, n'a plus pour le diagnostic des syphilides ulcéreuses, l'importance qu'on lui avait accordée dans le diagnostic des sporotrichoses non ulcéreuses, puisque les lésions de l'ecthyma syphilitique et les ulcérations de la syphilis maligne précoce sont souvent fort nombreuses.

L'aspect de chaque lésion est trompeur : c'est celui de l'ecthyma et même du rupia syphilitique.

Pourtant certaines nuances cliniques, qui éveillèrent des doutes dans notre esprit à l'examen de ce malade n° VI, permettaient de faire le diagnostic dans des cas semblables :

L'évolution se fait en deux temps ; on trouve d'abord une gomme indurée hypodermique ou dermo-hypodermique non ulcérée qui peu à peu se ramollit.

Le ramollissement est le plus souvent central et cupuliforme ; l'envahissement du derme et de l'épiderme est secondaire : l'épiderme devient rouge, violacé, puis s'ulcère.

La fonte est partielle et moins complète que dans la syphilis ; souvent une partie seule de l'infiltrat induré est entamée par l'ulcération et la partie persistante de l'induration déborde irrégulièrement autour de l'ulcération. Celle-ci n'est donc pas nécessairement centrale et n'est pas toujours entourée d'une zone indurée d'une largeur uniforme.

L'ulcération est souvent peu étendue relativement au volume de l'infiltrat. Sa forme est irrégulière, ses bords sont déchiquetés et boursouflés, mais ils ne sont pas taillés à pic. « Le pus décolle la peau au-delà de l'aire croûteuse et forme autour d'elle de petits recessus fluctuants. » Il y a parfois une apparence de polycyclisme, mais en réalité le contour n'a pas le tracé curviligne régulier des ulcérations confluentes de la syphilis, il est plutôt formé de courts segments de lignes droites, réunis par des angles arrondis. Autour de la zone indurée, le plus souvent il n'y a pas d'empâtement mollasse œdémateux. La teinte violacée de la peau est souvent presque cyanotique, mêlée de brun ; elle est différente de la teinte rouge-cuivrée habituelle de la siphylis.

Les cicatrices présentent des bords déchiquetés en languettes,.. tandis que celles des lésions syphilitiques sont nettes, comme tracées au compas et souvent polycycliques.

Le *mélange de lésions d'aspects divers* tuberculoïdes, syphiloïdes, ecthymatiformes, abcédés et même trichophytoïdes, mélange complexe qu'on n'observe pas dans la syphilis, est fréquent dans la mycose. L'association aux gommes sporotrichosiques d'autres lésions qui ressemblent peu à celles de la syphilis, telles que les grands abcès et les nodosités échelonnées lymphangitiques, aident beaucoup au diagnostic. Il est évident que notre troisième malade qui, en août 1906, présentait un type de sporotrichose gommeuse syphiloïde, et avait pu être pris pour un syphilitique, n'éveillait plus la même idée lorsqu'il fut présenté à la Société de Dermatologie en janvier 1907. Ce malade, ayant négligé de continuer le traitement ioduré, avait eu une récidive ; les lésions anciennes avaient reparu, des gommes nouvelles avaient éclos, simulant encore celles de la syphilis, mais trois des lésions anciennes étaient devenues de grands abcès, comme la syphilis n'en produit pas, et sur la face interne de la cuisse droite, s'échelonnaient trois nodosités lymphangitiques, lésion exceptionnelle dans la syphilis. La confusion n'était donc plus possible.»

Enfin, un caractère différentiel très important est fourni par l'auto-inoculation du pus sporotrichosique : fréquemment les ulcérations sporotrichosiques inoculent l'épiderme autour d'elles et il se produit des pustulettes d'ecthyma ou même un verrucome. Les ulcérations syphilitiques peuvent aussi être entourées de lésions satellites, mais ces lésions sont d'origine profonde hématogène et non d'origine externe épidermique.

III. — Le diagnostic entre les syphilides et les **sporotrichosides dermiques** n'est pas très difficile. Gougerot écrivait en 1907, à propos des sporotrichosides dermiques papuleuses, papulo-ulcéreuses et crustacées (*loco citato*) :

« Les différences sont marquées, au moins dans ce cas (n° III), encore, unique entre la sporotrichose et les syphilides tertiaires tuberculo-ulcéreuses, bien que les deux lésions soient des nodules intra-cutanés ayant la même évolution ; les cicatrices seules ont une singulière ressemblance.

« Les syphilides sont plus régionales, plus profondes, plus désorganisatrices, elles affectent certains groupements : en bouquet, en coup de plomb, en collier de perles, en bande annulaire, en bague, en croissant, en arceaux conjugués ; les sporotrichosides ont, sauf parfois l'agmination, une disposition irrégulière.

« Les syphilides sont de petites nodosités saillantes, globuleuses, convexes, à surface hémisphérique, que l'on a comparées à un demi-pois ; elles sont fermes et consistantes, bien limitées ; leur coloration est rouge-sombre, jambonnée. Les sporotrichosides sont ou paraissent moins saillantes, car elles sont étalées, coniques ; leur base est très large et leur hauteur minime ; l'induration, que l'on sent mais que l'on ne voit pas au début, est peut-être moins dure, la teinte est rose-violacé, diffuse et forme une large auréole qui déborde la nodosité.

« Sporotrichosides et syphilides sont indolores, aprurigineuses, aphlegmasiques et ne déterminent pas de réaction générale ni troubles de la santé ; toutefois, la lésion sporotrichosique paraît plus inflammatoire que la syphilide et la nodosité centrale est entourée de tissus parfois un peu empâtés comme dans un ecthyma.

« Toutes deux évoluent le plus souvent vers l'ulcération par fonte centrale de la gomme. Dans la syphilis, l'incrustation croûteuse s'élargit excentriquement en même temps qu'elle s'épaissit, puis elle arrive à couvrir presque toute la surface morbide jusqu'à 1, 2 ou 3 millimètres de sa circonférence, parfois même à la déborder un peu. La croûte de sporotrichoside reste petite, centrale, grandit peu, elle ne s'étend pas à tout l'élément et jamais ne le déborde. Dans les deux cas, les croûtes sont épaisses, compactes et dures, enchâssées dans la peau, ou saillantes et comme soulevées, ce dernier aspect étant plus fréquent dans la sporotrichose. La croûte de la syphilis est plus régulière, de contour plus orbiculaire ; elle est plus épaisse, parfois stratifiée, en patelle, en écaille d'huître, parfois vert-foncé ou vert-grisâtre sombre, teinte que n'a pas la sporotrichose.

« L'ulcération, que recouvre la croûte, est dans la syphilis largement creusée, plus grande que dans la sporotrichose où l'on ne perçoit d'ordinaire qu'un pertuis étroit. Ses bords adhérents, infiltrés à pic, sont verticaux dans la syphilis, surplombant et décollés dans la sporotrichose en raison de l'étroitesse de l'ulcération. L'auréole est étroite, brune dans la syphilis, rouge-violacés, large et diffuse dans la sporotrichose. Le fond facilement visible dans la syphilis est bourbillonneux, recouvert d'un enduit crémeux jaune-verdâtre ; il semble plutôt rosé, bourgeonnant dans la sporotrichose.

« L'évolution de la sporotrichose est plus lente que celle de la syphilide, l'élément sporotrichosique se cicatrise en deux mois environ. La
cicatrice syphilitique, d'abord rouge, devient brune ; « variété curieuse
mais rare, dit Fournier, il est des cicatrices maculeuses qui se décolorent absolument, sauf à leur circonférence qui reste le siége d'une
zone noirâtre, en forme d'anneau » ; la cicatrice sporotrichosique est
pétite, aussi petite que l'était l'ulcération, teintée de brun-violacé clair ;
elle est toujours entourée d'une large auréole brun-foncé qui succède
à l'auréole rouge-violacé inflammatoire ».

Depuis ce premier cas de 1907, quelques rares observations de
sporotrichosides dermiques syphiloïdes ont été publiées. Les sporotrichosides dermo-épidermiques squameuses du front de notre malade
n° XII, pouvaient rappeler certaines syphilides papulo-squameuses ;
Gaucher et Fouquet ont montré un malade (n° LIV) chez lequel « au
front, près des cheveux, il existait un groupe de petits éléments
papuleux, simulant par leur coloration et leur disposition une éruption syphilitique. » Le diagnostic de ces formes dermiques s'ap-
puye sur les mêmes caractères que ci-dessus.

« Le diagnostic clinique, même en dehors des antécédents et des
lésions actuelles concomitantes, est donc facile, disions-nous. Les
sporotrichosides se distinguent nettement par leur absence de systématisation, leur forme faiblement conique, leur peu de saillie, la
petitesse de la croûte brune centrale et de l'ulcération sous-jacente,
la très large auréole de teinte rouge-violacé qui déborde le nodule
intra-cutané que le doigt sent dans la profondeur. Elles ressemblent
plutôt à ces echtymas subaigus chroniques à teinte cyanotique que
l'on voit chez certains galeux ou à un érythème induré de Bazin
ulcéro-croûteux ou encore à d'exceptionnelles tuberculides papulo-
nécrotiques géantes. » La coexistence de gommes hypodermiques et
d'autres lésions sporotrichosiques facilite singulièrement le diagnostic clinique.

IV. Dans toutes les formes syphiloïdes des sporotrichoses, il ne
faudra pas négliger la recherche des antécédents ni des associations pathologiques.

Bien que la sporotrichose puisse se rencontrer chez un syphilitique, les commémoratifs de chancre induré, de lésions secondaires, roséole, plaques muqueuses, céphalée, perte de cheveux, la constatation de syphilides non douteuses sur les muqueuses buccales ou linguales en particulier, rendront probable la nature spécifique des lésions incriminées. L'absence de ces antécédents ou de ces associations pourrait au contraire faire soupçonner la sporotrichose mais non l'affirmer.

L'épreuve du traitement peut donner d'utiles indications. Les lésions de notre malade n° II et de nombreux autres malades ont résisté aux injections de sels mercuriels solubles et de calomel, auxquelles obéissent d'ordinaire les gommes syphilitiques, tandis qu'elles ont cédé à l'iodure seul en quelques jours.

« Un caractère important, disions-nous en 1906 (*loco citato* p. 194), est la facilité des récidives *in situ* et sous forme d'abcès des sporotrichoses cliniquement guéries, lorsque l'on cesse trop tôt le traitement ioduré. Ces récidives n'existent guère sous cette forme dans la syphilis. »

Dans les cas douteux il faut faire le diagnostic bactériologique : la culture à froid et le séro-diagnostic mycosique trancheront les hésitations.

Ce sont les seuls moyens pratiques de diagnostic. En effet, la cytologie des deux pus est souvent identique, quoique dans le pus sporotrichosique, les macrophages et les polynucléaires neutrophiles soient moins altérés et que les éosinophiles soient plus nombreux que dans la syphilis.

La recherche des parasites sur lame, du *Sporotrichum* et encore plus du tréponème, est longue, le plus souvent infructueuse et aléatoire.

Les inoculations de la gomme syphilitique au singe, des sporotrichomes au rat ne sont que des moyens d'exception, peu pratiques : l'inoculation du pus sporotrichosique au rat ou à la souris n'est pas toujours positive et dans la syphilis, l'inoculation, qui doit être faite au singe avec la paroi de la gomme, ne donne que des résultats très inconstants ; elle réclame une biopsie profonde, délabrement inutile et douloureux ; elle est coûteuse et sa réponse, si par hasard elle était positive, serait trop tardive.

L'examen histologique n'est souvent pas probant, quoique nous ayions montré que le mélange des trois réactions syphiloïde, tuberculoïde, phlegmasique est très spécial à la sporotrichose[1].

La réaction de Wassermann ne prouve rien, car si elle était positive, elle indiquerait seulement que le sujet est syphilitique mais non que ses lésions actuelles ne sont pas mycosiques.

Diagnostic avec la tuberculose. I. — Le diagnostic de la sporotrichose avec la tuberculose et surtout avec les **gommes** *tuberculeuses disséminées* est non moins difficile.

Notre quatrième malade, premier cas de sporotrichose ulcéreuse tuberculoïde, est un exemple de ces difficultés.

« La plupart des lésions dispersées sans aucune systématisation, disions-nous à la Société de Dermatologie le 7 mars 1907, sont ouvertes. On voit autour d'un orifice étroit une zone ovalaire dans laquelle la peau amincie et violacée recouvre une dépression sous-cutanée appréciable au doigt ; l'ensemble de la lésion reproduit exactement l'aspect de la gomme tuberculeuse ouverte, et ce diagnostic a été admis à première vue à la consultation... » Tout, chez cette malade couverte de gommes fistulisées suppurantes, faisait penser à la tuberculose : l'état précaire, le faciès amaigri et pâle et malgré l'absence de signes pulmonaires nets, cet antécédent d'une sœur morte poitrinaire, l'apparition successive des gommes, leur distribution irrégulière, la lente évolution sans tendance à la guérison, l'indolence, la teinte violacée de la peau, l'ulcération spontanée et les fistules étroites à bords décollés, amincis ou boursouflés, déchiquetés, la cicatrisation d'une extrème lenteur, les cicatrices irrégulières et étoilées.

« Le grand nombre des lésions ne peut servir au diagnostic à moins d'être considérable, de dépasser 25 et 30, car les chiffres 10, 20, ne sont pas rares dans la tuberculose et nous avons souvenir d'une malade couverte de gommes bacillaires vérifiées par l'inoculation.

« L'absence d'adénopathies ne saurait être un signe absolu ; elles peuvent manquer dans la tuberculose et exister dans la sporotrichose. Les ganglions inguinaux de notre malade n° IV étaient tuméfiés.

---

1. Pour l'histologie comparée des gommes syphilitiques et sporotrichosiques, voir GOUGEROT, *loco citato*, p. 177 et suivantes, et notre étude anatomo-pathologique de la sporotrichose dans : sporotrichoses tuberculoïdes. *Ann. de Dermat. et de Syphil.*, août-sept. et oct.-nov., 1907 (v. p. 707).

« L'absence de lésions tuberculeuses osseuses ou pulmonaires surprend davantage, quoique les tuberculoses strictement localisées soient fréquentes.

« La constatation d'une tuberculose profonde ne peut d'ailleurs pas faire rejeter le diagnostic de sporotrichose, car on connaît la fréquence des associations de tuberculose et de sporotrichose sur un même malade.

« Le peu d'atteinte de l'état général n'est pas non plus un signe de grande valeur ; en effet, n'est-il pas des scrofuleux atteints de suppurations multiples qui étonnent par leur aspect florissant.

« La notion d'âge ne peut pas non plus servir ; les gommes tuberculeuses sont plus fréquentes sans doute chez les gens jeunes, mais nous venions d'observer une malade de soixante-quinze ans, atteinte depuis trois ans de lupus et de gommes bacillaires ».

Le diagnostic clinique était donc des plus difficiles, « pourtant un détail nous fit hésiter et pratiquer la culture : c'était le ramollissement tout spécial cupuliforme de certaines gommes de l'avant-bras. Sur des éléments de 30 à 40 millimètres, la fonte n'occupait que le centre de l'infiltrat gommeux, le doigt sentait après la ponction une dépression circulaire, large de 10 millimètres environ, peu profonde, débordée par une large zone indurée. L'élément ulcéré de la face, quoique très saillant, n'était entamé que superficiellement par le ramollissement gommeux. Peut-être enfin, le pus était-il plus visqueux que le pus tuberculeux ».

D'autres observations de sporotrichose tuberculoïde ont été publiées depuis, mais le plus souvent la ressemblance avec la tuberculose est moins étroite, l'aspect tuberculoïde n'est que partiel. Les lésions tuberculoïdes sont associées à des lésions syphiloïdes echthymatiformes, furonculiformes, trichophytoïdes, etc. Ce mélange donne à la maladie un aspect assez caractéristique que ne revêt presque jamais la tuberculose.

Dans le cas n° VIII de Gaucher et Monier-Vinard [1], « l'éruption ressemblait tellement à des sarcoïdes, dit Gaucher (*Bul. de la Soc. franç. de Derm. et de Syph.*, p. 86-1907) que je crus qu'il s'agissait en effet de tuberculides à forme gommeuse. C'est donc un hasard qui permit d'arriver au diagnostic exact ». Pourtant dans ce cas, la diversité des lésions, le mélange d'abcès, de gommes ulcérées et non ulcérées, de lymphangite, des nodules ramollis pustulo-crustacés echthymatiformes de la face et surtout

---

1. C'est un ancien malade de Danlos et Gastou. L'inoculation avait éliminé la tuberculose, l'insuccès du traitement spécifique avait rejeté la syphilis ; la biopsie, montrant des lésions tuberculoïdes, avait fait revenir au diagnostic de tuberculose (Gastou).

les lésions épidermiques trichophytoïdes développées autour des lésions ulcérées de l'avant-bras, devaient faire douter de la tuberculose ; les nodules de la face ne simulaient la sarcoïde de Bœck qu'avant leur ramollissement. L'évolution était plus rapide que dans la tuberculose, la durée de chacun des éléments ne dépassait pas trois ou quatre mois; elle était donc plus courte que dans notre cas n° IV.

Dans le cas de Brocq, rapporté par Duval et Fage (malade n° IX), on retrouve la même variéte d'aspect. « Les lésions, disent ces auteurs, simulaient les unes la syphilis, les autres la tuberculose, mais ne permettaient pas de poser un diagnostic ferme ». C'est le mélange de lésions d'aspect si différent qui devait faire soupçonner la sporotrichose plutôt que leur nombre, car on trouvait sept éléments, chiffre qu'atteint et dépasse souvent la bacillose.

Chez le malade de Vaquez, Laubry et Esmein, (malade n° X) certaines lésions ulcérées étaient tuberculoïdes et la disposition lymphangitique de plusieurs d'entre elles, à l'avant-bras, les faisait ressembler à la lymphangite tuberculo-gommeuse de Bazin. Pourtant une particularité nous a frappés[1], c'est le peu de profondeur de ces larges ulcérations à bords épais, décollés, violacés et boursouflés ; leur fond suintant, saignant au moindre contact, n'était non pas excavé, il bombait. On voyait et on sentait l'infiltrat gommeux persister au-dessous de l'ulcération et malgré elle. Le ramollissement, en effet, n'était que partiel et cupuliforme comme chez notre quatrième malade ; il n'atteignait que la partie superficielle de la masse hypodermique. Certains gros abcès de 5 et 7 centimètres, indolents et froids, ressemblaient fort aux abcès tuberculeux, mais ponctionnés ou ulcérés, ils se refermaient très rapidement et restaient pleins de liquide au-dessous de la croûtelle ou de l'ulcération. La multiplicité et la diversité d'aspect des lésions, l'association de lésions ulcéreuses pseudo-furonculeuses différenciaient encore ce processus de la tuberculose et le diagnostic de sporotrichose fut posé dès le début par les auteurs.

Ces exemples montrent que le diagnostic clinique des formes tuberculoïdes est plus difficile que celui des formes syphiloïdes, souvent même il est impossible. On a cependant l'impression d'être en présence d'un fait anormal qui incite à des recherches nouvelles et l'on est amené par des nuances cliniques à soupçonner la mycose. C'est ce diagnostic que nous avons résumé dans les Annales françaises de Dermatologie et de Syphiligraphie de 1907 et dans notre revue générale de la *Gazette des Hôpitaux* de 1909.

---

1. Laubry avait bien voulu nous montrer son malade et nous avait permis d'utiliser ces détails encore inédits.

La diversité d'aspect des éléments cutanés, le ramollissement superficiel et central, nous semblent toujours être les meilleurs signes de sporotrichose.

Un mélange de lésions disparates, tuberculoïdes, syphiloïdes, ecthymatiformes, furonculeuses, trichophytoïdes, le mélange de gros et de petits abcès, de lymphangite secondaire sans atteinte habituelle des ganglions, devront faire penser à la sporotrichose. Les foyers tuberculeux sont souvent multiples, il est vrai, mais ils conservent un même type à divers stades d'évolution et si d'autres lésions s'y mélangent, ce sont des tuberculides papulonécrotiques, du lichen scrofulosorum, etc.

Les gommes sporotrichosiques sont multiples, mais la multiplicité des foyers n'a pas l'importance qu'on lui attache dans les formes syphiloïdes. Il est rare, en effet, de voir un malade atteint de plus de cinq à six gommes syphilitiques ; mais il est fréquent de rencontrer des scrofulo-tuberculeux couverts de gommes bacillaires. Le signe de la multiplicité ne devra donc être retenu que lorsque le nombre des lésions dépassera vingt-cinq et trente et surtout, lorsque cette multiplicité contrastera avec un état général peu atteint. Par contre, on a pu citer des cas de gomme sporotrichosique unique (notre malade n° XI en a été le premier exemple.)

Les gommes sporotrichosiques sont ordinairement disséminées partout, alors qu'il est classique de dire que les gommes tuberculeuses cutanées se localisent de préférence à la face, aux régions sous-maxillaires et ganglionnaires, autour des articulations, au tronc ou aux jambes.

Le plus souvent, les abcès sporotrichosiques sont primitivement hypodermiques, ils ne dérivent pas de lésions profondes osseuses ou articulaires, qui sont si fréquemment le point de départ des abcès froids tuberculeux. Le sporotrichosique n'a pas l'aspect du scrofuleux aux ganglions cervicaux engorgés, ramollis, fistulisés, couturés de cicatrices irrégulières, souvent chéloïdiennes.

Le sporotrichome, pour se ramollir, s'abcède ; il renferme du pus visqueux, alors que la gomme tuberculeuse se caséifie et contient une sérosité mêlée de grumeaux caséeux.

Le sporotrichome ulcéré, abcédé, a une physionomie assez spéciale ; il diffère de la gomme tuberculeuse par un ramollissement central superficiel cupuliforme ; le fond est plus rosé, les bords ulcérés sont souvent plus épais, boursouflés, œdémateux. Les fistules sont souvent doubles ou triples, les orifices restant séparés par de minces ponts de peau intacte ; ces brides, que la mycose respecte, n'existent pas dans la tuberculose qui est beaucoup plus destructive. Le pus au début est plus visqueux, plus homogène que le séro-pus grumeleux de la tuberculose. De l'ulcère sporotrichosique s'écoule par pression une sérosité citrine transparente, très fluide, que l'on ne voit guère dans la tuberculose. L'infiltrat sporotrichosique induré déborde la zone ramollie et abcédée, ce qui est l'exception dans la tuberculose. L'auréole est violacée et souvent mêlée de brun, teinte assez spéciale, différente de celle des scrofulides et due à une pigmentation précoce du tégument qui recouvre l'infiltrat sporotrichosique. Parfois l'ulcération sporotrichosique est la source d'auto-inoculations dermiques ou épidermiques : une épidermite trichophytoïde entourait certaines ulcérations du malade n° VII (de Gaucher et Monier-Vinard), des vésico-pustulettes parfois ecthymateuses étaient essaimées autour des lésions ulcérées de nos malades n°⁵ VI, XII, XIII. La tuberculose se comporte autrement ; si, par exception, les gommes bacillaires s'entourent de lésions, ce sont des papules de lichen scrofulosorum ou de grains lupiques très caractérisés.

L'indolence est plus marquée dans la sporotrichose, pourtant chez notre quatrième malade, certaines gommes de la cuisse étaient douloureuses et gênaient la marche. L'ulcération frontale de notre malade n° XII était sensible à la pression. Les gommes des membres inférieurs déterminaient une fatigue rapide et rendaient la marche pénible au malade de Brocq, Duval et Fage.

Une cicatrice étroite, souple et mamelonnée, une pigmentation large et diffuse autour d'une cicatrice petite, pourraient faire penser à une sporotrichose éteinte. Ces cicatrices sont plus petites, plus souples que les cicatrices scrofuleuses ; elles sont irrégulières ou étoilées ; le trait cicatriciel est plus étroit ; l'auréole est beaucoup

plus large ; brun-violacé, elle reste pigmentée pendant des mois ;
les cicatrices sont souvent soulevées par les bords déchiquetés de
l'ancienne fistule et hérissées de ces petits mamelons de peau
souple vraiment très particuliers. Souvent la cicatrice est étalée,
le centre est déprimé, plat, à peine violacé et souvent encore un peu
squameux ; le bord est net, légèrement saillant, déchiqueté ; sa
teinte rose-brun, violacée, légèrement pigmentée, diffuse dans la
peau saine ; un bord saillant, irrégulièrement découpé et sinueux,
est une des caractéristique de ces ulcérations ; souvent même une
des sinuosités est comme soulevée et séparée du fond cicatriciel par
une mince fente, c'est une ancienne languette de l'ulcération que la
cicatrisation a mal accolée. Parfois la cicatrice sporotrichosique
est saillante, indurée, parfois même chéloïdiforme à son centre,
identique alors à certaines cicatrices tuberculeuses.

L'évolution de chaque élément est ordinairement moins lente que
dans la tuberculose et plus régulière ; un nodule induré sporotrichosique non traité évolue en quatre à huit semaines vers la suppuration. Cette évolution constante vers la suppuration sépare les
sporotrichomes de la sarcoïde bacillaire de Darier-Roussy, qui
jamais ne se ramollit. Les gommes tuberculeuses restent longtemps stationnaires ; leur marche est irrégulière, tantôt rapide, tantôt lente.

La santé générale est mieux conservée dans la sporotrichose
que dans la tuberculose, quoique de récentes observations montrent
que la mycose peut altérer profondément l'état général, provoquer
de l'amaigrissement, de l'anémie et même de la fièvre.

L'absence de tuberculose pulmonaire est un bon signe diagnostique, quoique l'association de la bacillose et de la mycose ait été
déjà plusieurs fois signalée. L'absence d'adénopathie est plutôt en
faveur du diagnostic de sporotrichose, quoique les adénites puissent
manquer dans la tuberculose et exister dans la sporotrichose[1].

---

1. Nous ne pouvons accepter avec LESNÉ et MONIER-VINARD que l'absence
d'adénopathie soit un signe capital de sporotrichose. En effet, des adénopathies ont été observées dans plusieurs cas de Sporotrichose gommeuse disséminée. Notre malade n° IV avait « aux régions inguinales quelques ganglions durs et volumineux ». HUDELO et MONIER-VINARD disent que chez un de

Le traitement iodo-ioduré a la valeur d'une épreuve décisive ; sa merveilleuse efficacité, la presque constante rechute *in situ* après l'interruption prématurée de la cure iodique sont très caractéristiques d'une sporotrichose.

On voit que le diagnostic clinique reste souvent difficile et demande toujours à être confirmé par la culture.

II. — D'autres formes de la sporotrichose, les **lymphangites** et les **placards verruqueux** simulent encore la tuberculose.

Les chancres verruqueux et les lymphangites sont assez faciles à diagnostiquer à la face, car la tuberculose lymphangitique de la face est si peu connue que son existence est douteuse. Dans notre cas n° XII, premier cas de sporotrichoside verruqueuse et de lymphangite primitive, la ressemblance était grande avec la tuberculose de Vidal, de Riehl et Paltauf et la lymphangite tuberculo-gommeuse de Bazin. C'était le même aspect papillomateux, végétant et humide sur le front, sec et corné sur la joue, la même lymphangite tuberculo-gommeuse centripète.

« C'est à cette forme de tuberculose et au lupus scléreux de E. Vidal, que l'on pense immédiatement, disions-nous. Le diagnostic clinique est-il possible avant la culture ? Les différences morphologiques sont minimes ; pourtant dans notre cas de sporotrichose, il faut noter que deux aspects papillomateux à *transitions insensibles* s'associaient : excavation profonde suintante et bourgeonnante, bords saillants secs squameux et verruqueux. La coexistence des lésions dermo-épidermiques, stéatoïdes, la persistance d'un abcès au-dessous de la partie inférieure de la cicatrice frontale attiraient l'attention. Mais ce fut surtout l'évolution subaiguë qui permit le diagnostic : en effet, l'extension de la lésion primaire, l'envahissement des lymphatiques, le ramollissement des gommes lymphan-

---

leurs malades « l'on sent quelques ganglions petits, durs et indolents » dans l'aisselle droite (*Bull. et Mém. de la Soc. méd. des Hôp. de Paris*, 12 juin 1908). Widal et Weill, le 9 juin 1903, disent à la Société médicale des Hôpitaux : « la réaction ganglionnaire est peu intense ; on sent toutefois quelques petits ganglions durs et indolents dans les régions inguinales et axillaires, un ganglion assez volumineux se perçoit même dans l'aine droite », etc.

gitiques, furent beaucoup plus rapides que dans la tuberculose. L'évolution a été presque aiguë quoique apyrétique ; en un mois la lésion frontale atteignit 8 centimètres; en moins de quinze jours, elle envahissait les lymphatiques ; en quinze à vingt jours les gommes s'abcédaient. » Si la culture n'avait pas affirmé le diagnostic, l'épreuve du traitement ioduré eut été décisive, puisque le malade guérissait complètement en trois semaines de lésions en apparence si graves, évolution heureuse qu'une tuberculose verruqueuse ne présente jamais... Il en a été de même dans les cas de sporotrichose palpébrale et conjonctivale suivis de lymphangite.

Les signes distinctifs dans les cas schématiques sont donc les suivants :

— Evolution rapide subaiguë en quelques jours ou quelques semaines ;

— Aspect mixte de la surface végétante, à la fois sèche et suintante ;

— Végétations surmontées de petits points purulents transparaissant sous l'épiderme conservé ;

— Parfois abcès d'auto-inoculation dermique environnante ;

— Guérison par l'iodure.

Mais quelquefois le diagnostic clinique et même histologique *entre la sporotrichose végétante et verruqueuse et la tuberculose de Vidal, de Riehl et Paltauf* est absolument impossible. En effet, si le verrucome sporotrichosique est parfois plus saillant que le tuberculome papillomateux et si sa forme est plus arrondie, parfois il est aussi plus régulier de forme que le tubercule; il est comme lui, tantôt déprimé (cas n° XII), tantôt au contraire plus saillant au centre (cas n° VI). Si les végétations suintantes et les mamelons verruqueux de la sporotrichose (n°s XII, VI) sont séparés par des ulcérations linéaires et surmontés de petites pustules; si la pression fait sourdre du pus, pareils détails peuvent être notés dans les tuberculoses infectées par les coccci pyogènes; même lorsqu'on est prévenu, on ne peut trouver de signes différenciateurs. Dans notre cas n° VI, le placard du dos de la main était identique à une tuberculose verruqueuse, de Vidal, de Riehl et Paltauf ; malgré les résultats positifs de la culture, on aurait pu croire à une association de sporotrichose et de tuberculose, tant l'aspect était celui de la tuberculose ; l'inoculation négative au cobaye prouva que seul le *Sporotrichum Beurmanni* avait déterminé cette lésion. Dans le cas n° LIV de Gaucher et Fouquet, publié sous le nom de kérion sporotrichosique, la ressemblance avec la tuberculose était telle, que les meilleurs cliniciens réclamèrent une inoculation au cobaye pour éliminer toute association bacillaire.

Les *lymphangites ascendantes des membres* sont souvent difficiles à séparer des lymphangites tuberculeuses, car les ressemblances vont jusqu'à l'identité, si l'on se reporte aux descriptions anciennes et aux moulages du Musée de l'hôpital Saint-Louis ; mais on doit se demander si beaucoup de cas anciens, étiquetés lymphangite tuberculeuse avec gommes en échelons, ne sont pas mycosiques. En effet, depuis que l'on connaît la sporotrichose, presque tous les cas de gommes échelonnées bien étudiés, ont été rattachés à cette mycose.

Le diagnostic s'appuiera sur les signes suivants :

L'évolution de la lymphangite mycosique est rapide. En quelques semaines, parfois en quelques jours, la sporotrichose dissémine ses gommes sur toute la longueur d'un membre, alors que la tuberculose met des mois et des années à déterminer des lésions aussi étendues ;

Les gommes sporotrichosiques sont plus nombreuses, les lésions les plus rapprochées de la racine du membre étant les plus avancées en âge.

Ces gommes ont les caractères des gommes sporotrichosiques ci-dessus décrites et si différentes des gommes tuberculeuses. Parfois même, une de ces gommes prend l'allure d'un abcès semichaud.

L'absence d'adénite est fréquente mais non constante. Elle ne peut donc être un signe diagnostique positif en faveur de la sporotrichose (v. p. 290).

Mais il est des cas où la lymphangite évolue lentement pendant des mois et dans notre cas n° XIII, première observation de lymphangite sporotrichosique primitive du bras, l'évolution dura trois ans ; le diagnostic était plus difficile que dans le cas n° XII. « Au début on crut à un abcès chaud, puis à une gomme syphilitique ; la lenteur de la cicatrisation, l'impuissance du traitement mercuriel ébranlèrent ces deux diagnostics. La gomme se fistulisa ; la persistance de cette fistule fit penser à la tuberculose, bien que le malade ne présentât pas de signe de tuberculose viscérale. — En avril et mai 1907, lorsque deux nouvelles gommes vinrent s'ajouter à la première fistule, les mêmes hésitations reparurent. La persistance des lésions après leur ouverture spontanée éloignait l'idée d'abcès chauds cocciens, la résistance des lésions au traitement mercuriel allait à l'encontre de la syphilis ; les gommes syphilitiques d'ailleurs ne s'échelonnent qu'exceptionnellement le long d'un cordon lymphangitique. On fut réduit encore une fois au diagnostic de tuberculose... Lorsque nous vîmes ce malade, ce diagnostic ne nous parut pas satisfaisant. En effet ; il n'y avait ni ulcération tuberculeuse, ni tuberculose verruqueuse de la main ou du poignet capables de déterminer et d'expliquer la lymphangite ascendante et l'on sait que la lésion porte d'entrée est presque constante dans la lymphangite tuberculo-gommeuse ascendante de Bazin ; le malade était indemne de tuberculose osseuse ou pulmonaire ; la troisième et dernière gomme était avant sa fistulisation plus syphiloïde que tuberculoïde. Le mélange de lésions d'aspect disparate, deux fistules tuberculoïdes et une gomme syphiloïde, nous fit immédiatement penser à la sporotrichose ; le début subaigu des abcès, une évolution lente et bénigne ultérieure appuyaient cette hypothèse ; l'absence de lésion porte d'entrée ne nous étonnait plus, car on sait que le chancre d'inoculation manque dans beaucoup de sporotrichoses. La culture de la troisième gomme non encore ulcérée vint confirmer cette impression, donnant en sept jours un résultat certain.

III. — Parfois le *Sporotrichum Beurmanni* détermine de **grands abcès froids**. Notre malade n° III, lors de sa récidive en décembre

chose, alors qu'en pratique elle est constamment positive avec le pus tuberculeux.

La biopsie ne donne pas toujours de résultats nets, quoique le plus souvent on retrouve dans la mycose le mélange si spécial des trois réactions syphiloïde, tuberculoïde, phlegmasique et des vascularités folliculaires ; la caséification tuberculeuse manque dans la sporotrichose (v. p. 716) ; « l'histologie peut donc faire soupçonner le diagnostic, mais elle est une méthode d'exception, et, en tout cas, elle impose au malade des désagréments autrement pénibles que la simple ponction nécessaire pour la culture. »

La culture de la lésion suivant notre technique reste, en dernière analyse, le procédé de choix et, comme le dit Balzer, elle est le « moyen indispensable pour trancher les diagnostics douteux. » (Bull. de la Soc. franç. de Dermat. et de Syph., 1909, p. 186).

Diagnostic avec les infections cocciennes et bactériennes. — En dehors de la syphilis et de la tuberculose, d'autres infections peuvent encore simuler la mycose, mais leur diagnostic est facile si l'on fait un examen systématique : telles sont les infections septicémiques aiguës ou subaiguës, les suppurations hypodermiques et dermiques bactériennes [1].

La confusion peut être faite avec les septicémies bactériennes parce que les sporotrichoses n'ont pas toujours une évolution torpide et froide et que, par exception, elles peuvent au contraire acquérir tous les caractères des grandes infections. Brissaud et Rathery ont publié le premier cas de ce genre et Bruno Bloch en a rapporté un autre avec réaction d'Ehrlich positive. Dans cette forme, on observe un début fébrile avec frissons, vomissements, altération de l'état général, embarras gastrique et épistaxis, une évolution fébrile paroxystique, chaque poussée éruptive

---

1. Voir notre cinquième Mémoire : DE BEURMANN et GOUGEROT. Comparaison des Sporotrichoses et infections cocciennes. Sporotrichoses aiguës et subaiguës disséminées. Sporotrichomes à évolution phlegmasique. *Ann. de Derm. et de Syph.*, fév. 1909, n° 2, p. 81.

de gommes s'accompagnant d'une recrudescence de phénomènes généraux. « Malgré leur aspect si exceptionnel, disions-nous, le diagnostic de ces formes aiguës ne présente pas de grandes difficultés ». En effet, les lésions locales ont l'aspect habituel des gommes sporotrichosiques et bientôt les phénomènes aigus s'apaisent laissant une éruption apyrétique classique. Dès la période aiguë, la *culture du pus et le séro-diagnostic* lèveraient vite la moindre hésitation. La culture du sang permettrait aussi sans doute d'affirmer la mycose dans le cas de sporotrichose sans lésion cutanée. Si l'infection n'était pas mycosique, les mêmes épreuves, culture des lésions et hémoculture, révèleraient les bactéries en cause.

La confusion peut être faite avec des abcès bactériens parce que, par exception (notre cas n° XIII en a été le premier exemple), un sporotrichome revêt le masque d'un abcès chaud phlegmasique (v. p. 490) et qu'inversement, des abcès cocciens sous-cutanés et des ecthymas torpides ont parfois une évolution froide, indolente et chronique, sans retentissement ganglionnaire, identique à celle des sporotrichoses [1]. Mais dans ces deux séries de faits, le diagnostic est encore facile. Ce n'est qu'au début que l'on confondra un abcès chaud sporotrichosique avec une phlegmasie bactérienne, car après quelques jours, le sporotrichome aigu envahit le derme et revêt les caractères habituels des sporotrichomes en devenont; en devenant chronique l'allure froide des lésions associées éviterait; immédiatement l'erreur. Certains abcès froids bactériens ont plus d'une ressemblance avec les abcès sporotrichosiques, mais le plus souvent la suppuration froide coccienne commence par une folliculite, un furoncle; elle a été précédée ou elle est accompagnée d'une infection aiguë dont elle est le reliquat ou la complication. Le nombre des lésions est minime, une, deux, rarement davantage.

Les suppurations dermiques, les ecthymas, les furoncles torpides seront plus difficiles à reconnaître, mais l'association de lésions caractéristiques, l'évolution chronique, l'indolence, le début par un

---

1. Gougerot, *in* communication Sicard, Gougerot et Gy. Phlegmon ligneux. *Bull. et Mém. de la Soc. méd. des Hôp. de Paris*, 5 févr. 1909, n° 5, p. 195.

infiltrat gommeux sous-cutané non adhérent au derme, affirmeront la sporotrichose [1].

Les examens bactériologiques dissiperont tous les doutes s'il s'agit d'abcès chauds ou d'abcès froids bactériens, car l'examen du pus sur lame montrera presque toujours les agents pathogènes. Deux séries de cultures, les unes à froid sur milieux Sabouraud, les autres à 37°, isoleront l'espèce pathogène en cause.

Diagnostic avec la morve. — La *morve* a quelques ressemblances avec les sporotrichoses lymphangitiques de la face et des membres ; le diagnostic est facile à la face, car la mycose a une marche plus rapide, elle n'est pas aussi térébrante et aussi mutilante[2], elle ne s'accompagne pas de « pseudo-érysipèle » ; mais la confusion a pu être faite avec la lymphangite farcineuse ascendante des membres (Lutz et Splendore). Toutefois, les caractères cliniques de la gomme sporotrichosique et la preuve du traitement ioduré rectifieraient l'erreur.

L'étude bactériologique trancherait le doute : les cultures du pus à 37° sur pommes de terre glycérinées isoleraient le bacille morveux ; l'inoculation intra-péritonéale du pus ou des fragments de gommes au cobaye mâle, qui resterait négative dans le cas de sporotrichose, donnerait dans le cas de morve[3] l'orchite morveuse caractéristique de Straus.

Diagnostic avec les autres mycoses. — Certaines *mycoses* peuvent créer des lésions comparables aux sporotrichoses.

I. — La Botrytimycose due au *Botrytis pyogenes* d'Auché

1. Certaines ulcérations du malade de Laubry et Esmein, par exemple, simulaient des furoncles ouverts, mais ces lésions étaient indolentes. Elles avaient débuté par une nodosité profonde, bientôt abcédée, qui n'avait envahi la peau que secondairement. L'évolution était lente, torpide ; il n'y avait pas d'adénite ; ces lésions étaient associées à des gommes sporotrichosiques qui permirent aux auteurs d'affirmer le diagnostic de mycose.

2. Voir au Musée de l'Hôpital Saint-Louis, les moulages n° 6-1513 et 1571.

3. Carougeau, avec le pus de la Sporotrichose spontanée du mulet, a observé chez le cobaye une orchite, mais cette orchite était passagère et curable, tout à fait différente de l'orchite morveuse grave et destructive.

et Le Dantec (espèce très voisine du *Sporotrichum Beurmanni*[1])
a déterminé, dans le cas encore unique de ces auteurs, une lymphangite ascendante du bras chez un diabétique de cinquante-trois
ans[2] : « A la fin du mois de mars 1893, probablement à la suite
d'une piqûre, le médius de la main droite devint tuméfié, rouge et
un peu douloureux dans toute son étendue ; au bout de huit à dix
jours, se développa lentement de la lymphangite de la face dorsale de la main, du poignet et de l'avant-bras. Quelques traînées
réticulaires rouges apparurent sur la face interne du bras ; les
ganglions axillaires devinrent légèrement tuméfiés ; il n'y eut que
peu ou pas de fièvre » ; le malade ne cessa pas ses occupations.
« Le 20 avril, commencèrent à se développer sur la face antéro-
interne de l'avant-bras droit deux nodosités saillantes, rouges,
arrondies, à 5 centimètres l'une de l'autre » ; elles atteignirent 2
et 3 centimètres. Primitivement dures, elles augmentèrent lentement, se ramollirent sans devenir franchement fluctuantes ; « la
peau était très rouge à leur niveau, la douleur presque insignifiante ». L'incision donna un peu de pus blanchâtre, glaireux, col-
loïde ; la cicatrisation fut rapide et complète en trois semaines.

La culture évitera seule l'erreur ; elle donnera des colonies
d'un blanc laiteux, luisantes, un peu chagrinées, restant blanches
en vieillissant et se poudrant de blanc. « D'après Fayod, ce serait
une variété de *Botrytis* encore inconnue » : champignon à
mycélium rampant, feutré, inégalement cloisonné ; conidiophores
dressés, incolores, vaguement dendroïdes rameux, à rameaux non
verticillés, dont l'extrémité acuminée donne insertion à deux, rarement à une seule conidie, ou bien à trois ou quatre. Conidies incolores ovales, de 2 μ, à enveloppe mucilagineuse et munies aux
deux extrémités de points noirâtres.

II. — Les *Exascoses* (ex : Blastomycoses)[3], dues aux *Saccha-*

---

1. Détermination du genre *Botrytis*, Guéguen, p. 249.

2. Auché et Le Dantec. Etude d'une nouvelle espèce pyogène, parasite de
l'homme, variété *Botrytis* (*Arch. de Méd. exp.*, n° 6, 1894, p. 853).

3. de Beurmann et Gougerot. Les Exascoses. Endomycoses et parendomycoses
(Muguet). Saccharomycoses (Mycose de Busse-Buschke) et Parasaccharomy-

romyces, Atelosaccharomyces et *Parasaccharomyces*, aux *Zymonema* (Oïdiummycès des auteurs américains), aux *Endomyces* et *Parendomyces*, ont le plus souvent des localisations dermiques. Elles simulent l'acné, l'épithélioma bourgeonnant, les lupus papillomateux végétants, mais parfois elles peuvent par leurs gommes hypodermiques et profondes ressembler à certaines formes de sporotrichose [1].

Les placards végétants de la Zymonématose de Gilchrist ou mycose de Gilchrist (dermatite végétante blastomycétique, oïdiomycose des Américains), sont à rapprocher des sporotrichoses papillomateuses ; mais si l'on n'oublie pas d'y penser, elles seront faciles à distinguer de la sporotrichose. Quelques cas seulement (ceux de Baliña, Marco del Pont, Splendore, Gaucher et Gougerot) ont pu prêter à l'hésitation, mais la sporotrichose donne des lésions limitées, bénignes, avec lymphangite et adénite presque constantes, alors [que les placards exascosiques sont multiples, plus saillants, plus humides et n'intéressent pas les lymphangites.

Les pustulettes exascosiques, la folliculite exulcérante serpigineuse de Kaposi, peuvent être confondues avec « l'acné sporotrichosique » décrit par de Beurmann, Gougerot et Laroche, mais le groupement lésionnel, l'évolution sont différents : l'acné sporotrichosique ne s'étend qu'en s'agminant, il envahit les lymphatiques.

La Saccharomycose de Vuillemin et Legrain, avec ses gommes successives, toutes localisées dans la région du maxillaire inférieur, se distingue nettement de la sporotrichose par le siége et le groupement des lésions en un seul point.

La Saccharomycose de Busse-Buschke et les autres exascoses gommeuses hypodermiques disséminées, notamment les mycoses

coses. Zymonématoses (Mycose de Gilchrist). Revision et démembrement de l'ancien groupe des Blastomycoses.

1. Dans le cas de FOLLET-CURTIS, la saccharomycose avait déterminé deux lésions, un grand abcès lombaire, une masse myxomateuse volumineuse inguinale, très différente des sporotrichoses. La systématisation lymphangitique, blastomycosique, fréquente chez les animaux, n'est pas encore démontrée chez l'homme.

américaines sont les exascoses qui ressemblent le plus à la sporotrichose. Le malade de Busse-Buschke (1892) était atteint d'ostéite
primitive du tibia, de nodules hypodermiques et de lésions dermiques disséminées. Chez le malade de Hudelo, Duval et Lœderich
(1906), l'évolution et les lésions étaient à peu près les mêmes.
Le début fut fébrile et douloureux; la tuméfaction ostéopériostée,
siégeant sur le tibia, simula d'abord la syphilis, et son ulcération,
la tuberculose; les gommes sous-cutanées paraissent avoir été
semblables aux gommes sporotrichosiques. Les nodules dermiques
acnéiformes et les placards verruqueux, si fréquents dans les
blastomycoses, peuvent se rencontrer dans la sporotrichose, où
pourtant ils sont ordinairement moins étendus.

Cependant, et quoiqu'en pensent certains auteurs, le diagnostic
entre les Exascoses et la Sporotrichose est des plus faciles.

En effet, s'il y a parfois quelques accidents aigus au début
des infections sporotrichosiques, les troubles de l'état général
ne persistent presque jamais, tandis qu'ils continuent toujours
dans les exascoses généralisées et subissent des recrudescences à
chaque éruption gommeuse. La fièvre manque à la période d'état
des sporotrichoses, elle est de règle dans les exascoses. Les accidents viscéraux sporotrichosiques sont très rares; dans les exascoses généralisées, ils ne font presque jamais défaut. L'évolution des
sporotrichoses traitées est courte; l'évolution des exascoses se
prolonge pendant des mois et des années. L'iodure de potassium
reste le plus souvent impuissant contre les exascoses généralisées;
il arrête presque constamment le développement des éruptions sporotrichosiques les plus intenses. Enfin, le pronostic de la sporotrichose est bénin, alors que l'exascose généralisée tue huit fois sur
dix. Seule, une sporotrichose aiguë fébrile pourrait donner le
change au début; mais la sporotrichose aiguë est très exceptionnelle et bientôt les phénomènes généraux s'atténuent, quoique
les lésions cutanées sporotrichosiques continuent d'évoluer; dans
l'exascose généralisée, au contraire, la fièvre se prolonge. Dans
les sporotrichoses fébriles on n'a pas encore signalé les localisations viscérales qui sont constantes dans les exascoses graves.

Rien ne sera plus facile que de contrôler bactériologiquement un diagnostic clinique incertain. L'examen sur lame du pus blastomycétique après coloration par le Gram révèle presque toujours des parasites libres ou inclus à l'intérieur des macrophages, des cellules épithéliales et des leucocytes, Leur forme arrondie, leur fine membrane, souvent une large capsule externe et parfois un bourgeonnement, ne laissent aucun doute sur leur nature parasitaire. La biopsie montre des lésions histologiques spéciales, une réaction conjonctive macrophagique intense, des cellules multinucléées vacuolisées contenant de nombreuses levures. La culture, presque toujours facile à obtenir à froid et à chaud sur la gélose glycosée-peptonée et sur la carotte glycérinée tartrique, donnerait des colonies blanches, crémeuses, avec les caractères des *Saccharomyces* bien différents des *Sporotrichum* (voir fig. 126-130).

III. — Dans un cas encore unique d'une nouvelle *Oïdiomycose*, découverte par de Beurmann, Gougerot et Vaucher et due à un parasite nouveau, l'*Oïdium cutaneum*, l'éruption gommeuse ulcéreuse, disséminée simulait la sporotrichose et l'on crut à cette mycose, quoique la plupart des lésions fussent d'emblée hypodermodermiques, ce qui est rare dans la sporotrichose. Ce furent les cultures qui permirent de faire le diagnostic ; elles donnèrent d'abord un parasite « levure ». Elles avaient en effet tous les caractères des levures ; elles en avaient macroscopiquement le voile luisant, visqueux et microscopiquement, les formes rondes bourgeonnantes *exclusives* ; biologiquement, elles faisaient fermenter le glycose en alcool et en acide carbonique. On crut donc à une Saccharomycose de Busse-Buschke, d'autant plus que l'aspect clinique pouvait être rapproché de cette mycose, et autrefois, sur le seul aspect des « levures », on n'aurait pas hésité à étiqueter ces ulcérations « blastomycose ». Puis, dans des repiquages successifs, les cultures devinrent blanc-jaune, mamelonnées, résistantes et des formes filamenteuses apparurent, mêlées aux cellules-levures; nous avons alors pensé à certaines formes de la mycose américaine de Gilchrist, mais les transformations ultérieures de ce même parasite nous le montrèrent fixé sous la forme filamenteuse exclusive, avec tous les caractères du genre *Oïdium* Linck. Il ne faisait plus alors fermenter le glycose ». Macroscopiquement et microscopiquement, ces cultures sont donc faciles à différencier des *Sporotrichum* [1].

III. — Le diagnostic avec l'*Actinomycose* est presque toujours facile [2].

Les nodules sous-cutanés actinomycosiques sont le plus souvent secondaires à des lésions osseuses ou viscérales, intestinales [3] et résultent de l'envahissement de l'hypoderme par des foyers profonds [4], or les localisations viscérales sont encore inconnues ou exceptionnelles dans la sporotrichose. L'aspect clinique est donc tout autre. Les lésions cutanées actinomycosiques se groupent autour de la bouche, du tube gastro-intestinal. Elles intéressent secondairement « la peau et le tissu conjonctif. La tuméfaction diffuse du début se condense peu à peu en une masse dure qui varie de la grosseur d'une noix à celle d'un œuf de poule. Après un temps assez long, un abcès s'ouvre, donnant un pus épais et crémeux qui contient de petits grains jaunes d'actinomycète. La répartition des lésions, siégeant le plus souvent aux mâchoires, leur persistance et leurs tendances envahissantes aident au-diagnostic ». (Nocard et Leclainche.) Le diagnostic ne serait hésitant que si la lésion primitive était osseuse.

Les nodules actinomycosiques métastatiques, qui surviennent exceptionnellement à la période terminale d'une actino-mycose profonde depuis longtemps reconnue, sont différents.

Les difficultés diagnostiques peuvent devenir réelles en présence

---

1. de Beurmann, Gougerot et Vaucher. Oïdiomycose. *Rev. de Méd.*, déc. 1910, et in *Nouv. Traité de Méd. et de Thérap.* de A. Gilbert et L. Thoinot, fasc. IV (2º édition).

2. Pour le diagnostic des actinomycoses cutanées, mycétomes et oosporoses diverses, voir : Gougerot. Les Oosporoses cutanées. *Gaz. des Hôp.*, 1912.

3. Voir par exemple Coyon et Gougerot. Actinomycose profonde abdominale à fistules cutanées multiples disséminées. Séro-diagnostic mycosique positif. *Bull. et Mém. de la Soc. méd. des Hôp. de Paris*, 25 févr. 1910.

4. Poncet et Bérard. Traité de l'actinomycose humaine, 1898, p. 309.

d'une actinomycose nodulaire hypodermique ou dermique primitive. Pourtant la plupart des localisations primitives hypodermiques sont très différentes de celles des sporotrichoses. Depuis le premier cas de Lucet, publié en 1888 à l'Accadémie de Médecine, Illich a réuni onze cas semblables d'actinomycose cutanée primitive ; Maïocchi, quatre cas. Ponćet et Bérard, Monestié dans sa thèse de Paris 1895, Gross à la Société de Médecine de Nancy en avril 1895, Darier, Gaucher, Gougerot et Levi-Frankel à la Société de Dermatologie, en ont publié de nouveaux exemples... Les lésions sont le plus souvent agminées en un placard unique plus ou moins arrondi, siégeant avec prédilection à la région cervico-faciale. Elles sont formées d'infiltrats superficiels, plus dermiques qu'hypodermiques. Au début, elles ressemblent aux lupus tuberculeux, puis en s'ulcérant, elles peuvent simuler les gommes tuberculeuses ou syphilitiques ouvertes. Elles forment des placards peu nombreux résultant de l'agglomération de nodosités dermiques et envahissent secondairement l'hypoderme ; il est exceptionnel que ces nodosités actinomycosiques restent isolées d'abord et siègent dans l'hypoderme.

Quelquefois pourtant ce sont des nodules isolés. Même dans ce cas, la confusion avec la gomme sporotrichosique sera évitée, si l'on a suivi l'évolution des nodules depuis leur début, si l'on a noté leur enclavement dans le derme, puis leur ramollissement irrégulier par points isolés qui devient ensuite confluent, leur groupement sur une seule région, l'œdème induré, ligneux, large, diffus qui les entoure, leur base surélevée, la lividité de la peau, l'usure irrégulière de ses ulcérations, la nécrose granuleuse du fond, les points jaunes du pus...

Dans d'autres cas, les lésions consistent en des abcès laissant « persister des fistules, et de temps à autres, il se reproduit des collections purulentes. » (Nocard et Lucet). Ulcérées, ces lésions actinomycosiques revêtent deux aspects principaux bien étudiés et catalogués par Maïocchi sous les noms de forme anthracoïde, forme ulcéro-fongueuse...

Dans tous ces cas, l'erreur est facile à éviter, car l'actinomycose ne détermine ni gommes nombreuses disséminées, ni lymphangites ascendantes.

C'est dans les formes localisées de sporotrichose que le diagnostic d'actinomycose pourra être soulevé et le seul cas de sporotrichose qui fut pris pour une actinomycose est un cas de sporotrichose faciale dermique ulcéreuse localisée de Spillmann et Gruyer. « Etant donnée la profession du malade (vétérinaire), nous pensons, disent les auteurs, à cause de l'adénopathie, de l'induration de la lésion et de sa localisation faciale, à de l'actinomycose ».

Un examen bactériologique tranchera rapidement l'hésitation :

L'examen direct du pus sur lame suffit souvent à affirmer l'actinomycose.

Dans la sporotrichose, le pus est visqueux et ne contient que du *Sporotrichum* court oblong ; il ne renferme pas les *grains jaunes* caractéristiques de l'actinomycose. Pourtant il faut savoir, qu'à l'examen macroscopique, certaines concrétions du pus sporotrichosique peuvent exceptionnellement ressembler aux grains actinomycosiques. Dominici et Duval ont signalé des faux grains jaunes dans le pus d'une lymphangite gommeuse sporotrichosique. Mais « ces grains n'ont rien de semblable aux grains jaunes de l'actinomycose ; ils représentent de petites masses de pus concrété et sont essentiellement formés de leucocytes polynucléaires. » Spillmann et Gruyer ont obtenu par ponction dans un autre cas de lymphangite sporotrichosique un « pus roussâtre, mal lié et grumeleux qui, étendu sur les parois d'un tube à essai, laissait voir de petits corpuscules brillants, rappelant les grains actinomycosiques. » Ces auteurs n'insistent pas davantage. Un examen attentif au microscope dissiperait l'erreur.

Dans l'actinomycose, le pus contient en effet des grains petits ou gros, visibles à l'œil nu, jaunes d'or, opaques le plus souvent, parfois blanchâtres et transparents, exceptionnellement verts ou même noirs. Ces grains onctueux, écrasés entre lames, sont constitués de grains élémentaires plus petits, qui représentent chacun une colonie. Colorés au Gram, ils sont formés d'un réseau de fibrilles opaques intriquées, de 0,5 à 1 μ, à divisions dichotomiques, calibre égal, se terminant à la périphérie par des renflements en massue caractéristiques, Il faut savoir pourtant que la recherche des grains jaunes est sujette à deux sortes d'erreurs : ou bien on laisse passer inaperçu le grain quand il existe, ou bien on prend pour des grains diverses agglomérations d'éléments organisés ou non : débris purulents, concrétions buccales ; « le diagnostic est d'autant plus difficile qu'à ces débris se mêlent parfois, près de la bouche, des champignons filamenteux leptothrix et autres[1] ». Les examens devront être précoces, multiples ; ils seront pratiqués surtout, lors de l'incision des foyers en voie d'ulcération, « sur les caillots formés autour des fongosités[2]. »

La culture sur gélose Sabouraud à froid donnera en quelques jours les colonies caractéristiques de *Sporotrichum Beurmanni*. Au contraire, la culture des actinomycètes est délicate et souvent négative, même à 37°, sur gélose glycérinée et sur pomme de terre, car les associations microbiennes sont fréquentes et entravent le développement du champignon. Les Actinomycètes poussent en anaérobies alors que les Sporotrichum sont strictement aérobies. Les colonies sont très différentes de celles du *Sporotrichum Beurmanni*. Sur gélose glycérinée, apparaissent de petites saillies arrondies sèches, confluant en une nappe verruqueuse lichénoïde. D'abord grisâtres, les colonies deviennent jaunâtres puis vert-bronze, enfin presque noires ; elles se recouvrent peu à peu d'une poussière de spores jaune-soufre ; la gélose brunit. Même aspect lichénoïde et sec, même coloration sur pomme de terre glycérinée.

Microscopiquement les cultures de *Sporotrichum* et d'*Oospora* n'ont aucune ressemblance. Le parasite *Oospora bovis* (Sauvageau et Radais) ou *Actinomyces bovis* (Harz), ou *Discomyces bovis* (Rivolta) ou *Nocardia bovis* (Blanchard) ou *Cladothrix streptothrix Microsiphon* (Vuillemin), etc., est très caractéristique par son feutrage serré, son mycélium très fin, continu et dichotomique, par

1. GOUGEROT, *loco citato*, *Gaz. des Hôpit.*, 1912.
2. PONCET et BÉRARD. *Loc. cit.*, p. 324.

ses extrémités libres, formant des conidiophores courts, cylindriques, délicats, terminés par des chaînettes de conidies globuleuses hyalines ou de couleur claire.

Les réactions humorales sont encore différentes dans l'actinomycose ; la sporo-agglutination reste à un taux faible dans les Oosporoses : $\frac{1}{150}$ (Widal et Abrami), alors que, dans la sporotrichose, elle dépasse presque toujours $\frac{1}{200}$ oscille en général autour de $\frac{1}{400}$ et peut atteindre jusqu'à $\frac{1}{1500}$.

La formule histologique est différente dans les deux maladies ; les nodules d'infiltration conjonctive et leucocytaire des actinomycoses sont souvent tuberculoïdes, avec cellules géantes, mais ils n'ont pas une ordination régulière et la gangue périphérique fibrocellulaire est le plus souvent très épaisse. Ils sont centrés de micro-abcès analogues à ceux des sporotrichoses, mais leur centre est nécrosé et parsemé d'étoiles et de grains parasitaires caractéristiques.

Les inoculations aux animaux, les intra-dermoréactions ne peuvent servir au diagnostic.

IV. — L'*Oospora asteroïdes d'Eppinger* a été cultivée une fois par Sabrazès et Rivière dans un abcès cutané assez différent des sporotrichomes et secondaire à une infection broncho-pulmonaire. Le parasite, obtenu par la culture, est tout-à-fait caractéristique : flocons orangé-brique et voile épais en bouillon glycériné ; couche mamelonnée verruqueuse plissée, sèche ou grasse, à bords dentelés, orangée sur gélose glycosée ou glycérinée ; sur pomme de terre, nappe de même aspect et de même teinte, se couvrant, de la périphérie au centre, d'une fine poussière conidienne blanche. Le parasite est formé de filaments ramifiés isolés ou fasciculés droits ou courbes de 0 μ, 2 d'épaisseur, se résolvant en articles plus ou moins allongés ou en conidies terminales de 1 μ.

V. D'autres mycoses de ce groupe, que Roger vient de réunir sous le nom d'**Oosporoses** [1] et que d'autres préfèrent appeler Dis-

1. Roger. Les Oosporoses. *Presse méd.*, 16 et 23 juin 1909, n°s 48 et 50, p. 443 et 449.

comycoses, Nocardoses, Micromycoses, etc..., peuvent simuler par exception des lésions sporotrichosiques. Ces abcès oosporiques sont le plus souvent uniques et plus gros que les abcès sporotrichosiques ; ils siègent dans des régions peu habituelles aux sporotrichomes, dans les lombes (Garten), dans l'aine (Hesse), dans le maxillaire (Berestneff) ; ils succèdent d'ordinaire à une lésion viscérale, rectale (Hesse), pulmonaire... Le pus est parfois chocolat, il peut être fétide ; presque constamment il contient des grains parasitaires, faciles à contrôler au microscope et faciles à cultiver à 37°, les grains donnant des cultures différentes de celles du *Sporotrichum Beurmanni*[1].

Quelques cas exceptionnels peuvent seuls prêter à confusion :

Dans le cas resté unique de la Discomycose nouvelle de Ravaut et Pinoy, l'erreur clinique était inévitable. En effet, les lésions étaient des gommes disséminées sous-cutanées, avec abcès et ostéites, comme dans la sporotrichose. Mais les cultures à froid sur gélose Sabouraud restèrent négatives. Les cultures anaérobies à 37°, les frottis et les coupes imprégnées par la largine, révélèrent un parasite nouveau, le *Discomyces Thibiergi*, à filaments ramifiés ou courts bacilliformes, très différent des *Sporotrichum*[2].

Dans la Discomycose de Carougeau ou nodosités juxta-articulaires, si bien étudiées par Jeanselme, par Fontoynont et Carougeau[3], les nodosités sont disséminées, mais leur groupement péri-articulaire, leur très lente évolution, leur immobilisation sous forme d'abcès fibreux à contenu pâteux, rendent le diagnostic facile. Dans un cas de Fontoynont et Carougeau, des nodosités, siégeant au pied, avaient l'aspect du Pied de Madura. Dans cette mycose, le pus contient des grains ; la structure histologique est différente de celle des gommes sporo-

---

1. La dermite oosporique de Rosenbach, qui ressemble à l'érysipèle, ne se rapproche d'aucune forme connue de sporotrichose. ROSENBACH. Ueber das Erysipeloïd. *Archiv. für Klin. Chirur.*, Bd XXXVI, p. 346.

2. RAVAUT et PINOY. Sur une nouvelle forme de discomycose cutanée. *Ann. de Derm. et de Syph.*, 1909, p. 418.

3. FONTOYNONT et CAROUGEAU. Nodosités juxta-articulaires. *Arch. de Parasitologie*, 1910 et GOUGEROT, *C. R. des S. de la Soc., de Biol.*, 1909, t. LXVII, p. 578.

trichosiques ; le nodule présente un large centre nécrosé, tiqueté de grains parasitaires et une étroite bordure fibro-cellulaire tachetée de cellules géantes. Il est impossible de confondre avec les *Sporotrichum* ce parasite, que Gougerot a découvert dans les coupes de Carougeau, grâce à la connaissance des formes incolores des parasites, et a dénommé : *Discomyces Carougei*[1]. Ces grains, dont les cultures et les inoculations ont échoué jusqu'ici, sont formés de très fins filaments rectilignes ou onduleux, ramifiés dichotomiquement, parallèles ou rayonnés, sans massue ;

VI. — *Le Pied de Madura ou Mycétome*, qui est un syndrome anatomo-clinique dû à des parasites différents (Nicolle et Pinoy, Brumpt[2]), se distingue facilement des sporotrichoses habituelles par sa localisation si spéciale, par ses nodosités fistulisées laissant écouler du séro-pus avec des grains blancs, jaunes ou noirs.

Microscopiquement, ces grains sont différents des *Sporotrichum* ; ils appartiennent, soit aux *Nocardia*, soit à la série des Aspergilloïdes. Les cultures, plus difficiles à réussir que celles des *Sporotrichum*, ne leur ressemblent ni macroscopiquement ni microscopiquement. Cependant il y aurait lieu de rechercher systématiquement la sporotrichose dans les Pieds de Madura non encore classés. La culture permettrait de reconnaître facilement un Pied de Madura analogue au cas de de Beurmann et Fulconis (v. fig. 64, p. 298).

VII. — *L'Hémisporose*, mycose nouvelle individualisée par Gougerot et Caraven en 1908-1909[3], est due à *l'Hemispora stellata Vuillemin*. Elle peut simuler la sporotrichose ; elle a déterminé une ostéopériostite du tibia dans le premier cas de Gougerot et Caraven —, des gommes cutanées abcédées de la joue tendant à s'ouvrir et restant fistulisées, dans le deuxième cas

1. Gougerot. De l'utilité de reconnaître à leur « ombre » les parasites dépourvus d'électivité colorante. *Compt. rend. des Séances de la Soc. de Biol.*, 27 nov. 1909, p. 578.

2. Brumpt. Les mycétomes. *Th. de Paris*, 1906.

3. Gougerot et Caraven. *C. R. des Sc. de la Soc. de Biol.* 1909, n° 11 et *Revue de Chirurgie*, 1909, n° 12. 1910, n° 1.

(Auvray) : une gomme unique sous-cutanée et des corps caverneux de la verge dans le troisième cas (de Beurmann, Clair et Gougerot).

Le diagnostic clinique est impossible.

Le parasite est difficile à mettre en évidence dans les lésions ; la formule histologique est analogue à celle des sporotrichomes non spécifiques : l'infiltrat est tuberculoïde, parsemé çà et là de nodules à trois zones, centrés d'un abcès polynucléaire (v. fig. 154).

Les cultures à froid permettront seules le diagnostic : sur gélose glycosée-peptonée de Sabouraud, l'aspect macroscopique des colonies est caractéristique (v. fig. 136-139) : circonvolvations à gros mamelons, teinte brun-noir des colonies jeunes, poudrage couleur de rouille et auréole rayonnée sur les colonies vieillissantes, aspect étoilé des colonies isolées et sèches. « L'artifice de la coulée de pus sur le verre sec de Gougerot permettra non seulement un diagnostic précoce mais encore l'identification microscopique du parasite (v. fig. 140 et 141) : mycélium de 2 à 3 μ de large, hyalin, septé et ramifié, émettant des protoconidies à base étranglée qui portent les chaînettes de deuteroconidies (ou spores) rectangulaires, au nombre de quatre à trente, spores mesurant de 2,5 à 3 μ, 5, à membrane fuligineuse. » Dans le seul cas où il fut pratiqué, le séro-diagnostic de Widal et Abrami a donné à Gougerot et Caraven une sporoagglutination $= \frac{1}{400}$ et une réaction de fixation positive.

VII. — Les localisations hypodermiques et dermiques des Mucorinées [1], des Aspergillés [2], des Endomyces (muguet), des Trichophytons, des Favus, sont exceptionnelles et différentes de celles des Sporotrichoses. Seules, quelques lésions dermiques ou épidermiques sporotrichosiques, ressemblent à ces mycoses, mais les gommes sporotrichosiques caractéristiques associées évitent toute

---

1. Voir notre article *Mucormycoses*, in *Nouveau Traité de Médecine et de Thérapeutique* de A. Gilbert et L. Thoinot, fasc. IV, 2ᵉ édit., p. 450, et la *Thèse* de Barthelat. Paris, 1903.

2. Voir la *Thèse* classique de Renon et l'article *Aspergillose*, in *Traité* de A. Gilbert et L. Thoinot, fasc. IV, 1910.

confusion : en effet, dans le cas de Monier-Vinard, l'épidermite trichophytoïde sporotrichosique entourait une ulcération de gomme sporotrichosique ; dans le cas de Gaucher et Fouquet, un sporotrichome végétant du dos de la main ressemblait à un kérion, mais son apparition au cours d'une sporotrichose gommeuse disséminée, sa coexistence avec des gommes sporotrichosiques caractéristiques, ne permettaient pas la moindre hésitation. D'ailleurs les examens directs et surtout les cultures différencieraient facilement les teignes des sporotrichoses.

Diagnostic avec les affections nodulaires rares. — Enfin la sporotrichose a été, ou pourrait être confondue avec toutes les maladies à nodosités hypodermiques : la ladrerie (premier cas de de Beurmann et Ramond), les sarcoïdes et les sarcomatoses de Kaposi, la neurofibromatose de Recklinghausen, la lipomatose symétrique (cas de Sicard et Descomps), la micro-lipomatose généralisée de Verneuil, les leiomyomes, les fibromes cutanés kystes, etc. Le diagnostic de ces faits exceptionnels est maintenant facile; il suffit de rechercher les signes propres à chacune de ces lésions et dans les cas douteux, de faire la ponction qui ramène du pus et permet la culture. Si la culture est impossible, on doit tenter une sporo-agglutination.

Diagnostic des sporotrichoses extra-cutanées : ostéo-articulaires, synoviales, muqueuses, viscérales. — Les lésions sporotrichosiques profondes extra-cutanées, *osseuses, synoviales*, etc. sont si diverses qu'il est difficile d'en préciser les caractères cliniques distinctifs. Dans la plupart des cas, la nature mycosique de ces accidents ne fut affirmée que parce qu'ils étaient associés à des gommes sous-cutanées caractéristiques. Dans les ostéites primitives de Brocq et Fage, de Moure, de Landouzy, de Gougerot, etc., le diagnostic ne fut soupçonné que par élimination ; en effet, devant toute ostéite chronique, le chirurgien a maintenant le devoir de penser à la sporotrichose.

Le diagnostic des *sporotrichosides muqueuses* est plus facile, quoique les sporotrichosides muqueuses ressemblent à certaines tuberculoses et aux syphilides bucco-pharyngées et laryngées.

Dans notre cas N° VI, l'ulcération palatine et l'angine ne pouvaient guère être distinguées cliniquement d'une infection banale ; l'évolution rapide des lésions, leur bénignité n'auraient pu que confirmer l'erreur. La laryngite, qui a fini par se développer chez la malade à la suite de la persistance du *Sporotrichum Beurmanni* vivant en saprophyte dans le pharynx et le larynx, a longtemps simulé une « laryngite catarrhale », et il y a quelques années, on n'aurait pas hésité à l'attribuer à la tuberculose.

Dans le cas de de Beurmann, Gastou et Brodier, le diagnostic aurait pu être difficile au début, si la malade n'avait pas présenté en même temps des gommes sporotrichosiques caractéristiques. La laryngite végétante, survenue chez cette malade cachectique, couverte de gommes sous-cutanées ulcérées, aurait été autrefois un nouvel argument pour affirmer la tuberculose. Quelques mois plus tard, lorsque Letulle et Debré l'observèrent, le diagnostic était facile : en effet, la lésion bucco-pharyngo-laryngée sporotricho-sique était *bourgeonnante, grisâtre, non destructive,* et malgré son étendue, *elle ne déformait pas les régions envahies* ; or la tuberculose aiguë du pharynx n'évolue jamais avec cette allure torpide. Elle détruit avec une rapidité surprenante la muqueuse et les plaies sous-jacentes ; les lésions sont piquetées de points jaunes de Trélat et fourmillent de bacilles de Koch ; la tuberculose gommeuse dermique creuse le bucco-pharynx ou le larynx de profondes cavernes ou de cavernules ; le lupus des muqueuses rétracte et détruit les tissus. Les gommes et les infiltrats syphilitiques ne prennent jamais une pareille extension ; ils sont disséminés, érodent et creusent en profondeur, produisant des mutilations irréparables du voile du palais, de la voûte palatine, des piliers. Les syphilides secondaires, les plaques muqueuses hypertrophiques les plus végétantes et les plus étendues, ne pourraient déterminer un pareil bourgeonnement généralisé à tout le pharynx sans l'ulcérer.

On peut donc espérer que, grâce à ces caractères le diagnostic clinique des sporotrichosides muqueuses, sera facile :

les associations de gommes sous-cutanées, les cultures recti-
fieront un premier diagnostic erroné, de plus l'examen direct
révèlera souvent la présence du *Sporotrichum* dans ces lésions
muqueuses.

Le diagnostic de *sporotrichose viscérale* ne pourra être affirmé
que par la culture de produits provenant directement du foyer
viscéral suspecté. En effet, la sporotrichose évolue trop souvent
chez des sujets déjà tuberculeux, pour que la coïncidence des lésions
sporotrichosiques cutanées avec des lésions viscérales profondes
permette de conclure que ces dernières sont aussi de nature sporotrichosique.

La présence du *Sporotrichum* dans les crachats d'un malade
n'indique nullement que ce malade ait des lésions pulmonaires ni
que ces lésions pulmonaires soient sporotrichosiques. Il est
démontré, en effet, que le *Sporotrichum Beurmanni* vit parfois en
saprophyte dans le bucco-pharynx, de sorte que ce parasite peut
souiller au passage des crachats provenant d'une bronchite banale
ou tuberculeuse.

Il faudra observer les mêmes précautions et avoir la même prudence dans le diagnostic des lésions du foie et des reins, car
nous avons démontré que le *Sporotrichum* peut être éliminé par
l'urine et par la bile. Chez un animal sporotrichosique, atteint de
lésions viscérales de nature non mycosique, le *Sporotrichum*
circulant peut venir échouer et se cultiver dans une lésion antérieure qu'il n'a pas provoquée. Il est donc nécessaire pour
admettre l'existence d'une sporotrichose viscérale de ne pas se
contenter de preuves positives fournies par une culture donnant
du *Sporotrichum*, il faut encore accumuler des preuves négatives :
cultures négatives à l'étuve sur différents milieux, inoculations
négatives au cobaye et à la souris [1]...

---

1. Dans le diagnostic des lésions muqueuses et viscérales, il faudra se souvenir de la fréquence des Oosporoses (ROGER) : abcès amygdalien, plaques crémeuses de la bouche, lésions oculaires, foyers broncho-pneumoniques, etc., pleurésie, abcès cérébraux.

* *
*

2° Diagnostic clinique positif. — Signes cliniques révélateurs de Sporotrichose.

Ces nombreux exemples montrent que le diagnostic clinique de sporotrichose est souvent facile. Si autrefois on ne le faisait pas, c'était faute de connaître la mycose ; si aujourd'hui on ne le fait pas, c'est faute d'y penser. Nous ne sommes plus les seuls à croire que le diagnostic clinique est possible. Gaucher a été un des premiers à oser affirmer la sporotrichose d'après le seul examen clinique, et à reconnaîtrs toute l'importance révélatrice de la guérison par l'iodure. Les médecins de l'Hôpital Saint Louis posent couramment ce diagnostic et Bonnet, médecin de l'Antiquaille à Lyon, a fait le diagnostic clinique dans les trois cas qu'il a vus. Dans les consultations de médecine générale, Sicard, Sergent, dans celles de chirurgie, Reclus, Campenon, ont pu par la seule clinique reconnaître la mycose.

Les signes diagnostiques réunis par Gougerot dans la revue générale de la *Gazette des Hôpitaux*, ont été confirmés : aspect mixte des lésions, à la fois tuberculoïdes et syphiloïdes[1], ramollissement central et cupuliforme, forme spéciale des ulcérations et des cicatrices, etc... Tous ces petits signes, forment lorsque l'on est prévenu et que l'on veut bien les rechercher, un ensemble très

---

1. Danlos considère notre signe de l'aspect mixte des sporotrichomes « tuberculoïdes en certains points, syphiloïdes en d'autres » comme un « *excellent* signe révélateur » et ce fut précisément cette particularité qui fit penser à la sporotrichose chez son malade.

C'est encore ce mélange complexe de lésions d'aspect différent qui fit faire le diagnostic à Bonnet ; deux ulcérations étaient syphilitiques, deux autres « donnaient l'impression d'abcès froids, et enfin, de petites gommes ulcérées ou non éveillaient l'idée, soit de gommes scrofuleuses, soit d'ecthyma... Y avait-il coïncidence fortuite de plusieurs lésions indépendantes?... Il était plus séduisant de chercher à tout expliquer par une même cause, ce qui conduisait naturellement à penser à la sporotrichose. »

Thibierge et Gastinel confirment l'importance de ce même signe. « C'est précisément la variété extrême de ces lésions, leur simultanéité chez un même sujet, qui doivent éveiller les doutes sur le diagnostic de tuberculose et de syphilis. »

particulier qui s'impose désormais à l'esprit et qui, au début, frappait peu :

— Lésions dépassant le nombre de cinq, disséminées ou échelonnées, rarement agminées ;

— Mélange complexe de lésions d'aspects disparates : tuberculoïdes ulcéreuses et végétantes, syphiloïdes, echtymatiformes, trichophytoïdes, et de siéges divers : hypodermiques, dermiques, musculaires, osseuses ;

— Lésions à des stades très différents permettant de reconstituer la filiation des gommes : nodules indurés, ramollis, ulcérés, cicatrices ;

— Aspect parfois mixte de chacune des lésions prises isolément, présentant les caractères à la fois tuberculoïdes et syphiloïdes (par exemple, teinte violacée d'une ulcération syphiloïde... etc.) ;

— Conservation de l'état général et inconstance des adénites ;

— Évolution rapide en quelques semaines de chaque lésion vers la suppuration ;

— Début par une gomme petite indurée, qui bientôt grossit, triple ou quadruple de volume et subit un ramollissement partiel cupuliforme, où le doigt enfonce la peau amincie : la gomme est recouverte d'une peau violacée qu'elle envahit secondairement et qu'elle finit par ulcérer ;

— Ulcération, tantôt large, ulcéro-croûteuse, à fond parfois papillomateux végétant ou simplement bourgeonnant, mais non bourbillonneux, tantôt petite, irrégulière, se réduisant parfois à une fistulette très étroite sous laquelle persiste l'abcès cupuliforme ; ramollissement et ulcération partielle de l'infiltrat (l'induration déborde donc irrégulièrement le centre ulcéré) ; bords ulcérés violacés, souvent teintés de pigmentation brune, décollés, boursouflés ou amincis, à contours irréguliers, très souvent déchiquetés en languettes, parfois paraissant réguliers ou polycycliques, mais formés en réalité de segments inégaux de ligne droite réunis par des angles arrondis ; souvent fistule double ou triple, dont les orifices restent séparés par des ponts étroits de peau violacée ; écoulement d'un pus visqueux, opaque, verdâtre ou brun-chocolat ou de sérosité citrine transparente, très fluide ; à la pression de la base de l'ulcération, perle une sérosité citrine transparente;

— Parfois auto-inoculation de la peau autour d'une ulcération suppurante, déterminant des pustulettes acnéiformes, pouvant reproduire par exception une épidermite vésiculeuse circinée trichophytoïde;

— Immobilisation des abcès non ulcéreux et tendance des gommes ulcérées à se refermer et à se recouvrir de croûtes épaisses : le pus s'accumule au-dessous de la croûte, l'abcès se reforme au-dessous de la fistule cicatrisée;

— Cicatrices définitives à fond plat lisse, presque toujours souple, blanc ou rose-violacé, à bords déchiquetés sans ressaut mais souvent avec des languettes mal accolées, à auréole pigmentée; parfois au centre de la cicatrice, persistance de points de peau saine;

— Régression rapide par l'iodure pris à l'intérieur et par le traitement iodo-ioduré local;

— Récidive *in situ*, si le traitement est cessé trop tôt...

Aucun de ces signes n'est constant ni pathognomonique, mais la réunion de plusieurs d'entre eux donne une présomption très forte, qui jusqu'ici ne nous a pas trompés. Grâce à eux, nous avons pu affirmer avant la culture, avec autant de force qu'en permet la seule clinique, la Sporotrichose chez plusieurs de nos malades et chez plusieurs de ceux que nous présentaient nos collègues[1].

*
* *

3° MÉTHODES DE DIAGNOSTIC BACTÉRIOLOGIQUE DE LA SPOROTRICHOSE[2] (fig. 120 à 146).

1° Culture à froid sur gélose glycosée-peptonée de de Beurmann et Gougerot, p. 547. — 2° Diagnostic précoce de la sporotrichose par la culture; artifice de

---

1. « On peut donc être aujourd'hui moins sévère qu'au début, disions-nous à la Société de Dermatologie, le 6 février 1908 (p. 70) et admettre le diagnostic clinique de sporotrichose dans certains cas où on n'a pu cultiver le parasite et qui guérissent rapidement par l'iodure; mais dans ces cas il n'y a pas de certitude absolue. »

2. Pour plus amples détails, voir GOUGEROT. Diagnostic bactériologique de la Sporotrichose de de Beurmann. *Lavori e Riviste di Chimica e Microscopia Clinica*, vol. I, fasc. IX, 1909, p. 1-39.

la coulée de pus sur le *verre sec* de Gougerot, p. 565. — 3° Séro-diagnostic de Widal et Abrami, p. 574 : Sporo-agglutination, p. 576 ; réaction de fixation, p. 582. — 4° Recherche directe de la forme courte oblongue de de Beurmann et Gougerot dans les frottis de pus et dans les coupes, p. 593. — 5° Intra-dermoréaction de de Beurmann et Gougerot, p. 600. — 6° Inoculations au rat, de Beurmann, Gougerot et Vaucher, p. 609. — 7° Culture du mucus bucco-pharyngien, de Beurmann et Gougerot, p. 612. — 8° Hémo-culture, Widal et Weill, p. 612.

Le diagnostic bactériologique, qui seul donne la certitude, utilise des méthodes multiples ; mais on ne doit employer dans la pratique courante que la culture à froid sur gélose glycosée-peptonée et le séro-diagnostic.

I

Diagnostic par la culture à froid sur gélose glycosée-peptonée, de Sabouraud (de Beurmann et Gougerot, 1906) (fig. 120 à 140).

Cette technique est une des plus simples que l'on connaisse en bactériologie clinique ; elle est plus facile que la coloration du bacille tuberculeux ou du gonocoque et que la culture du bacille diphtérique. Le praticien auquel on l'enseigne est étonné de sa rapidité et de sa facilité et précisément, c'est parce que cette technique, transposée de celle de Sabouraud pour les teignes (voir p. 16, note 1) est peu compliquée, qu'elle est entrée si rapidement dans la médecine courante. « Elle ne demande ni laboratoire ni étuve, avons-nous répété depuis 1906, puisque les tubes sont laissés à la température ordinaire, ni même de microscope, puisque l'aspect macroscopique des colonies est à lui seul caractéristique. Il suffit d'une seringue de Pravaz ordinaire, munie d'une aiguille de fort calibre, et de tubes de gélose glycosée-peptonée ».

La technique que nous avons réglée est devenue classique :

« 1° Les prises sont faites aseptiquement (fig. 120 et 121) : Les lésions fermées sont ponctionnées avec une grosse aiguille et la seringue de Pravaz stérilisées. Dans les lésions ulcérées, le séro-pus est prélevé avec une pipette stérile.

« 2° Le séro-pus ou le pus sont ensemencés à la surface de tubes de *gélose glycosée-peptonée* de Sabouraud. L'ensemencement doit être large : on étalera *un demi-centimètre cube* de pus au moins sur chaque tube ; on ensemencera trois tubes. Le milieu de Sabou-

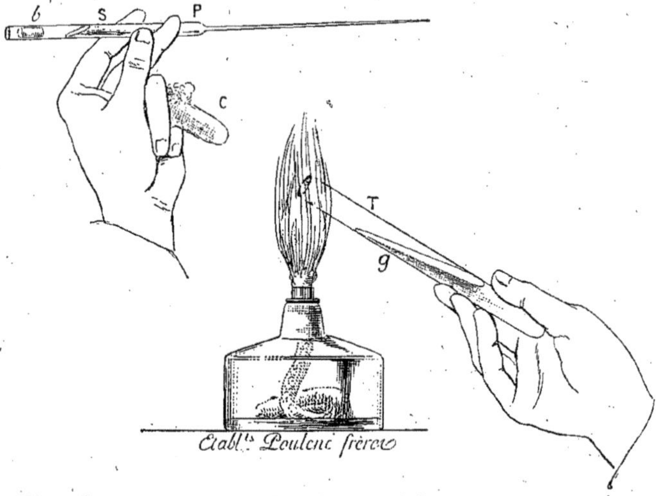

Fig. 120. — ENSEMENCEMENT SUR GÉLOSE (1ᵉʳ temps). OUVERTURE DU TUBE ET FLAMBAGE DE SON OUVERTURE.

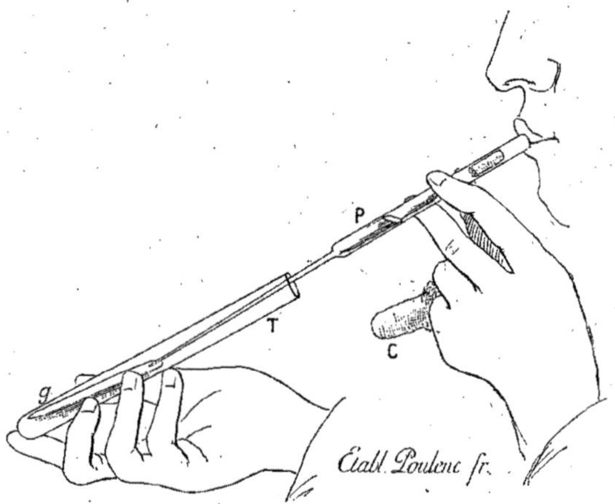

Fig. 121. — ENSEMENCEMENT SUR GÉLOSE (2ᵉ temps). COULÉE DU PUS A LA SURFACE DU MILIEU.

raud, *fait avec les précautions indiquées ci-dessous*, est le milieu de choix, qui seul donne l'aspect pathognomonique du parasite.

« 3° Les tubes *non capuchonnés* sont laissés *à la température ordinaire de la chambre*, à l'abri des vapeurs antiseptiques (formol ou autre). L'étuve est nuisible.

« Du quatrième au douzième jour, suivant la température de la

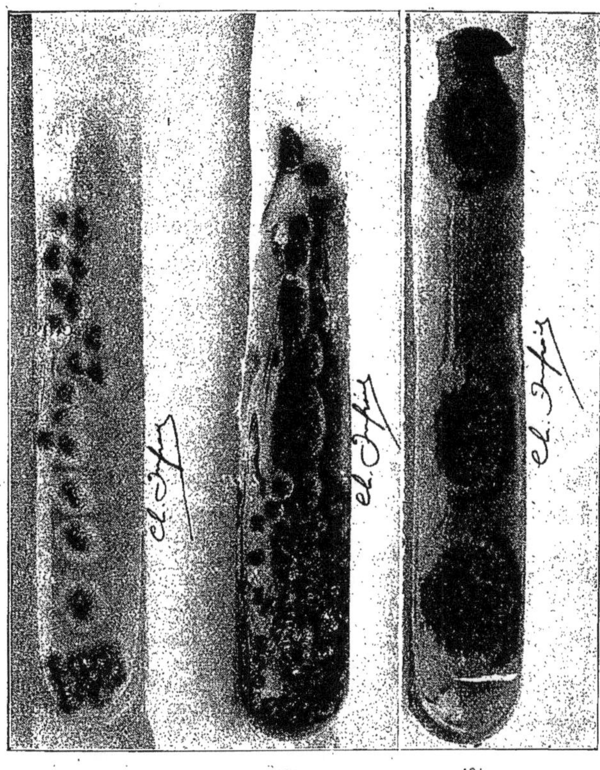

122   123   124

Fig. 122, 123, 124. — DIAGNOSTIC DE SPOROTRICHOSE PAR LA CULTURE, A FROID, SUR GÉLOSE GLYCOSÉE-PEPTONÉE, SANS CAPUCHONNAGE DES TUBES. (*Méthode de* DE BEUR-MANN ET GOUGEROT.)

Les tubes sont ensemencés *largement* avec les précautions d'usage, c'est-à-dire que l'on coule à leur surface un demi-centimètre cube de pus au moins. Ils sont laissés *non capuchonnés*, *à la température ordinaire* de la chambre, chauffée si possible (pas d'étuve). Du quatrième au douzième jour, les colonies apparaissent et deviennent bientôt caractéristiques, car sur ce milieu de choix, elles prennent un aspect pathognomonique, qui, à lui seul, affirme le diagnostic.

Tube 1 (fig. 122). — Colonies initiales naissantes, petites, saillantes, finement circonvolvées, entourées d'une large auréole plate; elles sont encore blanches et commencent à brunir.

Tube 2 (fig. 123). — Colonies initiales qui, très rapidement, ont pris la teinte brun-chocolat.

Tube 3 (fig. 124). — Repiquage en points séparés : larges colonies âgées de trente jours, saillantes, montagneuses, finement circonvolvées, auréolées, brun-chocolat ou brun-noir. (Photog. Infroit.)

chambre, se développent des colonies circonvolvées et brunâtres, dont *l'aspect est à lui seul pathognomonique* et affirme le diagnostic de sporotrichose, sans qu'il soit besoin de faire la moindre préparation microscopique. Il suffit d'avoir vu une fois une culture de *Sporotrichum Beurmanni* pour la reconnaître aussitôt ». (Instructions aux médecins praticiens par de Beurmann et Gougerot 1906-07).

Il n'y a pas besoin de préparation microscopique, il suffit de regarder le tube. Le diagnostic bactériologique de sporotrichose par la culture est, on le voit, à la portée de tous ; il peut être pratiqué au lit du malade dans les quelques minutes que nécessite la ponction ; il ne demande pas d'études bactériologiques spéciales et tout praticien peut le faire. La seule notion à acquérir est celle de l'aspect macroscopique des cultures du *Sporotrichum* (fig. 122 à 130). Ce « procédé, aujourd'hui classique de de Beurmann et Gougerot » (Ravaut) a été adopté par tous les auteurs et c'est faute de l'avoir appliqué que nos devanciers avaient méconnu l'existence et la fréquence de la sporotrichose [1].

Technique des cultures. — *1° Préparation des milieux.* — Le milieu le plus favorable, dont nous avons fait choix dès le début, est la gélose glycosée-peptonée de Sabouraud : Eau 1000, peptone 10, glycose brut massé 40, gélose 18. Ce milieu seul donne toute sécurité [2] ; grâce à lui, le *Sporotrichum Beurmanni* se présente

---

1. Tel est par exemple le cas de Danlos et Gastou. Les cultures sur milieux ordinaires, faites à l'étuve, furent négatives ; or, quelques semaines plus tard, le pus du même malade, ensemencé sur gélose Sabouraud à froid, donnait de magnifiques cultures de *Sporotrichum Beurmanni*.

2. Le *Sporotrichum Beurmanni* pousse, il est vrai, sur tous les milieux ; nos cultures sur écorces, épines, etc., ont prouvé que les milieux les plus pauvres suffisaient à son entretien et nous avons montré qu'il pousse même sur le verre sec. Le pus sporotrichosique peut donc donner des cultures sur tous les milieux ordinaires de laboratoire. Laubry et Esmein, par exemple, ont obtenu d'emblée des cultures sur tous les milieux, gélose, peptone simple, etc., sauf sur le bouillon simple, mais le *Sporotrichum* s'y développe mal, lentement, sous une forme non caractéristique et l'expérience montre que souvent le même pus, ensemencé sur milieu sucré de Sabouraud et sur gélose simple, donne des colonies sur les milieux sucrés et n'en donne pas sur les milieux non sucrés. Il est donc de toute nécessité de faire les cultures sur les milieux glycosés-peptonés, qui seuls mettent à l'abri des causes d'erreur et des pléomorphismes et qui donnent aux colonies leur aspect caractéristique, si facilement reconnaissable.

d'emblée sous sa forme caractéristique, alors que sur d'autres milieux, il peut se mal différencier et se pléomorphiser rapidement.

La préparatien de ce milieu doit être minutieusement faite suivant la technique de Sabouraud[1].

I. *Mélange des constituants*. On verse dans un grand ballon à col demi-long et à fond plat, d'une capacité de deux litres, un litre d'eau pure non distillée (filtrée si l'eau était trouble) ; on ajoute immédiatement :

    18 grammes de gélose coupée en menus morceaux
    10 grammes de peptone (peptone granulée de Chassaing)
    40 grammes de glucose massé de Chanut[2]

Il ne doit être fait aucune tentative de neutralisation.

II. *Premier chauffage*. « On porte ce gros ballon bouché d'ouate non hydrophile à l'autoclave et on monte la température sans aller trop vite, avec une couronne de gaz seulement. Il est bien entendu qu'on laisse ouvert le robinet d'échappement de vapeur jusqu'à dégagement d'un jet continu de vapeur d'eau. On le ferme ensuite et on laisse monter la température à 120°. On éteint le gaz aussitôt et on laisse redescendre à 100°.

« Alors on ouvre l'autoclave, on débouche le grand ballon, on remue son contenu avec un agitateur, puis, en tenant le ballon lui-même, on l'agite en tous sens pour bien mélanger ce qu'il contient ».

III. *Filtration* (temps facultatif). Pendant la première chauffe, on a préparé, outre les tubes de culture dans lesquels la gélose faite sera coulée, deux ballons de 1000 grammes, munis d'un entonnoir garni d'un filtre de papier Chardin[3]. A défaut de papier-filtre, on filtrerait dans un entonnoir muni d'un tampon d'ouate hydrophile peu serré. On place ces petits ballons dans l'autoclave ouvert et encore chaud ; on verse doucement avec le grand ballon sur chacun de ces filtres la quantité de liquide que l'entonnoir peut contenir, en guidant le jet sur un agitateur. La chaleur de l'autoclave empêchera le milieu de se refroidir et de se solidifier : pour éviter le refroidissement, on met également dans l'autoclave ouvert le gros ballon contenant le liquide encore non filtré.

« Ici se place la seule manœuvre de l'opération qui soit délicate et qui demande a être exécutée très vite et très bien. Sitôt qu'un des fil-

1. Plusieurs maisons de produits chimiques vendent des tubes et nécessaires tout préparés pour cultures (BILLON-POULENC).

2. Le glycose brut massé coûte moins d'un franc le kilogramme et est meilleur que le glycose pur, dont le prix est infiniment plus élevé.

3. Le papier Chardin étant fragile, il faut faire les pliures avec beaucoup de soin, en pliant le papier sur un agitateur servant de moule. Le filtre étant fait, on le mouillera avec de l'eau avant de verser la gélose.

tres s'engorge et commence à ne filtrer que par gouttes, on enlève l'entonnoir qui le contient, on le remplace par un nouveau filtre et on troue l'ancien au-dessus de lui avec un agitateur. L'entonnoir sale est aussitôt pris par un aide, lavé à l'eau très chaude, et garni d'un nouveau filtre; il va servir de nouveau immédiatement. Ainsi de suite. Dans une opération bien conduite, les filtres doivent laisser s'écouler un filet de liquide perpétuel. En un quart d'heure, tout doit être filtré, avec des déchets insignifiants.

« On a donc finalement le milieu d'épreuve filtré, encore liquide, réparti en deux ballons. Il importe alors de les mélanger, car les dernières parties filtrées sont plus foncées, plus chargées de sucre et de matière coagulante que les premières. Pour cela, on mélange les deux ballons dans le grand ballon nettoyé et on agite. » (Sabouraud).

Nous considérons que la filtration, ce troisième temps, qui est le seul délicat de l'opération, est inutile en pratique courante; le milieu non filtré est presque aussi limpide que le milieu filtré et il est aussi favorable. En ne filtrant pas, le praticien gagnera un temps précieux et obtiendra un milieu aussi bon.

IV. *Distribution.* On fait immédiatement la répartition dans les tubes à essai qui serviront aux ensemencements, au moyen d'un simple entonnoir muni d'un tube de caoutchouc avec pince de Mohr. Pendant cette distribution, le grand ballon, contenant la gélose, est replacé dans l'autoclave ouvert et chaud, afin que la gélose reste liquide et on ne verse à chaque fois dans l'entonnoir distributeur qu'une petite quantité de milieu. Dans cette répartition, on a soin de bien égoutter la pipette du distributeur afin de ne pas mettre de gélose sur l'ouverture du tube, sinon le bouchon d'ouate collerait au tube.

Un litre de milieu fournit une centaine de tubes de cultures avec des tubes de grosseur moyenne.

V. *Dernière stérilisation.* « Pour la stérilisation des tubes ainsi préparés et bouchés avec un bouchon d'ouate non hydrophile, l'important est de *monter très lentement* la température de l'autoclave. On monte avec une seule couronne de gaz, et très lentement, jusqu'à 120°. Et, comme la première fois, on éteint aussitôt. La stérilisation du milieu nutritif, des vases et des bouchons d'ouate est faite ainsi d'un seul coup et complète. »

Lorsque la température sera descendue, on étalera et on inclinera les tubes sur des baguettes de verre. La gélose ainsi faite sera prête à servir quelques heures plus tard ; elle doit être bleutée, une teinte marron indiquerait qu'elle a été brûlée par une température trop haute.

La carotte glycérinée est un milieu presque aussi bon que la gélose glycosée-peptonée et plus facile encore à préparer [1].

---

1. La pomme de terre nous semble moins favorable que la carotte et elle est nettement inférieure à la gélose glycosée; si parfois les tubes de pommes de

Dans les tubes dits « à pomme de terre », on place des tranches de carotte coupées à l'emporte-pièce. Dans le fond des tubes, on verse, de manière à baigner le pied du morceau de carotte sur une hauteur d'un centimètre environ, de l'eau glycérinée à 4 p. 100 ou le liquide suivant :

Eau	1000 grammes.
Peptone	10
Glycose	20
Glycérine	30

On bouche à l'ouate ordinaire.

On autoclave à 120° pendant quinze minutes.

Les tubes sont prêts à être ensemencés.

La *carotte glycérinée acidifiée* avec le liquide suivant : Eau, 1000 ; glycérine 40, acide tartrique 1, 2 et même 3 grammes, devient le *milieu de choix lorsque le matériel à ensemencer est infecté de cocci* nombreux ; en effet, ce milieu acidifié, très favorable au *Sporotrichum*, entrave le développement des cocci.

2° *Prises du matériel et Ensemencement*. — Les prises seront faites aseptiquement (fig. 120 et 121).

Si la *lésion est ramollie et fermée*, on ponctionnera le point le plus fluctuant avec une seringue de Pravaz. Cette seringue sera bouillie et débarrassée de toute trace d'antiseptique, sels mercuriels ou autres. La désinfection de la peau sera obtenue par un simple badigeonnage à la teinture d'iode, suivi d'un lavage à l'alcool afin d'enlever l'excès d'iode. Avec ou sans anesthésie au chlorure d'éthyle, on enfonce l'aiguille d'un coup brusque.

Une aiguille ordinaire peut suffire si le pus est fluide, mais souvent le pus est épais et il est nécessaire de se servir d'une aiguille de fort calibre ; parfois, le pus est si visqueux ou même si concret que la ponction reste blanche, et une fois, dans notre cas n° VI, nous avons dû donner un léger coup de pointe de bistouri et appuyer fortement de chaque côté de cette moucheture, pour faire sourdre un magma purulent ; ce pus fut repris pour l'ensemencement sur les tubes avec un fil de platine et avec une très large pipette stérile.

Si les gommes sont encore *indurées*, non fluctuantes, la ponction ne donnera qu'un peu de sang ou de sérosité sanglante à la ponction. Les quelques gouttes obtenues seront précieusement ensemencées ; elles suffisent le plus souvent, et le sang mêlé au pus, loin d'entraver le développement du parasite, semble le favoriser.

Si la *lésion est ulcérée*, il est inutile de tenter une désinfection aléa-

torre donnent des cultures initiales, souvent ils restent stériles, alors que les tubes de gélose ensemencés avec le même pus poussent (exemple : notre malade n° XI). *Bull. et Mém. de la Soc. méd. des Hôp. de Paris*, 1907, p. 593.

toire ; on soulève avec une pince flambée le bord de la croûte et on aspire à la pipette le pus qui remplit l'ulcération ; on ensemence ce premier prélèvement sur une première série de tubes. Puis on nettoye doucement à l'eau bouillie l'ulcération, on presse lentement la base infiltrée de la lésion ; on fait sourdre ainsi un séro-pus ou une sérosité citrine que l'on aspire dans une pipette neuve et l'on ensemence ce deuxième prélèvement sur une seconde série de tubes. La première prise est presque toujours infectée. La seconde l'est à peine ; parfois même elle donne des cultures pures [1].

Il faut, si on le peut, ensemencer sur chaque tube au moins un demi-centimètre cube de pus. Si l'étalage est inégal, rien de plus facile que de l'unifier secondairement au fil de platine. La couche ne doit pas être trop épaisse, car parfois il nous a semblé que les colonies ne se développaient pas ou qu'elles étaient moins nombreuses au niveau de gros placards que sur les stries en couche mince (cas n° XI).

Il faut *ensemencer plusieurs tubes* ; le plus souvent, les parasites sont nombreux et un seul tube, contenant un centimètre cube de pus, suffirait à affirmer le diagnostic. Mais parfois un tube ensemencé d'un centimètre cube de pus ne contient qu'un parasite ; parfois même sur plusieurs tubes ensemencés, il arrive qu'un ou deux tubes restent stériles [2]. En pratique, il faut donc ensemencer trois tubes au moins ; six tubes, si le matériel est suffisant, donnent toute sécurité.

Systématiquement nous avons l'habitude, au moment de cet ensemencement, de laisser couler une goutte de pus sur le verre sec en face de la gélose et dans l'angle formé par la face plane de la gélose et la face interne libre et sèche du tube. Ces artifices permettent d'obtenir une « *lame sèche naturelle* » sur le verre du tube (voir p. 565).

On peut avoir à ensemencer des squames épidermiques, des débris d'os, de la pulpe d'organe.

Les squames sont recueillies directement sans aucun nettoyage de la peau, avec des pinces et un bistouri stériles ; on les fragmente en

1. Dans les cas de lésions surinfectées, on pourrait encore employer le procédé suivant qui a réussi à Moure : la plaie suppurante est désinfectée par des pansements aseptiques et des lavages quotidiens à l'eau bouillie ; au bout de quelques jours, les cocci ont presque disparu. Si la culture restait encore négative, on pourrait, en même temps que l'on fait de la désinfection locale, donner de l'iodure à l'intérieur, attendre que la fistule se ferme sous le pansement aseptique. Puis, on cesse brusquement le traitement ioduré ; le sporotrichome refleurit ; on a alors une lésion fermée à ponctionner, ou si la fistule se rouvre sous le pansement aseptique, soigneusement maintenu, le pus est pratiquement dépourvu de cocci.

2. Par exemple, dans le cas n° XVIII de Dominici et Duval, sur sept tubes, un ne donne pas de culture. Dans le cas n° XXXI de Danlos, sur cinq tubes, deux seulement poussent. *Bull. de la Soc. franç. de Dermat. et de Syph.*, 6 févr. 1908, p. 69.

très petites parcelles sur une lame flambée et chaque parcelle est déposée isolément à la surface de la gélose, sans faire de strie. On peut ensemencer ainsi sur le même tube, en deux lignes parallèles, une douzaine de squamules.

Les débris d'os, la moelle osseuse (voir p. 346), la pulpe broyée d'organes, seront ensemencés suivant la même technique. Ce procédé d'ensemencement « *en points séparés* », sans faire de strie, permet d'obtenir avec des produits infectés, à côté de colonies impures, quelques colonie pures. Les jours suivants, on surveille les tubes et dès le troisième ou le quatrième jour, on peut reprendre ceux des points non infectés de cocci ou de moisissure banale, qui ne semblent pas avoir encore poussé. On les étale sur un tube neuf de gélose ou de carotte glycérinée acide : le *Sporotrichum*, se développant plus lentement, cette particule, qui semblait ne pas pousser au deuxième ou au troisième jour, va donner vers le cinquième ou le sixième jour une colonie caractéristique. Cette technique très simple permet d'extraire facilement une culture pure d'un matériel impur. Encore une fois, la surinfection par les cocci et les bacilles n'est pas gênante, au contraire les moisissures, *Penicillium, Aspergillus...* voilent le développement du *Sporotrichum* et ce sont elles qu'il faut surtout éviter (v. p. 130, note 1).

Ces procédés si simples nous ont toujours réussi et les échecs des auteurs, qui n'ont pas obtenu de cultures d'emblée, nous paraissent être imputables à des fautes de technique : emploi de seringue ayant contenu de l'huile grise, mélange de pus à l'antiseptique utilisé pour désinfecter la peau et surtout ensemencement d'une quantité *trop minime* de pus.

Enfin, si l'on n'a pas sous la main des milieux de culture spéciaux, on recueille le matériel dans un tube stérile et l'on peut en faire l'ensemencement quelques jours et même quelques semaines plus tard. En effet, en juin 1907, nous avons montré que le *Sporotrichum* se conservait et se développait *in vitro* dans le pus qui le contenait (autoculture) fait que confirmaient quelques mois plus tard, en octobre 1907, Duval et Monier-Vinard. Dix-huit mois après la prise, le pus, retiré des gommes de notre malade N° XII et conservé en tube capuchonné, contenait de nombreux *Sporotrichum* vivants, qui, repiqués, ont donné des cultures confluentes identiques aux premières, mais *très peu virulentes*. Cette pullulation du *Sporotrichum* dans le pus permet donc, faute de temps ou de milieux de culture, d'envoyer la pipette dans un laboratoire, où la culture sera faite dans les conditions voulues.

3° Cultures à froid, sans capuchonnage. — Les tubes, une fois ensemencés, ne seront *pas mis à l'étuve*, ils seront laissés, *non capuchonnés*, à la *température ordinaire*, dans une pièce chauffée autant que possible (+ 20 à 28°), afin que la culture soit plus rapide[1] et à l'abri de toute vapeur de formol[2].

La culture des *Sporotrichum* est pourtant possible à l'étuve[3] et il est inexact de dire que le parasite ne pousse pas à 37°; mais à l'étuve, les colonies sont moins rapides, moins nombreuses, moins belles, moins caractéristiques qu'à froid[4]; il est facile de s'en assurer sur deux séries de tubes ensemencés avec le même pus, les premiers mis à l'étuve, les seconds laissés à la température ordinaire. Souvent même à 37°, les cultures initiales échouent[5]. Sur deux lots de tubes d'un même milieu, ensemencés avec le même pus, il nous est arrivé plusieurs fois de voir que les tubes, laissés à froid, donnent de belles et nombreu-

---

1. Une température basse jusqu'à 0° n'entrave pas le développement, mais la culture est lente. Pendant l'hiver nous avons vu des tubes dans une armoire froide (+ 5° à + 12°) ne pousser qu'au bout de vingt jours. Pour éviter le froid de la nuit, nous avons pris l'habitude de mettre les tubes sur le toit de l'étuve.

2. En effet, les *Sporotrichum* sont très sensibles à l'action de certaines vapeurs; le formol les tue très rapidement. On évitera d'enfermer les tubes dans une armoire saturée de vapeurs aromatiques, de manipuler sans précaution du formol dans la pièce où les tubes ont été déposés ou de laisser des pièces anatomiques à côté des cartons de tubes.

3. Les premières cultures du cas princeps de DE BEURMANN et RAMOND furent obtenues à 37°; les dix tubes ensemencés poussèrent tous les dix. Les premières cultures du cas n° V de LESNÉ et MONIER-VINARD furent faites à 37° et 38°. LAUBRY et ESMEIN ont eu des cultures initiales sur tous les milieux à 37°, etc....

4. Ce fait a été confirmé par tous les auteurs. Au deuxième ensemencement du malade n° V, LESNÉ et MONIER-VINARD virent pousser dès le cinquième jour les tubes laissés à la température ordinaire, alors que sur les tubes à 37° les colonies n'apparurent que le septième jour. LAUBRY et ESMEIN, sur le malade n° X, constatèrent qu'à 37° le parasite se circonvolve plus tardivement et noircit plus lentement, que son aspect est moins caractéristique. SPILLMANN et GRUYER remarquent, eux aussi, qu'à 37° « les colonies ont été peu nombreuses, ont poussé plus lentement, leur coloration noire a été plus tardive et moins accusée que dans les tubes laissés à la température du laboratoire », p. 686.

5. On peut expliquer ainsi le fait: les parasites, échoués sur la surface de la gélose retiennent avec eux, par capillarité une certaine quantité de liquide; ce liquide, si les tubes sont laissés à froid, persiste quelques jours et permet au parasite de germer; à l'étuve, au contraire, cette gouttelette de liquide est très rapidement séchée et le parasite ne peut plus germer. Nous avons vérifié le fait par des cultures et des repiquages en série.

ses colonies mycéliennes, tandis que les tubes, placés à l'étuve, à titre de contrôle restent stériles [1].

4° Résultats des cultures. — Les cultures des lésions fermées sont toujours pures (à moins qu'il n'y ait eu faute d'asepsie). Les cultures des lésions ulcérées sont le plus souvent mêlées de cocci banaux de la peau, mais parfois, quelques tubes donnent des cultures pures d'emblée, par exemple les lésions ulcéro-croûteuses de notre cas N° III, l'ecthyma sporotrichosique de notre cas N° VI, etc. Les cultures de squames sont presque toujours impures, mais sur une douzaine de points ensemencés, une ou plusieurs squamules montrent des colonies pures : le débris épidermique s'enveloppe de circonvolutions mycéliennes qui finissent par le voiler. Il est à remarquer que, même si elles sont confluentes dès le début, les colonies cocciennes et bactériennes n'empêchent pas le développement du *Sporotrichum;* au bout de quelques jours, on voit la colonie noire du champignon ressortir entre les taches blanches des colonies cocciennes [2]. Une surinfection bactérienne retarde tout au plus, mais ne gêne pas l'appréciation des résultats. Au contraire, la surinfection par une moisissure (*Penicillium, Aspergillus Mucor*) peut voiler entièrement les colonies de *Sporotrichum.*

L'apparition des colonies est plus ou moins rapide suivant la température ambiante : en été ou dans une pièce chauffée vers + 25°, les colonies sont visibles et nettes dès le troisième jour et caractéristiques dès le sixième jour. En hiver, surtout si la pièce n'est pas chauffée la nuit, les colonies peuvent ne devenir apparentes qu'au quinzième jour. En temps ordinaire, elles apparaissent vers le quatrième ou le cinquième jour [2], sont très nettes le dixième jour et tout à fait caractéristiques du douzième au quinzième jour.

1. Dominici et Duval, par exemple, disent, dans le cas n° XVIII, que sur quinze tubes ensemencés, sept mis à l'étuve n'ont rien donné, alors que les autres tubes, laissés à la température ordinaire, ont tous poussé, sauf un.

2. Nous avons vérifié le fait expérimentalement en ensemençant : 1° des *Sporotrichum* sur des tubes recouverts de staphylocoques ou de pneumo-bacilles; 2° du *Sporotrichum* et diverses bactéries (staphylocoque, pneumo-bacille) mélangés à des dilutions différentes. Le *Sporotrichum* est d'abord voilé par la bactérie, dont le développement est plus rapide, puis il « surmonte » l'impureté.

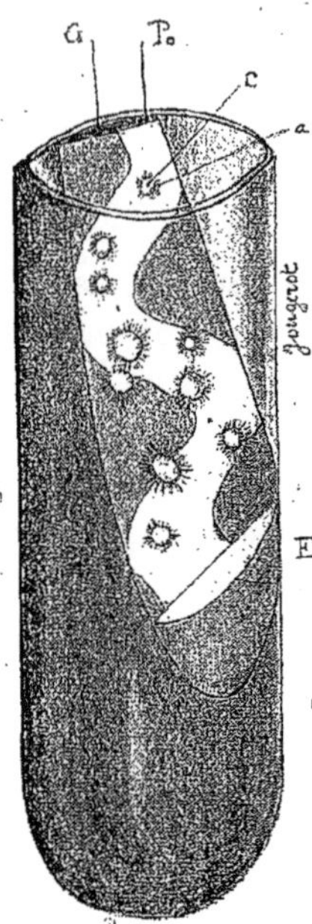

Fig. 125. — Aspect ma-
croscopique des colo-
nies naissantes de
sporotrichum (demi-
schématique).

Cet aspect très spécial,
quoique non pathognomo-
nique, permet de porter le
diagnostic dès que les colonies deviennent visibles à
l'œil nu, vers le troisième,
quatrième jour. En regar-
dant le tube à jour frisant
et en le faisant rouler, on
aperçoit sur la traînée de
pus Po. coulée en zigzag à
la surface de la gélose G, de
petites macules arrondies de
1 à 2 millimètres, grisâtres
mates, demi transparentes à
peine saillantes, légèrement
bombées, difficiles à voir ; on
ne les aperçoit bien, que
parce qu'à jour frisant, leur
teinte mate tranche sur la
surface luisante de la gélose
et sur la surface visqueuse
du pus. En regardant de
plus près on voit que chaque
colonie (c) est entourée d'une
auréole rayonnée finement
plumeteuse (a). (Dessin de
Gougerot).

Si l'on connaît l'aspect de ces *colonies naissantes*, le diagnostic à l'œil nu s'imposera
beaucoup plus tôt, car un œil prévenu saura
les reconnaître dès leur apparition (fig. 125) :
vers le quatrième jour, ce sont de petites
taches de 1 à 2 millimètres, à peine saillantes, d'un gris transparent terne, dont la
couleur ne ressort nullement sur le milieu
gélosé. Pour les voir, il faut regarder obliquement et de près la surface de la gélose
en la tournant pour la faire miroiter. Sur le
fond brillant de la gélose, on verra nettement
les petites taches ternes, grisâtres, bombées,
qui ressortent sur la surface luisante du
milieu ; elles sont entourées d'une *fine auréole
pénicillée plate ;* leurs bords ressemblent à
la fleur de certains gros chardons. Les jours
suivants, les colonies grossissent, se circonvolvent, brunissent et se reconnaissent facilement, même à distance (fig. 126, 127, 128,
129, 130).

Le nombre des colonies sur les tubes varie
de un à cent.

Lorsque les colonies sont très peu nombreuses, un artifice nous a permis plusieurs
fois d'en hâter le développement : c'est le
réétalage de la colonie sur le tube même où
elle vient de pousser : « le parasite, ainsi
disséminé sur la gélose, semble pousser plus
rapidement ; tout au moins cet artifice donne
des colonies plus nombreuses, partant un
aspect plus rapidement caractéristique du
tube de culture[1] ».

1. Malade n° XI : *Bull. et Mém. de la Soc. méd. des
Hôp. de Paris*, 1907, p. 508.

Dans tous nos cas, la culture a été positive dès le premier ensemencement. Cependant, d'excellents auteurs ont vu des exceptions : Balzer et Galup ont observé un malade atteint de sporotri-

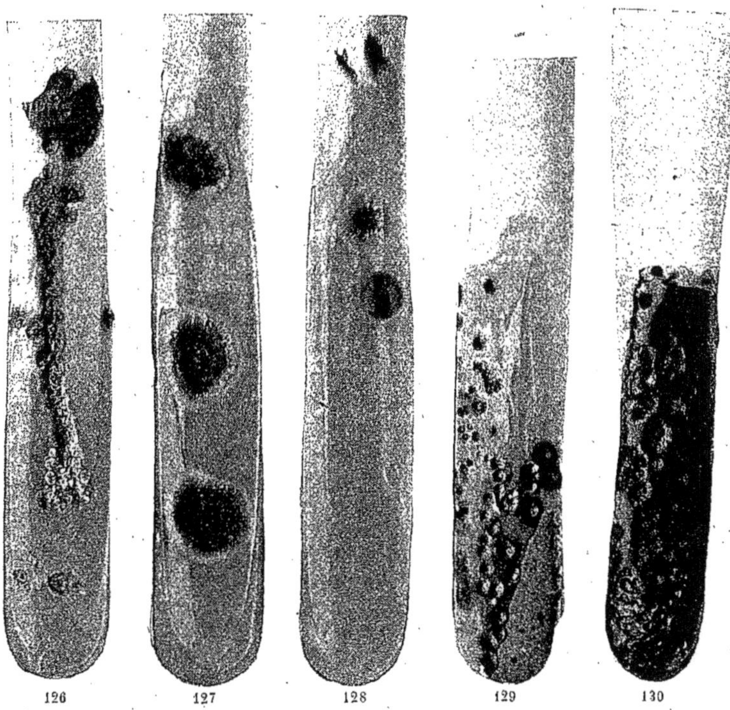

Fig. 126, 127, 128, 129, 130. — Tubes de culture initiale de *Sporotrichum Beurmanni* sur gélose glycosée-peptonée.

Toutes ces cultures initiales (c'est-à-dire premiers tubes ensemencés avec le pus humain) ont un aspect typique : colonies circonvolvées brun-chocolat à crêtes arrondies entremêlées, entourées d'une large auréole.

Fig. 126. — Colonies confluentes sur la traînée de pus.
Fig. 127. — Grosses colonies isolées âgées d'un mois.
Fig. 128. — Deux colonies provenant de l'ensemencement de squames épidermiques.
Fig. 129. — Colonies naissantes acuminées.
Fig. 130. — Colonies naissantes tronconiques ou ombiliquées. (Photog. Infroit.)

chose où les cultures restèrent négatives pendant très longtemps[1] ; « par deux fois, nos essais ont été négatifs et c'est seulement au

1. *Bull. de la Soc. franç. de Derm. et de Syph.*, 1908, p. 70.

troisième que le champignon a poussé. Fait curieux, nous avons alors repiqué un nouveau tube de gélose avec un fil de platine, préalablement trempé dans la goutte d'eau de condensation légèrement trouble de l'un des tubes où nous avons fait nos premiers ensemencements, et cette fois avec un plein succès [1] ». Achard et Ramond ont cité un autre cas où l'ensemencement a donné une réponse tardive, au bout de trois semaines seulement. Ces exceptions et ces retards s'expliquent facilement par le très petit nombre des parasites contenus dans le pus ensemencé : les très rares parasites, contenus dans la strie d'ensemencement, sont tombés dans l'eau de condensation, or nous avons montré que le *Sporotrichum* immergé ne se développe pas ou se développe mal. Il faut attendre que l'eau de condensation soit presque asséchée pour que la colonie, poussant sur la gélose, devienne visible. Cet assèchement demandant plusieurs semaines, la culture est retardée d'autant ; le fait nous avait déjà frappés ; à la suite des cas de Balzer et Galup, d'Achard et Ramond, nous l'avons de nouveau vérifié expérimentalement. Ce sont là de très rares exceptions. Il serait possible, croyons-nous, d'éviter ces retards en ensemençant de plus grandes quantités de pus et de nombreux tubes, et pour notre part, nous répétons que la culture nous a donné une réponse rapide et certaine dans tous les cas où le matériel à ensemencer était en quantité suffisante.

5° *Identification du parasite.* — Les colonies sur gélose glycosée de Sabouraud sont caractéristiques dès leur apparition [3] et

---

1. *Bull. de la Soc. franç. de Derm. et de Syph.*, 27 avril 1908, p. 150, obs. 11.

2. Lutz, croyant qu'en l'absence de cultures, il pouvait affirmer la sporotrichose par la recherche directe du parasite dans le pus, prétend que cette impossibilité de la culture est due à la calcification et à la dégénérescence du champignon dans les tissus (2).

3. Sur d'autres milieux, sur des *géloses glycosées mal faites*, le *Sporotrichum* peut revêtir des aspects bâtards, mal différenciés et difficiles à reconnaître. Nous avons vu des échantillons, cultivés sur de mauvais milieux, ne reprendre qu'avec beaucoup de peine leur aspect caractéristique ; en raison de ces fautes de technique, ces *Sporotrichum* auraient pu passer pour des champignons différents. Dès le début de nos recherches, nous avons insisté sur ces inconvénients. « Il serait à souhaiter, disions-nous en mars 1907 à la Société médicale des Hôpitaux de Paris, que les observateurs qui découvrent des *Sporotrichum* voulussent

l'identification microscopique précoce est des plus faciles dès le deuxième ou le troisième jour. A l'œil nu, on peut reconnaître les colonies vers le quatrième jour : ce sont de petites taches rondes à bords rayonnés qui semblent grisès et ternes sur la surface humide et brillante de la gélose (v. p. 84). Très rapidement, vers le sixième jour, ces petits points blancs opaques deviennent saillants, acuminés ou hémisphériques, de 1 millimètre de diamètre, entourés d'une auréole blanche, plate, finement rayonnée ; ils ne tardent pas à se circonvolver et à brunir ; suivant les échantillons, la pigmentation est plus ou moins précoce (V. p. 83). Vers le quinzième jour, les colonies sont larges, saillantes, finement et délicatement circonvolvées, brun clair, brun chocolat, ou noires, auréolées. L'aspect macroscopique est à lui seul caractéristique du *Sporotrichum Beurmanni* et il suffit d'avoir vu une fois ces cultures pour les reconnaître aussitôt.

Sur gélose glycosée, préparée exactement suivant la formule de Sabouraud, non brûlée et non desséchée, toutes nos cultures initiales [1], toutes celles que nos collègues nous ont priés de contrôler,

bien les comparer aux espèces déjà trouvées, afin de tenter une identification exacté et ne pas multiplier inutilement le nombre des parasites. Pour arriver à des résultats précis, on devra se servir de milieux fixes (par exemple, le milieu d'épreuve de Sabouraud : gélose glycosée-peptonée) et comparer, non seulement des cultures types, mais aussi leurs formes pléomorphisées. La connaissance des pléomorphismes des diverses races de *Sporotrichum Beurmanni* réduira certainement le nombre des champignons pathogènes innominés. »
—Ledan et Saint-Girons signalent avec nous les inconvénients des milieux imparfaits. « La culture, faite sur gélose peptonée, a donné, disent ces auteurs, des colonies blanchâtres, finement mamelonnées, auréolées, qui se sont développées très lentement ; elles n'avaient pas l'aspect caractéristique du *Sporotrichum Beurmanni*, mais celui de certains repiquages pléomorphisés, décrits par de Beurmann et Gougerot. Au trentième jour, elles étaient encore blanches, sans la moindre ébauche de pigmentation. Il fallait se demander pourquoi le *Sporotrichum Beurmanni* n'avait pas revêtu d'emblée son aspect habituel qui, à la seule inspection, affirme le diagnostic de sporotrichose. C'est que les tubes employés étaient préparés déjà depuis plusieurs mois, la gélose était sèche et légèrement brûlée. Ce fait montre donc, comme l'ont déjà dit à plusieurs reprises de Beurmann et Gougerot, la nécessité d'employer une gélose glycosée-peptonée encore humide, faite rigoureusement suivant la technique de Sabouraud, en évitant de monter trop vite et trop haut la température à l'autoclave. » *Bull. et Mém. de la Soc. méd. des Hôp. de Paris*, 16 juillet 1909, p. 169.

1. Nous ne connaissons qu'une seule exception : la culture de la sporotrichose des muqueuses de notre malade n° VI. « La plupart des cultures initiales de *Sporotrichum* retiré des muqueuses n'ont pas l'aspect typique circonvolvé des cultures obtenues sur le même malade par ensemencement des lésions

ont pris, répétons-le, ce type si caractéristique que l'on ne peut confondre avec aucun autre.

6° Contrôle microscopique des cultures. — Ce n'est donc que dans des cas exceptionnels que le contrôle microscopique des cultures est nécessaire ; c'est lorsque les cultures ont été faites sur des milieux défavorables ou sur des géloses glycosées-peptonées brûlées ou trop vieilles et desséchées.

Pour faire cet examen microscopique, on peut prélever une parcelle de culture et l'étaler sur lame, mais ce procédé, excellent pour les bactéries, est ici trop brutal. Les champignons ont une structure délicate que le moindre frottis altère, les spores se détachent des filaments et on ne peut surprendre leur mode d'attache caractéristique. Mieux vaut employer l'artifice de la coulée de pus sur le verre sec de Gougerot (fig. 131 à 134). Lorsque l'on fait l'ensemencement habituel sur un milieu nutritif, il suffit de laisser couler une goutte de pus sur le verre sec en face de la gélose et dans l'angle de rencontre de la surface gélosée et du verre sec. Les parasites de cette goutte de pus cultivent sur la paroi sèche interne du tube de verre, autrefois humidifié par l'eau de condensation et la gélose liquéfiée, et donnent des petites colonies identiques à celles des lames sèches. Précisément, « l'idée de cette technique des lames sèches nous a été donnée par les merveilleux détails des colonies développées sur le verre sec, en face des milieux ensemencés ». Cet artifice supprime toute préparation. Avec un objectif B ou 4 et un oculaire compensateur 8 ou 12, la platine étant très inclinée, on examine les étoiles parasitaires à travers la paroi de verre, sans toucher en rien au tube de culture. Ce simple examen des « lames sèches naturelles » donnera le diagnostic botanique en

cutanées ; elles sont pléomorphisées : ce sont, sur gélose glycosée, des macules noires, arrondies ou ovalaires, peu saillantes, convexes, à peu près lisses. Le bord, large de 1 à 2 millimètres, est noir intense, luisant, entouré d'une auréole étroite de 1 millimètre, blanche, très finement rayonnée. Le centre, non circonvolvé, est poudré de brun-noir. Dès le premier repiquage sur le même milieu, ce *Sporotrichum* a repris l'aspect typique habituel à fines circonvolutions. » C'est le premier cas où nous ayions eu à noter un *pléomorphisme d'emblée* dès la culture initiale.

montrant tous les détails morphologiques du parasite : longs filaments, larges de 2 μ, cloisonnés et ramifiés irrégulièrement, spores
ovoïdes de 5 à 6 μ sur 3 à 4 μ, insérées par un court pédicelle, une à
une, isolément, sur les filaments tantôt éparses, tantôt groupées en
glomérules à l'extrémité d'un filament ou engaînant la continuité
d'un filament.

C'est par cette technique que Lebar et Saint-Girons ont pu
identifier leur échantillon pléomorphisé de *Sporotrichum*. « Le
diagnostic de sporotrichose qui ne s'imposait pas au seul examen
macroscopique des colonies, disent ces auteurs, a été affirmé
microscopiquement par le procédé « du verre sec », imaginé par
Gougerot. En effet, en regardant au microscope, avec un objectif 4
et un oculaire 8, la paroi du tube de verre sur laquelle le bord
d'une colonie avait poussé, on découvrit des filaments mycéliens
ramifiés avec leurs bouquets de spores caractéristiques du *Sporotrichum Beurmanni.* Ce procédé a donc permis, sans faire la
moindre préparation, d'affirmer immédiatement le diagnostic de
sporotrichose [1] ».

Depuis que nous l'avons imaginé, cet artifice de culture nous
a rendu d'inappréciables services dans nos déterminations et nos
rétrocultures expérimentales, il est si simple que nous ne saurions
trop le recommander. Si au moment de l'ensemencement on n'y
a pas songé, le hasard peut l'avoir réalisé ; le bord d'une colonie a pu « grimper » sur la face sèche du verre. Sinon, il suffit
de prendre avec le fil de platine une parcelle de colonies et de
l'écraser sur le verre sec dans l'angle formé par la rencontre de la
gélose et du verre ; on humidifie en faisant couler l'eau de condensation, et du troisième au sixième jour, on a une belle préparation.

Si cet examen par l'artifice du verre sec laissait quelques doutes, il
faudrait faire des *gouttes pendantes* ou des « lames sèches », qui permettent l'emploi de plus forts grossissements (fig. 135). Cette dernière technique, qui nous est personnelle, est plus facile et moins déli-

---

1. *Bull. et Mém. de la Soc. méd. des Hôp. de Paris*, 16 juillet 1909, p. 170.

cate que celle des gouttes pendantes, elle donne des colonies plus nombreuses et moins enchevêtrées à âge égal. « Dans un large tube de verre (par exemple une conserve Borrel), trois paires de lames accolées, chacune dos à dos, sont introduites debout, maintenues écartées les unes des autres à leur partie inférieure par une simple lamelle de liège entaillée[1]; le fond du gros tube est rempli jusqu'à effleurer la partie inférieure des lames d'un liquide nutritif, par exemple : eau, 100 grammes, glycose, 2 grammes, glycérine, 2 grammes, peptone, 1 gramme. Le tout est sérilisé à l'autoclave. On humidifie les lames en inclinant le tube, puis on ensemence la face externe des lames par effleurage, avec un fragment de culture que l'on abandonne au fond du bouillon. Sur la face libre de ces lames sèches enduites de liquide nutritif, les spores donnent de délicates colonies étoilées. On retire la lame au moment voulu, on l'examine avec ou sans fixation, avec ou sans coloration, sans faire subir aux colonies le moindre traumatisme » (v. fig. 2, p. 46).

La lame sèche met en évidence les détails morphologiques des filaments et des spores, leur mode d'attache et leur groupement si particuliers et permet de les apercevoir au plus fort grossissement[2]. En retirant les lames une à une, à intervalles déterminés,

1. Nous mettons trois paires de lames pour avoir le maximum de préparation, mais il est évident qu'on pourrait ne mettre qu'une seule lame.

2. « On peut encore, en même temps que l'on ensemence une goutte de pus sur le verre d'un tube de gélose, ensemencer un tube contenant une paire de lames étroites baignant dans un peu de bouillon glycosé; le pus est coulé ou étalé à la surface des lames, que l'on a préalablement humidifiées en penchant le tube; les parasites arrêtés sur ces lames germeront et donneront dans cette sorte d'autoculture de délicates colonies. Ces lames seront retirées du huitième au vingtième jour, lorsqu'on jugera suffisant le développement des étoiles parasitaires; on les fixera, on les colorera, on les montera et on les examinera comme un frottis ordinaire.

« Pour plus de simplicité, nous avons combiné la lame sèche et la culture sur gélose glycosée dans un même tube. Avec une pince, on implante perpendiculairement à la surface de la gélose coagulée et sur sa ligne médiane une lame de verre de la largeur du tube, préalablement stérilisée à la flamme. On ensemence à la fois la surface de la gélose et la lame de verre que l'eau de condensation a légèrement humidifiée. *Le pus pousse à la fois sur la gélose et sur la lame de verre « sèche »; sur le même tube, on a les cultures macroscopiques et les cultures microscopiques.* Du quatrième au dixième jour, on enlève avec une pince la lame de verre. Si les colonies développées sur la gélose affleurent la ligne d'implantation de la lame, on arrache en même temps le liseré de ces colonies qui pourra donner de précieux renseignements. Si les colonies sur la

on peut suivre le développement du parasite. Toutefois, pour suivre d'heure en heure le développement des filaments et la sporulation, la technique si connue des gouttes pendantes est préférable.

Il faut bien remarquer que ce *contrôle microscopique est inutile* lorsque l'on a suivi la technique que nous avons réglée et que l'on fait couramment le diagnostic bactériologique de sporotrichose, sans étuve et sans microscope, avec un simple tube de gélose glycosée, loin de tout laboratoire. Une pratique déjà longue a consacré la valeur de cette technique ; sa simplicité la met à la portée de tous et en fait un procédé de bactériologie clinique aussi rapide et aussi facile à pratiquer au lit du malade que la recherche qualitative de l'albumine et du sucre urinaires dans une salle d'hôpital.

II

DIAGNOSTIC PRÉCOCE DE LA SPOROTRICHOSE PAR LA CULTURE.

Artifice de la coulée de pus sur le verre sec de Gougerot.
(Figures 131, 132, 133, 134).

Le procédé si facile de la culture à froid sur gélose glycosée de Sabouraud assure le diagnostic en cinq à douze jours, par le seul aspect macroscopique des colonies. Ce délai peut paraître long ; il est en réalité sans inconvénient pour une maladie chronique aussi peu menaçante que la sporotrichose. On peut l'abréger si l'on sait reconnaître à l'œil nu les colonies naissantes dès leur apparition, c'est-à-dire vers le quatrième ou le cinquième jour, car

gélose sont nombreuses, on est sûr d'en trouver de microscopiques à la surface de la lame. Si elles sont rares sur la gélose, elles peuvent manquer sur la lame ; aussi, avons-nous l'habitude, quand nous voyons ces colonies si rares, de prélever au fil de platine une parcelle d'une des colonies sur gélose et de la frotter sur une face de la lame. Nous sommes sûrs ainsi d'obtenir une lame sèche avec colonies nombreuses. Ce sont là des procédés « amusants », mais presque toujours superflus, et nous estimons *qu'en pratique la coulée du pus sur le verre sec suffit à faire la détermination botanique* » (GOUGEROT, *Rivista e Lavori...*, *loco citato*, p. 18).

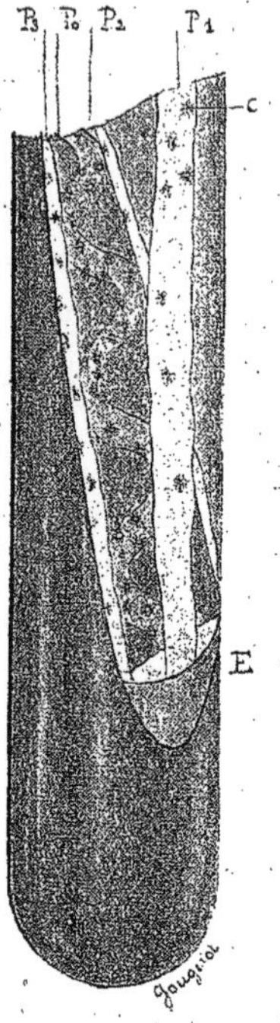

Fig. 131. — Diagnostic rapide de sporotrichose par la culture, grâce a l'artifice de la coulée de pus sur le verre sec de Gougerot.

Au moment de l'ensemencement, après avoir étalé le pus à la surface de la gélose, on a eu soin, avec la pipette ou l'aiguille, de laisser couler une première traînée de pus sur le verre sec en face de la gélose P^1 et deux traînées dans les rigoles que limitent la surface plane de la gélose et la paroi sèche concave du tube P^2, P^3. Le tube est laissé comme d'habitude non capuchonné, à la température ordinaire, dans une chambre chauffée autant que possible. Les *Sporotrichum*, déposés sur le verre et à la limite du verre et de la gélose dans les rigoles, germent rapidement, surtout si la chambre est chauffée vers 22° : les traces de gélose fondue, restée sur le verre sec, suffisent à nourrir le parasite. Les petites colonies (c) se développent sur le verre sec ; celles qui sont sur le bord de la gélose « grimpent » sur le verre sec. Bien avant que ce développement parasitaire ne soit visible à l'œil nu, on peut le surprendre en regardant la paroi du tube directement *au microscope* (fig. 132). Si l'on découvre alors les étoiles parasitaires (fig. 133), le diagnostic de la mycose est certain.

Plus tard, lorsque les colonies sont visibles à l'œil nu (C), ce procédé de la coulée de pus permet d'avoir sur un même tube, à la fois l'aspect macroscopique et l'aspect microscopique ; il réalise spontanément une excellente « lame sèche » ou « goutte pendante », et s'il y avait le moindre doute sur la nature du parasite, on pourrait pratiquer immédiatement le contrôle microscopique, sans faire aucune préparation (Dessin de Gougerot).

déjà ces colonies sont caractéristiques (V. p. 558). On peut encore abréger ce délai par un examen au microscope, car longtemps avant d'être visibles et caractéristiques à l'œil nu, ces colonies sont facilement reconnaissables au microscope.

L'artifice de la coulée de pus sur le verre sec donne précisément un moyen pratique de pouvoir examiner, sans aucune préparation, les colonies naissantes. Au moment de l'ensemencement sur les tubes de gélose Sabouraud, il suffit, comme nous l'avons déjà dit, de laisser couler une grosse goutte de pus sur le verre sec du tube, en face de la gélose et dans les deux angles que forment la paroi concave sèche du verre et la surface plane de la gélose. Les parasites germent et se développent sur le verre, à travers lequel il sera facile de les découvrir et de les examiner microscopiquement (fig. 131).

Le diagnostic peut être fait en deux ou trois jours.

« Grâce à l'artifice de la coulée de pus sur la paroi sèche du tube, dit le Professeur Landouzy, nous n'eûmes pas à attendre de délai pour être fixé (dans le cas dont

parle le Professeur Landouzy, les colonies avaient mis longtemps
à apparaître *macroscopiquement* parce que le temps était froid).
Dès le deuxième jour, au microscope, on vous montrait sur la paroi

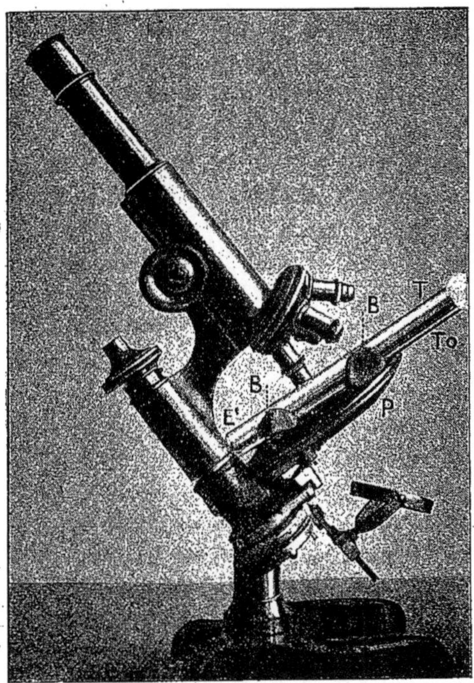

Fig. 132. — Examen au microscope de la paroi de verre sec du tube de culture,
sans aucune préparation préalable

La platine du microscope (P) est inclinée en arrière à 45°. — Le tube de culture (T) est porté
sur la platine (P), l'extrémité du tube bouchée d'ouate (To) étant mise en haut. La platine (P) a été
inclinée en arrière, afin que le tube ait une obliquité telle que l'eau de condensation amassée à la
partie inférieure de la gélose (E) ne vienne pas couler sur la gélose ensemencée. mouiller les cultures et souiller le bouchon d'ouate. Le tube de culture est calé sur la platine du microscope (P)
au moyen de quatre boulettes de mastic ou de cire molle (B); on examine avec un objectif
sec (B) de Zeiss (ou 4) et avec un fort oculaire (8 ou 12) de Zeiss (6 ou 9 de Stiassnie) sans condensateur; en dirigeant le tube avec la main. on cherche à avoir dans le champ du microscope la coulée de pus sur le verre sec. Une fois qu'on a repéré cette coulée de pus, on finit de fixer le tube
avec les boulettes de mastic et on ne touche plus au tube; il est alors aisé de suivre cette traînée
de pus, grâce aux vis latérales de la platine mobile. On tire le tube oculaire du microscope afin
d'avoir un plus fort grossissement et il devient facile, par un examen méthodique des traînées de
pus, de découvrir entre les leucocytes les colonies naissantes représentées dans la figure 133 (schéma
de Gougerot extrait de la *Presse médicale*, 6 nov. 1909, n° 89, p. 788).

du tube de verre, les colonies naissantes du *Sporotrichum* encore
invisibles à l'œil nu. Si j'insiste sur cette technique si simple, c'est

qu'elle a une importance de premier ordre. Les *Sporotrichum*

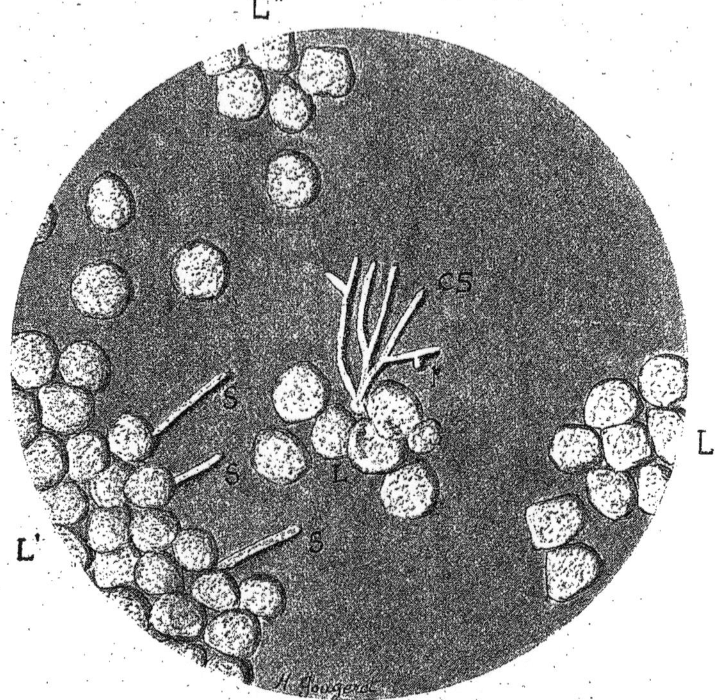

Fig. 133 — Diagnostic rapide de sporotrichose par la culture a froid grace a l'artifice de la coulée de pus sur le verre sec de Gougerot, *Aspect microscopique du* Sp. Beurmanni *vers la quarante-huitième heure. Vue du tube de culture examiné au microscope à travers la paroi du verre.*

Un tube de gélose glycosée-peptonée de Sabouraud a été ensemencé avec le pus gommeux, en ayant soin de laisser couler une mince traînée de pus sur le verre sec, en face de la gélose et dans la rainure que limitent le verre sec du tube et la surface plane de la gélose. Ce tube est laissé non capuchonné à la température ordinaire (pas d'étuve). Du quatrième au douzième jour, il donnera les colonies, caractéristiques à l'œil nu, de *Sporotrichum Beurmanni*.

Mais bien avant d'être visibles macroscopiquement, les colonies sont visibles microscopiquement. Dès le deuxième ou troisième jour, sans faire la moindre préparation, on examine le tube de culture placé sur la platine du microscope avec un objectif B et avec un oculaire 6 ou 8 (fig. 132). A travers la paroi du verre on cherche, dans les traînées de pus coulées sur le verre sec, les petites colonies naissantes, développées à la face interne du tube de verre. Elles apparaissent sous forme d'étoiles ou de ramifications coralliformes incolores et brillantes (CS) au milieu des leucocytes polynucléaires incolores et granuleux (L). Sur la colonie naissante CS formée de filaments mycéliens ramifiés, on voit déjà une ébauche de sporulation (p). Tout autour sont disséminés des leucocytes agminés L, L', ou disséminés et isolés L". Sur les bords de l'amas leucocytaire L' on voit surgir les prolongements mycéliens S, S, S, d'une colonie développée dans l'amas L' et qui est voilée par cet amas leucocytaire.

« Ce dessin, dit le Professeur Landouzy a été fait à la quarante-huitième heure après ensemencement. La technique de la « coulée de pus sur le verre sec » de Gougerot a donc donné dans notre cas un diagnostic précoce dès le deuxième jour. »

(Dessin de Gougerot. Extrait de la *Presse médicale*, 1909, n° 89, p. 788.)

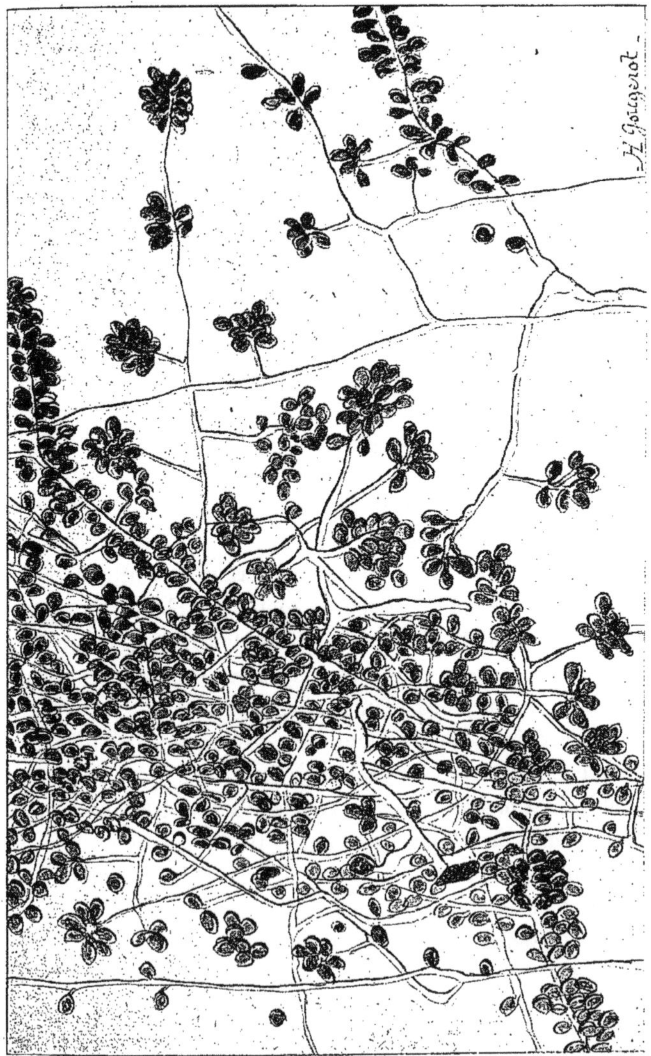

Fig. 134. — Artifice de la coulée de pus sur le verre sec de Gougerot. Aspect microscopique du *Sporotrichum Beurmanni* au delà du quatrième jour.

Quelques heures plus tard, presque toujours le quatrième jour, les colonies de la traînée de pus sur le verre sec grossissent, les filaments s'accroissent et sporulent.

L'aspect est caractéristique au microscope, il suffit de regarder à travers la paroi du tube avec un objectif sec sans faire la moindre préparation.

On a tous les détails du parasite, car les colonies sont examinées là où elles ont poussé. Il n'y a pas eu le moindre trauma de prélèvement ou de trottis qui ait pu altérer la disposition si fragile des filaments et des spores.

Le parasite est formé de longs filaments de 2 µ environ de large, irrégulièrement ramifiés, et de spores ovoïdes d 3 à 4 µ sur 5 à 6 µ ; les spores s'attachent une à une sur le filament par un court pédicule ; tantôt elles sont rares et disséminées sans ordre sur le filament ; tantôt elles sont nombreuses et se groupent en bouquet de 2 à 30 et plus, en un point du filament, plus souvent à l'extrémité d'un filament long ou court. (Dessin de Gougerot.)

oblongs se gonflent et germent ; ils émettent des prolongements filamenteux hyalins ; dès la quarante-huitième heure, il s'est formé une étoile parasitaire plus ou moins ramifiée et coralliforme. A ce moment, l'aspect est déjà caractéristique. Si l'on peut découvrir ces formes filamenteuses qui ne tardent pas à sporuler, le diagnostic est assuré.

« Or, rien n'est plus facile que de les découvrir (fig. 132) ; le tube de culture est porté sur la platine du microscope préalablement inclinée à 45° environ, cette inclinaison ayant pour but de laisser le tube oblique afin que l'eau de condensation de la gélose reste au fond du tube et ne mouille pas les cultures. Avec un objectif B de Zeiss ou un 4 et un oculaire 8, on examine à travers la paroi du tube les traînées de pus coulées sur le verre sec ; le tube est maintenu sur la platine par des boulettes de cire molle ou de mastic que l'on cale à droite et à gauche du tube. La traînée étant repérée, on n'a plus qu'à suivre cette traînée en mobilisant la platine par ses vis latérales. Au milieu des amas leucocytaires du pus, on découvre une étoile parasitaire ; ou bien sur le bord d'un amas purulent, on voit surgir un ou deux filaments rectilignes.

« Il n'est donc pas de technique plus simple ; le tube est laissé tel quel, il n'y a *pas de préparation à faire*, pas de coloration et le résultat est meilleur que si l'on faisait une préparation, puisque un prélèvement, un étalage sur lame, traumatiseraient ces colonies minuscules et détruiraient leur topographie caractéristique. La recherche ne demande que trois à quatre minutes...

« Le troisième jour, ces figures parasitaires étaient plus caractéristiques, car déjà elles se garnissaient de spores ; le quatrième jour, l'aspect microscopique du *Sporotrichum* était au complet[1], aussi complet que sur la lame sèche ou la goutte pendante la mieux réussie (fig. 134) et vous vous souvenez que ce sont précisément les merveilleux détails des colonies développées sur le

---

[1]. Ce procédé de la « lame sèche naturelle » permet encore de faire le diagnostic précoce d'une culture infectée de cocci, car avant que les colonies de *Sporotrichum* soient caractéristiques à l'œil nu, on reconnaît au microscope les étoiles filamenteuses mycéliennes, mêlées aux paquets de cocci. Il identifie les cultures pléomorphisées et découvre les impuretés dans de vieilles cultures.

verre sec, en face des cultures, qui ont donné à Gougerot l'idée de son ingénieuse technique [1]. »

Le diagnostic rapide par l'artifice de la coulée de pus sur le verre sec ne peut être fait que si les parasites sont assez nombreux pour que l'un d'eux s'arrête sur le verre sec et s'y développe. Dans certains cas, exceptionnels il est vrai, les *Sporotrichum* sont si rares que les gouttes de pus étalées sur le verre et dans les deux angles limités par la gélose et le verre ne contiennent aucun germe. On ne peut donc découvrir aucune étoile parasitaire au microscope et il faut attendre que les colonies développées à la surface de la gélose deviennent visibles à l'œil nu. On tentera toutefois, comme l'a fait Jean Troisier, de découvrir les colonies non encore visibles, naissant sur la gélose, en regardant au microscope avec un

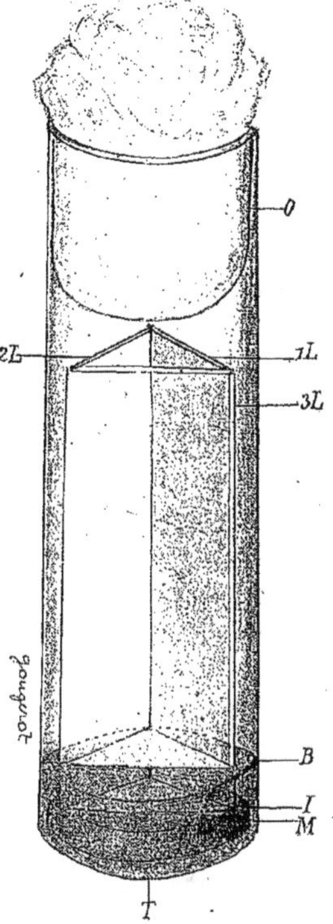

Fig. 135. — Technique des « lames sèches ».

Au fond d'une conserve Borrel T, est placée une rondelle de liège M entaillée de trois rainures I. Dans ces trois rainures, on a placé trois paires de lames ordinaires 1L, 2L, 3L, on verse du bouillon glycosé-peptona avec ou sans glycérine B, de façon que le pied des lames baigne dans le liquide sur une hauteur de 5 à 10 millimètres; on bouche avec du coton ordinaire O. On stérilise à 120°. Au moment d'ensemencer, on mouille la surface des lames en inclinant le tube sans mouiller le tampon d'ouate. L'ensemencement est fait au fil de platine avec une parcelle du champignon, en écrasant et en frottant la parcelle de culture sur la surface des six lames. Le parasite se développe à la surface des lames, sur la lame même où on l'examinera. (Dessin de Gougerot.)

1. D'autres procédés de diagnostic précoce peuvent encore être utilisés.

Jean Troisier nous a montré qu'on pouvait faire un diagnostic précoce de Sporotrichose en examinant au microscope, à travers la paroi du tube, les petites colonies développées sur la surface plane de la gélose, notamment près des bords de la gélose en contact avec la paroi du tube. On surprend ainsi les colonies naissantes avant qu'elles ne soient visibles à l'œil nu.

Morax et Fava grattent la surface du tube ensemencé et étalent sur lame ce produit de grattage, puis l'examinent au microscope. Ce procédé est plus compliqué que l'artifice de la coulée de pus sur verre sec, puisqu'il nécessite une préparation et surtout il traumatise les colonies naissantes, détruisant l'attache des spores sur le filament.

faible grossisse-
tube. Dans un cas
du Professeur Lan-
pital Laënnec,
ficulté : le pus,
pas donné de co-
grâce à la grande
mencé, quelques
l'eau de conden-

ment à travers la paroi du
semblable chez un malade
douzy à la Clinique de l'hô-
Gougerot a pu tourner la dif-
pauvre en parasites, n'avait
lonies sur le verre sec, mais
quantité de séro-pus ense-
parasites avaient glissé dans
sation au fond du tube et
avaient commencé à s'y développer ; en puisant avec
une pipette ce magma et
en l'étalant entre lame et
lamelle, sans coloration,
il fut facile de reconnaître
au microscope les colonies
sporotrichosiques naissantes,
encore invisibles à l'œil nu[1].
Ce sont là des cas assez rares ;
le plus souvent les gouttes
de pus, même pauvres en
parasites, contiennent un ou
deux *Sporotrichum* qui poussent
sent sur le verre et permettent le diagnostic.

« L'importance pratique de
l'artifice de la coulée de pus
sur le verre sec a été d'autant

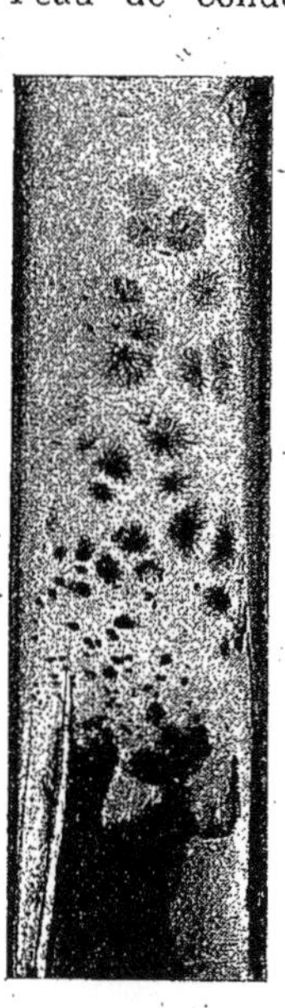

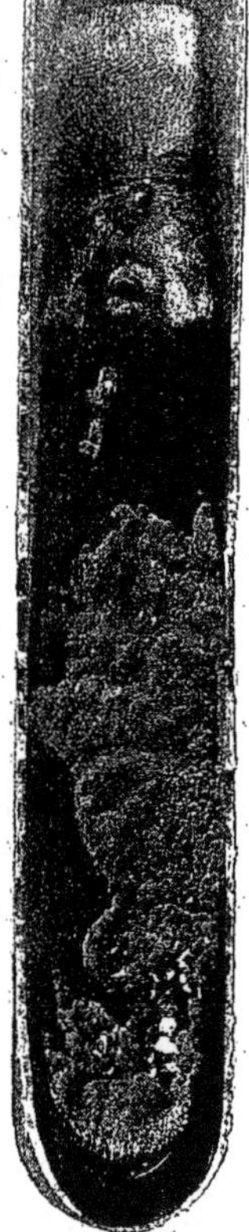

Fig. 136 et 137. — Culture d'*Hemispora stellata*. Vuillemin. (Documents comparatifs.)

Fig. 136. — Cultures *isolées étoilées* (d'où le nom de *stellata* donné à l'*Hemispora*) développées sur la partie *sèche* de gélose glycosée.
Fig. 137. — Colonies confluentes adultes sur gélose glycosée : les colonies grossièrement mamélonnées, d'abord noires, se recouvrent d'un voile *rouillé* de spores, les colonies supérieures s'entourent d'une large auréole étoilée. (Extraits de la *Revue de Chirurgie*, 1909.)

1. Le procédé de F. Blumenthal, indiqué par Hofmann, est analogue, mais il nous semble moins simple. « On mêle sur une lame un peu de pus et une goutte de bouillon maltosé ; on recouvre d'une lamelle en ayant soin d'emprisonner quelques bulles d'air, puis on lute avec de la cire. Au bout de *quelques jours* (?), on reconnaît le filament mycélien poussant dans les bulles d'air. »

plus grande dans notre cas, dit le Professeur Landouzy, que, par
ce temps froid, les cultures se sont développées lentement et ne
sont apparues qu'au septième jour. Or, la technique de Gougerot
nous a permis un diagnostic précoce par la culture, dès le deuxième
jour. Sa simplicité extrême mérite qu'elle se généralise. Ce ne sont
pas là des « techniques de laboratoire », ainsi que le voudraient
prétendre certains médecins qui, bien à tort, veulent faire penser
que les techniques nouvellement employées sont d'une essence et

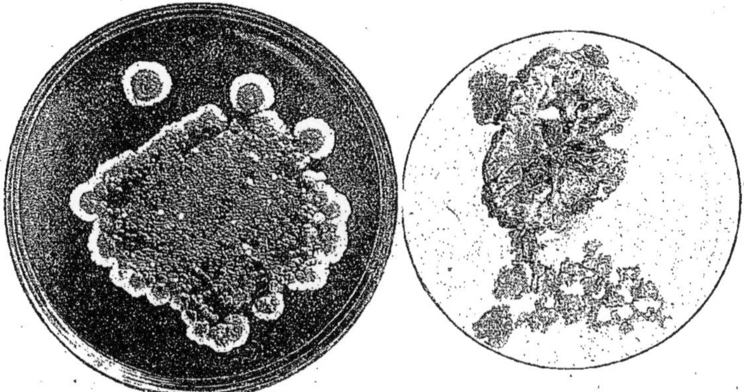

Fig. 138 et 139. — CULTURES D'HEMISPORA STELLATA (DOCUMENTS COMPARATIFS).

Fig. 138. — Culture en boîte de Pétri sur gélose glycoséo-peptonée de Sabouraud. Aspect
caractéristique des colonies rouillées entourées d'auréoles blanches (Photog. Noiré).
Fig. 139. — Culture en ballon de bouillon glycosé. Aspect spongieux noirâtre de la masse parasitaire. (Photog. Caraven : Extraits de la *Revue de chirurgie*, 1909.)

d'un machinisme compliqués par rapport aux pratiques séméio-
logiques usitées, il y a vingt ans par les cliniciens. Ce ne sont pas
des techniques de laboratoire, puisqu'il n'est pas besoin de laboratoire et que ces recherches si simples peuvent se faire dans la
salle des malades ou dans le cabinet du médecin. » (Landouzy[1]).

1. A la rigueur, l'artifice de la coulée de pus permettrait même d'arriver au
diagnostic bactériologique si l'on était dépourvu de milieu de culture. Plusieurs
fois, en effet, sur les parois de tubes vides stérilisés ou de pipettes qui avaient
été imbibées de pus riche en parasites, nous avons vu se développer de petites
étoiles parasitaires (autoculture du pus) de 1 à 2 millimètres, non caractéristiques à l'œil nu, mais caractéristiques au microscope, lorsque, sans faire de
préparations, on les examinait à travers la paroi du verre. Si dans ce tube vide
ou dans la pipette stérilisée on peut ajouter quelques gouttes de bouillon gly-

III

SÉRO-DIAGNOSTIC DE LA SPOROTRICHOSE.

Sporo-agglutination et fixation mycosique
(Widal et Abrami 1908).

Ces deux méthodes, dues à Widal et Abrami[1], sont fondées, la

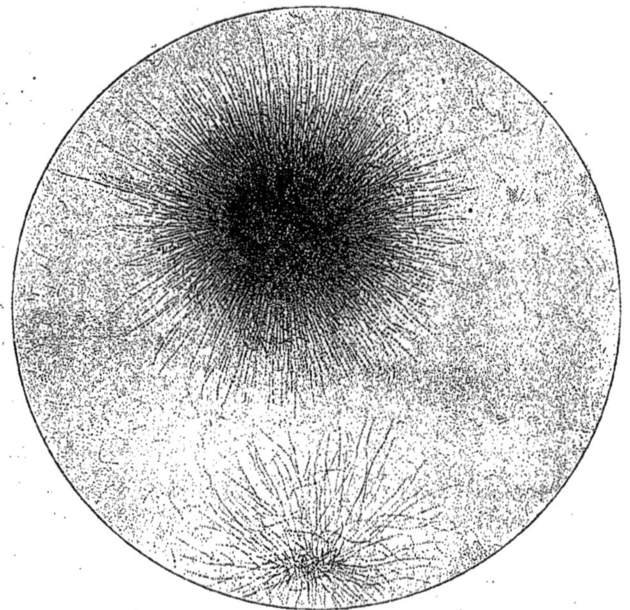

Fig. 140. — HEMISPORA STELLATA. (*Aspect microscopique sur lame sèche ou dans la coulée de pus sur le verre sec*).

Colonies isolées ; feutrage mycélien central ; filaments mycéliens radiés périphériques terminés par de longues chaînettes de spores. Chaînettes de spores fragmentées en dehors des colonies. Gross. : 125/1. (Préparation de Gougerot-Caraven ; dessin de Bessin, extrait de la *Revue de Chirurgie*, 1909.)

première sur les propriétés agglutinantes du sérum des sporotri-

cosé, peptoné, facile à préparer extemporanément, ce pus, même peu riche en parasites, donne presque sûrement des étoiles parasitaires. Ce sont des procédés de fortune dont on pourra se souvenir le cas échéant.

1. WIDAL et ABRAMI. *Bull. et Mém. de la Soc. méd. des Hôp. de Paris*, 18 juin 1908.

chosiques vis-à-vis des spores de *Sporotrichum Beurmanni*, la seconde, sur la présence dans ces mêmes sérums d'une sensibilisatrice spécifique. Elles ont l'avantage de donner un diagnostic *immédiat*, le jour même de l'examen du malade, « par le simple envoi de quelques gouttes de sang dans un laboratoire », lors-

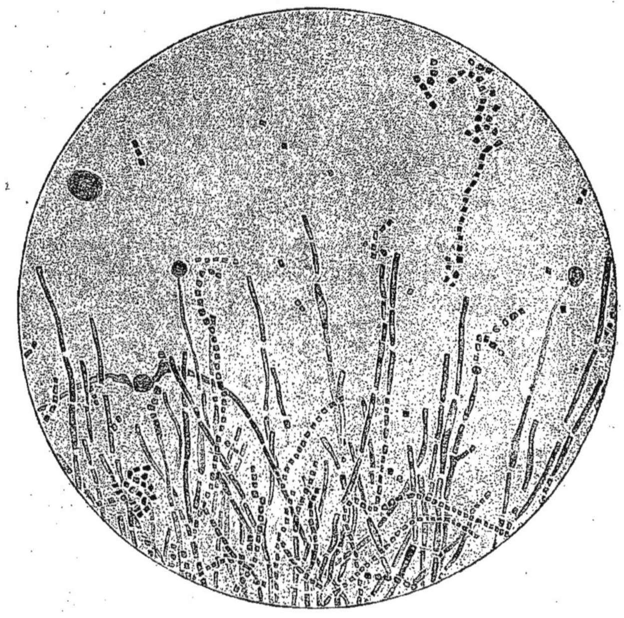

Fig. 141. — HEMISPORA STELLATA. *Bordure des colonies de la figure à un fort grossissement : 500/1.*

Filaments rectilignes ramifiés, cloisonnés. Longues chaînettes de spores rectangulaires nées de à fragmentation des filaments. Grosses clamylospores arrondies. (Préparation de Gougerot-Caraven. Dessin de Bessin. Extrait de la *Revue de chirurgie*, 1909.)

même qu'il n'existe pas de lésions cultivables, que les lésions profondes sont inabordables, que les lésions résiduelles ne laissent suinter que quelques gouttes de sérosité, que les lésions sont cicatrisées... « Sans doute, disent Widal et Abrami, le diagnostic de la sporotrichose est presque toujours assuré, non seulement grâce à la constatation des caractères cliniques si particuliers que

MM. de Beurmann et Gougerot nous ont appris à connaître, mais aussi grâce aux cultures, dont ces auteurs ont fixé la technique avec tant de précision. Il n'est toutefois pas sans intérêt d'avoir en main un procédé de recherche qui, grâce à la constatation d'une sporo-agglutination et d'une réaction de fixation positives, permet de porter avec certitude un diagnostic immédiat. » C'est ainsi que le séro-diagnostic de Widal et Abrami a pu assurer le diagnostic bactériologique de sporotrichose avant que les cultures n'aient eu le temps de pousser chez les malades N° LV de Widal et Joltrain $\left(= \frac{1}{200}\right)$, N° LVII et LVIII de Moure $\left(= \frac{1}{300}\right)$, etc...

Les deux méthodes de séro-diagnostic doivent être employées simultanément, car, si en pratique la sporo-agglutination suffit et si la fixation n'est qu'une confirmation, « deux preuves valent toujours mieux qu'une seule et une réaction de fixation négative servira de contrôle à certaines sporo-agglutinations faibles $\left(= \frac{1}{10} - \frac{1}{80}\right)$ et passagères, montrant qu'elles n'ont aucune valeur. Les deux méthodes se complètent et se contrôlent l'une l'autre » (Widal).

Sporo-agglutination. — La technique de la sporo-agglutination est la même que celle du séro-diagnostic microscopique de la fièvre typhoïde de Widal universellement pratiquée dans tous les laboratoires; la seule différence est dans la préparation de l'émulsion homogène du champignon. C'est donc un procédé simple, à la portée des installations les plus rudimentaires.

L'émulsion homogène de spores de *Sporotrichum Beurmanni* doit être préparée en suivant exactement la technique de Widal et Abrami[1]; on prélève au fil de platine un gros fragment de culture sur *gélose*

---

1. Ainsi que l'ont montré Widal et Abrami, « la provenance de l'échantillon de *Sporotrichum* ne joue pratiquement aucun rôle dans le degré de l'agglutination. Au même âge de leur développement sur un milieu déterminé, les dix échantillons éprouvés ont été agglutinés à des taux sensiblement identiques par les sérums de sporotrichosiques que nous avons étudiés. Ainsi, avec une culture

glycosée à 4 p. 100, âgée de *six à douze semaines* [1]. Cette parcelle est broyée à sec au mortier, puis on ajoute goutte à goutte et lentement, en continuant de broyer, quelques centimètres cubes d'eau salée à 8 p. 100 ; le liquide trouble de broyage est filtré sur un petit entonnoir muni d'un

de son propre échantillon, développé depuis six semaines sur gélose maltosée à 4 p. 100, le sérum de notre malade produit une sporo-agglutination à $\frac{1}{400}$; parmi les neuf autres échantillons, éprouvés dans les mêmes conditions, cinq ont été agglutinés à ce même taux de $\frac{1}{400}$, trois à $\frac{1}{300}$, un à $\frac{1}{500}$. La même recherche, effectuée avec les cultures développées sur d'autres milieux (gélose glucosée, gélose simple peptonée, pommes de terre, bouillon glucosé) a fourni, pour chacun de ces milieux des résultats identiques. On peut donc considérer comme sensiblement nulle, l'influence qu'exerce l'origine du parasite sur le taux de la réaction agglutinante. Ce résultat est analogue a celui que l'un de nous a établi en ce qui concerne l'agglutinabilité des différentes races du bacille d'Eberth. »

Toutefois, il est des cultures qui, plus que d'autres, donnent de riches émulsions de spores. Ce sont des cultures luxuriantes, poussées sur gélose humide contenant encore de l'eau de condensation, d'aspect brun-clair et pas trop âgées, donc non desséchées. Les échantillons peu colorés, à voile friable, mollasse, nous ont semblé les meilleurs ; un moyen pour les obtenir et qui souvent nous a réussi est le suivant : on ajoute au tube de gélose Sabouraud 2 à 3 centimètres cubes de bouillon glycosé, on ensemence largement la surface de la gélose et on laisse le tube incliné sur une baguette de verre, afin que la surface de la gélose soit recouverte d'une mince couche de liquide. Les colonies de *Sporotrichum* ainsi humidifiées poussent plus épaisses, plus succulentes et moins colorées.

1. Suivant l'âge des cultures et le milieu de culture, le taux agglutinatif peut varier de 1 à 10. Sur le malade de Widal et Weill « avec des spores provenant d'une culture vieille d'un mois (sur gélose glycosée), l'agglutination s'est montrée positive à $\frac{1}{800}$; avec deux cultures âgées d'un mois et demi et d'origine différente, l'agglutination limite s'effectuait à $\frac{1}{300}$; avec une culture datant de plus d'un an, elle s'arrêtait à $\frac{1}{200}$; enfin avec une culture vieille de dix-sept jours, l'agglutination ne dépassait pas $\frac{1}{80}$. Quel que soit le milieu employé, les cultures jeunes de moins d'un mois ne fournissent habituellement que des agglutinations minimes. Souvent même, la réaction est alors nulle. Le sérum du premier malade que nous avons observé va servir de type à notre description. Pendant les quatre mois que nous l'avons étudié, ce sérum n'a cessé de manifester une action agglutinante très énergique à l'égard des cultures plus âgées et n'a jamais fourni avec les spores développées depuis moins de trois semaines, que des réactions minimes, au $\frac{1}{10}$, au $\frac{1}{30}$, au $\frac{1}{50}$; une fois seulement, l'agglutination s'est effectuée à $\frac{1}{80}$. Ce n'est que passé ce délai que les cultures fournissent des spores nettement agglutinables. C'est ainsi que le 6 août, le sérum de notre malade fournit, avec différents échantillons de *Sporotrichum*, cultivés en bouillon glucosé, une réaction à $\frac{1}{200}$, alors qu'il impressionne à $\frac{1}{400}$ et $\frac{1}{500}$ les mêmes échantillons, développés sur gélose glycosée et sur gélose maltosée. »

filtre en papier-filtre ordinaire *préalablement mouillé*. Le filtrat recueilli dans un tube à essai est homogène ; il ne contient que des spores isolées les unes des autres, le mycélium ayant été retenu sur le papier-filtre. Par une préparation extemporanée, on s'assure que les spores sont nombreuses et libres. En effet, « pour servir utilement au séro-diagnostic, cette émulsion doit être suffisamment concentrée ; trop clairsemées, les spores ne s'agglutinent, en effet, que très lentement et forment des amas minimes ; trop nombreuses, elles ont tendance à se juxtaposer, et donnent ainsi lieu à de fausses agglutinations. Les émulsions qui renferment de 130 à 150 spores par champ microscopique (ocul. 4, obj. 8 Stiassnie), conviennent le mieux à cette recherche ». (Widal, Abrami, Brissaud, Joltrain et Weill).

Suivant la technique classique des dilutions successives de Widal et Sicard, on fait dans des verres de montre, au moyen d'une seule pipette que l'on a soin de rincer à chaque nouvelle prise, des mélanges au $\frac{1}{20}$, $\frac{1}{50}$, $\frac{1}{100}$, $\frac{1}{200}$, $\frac{1}{300}$, $\frac{1}{400}$, $\frac{1}{500}$, de sérum du malade et d'émulsion homogène de spores (c'est-à-dire une goutte de sérum pour 20, 50, 100, 200, etc... gouttes de cultures). On prélève de chaque mélange deux gouttes sur lame, on recouvre d'une lamelle et l'on étiquette le taux de la dilution et l'heure du mélange.

On examine au microscope, sans condensateur, avec un objectif sec (par exemple un D de Zeiss ou un 6, 7 ou 8 et un oculaire 4, 6, ou 8) en diaphragmant, si la lumière est trop vive.

« Ces dilutions successives sont examinées au microscope, pendant les deux heures qui suivent le début de l'expérience. Il est utile de conserver à cet effet les préparations à la chambre humide, afin d'éviter l'évaporation qui les déssèche et rend très difficile la lecture des résultats.

« Alors que l'émulsion-témoin, dépourvue de sérum, se conserve homogène pendant toute la durée de l'expérience et que les spores qu'elle renferme restent libres, sans montrer aucune tendance à fusionner en amas, voici au contraire ce que l'on observe sur les préparations où le sérum du sporotrichosique a été mélangé à l'émulsion. Déjà, après quelques minutes, les spores s'immobilisent, puis elles se rapprochent les unes des autres, et très rapidement s'agglutinent. Le champ de la préparation est alors typique ; il est parsemé d'amas volumineux, faits de l'agglomération en grappes de spores nombreuses, et entre lesquels ne persistent que de très rares éléments isolés. Lorsque des courants se produisent dans la préparation, on voit les amas se mobiliser tout d'un bloc, sans se dissocier. L'agglutination se produit en un mot avec autant de netteté que celle du bacille d'Eberth impressionné par un sérum atyphique ».

On dit que la sporo-agglutination est positive jusqu'à tel taux, « lorsqu'à cette dilution, en soixante à cent-vingt minutes à froid, il s'est encore formé des amas de spores, à la condition que le nombre de ces amas soit plus considérable que celui des spores libres. En effet, une préparation-témoin de spores sans sérum laissée pendant deux heures ne présente jamais d'amas. ».

La technique de la sporo-agglutination est donc d'une grande simplicité. La seule difficulté de cette méthode est d'avoir des cultures d'âge voulu. Or Widal, Abrami, E. Brissaud, Joltrain et Weill, ont montré que le formolage, qui tue la culture, n'altère pas ses propriétés d'agglutinabilité. Des cultures sur gélose Sabouraud, âgées de six semaines, sont tuées en versant deux gouttes de formol pur dans l'eau de condensation ; on imbibe le dessus du bouchon d'ouate d'une dizaine de gouttes de formol, puis on capuchonne. Ces tubes de réserve permettent « donc d'avoir toujours à sa disposition, au laboratoire, une émulsion de spores utilisables pour la recherche du séro-diagnostic », (Widal)[1].

Le sérum des sporotrichosiques agglutine à des taux élevés, $\frac{1}{200}$ à $\frac{1}{1500}$, en moyenne $\frac{1}{400}$ [2]. « La sporo-agglutination, ainsi mise en évidence chez notre premier malade, disent Widal et Abrami, a été recherchée ensuite chez un grand nombre de sujets

---

1. On peut aussi, comme l'ont montré WIDAL, ABRAMI, ÉT. BRISSAUD, JOLTRAIN et WEILL, préparer des émulsions toutes faites. On les répartit dans des petits tubes à essais. On tue l'émulsion par quelques gouttes de formol versées sur la partie inférieure et sur la partie supérieure du bouchon d'ouate ; on capuchonne. On a ainsi des émulsions riches en spores et déjà éprouvées, toutes prêtes à être mélangées au sérum du malade. Il suffira au moment du prélèvement d'agiter le tube fortement, mais il faudra toujours s'assurer par un témoin que les spores ainsi conservées ne se sont pas spontanément agglutinées, ce qui peut arriver à la longue.

2. Il ne faut pas se contenter de dilution à $\frac{1}{10}$, $\frac{1}{50}$, mais pousser toujours à $\frac{1}{100}$ et $\frac{1}{200}$. En effet : « Il nous est arrivé parfois, dit WIDAL, de constater avec le sérum de sporotrichosiques une agglutination très nette à $\frac{1}{100}$, alors qu'elle était absente à $\frac{1}{10}$. Ce fait, d'apparence paradoxale, a déjà été signalé pour l'agglutination typhique. On a invoqué, pour l'expliquer, l'existence d'une substance empêchante dont l'action s'atténuerait par dilution » (*Bull. et Mém. de la Soc. méd. des Hôp. de Paris*, 3 juillet 1908, n° 24, p. 7).

DE BEURMANN, RAMOND, GOUGEROT et VAUCHER ont cité un malade (*Bull. et Mém. de la Soc. méd. des Hôp. de Paris*, 10 juillet 1908, p. 76) qui « n'agglutine ni à $\frac{1}{10}$, ni à $\frac{1}{50}$; on aurait pu croire la méthode en défaut ; or, le même sérum n'a commencé à agglutiner qu'au $\frac{1}{100}$; il agglutine jusqu'au $\frac{1}{200}$ et cesse d'agglutiner au $\frac{1}{300}$. L'agglutination est donc positive, à condition qu'on la pousse assez loin. »

atteints de la même affection. Elle a été retrouvée avec une constance presque absolue ; dans un cas seulement, observé par MM. Achard et Ramond et concernant une infection mixte, tuberculo-sporotrichosique, la réaction agglutinante a fait défaut. Dans tous les autres cas, elle s'est montrée fortement positive. C'est ainsi que deux malades de MM. de Beurmann, Ramond, Gougerot et Vaucher fournissent une réaction à $\frac{1}{500}$ et à $\frac{1}{200}$; un malade de MM. Achard et Ramond agglutine à $\frac{1}{500}$; celui de MM. Gaucher et Fouquet à $\frac{1}{300}$; celui de MM. Gaucher, Lousté Abrami et Giroux à $\frac{1}{1500}$; celui de MM. Widal et Joltrain à $\frac{1}{300}$; ceux de M. Moure à $\frac{1}{300}$, $\frac{1}{300}$ et $\frac{1}{400}$; celui de MM. Pautrier et Lutembacher à $\frac{1}{200}$; celui de MM. Burnier et Weill à $\frac{1}{100}$. Le malade de MM. Sicard et Descomps, celui de MM. Brodier et Fage, malgré la disparition presque complète de leurs lésions, agglutinent encore, le premier à $\frac{1}{600}$, le second $\frac{1}{500}$. Dans le cas récemment rapporté par M. Landouzy la réaction est positive à $\frac{1}{300}$. Le malade de Bruno Bloch fournit une réaction à $\frac{1}{800}$; celui de MM. Lebar et Saint-Girons, à $\frac{1}{100}$; celui de MM. de Beurmann, Gougerot et Vernes, à $\frac{1}{200}$; celui de MM. de Beurmann, Gougerot et Verdun, à $\frac{1}{400}$; celui de M. Robert Stein, à $\frac{1}{600}$; celui de MM. Pierre Marie et Gougerot, à $\frac{1}{400}$; celui de MM. Trémolières et du Castel, à $\frac{1}{400}$. » (Widal, Abrami, Etienne Brissaud, Joltrain et Weill).

Ces fortes sporo-agglutinations assurent le diagnostic de sporotrichose. Seuls en effet, les sérums des sporotrichosiques agglutinent à des taux si élevés : $\frac{1}{200}$ à $\frac{1}{1500}$; en moyenne $\frac{1}{400}$, $\frac{1}{500}$; rarement $\frac{1}{100}$, $\frac{1}{150}$. Les sérums des malades non mycosiques, tuberculeux, syphilitiques, etc., n'agglutinent pas, ou n'agglutinent qu'à des taux faibles, $\frac{1}{10}$, $\frac{1}{20}$ à $\frac{1}{80}$, ainsi que le montre la série de contrôles de Widal, Abrami, Brissaud, Joltrain et Weill, portant sur cent-soixante-trois témoins. « Ces sérums proviennent de treize sujets normaux, de trente syphilitiques, de trente et un tuberculeux pulmonaires, de dix cancéreux, de dix typhiques, de dix ictériques, de huit pneumoniques, de huit brightiques, de deux rhumatisants, de huit lépreux, de quatre hémiplégiques, de deux galeux, de deux bronchitiques chroniques, d'un psoriasique, de trois sujets atteints d'appendicite, de quatre atteints d'angine, de trois atteints de suppurations tuberculeuses prolongées, de deux ulcérations linguales tuberculeuses. Parmi ces cent-soixante-trois sérums éprouvés à l'aide de cultures de choix, onze seulement ont fourni une réaction positive. Mais cette réaction s'est toujours effectuée à un taux bien inférieur à celui que l'on observe au cours de la sporotrichose : chez quatre tuberculeux pulmonaires, elle ne dépassait pas $\frac{1}{20}$; chez un psoriasique, elle s'effectuait à $\frac{1}{10}$; deux cancéreux ont agglutiné, l'un à $\frac{1}{30}$, l'autre à $\frac{1}{20}$; un lépreux à $\frac{1}{30}$; enfin chez un pneumonique, la réaction allait jusqu'à $\frac{1}{80}$ et chez un ictérique à $\frac{1}{60}$. D'ailleurs, la recherche de la réaction de fixation, effectuée parallèlement, vient démontrer que les agglutinations ainsi observées ne sont que des réactions fortuites. Nous avons constaté parfois, chez certains malades, l'existence à certains jours d'une réaction de fixation positive. Mais, chez ces mêmes malades, le résultat recherché le lendemain ou le surlendemain se montrait négatif. Ces variations, d'ailleurs absolument exceptionnelles, s'expliquent aisément par la complexité des facteurs qui interviennent dans la réaction de fixation » (Widal, Abrami, et Brissaud, Joltrain et Weill).

Les sérums de malades atteints de certaines mycoses (actinomycose, discomycoses ou nocardoses, muguet) coagglutinent, mais à des taux plus faibles, jamais au-delà de $\frac{1}{150}$. (Widal et Abrami).

Ces co-agglutinations mycosiques, ne dépassant pas de faibles taux, ne gênent donc pas dans le diagnostic de sporotrichose, d'autant plus que les deux mycoses qui donnent les plus fortes co-agglutinations, le muguet et l'actinomycose ne ressemblent en rien cliniquement aux formes habituelles de la sporotrichose. Cependant, par exception, une mycose cliniquement voisine peut donner une assez forte co-agglutination : Gougerot et Caraven ont observé une hémisporose osseuse primitive du tibia dont le sérum agglutinait les spores de *Sporotrichum* à $\frac{1}{400}$ (résultat obtenu une première fois par nous et contrôlé une seconde fois au laboratoire du Professeur Widal). Mais ce cas est encore unique et d'ailleurs la sporo-agglutination aurait donné le diagnostic général de mycose, ce qui importe le plus au point de vue thérapeutique.

Réaction de Fixation. — La technique est celle de toutes les fixations sériques, la seule différence est la préparation de l'antigène. La réaction de fixation mycosique de Widal et Abrami se fait donc suivant le procédé classique de Bordet-Gengou, utilisé dès le début par Widal et Le Sourd pour le diagnostic de la fièvre typhoïde et employé partout aujourd'hui dans le diagnostic de la syphilis sous le nom de réaction de Wassermann, Neisser et Brück.

Cette méthode réclame par conséquent le matériel spécial habituel à toutes ces fixations et exige une longue pratique. Elle ne devra être employée que par des médecins rompus à ces sortes de recherches.

L'antigène sporotrichosique peut être préparé avec une culture quelconque, il n'est pas nécessaire de se servir comme pour la séroagglutination d'une émulsion ne renfermant que des spores ; les émulsions obtenues en délayant dans de l'eau salée à 8 p. 1000 les cultures totales, contenant à la fois spores et mycélium, fournissent d'aussi bons résultats. De même, l'âge et la nature du milieu de culture sont ici indifférents.

« La technique que nous avons suivie n'est qu'une modification de celle de MM. Bordet et Gengou. Un centimètre cube de sérum à éprouver, préalablement chauffé à 56°, pendant trente minutes, est mélangé à un demi-centimètre cube de l'émulsion de *Sporotrichum*[1] ; puis on

---

1. L'émulsion employée pour cette recherche doit être dense, opaque ; elle ne doit pas toutefois renfermer de grumeaux ; elle doit être « titrée ».

ajoute à ce mélange 0 cm³,3 de sérum frais de cobaye, dilué de moitié, à l'aide d'eau chlorurée à 8 p. 1000, et enfin un demi-centimètre cube d'eau chlorurée à 8 p. 1000. Le tube, contenant ces différentes substances, est agité, puis porté à l'étuve à 37° pendant quatre heures. Au bout de ce temps, on y ajoute 0 cm³, 3 de sérum de lapin anti-mouton, chauffé à 56° pendant trente minutes, et 0 cm³, 1 d'hématies lavées de mouton, diluées dans 0 cm³, 5 d'eau chlorurée à 6 p. 1000. On sait que, dans de pareilles conditions, si le sérum éprouvé renferme une sensibilisatrice, celle-ci, absorbée par la culture mise en sa présence, détermine la fixation du complément du cobaye, pendant la première partie de l'expérience. Ce complément ayant ainsi disparu du mélange, les hématies sensibilisées qu'on y ajoute ne subissent pas d'hémolyse, et se conservent intactes. Au contraire, si l'hémolyse se produit, c'est que le complément n'a pas disparu du mélange et par conséquent, que le sérum éprouvé ne contenait pas de sensibilisatrice ». (Widal et Abrami).

A l'exemple de Noguchi, qui a apporté cette modification dans la recherche de la sensibilisatrice syphilitiqne, Widal et Abrami ont rendu la réaction plus certaine en remplaçant les globules de mouton par les globules humains ; le malade fournit à la fois le sérum à éprouver et les globules rouges humains (il faut donc préparer un lapin anti-humain).

L'emploi du temps est ainsi réglé :

1° Recueillir le sang du lapin anti-humain par saignée de la carotide ou d'une veine de l'oreille après xylolage.

2° Titrer le sérum anti-humain, le décanter, le distribuer en ampoules, le chauffer à 55°, le conserver à la glacière.

3° Recueillir le sang des malades-témoins, le conserver à la glacière.

4° Préparer et faire stériliser les tubes, pipettes, eau salée.

Ces opérations (1, 2, 3, 4) peuvent être faites la veille ou les jours précédents.

5° Décanter les sérums des malades témoins.

6° Recueillir le sang du malade par ponction veineuse. En faire deux parts immédiatement ; l'une, recueillie dans un liquide anti-coagulant, donnera les globules rouges réactifs ; l'autre, qu'on laisse coaguler, fournira le sérum. On hâtera la séparation du sérum par centrifugation. Décanter, mettre en boule prête à être chauffée.

7° Chauffer les divers sérums à 56° au bain-marie.

8° Préparer l'antigène.

(Ces opérations, 5, 6, 7, 8, peuvent être faites le matin même).

9° Titrer l'antigène (on pourra tenter de formoler une provision d'antigène titré, afin de ne pas avoir à procéder au titrage, mais cette technique peut provoquer des erreurs).

10° Recueillir le sérum de cobaye (complément), le diluer à partie égale d'eau salée, défibriner, centrifuger, décanter.

11° Titrer le complément,

Ces deux temps, 11 et 12, doivent être pratiqués le plus vite possible et le complément doit être utilisé aussitôt).

12° Faire le premier mélange :

Sérum humain	0 cm³,3
Antigène	0,1 0,2 0,3
Cobaye	0,1
Eau salée à 8 p. 1000	1,5

13° Laisser à l'étuve à 37° pendant trois heures.

14° Ajouter au premier mélange la dose connue de sérum de lapin hémolytique, dilué (par exemple 0,1) et 0,1 centimètre cube de globules rouges humains centrifugés, dilués dans 0,5 d'eau salée à 7 p. 1000.

15° Reporter à l'étuve et surveiller.

16° Centrifuger dès que l'hémolyse s'est produite dans les tubes témoins.

Les doses indiquées sont les doses habituelles, mais il ne faut pas oublier qu'il faut doser : 1° l'antigène, 2° le sérum hémolytique, 3° le complément de cobaye. La préparation faite d'avance d'une grande quantité d'antigène, que l'on tue par formolage, permet de ne doser qu'une fois. De même, selon beaucoup d'auteurs, il suffirait de doser, une seule fois pour toutes, une des ampoules de sérum hémolytique provenant du même lapin, car ce sérum chauffé à 55°, laissé à la glacière, conserve pendant longtemps une activité seusiblement égale. Le complément de cobaye, devant être employé frais, devra être dosé à chaque nouvelle épreuve.

Il est de nécessité absolue de faire à chaque épreuve des tubes-témoins avec des sérums de malades non mycosiques et si l'on peut avec un sérum de sporotrichosique.

En adaptant à la sporotrichose certaines modifications adoptées dans la réaction de Wassermann, on peut simplifier la recherche de la réaction de fixation mycosique. La modification la plus simple et en même temps la plus sûre nous semble être celle de Bauer ou mieux encore celle de Foix [1]. On ne se sert plus de système hémolytique anti-humain ou anti-mouton, ce qui facilite singulièrement l'opération, car il existe dans tous les sérums humains une

---

1. Charles Foix. Sur une technique simplifiée de réaction de fixation. *Comptes rendus des séances de la Soc. de Biol.*, 17 juillet 1909, t. LXVII. p. 171.

hémolysine naturelle vis-à-vis des globules rouges de mouton et de lapin ; les globules rouges réactifs, destinés à être hémolysés, sont fournis par le lapin, animal courant de laboratoire[1].

On prépare :

1° *Eau salée* à 8 p. 1000, répartie en tubes à essai et stérilisée.

2° *Sérum du malade* à éprouver, chauffé à 56°. Le sang du malade est pris, soit dans la veine par ponction, soit dans le dos par ventouse scarifiée, soit au lobule de l'oreille ou au bout du doigt par piqûre et aspiration dans une pipette à tube large, à effilure courte et fine. On laisse la pipette inclinée à 30° et on décante le sérum. Le chauffage à 56° n'est pas indispensable, mais il diminue les causes d'erreur et permet une meilleure conservation ; pour le faire, on aspire le sérum dans des pipettes-ampoules, on les ferme aux deux extrémités et on les met pendant trente à quarante-cinq minutes au bain-marie à 56°. On peut, à défaut de bain-marie, utiliser une étuve à paraffine réglée à 55-56°.

Les sérums humains doivent être éprouvés aussi tôt que possible.

3° *Sérum frais alexique de cobaye (complément)*. Le sérum de cobaye est

---

1. La modification de HECHT, employée dans le diagnostic de la syphilis, nous a souvent donné de bons résultats dans le séro-diagnostic mycosique ; elle semble pourtant offrir moins de certitude que la technique de BAUER-FOIX.

Cette modification emploie le sérum humain *non chauffé* et *frais*, c'est-à-dire recueilli depuis deux à trois heures au plus. On n'a donc pas à préparer de sérum de cobaye, ce qui est une nouvelle simplification.

Pour chaque sérum, le premier mélange est :

	1er TUBE	2° TUBE	3° TUBE	4° TUBE (témoin).
Sérum frais humain .	2 gouttes.	2 gouttes.	2 gouttes.	2 gouttes.
Antigène titré	2 —	3 —	4 —	0
Eau salée	14 —	13 —	12 —	16 gouttes.

Étuve à 37° : 90 minutes.

Puis on ajoute à chaque tube deux ou plusieurs gouttes de globules de lapin à 10 p. 100.

On reporte les tubes à l'étuve et on y laisse jusqu'à ce que le tube 4 soit hémolysé.

Ce tube 4 sert de témoin démontrant que le sérum contient, non seulement l'hémolysine naturelle vis-à-vis des globules rouges du lapin, mais encore une dose suffisante de complément. Si le sérum ne contenait pas de complément (28 fois sur 500 réactions de WASSERMANN, d'après SABRAZÈS, soit 5, 6 p. 100), il suffirait d'ajouter deux gouttes d'un sérum humain *frais* dont l'activité alexique a été démontrée par des essais antérieurs.

Des témoins avec des sérums de non-mycosiques prouveront que les antigènes ne fixent pas à eux seuls le complément.

obtenu en égorgeant un cobaye sain avec un rasoir au-dessus d'un tube sec à large ouverture. On fait une première entaille sur le côté droit du cou, puis une seconde sur le côté gauche ; on presse à pleines mains l'abdomen afin d'exprimer le sang contenu dans les organes abdominaux. (L'addition d'une partie d'eau salée isotonique est préconisée par certains auteurs ; il suffira dans la suite des manipulations de multiplier par deux la quantité de complément employé). On verse le plus rapidement possible le liquide sanguin dans des tubes à centrifuger et on centrifuge pendant dix minutes afin de séparer les globules rouges. Le liquide surnageant est limpide, incolore ou teinté de rose-clair.

Le sérum de cobaye doit être employé frais, c'est-à-dire dans les deux à trois heures qui suivent le recueil. Certains auteurs conseillent au contraire avec Nicolle et Pozerski, Bezançon, de laisser le sérum de cobaye vieillir douze à quatorze jours à la glacière. Ces sérums vieillis sont moins actifs et doivent être employésen plus grande quantité, mais ils ont l'avantage d'être plus stables.

D'après la plupart des auteurs la richesse alexique du sérum de cobaye est assez fixe pour n'avoir pas besoin d'être *titrée* ; d'après d'autres, cette activité alexique varie d'un animal à l'autre, parfois dans de grandes proportions, aussi lorsque la réaction échoue, est-il nécessaire de recommencer en diminuant ou en augmentant les doses de sérum de cobaye, ou mieux encore de doser son complément avant de faire les réactions.

4° *Antigène* : on broye à sec au mortier un gros fragment de culture de *Sporotrichum Beurmanni* poussé sur n'importe quel milieu et de n'importe quel âge, autant que possible venant d'une culture sur gélose glycosée de un à quatre mois, puis on ajoute goutte à goutte de l'eau salée à 8 p. 100 en continuant de broyer ; on dilue jusqu'à ce que l'on obtienne une émulsion « dense, opaque », mais ne contenant pas de grumeau. On ne filtre pas.

Il est prudent de doser l'antigène, car un antigène trop concentré fixe le complément en l'absence de sensibilisatrice mycosique[1]. Ce dosage de l'antigène se fait avec un ou plusieurs sérums de non mycosique et si possible avec un sérum de mycosique connu. Le dosage est pratiqué comme la réaction de fixation diagnostique, mais l'inconnue est ici la dose d'antigène, alors que dans l'épreuve diagnostique, ce sont les sérums qui représentent l'inconnue. On dispose donc deux sé-

---

1. Afin de ne pas être obligé de doser l'antigène à chaque nouvelle épreuve, on peut préparer une assez grande quantité d'antigène que l'on répartit en petits tubes ; on tue l'émulsion en imbibant le bouchon de formol, on capuchonne et le dosage est fait une fois pour toutes. Pourtant on a pu objecter que l'antigène conservé s'affaiblissait en vieillissant ; aussi le dosage d'un antigène frais avant chaque nouvelle épreuve avec le complément qui servira à cette épreuve a-t-il l'avantage d'éviter toute cause d'erreur du fait de l'antigène et du complément.

ries parallèles de tubes avec les mélanges habituels, l'une avec le sérum mycosique, l'autre avec le sérum non mycosique ; de tube en tube, on verse une quantité croissante d'antigène dilué ou non, 1, 2, 3, 4, 5, 6... gouttes. La dose (= N) sera la dose minima qui fixe avec le sérum mycosique. Cette dose N, et les doses N 1 +, N + 2, ne doit pas fixer avec le sérum non mycosique, elle sera donc inférieure à la dose forte d'antigène qui fixe spontanément le complément avec les sérums non mycosiques. Tout au plus, N + 2 devra-t-il donner une hémolyse presque totale. Si l'on n'obtenait pas cette élasticité, il suffirait de diluer l'antigène et on recommencerait le titrage.

Ces quatre produits étant préparés, on fait les mélanges suivants dans de petits tubes à essais de 5 centimètres environ de longueur, disposés dans un porte-tube à douze places et munis de bouchons de caoutchouc. Toute réaction doit comprendre les témoins, c'est-à-dire au moins les douze tubes suivant :

	Eau salée	Sérum humain inactivé	Sérum cobaye (en moyenne)	Antigène	Eau salée
	15 gouttes	5 gouttes	2 à 3 gouttes	gouttes	10 gouttes
Sérum inconnu à éprouver					
1er	15	5	2 à 3	N	10
2°	15	5	2 à 3	N + 1	10
3°	15	5	2 à 3	N + 2	10
4°	15	5	2 à 3	0	10
Sérum témoin connu non mycosique					
5°	15	5	2 à 3	N	10
6°	15	5	2 à 3	N + 1	10
7°	15	5	2 à 3	N + 2	10
8°	15	5	2 à 3	0	10
Sérum témoin connu mycosique					
9°	15	5	2 à 3	N	10
10°	15	5	2 à 3	N + 1	10
11°	15	5	2 à 3	N + 2	10
12°	15	5	2 à 3	0	10

Les gouttes[1] sont versées avec une pipette banale qui doit être la même pour toute l'opération ; il suffit de la rincer à chaque prise d'un nouveau produit en y aspirant deux à trois fois de l'eau salée. L'eau salée est versée en deux fois : au début, afin que les autres produits soient dilués ; à la fin, afin de laver les parois du tube sur lesquelles une goutte d'un produit précédent aurait pu s'arrêter[2]. On numérote les tubes, on les bouche, on agite, on les porte à l'étuve à 37° et on les y laisse trois heures.

Pendant ce temps, on prépare l'émulsion de globules rouges de lapin à 10 p. 100. Cette émulsion est facile à fabriquer extemporanément, en prenant un lapin quelconque non préparé ; on frotte l'oreille avec du xylol, une vaso-dilatation se produit ; on pique une petite veine avec la pointe d'un bistouri, le sang coule abondamment ; on le pompe rapidement dans une pipette et aussitôt on en verse 10 gouttes dans un tube à essai contenant 100 gouttes du liquide suivant : eau, 1000 ; chlorure de sodium, 8 ; citrate de soude, 6. On bat immédiatement le liquide avec la pipette afin de le défibriner. Toute cette manipulation doit être faite très vite, sinon, au moment de la prise, le sang se coagule dans la pipette où on l'aspire : il suffirait d'ailleurs de prendre une pipette nouvelle, le mélange n'ayant pas besoin, comme il le fallait pour les précédents d'être rigoureusement titré. Il faut le défibriner par un long battage, sinon le sang se coagule partiellement dans l'eau salée et parfois dans les tubes de réaction, forçant à recommencer toute la deuxième partie de l'opération.

Au bout de trois heures, on verse dans chacun des tubes cinq gouttes de l'émulsion de globules rouges ; on rebouche les tubes, on agite vigoureusement et on les reporte à l'étuve à 37° ; tous les quarts d'heure, on les regarde et on les agite. Dès que les tubes 4, 8, 12, (l'hémolyse se fait entre quinze et soixante minutes) ont hémolysé, on retire les tubes de l'étuve. On centrifuge pendant deux à trois minutes, afin que le liquide surnageant soit limpide ; s'il y a hémolyse, le liquide est rose (H^1), rouge (H^2), rouge intense (H^3), et il ne reste plus de culot de globules rouges au fond des tubes. S'il n'y a pas hémolyse, le liquide reste incolore (Ho) ou est à peine teinté de jaune-rose ($H\mu$) et il reste au fond des tubes un petit culot de globules rouges pulvérulents, non détruits.

Les résultats sont donc les suivants :

<table>
<tr><td rowspan="3">Sérum à éprouver</td><td>1er Tube</td><td rowspan="3">Si le malade est sporotrichosique, pas d'hémolyse (H^0) ou hémolyse partielle légère ($H\mu$) [= Réaction positive].
Si le malade n'est pas sporotrichosique, hémolyse totale (H^3) [= Réaction négative].</td></tr>
<tr><td>2e Tube</td></tr>
<tr><td>3e Tube</td></tr>
</table>

1. La quantité n, dosée comme il est dit ci-dessus, est ordinairement égale à deux gouttes d'une émulsion claire opalescente, soit $n = 2$.

2. Verser à côté ou sur la paroi une goutte des produits indispensables est une erreur que nous avons vu commettre plusieurs fois par des débutants.

Sérum à éprouver { 4e Tube } Hémolyse (H³) ; ce tube dépourvu d'antigène sert de témoin à cette série et doit être hémolysé.

Sérum témoin non mycosique {
5e Tube
6e Tube
7e Tube
8e Tube
} Hémolyse totale (H³) [= Réaction négative].

Sérum témoin mycosique certain {
9e Tube
10e Tube
11e Tube
} Pas d'hémolyse (H⁰ ou Hμ) [= Réaction positive].

12e Tube   Hémolyse totale (H³) témoin de cette série.

Cette disposition des tubes évite toute cause d'erreur, ou plutôt permet de voir immédiatement s'il y a erreur : chacun des produits employés peut en effet être la source d'erreurs qu'il faut bien connaître.

Une première cause d'erreur est l'absence ou la pénurie d'hémolysine naturelle des sérums humains employés vis-à-vis des globules rouges de lapin. Cette absence, en dehors des sérums trop vieux et altérés, est tout à fait exceptionnelle (Foix et Salin). Les tubes 4. 8, 12, le montreront immédiatement ; ils resteront non hémolysés, alors que l'hémolyse doit être totale. Il faut recommencer toute la réaction en employant des sérums humains récemment recueillis ou en ajoutant à ceux qui sont dépourvus d'hémolysine naturelle, deux à trois gouttes d'un sérum humain quelconque chauffé, éprouvé auparavant. Les tubes 4, 8, 12, assureront que la réaction est valable.

Une *deuxième* série de causes d'erreur peut être due aux globules de lapin. Certains lapins ont des globules fragiles qui hémolysent spontanément et assez rapidement ; certains lapins au contraire ont des globules qui, surtout en présence de sérum chloruré citraté, hémolysent difficilement. L'hémolyse dans les tubes de sérum mycosique connu, 9. 10, 11, mettra en évidence cette fragilité excessive[1] ; l'absence ou le faible degré de l'hémolyse dans les tubes de sérum non mycosique 5, 6, 7 et dans les tubes 4, 8, 12, révèlera la résistance excessive des globules. On changera donc de lapin et on n'emploiera plus d'eau salée citratée mais de l'eau salée simple. On se méfiera encore d'une insuffisance de défibrination de l'émulsion des globules ; il se forme

---

1. Il peut se faire qu'on n'ait pas de sérum mycosique ; il faut alors faire le témoin suivant : sérum chauffé du malade à éprouver, antigène, eau salée, globules rouges ; donc, *pas* de complément. Les globules doivent ne pas hémolyser. S'ils hémolysent, c'est que l'antigène est hémolytique ou que les globules sont trop fragiles.

dans les tubes de réaction, un coagulum qui emprisonne les globules et retarde l'action de l'hémolysine. Pour éviter cette erreur, il faut défibriner longuement, agiter les tubes de quinze en quinze minutes et s'assurer en agitant les tubes que les globules déposés ne comprennent pas de caillot, ou tout au moins qu'en réémulsionnant le mélange, toute la hauteur du liquide surnageant se teinte de nouveau de rouge.

Une *troisième cause d'erreur* provient de l'insuffisance du complément; des tubes-témoins 4, 8, 12, de chaque série et la série des tubes 5, 6, 7, faits avec le sérum non mycosique restant non hémolysés, décèleraient l'erreur; il faudrait recommencer en augmentant les doses ou plutôt en prenant un autre complément frais.

Une *quatrième cause d'erreur* en sens inverse peut provenir de l'excès d'activité du complément; la série des tubes 9, 10, 11, nous en avertira : on diminuera la dose de complément. On évitera presque toujours cette erreur en chauffant les sérums humains qui possèdent naturellement une quantité assez inégale de complément, que le chauffage à 55° a pour but de détruire.

Une *cinquième cause d'erreur* est la concentration de l'antigène. Un antigène trop faible ne fixe pas, ce que montrera la série des tubes 9, 10, 11, (sérum mycosique). Un antigène trop concentré fixe le complément avec un sérum quelconque non mycosique, l'absence d'hémolyse dans la série des tubes 5, 6, 7 (sérum non mycosique) révèlera l'erreur. Il faudra recommencer en diluant l'antigène.

Une *sixième cause d'erreur* peut être due à l'emploi de sérums humains laqués, ictériques, lactescents ou de sérums de cobayes laqués qui teinteraient de rouge le mélange dès la première partie de la réaction, avant même qu'on n'ait versé les globules rouges de lapin. Il faudra refaire de nouvelles prises de sérum.

En résumé :

Hémolyse = réaction négative = pas de sensibilisatrice = pas de sporotrichose.

Pas d'hémolyse ou hémolyse faible = réaction positive = présence de sensibilisatrice = sporotrichose ou mycose.

Pratiquement, suivant Widal et Abrami, la quantité de sensibilisatrice (H^1 ou H^2) importe peu ; il suffit que la réaction soit positive.

Plus d'une vingtaine de sporotrichosiques ont subi à l'heure actuelle cette épreuve et jusqu'à présent la réaction de fixation n'a jamais été en défaut. Chez le premier malade de Widal, la réaction, « s'est constamment montrée positive, durant les quatre mois que ce malade est resté soumis à notre observation. Il en a été de même pour les autres malades atteints de sporotrichose, chez lesquels la réaction de fixation a été recherchée. Les malades de MM. de Beurmann, Ramond, Gougerot et Vaucher, de MM. Sicard et Descomps, Brodier et Fage, Gaucher et Fouquet, Gaucher, Louste, Abrami et Giroux, Gaucher et Joltrain, Moure, Landouzy fournissent ainsi une réaction de fixation manifeste. Cette réaction existait également chez le malade de MM. Achard et Ramond, dont le sérum n'agglutinait pourtant pas le *Sporotrichum Beurmanni*. La réaction de fixation, de même que la sporo-agglutination, semble exister de façon pour ainsi dire constante chez tous les sporotrichosiques de types divers ».

Au contraire, chez cent soixante-trois malades non mycosiques, la réaction a été constamment négative. (Widal, Abrami, Brissaud, Joltrain et Weill).

Le sérum de malades atteints de certaines mycoses (*Aspergillus, Penicillum...*) ne donne pas de cofixation avec le *Sporotrichum Beurmanni* comme antigène. (Widal, et Abrami, Brissaud, Joltrain, Weill).

Par contre, les sérums des malades atteints d'actinomycose (Widal et Abrami), de muguet (Widal, Abrami et Joltrain), d'hémisporose (Gougerot et Caraven), de discomycose (Ravaut et Pinoy), etc., donnent des co-fixations aussi fortes que les sérums de sporotrichosique. La réaction de fixation ne peut donc donner que le diagnostic général de mycoses, ou plutôt d'un groupe de mycoses. Les résultats sont moins précis que ceux de la sporo-agglutination, si facile à mesurer, et il semble que la simple présence d'une levure saprophyte dans la gorge (fait assez banal chez les tuberculeux notamment) suffise dans certains cas à provoquer la réaction de fixation mycosique ; il y a là une cause d'erreur facile à éviter par la culture du bucco-pharynx [1] et *surtout par la comparaison avec la*

---

1. Par exemple, un cas (suivi à l'hôpital Saint-Louis) de gommes tuberculeuses cutanées ; le malade avait des levures saprophytes dans la gorge. La réaction de fixation était positive et aurait pu prêter à l'erreur, mais la sporo-agglutination l'aurait immédiatement rectifiée car le taux agglutinatif ne dépassait pas $\frac{1}{100}$.

sporo-agglutination ; en effet celle-ci ne dépasse pas $\frac{1}{100}$ et n'atteint jamais les taux $\left(\text{de }\frac{1}{400}\right)$ habituels dans la sporotrichose.

Les deux techniques, sporo-agglutination et fixation, se prêtent un mutuel contrôle ; les sporo-agglutinations précisent la variété de mycose et la réaction de fixation montre que les faibles agglutinations des malades non mycosiques $\left(\frac{1}{10}\text{ à }\frac{1}{80}\right)$ ne sont que des réactions fortuites passagères et variables, car « chez aucun des sujets précédents que nous avons examinés, même chez ceux qui avaient présenté une réaction agglutinante positive, nous n'avons observé à plusieurs reprises la réaction de fixation. Nous n'avons constaté qu'une exception à la règle précédente : il s'agit d'un malade de M. Ravaut, atteint de sarcome mélanique et chez lequel la sporo-agglutination s'est montrée nettement positive à $\frac{1}{100}$ et chez lequel la réaction de fixation, plusieurs fois effectuée, fut trouvée également positive. L'examen somatique de ce malade ne permit de découvrir aucune lésion mycosique, en activité ou guérie. La présence de ces deux réactions témoignait peut-être cependant de l'existence d'une mycose restée inaccessible à nos moyens d'investigation clinique. » Nous croirions volontiers à une levure saprophyte du bucco-pharynx, saprophytisme qui est si fréquent... En un mot, « il résulte des recherches précédentes que le sérum des sujets sains, de même que celui des malades atteints d'affections non mycosiques de toute nature, est dénué de pouvoir agglutinant et de pouvoir anti-complémentaire à l'égard du *Sporotrichum Beurmanni*. Si, de façon tout-à-fait exceptionnelle, on peut avec certains sérums, obtenir soit une réaction d'agglutination, soit une réaction de fixation positive, ces réactions ne présentent ni constance ni intensité suffisantes ; et surtout, elles se montrent dissociées, indépendantes l'une de l'autre. Parmi les cent-soixante-trois sujets non mycosiques que nous avons examinés, nous n'avons en effet constaté qu'une fois l'existence simultanée de la réaction agglutinante et de la réaction de fixation. Ces résultats prouvent suffisamment toute l'importance qui doit s'attacher à la recherche des deux réactions : elles se complètént et se contrôlent l'une l'autre. » (Widal, Abrami, Brissaud, Joltrain et Weill).

IV

EXAMEN SUR LAME

Recherche directe sur frottis et dans les coupes de la forme courte de de Beurmann et Gougerot (1906).
(Fig. 142.)

Il était logique de penser que l'examen direct du pus pourrait, en révélant le parasite, donner un diagnostic immédiat, facile, rapide et certain. Il n'en est rien, et c'est à dessein que nous rejetons au second plan la recherche du parasite sur lame, car sauf exception, elle est longue, difficile et ne donne que des présomptions. C'est une méthode à délaisser en pratique courante.

Les parasites prennent dans les tissus la forme courte oblongue ovoïde, que les premiers, en 1906, nous avons décrite chez l'homme et chez les animaux (fig. 142) : ils sont inégaux, mesurent de 5 à 2 μ. de long sur 3 à 1 μ de large, extra-cellulaires ou intra-cellulaires, phagocytés à l'intérieur des macrophages, exceptionnellement inclus dans les polynucléaires ; ils sont granuleux, plus sombres à leurs extrémités qu'à leur centre, et entourés d'une membrane fine translucide (v. p 63).

Diverses méthodes ont été tentées pour les mettre en évidence et nous avons pu les déceler dans tous les tissus : dans le sang, l'urine, le sperme des animaux, même dans les squames des lésions humaines [1].

I. *Examen sur lame, frottis et coupe après coloration* [2]. — La recherche est longue et difficile chez l'homme.

« Sur les frottis desséchés et dans les coupes, les trois meilleures techniques sont l'éosine-bleu de Dominici (ou Leishmann), le Gram (ou

1. DE BEURMANN et GOUGEROT. *Bull. et Mém. de la Soc. méd. des Hôp. de Paris,* 7 juin 1907.

2. DE BEURMANN et GOUGEROT. Coloration du *Sporotrichum Beurmanni* dans les tissus. *Bull. des Sc. de la Soc. de Biol.*, 15 févr. 1908, p. 255.

ses succédanés Bucholtz, Claudius) et le Prénant[1]. Le parasite, jeune ou adulte, vivant, prend le bleu du premier, le violet du second, le rose du troisième. Ces trois méthodes qui permettent en même temps l'étude cytologique des frottis et des coupes[2], se complètent l'une l'autre. Par le Dominici, on élimine l'erreur causée par les débris de globules

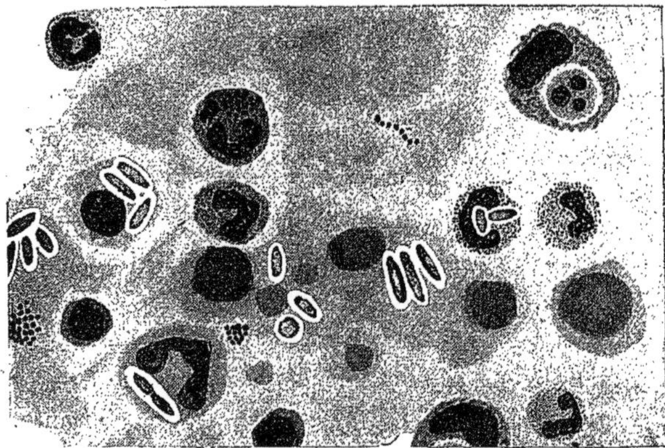

Fig. 142. — FORMES COURTES OBLONGUES DU SPOROTRICHUM BEURMANNI DANS LES TISSUS
(DE BEURMANN ET GOUGEROT 1906).

Polynucléaires et macrophages avariés, débris cellulaires. — Formes oblongues du *Sporotrichum* extrêmement nombreuses, claires, granuleuses, entourées d'une auréole transparentes. Près du centre de la figure, on aperçoit une forme sphérique; en bas et à gauche un parasite en voie de division.

Ce frottis provient d'une sporotrichoside ulcéreuse de la muqueuse buccale (malade nº IV); les parasites sont extrêmement nombreux et l'on voit quelques cocci associés, libres ou phagocytés.

Des cas semblables, où le diagnostic peut être affirmé sur le simple examen direct du pus, sont tout à fait exceptionnels. En pratique, il ne faut pas compter sur cette méthode; en effet, les *Sporotrichum* oblongs sont encore rares, difficiles à trouver et difficiles à distinguer des débris de noyaux pyknosés. (Dessin de Gougerot. Fig. extraite des *Bull. et Mém. de la Soc. méd. des Hôp. de Paris*, nº 20, p. 587, 7 juin 1907).

1. GOUGEROT. Méthode de PRENANT modifiée. *Bull. et Mém. de la Soc. anat.*, nº 7, juillet 1905, p. 670. Cette excellente méthode trop peu connue, due au professeur PRENANT, est facile mais délicate : coloration faible à l'hématéine, eau, surcoloration à l'éosine-orange; lavage rapide à l'alcool à 90°; coloration différenciatrice avec la solution alcoolique de vert-lumière à 1 p. 100 pendant dix à vingt secondes; alcool à 90° pour enlever l'excès de vert, alcool absolu, xylol, huile de cèdre ou baume. « Il faut faire avec grand soin, disions-nous, la substitution du vert au rouge. Si on laisse le vert agir trop peu de secondes, les noyaux sont violacé-rouge, les protoplasmas empâtés; si on laisse le vert trop longtemps, le parasite perd sa teinte élective rose et se surchage de vert. » La méthode des coupes en série, sur une même lame, indiquée par GOUGEROT en 1905 (*loco citato*) évite ces petits inconvénients.

2. L'*examen cytologique* peut être de très grande utilité et suffirait pour repousser le diagnostic de tuberculose (fig. 142, 143). En effet, la formule habituelle du pus sporotrichosique, établie par nous en 1906, « est un mélange de polynucléaires et de macrophages peu avariés »; « cette association presque pure, la presque intégrité ou le peu de lésions des cellules, en comparaison des lésions profondes des éléments du pus tuberculeux, sont particuliers à la sporotrichose. Notre

rouges et de nécrose acidophile ; par le Prenant, l'erreur des débris chromatiniens [1].

Lorsque le *Sporotrichum* est sénescent, lorsqu'il est attaqué par la phagocytose, ou lysé par l'action parasiticide des humeurs, il dégénère et se réduit à une « ombre dépourvue d'électivité colorante » (Gougerot[1]).

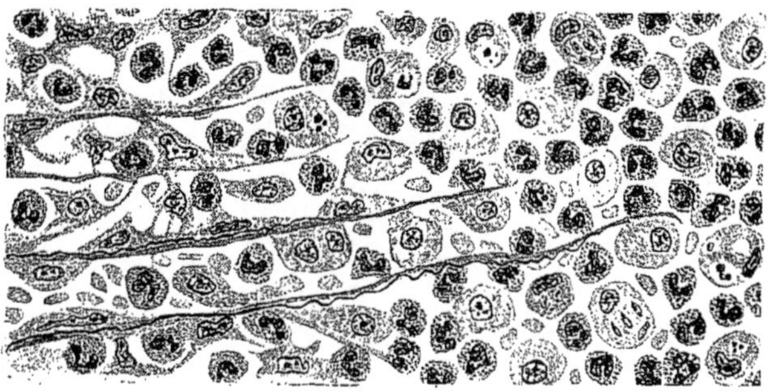

Fig. 143. — DIAGNOSTIC DE SPOROTRICHOSE PAR L'EXAMEN CYTOLOGIQUE DU PUS ET PAR LA BIOPSIE. *Pus sporotrichosique.*

Centre d'une gomme hypodermique. — Le pus est formé de polynucléaires neutrophiles, peu avariés, mêlés de macrophages, dont beaucoup renferment des leucocytes pyknosés. Trois macrophages ont phagocyté des *Sporotrichum*. Ces *Sporotrichum* revêtent toujours la même forme oblongue granuleuse, cerclée d'un fin liseré incolore (malade n° IV ; coloration éosine, orange, bleu de Dominici. Dessin de Gougerot, *Ann. de Derm. et de Syph.*, 1907, p. 410).

malade n° XI était atteint à la fois d'abcès froid tuberculeux cervical et de gomme sporotrichosique fermée de la cuisse ; le contraste entre les deux formules cytologiques était saisissant. Dans le pus cervical tuberculeux, les détritus protoplasmiques étaient très abondants ; les éléments cellulaires, rares et très altérés, étaient des moyens et des petits mononucléaires ; les macrophages étaient exceptionnels. Dans le pus sporotrichosique, les éléments cellulaires étaient nombreux, altérés, disséminés dans un réticulum fibrineux ; le mélange des macrophages et des polynucléaires était presque pur, les mononucléaires étaient rares » (1907). On peut dire en pratique qu'*un pus à polynucléaires et à macrophages, ne paraissant pas contenir de germes microbiens*, a quelques chances d'être un pus sporotrichosique.

Le *diagnostic histologique* de la sporotrichose est possible par la biopsie, grâce aux caractères si particuliers des sporotrichomes, que nous avons décrits en 1906 et en 1907 (fig. 143 et 144). LAUBRY et ESMEIN ont pu faire ce diagnostic ; DUVAL, chez le malade de DEMOULIN, a pu rectifier le diagnostic de tuberculose et soupçonner la mycose avant d'avoir le résultat des cultures. Mais c'est là un moyen peu pratique et parfois incertain qui réclame une grosse biopsie. En effet, sur de petits fragments les lésions sont difficiles à distinguer de la tuberculose ; la certitude absolue ne serait donnée que par la découverte du parasite dans la lésion même. Or, l'on sait combien cette démonstration est difficile.

1. On pourrait encore faire la coloration suivante : Ziehl, eau acidulée, eau, hématéine, Gram, tanin orange (ou Ziehl, eau acidulée, eau, bleu d'Unna), qui permet la recherche simultanée du bacille de Koch. Le *Sporotrichum* n'est pas acido-résistant, toutefois, par exception, on note à l'intérieur du parasite des granulations acido-résistantes qui semblent être des granules graisseux.

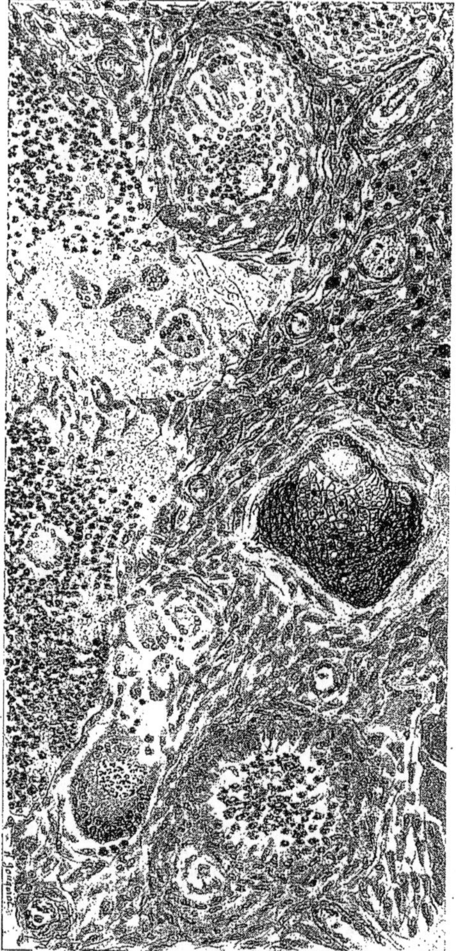

Fig. 144. — Diagnostic de sporotrichose par la biopsie.

C'est ce qui explique l'apparente rareté des parasites dans le pus; les *Sporotrichum* restent « incolorables, ou plus exactement ne retiennent plus la coloration élective qui nous les fait classiquement reconnaître ; ils ne prennent plus que la teinte indifférente du fond, rien ne les fait donc ressortir[1] »... « Depuis

1. Quelques-uns au moins de ces parasites acidophiles (qui ne sont plus ni basophiles ni gramophiles) sont encore vivants et cultivables ainsi que le montrent les numérations comparées des *Sporotrichum* dans le pus à l'examen direct et des colonies en cultures.

Zone moyenne tuberculoïde de la gomme sporotrichosique, comprise entre la zone externe lympho-conjonctive cellulaire basophile ou fibro-cellulaire et la zone interne abcédée, dont on voit les amas de polynucléaires sur le bord gauche de la coupe. Cette zone moyenne, formée de cellules en dégénérescence acidophile ou épithélioïde, réunit plusieurs formations tuberculoïdes atypiques, spéciales à la sporotrichose : en haut moitié de follicule épithélioïde avec polynucléaires disséminés au centre ; — au-dessous vers la gauche, follicule épithélioïde avec cellule géante et amas polynucléaire ou micro-abcès central ; — au-dessous, cellule géante isolée, entourée de polynucléaires ; — vers la gauche, trois cellules géantes isolées, perdues dans un raptus de globules rouges ; — au milieu de la coupe, follicule intravasculaire treillissé de fibrine ; — sur le côté supérieur droit de ce follicule, un petit follicule épithélioïde contenant quelques polynucléaires ; — à gauche et au-dessous, cellule géante isolée au milieu des polynucléaires et amas de cinq cellules géantes, dont la plus grosse contient un paquet de polynucléaires ; — à droite de cette cellule géante, follicule vasculaire, les parois du vaisseau sont en dégénérescence épithélioïde, elles encerclent un micro-abcès polynucléaire ; — entre les follicules atypiques, dégénérescence épithélioïde incomplète avec conservation de la trame collagène. Cet ensemble de lésions, sans être pathognomonique de la sporotrichose, doit faire penser à cette infection plus qu'à toute autre maladie. Malade n° III Orcéine-Prenant. (Dessin de Gougerot, *Annales de Derm. et de Syph.*, 1907, p. 412).

que nous nous sommes habitués, dit Gougerot (*Comp. rend. des Séances de la Soc. de Biol. 27 Nov. 1909. LXVII, p. 578*) à cette incolorabilité du *Sporotrichum Beurmanni* et que nous savons le reconnaître à son ombre acidophile, nous le trouvons beaucoup moins rarement qu'autrefois dans les coupes. Dans les micro-abcès, dans les cellules géantes, nous avons maintes fois décelé des *Sporotrichum* oblongs acidophiles, granuleux, auréolés, caractéristiques, qui avaient passé inaperçus parce qu'ils ne prenaient que la teinte très pâle du protoplasma acidophile qui les englobait ».

II. *Examen du pus frais.* — « Dans le pus et les râclages frais, le meilleur procédé est, disions-nous, l'éclaircissement par la solution aqueuse de potasse (à 10 ou 40 p. 100) qui ne détruit pas le parasite. Ce procédé simple et sans coloration est l'application aux mycoses profondes de la technique de Sabouraud pour les teignes ».

Par addition de bleu au pus frais, suivant l'artifice employé par Dopter dans la recherche de l'amibe dysentérique, — ou par coloration vitale au rouge neutre à 2 p. 100 de Lutz et Splendore — ou par le procédé à l'encre de Chine de Burri, — ou par les imprégnations à l'argent de Levaditi, de Ravaut et Ponselle, on décèle le *Sporotrichum*, mais avec des difficultés égales à celles que présente la recherche sur frottis desséchés et colorés.

III. *Examen à l'ultra-microscope.* — La technique est celle de la recherche du tréponéme de Schaudinn (Gougerot).

IV. *Homogénéisation du pus ou des tissus.* — Cette technique permettant une concentration des parasites, on pouvait espérer faciliter la découverte des parasites. Des homogénéisations de 10 à 20 centimètres cubes de pus coagulé ou liquide ont été faites avec CO^3Na^2 à 3 p. 100, ou $(AzH^3)OH$ pur ou dilué, ou KOH à 40 p. 100 ou $NaOH$ à 10 p. 100, ou avec l'antiformine, ou avec un suc gastrique artificiel (inoscopie de Jousset) etc... Les deux procédés les moins incommodes nous semblent être l'homogénéisation par l'antiformine et par la soude ($NaOH$).

1° Quatre volumes d'antiformine liquide du commerce sont mélangés à un volume de pus dans un tube à large ouverture ou dans un pot-ban, on agite et on met à l'étuve à 37° pendant deux à trois heures, en ayant soin d'agiter plusieurs fois ; on sort de l'étuve dès que le pus est liquéfié et a pris une teinte jaune ; on ajoute quelques gouttes de ligroïne (éther très inflammable), de façon à former une couche de 2 à 3 millimètres d'épaisseur à la surface ; on agite et on remet pendant trente minutes à l'étuve à 37°. Les résidus de pus, contenant les parasites flottent à la limite de séparation des deux liquides ; on les prélève avec une spatule, on les porte sur une lame en étalant le moins possible, on examine à l'ultra-microscope ; ou bien on sèche, on lave à l'alcool, on fixe par flambage, puis on lave à l'eau et enfin on colore par le bleu, le Gram ou le Prenant. Dans le pus ainsi traité, les parasites purent être décelés, mais ils étaient moins nombreux, moins nets qu'avec le procédé par la soude, et en effet nous nous étions déjà aperçus, en traitant des cultures filamenteuses et sporulées par l'antiformine, que ce produit détruit plus ou moins rapidement les filaments mycéliens et ne respecte que les spores. Ce procédé long, assez délicat, est donc peu pratique.

2° Un volume de pus liquide ou coagulé, recueilli dans un tube ordinaire à centrifuger, est mélangé à deux[1] ou plusieurs volumes de solution de soude (N a O H 1 à 10 p. 100). On capuchonne sans mettre de coton, on agite vigoureusement et on porte à l'étuve, où il est bon d'agiter de temps en temps le mélange avec un fil de platine pour hâter l'homogénéisation. On sort le tube de l'étuve quand le pus est liquéfié, c'est à-dire au bout d'un laps de temps qui varie entre cinq et vingt-quatre heures et on divise le soluté en deux tubes à centrifuger que l'on remplit à moitié et dont on complète le contenu avec de l'eau filtrée stérile, afin d'obtenir un liquide moins dense, plus facile à centrifuger. On centrifuge longuement, une vingtaine de minutes au moins. On recueille le culot, on le met sur lame sans étaler ou en étalant le moins possible ; on sèche, on fixe par la chaleur, on lave à l'alcool, puis à l'eau et on colore. C'est ainsi que dans plusieurs cas nous avons pu déceler facilement d'assez nombreux *Sporotrichum;* les parasites étaient fusiformes, très allongés, à extrémités parfois presque pointues, ressemblant à de gros bacilles.

Il ne faut pas se dissimuler que cette technique de l'homogénéisation est assez longue et qu'elle exige un laboratoire bien installé, alors que la culture peut être faite n'importe où, loin de tout laboratoire et sans connaissances bactériologiques. Par sa simplicité et sa rapidité, la culture est donc infiniment supérieure à la recherche du parasite dans le pus.

Dès 1996, nous avons insisté sur la difficulté, la longueur et l'incertitude de la recherche du parasite sur lame. En effet, les parasites sont ou semblent extrêmement rares[2]; «il est souvent

1. La proportion de deux volumes de soude à 1 p. 100 suffit dans les cas habituels. Peut-être devra-t-on augmenter la dose de soude employée ou se servir d'une solution plus concentrée (10 p. 100).

2. Cette rareté est le plus souvent réelle si l'on en juge par les cultures. En effet, dans des cas où les tubes donnaient de une à quatre colonies, nous avions ensemencé 1 centimètre cube de pus, or 1 centimètre cube de pus fournirait au moins vingt lames bien étalées; un ou quatre parasites auraient donc été répartis sur vingt lames qu'il aurait fallu parcourir en entier à l'immersion. On voit quelle longueur de temps!... Dans le cas où les parasites sont extrêmement abondants et donnent une centaine de colonies par tube, le centimètre cube ou le demi-centimètre cube aurait dû être étalé sur dix à vingt lames; chacune n'aurait eu que dix parasites et ce sont là des cas exceptionnellement favorables; or, même dans ces cas, pour trouver le parasite, il faut parcourir plu-

bien difficile sinon impossible de les distinguer des débris pyknotiques, des noyaux dégénérés (bien que ceux-ci soient opaques,
basophiles, homogènes), des globules rouges dégénérés, polychro-
matophiles et basophiles », des débris de plasmolyse, et maintes fois
cette confusion a dû être faite par des auteurs qui ont prétendu que
cette recherche était facile. Aussi nous semble-t-il téméraire d'assurer un diagnostic de sporotrichose d'après le seul examen sur
lame. Malgré une longue habitude, nous avons toujours hésité et
nous ne connaissons que de rares exceptions où le seul examen
direct ait pu donner la certitude [1] ».

Excepté Lutz et Splendore, Greco, qui croient cette recherche
facile et pensent pouvoir assurer avec elle un diagnostic, tous les
auteurs ont confirmé les difficultés, la longueur, l'incertitude de la
recherche du parasite sur lame [2]. Laubry et Esmein, Demoulin et
Duval, Brissaud et Rathery, de Massary, Doury et Monier-Vinard,
Morax et Carlotti, Hudelo et Monier-Vinard ont reconnu, après
nous, l'impossibilité où ils ont été de déceler le *Sporotrichum* dans
les frottis de pus ou dans les coupes de lésions.

sieurs centimètres carrès à l'immersion. En outre, ces formes parasitaires sont
difficiles à reconnaître, car elles ne sautent pas aux yeux comme un bacille de
Koch ; elles sont difficiles à affirmer, tant elles ressemblent anx débris de noyau
et de protoplasma.

1. Dans notre sporotrichoside des muqueuses, le nombre incalculable des parasites sur frottis ne laissait aucun doute ; nous avons encore réussi à trouver le
Sporotrichum dans les lésions de nos malades nos II, III, IV, VI, XII. A propos
du malade no X, LAUBRY et ESMEIN disent : « On constate nettement dans l'intérieur du protoplasma de certains macrophages des formes arrondies..., ressemblant à celles que GOUGEROT a décrites pour la première fois en 1906 et qu'il a
bien voulu identifier dans nos préparations. » Dans le cas inédit de Lherm,
nous avons pu, par l'examen de la biopsie, assurer le diagnostic en raison, non
seulement de la structure histologique si caractéristique des lésions, mais
encore par la découverte des formes courtes dans le micro-abcès central. Nous
avons pu en retrouver dans la coupe de « Kérion sporotrichosique » de GAUCHER
et FOUQUET, que FOUQUET nous a montrée : Les parasites étaient inclus dans le
macrophage. Il en a été de même dans plusieurs autres cas que nos collègues
nous ont priés d'examiner (MOURE, etc.). Mais même dans les cas les plus favorables, le procédé est d'une difficulté autrement grande que la méthode des cultures et le séro-diagnostic.

2. Tous les auteurs insistent sur la rareté réelle ou apparente du parasite dans
les frottis et dans les coupes chez l'homme. Les cas dans lesquels les parasites ont semblé nombreux sont exceptionnels (LUTZ, GRECO). SPILMANN et GRUYER
disent « sans coloration, le pus renfermait une quantité considérable de petits
éléments sphériques ou ovalaires. »

En résumé, l'opinion que nous avons avancée dès 1906, est définitivement confirmée. La recherche du parasite est longue, difficile, et sauf exception, incertaine : c'est donc un procédé à abandonner dans la pratique.

V

INTRA-DERMORÉACTION
(de Beurmann et Gougerot, 1909.)

Parmi les réactions sporotrichosiniques qui ont été proposées, la plus pratique est l'intra-dermoréaction [1].

Notre méthode d'intra-dermoréaction, si nos résultats se confirment, semble pouvoir rendre parfois des services dans le diagnostic rapide de la sporotrichose. Elle indiquera un diagnostic de sporotrichose, mais elle ne pourra jamais l'affirmer avec certitude, car elle peut être positive chez des malades dont les lésions cutanées ne sont pas sporotrichosiques ; cependant, par la simplicité de de sa technique et son innocuité absolue, elle mérite d'être employée et vulgarisée.

La toxine (broyage de culture tuée), préparée et titrée suivant nos indications, est facile à fabriquer dans n'importe quel laboratoire : avec un outillage rudimentaire, deux heures suffisent pour préparer deux cents centimètres cubes de sporotrichosine titrée, prête à être injectée. L'injection identique à l'intra-dermoréaction tuberculinique de Mantoux, ne demande que quelques secondes ; avec une seringue et une aiguille fine stérilisées, on injecte dans le derme une à deux gouttes de sporotrichosine au titre de 50 p. 100. Il n'est donc pas de technique plus simple et déjà plusieurs auteurs, notamment Lebar et Saint-Girons dans le service de Jacquet, ont confirmé nos résultats.

Technique de l'intra-dermoréaction.

La sporotrichosine, préparée suivant nos indications par Billon, est prête à être employée. Le médecin n'aura qu'à suivre l'instruction suivante :

1. V. p. 746 (Réactions humorales), l'étude générale de ces réactions toxiniques.

« L'injection se fait suivant la même technique que l'intra-dermo-réaction de Mantoux. L'ampoule, soigneusement agitée et flambée à son extrémité effilée, est ouverte d'un coup de lime. Avec une seringue de Pravaz stérilisée, munie d'une fine aiguille de platine que l'on vient de restériliser en la faisant rougir dans la flamme d'une lampe à alcool, on aspire quelques gouttes de sporotrichosine.

« L'inoculation est pratiquée au bras, à la face externe, comme pour la vaccination. La peau est simplement nettoyée à l'éther puis à l'alcool ; il vaut mieux s'abstenir de la teinture d'iode, dont la teinte jaune pourrait gêner l'appréciation des résultats. On pique d'un coup sec l'aiguille dans le derme ; on enfonce l'aiguille, tenue parallélement à la peau, de quelques millimètres à peine, on s'assure que la pointe de l'aiguille est restée dans le derme et n'a pas pénétré dans l'hypoderme ; on pousse alors le piston de la seringue et l'on injecte ainsi deux gouttes environ de sporotrichosine. L'apparition d'une mi-

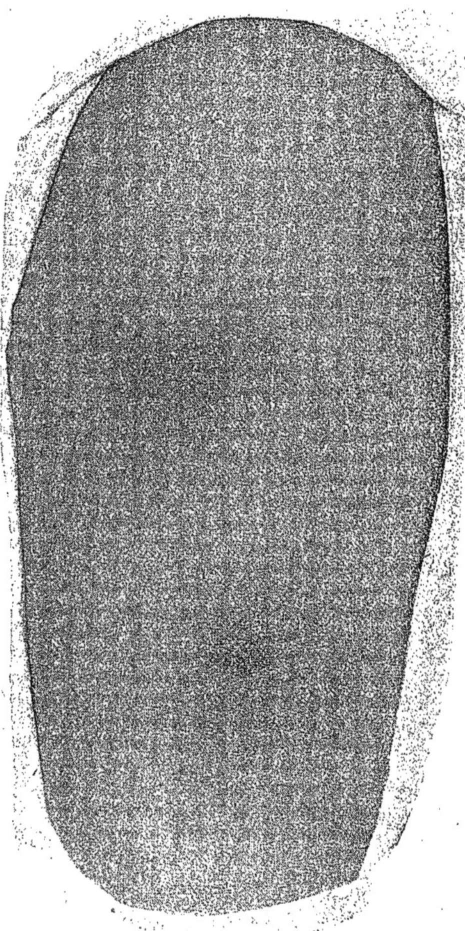

Fig. 145. — Intra-dermoréaction sporotrichosinique de de Beurmann et Gougerot.

Injection dans le derme de I à III gouttes de culture tuée, broyée, stérilisée et diluée. Réaction au bout de quarante-huit heures : au centre, petit nodule induré, rouge, entouré d'une large auréole rosée, œdémateuse, légèrement saillante, de la largeur d'une pièce de cinq francs. Dans ce cas où la réaction était particulièrement intense, le point de pénétration de l'aiguille est marqué par une vésiculette. (Malade de de Beurmann et Gougerot. Photographie de Gastou d'après un moulage de Baretta au Musée de l'hôpital Saint-Louis.)

nuscule boule d'œdème blanc est la preuve que la toxine a pénétré dans le derme et que l'injection a été bien faite. On retire brusquement l'aiguille et on ne fait aucun pansement.

« Le malade devra être revu le lendemain et le surlendemain.

« Dès la vingt-quatrième heure et surtout vers la quarante-huitième heure, la réaction est des plus nettes chez les sporotrichosiques : il se forme au point d'injection un nodule induré, entouré d'un disque œdémateux rose-violacé légèrement saillant, du diamètre d'une pièce de deux à cinq francs. Chez un sujet non mycosique, il n'existe aucune réaction, ou il apparaît seulement un nodule très petit de la largeur d'une pièce de cinquante centimes. Après quarante-huit heures, la réaction peut s'accentuer encore jusqu'au cinquième jour; elle régresse à partir du troisième ou du huitième jour et disparaît du huitième au trentième jour. Le malade ne ressent aucune gêne : à peine éprouve-t-il parfois un peu de tension locale et une certaine sensibilité à la pression. Il n'y a pas de tuméfaction ganglionnaire ni de réaction générale.

« Pour que la réaction soit valable, il faut exiger :

« 1º Un nodule induré de 5 millimètres de diamètre au moins;

« 2º une large auréole œdémateuse rosée, entourant l'induration centrale; l'ensemble de la lésion a de 20 à 30 millimètres et jusqu'à 70 millimètres de diamètre (si le nodule induré dépasse 10 à 15 millimètres, l'auréole œdémateuse, fusionnée avec lui dans certains cas, peut paraître absente).

« 3º La toxine ne devra être ni trop faible (pas moins de 50), ni trop forte (pas plus de 250), en moyenne de 50 à 100 ».

Préparation de la sporotrichosine [1].

La sporotrichosine est facile à préparer, même dans le laboratoire le moins bien outillé, et la seule difficulté, qu'il ne faut d'ailleurs pas

---

1. « Au début, nous avons cherché à avoir une toxine très puissante, et à cet effet, nous associions les endotoxines fournies par les corps microbiens jeunes broyés aux endotoxines des bouillons filtrés de vieilles cultures; nous faisions des macérations prolongées à froid et nous tuions nos mélanges par formolage; nous avions même pratiqué des concentrations. Nous nous sommes bien vite aperçus que ces toxines étaient beaucoup trop puissantes; deux fois nous avons eu des gommes *aseptiques* évoluant et s'ulcérant comme les gommes sporotrichosiques spontanées. Bien que la stérilité des toxines eût été vérifiée par des cultures préalables, ces gommes d'intra-dermoréaction étaient si semblables aux gommes sporotrichosiques spontanées que l'on crût à un défaut de technique : les ensemencements de ces gommes, de nombreux repiquages de la toxine, prouvèrent que les mélanges étaient bien stériles et que les gommes étaient aseptiques.

« Ce fait est intéressant à retenir, car il prouve que chez l'homme, de même que chez l'animal (Gougerot et Blanchetière), l'inoculation de Sporotrichum tués et d'endotoxine reproduit la gomme sporotrichosique dans tous ses détails » *Compt. rend. des Séances de la Soc. de Biol.*, 24 juillet 1909.

exagérer, est le titrage de cette toxine. Voici la technique que nous avons résumée devant la Société médicale des Hôpitaux de Paris, en juillet 1909.

Le matériel nécessaire est des plus simples ; il faut avoir des cultures de *Sporotrichum Beurmanni* sur gélose glycosée de Sabouraud, âgée de trente jours environ, un gros fil de platine aplati à son extrémité, un bec Bunsen, une balance sensible au décigramme, un mortier ordinaire, de l'eau salée physiologique à 8 p. 1000, de petits entonnoirs, des filtres en buvard ou des petits carrés de toile fine, une éprouvette graduée, deux petits ballons, la platine de l'hématimètre de Malassez, un microscope avec objectif sec 6 ou 7 et oculaire 4 ou 6, des tubes à essai, des tubes-ampoules, un autoclave.

Fabrication de la toxine brute[1]. Les cultures sont employées vivantes ou préalablement tuées avec quelques gouttes de formol. On prélève avec le fil de platine des fragments de voile des cultures et on les dépose sur un carré de buvard. Un tube de 18×18, ensemencé sur toute sa surface, donne environ 0,50 centigrammes de corps microbiens frais.

On pèse grossièrement les fragments afin d'avoir une première approximation. Puis les fragments de voile sont portés dans le mortier que l'on vient de flamber à l'alcool et broyés *à sec* très soigneusement pendant trois à cinq minutes environ. On ajoute alors goutte à goutte la quantité d'eau voulue salée [1] en continuant à broyer ; on obtient ainsi un mélange louche, noirâtre, qui doit être très homogène.

On peut ne pas filtrer ; cette émulsion non filtrée contient des débris filamenteux, des paquets de spores et des spores isolées. Il semble cependant préférable de filtrer grossièrement sur un linge fin mouillé (qui retient les paquets filamenteux et laisse passer les bouquets de spores et les spores isolées) ou sur du buvard mouillé, qui ne laisse passer que les spores isolées, ainsi que Widal et Abrami l'ont montré pour le sérodiagnostic. On ne doit filtrer qu'une seule fois, car des filtrages successifs appauvriraient trop rapidement l'émulsion. Si le filtre de buvard s'engorge, on prépare un second entonnoir muni d'un filtre neuf mouillé et l'on troue avec un agitateur le filtre engorgé au-dessus de ce filtre neuf. Si l'on filtre sur du linge fin, on peut hâter la filtration en grattant l'intérieur du filtre avec un fil de platine. L'avantage de la toxine non filtrée est d'être plus riche, mais elle est plus trouble et peut contenir

---

1. D'après nos recherches, le mélange d'endotoxine et d'exotoxine vaut mieux ; mais le simple broyage dans l'eau salée suffit et doit être préféré, puisqu'il est plus simple. Il n'y aurait lieu de revenir au mélange d'endotoxine (corps microbiens broyés) et d'exotoxine (filtrat de cultures en bouillon) que si ces mélanges étaient plus spécifiques que le simple broyage de corps microbiens. Quelques essais le laissent prévoir. Rappelons que Bruno Bloch a obtenu ses cuti-réactions avec un filtrat de cultures en bouillon.

de petites particules mal broyées ; cet inconvénient est purement « esthétique ». La toxine filtrée est plus limpide et plus homogène, mais elle est moins riche et use une plus grande quantité de cultures.

Le moyen de filtrage importe peu au fond : ce qui est nécessaire, c'est de ramener cette toxine au titre moyen de 50-100 que nos expériences ont montré être le meilleur.

Titrage. — Le titrage par numération, que nous avons proposé dès juillet 1909 et qui est maintenant adopté, est de beaucoup le plus simple et le plus exact. On a rapidement abandonné les pesées longues et délicates, qui demandent des dessications soigneuses, qui exigent une balance coûteuse de haute précision et dont les résultats sont aléatoires.

Le titrage se fait très simplement, comme une numération de globules avec l'excellent hématimètre de Malassez. On prélève une goutte de toxine pure[1], soigneusement agitée, et on la dépose sur la plaque graduée ; on recouvre d'une lamelle ; on ajuste le tout sur la platine du microscope que l'on a disposée horizontalement ; on attend une à deux minutes pour que les éléments microbiens se déposent et on met au point avec un oculaire 4 ou 6 et un objectif 6. Les spores[2] apparaissent sous forme de globules réfringents ; on les compte dans la totalité d'une bande horizontale de l'aire graduée, c'est-à-dire dans dix grands rectangles[3] ; on fait la moyenne de cinq bandes ; le chiffre obtenu est ce que nous appelons le titre de la toxine.

Actuellement, le titre 50-100 nous semble le meilleur. Suivant le taux trouvé, on diluera donc la toxine fabriquée d'une quantité calculée d'eau salée, pour la ramener à ce titre 50-100 et l'on refera une nouvelle numération de contrôle.

« C'est par scrupule, disions-nous, que nous avons voulu arriver à cette exactitude. *En pratique, la sporotrichosine, ne présentant aucun des dangers de la tuberculine, n'a pas besoin d'être si exactement dosée* ; avec les chiffres de corps frais et les taux de dilution que nous avons donnés[4], on obtient une toxine dont la force est connue d'une manière suffisante.

1. Les pipettes-mélangeurs sont donc inutiles.

2. Nous ne comptons que les spores : dans la toxine filtrée sur buvard, les spores sont bien isolées ; dans la toxine filtrée sur linge fin, il existe des amas. Ceux-ci sont comptés à part lorsqu'ils atteignent le chiffre de 10 : on a ainsi 1 à 5 amas par 500 spores, par exemple. Dans la toxine non filtrée, il existe des filaments ; leur quantité étant proportionnelle à celle des spores, leur numération n'est pas à faire.

3. Ces grands rectangles, on le sait, sont une fois sur deux divisés en vingt petits carrés.

4. « Si l'on ne filtre pas, disions-nous, 0 gr. 50 de *Sporotrichum* frais dans 100 centimètres cubes de liquide nous donnent habituellement une toxine très forte au titre de 500 environ ; si on filtre sur buvard, 0 gr. 50 de *Sporotrichum* frais dans 50 centimètres cubes de liquide nous donnent habituellement la toxine au titre 50. »

La seule précaution réellement utile est de s'assurer que la toxine (diluée de façon à approcher du taux 50-100 que provisoirement nous choisissons comme titre moyen) ne fait pas réagir les malades non mycosiques ou ne provoque chez eux qu'un nodule de moins de 6 millimètres de diamètre sans large auréole rosée œdémateuse. Ce titrage expérimental est facile à réaliser, car un seul essai suffit à titrer un lot de toxines de 100 centimètres cubes par exemple, c'est-à-dire 2.000 doses utilisables. »

Répartition et stérilisation. — On a donc préparé ainsi la sporotrichosine, diluée au titre voulu dans un seul ballon. On agite longuement avant de répartir. On verse la toxine, soit dans des tubes, soit dans des ampoules à fond rond, en ayant soin d'agiter le ballon chaque fois que l'on emplit un nouveau tube. On ferme à la lampe ou l'on bouche avec de l'ouate non hydrophile.

On stérilise à l'autoclave à 105° pendant dix minutes, température plus que suffisante pour tuer le *Sporotrichum Beurmanni*.

Conservation. — Lors de la distribution en petites ampoules d'un gros tube-réserve, on peut stériliser une deuxième et même une troisième fois, car trois chauffages successifs à 110° ne diminuent pas pratiquement la force de la sporotrichosine.

Le vieillissement ne semble pas affaiblir l'activité de la sporotrichosine, conservée en ampoules scellées à l'abri de la lumière.

Critique de l'intra-dermoréaction.

Pour juger de la valeur de cette réaction, il fallait comparer les résultats chez des[1] :

1° Sporotrichosiques ;

2° Mycosiqués ou mycophores non sporotrichosiques ;

3° Malades atteints de lésions cutanées non mycosiques.

1° **Sporotrichosiques.** — Les trois premiers cas publiés furent nos trois observations suivies avec Verdun, présentées à la Société médicale des Hôpitaux le 9 juillet 1909. Nos résultats étaient bientôt confirmés par Lebar et Saint-Girons[2], par Verdun sur un malade de Chevassu, par Gaucher et Joltrain, par Landouzy et Gougerot[3], par Pautrier et Lutembacher sur un malade de Danlos et Flandin, etc...

D'après ce qui précède, on peut donc dire jusqu'à preuve du con-

1. Dans la *Thèse* de Chopin (Paris, 1910) sont résumées les statistiques de de Beurmann et Gougerot, de Verdun, faites dans les salles Cazenave et Gibert à l'hôpital Saint-Louis, celles de Ravaut et Verdun, dans le service de Thibierge, celle de Gougerot à la Clinique Laënnec (service du Professeur Landouzy) et celles de Chopin dans le service de de Beurmann.

2. *Bull. et Mém. de la Soc. méd. des Hôp. de Paris*, 22 juillet 1909, n° 26, p. 168.

3. In *Thèse* de Chopin, p. 40, p. 42.

traire, que tout sporotrichosique en activité réagit et qu'une intra-dermoréaction négative semble pouvoir faire éliminer le diagnostic de
sporotrichose.

2° Mycosiques et mycophores non sporotrichosiques. — L'intra-
dermoréaction sporotrichosinique fut négative sur deux faviques, un
trichophytique, un onychomycosique de nos salles. Bruno Bloch n'a rien
obtenu avec sa cuti-réaction sur les trichophytiques et les faviques.
Ravaut et Pinoy, sur leur malade atteint de discomycose, ont pratiqué
deux intra-dermoréactions sporotrichosiques, toutes deux négatives.

Elle fut positive dans sept cas[1] : malade de de Beurmann, Gougerot
et Verdun, atteint d'une discomycose probable (réaction ébauchée);
malade de de Beurmann, Gougerot et Verdun, atteint de tuberculose
osseuse et costale et de gommes cutanées infectées par le muguet,
porteur de levures dans le pharynx (réaction ébauchée); malade de
Ravaut et Verdun, atteint de zona, porteur de muguet saprophyte dans
le bucco-pharynx (réaction nette) ; malade de de Beurmann, Ravaut,
Gougerot et Verdun, atteint de trichophytie de la barbe due au *Tricophyton gypseum* (réaction nette) ; malade de Landouzy et Gougerot,
atteint de tuberculose pulmonaire, porteur de levures saprophytes
buccales (réaction intense); malade de Landouzy et Gougerot, atteint
de tuberculose pulmonaire avec muguet buccal (réaction intense);
malade de Landouzy et Gougerot, néphritique, présentant une langue
noire pileuse, affection due, on le sait, à la symbiose du *Cryptococcus
linguæ pilosæ* de Lucet et de *l'Oospora lingualis* de Guéguen (réaction
violente)...

Certains malades, atteints de lésions non sporotrichosiques, peuvent donc avoir des réactions aussi vives que des sporotrichosiques.
C'est là une grave cause d'erreur et qui doit être fréquente, puisqu'il
suffit dans certains cas de la simple présence de levures dans la gorge
des malades pour déterminer une intra-dermoréaction positive. Ces
constatations enlèvent à l'intra-dermoréaction toute valeur pour faire
un diagnostic positif.

D'autre part, une réaction négative ne peut pas éliminer le diagnostic
général de mycose; l'intra-dermoréaction a donc, là encore, une valeur
diagnostique bien moindre que le séro-diagnostic de Widal et Abrami.

3° Malades atteints de lésions cutanées non mycosiques[2]. — Une
centaine de sujets ont été éprouvés : malades atteints de lupus tuberculeux, de lupus érythémateux, d'ostéites diverses, de syphilis primaire, secondaire, tertiaire, de lèpre, individus sains...

---

1. Notons par comparaison que Pautrier et Lutembacher, par leur sub-cutiréaction, ont obtenu une réaction ébauchée chez un trichophytique.

2. Tout au moins n'avons-nous pu déceler la présence de champignons chez
ces malades.

Les intra-dermoréactions ont été presque toujours négatives. Avec la toxine forte au titre 500, tantôt ces mêmes individus n'ont présenté aucune réaction, tantôt et plus rarement ils ont eu au point d'inoculation un petit nodule de 10 à 15 millimètres de diamètre au plus, mais ils n'avaient pas le large disque œdémateux de coloration rose-violacé que nous a constamment donné cette toxine concentrée chez les sporotrichosiques. La formation inconstante de ce petit nodule chez des malades non mycosiques ne doit pas étonner avec une aussi forte dose qu'une ou deux gouttes de toxine à 500, il s'agit d'un nodule banal d'enkystement autour du corps étranger injecté.

Quelques intra-dermoréactions ont été ébauchées, douteuses ; par exemple chez un malade de de Beurmann, Gougerot et Verdun, atteint de lèpre ; chez deux malades de Ravaut et Verdun, atteints d'ulcérations de jambes, de tuberculose verruqueuse, chez trois malades de Chopin, dont deux étaient atteints de syphilis, un de gale infectée[1]. Ces cas à réaction incomplète rendent les résultats de la méthode difficiles à interpréter[2].

Chez trois malades, dont nous avons publié les observations en collaboration avec Ravaut et Verdun, l'intra-dermoréaction fut positive :

Ra..., zona intercostal gauche, au douzième jour. Intra-dermoréaction (Sp., n⁰ 3,60) ; au bout de quarante-huit heures, réaction positive, nodule rouge avec couronne œdémateuse.

Franc..., ostéomyélite chronique tuberculeuse du tibia. Inoculation positive au cobaye. Amputation de la jambe. Intra-dermoréaction (Sp., n° 3,250). Réaction positive ayant persisté dix jours.

Stor..., épithélioma mélanique greffé sur angiome. Opération, récidive ; mort de mélanose. Intra-dermoréaction (Sp., n° 3,60). Réaction très nettement positive.

Ces cas positifs chez des malades, atteints de lésions cutanées non sporotrichosiques et qui même ne semblent pas mycophores, achèvent de démontrer que l'intra-dermoréaction ne peut avoir une valeur absolue dans le diagnostic de sporotrichose.

En résumé, l'intra-dermoréaction sporotrichosinique n'a qu'une valeur relative. Il en est des réactions sporotrichosiques comme de toutes

---

1. PAUTRIER et LUTEMBACHER ont de même signalé une sub-cutiréaction ébauchée dans un cas de gomme syphilitique.

2. Dans ces cas douteux, ainsi que nous l'avons proposé à la Société médicale des Hôpitaux, on pourrait, partant de doses faibles, recourir à la méthode des doses croissantes et répétées, comme on le fait dans la tuberculose avec la tuberculine de Koch ; en baissant la dose de 50 à 20 et à 10, on aurait chez les malades douteux une réaction nulle, alors qu'un sporotrichosique réagirait encore ; en augmentant les doses de 50 à 100, 200, 500, le malade douteux aurait une réaction ébauchée qui serait à peine plus marquée qu'avec une dose moindre, alors qu'au contraire un sporotrichosique ferait une réaction plus intense.

les réactions indirectes, elles peuvent être incertaines. Dans le diagnostic des mycoses, la cause d'erreur la plus fréquente est la co-réaction d'un malade atteint de gommes tuberculeuses, de nodules cancéreux cutanés, qui réagit parce qu'il a dans le pharynx une levure ou une muqueuse saprophyte. On a signalé assez souvent ces causes d'erreur à propos des réactions tuberculiniques pour que nous n'insistions pas davantage. Lorsqu'un malade réagit à la tuberculine, on peut admettre qu'il existe en quelque point du corps un foyer tuberculeux, mais si l'on n'a pas la réaction *locale*, à la suite d'une inoculation sous-cutanée de toxine suivant la vieille méthode, on n'a pas le droit d'affirmer que la lésion étudiée est tuberculeuse.

En résumé, une *réaction négative* a une certaine valeur.

Elle permet de rejeter le diagnostic de sporotrichose, car jusqu'ici une réaction négative a toujours été d'accord avec les autres procédés d'exploration, cultures, séro-diagnostic. Dans quatre cas, elle nous a permis d'éliminer rapidement la sporotrichose, alors que les lésions pouvaient faire penser à cette mycose et la culture négative a confirmé les premiers résultats donnés par l'intra-dermoréaction.

Mais, si en face d'une *réaction négative*, on peut dire que le malade n'est pas sporotrichosique [1], on ne peut pas dire qu'il n'est pas mycosique, puisque certaines mycoses ne réagissent pas (Discomycose de Ravaut et Pinoy).

Une *intra-dermoréaction positive* demande à être discutée ; elle soulève l'hypothèse de sporotrichose, mais elle ne peut l'affirmer, car il existe plusieurs causes d'erreurs :

1° Le réagissant peut être sporotrichosique, et cependant l'une des lésions étudiées peut n'être pas sporotrichosique ; tel est le cas d'un de nos malades atteint de sporotrichose gommeuse disséminée reconnue par la culture et dont une lésion était tuberculeuse ;

2° Le réagissant peut être un simple porteur de *Sporotrichum* dans son bucco-pharynx par exemple, mais les lésions étudiées, peuvent ne pas être sporotrichosiques ;

1. Sans doute « non exascosique », puisque les simples porteurs de muguet réagissent.

3° Le réagissant peut n'être ni sporotrichosique ni sporotricho-phore, mais être atteint d'une autre mycose ;

4° Le réagissant non sporotrichosique peut être un mycophore : sa gorge, par exemple, peut contenir du muguet saprophyte, ce qui est fréquent et les lésions qu'il présente par ailleurs n'être pas mycosiques ;

5° Le réagissant non sporotrichosique, peut même n'être pas un mycophore, ou du moins il est impossible de déceler chez lui aucun champignon.

6° Enfin chez des malades non sporotrichosiques, les intra-dermo-réactions peuvent être difficiles à interpréter. Ces réactions dou-teuses et incomplètes sont le point faible de toutes les méthodes toxiniques.

L'intra-dermoréaction ne pourra donc servir qu'à « dégrossir » un diagnostic ; « Elle ne peut être substituée aux méthodes an-ciennes qui ont fait leurs preuves : cultures à froid sur gélose glycosée de Sabouraud suivant la technique de de Beurmann et Gougerot, sporo-agglutination et réaction de fixation mycosique sui-vant la technique de Widal et Abrami ».

VI

Diagnostic par les inoculations
De Beurmann, Gougerot et Vaucher.

Cette méthode est un procédé d'exception. La faible virulence habituelle du *Sporotrichum Beurmanni* explique les difficultés et l'inconstance des résultats de l'inoculation.

Il faut inoculer des cobayes pour éliminer la tuberculose, des rats et des souris, pour démontrer la mycose :

Inoculé sous la peau ou dans le péritoine du cobaye jeune ou adulte, le pus, même à la dose de 5 à 10 centimètres cubes[1] et les gros frag-ments de gommes sporotrichosiques restent inoffensifs (cas n° I, de de

1. Carougeau a vu des exceptions : inoculant des cobayes avec le pus de la sporotrichose spontanée du mulet, il a obtenu une orchite passagère.

Beurmann et Ramond, cas n° II, n° III, n° IV, etc., de Beurmann et Gougerot). Le fait a été maintes fois contrôlé : cas n° VII, Gastou, Monier-Vinard ; cas n° VIII, Monier-Vinard ; cas n° X, Laubry et Esmein ; cas de Ravaud et Civatte, Monier-Vinard, Achard et Ramond, Spillmann et Gruyer, etc... Il est maintenant universellement admis : « Il apparaît donc, disent Duval et Monier-Vinard, comme de Beurmann et Gougerot l'avaient déjà indiqué, que le cobaye résiste à l'inoculation humaine ». *L'inoculation au cobaye ne sera qu'une épreuve de contrôle servant à éliminer la tuberculose.*

Inoculé sous la peau de la souris, le pus sporotrichosique ne nous a donné le plus souvent que des résultats négatifs (Obs. II, III, IV, VI, XII, XIII) ; par contre, l'inoculation intra-péritonéale, entre nos mains, et l'inoculation sous-cutanée de 1 centimètre cube de pus, entre celles de Duval et Monier-Vinard, ont tué la souris avec généralisations contrôlées par la culture.

Les résultats seraient moins infidèles en s'adressant au rat[1], que l'expérimentation nous a montré être le meilleur réactif animal de la sporotrichose[2].

« 1° L'inoculation intra-péritonéale au rat femelle ne donne qu'une réponse tardive, car la sporotrichose, en se généralisant, ne se traduit pas par des signes extérieurs faciles à apprécier, et il faut sacrifier l'animal ou attendre sa mort naturelle.

« 2° L'inoculation sous-cutanée au rat mâle ou femelle est un excellent procédé, lorsque le pus est infecté de cocci. Dans l'hypoderme inoculé se forme un abcès, dont le pus contient de nombreux parasites. Il est facile de ponctionner aseptiquement le pus, d'en faire des frottis[3] (fig. 146) et des cultures. C'est donc un procédé d'enrichissement du pus (de Beurmann et Gougerot : inoculation de la patte du rat, 1906).

« 3° L'inoculation intra-péritonéale au rat mâle, par son orchite précoce et caractéristique donne une réponse décisive. C'est la méthode la plus rapide et la plus sûre. Cette épreuve de diagnostic est l'homologue de l'épreuve de Straus sur le cobaye mâle pour la morve » (de Beurmann, Gougerot et Vaucher, 1907) (3).

1. DE BEURMANN, GOUGEROT et VAUCHER. *Bull. et Mém. de la Soc. méd. des Hôp. de Paris*, 1908, n° 18 et n° 20, p. 718, 800 et 837 (4° Mémoire). *Ann. de Derm. et de Syphil.*, 1908, p. 466.

2. On pourrait, ainsi que nous l'avons fait avec VAUCHER, diminuer la résistance de l'animal par l'injection simultanée de beurre fondu, suivant l'excellente technique de BEZANÇON et PHILIBERT. Peut-être aussi pourrait-on associer de l'eau éthérée à 4 p. 100.

3. PINOY et MAGROU viennent de proposer de passer des crins souillés de pus suspect à travers les testicules d'un cobaye. Deux mois et deux mois et demi après l'inoculation, les crins étaient entourés de petits abcès contenant les parasites décelables sur lames et cultivables.

Ces inoculations au rat sont parmi les plus fidèles et Widal et Weill[1] citent le cas d'un rat gris inoculé à la patte, suivant le procédé que nous avons indiqué en 1906. Ce rat « avait après sept jours, au point d'inoculation, un abcès dont le pus contenait du *Sporotrichum* reconnaissable à l'examen direct ».

Mais on connaît au moins un cas négatif à la suite d'inoculation péritonéale (Moure). Aussi, après avoir indiqué ces procédés, nous hâtions-nous d'ajouter : « Dans la sporotrichose, l'inoculation au rat est un procédé de luxe ou d'exception auquel, jusqu'ici, nous n'avons jamais eu besoin d'avoir recours, car la culture directe, à la température ordinaire, sur les milieux glycosés de Sabouraud, nous a toujours donné des résultats faciles à interpréter. L'inoculation ne pourrait donc être nécessaire que pour séparer le *Sporotrichum Beurmanni* dans un pus infecté par les cocci ou affirmer la virulence du champignon, isolé par la culture, et c'est dans ce dernier but que l'inoculation au rat a une réelle utilité. »

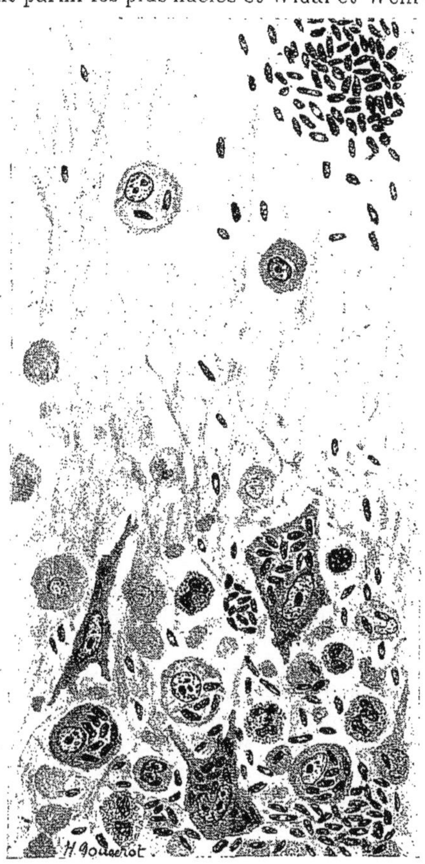

Fig. 146. — Diagnostic par l'inoculation dans le péritoine du rat mâle (de Beurmann, Gougerot et Vaucher). Frottis d'abcès testiculaire sporotrichosique. (Oc. comp. 8. Immersion 1/12. Coloration par le Gram.)

Parasites innombrables, fortement teintés, oblongs et de taille inégale. Les *Sporotrichum* sont libres ou inclus dans les macrophages arrondis et dans les cellules lympho-conjonctives polygonales. On voit que l'abondance des parasites et leur forme caractéristique permet un diagnostic facile. (Dessin de Gougerot, *Annales de Dermal. et de Syph.*, 1908, p. 477.)

1. Widal et Weill. *Bull. et Mém. de la Soc. méd. des Hôp. de Paris*, 1908, p. 946.

—VII

Procédés diagnostiques accessoires

Cultures du mucus bucco-pharyngé, Hémo-culture.

Ces procédés ne réussissent que dans des cas exceptionnels.

Cultures du mucus bucco-pharyngé. (De Beurmann et Gougerot). — Notre malade n° VI nous a permis de démontrer que les *Sporotrichum* peuvent vivre en saprophyte dans le bucco-pharynx des sporotrichosiques. Plusieurs cas semblables ont été retrouvés par Sicard, Gougerot et Bith, par Brissaud, Gougerot et Gy, par Landouzy et Gougerot, par Chauffard et Laroche... Nous avons souligné l'importance diagnostique[1] que pourrait prendre cette localisation du parasite chez des malades atteints de sporotrichoses non ponctionnables ou viscérales, chez des convalescents dont les lésions ont presque disparu, enfin chez des sporotrichosiques guéris ; le malade n° LVII de Brissaud, Gougerot et Gy est venu confirmer notre opinion.

Hémo-culture. (Widal et Weill[2]). — La culture du sang, obtenue chez l'homme par Widal et Weill, puis par Gaucher, Louste, Abrami et Giroux, par Landouzy et Gougerot, pourrait permettre de faire le diagnostic des formes septicémiques ou granuliques de sporotrichoses encore inconnues chez l'homme et analogues à celles que nous avons décrites avec Vaucher chez les animaux.

La culture du sang se fera, soit en mélangeant 10 à 20 centimètres cubes de sang pris dans la veine avec 500 centimètres cubes de bouillon glycosé-peptoné (Widal et Weill), soit en étalant ces 10 centimètres cubes de sang à la surface de la gélose glycosée d'une fiole de Roux. Cette dernière technique nous a donné dans les sporotrichoses expérimentales des résultats plus constants que l'immersion du sang dans le bouillon.

Précipito-diagnostic et opsonines. — Les propriétés précipitantes des sérums sporotrichosiques signalées par Widal, Sicard et Gougerot, les propriétés opsoniques étudiées par Milhit, sont des phénomènes biologiques intéressants, mais qui ne peuvent servir au diagnostic pratique (voir p. 742).

---

1. DE BEURMANN et GOUGEROT. Diagnostic rétrospectif de la sporotrichose par la culture du *Sporotrichum* resté saprophyte dans le bucco-pharynx. *Bull. et Mém. de la Soc. méd. des Hôp. de Paris*, n° 10, 10 juillet 1908, p. 77.

2. *Loc. cit.*, etc. S. M. H., 1908, n° 22, p. 944.

La culture des urines, des liquides d'ascite et de pleurésie, etc., est facile par ce procédé d'étalage sur gélose glycosée. On peut encore centrifuger dans quatre gros tubes 400 centimètres cubes de liquide et ensemencer le culot sur le même milieu.

III

DIAGNOSTIC RÉTROSPECTIF DE SPOROTRICHOSE

Le diagnostic rétrospectif de sporotrichose est possible ; il est même facile dans certains cas.

Nous avons signalé que par l'examen clinique et l'aspect si spécial des cicatrices, il serait sans doute possible de faire un diagnostic rétrospectif de sporotrichose [1]. Montrant, avec Ramond et Vaucher [2], la persistance du pouvoir agglutinatif du sérum au taux de $\frac{1}{60}$ et $\frac{1}{80}$ chez deux de nos sporotrichosiques guéris depuis un an, nous supposions que la méthode de la sporo-agglutination de Widal et Abrami pourrait contrôler et assurer un diagnostic rétrospectif. Enfin, nous appuyant sur le saprophytisme persistant du *Sporotrichum* dans le bucco-pharynx de certains sporotrichosiques, nous avancions que cette recherche permettrait un diagnostic rétrospectif [3] et que l'intra-dermoréaction pourrait aider à ce diagnostic.

Un cas, suivi par Brissaud, Gougerot et Gy [4] et présenté à la Société médicale des Hôpitaux de Paris, est venu nous donner raison. Chez ce malade, guéri depuis deux ans, le diagnostic fut fait cliniquement au simple aspect des cicatrices, contrôlé et affirmé par une sporo-agglutination à $\frac{1}{50}$, par une fixation légère mais nette, et par la culture positive du mucus bucco-pharyngé. A la séance

1. *Loco citato. Ann. de Derm. et de Syph.*, août 1907, et *Presse méd.*, juil. 1907.

2. DE BEURMANN, RAMOND, GOUGEROT et VAUCHER. Diagnostic rétrospectif de la sporotrichose par la sporo-agglutination. *Bull. et Mém. de la Soc. méd. des Hôp. de Paris*, 10 juillet 1908, n° 25, p. 75.

3. DE BEURMANN et GOUGEROT. Diagnostic rétrospectif de la sporotrichose par la culture du *Sporotrichum*, resté saprophyte dans le bucco-pharynx. *Bull. et Mém. de la Soc. méd. des Hôp. de Paris*, 10 juillet 1908, n° 25, p. 77.

4. BRISSAUD, GOUGEROT et Gy. Diagnostic rétrospectif de sporotrichose fait par la clinique, contrôlé par la sporo-agglutination et la réaction de fixation, affirmé par la culture du *Sporotrichum* resté saprophyte dans le bucco-pharynx (présentation de malade). *Bull. et Mém. de la Soc. méd. des Hôp. de Paris*, 20 nov. 1908, n° 35, p. 613, et *Trib. méd.*, 5 déc. 1908, n° 49, p. 757.

suivante de la même société, Widal et Joltrain [1] présentaient un petit malade, guéri depuis deux ans, chez lequel le diagnostic, impossible cliniquement, avait été assuré par une sporo-agglutination de $\frac{1}{50}$ et une réaction de fixation positive. De même « MM. Lebar et Barré ont pu, grâce à la constatation d'une agglutination positive à $\frac{1}{100}$ et d'une réaction de fixation manifeste, dépister chez un homme la nature sporotrichosique de lésions cicatrisées » (Widal, Abrami, E. Brissaud, Joltrain et Weill).

Le diagnostic bactériologique rétrospectif n'est possible que dans les quelques années qui suivent la guérison, car à la longue, les réactions d'agglutination et de fixation s'atténuent et disparaissent : « un des malades de MM. de Beurmann, Ramond, Gougerot et Vaucher, guéri depuis cinq ans, ne donne pas d'agglutination même à $\frac{1}{10}$ et son sérum est complètement dépourvu de sensibilisatrice. » (Widal et Abrami). Chez un de nos malades, l'intra-dermoréaction était négative deux ans et demi après la guérison. Le diagnostic bactériologique devenant impossible, il faut se contenter de l'impression clinique que donnent les cicatrices. C'est ainsi, que chez un malade du Professeur Landouzy, guéri depuis une quinzaine d'années, chez un malade de Barié, guéri depuis six ans, nous avons pu porter avec une grande probabilité les diagnostics rétrospectifs de sporotrichose, sans toutefois pouvoir en donner la preuve.

*
* *

En résumé, l'examen clinique et systématique des malades avec traitement d'épreuve par l'iodure, la culture, et l'artifice de la coulée du pus sur le verre sec, la sporo-agglutination complétée de la réaction de fixation, sont les trois méthodes pratiques de diagnostic des sporotrichoses ; les autres ne sont que des procédés d'ex-

---

1. WIDAL et JOLTRAIN. Sporotrichose chez deux membres d'une même famille. Diagnostic immédiat chez l'un et rétrospectif chez l'autre par la sporo-agglutination et la réaction de fixation. *Bull. et Mém. de la Soc. méd. des Hôp. de Paris.* 27 nov. 1908, n° 36, p. 647.

ception. Grâce à ces données, le diagnostic de sporotrichose est un des plus faciles à poser et à affirmer, et nous ne craignons pas de répéter encore une fois, que devant toute affection nodulaire ulcérée ou non, il faut toujours penser à cette mycose.

« Le résultat le plus important de nos études sur cette maladie, concluions-nous en 1908, est d'avoir montré sa fréquence, de l'avoir séparée de la syphilis et de la tuberculose, maladies si graves dans leur pronostic, et d'avoir insisté sur la facilité et l'importance pratique considérable de son diagnostic. En effet, ce diagnostic rassure les malades sur leur avenir, les libère de la menace des complications tardives de la tuberculose et de la syphilis ; il permet de les guérir rapidement et complètement, alors que naguère ils étaient souvent considérés comme incurables ; il substitue un traitement simple et efficace à des traitements inutiles et préjudiciables, il évite même des mutilations irréparables. Enfin, le diagnostic de sporotrichose, assurant la guérison, rend à la vie commune des individus qui, depuis des mois, ne pouvaient subvenir à leurs besoins et à ceux de leur famille et étaient à la charge de la société. »

CHAPITRE VIII

PRONOSTIC DE « LA SPOROTRICHOSE » ET DES
« SPOROTRICHOSIQUES »

I. — *Pronostic de « la Sporotrichose »*.

Sauf de très rares exceptions, le pronostic de « la Sporotrichose »
dépend uniquement de la précocité du diagnostic, en un mot de la
clairvoyance ou de l'ignorance du médecin.

1° La **Sporotrichose est méconnue** : elle reste *incurable* et
devient une maladie de haute gravité. L'amélioration spontanée
est exceptionnelle. Presque toujours l'infection s'éternise pendant
des mois et des années; quelques lésions guérissent, mais la
maladie ne guérit pas. Des lésions nouvelles apparaissent à côté
des lésions cicatrisées; le malade, couvert d'ulcérations suppurantes qui résistent aux topiques locaux les plus énergiques,
s'amaigrit et se cachectise, les muqueuses et peut-être les viscères
sont envahis; l'état général devient inquiétant, aussi grave que
dans les tuberculoses ouvertes. Si parfois des rémissions font espérer une guérison spontanée, bientôt une reprise des accidents
déjoue cet espoir (malade de Chauffard et Jean Troisier) et la

maladie continue de s'aggraver. Tous les traitements échouent (sauf le traitement iodique) et on désespère de la guérison. On voit donc quelles sont les conséquences d'une erreur de diagnostic [1].

La guérison spontanée n'est pas impossible, mais il serait dangereux de compter sur elle [2].

2° La **Sporotrichose n'est diagnostiquée que tardivement** : La guérison est la règle, même si les lésions sont anciennes, à condition que le traitement soit suivi rigoureusement et que les muqueuses ne soient pas encore envahies. Mais la guérison est souvent lente et pénible, car les lésions ont eu le temps de se multiplier, peut-être de se surinfecter et l'état général est atteint (forme anémiante et cachectisante); il faut des semaines, quelquefois des mois, avant que toutes les lésions se cicatrisent et que l'état général se restaure. Pourtant, malgré un diagnostic tardif on est souvent heureusement surpris de la rapidité de la guérison : le malade de Moure, atteint d'une ostéomyélite fistulisée depuis trois ans et quatre fois opéré sans succès, a guéri en six semaines par le simple traitement ioduré; on peut donc espérer les plus beaux résultats, même dans les cas les plus invétérés.

Mais, ce qui fait la gravité de ces cas tardivement diagnostiqués, c'est que la mycose a pu envahir les muqueuses et que le champignon saprophyte des muqueuses a eu le temps de déterminer des lésions sur le bucco-pharynx et le larynx. Les localisations de la sporotrichose sur les muqueuses sont en effet les plus graves des

---

1. Pourtant on a cité des cas de guérison spontanée (Lindemberg). Mais le plus souvent, quand on peut analyser ces observations, on voit qu'il n'y a eu guérison locale que de quelques gommes ou bien que la soi-disant guérison n'était qu'une rémission bientôt suivie de récidive, ou encore que le malade, pris pour un syphilitique, a été traité par le mercure et par l'iodure, ou que, pris pour un tuberculeux, on lui a administré du sirop iodo-tannique ou de l'iodure de fer et que l'on a pansé les ulcérations à l'iodoforme. On voit que le diagnostic restant imprécis, on a cautérisé les plaies avec la teinture d'iode; ces guérisons soi-disant spontanées sont donc dues en réalité à un traitement iodique.

2. Nous avons constaté ces guérisons spontanées plusieurs fois chez des animaux réceptifs qui avaient été atteints de sporotrichose à lésions évidentes (rat adulte, rat hérédo-sporotrichosique, chien, etc.). Un des chiens atteints de sporotrichose spontanée, observé par Gougerot et Caraven, a guéri lui aussi.

lésions sporotrichosiques. Elles résistent le plus souvent au traitement iodique le plus consciencieux et surtout elles subissent des poussées congestives sous l'influence du traitement ioduré. On est pris dans un dilemme : si on impose l'iodure, les lésions muqueuses se congestionnent, le malade présente des signes d'intolérance ; si l'on interrompt la cure iodurée, les lésions, un moment jugulées, se réveillent, s'étendent, s'aggravent progressivement (notre cas n° VI et le cas de de Beurmann, Gastou et Brodier, suivi par Letulle et Debré) ; les lésions muqueuses peuvent être l'occasion de complications mortelles : infection broncho-pulmonaire (Letulle et Debré), tuberculose pulmonaire (de Beurmann et Gougerot). Plusieurs cas de mort dans la sporotrichose ont été dus à ces lésions muqueuses ou à leurs complications, et sur quatre cas connus de sporotrichose bucco-pharyngée ou laryngée, trois malades sont morts ; un seul a survécu (Thibierge et Gastinel), encore n'a-t-il pas été suivi et peut-être a-t-il récidivé ?

Le simple saprophytisme persistant du parasite sur les muqueuses, dans le bucco-pharynx par exemple, est à lui seul d'une grande gravité ; en effet, ce saprophytisme prête à des récidives. Les germes se redisséminent et surtout ils peuvent déterminer une localisation muqueuse ; le parasite, resté jusque-là un saprophyte inoffensif à la surface de la gorge, pénètre à l'intérieur de la muqueuse et y développe des lésions dont on sait le sombre pronostic. Notre malade n° VI a été le premier exemple de ce processus. Infecté autrefois par le bucco-pharynx, ayant souffert d'angines sporotrichosiques, ce malade a eu une sporotrichose disséminée, puis une sporotrichose lymphangitique ; le « *Sporotrichum* a persisté dans la logette amygdalienne, constituant un danger permanent, provoquant une angine et une lésion ulcéreuse qui prouvent son activité », disions-nous en 1907. « Malgré la guérison des accidents cutanés, le malade a conservé dans son bucco-pharynx et dans son larynx du *Sporotrichum Beurmanni*. Ce parasite n'a pas tardé à déterminer une laryngite intense. Ce malade, qui fut d'abord un *porteur de Sporotrichum*, devint un sporotrichosique ; il guérit, mais il resta un porteur de *Sporotri-*

chum et il redevint un sporotrichosique »... Ce saprophytisme persistant du *Sporotrichum* sur les muqueuses est d'autant plus grave qu'il résiste à notre action thérapeutique. S'il est facile de prévenir une récidive cutanée par un traitement ioduré systématique, prolongé après la guérison apparente des accidents, et si tout retour offensif est vite conjuré par l'iodure à hautes doses, les traitements généraux et locaux n'arrivent pas à détruire le *Sporotrichum* saprophyte du pharynx ou du larynx. Notre malade n° VI qui, il est vrai, était intolérant à l'iodure et indocile, a ainsi contracté une laryngite sporotrichosique et il reste sous la menace d'un envahissement trachéo-laryngé », disions-nous en 1908. C'est sans doute à la faveur de cette localisation qu'une tuberculose mortelle a envahi son poumon en 1909.

Ces localisations muqueuses, cette *persistance du Sporotrichum saprophyte*[1] dans les cavités muqueuses, qui aggravent singulièrement le pronostic, n'ont été encore observées que chez des malades tardivement diagnostiqués ou mal traités. La gravité de la maladie dépend donc de l'ignorance du médecin ou de la négligence du malade et l'on peut espérer qu'on ne verra plus de cas semblables; qu'un diagnostic et un traitement précoces empêcheront les localisations muqueuses de se produire, feront disparaître rapidement le saprophytisme du parasite sur les muqueuses et guériront les lésions muqueuses si elles existent déjà, avant qu'elles ne soient

---

1. Les réactions d'agglutination et de fixation peuvent persister chez des malades définitivement guéris; mais elles s'atténuent. Aussi on peut se demander avec WIDAL, ABRAMI, E. BRISSAUD, JOLTRAIN et WEILL si « la persistance, après la guérison définitive apparente, d'une sporo-agglutination s'effectuant à un *taux élevé*, en même temps que la persistance d'une réaction de fixation intense », ne sont pas des éléments importants de pronostic et si elles ne peuvent « faire craindre un retour offensif de la maladie ». Par exemple, « dans l'intervalle de deux atteintes (chez le malade de GAUCHER, LOUSTE, ABRAMI et GIROUX), on n'avait constaté aucun fléchissement de la courbe de l'agglutination » qui restait à $\frac{1}{1500}$ en même temps que la fixation persistait intense. La persistance du *Sporotrichum Beurmanni* à l'état de saprophyte « dans le pharynx, où MM. DE BEURMANN et GOUGEROT l'ont décelé après la guérison apparente des lésions tégumentaires, rendra compte de ces reprises de la maladie » (WIDAL). Ce saprophytisme est une des raisons, ainsi que nous l'avons supposé, qui expliquera la longue persistance des réactions humorales chez certains sporotrichosiques depuis longtemps guéris. COYON et GOUGEROT ont soulevé la même discussion à propos de l'actinomycose. *Bull. et Mém. de la Soc. Méd. des Hôp. de Paris*, 25 fév. 1910.

trop étendues, comme lors de la première atteinte de sporotrichoside des muqueuses du malade n° VI de de Beurmann et Gougerot.

3° La **Sporotrichose est mal traitée ou le traitement est mal toléré** : un traitement mal ordonné ou mal suivi n'arrête pas la marche de l'infection ; la régression est lente, pénible, presque toujours incomplète, et souvent l'affection reprend et continue de s'aggraver. Parfois cette longue évolution permet au *Sporotrichum* d'envahir les muqueuses ou d'y rester saprophyte, constituant ainsi un danger permanent.

Cette insuffisance du traitement est due quelquefois à une intolérance réelle du malade, souvent à une tuberculose associée ; le plus souvent elle est imputable à la fois au malade, qui se refuse au traitement, et au médecin qui, au lieu de chercher une autre médication, s'acharne à continuer un traitement pénible ; le pronostic redevient bénin si le médecin sait modifier et varier la médication. L'ingestion des iodures aux doses actives (4 grammes par jour) provoque en effet chez certains individus des accidents désagréables; les malades se résolvent difficilement à continuer le traitement, ils l'interrompent ou ne le reprennent que par intervalle ; à l'insu du médecin, ils diminuent les doses. En réalité, ils ne suivent pas le traitement malgré leurs affirmations ; souvent même, le médecin se laisse fléchir par les instances du malade, il interrompt les cures, diminue les doses qui, trop faibles, n'agissent plus, et c'est ainsi que l'on est tout étonné de voir s'éterniser certains cas de sporotrichose chez des malades insouciants et négligents ou chez des malades de caractère difficile. Dans d'autres cas, le malade présente une telle intolérance que, malgré une grande bonne volonté, le traitement ioduré est impraticable ; l'administration de l'iodure est donc cessée et la maladie, abandonnée à elle-même, reprend son cours et s'aggrave. En pratique, ces cas sont importants à connaître et à prévoir. Il ne faut pas s'obstiner à continuer le traitement ioduré par ingestion, auquel le malade se soustraira malgré le médecin, il faut, aussitôt que possible, donner l'iodure par d'autres voies, surtout par voie rectale, et recourir aux succédanés iodiques, tels que les albumines iodées, administrés à hautes doses par la voie digestive, ou des huiles et des solutions aqueuses iodées injectées par la voie sous-cutanée ; il faut s'appliquer particulièrement à rendre plus actif le traitement iodé local (voir chapitre : traitement, p. 640). On voit alors guérir rapidement des cas qui avaient présenté jusque-là une résistance inaccoutumée.

C'est encore une faute de traitement qui explique les récidives, qui survenaient autrefois si fréquemment pendant la convalescence d'une première atteinte. Les gommes paraissant entièrement résorbées, on croyait pouvoir interrompre le traitement, mais tous les amas parasitaires n'ayant pas été détruits par la phagocytose, repullulaient *in situ,* redonnaient des lésions aux points antérieurement touchés et pouvaient être l'occasion d'une dissémination nouvelle (malades n^{os} I, III). Cette rechute se produisait une à quatre semaines, rarement davantage, après la cessation du traitement, elle était aussi bénigne que la première atteinte et cédait aussi facilement à l'iodure. Ces récidives sont facilement évitées si l'on veut bien se soumettre à la règle que nous avons tant de fois répétée depuis 1906 : poursuivre avec persévérance le traitement iodo-ioduré *un mois* au moins après la guérison clinique *complète* des lésions.

4° La **Sporotrichose est reconnue dès le début et bien traitée** : c'est alors *la plus bénigne des infections:* Dès que la sporotrichose est reconnue et que le traitement iodo-ioduré a été institué, la sporotrichose s'arrête et guérit, quel que soit le nombre des lésions ; les muqueuses restent indemnes et le médecin est heureusement surpris de voir disparaître si vite des lésions si nombreuses et si graves. Le malade de Widal et Weill, couvert d'une centaine de gommes non ulcérées, la malade de Landouzy et Gougerot, couverte de plus de cent-vingt lésions, la plupart ulcéreuses, ont guéri en quelques semaines.

La guérison est plus ou moins rapide, suivant la gravité et l'ancienneté des lésions. Les gommes sous-cutanées non ulcérées ramollies guérissent en quelques jours, en un mois au plus. Les gommes ulcérées persistent ordinairement plus longtemps ; on assiste tout d'abord à une transformation rapide et profonde des lésions. En quelques jours, les infiltrats s'affaissent, la sécrétion se tarit, les bords de l'ulcération s'accolent ; puis la cicatrisation se complète lentement. La guérison se fait donc en deux temps ; elle peut demander plusieurs semaines et parfois plusieurs mois. Les gommes indurées non ramollies, tantôt se résorbent très rapidement, tantôt persistent des semaines et jusqu'à trois et quatre mois après la guérison des autres accidents (Gougerot et Dubosc). Il en est de même pour les infiltrats musculaires, les ostéites et surtout pour les lésions verruqueuses. Habituellement, la guérison est complète en six à huit semaines, quelquefois en un mois, parfois en trois mois.

En somme, on peut dire que c'est la « science » du médecin qui fait le pronostic de la sporotrichose.

Avec un médecin ignorant qui ne sait pas la reconnaître, la sporotrichose reste une maladie incurable, aussi grave que les tuberculoses ouvertes. Avec un médecin ou un malade négligent, la sporotrichose, reconnue trop tardivement, a le temps de s'aggraver, d'envahir les muqueuses ; la guérison est lente, pénible, et trop souvent on a laissé se développer les localisations muqueuses qui entraînent la mort. Avec un médecin timoré, un malade intolérant et indocile, le traitement ioduré peut être mal suivi ; si le médecin ne sait pas varier l'administration des iodures et remplacer l'iodure par les succédanés iodiques, le malade se soustrait au traitement ioduré qui lui est pénible, la sporotrichose reprend son cours et s'aggrave. Avec un médecin qui n'est pas assez persévérant et qui cesse trop tôt le traitement, la rechute est la règle. Au contraire, avec un praticien éclairé, qui sait reconnaître et traiter la sporotrichose, cette maladie est la plus bénigne des infections, puisqu'elle guérit complètement en quelques semaines par un des traitements les plus simples qui soient.

II — *Pronostic du « sporotrichosique ».*

Importance du terrain. Gravité des sporotrichoses secondaires des cachectiques : association de sporotrichose et de tuberculose. — Les règles énoncées ci-dessus ne souffrent que peu d'exceptions. Les cas de guérison lente et pénible, les cas de mort se comptent encore, tant ils sont rares, et beaucoup de ces exceptions sont plus apparentes que réelles.

Dans la plupart des cas, la gravité de la sporotrichose tient en effet au terrain sur lequel la mycose s'est greffée ; la maladie prend une allure traînante, parce que le sujet résiste mal et ne peut faire l'effort de la guérison ; le traitement agit mal et souvent on est obligé de l'interrompre parce qu'une tare organique, la tuberculose le plus souvent, rend le sujet intolérant à l'iodure. C'est ainsi que chez le malade de Gaucher et Fouquet, diabétique âgé, la mycose dura plus de onze mois, quoique le traitement fût assez régulièrement suivi [1]. Cependant, même dans ces cas peu favorables, la mycose finit généralement par guérir et lorsque le malade succombe, emporté par l'affection qui a créé le terrain sur lequel la mycose s'est développée, celle-ci est souvent guérie.

Ce sont les affections associées qui expliquent la presque totalité des cas de mort cités dans la sporotrichose. Les malades de Lœper et Nattan-Larier, de Laubry et Esmein, sont morts de cirrhose du foie avec complications cardiaques ; nos malades n°s XI et VI sont morts de tuberculose, le premier de méningo-encéphalite bacillaire, le deuxième de phtisie pulmonaire ; le malade de de Beurmann, Gougerot, Bith et Heuyer est mort de tuberculose aiguë généralisée ; le malade de Pierre Marie et Gougerot, artério-scléreux cachectique, a été emporté par un ramollissement cérébral ; la malade de Tré-

---

1. Il n'en est pas toujours ainsi ; l'association d'une tare antérieure n'entrave pas toujours la *guérison*. Notre malade n° IV, qui était cancéreuse, a guéri de sa sporotrichose par l'iodure et de son cancer du sein par l'opération ; bien d'autres exemples ont été cités.

molières et Du Castel est morte d'angiocholite calculeuse un mois après la guérison de la sporotrichose... L'apparition de la sporotrichose chez un affaibli, un cachectique est donc, au même titre, que l'éclosion du muguet, un indice grave, parce qu'elle indique la déchéance du sujet.

L'une des associations les plus importantes par sa fréquence et sa gravité est l'association de la tuberculose et de la sporotrichose; la tuberculose précédant la mycose affaiblit le terrain et permet au champignon de se développer.

Souvent la tuberculose ne semble pas s'être aggravée, elle reste stationnaire ; parfois même elle s'atténue et il existe au moins un cas où les lésions mixtes tuberculeuses et sporotrichosiques ont guéri par l'iodure (Spillmann et Gruyer). La seule précaution à prendre dans ces cas est de surveiller attentivement le traitement ioduré pour éviter la congestion des lésions pulmonaires et conjurer l'hémoptysie; il est prudent de tâter la susceptibilité du sujet à l'iodure et de remplacer les iodures alcalins par le sirop iodo-tannique, les albumines iodées ou les huiles iodées.

Souvent la coexistence de la tuberculose rend le malade intolérant à l'iodure; il faut agir alors avec prudence et progressivement; on arrive en général à surmonter ces difficultés et le malade finit par guérir de sa mycose.

Quelquefois, au contraire, la tuberculose s'aggrave et emporte le malade ; notre malade n° XI fut le premier cas mortel dû à la tuberculose ; il mourut de méningo-encéphalite tuberculeuse. Le malade de de Beurmann, Gougerot, Bith et Heuyer en est un nouvel et remarquable exemple. Le malade était un tuberculeux fruste latent; il devint sporotrichosique à la faveur de cette tuberculose ancienne. Sur ce terrain, la sporotrichose prit une grande gravité, revêtant la forme très grave, jusqu'alors inconnue, de grands abcès multiples (v. p. 261). « Pour expliquer la gravité de cette sporotrichose, il faut certainement invoquer une virulence progressivement croissante du *Sporotrichum Beurmanni* ou une sensibilisation intense du terrain.... La mycose résiste à l'iodure parce qu'elle est grave et surtout l'iodure est mal toléré, parce que le sujet est tuberculeux. L'infection tuberculeuse et l'infection sporotrichosique s'exaltent l'une l'autre ; la mycose, rebelle au traitement, persiste ; la tuberculose, jusque-là latente, fait d'effrayants progrès et le malade meurt de tuberculose généralisée granulique. »

Ces faits cliniques trouvent confirmation dans l'expérimentation. Nos expériences sur le singe, le rat, le cobaye [1], nous permettent de supposer : 1° que l'infection tuberculeuse a sensibilisé le sujet, l'a prédisposé à prendre la mycose ; 2° que l'apparition de la sporotrichose active la tuberculose ; 3° que la toxémie bacillo-tuberculeuse favorise l'éclosion, la généralisation, la persistance de la sporotrichose. Il se produit donc dans la sporotricho-tuberculose un véritable cercle vicieux.

En un mot, on ne saurait trop souligner l'importance du terrain du sporotrichosique, en particulier la gravité de l'association de la tuberculose et de la sporotrichose. La mycose peut aggraver la maladie ancienne, mais c'est cette maladie qui entraîne la mort initiale, la gravité de la sporotrichose n'est qu'une gravité d'emprunt.

III. — *Sporotrichoses mortelles.*

Il est pourtant des cas où la sporotrichose semble grave par elle-même. Ces cas sont exceptionnels : nous ne connaissons que deux observations où la sporotrichose ait été la cause indirecte de la mort et trois observations où la mycose semble avoir été la cause principale de la mort.

La première est celle de notre malade n° VI, atteint de laryngite sporotrichosique et mort de tuberculose pulmonaire.

---

1. DE BEURMANN et GOUGEROT, *loco citato.* 1906 et *Bull. et Mém. de la Soc. méd. des Hôp. de Paris*, 1909. Première série d'expériences : tuberculinisation des animaux et inoculation secondaire de sporotrichose. — Seconde série d'expériences : inoculation de sporotrichose, puis tuberculisation simple ou associée à la tuberculinisation. Il faut en rapprocher cette observation de singe sporotrichosique devenant spontanément tuberculeux (de Beurmann, Gougerot et Vaucher). — Troisième série d'expériences : inoculation de sporotrichose et tuberculinisation.

La seconde est celle d'une malade de de Beurmann, Gastou et Brodier, suivie et autopsiée par Letulle et Debré : les gommes cutanées s'amélioraient, mais l'état général restait précaire, les lésions muqueuses avaient envahi le larynx et la trachée, « la malade toussait de plus en plus, à mesure qu'elle déglutissait de moins en en moins bien ; un événement grave, survenant tout à coup, mit fin à ses souffrances. Le 13 janvier, après midi, Pauline D... qui était d'un caractère des plus violents et fort irascible, reçoit une mauvaise nouvelle ; elle en éprouve une si vive émotion, qu'en proie à une crise de colère, elle a une syncope. Le soir, la température rectale, qui était restée normale et plutôt basse depuis le surlendemain de l'entrée de la malade chez nous, monte brusquement à 38°,5. La malade meurt soudain le lendemain » (Letulle et Debré, p. 388). L'autopsie montra que « la cause de la mort résidait en une série de lésions inflammatoires des poumons, parmi lesquelles, en première ligne, il faut citer un certain degré de pneumonie lobulaire à la partie moyenne du lobe gauche et en seconde ligne un petit îlot de mortification escarrotique de la partie la plus déclive du lobe inférieur droit, d'une couleur jaune-verdâtre, sans odeur gangréneuse, en rapport sans doute avec les parcelles d'aliments, dégluties à faux par ce pharynx désorganisé et passées dans les voies aériennes ». Aucune de ces lésions pulmonaires n'était sporotrichosique ; on pouvait donc prétendre que ce n'était pas la sporotrichose qui avait déterminé la mort. Pourtant c'est cette mycose qu'il faut incriminer, puisque c'est elle qui a été l'occasion de ces infections pulmonaires qui ont amené la mort.

Dans le cas de sporotrichose pulmonaire de Chantemesse et Rodriguez (v. p. 390), dans deux autres cas de Maurice Lagoutte et Briau, que nous avons rapportés à la Société médicale des Hôpitaux sous le nom de sporotrichose cachectisante mortelle, la sporotrichose semble plus directement en cause. Par la généralisation lésions et leurs localisations profondes des gommes sous-cutanées et grands abcès disséminés avec localisations ostéo-articulaires, épididymaires et oculaires, conjonctive, hypopyon, staphylome, perforation de la cornée, issue du corps vitré et perte de l'œil, panophtalmie sporotrichosique, ces sporotrichoses sont restées des exemples uniques de sporotrichoses rebelles ; la mort est survenue « malgré un traitement ioduré local et général, longtemps et régulièrement suivi ». L'aggravation fut progressive. « Dès que survinrent les gros abcès, l'état général s'altéra rapidement, sans que l'on pût constater aucun symptôme viscéral. L'amaigrissement s'accentua, l'appétit se perdit, l'affaiblissement fut tel que le malade eut des syncopes lorsqu'il essayait de se lever ; la température monta à 38°. Le malade succomba à une sorte de cachexie progressive le 10 janvier 1909, vingt-huit mois environ après le début de la maladie. L'autopsie ne put être faite ».

En l'absence d'autopsie, on ne put préciser le mécanisme exact de la mort. On pourrait objecter que la mycose a réveillé une tuberculose latente, mais dans ces deux cas, le terrain paraissait excellent, les malades ne présentaient aucune tare organique décelable ; on est forcé d'admettre une virulence particulière du germe [1], une hypersensibilisation du terrain [2] et un état anaphylactique [3], qui a permis une pullulation incessante des parasites, l'extension progressive des lésions et la mort [4].

En résumé, il faut bien distinguer : les cas les plus fréquents, où la maladie est bénigne, — les cas de plus en plus rares où la gravité de la maladie tient à l'ignorance du médecin et à l'indocilité du malade, — les faits exceptionnels qui échappent à nos moyens

---

1. Le fait est démontré chez l'animal : le virus brésilien et le virus français, après passage sur le rat, sont hypervirulents et tuent les animaux en quelques jours par septicémie. *Bull. et Mém. de la Soc. méd. des Hôp. de Paris*, 8 oct. 1909.

2. La démonstration de la sensibilisation a été faite par nous au Congrès de Lille, août 1909, mais le mécanisme de cette hypersensibilisation reste obscur. Est-ce une prédisposition individuelle, héréditaire ou acquise? Peut-être une infection a-t elle favorisé la sensibilisation mycosique? Peut-être une mycose a-t-elle sensibilisé le terrain : polymycose (Gougerot) ? Peut-être des inoculations multiples, des poussées successives ont-elles créé cette hypersensibilisation?

3. Le fait est démontré chez le rat. *Bull. et Mém. de la Soc. méd. des Hôp. de Paris*, 8 oct. 1909.

4. C'est dans ces cas qu'il faudrait tenter la sérothérapie anti-sporotrichosique.

d'action et où la gravité est imputable presque toujours au terrain, parfois au germe.

Désormais on doit exiger de tout praticien qu'il sache reconnaître et traiter une sporotrichose. Par un diagnostic précoce, il arrêtera la marche de la maladie, empêchera sa généralisation (*gravité d'extension*), il préviendra les si redoutables localisations muqueuses (*gravité de localisation*). Par la richesse de sa thérapeutique, il saura appliquer le traitement iodique systématiquement; devant un malade intolérant à l'iodure, il variera les modes d'administration, il remplacera le médicament pénible ou impossible par les succédanés iodiques qui, bien supportés, seront facilement acceptés du malade ; il évitera ainsi la *gravité des intolérances thérapeutiques*. Par sa fermeté, il saura persuader un malade indocile de l'importance du traitement iodique, le seul actif, et il lui imposera un traitement prolongé, même après la convalescence, après la guérison complète, alors qu'il semble devenu inutile et superflu. Il évitera ainsi les *récidives*, et il réussira à combattre le *saprophytisme persistant sur les muqueuses*. Grâce à ce diagnostic précoce et à un traitement bien ordonné, la sporotrichose guérira sans laisser de sequelles ni de menaces pour l'avenir.

Les seuls cas qui resteront inaccessibles à nos efforts sont : 1° les cas où la sporotrichose se greffe sur un état morbide antérieur, grave par lui-même, comme la tuberculose, qui rend le traitement difficile ou impossible et qui emporte le malade (*gravité du terrain*); 2° les cas exceptionnels, dus à une hypervirulence du germe et à une hypersensibilisation du terrain, cas dans lesquels, malgré le traitement ioduré toléré et régulièrement suivi, la sporotrichose se généralise et entraîne la mort (*gravité de germe*).

Nous avons donc raison de dire et de répéter que, sauf des exceptions excessivement rares, le pronostic de la sporotrichose reconnue et bien traitée est d'une remarquable bénignité, et cette bénignité paraît d'autant plus grande qu'on l'oppose au terrible pronostic des infections avec lesquelles on confondait cette mycose : la tuberculose, qui mène à la phtisie, la syphilis, qui menace l'avenir de ses localisations nerveuses tardives, la morve qui tue presque impitoyablement. Le sporotrichosique, au contraire, est à l'abri des complications viscérales tardives.

Le diagnostic de sporotrichose délivre le malade de ces menaces et il a déjà été l'occasion de véritables résurrections ; on se souvient de cette malade de Ravaut et Civatte condamnée comme tuberculeuse, de ce malade de Moure, sous le coup d'une amputation, des deux malades signalés par Du Cazal, de Monaco, tous guéris en six à huit semaines par l'iodure ; il assure un bon pronostic.

C'est ce contraste entre la gravité de la sporotrichose méconnue et la bénignité de la sporotrichose diagnostiquée et traitée, qui fait de cette mycose une question de pratique courante qu'aucun praticien n'a plus le droit d'ignorer.

Hérédo-sporotrichose.

La question de l'hérédo-sporotrichose se rattache au pronostic de la maladie ; en effet l'existence de cette hérédité sporotrichosique aggraverait le pronostic de cette infection en général si bénigne.

Dans deux cas au moins, la sporotrichose évoluait chez l'un des procréateurs au moment de la conception ou de la gestation. Notre malade N° VI a eu un enfant en pleine période d'activité sporotrichosique. La malade N° XVIII de Dominici et Duval s'était inoculée par une coupure au doigt le 8 novembre 1906, les premiers accidents sporotrichosiques commencèrent vers le 25 décembre ; le traitement, le 23 février 1907, ne fut fait que localement par injections de liqueur iodo-iodurée. La malade, très pusillanime, le suivit assez mal et les lésions, bien qu'en régression, étaient encore actives à la fin de juin, date de son accouchement. Les deux enfants étaient sains. Il n'existe donc aucun exemple d'hérédo-sporotrichose humaine.

Mais expérimentalement, nous avons pu avec Vaucher démontrer chez le rat cette hérédo-sporotrichose.

Une femelle saine, fécondée par un rat sain, a subi, quelques jours après la fécondation, une infection expérimentale dont la généralisation était prouvée par la culture du sang. La transmission s'est faite par la voie artérielle jusqu'au placenta. Des six petits rats nés dans ces conditions, le premier, fait remarquable, paraît n'avoir pas été touché par l'infection. Les deuxième, troisième, quatrième, cinquième et sixième, ont été atteints d'ascite sporotrichosique, démontrée par la ponction et par la culture. Chez le raton N° 4, la nature de la lésion hépatique a été prouvée par l'examen du frottis et par la culture de la pulpe hépatique. Il semble donc que le germe, envahissant le fœtus sporotrichosique par la veine ombilicale, détermine chez lui, de même qne chez l'enfant syphilitique, des lésions hépatiques prédominantes dont l'ascite est le témoin. Chez le raton N° 6, il y a eu, outre les lésions hépato-péritonéales, une éruption pemphigoïde, constatée le jour de la naissance et dont la nature sporotrichosique a été démontrée par la culture ; puis sont survenues des gommes sporotrichosiques hypodermiques multiples. La ressemblance de ces lésions bulleuses et de ces gommes avec les accidents hérédo-syphilitiques est frappante.

Deux autres rats, mâle et femelle, infectés avant la fécondation, ont eu des petits, tous hérédo-sporotrichosiques. Ils présentaient : un peu d'ascite, des lésions minimes du foie et des éruptions pemphigoïdes à petits éléments, lésions analogues, mais moins graves cependant en apparence que celles des petits rats de notre première série. Nous ne savons si la parturition a été prématurée, mais les produits malingres et peu vivaces ont tous succombé de la troisième à la vingt-quatrième heure après la naissance. L'infection sporotrichosique, transmise héréditairement, a donc été particulièrement grave dans ce cas.

Ces deux séries d'observations prouvent l'existence de l'hérédo-sporotrichose. Elles montrent que celle-ci peut être causée par deux procédés différents : l'infection avant la fécondation et l'infection après la fécondation. Elles indiquent que les lésions hérédo-sporotrichosiques, réactions hépato-péritonéales, pemphigus, gommes, peuvent avoir une ressemblance singulière avec celles de l'hérédo-syphilis.

TRAITEMENT IODO-IODURÉ DE LA SPOROTRICHOSE [1]

« Le traitement presque spécifique des sporotrichoses, disions-nous en 1906 (*loco citato* p. 1006), est l'iodure de potassium à la dose de 2 à 4 grammes par jour; s'il est mal supporté, on peut essayer les autres iodures, l'iodure de sodium ou d'ammonium. On tentera de les mélanger au sirop d'écorces d'oranges amères et de l'associer à des antiseptiques intestinaux. La guérison est ordinairement rapide : en quinze, vingt, soixante jours; le traitement devra être continué quelques jours après la disparition clinique des nodosités, afin d'éviter les récidives, qui, sans cette précaution, sont de règle; il sera repris à toute menace de récidive. Les nodosités maladroitement incisées seront pansées à l'eau iodo-iodurée, les abcès trop volumineux et gênants seront ponctionnés et injectés avec une solution iodo-iodurée. »

Partout les excellents effets de ce traitement iodo-ioduré général et local ont été confirmés [2].

---

1. Tout ce chapitre thérapeutique est extrait de notre Dixième Mémoire déposé à l'Académie de Médecine en février 1910 (Prix Adrien Buisson).

2. Les iodures et l'iode sous toutes ses formes sont les seuls médicaments qui ont fait leurs preuves dans le traitement de la sporotrichose.
Le mercure reste sans effet: nous en avons eu la preuve chez notre malade n° II, soumis aux injections de calomel et dont les lésions continuèrent d'évo-

La sporotrichose est une des infections les plus faciles est les moins coûteuses à traiter, souvent même le traitement n'interrompt pas le travail du malade.

Quatre cas se présentent en pratique avec une inégale fréquence[1].

— Deux cas fréquents, faciles et heureux, à pronostic bénin :

Dans le premier cas, de beaucoup le plus habituel, les malades sont traités de bonne heure ; ils tolèrent bien l'iodure, l'affection s'arrête presque aussitôt et ils guérissent très rapidement en quatre à huit semaines.

Dans le second cas, déjà plus rare, les malades sont partiellement intolérants à l'ingestion de l'iodure de potassium, ils suivent mal leur traitement, l'affection persiste ou s'aggrave, il faut sans tarder recourir à la médication iodo-iodurée sous ses autres formes. La guérison est lente, mais toujours elle est complète.

— Deux cas exceptionnels, difficiles et parfois désespérants, à pronostic grave et même fatal :

Dans le troisième cas, les malades sont totalement intolérants à l'iodure ; souvent, en raison d'une tuberculose viscérale associée, des localisations muqueuses ou profondes ont le temps de se développer ; le traitement général est alors insuffisant ou devient impossible, il faut tenter le traitement local, qui malheureusement est

luer jusqu'au jour où l'on remplaça le mercure par l'iodure. HUDELO a cité un fait analogue (*Bull. et Mém. de la Soc. méd. des Hôp. de Paris*, 12 juin 1908), un de ses malades ne retira aucun bénéfice des frictions mercurielles. GOUGEROT et DUBOSC viennent de publier un nouveau cas de sporotrichose où les injections de benzoate de mercure qui, au début, avaient paru heureuses, bientôt ne purent arrêter l'aggravation rapide des lésions.

L'arsenic, au contraire, semble agir favorablement. MILIAN a cité un cas de guérison à la suite d'injections hypodermiques de 0,02 centigrammes d'arséniate de soude, répétées tous les deux jours pendant trois semaines; les nouveaux composés arsénicaux, arrhénal, hectine, semblent assez actifs.

S'appuyant sur l'action bactéricide *in vitro* de l'arséniate de soude, GOUGEROT (dans le service du professeur Landouzy) a appliqué, avec succès dans les cas rebelles à l'iodure, un traitement arsénical local : injections arsénicales dans les lésions ou autour d'elles. Ces injections ont en effet le double avantage d'avoir une action locale et une action générale ; l'arséniate agit sur la lésion et, en se résorbant, il agit sur l'organisme tout entier.

1. Voir pour le détail du traitement : GOUGEROT. Traitement des Mycoses et des sporotrichoses, etc. *Journal des Praticiens*, nᵒˢ 19 et 23, 13 mai et 19 juin 1911. pp. 289 et 353.

trop souvent inefficace. Ces cas sont les seuls qui résistent au traitement et qui comportent une réelle gravité ; c'est à eux qu'il faudrait appliquer la sérothérapie.

Dans le quatrième cas, des accidents locaux rebelles nécessitent un traitement actif spécial.

Dans quatre-vingt dix pour cent des cas au moins, on a affaire à des malades de la première catégorie, le traitement est alors d'une grande simplicité et l'équation « sporotrichose égale iodure de potassium » est vraie ; mais devant les insuccès de l'iodure donné par voie gastrique, il ne faut pas se croire désarmé, il faut au contraire connaître les difficultés que présentent les malades des deuxième, troisième et quatrième catégories, afin de chercher à les surmonter.

Enfin, on ne doit pas oublier que la sporotrichose survient le plus souvent chez des individus tarés ; il ne faut donc pas négliger d'examiner et de traiter « le sporotrichosique » ; faute de le faire on risque de méconnaître une tare viscérale, une tuberculose contre-indiquant le traitement ioduré massif et d'aggraver une lésion concomitante ; on néglige de restaurer les forces du malade, donc d'accroître la résistance du terrain, c'est-à-dire de faire le nécessaire pour hâter la guérison et prévenir les récidives ; enfin on s'expose à laisser évoluer après la guérison de la mycose, une affection qu'un traitement approprié aurait peut-être enrayé. Il faut surtout se souvenir des contre-indications et des modifications que l'état organique du sujet doit apporter au traitement iodo-ioduré. Il faut toujours penser à une association tuberculeuse dont on comprend la gravité, puisque le plus souvent le tuberculeux est intolérant à l'iodure !

L'œuvre du clinicien sera de varier les alliances thérapeutiques suivant chaque malade.

1° **Malades tolérants à l'iodure.** — Ces cas sont de beaucoup les plus fréquents ; ce sont aussi les plus simples.

Le traitement se réduit presque uniquement à l'ingestion de

l'ioduré de potassium par la voie buccale. On commence d'emblée par les doses de 2 grammes et on augmente tous les deux jours de $0^g,50$ centigrammes pour atteindre 4 grammes, dose utile et nécessaire, presque toujours suffisante. Si le malade peut les supporter, il y aura avantage à augmenter progressivement les doses : 4 grammes la première semaine, 5 grammes la seconde semaine, 6 grammes la troisième semaine, etc., jusqu'à 8 grammes par jour : pour éviter l'accoutumance à l'iodure, mieux vaut augmenter lentement les doses que de donner d'emblée des doses massives.

On prescrit une solution aqueuse concentrée [1] :

Iodure de potassium . . . . 100 grammes.
Eau distillée *q. s.* pour faire . . . . . 500 —

Une cuillerée à café contient un gramme d'iodure ; la dose quotidienne doit être répartie sur toute la journée et prise fragmentée au petit déjeuner, au déjeuner, au goûter, au diner, le soir, au milieu du repas ou au début pour les uns, à la fin pour d'autres ; le malade verse dans un grand verre d'eau, de bière, de café, de chocolat ou plutôt de lait, qui déguise assez bien la saveur désagréable de l'iodure, autant de cuillerées à café qu'il doit prendre de grammes [2].

---

1. On prescrit encore l'iodure sous forme de sirop ou de vin, dont voici quatre formules classiques de RICORD, BONNET, etc., modifiées :

Iodure de potassium . . . . ⟩ 50 gr.
Sirop d'écorc. d'orang. amères, q. s. 500 cm³.
   1 cuillerée à café = 1 gramme.

Sirop de salsepareille.- . . . . 500 cm³.
K I . . . . 33 gr.
   (Une cuillerée à bouche = 1 gramme.)
2 à 8 cuillerées par jour dans une infusion.

Sirop de gentiane . . . . . . ⟩
Sirop de quinquina . . . . . ⟩ āā 300 cm³.
Sirop d'écorces d'oranges am. ⟩
Iodure de potassium . . . . . 60 gr.
Tartrate de fer ammoniacal . . 18 gr.
   (Une cuillerée à bouche = 1 gramme.)
   (Cette formule est une des meilleures.)

Sirop simple . . . . 350 cm³.
Anisette de Bordeaux . . . . . . 150 cm³.
Iodure de potassium . . . . 33 gr.
   (Une cuillerée à café = 1 gramme.)
(Préparation de goût agréable, mais qui a le défaut d'être riche en alcool.)

Vin blanc ou de Madère . . . . . 500 cm³.
Iodure de potassium . . . . 33 gr.

2. Plusieurs fois déjà nous avons prescrit l'iodure à l'état de sel, pour la commodité des malades qui travaillent loin de leur domicile ou qui doivent voyager. Le malade emporte dans un flacon *bien bouché* la quantité nécessaire d'iodure. Au moment du repas, il n'a qu'à faire dissoudre la dose prescrite dans un verre d'eau. La seule difficulté est le dosage. On peut faire préparer des paquets pesés d'avance ; l'iodure étant hygroscopique, ces paquets devront être conservés dans un flacon ou dans une boîte bien bouchée. Le malade peut encore

Une formule excellente et de goût agréable nous a été indiquée par M. Bousquet :

Iodure de potassium.	2, ou 3, ou 4 grammes... etc.	
Eau	10	—
Teinture d'oranges amères. . . .	6	—
Julep gommeux . . .	*Q. s.* pour 120	—

Il est bon d'insister auprès du malade pour qu'il supprime le vin pendant la durée du traitement ioduré[2] et qu'il le remplace par le lait, l'eau de Vichy ou l'eau additionnée de 8 à 10 grammes de bicarbonate de soude par jour.

Le traitement du terrain sporotrichosique sera poursuivi suivant les indications fournies par l'examen complet du malade. On se souviendra qu'on peut très souvent allier les deux traitements, le traitement iodo-ioduré de la mycose et le traitement organique. L'arsenic, sous ses formes habituelles, sera un des meilleurs reconstituants, car, à ses propriétés générales, il ajoute une action parasiticide que nous avons démontrée *in vitro.*

Ce traitement général devra être poursuivi *sans interruption* jusqu'à guérison complète des lésions et *un mois après la disparition complète des accidents,* sinon la récidive est presque fatale. Si, pour une raison quelconque, le traitement était interrompu, il faudrait le reprendre aussitôt que possible en augmentant la dose. Pendant le traitement de sûreté qui suit la disparition des lésions, on peut se montrer moins rigoureux et donner l'iodure par période de cinq jours, avec repos de deux jours.

L'ingestion d'iodure de potassium est la partie capitale du trai-

doser lui-même l'iodure, au moment de l'emploi, avec une petite cuillère en bois : une cuillère à moutarde (du modèle de celles dont on se sert pour peser un gramme d'antipyrine) contient environ trois grammes d'iodure si les cristaux sont de la grosseur du gros sel de cuisine. Il serait facile de fabriquer des cuillères en bois dont le contenu serait d'un gramme environ ; elles seraient de la grandeur de celles qui, dans les séries des pharmaciens, servent à mesurer 0 gr. 30 d'antipyrine. Il est évident que cette mensuration à la cuillère est très approximative, que le poids varie suivant la grosseur des cristaux d'iodure, mais si la cuillère est jaugée par le pharmacien avec une poudre semblable à celle qui est livrée au malade, le dosage sera suffisamment exact pour qu'une différence de poids, en plus ou en moins, n'ait aucune importance pratique.

tement et le *traitement local* n'a qu'une importance secondaire, mais qu'il ne faut cependant pas négliger.

— Si les lésions sont *fermées*, on s'abstiendra de tout traitement local ; on évitera surtout les incisions.

— Si les lésions sont *prêtes à s'ouvrir*, on les protégera par un simple emplâtre ou adhésif.

— Si les lésions sont *ulcérées, enflammées, suppurantes*, on fera, pendant les premiers jours du traitement, des pansements humides, avec des compresses trempées dans une solution iodo-iodurée, sans imperméable.

$$Iode\ métallique \dots\dots\dots\dots\dots\dots 1\ gramme.$$
$$Iodure\ de\ potassium \dots\dots\dots 5\ à\ 10\ \ —$$
$$Eau \dots\dots\dots\dots\dots\dots\dots\dots 500\ \ —\ (^1)$$

(Une liqueur plus concentrée ne nous a pas paru plus efficace ; elle pourrait avoir l'inconvénient d'irriter la peau et de la faire desquamer. Un pansement humide avec imperméable amène presque constamment des auto-inoculations épidermiques).

Le pansement sera renouvelé chaque jour, et même matin et soir, si l'écoulement de sérosité est abondant ; on profitera du moment où il sera fait pour enlever les croûtes, vider les abcès par expression douce, déterger les ulcérations et les toucher avec de la teinture d'iode pure ou diluée de 4 parties d'alcool à 60° ou avec la solution aqueuse concentrée iodo-iodurée :

$$I^2 \dots\dots\dots\dots\dots\dots\dots\dots\dots 1\ gramme.$$
$$KI \dots\dots\dots\dots\dots\dots\dots\dots 2\ à\ 10\ \ —$$
$$H^2O \dots\dots\dots\dots\dots\dots\dots\dots 50\ \ —$$

— Si les lésions ulcérées sont *en régression, à peine suintantes*, si elles ne donnent plus que quelques gouttes de séro-pus, il suffira de les protéger par un emplâtre indo-ferré ou un adhésif ;

1. Pour la commodité du malade, on peut prescrire une solution iodo-iodurée concentrée :

$$I^2 \dots\dots\dots\dots\dots\dots\dots\dots\dots\dots 10\ grammes.$$
$$KI \dots\dots\dots\dots\dots\dots\dots\dots\dots\dots 50\ \ —$$
$$Eau,\ q.\ s.\ pour\ faire \dots\dots\dots\dots\dots 100\ \ —$$

Au moment de faire le pansement, le malade versera XX à L gouttes de cette liqueur dans 100 grammes d'eau bouillie.

matin et soir on les lavera à l'eau iodée faible et, s'il est nécessaire, on les cautérisera avec l'eau iodée forte ou la teinture d'iode.

Le malade ne devra pas être abandonné à lui-même pendant cette cure iodurée ; il devra faire surveiller les effets de la médication. Cette précaution est d'autant plus nécessaire que les malades sont souvent suspects de tuberculose et l'on sait qu'une ingestion brutale d'iodure peut être dangereuse chez des tuberculeux.

Le traitement des cas les plus graves se borne à ces prescriptions très simples ; il n'est donc pas en médecine de thérapeutique plus simple et qui soit en même temps aussi efficace et plus rapide.

Au bout d'une quinzaine de jours de traitement ioduré, le travail de résorption est déjà avancé, les gommes s'affaissent, les ulcérations se détergent et commencent à se combler ; le pansement devient alors inutile, il suffira de toucher les ulcères à l'iode matin et soir et de les protéger par un emplâtre. Si de nouvelles gommes apparaissent, leur évolution est avortée[1]... Après vingt-cinq et trente jours, les gommes ramollies sous-cutanées et cutanées sont résorbées, guéries, et les ulcérations sont presque cicatrisées ; souvent cependant la guérison des gommes ulcérées, toujours plus lente que celle des gommes fermées, tarde un peu : dans un premier temps, l'infiltrat se résorbe ; dans un second temps, l'ulcération se cicatrise et cette cicatrisation demande souvent fort longtemps, de quatre à huit semaines. Mais dès que l'ulcération ne suinte plus, dès que la croûte qui la masquait n'est plus décollée par le pus, tout pansement devient inutile et il suffira matin et soir de toucher chaque lésion avec de la teinture

---

1. Nos cas II, III, IV, VI sont particulièrement démonstratifs. Le dernier de ces malades « a eu cinq gommes ; l'évolution de chacune d'elles semble différente. Le traitement ioduré explique ces divergences. L'iodure a été commencé le 15 février. Les trois gommes survenues antérieurement n'ont pas été arrêtées, elles se sont ulcérées. Mais la gomme de la main, survenue le 20, est restée en stade sous-cutané, adhérente à la peau, la rougissant et même l'amincissant. La dernière gomme, apparue le 25 février, alors que le traitement datait de dix jours, n'a pas envahi 'a peau et s'est rapidement résorbée. » *Bull. et Mém. de la Soc. méd. des Hôp. de Paris*, 12 avril 1907, n° 12, p. 311.

d'iode [1]. Quelquefois les gommes indurées, non ramollies, sont les dernières à se résorber : Gougerot et Dubosc viennent de publier un cas où, après guérison complète de toutes les autres lésions en un mois, deux gommes indurées ont résisté plus de quatre mois au traitement ! Les lésions profondes osseuses sont, elles aussi, lentes à disparaître, mais il est rare que la guérison ne soit pas parfaite en deux ou trois mois... En résumé, la guérison est ordinairement complète en un à deux mois, parfois en moins de temps encore, en quinze à vingt jours, et il n'est pas alors exagéré de dire avec Danlos, que l'iodure fait disparaître les lésions dans le temps où les cultures poussent [2].

Il n'est pas inutile de souligner les avantages économiques de ce traitement qui ne nécessite ni l'hospitalisation du malade, ni l'arrêt de son travail, sauf parfois au début de l'affection et si la mycose s'accompagne de très nombreuses ulcérations ou de lésions, soit osseuses, soit verruqueuses.

On peut permettre la sortie du malade dès que le diagnostic est posé, à la condition que le malade puisse continuer chez lui le traitement iodo-ioduré. On réduit donc le chômage au minimun. Le plus souvent même, le malade n'a pas besoin d'entrer à l'hôpital ni de s'arrêter dans son travail, car l'affection est indolente et ne retentit pas sur l'état général. Le malade se traitera chez lui facilement, même en continuant de travailler, car il lui suffit de prendre l'iodure au moment des repas et de panser ses lésions matin et soir avec la teinture d'iode. Ce traitement médicamenteux n'est pas onéreux ; il revient en moyenne à vingt ou vingt-cinq francs si la sporotrichose n'est pas ulcéreuse ; il dépasse rarement un total de quarante ou cinquante francs, si la sporotrichose est ulcéreuse.

1. On pourrait protéger les lésions *qui ne suintent plus* avec un collodion iodé, par exemple avec :

Iode . . . . 1 gramme.
Collodion . . . . 30 —

(On ne devra se servir de collodion que si la lésion ne suinte plus, sinon il faudra préférer les emplâtres.)

2. *Bull. de la Soc. franç. de Derm. et de Syph.*, 6 février 1908, p. 69.

A ce traitement rapide et peu coûteux, à cette interruption de travail réduite à quelques jours, il faut opposer les frais d'hospitalisation pendant des mois et des années, les longs traitements médicamenteux onéreux, les opérations souvent répétées, le chômage prolongé qu'imposait aux malades un diagnostic erroné, et l'on comprendra toute l'importance pratique et économique d'un diagnostic de sporotrichose [1].

2° Malades partiellement intolérants à l'iodure de potassium. — Dans ces cas assez rares, le malade présente, dès l'ingestion de doses faibles et moyennes d'iodure, les phénomènes d'intolérance gastrique et d'intolérance générale [2] : du larmoiement,

1. Dans les cas habituels, il faut compter que l'absorption quotidienne de l'iodure durera trois mois (y compris le traitement de sûreté d'un mois, après la guérison), soit, par exemple, deux jours à 2 grammes (= 4); deux jours à 3 grammes (= 6); quinze jours à 4 grammes (= 60); trente jours à 5 grammes (= 150); vingt jours à 6 grammes (= 120); vingt jours à 5 grammes (= 100); quinze jours à 4 grammes (= 60); en tout 500 grammes. Le malade devra donc faire faire cinq fois sa potion contenant 100 grammes d'iodure de potassium, or, d'après l'enquête que nous avons faite auprès des malades, les pharmaciens des quartiers populaires leur font payer environ quatre francs cette potion, soit en tout vingt francs d'iodure (le kilogramme d'iodure de potassium coûte en effet en gros vingt-huit à trente francs, suivant les cours).

Il faut ajouter les frais de pansement des ulcérations. Chaque ulcération use par jour une compresse de 10 centimètres de côté pendant une trentaine de jours, soit 0 fr. 20 (un paquet de gaze non stérilisée de 1 mètre, coûtant 0 fr. 40 et faisant environ quatre-vingts compresses de 0 m. 10). Il faut un carré d'imperméable de dimension équivalente, qui peut resservir, soit 0 fr. 10, en le renouvelant deux fois (un bon taffetas gommé étant vendu 3 fr. 50 le mètre) et une bande à pansement, soit 0 fr. 40. Chaque compresse absorbe environ 15 centimètres cubes de liqueur iodo-iodurée, soit en trente jours 450 centimètres cube, soit 0 fr. 30, car la liqueur iodo-iodurée :

Iode 10
Iodure de potassium 50
Eau 100

servant à préparer 5 litres, est vendue en moyenne 3 francs.

Le pansement d'une ulcération pendant trente jours revient donc à 1 franc environ ; 1 fr. 50 si l'on ajoute les attouchements à la teinture d'iode. Le nombre des ulcérations de la sporotrichose ulcéreuse habituelle ne dépassant guère dix à douze, c'est donc 15 à 20 francs de pansements qu'il faut ajouter aux 20 ou 25 francs d'iodure pris par ingestion, soit un total de 40 à 50 francs.

Remarquons qu'à Paris et dans les villes possédant des hôpitaux où des dispensaires, un malade indigent non hospitalisé aura gratuitement, comme à la consultation de l'hôpital Saint-Louis, la liqueur iodurée et les pansements quotidiens. L'ouvrier traité ainsi et non hospitalisé ne subira pas de perte de salaire. L'Assistance publique n'aura plus les frais d'hospitalisation de ce malade et la charge de secourir sa famille.

2. On a cité des cas (dans d'autres affections que la sporotrichose) où l'iodure avait amené de l'œdème de la face et des paupières, de la dyspnée par œdème

du coryza, de la céphalée frontale gravative avec insomnie, de la tuméfaction douloureuse de la gorge, de la salivation amère, de l'acné [1], quelquefois de l'anorexie et de la diarrhée. Lorsque ces phénomènes se produisent, l'ingestion de l'iodure devient difficile, voire même impraticable ; le malade diminue les doses, il interrompt la cure, ne la reprend que pour peu de jours et bientôt la cesse. Aussi la mycose qui avait rétrocédé et quelquefois même semblait guérir, reprend son cours et s'aggrave... Il faut sans tarder recourir à des artifices, après avoir toutefois vérifié l'exactitude des dires du malade et la pureté de l'iodure ingéré, son impureté pouvant être la cause des accidents, puis l'on doit s'assurer qu'il n'existe pas de tuberculose en activité susceptible d'être aggravée par la cure iodurée.

Si le malade n'est que faiblement intolérant à l'iodure, on lui donnera par la voie buccale *la dose maxima* qu'il peut supporter sans trop d'inconvénients : 2 grammes, si c'est possible. On suivra minutieusement les prescriptions qui tendent à diminuer les inconvénients de l'iodure de potassium, en l'associant à d'autres iodures : iodures de sodium (2 gr. par jour), iodure d'ammonium 0 gr. 50 à 1 gr.), et surtout iodure de fer (0, gr. 50 à 1 gr.) : les préparations à l'iodure de fer : sirop, pastilles, sont parmi les plus recommandables.

On mélangera l'iodure à du sirop d'écorces d'oranges amères, à du sirop de glycose (voir ci-dessous), à du sirop iodo-tannique, à de

pulmonaire, de la raucité de la voix par œdème de la glotte, et dans un cas cité par Huchard, on dut faire la trachéotomie!...

Parfois, après avoir semblé bien supporter l'iodure, le malade présente des accidents graves : un tuberculeux a une poussée congestive fébrile avec hémoptysie, un aortique a du purpura, un cardiaque artérioscléreux aboutit « à un véritable état asystolique (asystolie iodique) » (Huchard), un rénal fait des œdèmes... Plus rarement, les malades présentent des accidents d'iodisme chronique : amaigrissement rapide et progressif, palpitations, agitation et insomnie, exagération de l'appétit, diminution de la puissance génitale...

Exceptionnellement, des malades, restés pendant longtemps tolérants à l'iodure. deviennent très rapidement intolérants (intolérance secondaire d'Huchard).

1. Contre l'acné iodique, on peut recommander les lotions chaudes additionnées de liqueur de van Swieten et surtout les attouchements à la teinture d'iode, l'antiseptie intestinale : benzo-naphtol, laxatifs, lavages intestinaux, etc.

l'arsenic, des phosphates. Les formules de Gaucher, qui combinent le sirop iodotannique, les phosphates et l'arsenic, rendront de grands services,

>   Eau chlorhydrique à 1 p. 100 . . . . 50 grammes.
>   Phosphate monocalcique cristallisé . . 25   —

Faire dissoudre sans porter à l'ébullition.
D'autre part, faire dissoudre :

>   Sirop iodo-tannique . . . . 500 grammes.
>   Arséniate de soude. 0,05

Puis mêler.

On pratiquera l'antiseptie intestinale par le *régime lacté* et le *bicarbonate de soude* à la dose de 8 à 10 grammes par jour.

Si ces moyens très simples échouent, on ajoutera à l'iodure la scille (Huchard), le bromure, et surtout la belladone. En effet, dans le traitement de la syphilis, Aubert de Lyon prescrit avec succès, à titre préventif contre le coryza iodique, de l'extrait de *belladone* (0, gr. 05 à 0, gr. 10). On peut associer dans la même formule les deux médicaments.

>   Extrait de belladone. . . . . . . $0^{gr},20$
>   KI . . . . 20 grammes.
>   Eau *Q. s.* . . . . 100 centimètres cubes.

Ou

>   Iodure de potassium 20   —
>   Teinture de belladone . . . . . . XL gouttes.
>   Eau *Q.* s. . . . . 100 grammes.

(Chaque cuillerée à café contient 1 gramme d'iodure).

Grâce à ces artifices, on arrive à faire tolérer des doses plus fortes qu'on n'aurait pu le croire au début, et souvent après une interruption de quelques jours, le traitement, repris à doses plus élevées, est supporté, car l'accoutumance a eu le temps de se produire.

Si le malade est partiellement intolérant à l'iodure et que la dose tolérée, grâce aux artifices indiqués ci-dessus, reste au-dessous de 4 grammes, dose utile et nécessaire, il faut compléter la dose buccale par l'administration rectale d'une solution d'iodure en lavements quotidiens ou bi-quotidiens. On peut même donner la totalité de la dose quotidienne par la voie rectale.

C'est là une méthode excellente et qui peut remplacer complètement l'ingestion gastrique. On vide le rectum par lavement simple à l'eau bouillie et un quart d'heure après on injecte :

> Iodure de potassium . . . . .3 à 4 grammes.
> Eau . . . . 100 —
> Laudanum de Sydenham. . . . . . . IV gouttes.

Cette administration rectale de l'iodure supprime tous les inconvénients de l'ingestion gastrique et souvent la plupart des phénomènes d'intolérance. Trémolières et Du Castel ont pu guérir ainsi, en un mois, une malade âgée, cachectique, atteinte de sporotrichose, qui présentait à l'ingestion gastrique de l'iodure une intolérance insurmontable. Le lavement a encore l'avantage de dissimuler le médicament à des malades indociles et peu intelligents qui *a priori* se refusent à prendre l'iodure.

Grâce aux artifices apportés à l'ingestion buccale de l'iodure, grâce surtout aux lavements, on arrive souvent aux doses de 3 à 4 grammes qui sont presque toujours suffisantes. Dans ces cas on pourra renforcer encore l'action de l'iodure en prescrivant l'ingestion de sirop iodotannique, à la dose de deux cuillerées à bouche par jour, ou le sirop d'iodure de fer du Codex à la dose de deux à sept cuillères à bouche par jour ou les pastilles d'iodure de fer de Bouchardat, cinq à vingt par jour, ou les composés iodiques organiques, etc.

3° **Malades totalement intolérants aux iodures.** — Ces cas, heureusement exceptionnels, sont les plus graves, car trop souvent les malades sont tuberculeux. Tout a été tenté, tout a échoué ; il faudra se contenter du traitement par les *composés iodés organiques* (iodo-maïsine par voie buccale jusqu'à trente et cinquante pilules par jour, lipiodol en injection intra-musculaire de 2 à 5 centimètres cubes et même dix et vingt centimètres cubes tous les deux jours etc...). Si efficaces que paraissent ces composés iodés organiques, il ne faut pas oublier que le médicament le plus puissant est l'iodure de potassium ; il ne faudra donc délaisser l'iodure que lorsqu'on ne pourra absolument pas faire autrement, c'est-à-dire après s'être assuré que l'intolérance est réelle, insurmontable, même par voie rectale et ne peut être palliée par aucun des artifices indiqués ci-dessus ; toujours on cherchera à donner la dose maxima d'iodure supportable.

Ces succédanés iodiques, qui n'ont aucun des inconvénients des iodures, permettront donc de poursuivre le traitement général, mais, leur action générale étant moins puissante que celle des iodures, il faudra donner tous ses soins au *traitement local,* qui chez ces sujets, prend une importance exceptionnelle. En effet, chez des malades intolérants ou indociles qui se refusaient à l'ingestion de l'iodure, il nous a semblé que parfois le traitement local pouvait suffire à amener la guérison.

4° **Lésions rebelles : traitement local**. Dans des cas graves, on voit certaines lésions sporotrichosiques persister et parfois même s'aggraver, soit que le traitement général ioduré reste insuffisant, soit que le malade intolérant à l'iodure ne prenne que peu ou pas d'iodiques, soit que le terrain cachectique réagisse mal. Ces lésions rebelles sont de gros abcès sous-cutanés, des ostéites, des lésions dermiques végétantes, en particulier les verrucomes secs et surtout les sporotrichosides muqueuses[1].

Dans ces cas, tout *en continuant, si on le peut, le traitement général,* il faudra agir localement.

On commence par un traitement iodo-ioduré local, intensif, variable suivant la lésion. En se fondant sur les propriétés bactéricides *in vitro* des composés arsenicaux, Gougerot a tenté à la Clinique Laënnec le traitement arsenical, l'injection locale d'arséniate de soude par exemple.

Puis, si les cautérisations médicamenteuses échouaient, et alors seulement, il faudrait opérer, essayer une exérèse totale ou à son défaut, une destruction complète au galvano-cautère : l'ablation

—————

1. Les mêmes règles s'appliqueraient au traitement des sporotrichoses viscérales rebelles.

devra être complète, car de nombreux exemples nous ont prouvé qu'une lésion incomplètement détruite récidive en peu de temps. Pendant l'opération, les tissus sains ne doivent pas être souillés par le pus ou par les produits pathologiques, sinon la repullulation serait fatale. Au contraire, lorsque la lésion est enlevée d'un bloc et tout entière, la guérison est constante et la cicatrisation se fait par première intention [1].

— *A l'intérieur des abcès rebelles sous-cutanés, osseux, etc.*, on injectera des solutions iodo-iodurées de plus en plus concentrées,

      Iode.   1 gramme.
      Iodure de potassium   5   —
      Eau . . . . 500 à 100   —

ou de l'eau iodée naissante, fabriquée extemporanément, en aspirant dans une seringue de 20 centimètres cubes de l'eau bouillie chaude, puis quelques gouttes de teinture d'iode. On commence par évacuer le pus, puis on injecte l'eau iodée ; on la ré-aspire, on injecte de l'eau iodée nouvelle et ainsi à trois ou quatre reprises, afin de laver la poche. Dans des cas particulièrement rebelles, on pourrait injecter X à XX gouttes de la solution forte de Bonnet.

      Iode . . . .   5 grammes.
      Iodure de potassium . . . . :   10   —
      Eau   40   —

Après ces injections iodées, il est habituel de voir la collection se reformer très vite par une sorte de fluxion, mais ce retour offensif est de courte durée ; bientôt l'abcès régresse. S'il en est autrement, on répète l'injection iodée à quelques jours d'intervalle.

— *Autour des lésions* ou dans la masse non ramollie des lésions

1. A ce propos, on s'est demandé si dans le cas de lésions sporotrichosiques bénignes ou peu nombreuses, il ne serait pas plus rapide d'opérer les malades ; il est certain que l'ablation totale des lésions est suivie de guérison, mais cette méthode, si on ne lui associait pas un traitement ioduré, nous semble dangereuse, car elle n'arrête pas la généralisation de l'infection sporotrichosique et elle n'empêche pas l'éruption de nouveaux foyers.

rebelles, on pourra injecter tous les jours 2 centimètres cubes de liqueurs iodurées ou de liqueurs iodo-iodurées, rendues indolores par le gaïacol, (solution iodurée à 3 p. 100 au gaïacoloïde de Duret, suivant la technique de Boisseau dans la syphilis), ou de la solution arsénicale de Hüe.

<pre>
Acide arsénieux 0gr,20
Chlorhydrate de cocaïne . . . .   1 gramme.
Eau distillée bouillie   100   —
</pre>

En variant de jour en jour le point d'injection, on circonscrit très rapidement toute la lésion.

— *Sur les lésions fermées,* on pourrait encore tenter des frictions avec la diadermine iodo-maïsinée ou des pommades iodo-iodurées :

<pre>
Iode . . . .   1 à   2 grammes.
Iodure de potassium   6   —
Axonge ou vasogène   60   —
</pre>

(Ewald ajoute à cette formule, employée dans la tuberculose, 8 grammes de teinture d'opium.)

— *Sur les lésions cutanées ulcérées,* on pourrait, sans préjudice des traitements précédents et dans l'intervalle des cautérisations, appliquer des emplâtres, par exemple :

<pre>
Iodure de fer . . . .   4 grammes.
Iodure de potassium   4   —
Emplâtre de diachylon   60   —
Essence de térébenthine . . . .   Q. s.
               (Gilbert et Yvon).
Emplâtre de ciguë . . . .   250 grammes.
Iodure de plomb   30   —
               (Ricord).
</pre>

ou une poudre iodée :

<pre>
Talc (ou amidon) . . . .   60 grammes.
Iode en poudre   0,50
Chlorhydrate de morphine   0,50
</pre>

Puis panser avec un emplâtre.

— Contre les *lésions papillomateuses ou verruqueuses,* qui auraient résisté aux applications externes habituelles de teinture d'iode ou d'eau iodée, il faudra tenter les caustiques iodés concentrés, par exemple le soluté iodo-ioduré caustique de Lugol.

Iode . . . . } ââ 10 grammes.	
Iodure de potassium . . . . }	
Eau distillée . . . . 20 —	

et essayer les injections interstitielles de solutions iodées ou iodo-iodurées[1]. Si la lésion verruqueuse ne rétrocède pas, on pourra essayer la radiothérapie et la radiumthérapie qui font merveille dans les tuberculoses verruqueuses, mais jusqu'à présent ce traitement nous a paru inefficace ; mieux vaut alors détruire la lésion au thermo-cautère ou l'enlever au bistouri.

— *Sur les lésions muqueuses*, qui, de toutes les localisations sporotrichosiques, sont les plus difficiles à traiter et les plus graves, on épuisera l'arsenal thérapeutique. Ces sporotrichosides muqueuses sont difficiles à traiter : 1° parce que le terrain malade supporte mal l'iodure et que les lésions muqueuses, se congestionnant sous l'influence de ce médicament, il est souvent impossible de continuer le traitement général ; 2° parce que l'application du traitement local iodé est difficile, de courte durée et superficielle ; 3° parce que l'exérèse chirurgicale ne peut le plus souvent être complète et qu'une exérèse incomplète est toujours suivie de récidive.

Il faudra donc administrer très prudemment le traitement iodoioduré général, en surveiller les effets, et agir systématiquement sur les lésions locales.

Les lésions muqueuses accessibles (bouche, pharynx) seront badigeonnées avec des *collutoires et des collyres iodés*.

Iode . . . . } ââ 0^{gr},50		Eau distillée de	
Acide phénique. . }		rose . . . . 25 grammes.	
Iodure de potas-		Tannin 0,10	
sium . . . . . . 1 gramme.		Teinture d'iode . . 10 —	
Glycérine . . . . 50 —			

1. Pour renforcer l'action locale du traitement iodé, on pourrait décomposer par le courant galvanique une solution iodurée, injectée dans la lésion. C'est ainsi que DARIER et GAUTIER ont obtenu la guérison d'une actinomycose de la joue. On pourrait encore, à l'exemple des vétérinaires dans le traitement de l'actinomycose, injecter dans les abcès de l'eau oxygénée, qui décomposerait l'iode sous forme d'iode naissant, particulièrement actif.

(On pourra supprimer l'acide phénique et augmenter progressivement la dose d'iode.)

(Le malade pourra préparer lui-même le collutoire en versant de la teinture d'iode dans la glycérine : 2 à 4 grammes de teinture d'iode pour 15 grammes de glycérine.)

Des lavages, des *gargarismes* seront faits plusieurs fois par jour, avec des solutions iodo-iodurées, employées autrefois dans la syphilis.

RICORD		LANGLEBERT	
Eau distillée. . .	200 grammes.	Eau distillée. . .	400 grammes.
Iodure de potassium.	0,50	Teinture d'iode .	4 —
Teinture d'iode .	4 —	Iodure de potassium	1 —
		Sirop de mûres .	40 —

$\left\{\begin{array}{l}\text{Teinture d'iode} \ldots \ldots \ldots \ldots \\ \text{Glycérine} \ldots \ldots \ldots \ldots \ldots \\ \text{Décocté de roses de Provins} \ldots \ldots\end{array}\right.$ āā 10 grammes.
                                                            200   —

GILBERT et YVON

Si le traitement général et ces moyens locaux ne suffisent pas, il sera utile d'essayer des cautérisations iodées ou arsenicales, après avoir anesthésié la muqueuse malade par un badigeonnage au chlorhydrate de cocaïne ou de stovaïne au $\frac{1}{20}$.

$\left\{\begin{array}{l}\text{Teinture d'iode} \ldots \ldots \ldots \ldots \ldots \quad 10 \text{ grammes.} \\ \text{Iodure de potassium} \ldots \ldots \ldots \ldots \quad 1 \quad — \\ \text{Eau} \ldots \ldots \ldots \ldots \ldots \ldots \ldots \quad 10 \quad — \\ \text{Teinture d'opium} \ldots \ldots \ldots \ldots \ldots \quad 0,60\end{array}\right.$

On pourrait tenter les solutions arsenicales qui sont puissamment parasiticides : la pâte arsenicale caustique et la pâte de Canquoin.

Ces traitements peuvent suffire dans les lésions limitées, Morax a ainsi guéri par la teinture d'iode et la galvano- cautérisation une conjonctivite rebelle, mais ils restent insuffisants dans les lésions étendues.

En désespoir de cause, on essayera la radiothérapie ou la radiumthérapie, si leur application est possible. On tentera surtout la destruction complète au galvano-cautère. (Le raclage est à rejeter car il réinocule l'infection aux tissus voisins et ouvre les vaisseaux.).

Mais il faut avouer que jusqu'ici ces méthodes sanglantés nous ont paru donner de mauvais résultats, sans doute parce que la destruction complète du foyer était impossible.

*
* *

En résumé, il ne faut pas exagérer les difficultés du traitement iodo-ioduré ; dans quatre-vingt-dix pour cent des cas, le traitement des sporotrichoses est d'une remarquable simplicité : l'ingestion d'iodure suffit à guérir les malades.

Les règles de pratique qu'il ne faudra jamais oublier sont les suivantes :

1° Donner l'iodure de potassium à doses *croissantes* de 2 à 4 grammes et jusqu'à 6 et 8 grammes, si le malade est tolérant.. La dose moyenne utile est de 4 grammes. Cette dose doit être fragmentée dans la journée et chaque prise doit être diluée dans un grand verre d'eau ou de lait.

2° Prolonger ce traitement *sans interruption, un mois au moins après la guérison apparente complète de toutes les lésions.*

3° Pendant la cure iodurée, veiller au régime des boissons, eau, lait, additionné de 8 à 10 grammes de bicarbonate de soude.

4° Ne pas toucher aux lésions fermées ; protéger simplement par un emplâtre les lésions prêtes à s'ouvrir. Panser les abcès qui suppurent abondamment avec des compresses sèches ou imbibées d'eau iodo-iodurée faible et sans imperméable. Cautériser avec la teinture d'iode et panser avec un emplâtre les ulcérations qui suintent peu. Sur les lésions rebelles agir plus énergiquement : ponctions et injections iodo-iodurées dans les abcès et à l'intérieur des tissus, cautérisation avec des solutions fortes iodurées ou arsenicales.

5° Dans les cas d'intolérance, donner par la voie buccale la dose maxima d'iodure de potassium supportable, en essayant d'augmenter cette dose par divers artifices (belladone, bicarbonate de soude) et administrer la dose maxima d'iodure de potassium par voie *rectale.*; compléter au besoin cette dose d'iodure de potassium en lui associant les autres préparation iodées, notamment les *composés organiques* : iodo-maïsine, lipiodol, etc.

6° N'abandonner l'iodure de potassium que dans les cas d'intolérance absolue : essayer alors le plus tôt possible les composés organiques iodés à hautes doses et un traitement iodo-ioduré local intensif.

7° Ne recourir aux traitements chirurgicaux : incisions, exérèse, destruction au galvano-cautère, que lorsque le traitement iodo-ioduré général et local, systématiquement institué, s'est nettement montré impuissant où impossible. L'ablation devra être *complète* et on devra éviter toute souillure des tissus sains : aussi est-il prudent de détruire au thermo-cautère les lésions ouvertes avant de les enlever au bistouri. Dans ces conditions exceptionnelles, l'ablation devient un excellent moyen de traitement.

8° Dépister de bonne heure le saprophytisme du *Sporotrichum* sur les muqueuses en cultivant le mucus bucco-pharyngé, afin de combattre énergiquement ce saprophytisme par des gargarismes et des collutoires iodés. C'est le seul moyen de prévenir ou d'enrayer les localisations muqueuses dont on sait toute la gravité.

9° Reprendre le traitement iodo-ioduré à la moindre menace de rechute ; le poursuivre dans toute sa rigueur et le continuer un mois après la guérison clinique complète des accidents.

10° Traiter avec soin le sporotrichosique, c'est-à-dire le « terrain » sur lequel s'est greffé la sporotrichose, car le plus souvent la mycose s'est développée à la faveur de tares organiques et ces affections non traitées retardent la guérison de la sporotrichose surajoutée. Penser toujours à une tuberculose associée qui nécessitera une surveillance toute spéciale du traitement.

CHAPITRE X

MÉCANISME DE LA GUÉRISON DES SPOROTRICHOSIQUES SOUS L'INFLUENCE DU TRAITEMENT IODO-IODURÉ

Étude de l'action de l'iodure et des corps iodés *in vivo* chez l'homme et chez l'animal sporotrichosiques et *in vitro* sur les *Sporotrichum*.

Essais de Vaccinothérapie et de Sérothérapie.

Les recherches cliniques avaient démontré que l'iodure possède chez l'homme sporotrichosique un pouvoir curatif puissant ; l'expérimentation l'a confirmé chez les animaux sporotrichosiques. Mais, fait assez surprenant au premier abord, la clinique et l'expérimentation prouvent que l'iodure est dénué de pouvoir préventif (de Beurmann et Gougerot 1907-1908).

Une étude, longuement poursuivie, nous a permis de pénétrer le mécanisme de la guérison des sporotrichosiques ; elle nous a révélé des faits intéressants qui ne sont pas sans importance pratique en vue du perfectionnement du traitement iodo-ioduré.

Les recherches *in vivo* montrent, par l'étude de la phagocytose des *Sporotrichum* dans les gommes humaines et animales et dans les séreuses des animaux, que la guérison de la sporotrichose est surtout due à l'activité des macrophages des tissus et du sang, qui englobent et détruisent les parasites (1906).

Les recherches *in vitro* montrent que l'iodure, les corps iodés et l'iode n'agissent pas en tant que parasiticides directs, en effet, on peut faire pousser les *Sporotrichum* dans des milieux contenant des doses d'iode beaucoup plus considérables que n'en renferment les humeurs et les tissus de l'homme soumis au traitement iodo-ioduré le plus intense et dans ces humeurs elles-mêmes (1907-1908).

De cette double série de faits, nous avons conclu, en 1907-1908, que l'iodure n'agit pas comme parasiticide direct mais en stimulant l'activité macrophagique. Capendant il faut faire une restriction : l'activité cellulaire des macrophages décompose peut-être les corps iodés du sang et des tissus, en dégageant un corps iodé puissamment bactéricide, par exemple l'iode naissant.

Enfin, la fréquence des récidives, un cas d'inoculation involontaire à l'homme, les intra-dermoréactions sporotrichosiniques en série, nous ont montré que le convalescent de sporotrichose ne présentait pas d'immunité malgré le traitement ioduré, mais au contraire un état de sensibilisation. Ce fait est de haute importance, puisqu'il prouve la nécessité absolue d'un traitement prolongé chez les sporotrichosiques.

ACTION DE L'IODURE *in vivo*. POUVOIR CURATIF.
ABSENCE DE POUVOIR PRÉVENTIF

L'action curative de l'iodure de potassium a été rendue assez évidente par l'observation de nombreux malades sporotrichosiques pour qu'il soit inutile d'y insister. Nos expériences, citées ci-dessous (p. 653) ont montré qu'il en était de même chez l'animal.

L'absence d'action préventive de l'iodure a été prouvée par trois séries de faits chez l'homme et chez l'animal :

Tout d'abord, plusieurs constatations chez l'homme (malade n° VI) ont démontré que l'iodure n'avait pas d'action préventive. En effet, le traitement ioduré n'a pas empêché l'éclosion de nouvelles gommes chez notre malade n° VI [1]. Le même fait a été constaté par

1. *Bull. et Mém. de la Soc. méd. des Hôp. de Paris*, 12 avril 1907, n° 12, p. 311.

Widal et Weill : la rétrocession des gommes avait été très rapide; « or, après un mois, bien que le malade n'ait pas cessé pendant un seul jour ce traitement intensif, trois petites gommes nouvelles apparurent sur la région thoracique. Ainsi, chez ce sujet, profondément infecté, très vite la médication iodurée avait attaqué victorieusement les gommes déjà existantes mais n'avait pas empéché l'explosion nouvelle de quelques gommes, d'ailleurs très discrètes. » Chez un de leurs malades, Gaucher, Louste, Abrami et Giroux notent encore que le traitement ioduré intercalaire n'a pas empêché la deuxième poussée : « l'iodure n'a donc pas d'action préventive malgré son action curative non douteuse »[1].

Une expérience involontaire a permis à Sicard et Gougerot de donner la preuve expérimentale chez l'homme de cette absence de pouvoir préventif de l'iodure. « Chez un de nos malades sporotrichosiques, une cuti-réaction ayant été très nettement positive, et ayant provoqué une véritable éruption locale de vésicules purulentes, nous avons pu nous convaincre que la filtration sporotrichosique avait été défectueuse et que des corps vivants, infiltrés à travers les pores de la bougie, avaient été inoculés involontairement sous la peau. L'intensité de cette inoculation, avec phénomènes réactionnels locaux si marqués qu'il a fallu détruire les pustules au thermo-cautère, a son intérêt. Un tel résultat a été obtenu, en effet, chez un sujet sporotrichosique en pleine convalescence et après une cure iodurée prolongée. Ce fait permet de discuter les pouvoirs auto-immunisants du plasma sanguin et préventif de l'iodure de potassium et prouve que de tels malades, au seuil de la guérison, peuvent, à l'occasion, se réinfecter, au moins par voie cutanée, durant la période de convalescence et malgré l'emploi de l'iodure de potassium »[2]. Cette observation est capitale, car elle prouve que le *Sporotrichum* est inoculable à un sporotrichosique convalescent soumis au traitement ioduré. Il n'y a donc pas auto-immunisation; il y a, au contraire.

1. *Bull. et Mém. de la Soc. méd. des Hôp. de Paris*, 31 juillet 1908, n° 28, p. 236.

2. *Bull. et Mém. de la Soc. méd. des Hôp. de Paris*, 10 juillet 1908, p. 77.

sensibilisation, comme nous le prouvions quelques mois plus tard. L'iodure n'a donc pas de pouvoir préventif.

Enfin, nos expériences sur le rat sont venues donner une preuve nouvelle de ces faits, en montrant que l'injection préventive d'iodure n'a pas empêché le développement de la mycose : « 1° Deux rats, traités quotidiennement par des injections sous-cutanées de 0, gr. 10 d'iodure pendant quinze jours avant l'inoculation intrapéritonéale d'une dose forte (1 centimètre cube) de *Sporotrichum Beurmanni*, ont succombé à leur sporotrichose le trente-cinquième et le trente-huitième jour... 2° Deux rats, inoculés avec la même dose dans le péritoine et traités par les mêmes doses d'iodure dès le jour de leur inoculation, semblent n'avoir guère tiré bénéfice de ce traitement précoce ; tous deux sont morts au bout de quarante et un et de quarante-cinq jours ; l'évolution a été sensiblement la même que chez les témoins » [1].

Au contraire, des expériences parallèles et des expériences nouvelles nous ont prouvé que chez l'animal sporotrichosique, l'iodure avait la même action curative que chez l'homme.

Pourtant, par exception, chez l'animal, nous avons noté des accidents graves déterminés par le traitement ioduré et qui semblent dus à une dissémination parasitaire, secondaire à la mobilisation macrophagique :

« Deux rats, traités quotidiennement par les mêmes doses d'iodure huit jours après l'inoculation de la même dose de parasites que les précédents, ont évolué différemment. Le premier a semblé guérir, et, sacrifié au bout deux mois, on constata que des lésions péritonéales insignifiantes. Le deuxième est mort très rapidement en huit jours, donc seize jours après l'inoculation. Il semble que l'iodure ait eu chez le premier une action bienfaisante analogue à celle qu'il possède chez l'homme, car les deux rats témoins, inoculés de la même manière, mais non traités par l'iodure, sont morts en trente-cinq et quarante-deux jours... Au contraire, l'infection

---

1. DE BEURMANN et GOUGEROT. Note sur l'action de l'iodure de potassium dans la Sporotrichose. *Bull. de la Soc. franç. de Dermat. et de Syph.*, 3 déc. 1908, n° 9, p. 307.

du second rat a été nettement aggravée par les injections d'iodure. Ce fait, un peu surprenant au premier abord, est expliqué par ce que nous savons de l'action de l'iodure sur la résorption des nodules des « pseudo-tubercules par corps étrangers ou par bacilles tuberculeux morts ». L'expérience montre que dans ces cas, l'administration d'iodure provoque une dissémination intra-péritonéale des corps injectés dans le péritoine et par conséquent une poussée nouvelle de nodules de résorption. Lorsque les corps injectés dans le péritoine sont des substances inertes ou peu toxiques comme le poivre, cette mobilisation n'a pas grande importance ; lorsqu'au contraire, les corps injectés sont des substances toxiques comme les bacilles tuberculeux, cette dissémination locale peut amener une intoxication profonde et même la mort de l'animal. Chez notre deuxième rat, on peut supposer que l'iodure a provoqué une diffusion des *Sporotrichum*, partant une infection généralisée ».

Constatations cliniques, inoculation à l'homme, expérimentation sur l'animal, tout prouve donc que si l'iodure a un pouvoir curatif incontesté, il est dénué de pouvoir préventif.

MÉCANISME DE L'ACTION DE L'IODURE

Le pouvoir curatif de l'iodure de potassium étant démontré, il fallait se demander comment la guérison se produit, en un mot comment agit l'iodure. Deux hypothèses se présentaient immédiatement :

1° L'iodure est parasiticide : il tue le *Sporotrichum* dans l'organisme en l'imprégnant. Des expériences nombreuses allaient infirmer cette hypothèse en montrant que l'iodure *in vitro* n'arrête pas la culture du *Sporotrichum*, que les humeurs des individus et des animaux soumis au traitement iodo-ioduré intense ne sont pas bactéricides.

2° Les corps iodés excitent le processus de phagocytose. De nombreux faits allaient confirmer cette hypothèse.

Phagocytose des **Sporotrichum** *dans les tissus.*

La guérison résulte de la destruction des parasites englobés par les macrophages. L'iodure agit en activant la macrophagie. — L'étude des lésions humaines et expérimentales nous a montré, dès 1906, que le processus macrophagique tenait une grande place dans la réaction que les tissus opposaient à l'action des parasites : les macrophages sont très nombreux dans l'abcès central et à la périphérie des lésions ; même dans la zone moyenne dégénérée, on les retrouve en abondance. Le processus de mobilisation macrophagique des mononucléaires et des cellules fixes est parfois même exclusif, au moins dans les sporotrichomes expérimentaux. En même temps, nous voyions que les parasites oblongs étaient englobés presque exclusivement par les macrophages ou les cellules géantes. Chez le rat, nous pouvions suivre tous les stades du processus d'englobement macrophagique et de destruction du parasite ; chez l'homme, nous ne retrouvions guère que les stades ultimes : les parasites à l'intérieur des cellules géantes ou des macrophages du pus étaient dégénérés et incolores. Les expériences de phagocytose du *Sporotrichum* dans le péritoine du cobaye et du rat ont montré le même processus (1906). Tous nos examens ultérieurs ont confirmé ces détails.

Il apparaît donc avec évidence que *l'organisme infecté détruit les Sporotrichum en les englobant dans ses grands mononucléaires-macrophages.* Les mononucléaires doivent agir par des ferments complexes, notamment par la lipase, dont les travaux de Jochmann de Metalnikoff et surtout ceux de Noël Fiessinger et P.-L. Marie ont montré l'importance dans la destruction du bacille de Koch. Il faut se souvenir, en effet, que de même que le bacille tuberculeux, les *Sporotrichum* renferment des toxines adhérentes de nature adipo-cireuse (Blanchetière et Gougerot). La lipase des mononucléaires digère les toxines adhérentes adipo-cireuses du champignon, permettant ainsi à la protéase des polynucléaires de parfaire la destruction des parasites. L'action des polynucléaires doit être secondaire; la phagocytose d'emblée des parasites par les polynucléaires est l'exception.

Cette *réaction macrophagique* est formée par les mononucléaires circulants du sang et de la lymphe et surtout par la mobilisation macrophagique *locale* des cellules mésodermiques, suivant les lois de Dominici. La réaction locale des tissus est la plus importante. En effet, on surprend dans les lésions la mobilisation macrophagique dans toute son intensité, alors que dans le sang, l'augmentation des grands mononucléaires est faible ou nulle.

Il était donc légitime de conclure que l'*iodure agit en exagérant le processus normal de la phagocytose mononucléaire, en multipliant le nombre des macrophages et en stimulant leur action macrophagique;* et de fait, ces notions s'accordent bien avec tout ce que nous savons de l'action de l'iodure et de l'iode sur l'organisme vivant. Henri Labbé et Lortat-Jacob, en effet, dans une importante série de travaux [1], ont montré que l'iodure stimulait la macrophagie; par leurs recherches chimiques et histologiques, ils ont prouvé que l'iode provoque une diapédèse élective mononucléaire et une suractivité du tissu lymphoïde... L'étude de la sporotrichose confirme ces données.

Absence d'action parasiticide directe des iodures, de l'iode et des iodiques sur le Sporotrichum.

L'hypothèse si naturelle d'un pouvoir parasiticide de l'iodure a été démentie par nos expériences de 1907-1908 [2].

— 1° Le *Sporotrichum Beurmanni* cultive dans des milieux additionnés de doses énormes d'*iodure de potassium.* « On peut s'assurer par des cultures du parasite dans les milieux iodurés, disions-nous en 1908, que l'iodure de potassium n'a pas d'action directe sur lui. Il est facile de faire pousser divers échantillons de *Sporotrichum Beurmanni* dans les bouillons glycosés peptonés additionnés

---

1. LORTAT-JACOB. L'iode et les moyens de défense de l'organisme. *Thèse de Paris*, 1903.

2. Toutes les cultures ont été faites avec notre artifice des « flotteurs ».

de doses croissantes d'iodure. Les cultures réussissent, tant à 37°
qu'à la température de la chambre; dans les milieux contenant jusqu'à 10 p. 100 d'iodure, elles sont ralenties, mais vigoureuses.
L'iodure ne semble donc pas agir dans l'organisme par action
toxique, puisque *in vitro* ces doses énormes n'arrêtent pas le développement du parasite [1] ».

Ce fait a été confirmé par Achard et Ramond [2], par Fava [3], etc.
Le *Sporotrichum*, « comme l'a vu Gougerot, se développe bien dans
les milieux artificiels qui renferment des iodures. Nous l'avons de
notre côté cultivé sur des milieux contenant 10 et 15 p. 100 d'iodure, 1 p. 100 de chlorure, de bromure, de citrate et même
1 p. 1000 de sublimé. Ce n'est donc pas par un effet antiseptique
que la médication iodurée agit sur l'infection sporotrichosique »
(Achard et Ramond).

L'iodure en un mot n'est pas un parasiticide direct [4].

— 2° Les cultures de *Sporotrichum* poussent encore dans les
milieux additionnés d'*iode* pure ou combinée, à des doses relativement considérables, beaucoup plus fortes que celles que contiennent les humeurs des sporotrichosiques. Donc, on ne peut objecter
que si l'iodure n'est pas bactéricide, ses produits de transformation iodique *in vivo* sont parasiticides.

Le mélange, en tube capuchonné, de bouillon Sabouraud : eau,
1000, peptone, 10, glycose 40 et de liqueur iodo-iodurée à 1 p. 100, tue
le *Sporotrichum* à la dose de $\frac{1}{4}$, quelquefois de $\frac{1}{5}$. Il permet un
maigre développement à la dose de $\frac{1}{5}$ ou $\frac{1}{6}$. Les fragments de

---

1. Au contraire, l'arséniate de soude a une action toxique manifeste; la plupart des échantillons de *Sporotrichum* ne poussent pas dans 0,10 centimètres
cubes de bouillon additionnés de 0 gr. 0125 d'arséniate de soude. Seul le *Sp. Gougeroti* présente une résistance remarquable. Il se développe dans les milieux
additionnés de dix et même vingt-cinq fois la dose de 0 gr. 0125.

2. Achard et Ramond. Sporotricho-tuberculose. *Bull. et Mém. de la Soc. méd.
des Hôp. de Paris*, 23 avril 1909, p. 743.

3. Greco, par une méthode qui nous semble moins probante, arrive au même
résultat; il fait macérer des fragments de cultures sporotrichosiques dans des
solutions iodurées, puis il ensemence ces fragments sur un milieu non ioduré.

4. Le même fait a été constaté pour le champignon de l'actinomycose. Nocard
a fait pousser l'*Oospora Bovis* dans des milieux additionnés de 1 p. 100 d'iodure
de potassium.

cultures, mis dans des mélanges de plus de $\frac{1}{5}$, sont tués, ainsi que le démontre l'absence de culture lorsqu'on les reporte sur gélose.

Les *Sporotrichum* supportent donc des doses fortes d'iode pur dissous, environ 0 gr. 15 p. 100 de bouillon glycosé-peptoné.

Il existe, il est vrai, une cause d'erreur ; l'iode se combine aux peptones en donnant des peptonates d'iode. La teneur en iode pur du milieu est moindre que ne l'indique le chiffre brut précédent. Il fallait donc faire des mélanges sans peptone.

Le mélange d'eau glycosée à 4 p. 100 (avec ou sans amidon, 0,2 p. 100) et de liqueur iodo-iodurée à 1 p. 100, tue le champignon à la dose de $\frac{1}{10}$; il permet son développement à la dose de $\frac{1}{15}$.

Le *Sporotrichum* supporte donc des doses fortes de 5 à 6 centigrammes d'iode pur dissous p. 100 d'eau glycosée non peptonée.

Il existe, il est vrai, une nouvelle cause d'erreur que nous avons essayé d'éviter par le capuchonnage : c'est l'évaporation de l'iode dissous. Il fallait donc essayer un produit iodé où l'iode fût à l'état non évaporable, par exemple une combinaison iodée albuminoïde : l'iodo-maïsine. Toutefois, il n'en est pas moins certain que l'iode pur dissous n'est pas bactéricide à des doses bien supérieures à celles que peuvent atteindre les corps iodés dans les humeurs.

— 3° Des cultures furent faites dans les milieux additionnés de doses croissantes d'*albumine iodée* (iodo-maïsine par exemple), afin qu'on ne put objecter que l'iodure devenait parasiticide en se transformant *in vivo* en corps iodés albuminoïdes.

Une solution d'iodo-maïsine titrant 7,40 d'iode p. 100, ajoutée à du bouillon glycosé, arrête, en tubes capuchonnés, le développement du champignon et tue le fragment ensemencé, ainsi que le prouve le réensemencement de ce fragment sur gélose neuve, à la dilution de $\frac{1}{10}$ (1 partie de liqueur iodée et 9 parties de bouillon). Avec la dilution $\frac{1}{12}$, le fragment ensemencé prolifère presque toujours et couvre le flotteur d'un disque blanc et le déborde, mais le développement ne va pas au delà, il ne se forme pas de voile ;

réensemencée sur gélose neuve, cette culture entravée redonne de riches colonies.

Ainsi une proportion de 0 gr. 50 p. 100 d'iode, contenue dans la combinaison de l'iodo-maïsine, n'entrave pas toujours le développement du *Sporotrichum* en milieu liquide. Par conséquent l'iode dans une combinaison albuminoïde est moins toxique que l'iode pur dissous dans l'eau iodurée. Ce fait est intéressant à retenir, car c'est certainement sous une forme albuminoïde que l'iode existe dans les cellules de l'organisme.

— 4° Les cultures de *Sporotrichum Beurmanni* en présence des *vapeurs d'iode* sont possibles. Les vapeurs d'iode fournies par une liqueur aqueuse iodo-iodurée concentrée à 1 p. 100 retardent[1], mais n'empêchent pas le développement du *Sporotrichum* ; elles ne tuent

---

1. Des tubes de gélose glycosée de SABOURAUD sont ensemencés de *Sporotrichum* et divisés en quatre lots.

Le premier lot sert de témoin. Aucun produit iodé n'est incorporé aux tubes.

Dans le deuxième lot, on imbibe le bouchon d'ouate de la liqueur iodo-iodurée et on capuchonne. Le développement est d'abord plus lent que sur les témoins (premier lot), puis la culture devient abondante et aussi riche que sur les témoins. On peut supposer que les vapeurs d'iode ont d'abord retardé la culture puis elles ont été évaporées ; la culture a repris alors son développement normal.

Dans le troisième lot, l'eau de condensation a été remplacée par de la liqueur iodo-iodurée et on capuchonne ; le développement est plus lent que sur les tubes du deuxième et du premier lot. Les colonies restent longtemps petites et maigres ; puis, peu à peu, l'iode iodée se décolorant, les colonies se développent mieux, et au bout de quelques semaines, elles sont aussi riches que sur les tubes témoins, mais elles restent blanches ou à peine gris-pigmenté. Il est à remarquer que les fragments de semence déposés à la partie la plus inférieure de la surface de la gélose, c'est-à-dire près de l'eau iodée, n'ont pas poussé. Ils ont été tués par l'eau iodée, qui sans doute est venue les mouiller.

Dans le quatrième lot, les tubes ensemencés sont placés dans de gros tubes ; on remplit la partie inférieure de ces gros tubes avec de l'eau iodée et de l'ouate hydrophile ; on bouche leur extrémité supérieure avec un tampon très serré de coton non hydrophile. Le tube ensemencé est ainsi enfermé dans une atmosphère chargée de vapeurs d'iode et de fait, le coton du gros tube et celui du tube ensemencé brunissent. Le développement du *Sporotrichum* est très ralenti, mais n'est pas arrêté ; les colonies restent blanches, peu saillantes ; quelques-unes grossissent, se mamelonnent, brunissent et sont identiques à celles des tubes témoins. La preuve que l'imprégnation iodée a été continuelle, c'est que la liqueur iodée ne s'est que peu décolorée au fond du tube et qu'en sentant le bouchon du gros tube, on perçoit une forte odeur d'iode.

Enfin, dans des tubes de culture bien développés, on remplace l'eau de condensation par de l'eau iodo-iodurée et on capuchonne. La culture n'est pas tuée, et repiquée en série de tubes neufs, elle donne des cultures abondantes. On se souvient que des quantités beaucoup plus faibles de formol (2 à 3 gouttes) auraient tué le champignon.

pas le parasite une fois développé ; il faut l'imprégnation même par la liqueur iodo-iodurée pour que le développement soit empêché.

En résumé, on peut dire que le *Sporotrichum* est un des parasites pathogènes les plus résistants à l'action antiseptique de l'iode.

Nos premières expériences, ayant été faites avec des *Sporotrichum* filamenteux et sporulés des cultures *in vitro*, on pouvait objecter que nos conclusions n'étaient pas applicables au *Sporotrichum in vivo*, et que les formes courtes du *Sporotrichum* dans les tissus sont moins résistantes à l'iode que la forme filamenteuse sporulée du parasite dans les cultures *in vitro*. Aussi avons-nous refait les mêmes essais en ensemençant les mélanges de milieu nutritif avec du pus sporotrichosique ; les résultats ont été à peu près semblables, quoique la résistance des formes courtes *in vivo* soit plus faible. Même, si par le fait d'une évaporation de l'iode que nous avons tenté de réduire au minimum, les chiffres cités ci-dessus sont trop forts, il n'en est pas moins certain que les proportions d'iode pur dissous ou d'iode combiné à l'état d'albuminoïde, qui permettent *in vitro* la culture du *Sporotrichum*, sont incontestablement beaucoup plus fortes que les proportions d'iode libre ou en combinaison albuminoïde contenu *in vivo* chez les sporotrichosiques qui, soumis aux traitements iodo-iodurés les plus intenses, guérissent rapidement. On peut donc conclure que l'iode dissous et combiné dans le plasma n'agit pas comme parasiticide direct.

Absence d'action parasiticide des humeurs de l'homme et des animaux sains ou sporotrichosiques, soumis aux traitements iodo-iodurés intenses.

Quelque démonstratives que paraissent les expériences précédentes *in vitro*, on pouvait objecter que, *in vitro*, les produits iodés complexes des humeurs étaient différents des produits expérimentés. On pouvait dire que si l'iode pur, l'iodure, les albuminoïdes iodés artificiels n'étaient pas parasiticides, les corps iodés naturels contenus dans le plasma, les globules du sang et les tissus de l'organisme l'étaient peut-être. En effet, l'iode a pu être retrouvé dans le sang et dans les leucocytes (Gley, Bourcet, Stassano). « Les globules blancs sont les agents chargés de la répartition de l'iode dans l'économie », Lortat-Jacob a montré que « les composés iodés dans la cellule sont très instables ; il admet que « l'iode peut se dégager de ces combinaisons ».

Cette hypothèse du pouvoir parasiticide des humeurs de malades soumis à des traitements iodiques n'est pas exacte.

En effet, des cultures *in vitro* ont été faites, en ensemençant dans divers milieux organiques des *Sporotrichum* filamenteux sporulés et des *Sporotrichum* courts oblongs des pus humains ou animaux. Les milieux ensemencés ont été : des sérums, du plasma recueilli dans des tubes paraffinés, du sang total coagulé ou incoagulable, des caillots, des culots de globules rouges, des culots de globules blancs de sang, des urines, du liquide céphalo-rachidien, des sérosités de pleurésie, d'ascite, et des culots de centrifugation de ces sérosités. Ces milieux provenaient de malades sporotrichosiques en activité, de sporotrichosiques convalescents ou guéris, de non sporotrichosiques, tous soumis à des traitements iodo-iodurés intenses (ingestion de 8 à 10 grammes d'iodure, de 25 à 30 pilules d'iodo-maïsine et quelquefois injections de lipiodol). Si les corps iodés parasiticides existent *in vivo*, on pouvait supposer que ces produits organiques les contenaient. Or les cultures n'ont pas été arrêtées. Il en a été de même des expériences homologues, faites avec les humeurs et les macérations de tissus de rats sporotrichosiques traités par l'iodure (au contraire, certains tissus de l'homme et des animaux non sporotrichosiques, c'est-à-dire *non sensibilisés* par l'infection mycosique, peuvent être bactériolytiques dans certains cas) (voir p. 744).

Il n'est donc pas actuellement démontré qu'il existe dans les humeurs et les tissus de l'homme et des animaux sporotrichosiques soumis à un traitement iodo-ioduré intense, des corps iodés parasi-

---

1. Nous ne parlons pas ici de l'action parasiticide des tissus sur les germes : cette étude est l'objet d'un travail spécial (GOUGEROT, TROISIER et LAROCHE. *Progrès médical*, 1912).

ticides vis-à-vis des *Sporotrichum*[1]. Tout nous prouve, au contraire, que ces corps ne doivent pas exister, ou tout au moins n'existent pas à des doses suffisantes, car l'analyse chimique nous montre que dans ces humeurs et dans ces tissus, l'iode existe à des doses inférieures à celles, qui, *in vitro*, permettent encore le développement du *Sporotrichum* (0 gramme, 000 13 p. 100 dans le sérum, 0 gramme, 000 26 p. 100 dans les globules).

PATHOGÉNIE DE LA GUÉRISON

Toutes nos expériences arrivent donc à des résultats concordants :

La guérison du sporotrichosique résulte de la destruction des parasites dans les lésions.

1. Il était intéressant de savoir si les cultures diffusaient dans le milieu nutritif des substances empêchantes.

Dans une première série de recherches, des tubes de gélose glycosée de Sabouraud, recouverts d'un large voile godronné, sont soigneusement débarrassés par grattage de toute culture, puis ils sont réensemencés avec une semence provenant d'un autre tube. Cette nouvelle culture pousse assez mal, lentement, maigrement ; on pourrait donc croire qu'il existe des substances empêchantes que la première culture aurait sécrétées.

Dans une deuxième série, des tubes recouverts d'une riche culture sont grattés, refondus et recoulés, puis réensemencés ; ils donnent une culture moins maigre et plus rapide que les tubes de la première série ; toutefois cette culture n'est pas aussi riche que sur des tubes témoins neufs, ensemencés le même jour. On peut supposer, ou bien que les substances empêchantes étaient en très petites quantités et ont été diluées par la fonte de la gélose dans la totalité de la masse nutritive et que leur faible teneur n'empêche plus la croissance, ou bien que le développement maigre des tubes de la première série était dû simplement à un appauvrissement de la surface du milieu nutritif. épuisé par le développement de la première culture ; or la fonte de la gélose ayant mélangé les parties appauvries superficielles et les parties profondes restées riches en substances alimentaires, le milieu refondu est de moyenne richesse nutritive, ce qui explique le développement assez abondant du *Sporotrichum* sur les tubes de la deuxième série.

Dans une troisième série, des tubes recouverts d'une riche culture sont grattés et débarrassés de toutes leurs colonies. Les uns sont rechargés en coulant à leur surface du bouillon glycosé concentré et en laissant la surface de gélose s'en imprégner, le tube restant incliné. Les autres sont refondus et additionnés d'une gélose neuve, riche en matériaux nutritifs, afin de rendre au milieu appauvri par la première culture sa teneur alimentaire initiale. Tous ces tubes, ainsi « rechargés », sont ensemencés avec divers échantillons de *Sporotrichum* : les cultures sont aussi riches que sur des tubes neufs témoins.

En résumé, il est possible que le maigre développement des cultures, poussées sur les tubes grattés de la première série, soit dû à la production de substances empêchantes, sécrétées par la première culture (tubes vaccinés) ; il semble plutôt qu'il soit dû à l'appauvrissement du milieu nutritif, car il suffit de rendre des aliments à ces tubes grattés pour que la culture redevienne abondante.

Cette destruction est l'œuvre de la phagocytose macrophagique. Les grands mononucléaires du sang et de la lymphe, et surtout les macrophages dérivés des cellules fixes mésodermiques, détruisent les *Sporotrichum* en les englobant : le fait a été constaté directement. Peut-être faut-il faire jouer un certain rôle à l'action bactéricide de certains tissus.

L'iodure et les corps iodés contenus dans les humeurs et les tissus agissent en stimulant cette macrophagie et non pas comme parasiticides directs. Le fait a été démontré par toute une série d'expériences.

Mais peut-être l'activité leucocytaire des humeurs et des tissus dégage-t-elle, aux dépens de l'iodure et des corps iodés, un corps iodé au contact des parasites phagocités. L'iode pur, ou le corps iodé ainsi formé, pourrait être parasiticide parce qu'il serait dégagé à fortes doses ou sous une forme physico-chimique très active. En effet, *l'iode concentré*, *l'iode naissant* sont de puissants parasiticides et tuent invariablement les *Sporotrichum in vitro*.

Si cette dernière hypothèse se confirmait, l'iodure et les corps iodés absorbés par les sporotrichosiques auraient donc une double influence : 1° ils stimuleraient le processus de phagocytose macrophagique (action d'excitation cellulaire) ; — 2° ils fourniraient aux leucocytes les produits iodés, d'où les leucocytes tireraient des substances iodées parasiticides (action parasiticide indirecte) ou des substances activant les ferments leucocytaires (action zymogénique). L'action d'excitation cellulaire est démontrée, l'action parasiticide indirecte et l'action zymogénique ne sont que des hypothèses.

ESSAIS DE VACCINOTHÉRAPIE ET DE SÉROTHÉRAPIE[1]

Des expériences préliminaires faites sur l'animal nous ont prouvé la possibilité d'obtenir des sérums et des vaccins anti-sporotrichosiques ; elles nous font espérer que la sérothérapie chez l'homme

---

1. Expériences poursuivies au laboratoire du D^r DE BEURMANN, à l'hôpital Saint-Louis, et aux laboratoires du Professeur Pierre MARIE, à l'hospice de Bicêtre et à la Faculté de Médecine.

pourra rendre des services dans les cas, d'ailleurs tout à fait exceptionnels, où le traitement iodo-ioduré habituel échoue. Abrami, E. Brissaud et Joltrain, dans des recherches parallèles aux nôtres et poursuivies dans le laboratoire du Professeur Widal, sont arrivés à des résultats semblables.

Vaccinations anti-sporotrichosiques (*résumé*). — Des souris, préparées par une douzaine d'inoculations de 0 cm³, 5 de *Sporotrichum* tués, répétées tous les huit jours, sont inoculées, les unes sous la peau, les autres dans le péritoine avec 2 centimètres cubes de *Sporotrichum* vivants virulents.

Les souris, inoculées sous la peau, résorbent la masse inoculée, et, sacrifiées vingt-deux jours après, elles n'ont aucune lésion viscérale. Au contraire, les souris témoins, inoculées sous la peau, présentent un gros abcès avec adénite et l'une d'elles, une pleurésie purulente de contiguïté.

Les souris inoculées dans le péritoine et sacrifiées vingt-deux jours ou trente-quatre jours après, ont résorbé entièrement ou presque entièrement la masse inoculée, sauf une qui meurt de péritonite purulente. Au contraire, les souris témoins sont atteintes de péritonite granulique généralisée.

Il semble donc qu'on puisse vacciner contre la sporotrichose des animaux réceptifs au moyen d'injections répétées de *Sporotrichum* tués.

En partant de ces faits, serait-il possible, chez des malades intolérants à l'iodure et à l'iode, de tenter des injections de doses faibles croissantes de *Sporotrichum* tués? La chose est possible. En tous cas, ces injections devraient être commencées à faibles doses pour éviter les réactions locales que nous savons être si intenses chez les sporotrichosiques. On graduerait les doses comme dans le traitement de la tuberculose par la tuberculine.

Sérothérapie anti-sporotrichosique (*résumé*). — Trois séries d'animaux ont servi à fournir ces sérums :

1° Des lapins adultes, animaux très résistants à l'infection sporotrichosique, ont été préparés en leur injectant dans les veines ou dans le péritoine, à deux ou trois reprises, des doses moyennes de *Sporotrichum* vivants. Le sérum, pris dans la veine de l'oreille ou dans le cœur, a été prélevé vingt-cinq et trente-cinq jours environ après la dernière injection; l'autopsie de ces lapins a montré des lésions fibreuses en voie de guérison.

2° Des cobayes adultes, animaux très résistants à l'infection sporotrichosique, ont été préparés par deux séries d'inoculations intrapéritonéales et sous-cutanées de cultures virulentes. Les animaux sont tués par saignée le soixante-quinzième jour.

3° Des rats adultes, animaux sensibles à l'infection sporotrichosique, ont été préparés en leur inoculant sous la peau, à des doses répétées, pendant trois mois, des parasites tués, puis des *Sporotrichum* vivants virulents. Ils sont sacrifiés par saignée, soixante-seize jours après l'inoculation des *Sporotrichum* virulents. A l'autopsie, les lésions sont minimes,-parfois même les lésions viscérales sont nulles.

Ces sérums, surtout les sérums de lapin, nous ont paru doués de *pouvoir préventif et curatif*, mais ils ne sont pas parasiticides *in vitro*.

Toutes les inoculations ont été faites sur la souris, chez laquelle, on le sait, se développe une sporotrichose grave et presque constamment mortelle, lorsqu'on l'inocule avec certaines races de *Sporotrichum*.

Action préventive. — Dans une première expérience, quatre souris sont injectées avec environ 2 centimètres cubes de sérum antisporotrichosique de lapin frais, ou chauffé à 56°, à des dates successives, le 4, 6, 8, 12 janvier 1909, et toutes sont inoculées le même jour dans le péritoine avec 2 centimètres cubes de cultures d'un mélange de *Sporotrichum*.

Quatre témoins : deux souris neuves, deux souris injectées de sérum de brightique, sont inoculées aux mêmes doses de la même émulsion de parasites. Elles meurent : la première, quinze jours après, avec une granulie péritonéale généralisée; la seconde, vingt-quatre jours après, avec de gros nodules dans le péritoine et dans le foie, avec de petits nodules dans les poumons; la troisième, douze jours après, de septicémie avec rares nodules. La quatrième est sacrifiée le trentième jour. On trouve de gros nodules dans le foie, la rate et le péritoine. En un mot, les témoins présentent des lésions intenses.

Des quatre souris traitées préventivement, puis inoculées, une seule meurt le vingt-et-unième jour et à l'autopsie on ne trouve rien. Les trois autres résistent, on les sacrifie le trentième jour; la première n'a que des nodules très petits dans le péritoine, la deuxième un petit nodule dans la rate; la troisième semble indemne.

La différence est donc très nette avec les témoins.

Action curative. — Le même jour que pour l'expérience précédente et avec la même émulsion de cultures vivantes, un second lot de six souris est inoculé aux mêmes doses dans le péritoine. On leur injecte en une, deux ou trois fois, à plusieurs jours d'intervalle, 2 centimètres cubes, parfois 4 centimètres cubes et même 6 centimètres cubes de sérum anti-sporotrichosique de lapin.

La première meurt le quarante-sixième jour et la seconde est sacrifiée le même jour. On ne trouve à l'autopsie aucune lésion.

La quatrième meurt le vingt-neuvième jour, le lendemain de la troisième injection de sérum (peut-être par anaphylaxie); l'autopsie ne montre que de rares nodules sur le péritoine et dans le foie.

La cinquième, sacrifiée le même jour, est presque guérie; elle ne présente que de rares nodules sur l'intestin et deux seulement dans le foie.

La sixième meurt le trente-deuxième jour, le lendemain de la troisième injection de sérum (peut-être par anaphylaxie) : l'autopsie révèle un gros nodule dans le foie et quelques nodules sur l'intestin, rien ailleurs.

La comparaison avec les témoins cités ci-dessus montre donc une très notable différence. Mais la troisième souris donne un résultat douteux. Elle est sacrifiée le trentième jour. L'autopsie montre la présence de nodules assez abondants dans le péritoine, le foie, la rate, mais pas dans les poumons.

La même expérience est refaite sur trois souris avec du sérum antisporotrichosique de rat et sur trois nouveaux témoins.

Les trois témoins présentent des affections sévères. Deux meurent le quinzième jour, tous deux de granulie péritonéale et hépato-splénique ; la troisième souris, sacrifiée le quarante-huitième jour, présente une sporotrichose généralisée intense avec gros nodules.

Des trois souris traitées, la première, sacrifiée le quinzième jour, ne présente plus que de petits nodules péritonéaux et hépatiques ; la troisième, sacrifiée le quarante-huitième jour, est presque guérie : on ne trouve que des nodules fibreux, dont la rétroculture est négative.

Les différences sont donc frappantes avec les témoins, mais la deuxième souris traitée donne un résultat douteux ; en effet, elle meurt le quarante-huitième jour et l'autopsie montre des nodules péritonéaux et hépatiques, qui pourtant sont moins intenses que sur le témoin troisième.

La même expérience est refaite avec le sérum de cobaye sur quatre souris et quatre témoins ; toutes sont inoculées dans le péritoine avec la même dose.

Les souris traitées sont sacrifiées les vingtième, vingt-huitième, quarante-troisième, quarante-cinquième jours. Deux fois, les lésions sont nulles ; deux fois, les lésions se réduisent à de rares nodules. Les témoins, au contraire, ont une péritonite intense. Toutefois un des témoins semble guérir spontanément. Des faits de ce genre doivent inciter à une grande réserve dans l'appréciation des résultats.

Ces essais, quoique peu nombreux, nous semblent assez nets pour croire à la possibilité d'un traitement sérothérapique de la sporotrichose humaine.

Avec Carougeau, nous avons préparé des chevaux par injections, d'abord de *Sporotrichum* tués, puis de *Sporotrichum* vivants de

plus en plus virulents (nous possédons une race adaptée, retirée de
la sporotrichose spontanée du mulet) ; nous espérons que le sérum
de ces animaux pourra réussir dans les cas exceptionnels de
sporotrichoses humaines, où le traitement iodo-ioduré classique
reste peu efficace ou même impuissant.

CHAPITRE XI

ANATOMIE PATHOLOGIQUE

L'étude anatomique et histologique[1] des sporotrichoses a été faite tout entière dans nos premier, deuxième et quatrième mémoires.

Notre premier Mémoire de 1906 individualisait le schéma de la gomme sporotrichosique, que confirmait notre étude histologique des sporotrichosides dermiques, présentée à la *Société de Dermatologie*, le 3 janvier 1907[2]. Notre travail des *Annales des Maladies*

---

1. Cette étude s'est constamment inspirée des beaux travaux de Dominici. La Sporotrichose est un des exemples les plus démonstratifs parmi ceux qui confirment les lois émises par le savant histologiste.

2. « Ces deux descriptions de la gomme hypodermique et de la gommule dermique sont jusqu'à présent, disions-nous en 1907 et nous pourrions le répéter aujourd'hui, les seules descriptions histologiques complètes que l'on ait données : dans les observations cliniques qui sont venues confirmer nos premières recherches, on ne trouve que de courts résumés des lésions anatomiques, exception faite de la description d'une sporotrichose épidermique par Monier-Vinard ; le même auteur, en avril 1907, ne résume que très brièvement les lésions dermiques de son troisième malade. Duval et Fage, en mai 1907, présentant un malade de Brocq, ne consacrent que quelques lignes à l'examen histologique ; Duval dit simplement à ce propos que « les lésions simulent à un tel point le processus tuberculeux vrai, déterminé par le bacille de Koch, que le diagnostic histologique différentiel entre la tuberculose et la sporotrichose, qui nous avait été fort aisé précédemment, nous semble cette fois-ci, certes encore possible, mais au moins très ardu. » Laubry et Esmein ont développé davantage l'étude histologique d'une gomme fistulisée de leur malade, ils ont montré que « l'examen histologique suffisait à éliminer la tuberculose. »

vénériennes faisait la comparaison des processus syphilitique et sporotrichosique.

Notre deuxième Mémoire, en 1907, complétait l'étude des sporotrichoses humaines, reconstituait leur histogenèse, faisait la comparaison des infections sporotrichosique et tuberculeuse et apportait une importante contribution à l'anatomie pathologique générale des mycoses et des maladies tuberculoïdes.

Notre quatrième Mémoire, publié en 1907-1908 à la *Société médicale des Hôpitaux de Paris*, et notre travail de la *Revue de Chirurgie*, en 1909, en collaboration avec Vaucher, étudiaient les sporotrichoses ostéo-articulaires, ganglionnaires et viscérales, confirmaient les données fournies par l'histologie des lésions humaines et montraient l'extrême variété des réactions des tissus au *Sporotrichum Beurmanni*. L'autopsie du malade de Pierre Marie et Gougerot, permettant la première l'étude histologique d'un foyer d'ostéite humaine, montrait l'identité des lésions osseuses expérimentales et des lésions humaines [1].

Les quelques notes, très succinctes, résumées dans les observations cliniques des auteurs, ont entièrement confirmé nos travaux [2].

L'étude anatomo-pathologique des sporotrichoses est maintenant complète, plus complète même que celle de beaucoup d'autres infections connues depuis longtemps. Nos travaux ont non seulement tracé l'histoire anatomique des sporotrichoses, mais leur importance dépasse le cas particulier de cette maladie. Ils ont montré que la

---

1. Pour l'étude de ces ostéites sporotrichosiques, voir *B. et M. de la Soc. méd. des Hôp. de Paris*, 1909, n° 19, p. 994, et ici même, p. 345 et 367, fig. 79-82, 91-97.

2. Pour l'étude des sporotrichoses viscérales et profondes expérimentales, voir ici même le résumé de notre quatrième Mémoire et de nos travaux postérieurs, p. 392, fig. 102 à 115.

Pour l'étude du seul cas connu de pyélonéphrite, voir *Gaz. des Hôp.*, 1909, p. 1147; pour l'étude des adénites humaines, voir *Bull. et Mém. de la Soc. méd. des Hôp. de Paris*, p. 133, et n° 19, p. 994 (ici p. 348, fig. 83 et 167 à 169).

Forcés ici de nous limiter, nous renvoyons à ces travaux originaux; notamment aux *Ann. de Dermat. et de Syph.*, 1907, p. 517, 530, 603, 611, 655, 665, 674 (103 pages, 19 dessins, 1 planche en couleur), aux *Bull. et Mém. de la Soc. méd. des Hôp. de Paris*, 1907, n°⁵ 28 et 30, p. 1000, 1009 et 1071; 1908, n°⁵ 18, 20, 24, 25, p. 718, 800, 9, 61, etc.; à la *Rev. de Chir.*, 1909, p. 661.

Pour l'étude des lésions mixtes sporotricho-tuberculeuses, voir notre article *in Bull. et Mém. de la Soc. méd. des Hôp. de Paris*, 1909, p. 788.

formule du sporotrichome est commune à toute une série de mycoses et ils ont permis de dégager une formule générale des mycomes.
Ils ont éclairé l'anatomie pathologique générale des inflammations
chroniques, ils ont rénové l'histogenèse de la cellule épithélioïde,
du follicule et des cellules géantes tuberculoïdes, car la lente évolution des sporotrichomes, l'absence de nécrose, permettent de
retrouver tous les stades intermédiaires entre l'inflammation naissante et les follicules adultes. Ils ont enfin montré toutes les
transitions entre les processus aigus et chroniques, si souvent
associés dans la même lésion. Ils ont permis une étude d'ensemble
et une classification des maladies nodulaires dites « pseudo-tuberculoses »... La sporotrichose a donc été l'occasion de toute une
série d'études d'anatomie générale des plus importantes [1].

I

HISTO-PATHOLOGIE DES LÉSIONS HUMAINES

Le Sporotrichome nodulaire (gomme sporotrichosique) et le sporotrichome diffus.

Les lésions sporotrichosiques sont tantôt diffuses, tantôt nodulaires et circonscrites.

La forme nodulaire gommeuse est la plus fréquente.

1. Voir notre deuxième Mémoire. p. 674.

Les gommes et les gros abcès hypodermiques, les gommules dermiques, les gommes osseuses et viscérales, etc., appartiennent à la *variété nodulaire*. Dans l'hypoderme, l'infiltrat diffus n'est le plus souvent que le premier stade d'un sporotrichome nodulaire débutant.

Dès 1906, dans les *Annales de Dermatologie et de Syphiligraphie*, nous donnions la première description de la gomme sporotrichosique hypodermique, et, presque en même temps, le 3 janvier 1907, à la *Société de Dermatologie*, la première description de la gommule dermique. La formule générale du sporotrichome nodulaire était dégagée. Le nodule sporotrichosique complet est, disions-nous, formé de trois zones concentriques (fig. 147 et 148) : « il est syphiloïde à sa périphérie par la zone de réaction conjonctive inflammatoire avec nombreux plasmazellen et nodules sombres périvasculaires ; il est tuberculoïde à sa partie moyenne par ces gros nodules épithélioïdes ordonnés autour de cellules géantes ; il est suppuratif à son centre par l'abcès à polynucléaires et à macrophages. Le processus est proche de la syphilis, de la tuberculose et de l'ecthyma chronique, mais non identique, et c'est ce mélange

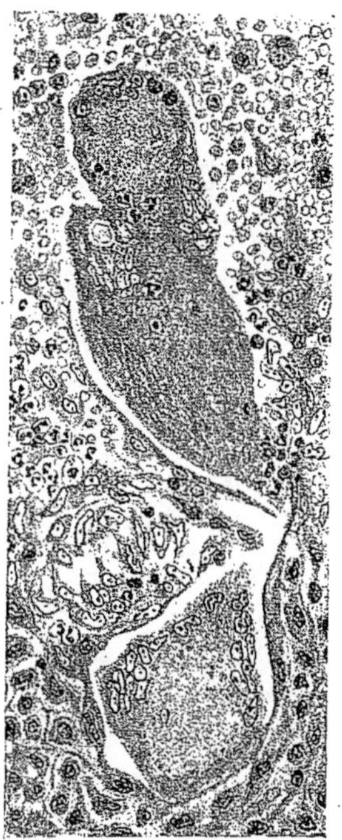

Fig. 147. — SPOROTRICHOME NODULAIRE A TROIS ZONES. *Gommule dermique sporotrichosique* (coloration de Dominici. Obj. DD, oculaire compensateur 8).

Les trois réactions de la Sporotrichose sont réunies en un même point : A la partie inférieure, réaction lympho-conjonctive inflammatoire (basophile). A la partie moyenne, nodule épithélioïde à disposition concentrique. A la partie supérieure, infiltration progressive de polynucléaires et hématies au milieu des cellules épithélioïdes, polynucléaires mêlés à des macrophages.

Deux cellules géantes intra-vasculaires sont encore bridées par des fibrilles collagènes de la paroi capillaire ; la supérieure est munie d'un long prolongement et semble être la continuation de la cellule géante inférieure.

Réaction épithélioïde des cellules périthéliales du capillaire, dont les cellules endothéliales ont donné les deux cellules géantes (ébauche de follicule tuberculoïde d'origine vasculaire).

La réunion en un même point de ces trois réactions et de cellules géantes intra-vasculaires semble presque caractéristique de la Sporotrichose. (Dessin de Gougerot. Extrait des *Annales de Dermatologie et de Syph.*, 1907, p. 532.)

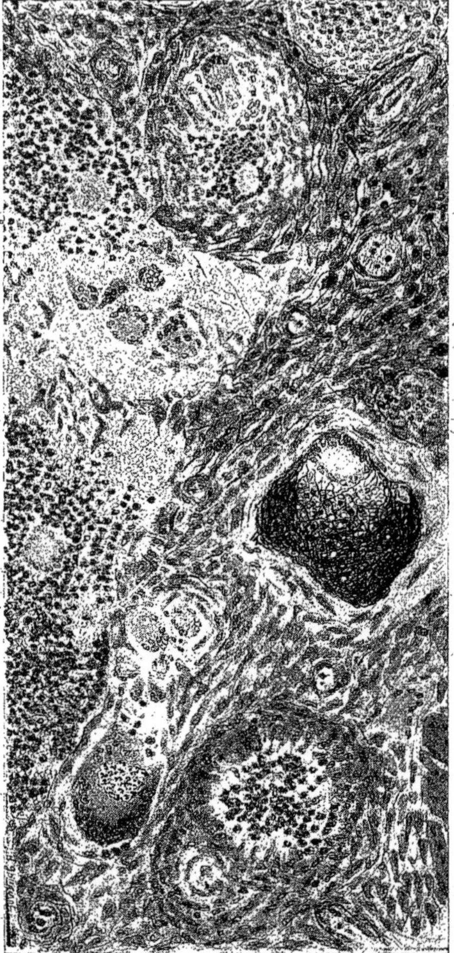

de trois ordres de réaction qui rend si particulier, on peut même dire caractéristique, cette lésion sporotrichosique ».

Les examens de dix-sept pièces humaines, en 1907, publiés dans notre deuxième Mémoire des *Annales de Dermatologie et de Syphiligraphie*, des observations nouvelles, confirmaient et complétaient ces premières descriptions.

La *forme diffuse* est plus rare : la sporotrichose[1] papil-

1. *Loco citato. Bull. et Mém. de la Soc. méd. des Hôp. de Paris*, 1907, p. 606.

Fig. 148. — Sporotrichome nodulaire dermique (IIIe malade) (coloration de Prenant, objectif DD, oculaire compensateur 4).

Ce fragment de la zone de transition entre les zones moyenne et centrale réunit plusieurs des formations tuberculoïdes atypiques spéciales à la sporotrichose : en haut, moitié de follicule épithélioïde avec polynucléaires disséminés au centre ; — au-dessous, vers la gauche, follicule épithélioïde, avec cellule géante et amas polynucléaire ou micro-abcès central; — au-dessous, cellule géante isolée entourée de polynucléaires; vers la droite, trois cellules géantes isolées, perdues dans un raptus de globules rouges; — au milieu de la coupe, follicule intra-vasculaire, treillissé de fibrine; — sur son côté supérieur droit, un petit follicule épithélioïde contenant quelques polynucléaires; — au-dessous, cellule géante isolée au milieu des polynucléaires et un amas de cinq cellules géantes, dont la plus grosse contient un paquet de polynucléaires; — à droite de cette cellule géante, follicule vasculaire, les parois du vaisseau sont en dégénérescence épithélioïde, elles encerclent un micro-abcès polynucléaire; — entre les follicules atypiques, dégénérescence épithélioïde incomplète avec conservation de la trame collagène. (Dessin de Gougerot.)

mateuse verruqueuse dermique, est le type de cette lésion (fig. 149)[1].

La première description a été résumée dans notre observation N° XII et détaillée dans notre deuxième Mémoire de 1907 (p. 603.) « Dans l'infiltrat dermique diffus, on retrouve les trois mêmes réac-

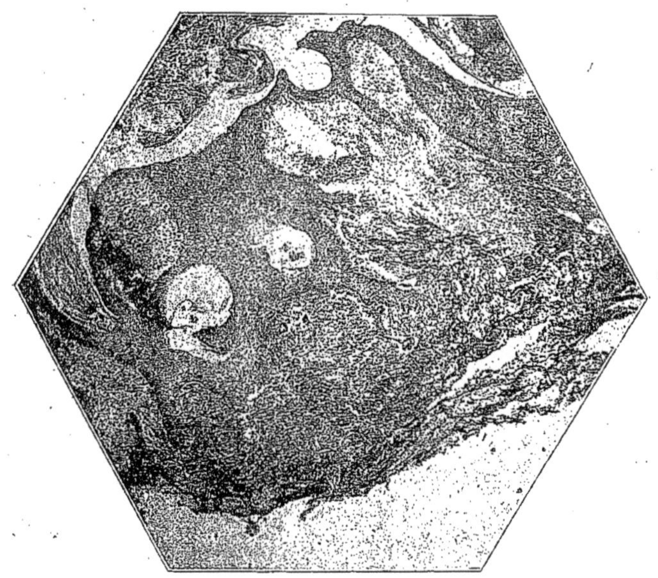

Fig. 149. — Sporotrichome diffus. (*Sporotrichose verruqueuse.*)

L'infiltrat diffus est limité aux zones papillaires et sous-papillaires. Hypertrophie énorme de l'épiderme qui forme des cônes cornés ; les trois réactions de la sporotrichose nodulaire se retrouvent, mais disséminées sans ordre : infiltrat lympho-conjonctif diffus, follicules tuberculoïdes avec cellule géante (au centre), micro-abcès polynucléaire et macrophagique (préparation de Gougerot. Photographie de Jean Lhermitte : grossissement = 12. *Ibidem*, p. 604).

tions que dans le nodule sporotrichosique : réaction lympho-conjonctive inflammatoire, réaction épithélioïde avec cellule géante, micro-abcès polynucléaire, mais ces réactions sont diffuses et disséminées çà et là, elles ne sont pas ordonnées concentriquement. L'infiltrat est diffus, plus ou moins serré, formé de *tissu lympho-conjonctif,*

1. Les cultures en série à froid et à l'étuve, les inoculations au cobaye, la guérison rapide par l'iodure ont prouvé que ces lésions étaient des sporotrichomes purs sans surinfection coccienne ou tuberculeuse.

*parsemé de nombreuses cellules géantes isolées ou de follicules
tuberculoïdes complets et incomplets et de quelques amas de
polynucléaires, tantôt diffus et intimement mêlés aux cellules
lympho-conjonctives, tantôt agminées en micro-abcès...* Il occupe
toute la partie supérieure du derme : papilles et couche sous-
papillaire ; il est limité par les gros faisceaux collagènes et élastiques du derme moyen, dont les fibres les plus supérieures sont à
peine dissociées par quelques cellules. L'infiltration envahit très
inégalement les papilles ; elle prédomine dans la couche sous-
papillaire ; elle y forme des traînées et des placards irréguliers,
diffus, séparés par un tissu conjonctif enflammé et œdématié, par des
fibres collagènes minces éparpillées et par de rares paquets de fibres
élastiques. On ne reconnaît plus de gros vaisseaux, les capillaires
sont dilatés, les formes parasitaires se voient surtout dans les macrophages des infiltrats, rarement dans les polynucléaires, quelquefois à
l'intérieur des cellules géantes... Les lésions épidermiques verruqueuses n'ont rien de caractéristique : épaississement énorme de
l'épiderme et des cônes interpapillaires qui sont irréguliers, plus
ou moins anastomosés, s'enfonçant profondément dans le derme et
segmentant l'infiltrat dermique ; germinative dissociée en certains
points par l'infiltrat papillaire ; hypertrophie très inégale de la
couche de Malpighi avec de rares globes cornés et quelques
micro-abcès, sans exoserose ; hyperkératose avec ou sans parakératose. La couche cornée épaissie, déhiscente ou adhérente, est
parsemée de polynucléaires en migration, ébauchant quelques
micro-abcès intra-épidermiques : on ne découvre à leur intérieur
aucun coccus ; çà et là, on croit reconnaître une forme oblongue
sporotrichosique. Entre les cellules cornées de la surface, on
décèle (en employant un éclairage oblique et un petit diaphragme)
des amas et des files de petites sphérules inégales, réfringentes, deux à trois fois plus petites qu'un globule rouge, un
peu brunes, prenant mal les colorants acides ou basiques. Ces
sphérules semblent être les formes courtes du *Sporotrichum*.
Dans la squame, elles n'occupent que la partie superficielle
orangeophile de la couche cornée ; elles pénètrent à peine les

dernières strates cornées éosinophiles, elles n'attaquent donc pas la granuleuse.

Dans les lésions nodulaires et dans les lésions diffuses, les réactions cellulaires sont donc les mêmes, mais leur disposition est différente.

Caractéristiques du processus sporotrichosique : les trois réactions et les trois zones.

Que la sporotrichose humaine soit nodulaire ou diffuse, on retrouve toujours le mélange des trois réactions : lympho-conjonc-

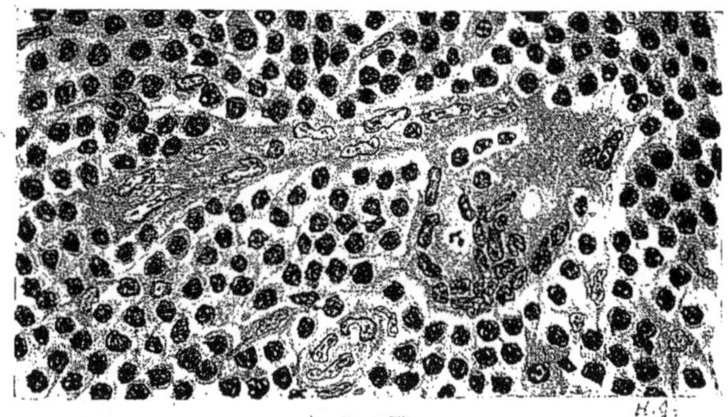

Fig. 150. — CARACTÉRISTIQUES DU PROCESSUS SPOROTRICHOSIQUE. SPOROTRICHOME NODULAIRE : ZONE EXTERNE LYMPHO-CONJONCTIVE. (Sporotrichoside dermique du III° malade). *Plasmome de la zone externe, centré par un plasmode capillaire devenant cellule géante.*

Les cellules endothéliales fusionnées et multipliées forment une masse protoplasmique gigantocellulaire ; elles sont englobées en se fusionnant des mononucléaires, un polynucléaire, un globule rouge. Un prolongement protoplasmique et nucléé est le reste d'une branche capillaire. Le protoplasma central est acidophile, le protoplasma périnucléaire est encore basophile. Du plasmode partent des prolongements protoplasmiques qui l'anastomosent aux cellules fixes environnantes. (Apochrom, 1 ᵐᵐ,5 ; Ap. 1,30. Immersion Zeiss, oc. comp. 8, Eosine-orange-bleu. Dessin de Gougerot, *ibidem*, p. 534.)

tive (syphiloïde), épithélioïde (tuberculoïde), polynucléaire (ecthymatiforme) (fig. 147).

Première zone : réaction lympho-conjonctive. — La première zone, ou réaction lympho-conjonctive, est une réaction inflammatoire massive de tout le tissu conjonctif : cellules fixes, endothéliales, mononucléaires, sans réaction phlegmasique.

L'infiltrat est formé de cellules libres et d'un fin réticulum collagène. doublé de cellules conjonctives basophiles, tuméfiées, anastomosées et multipliées, parfois plasmodiales bi et multinucléées. Le réticulum collagène résulte de la résorption du tissu conjonctivo-élastique : souvent même le réticulum collagène a disparu ; il ne subsiste plus qu'un réticulum protoplasmique. Dans les mailles du réseau, sont épanchées des cellules conjonctives desquamées au repos ou en activité macrophagique, des plasmazellen, des moyens et des petits mononucléaires lymphoïdes. Le mélange est intime entre les fibrilles collagènes et les éléments lympho-conjonctifs.

On note çà et là des plasmazellen en dégénérescence érythrophile, des mastzellen, quelques éosinophiles de formation locale lymphatique.

Les vaisseaux sont en réaction inflammatoire simple de Dominici : capillarite et panvascularite basophiles. Certaines capillarites ébauchent des cellules géantes (fig. 150).

Ces vascularites, l'abondance des plasmazellen dans beaucoup de cas, l'ordination périvasculaire du « plasmome », donnent à cette zone un aspect spécial : l'aspect syphiloïde.

La réaction est pure, non phlegmasique, sans polynucléose, ni œdème ni précipitation de fibrine.

Zone de transition. — Vers le centre de l'infiltration, les cellules conjonctives, en réaction inflammatoire simple tendent à devenir cellules épithélioïdes par dégénérescence acidophile de leur protoplasma : de basophiles, elles deviennent violacées, puis roses, grenues ; leur noyau pâlit, les plasmazellen deviennent acidophiles, conservant leur noyau arrondi, radié, qui les rend longtemps reconnaissables. La dégénérescence épithélioïde est presque toujours incomplète ; en dehors des follicules, elle se borne à une dégénérescence acidophile du protoplasma ; le noyau, au lieu de se « balloniser » comme dans la véritable dégénérescence épithélioïde bacillaire, reste grenu, basophile ; la trame collagène persiste le plus souvent, encadrant les cellules dégénérées, alors que dans la tuberculose, elle disparaît par nécrose.

Deuxième zone (figures 147, 148). **Dégénérescence épithélioïde : follicules tuberculoïdes, typiques et atypiques, vascularites** (figures 151, 152, 153). — La deuxième réaction est caractérisée par la dégénérescence tuberculoïde de l'infiltrat et la formation d'amas épithélioïdes. de cellules géantes, de follicules tuberculoïdes.

L'infiltrat est en dégénérescence acidophile. La caséification et la nécrose diffuse manquent. Le plus souvent, la dégénérescence épithélioïde est incomplète et se borne à une dégénérescence acidophile du protoplasma[1] ; le noyau est peu ou pas touché, la trame collagène est

---

1. La dégénérescence épithélioïde est totale, car elle atteint le protoplasma et le noyau ; la trame collagène a disparu.

conservée. La dégénérescence épithélioïde vraie est plus rare que la
« dégénérescence acidophile » ; elle n'existe guère qu'au centre même
des follicules et dans la zone de transition près du micro-abcès, au point
même où des cellules lympho-conjonctives, dégénérant et devenant cellules épithélioïdes, se mêlent aux polynucléaires et aux cellules fixes,
qui se transforment en macrophages.

Les cellules géantes et les follicules tuberculoïdes, qui parsèment
cette seconde zone, sont, les uns typiques, et sauf l'absence de nécrose
centro-folliculaire, identiques aux follicules et aux cellules géantes
bacillaires, les autres atypiques[1] : ces dernies sont souvent plus nombreux que les follicules typiques.

Les cellules géantes et ces follicules atypiques résultent de l'inflammation et de la dégénérescence des vaisseaux (endovascularite giganto-
cellulaire, panvascularite acidophile, puis épithélioïde) et l'on note
tous les intermédiaires entre les follicules typiques et les vascularites. On peut
donc réunir dans une même série les plus fréquentes de ces lésions
sporotrichosiques : cellules géantes isolées au milieu des polynucléaires ou des globules rouges, cellules géantes isolées au milieu de
l'infiltrat lympho-conjonctif basophile, sans couronne épithélioïde et
sans zone nécrosée autour d'elles ; cellules géantes régulières et irrégulières, munies de prolongements, encore encerclées de la paroi collagène du vaisseau où elles sont nées ; cellule géante, renfermant à son intérieur des amas de polynucléaires (micro-abcès intra-cellulaires, fig. 148) ;
cellules géantes, souvent irrégulières de forme, renfermant des globules
rouges (micro-hématome intra-plasmodial, reste de la lumière du
capillaire) ; follicules tuberculoïdes atypiques, renfermant à leur centre,
à côté de la cellule géante, un amas de polynucléaires (*micro-abcès
centro-folliculaire*, fig. 152) ou exceptionnellement d'hématites (micro-
hématome centro-folliculaire, fig. 153) ; lésions de vascularite totale,
thrombosante, conjonctive ; thrombose des vaisseaux par des amas de
polynucléaires et dégénérescence épithélioïde des cellules endothéliales et pariétales des capillaires et des petits vaisseaux (fig. 148 et 151) ;
formes de transition entre ces vascularites et les follicules plus ou
moins typiques avec micro-abcès polynucléaire central, panvascularite
épithélioïde (follicule cerclé de la paroi collagène ou élastique du vais-

---

1. Nous appelons follicule typique le follicule classique tuberculeux de Lan-
ghans à trois zones concentriques : cellule géante centrale, couronne épithélioïde, zone lymphoïde périphérique. Le follicule atypique se définit par opposition à ce follicule typique, qui a servi de type à l'histologie de la tuberculose et
de toutes les maladies nodulaires, dites pseudo-tuberculoses. Les follicules atypiques sont donc les follicules dont la constitution cellulaire ou l'ordination
concentrique ne répond pas à ce schéma. La cellule géante sporotrichosique,
en tant qu'élément cellulaire, sera presque toujours identique à la cellule géante
tuberculeuse ; on pourrait l'appeler « typique ». Mais souvent la cellule tuberculoïde sporotrichosique ne sera pas au centre d'un follicule typique, la formation
tuberculoïde dont elle fera partie sera donc « atypique ».

seau) ; transformation de l'endothélium en cellule géante (endocapillarite et endovascularite giganto-cellulaire), etc... Il n'est pas rare de trouver réunies et mêlées sur une même coupe heureuse, la plupart de ces formations (fig. 148).

Ces follicules atypiques et ces vascularites, accumulées en un point, caractérisent le sporotrichome et permettent souvent de le reconnaître.

Zone de transition (fig. 154). — L'infiltration polynucléaire et macrophagique qui va constituer l'abcès central est progressive. Dans la zone

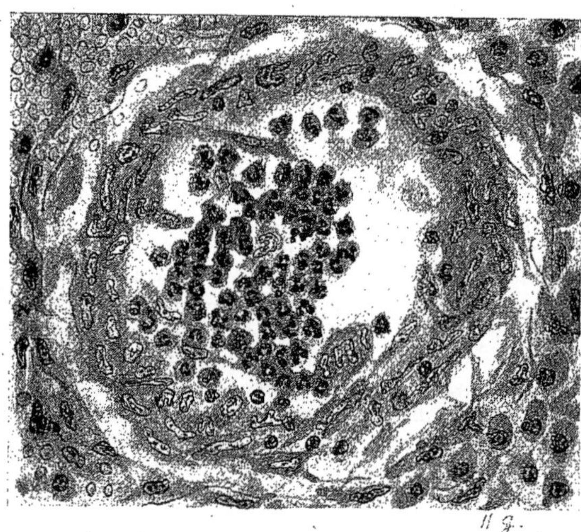

Fig. 154. — CARACTÉRISTIQUES DU PROCESSUS SPOROTRICHOSIQUE. SPOROTRICHOME NODULAIRE : ZONE MOYENNE DÉGÉNÉRATIVE.

Vaisseau à paroi en dégénérescence épithélioïde, nettement séparée des tissus environnants ; l'intérieur est thrombosé par un amas de polynucléaires intacts, les cellules endothéliales desquament et se multiplient, subissant elles aussi la dégénérescence épithélioïde, elles s'insinuent entre les polynucléaires ; l'une des cellules endothéliales, en bas à droite, est multinucléée et tend à devenir géante. (Dessin de Gougerot. *Ibidem*, p. 539. Coloration de Dominici. Apochromatique, immersion Zeiss. Oc. comp. 8.)

de transition, les polynucléaires et les macrophages infiltrent les mailles du réticulum lympho-conjonctif, qui souvent dégénère ; les premières cellules conjonctives se transforment en macrophages ou dégénèrent et deviennent épithélioïdes. La dégénérescence est lente. Le mélange de cellules fixes dégénérant et devenant épithélioïdes, de cellules fixes nécrosées, de cellules fixes devenant macrophages, de polynucléaires et de macrophages peu ou pas avariés, est très spécial dans cette zone de transition. Ce mélange résulte de trois réactions différentes : dégé-

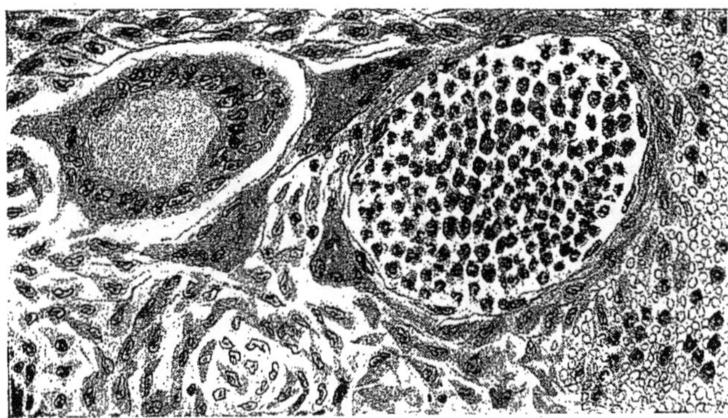

Fig. 152. — Caractéristiques du processus sporotrichosique : zone moyenne dégénérative, vascularite épithélioïde, cellules géantes endothéliales et périthéliales, micro-abcès centro-folliculaire. *Gommule dermique.*

Cellule géante intra-vasculaire encore cerclée de la fibre collagène, reste de la paroi capillaire. Cette fibre collagène la sépare de deux cellules géantes anastomosées qui résultent de la prolifération des cellules *périthéliales* de ce capillaire.

Vaisseau thrombosé par un amas de polynucléaires neutrophiles intacts, paroi en réaction inflammatoire, endothélium desquamant, l'une des cellules périthéliales devient cellule géante. Entre le vaisseau thrombosé et la grosse cellule géante, nodule épithélioïde.

Sur le côté gauche, infiltration de polynucléaires et de globules rouges. (Même pièce que 148, 150, 151, dessin de Gougerot, *ibidem*, p. 538.)

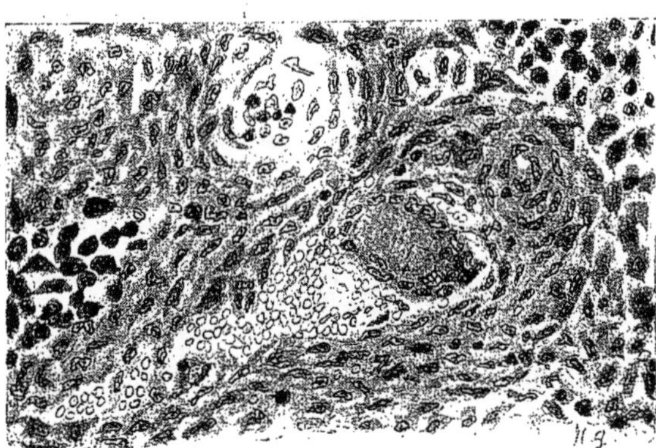

Fig. 153. — Caractéristiques du processus sporotrichosique. Sporotrichome nodulaire : zone moyenne dégénérative : vascularite épithélioïde : hématome centro-folliculaire. *Gommule dermique.*

Le centre de ce follicule épithélioïde contient à droite une cellule géante et à gauche un amas de globules rouges ou micro-hématome central du follicule sporotrichosique (origine vasculaire du follicule) ; à droite de la cellule géante, petit follicule épithélioïde ; au-dessus et à gauche, follicule épithélioïde contenant trois polynucléaires et deux mononucléaires. (Coloration de Dominici, Apochromatique immersion oc. c. 4. Dessin de Gougerot, *ibidem*, p. 541.)

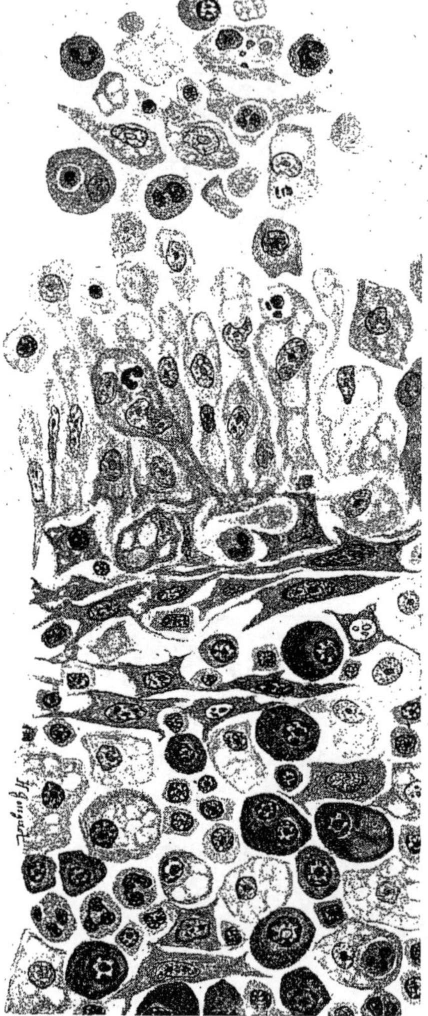

nérescence et macropha-
gie des cellules lympho-
conjonctives, polynu-
cléose.

C'est à l'intérieur des macrophages que l'on rencontre presque exclusivement les formes parasitaires oblongues.

La délimitation entre l'abcès et la zone moyenne est parfois insensible. D'autres fois, elle est brusque : la membrane pyogénique se détache de l'abcès, elle est marquée par une bordure de cellules épithélioïdes disposées en palissade (fig. 154).

3° **Abcès polynucléaire et macrophagique central** (fig. 154). — La troisième réaction est l'infiltration polynucléaire et macrophagique de l'abcès. L'abcès, ou le microabcès central, est caracté-

Fig. 154. — CARACTÉRISTIQUES DU PROCESSUS SPOROTRICHOSIQUE. SPOROTRICHOME NODULAIRE : ZONE DE TRANSITION.

De haut en bas on a successivement : 1° Micro-abcès central : polynucléaires neutrophiles; macrophages vacuolés, irréguliers de contours, dérivés des cellules conjonctives; macrophages dérivés des plasmazellen; débris protoplasmiques vacuolés de macrophage mort.
2° Paroi pyogène. En haut : cellules épithélioïdes vacuolées en raquette à disposition radiée et parallèle, quelques-unes sont en macrophagie. A la partie moyenne, cellules conjonctives à disposition circonférentielle, les unes basophiles, les autres en dégénérescence acidophile, munies de longs prolongements anastomotiques. A la partie inférieure, mélange de cellules conjonctives fusiformes à prolongements (basophiles), de macrophages (acidophiles) vacuolés, de grosses plasmazellen, de petits mononucléaires qui semblent être des « plasmatochterzellen », de polynucléaires, de formes de transition entre les grosses plasmazellen, les macrophages vacuolés et les petites plasmatochterzellen. (Apo. 1mm,5, Apert. 1,30, h. Immersion Zeiss. Oc. comp. 8. Dessin de Gougerot, *ibidem*, p. 631.)

ristique du sporotrichome; il est formé d'un mélange de polynucléaires neutrophiles et de macrophages. Il faut remarquer le peu d'altération habituelle des cellules; sauf au centre des gros, abcès, la nécrose n'est jamais que monocellulaire et les éléments nécrosés restent distincts les uns des autres. Il n'y a ni nécrose diffuse, ni caséification, et aux éléments nécrosés, se mêlent des éléments peu ou pas avariés.

Ces trois réactions sont disséminées dans le sporotrichome diffus; elles s'ordonnent concentriquement dans le sporotrichome

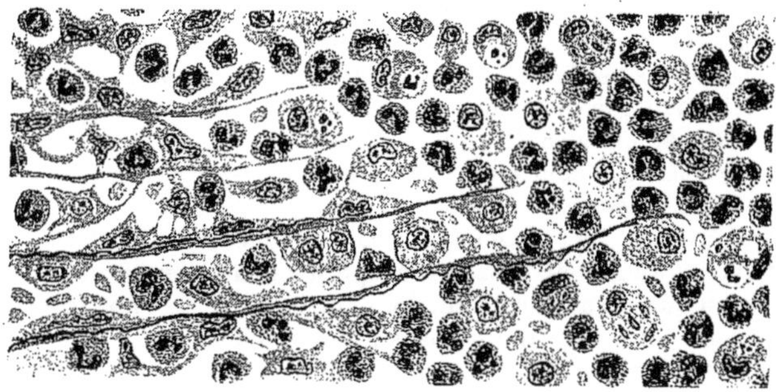

Fig. 155. — CARACTÉRISTIQUES DU PROCESSUS SPOROTRICHOSIQUE. SPOROTRICHOME NODULAIRE NAISSANT, ABCÈS CENTRAL POLYNUCLÉAIRE ET MACROPHAGIQUE.

Les polynucléaires s'infiltrent dans les mailles du réticulum protoplasmique, que les cellules conjonctives ont formé en s'anastomosant ; quelques rares fibrilles collagènes persistent çà et là. Les polynucléaires devenant plus nombreux, les cellules conjonctives anastomosées dégénèrent et disparaissent ou desquament et se transforment en macrophages. On peut saisir les principaux stades de cette transformation.

Le micro-abcès est formé de polynucléaires neutrophiles peu ou pas avariés, mêlés à des macrophages. Plusieurs des macrophages contiennent des globules rouges ou des débris de polynucléaires. Trois macrophages renferment des formes parasitaires oblongues granuleuses, cerclées d'une fine auréole.

Un capillaire reconnaissable aux deux fibres élastiques de sa paroi et aux globules qu'il contient, se dissocie et se perd dans le micro-abcès. Les cellules endothéliales desquament et se transforment en macrophages ; l'une d'elles est binucléée. (Eosine-orange, bleu de Dominici, Apochr. immersion Zeiss, oculaire comp. 7. Dessin de Gougerot, *ibidem*, p. 614.)

nodulaire qui, le plus souvent, ne tarde pas à s'entourer d'une capsule fibro-cellulaire enkystant le processus.

Ce sont donc toujours les trois mêmes réactions, lympho-conjonctive, dégénérative, polynucléaire, les mêmes formations tuberculoïdes et les mêmes vascularites que l'on retrouve dans toutes les variétés de sporotrichose.

Évolution des sporotrichoses nodulaires : Histogenèse du processus sporotrichosique.

Toute une série de pièces nous a permis, en 1906-1907, de reconstituer l'évolution du sporotrichome, depuis l'infiltrat diffus à micro-abcès naissants disséminés, jusqu'à l'abcès chronique à paroi fibreuse.

1° **Sporotrichome naissant**[1] (fig. 155). — Le sporotrichome naissant (âgé de quinze à vingt jours), est induré, diffus, mal délimitable ; sa coupe est rosée, ferme, sans points caséeux ni purulents.

L'infiltrat diffus est formé de plusieurs nodules agglomérés qui, très tôt, se fusionnent ; la disposition la plus habituelle est donc un gros nodule principal, entouré de petits nodules.

Histologiquement, on peut schématiser deux variétés de ces nodules sporotrichosiques naissants :

Les uns, petits, sont formés : 1° d'une zone externe de réaction conjonctive inflammatoire simple basophile ; 2° d'une zone moyenne de réaction conjonctive avec œdème, donnant l'aspect de nappes claires ; 3° d'une zone centrale : micro-abcès à polynucléaires).

Les autres, plus gros, sont formés : 1° d'une zone externe de réaction conjonctive inflammatoire simple basophile ; 2° d'une zone moyenne de réaction conjonctive avec œdème, donnant l'aspect de nappes claires ; cette réaction conjonctive s'infiltre parfois de nombreux mononucléaires, donnant l'aspect de nodules et de traînées sombres ; 3° d'une zone de transition où les cellules conjonctives sont atteintes de dégénérescence acidophile allant jusqu'à la dégénérescence épithélioïde zone où les lésions vasculaires sont intenses. C'est dans cette zone que l'on note des cellules géantes et d'exceptionnels follicules tuberculoïdes ; 4° d'une zone centrale d'infiltration de polynucléaires ou micro-abcès.

Dès le début, les vascularites apparaissent.

Les formes parasitaires, la plupart incluses dans des macrophages, sont plus nettes que dans les gommes adultes.

L'histogenèse de ces sporotrichomes nodulaires naissants est facile à surprendre sur les coupes en série.

Les premières réactions des tissus semblent une réaction conjonctive et une diapédèse de polynucléaires. Il est probable, qu'au point d'arrêt du parasite, les polynucléaires affluent dès le début, mais que la réaction conjonctive ne tarde pas à se produire ; elle transforme les tissus sains, et précède l'infiltration polynucléaire dans l'envahissement du sporotrichome.

1. Voir *Ann. de Dermat. et de Syph.*, 1907, p. 611.

A son début, l'inflammation sporotrichosique est presque phlegmasique, les cellules conjonctives sont en réaction inflammatoire intense ;
autrefois acidophiles et aplaties entre de grosses fibres collagènes, elles
se sont tuméfiées, leur protoplasma, devenu basophile et spongieux,
a résorbé les fibres collagènes ; les prolongements protoplasmiques
apparaissent avec netteté, s'anastomosent avec ceux des cellules voisines et dessinent un réseau protoplasmique. L'œdème distend les
mailles du réticulum. Les cellules infiltrées sont peu nombreuses. Au
centre, apparaissent les polynucléaires, parfois séparés par un réticulum fibrineux. Les capillaires dilatés ont fusionné leurs cellules
endothéliales en une bande protoplasmique continue, leurs cellules
périthéliales réagissent comme les cellules fixes du tissu conjonctif.
Quelques-uns de ces vaisseaux, atteints de vascularite simple basophile, sont thrombosés par des polynucléaires. Ce sont là les réactions
que Dominici a mises en évidence dans les processus aigus et phlegmasiques : réaction conjonctive intense avec œdème, infiltration de
polynucléaires et précipitation de fibrine, vascularites. Seul le faible
degré de la réaction est spécial au sporotrichome, aussi la nécrose
manque-t-elle ; les polynucléaires sont peu ou pas altérés, les vaisseaux sont thrombosés par des polynucléaires intacts.

Processus lent et chronique, la sporotrichose ne tarde pas à réagir
comme les infections chroniques nodulaires en formant des infiltrats
lympho-conjonctifs, des follicules tuberculoïdes, des cellules géantes...
En effet, on trouve dès le début dans le sporotrichome naissant encore
induré, à côté du nodule élémentaire, des nodules plus âgés où l'ordination en trois zones existe déjà ; on note quelques cellules géantes
isolées et des formations tuberculoïdes nées des vaisseaux. Mais les
follicules et les cellules géantes, les vascularites folliculaires sont
encore rares ; il semble qu'il leur faille un certain temps pour se développer. Sur les plus petits nodules, on ne note que de la vascularite
basophile avec thrombose de polynucléaires.

2º Gomme commençant à se ramollir ou sporotrichome adulte [1]
(fig. 156). — Cette gomme est le type le plus parfait du sporotrichome
nodulaire.

Macroscopiquement, elle est grosse de 2 à 3 centimètres de diamètre :
sa partie centrale est creusée de points purulents encore isolés ou déjà
confluents, renfermant un pus visqueux ; une capsule épaisse, plus ou
moins diffuse, la sépare des tissus environnants.

Microscopiquement, cette gomme réunit au maximum les caractères
histologiques du sporotrichome : en effet, le processus est assez âgé
pour que l'ordination concentrique en trois zones, autour d'un centre
principal, soit constituée et pour que le processus soit déjà enkysté

----

1. Voir *Ann. de Dermat. et de Syph.*. 1906, p. 914, et 1907, p. 646.

par une capsule fibro-cellulaire; mais il est encore assez jeune pour
que les follicules atypiques, dérivant des panvascularites, existent
encore, ne soient pas englobés, dispersés ou détruits par l'infiltrat
polynucléaire. La phase subaiguë « phlegmasique », si nette sur le
sporotrichome naissant diffus (voir 1° p. 682), est donc courte; rapidement le sporotrichome devient chronique; à sa périphérie, la réaction
conjonctive n'est plus phlegmasique, elle devient lympho-conjonctive;
à la partie moyenne, les cellules géantes les vascularites et les follicules
deviennent nombreux; au centre, l'infiltration polynucléaire augmente
et la réaction macrophagique tend à l'égaler.

1° *Zone externe*. — La réaction lympho-conjonctive périphérique est
la même que celle des processus chroniques à marche peu envahissante, à nécrose incomplète et lente, tels que la syphilis et les infections torpides cocciennes des acnés chroniques.

L'infiltrat lympho-conjonctif est un mélange de cellules conjonctives
tuméfiées et anastomosées, accolées à un fin réticulum collagène, dont
les mailles contiennent de grosses cellules mononucléées, de moyens
et petits mononucléaires, identiques aux moyens mononucléaires et
aux lymphocytes lymphatiques sanguins, des plasmazellen, des macrophages. Souvent la trame collagène n'est pas complètement résorbée,
parfois même les fibrilles élastiques persistent jusqu'au bord des follicules (fig. 159 « tubercule » mammaire sporotrichosique).

L'histogenèse de ces tissus fibro-cellulaire et lympho-conjonctif a été
magistralement décrite par Dominici. Le tissu lympho-conjonctif
résulte de la réaction de toutes les cellules conjonctives, cellules fixes
et cellules endothéliales et de l'apport des mononucléaires lymphatiques
et sanguins : la réaction des éléments conjonctifs semble prédominer,
l'apport lymphatique sanguin de mononucléaires n'est qu'accessoire.
Les cellules fixes enflammées desquament et se libèrent, formant les
grosses cellules rondes mononucléées basophiles, qui, en se divisant,
donnent des moyens et des petits mononucléaires. La cellule conjonctive encore fixée ou déjà libérée, peut se transformer en macrophage acidophile ou en plasmazelle qui dérive dans d'autres cas de la transformation des moyens et petits mononucléaires lymphatiques sanguins... Parfois un moyen mononucléaire ou un lymphocyte, exceptionnellement une
plasmazelle élabore des granulations éosinophiles. Entre tous ces types
cellulaires, on note de multiples transitions; l'infiltrat est donc très
varié... Les réactions des parois vasculaires sont intenses, les cellules
périthéliales se mêlent aux cellules de l'infiltrat, les cellules endothéliales
se fusionnent et forment un plasmode basophile, contenant encore au
début, dans une fente centrale, des globules rouges et blancs, puis ce
plasmode obstrue le vaisseau (vascularite basophile); sa forme, ses prolongements, la disposition périphérique des noyaux, sa limitation par
un cercle collagène, parfois même élastique, les inclusions des globules

rouges et de leucocytes, témoignent de son origine vasculaire... Souvent le centre du plasmode endothélial basophile dégénéré devient acidophile; peu à peu, il se forme une cellule géante tuberculoïde, qui reste isolée dans l'infiltrat lympho-conjonctif... A la périphérie, le nodule s'enkyste : les cellules basophiles tuméfiées réfabriquent du collagène, elles redeviennent cellules fixes différenciées du tissu conjonctif fibreux; la capsule fibro-cellulaire de la gomme adulte (fig. 156) finit par devenir la paroi sclérosée du vieil abcès (fig. 163).

La réaction conjonctive s'étend au loin, en dehors de la capsule, sous la forme de tuméfaction basophile des cellules fixes; la réaction est avant tout conjonctive et reste conjonctive, la transformation lymphoïde ne prédomine pas, comme il est de règle dans la tuberculose.

2° *Zone moyenne* (fig. 147, 148, 150, 151, 152, 153). — Vers le centre de la lésion, les cellules conjonctives et lym-

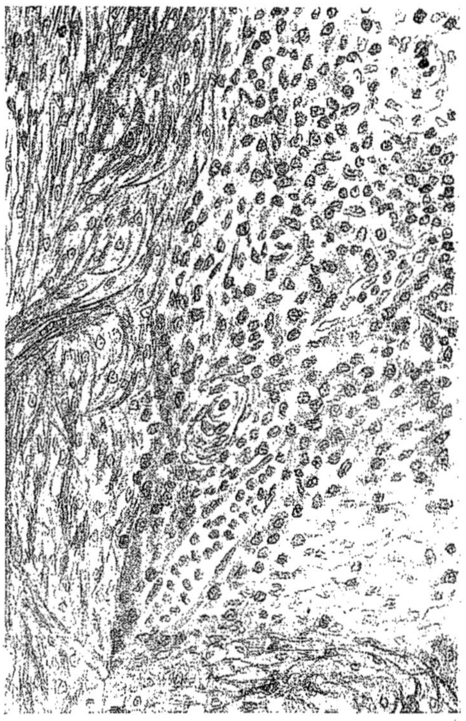

Fig. 156. — Gomme commençant a se ramollir. Capsule fibreuse : zone externe et bord de la zone moyenne.

La capsule est épaisse, fibro-cellulaire, formée de fibres collagènes parallèles, séparées par des cellules conjonctives en réaction inflammatoire intense, sans polynucléose ni œdème. Les fibrilles collagènes deviennent de plus en plus fines et cessent brusquement.

La zone externe est un infiltrat lympho-conjonctif; les cellules conjonctives tuméfiées et basophiles, desquamées et multipliées, sont anastomosées en un vaste plasmode (réaction inflammatoire simple de Dominici), les fibrilles collagènes sont presque entièrement résorbées. La réaction conjonctive, très pure à sa partie moyenne, se mélange sur son bord externe de lymphocytes. Quelques vaisseaux à cellules endothéliales tuméfiées, parcourent l'infiltrat. Sur le bord de la zone moyenne, en haut et à droite, on remarque un nodule périvasculaire de cellules épithélioïdes ou mieux en dégénérescence acidophile, mêlées à quelques lymphocytes : ce sont les cellules périthéliales de ce capillaire; leur dégénérescence acidophile est à opposer à la tuméfaction basophile de l'endothélium. A la partie moyenne, un plasmode endothélial en dégénérescence acidophile s'achemine vers la cellule géante. A la partie inférieure, amas épithélioïde ayant la disposition habituelle des cellules épithélioïdes sporotrichosiques, assez différente de celle de la tuberculose : les cellules, dont le noyau est encore peu atteint, sont anastomosées, encadrées par de fines fibrilles collagènes, ordonnées parallèlement à elles; il n'y a pas d'ordination concentrique folliculaire. (Dessin de Gougerot, *ibidem*, p. 617.)

phoïdes dégénèrent lentement et progressivement, en formant des cellules acidophiles et épithélioïdes, parfois des cellules géantes par multiplication ou par confluence des cellules isolées de l'infiltrat; les vascularites deviennent acidophiles et épithélioïdes, formant des cellules géantes et des follicules; les macrophages deviennent de plus en plus nombreux, les polynucléaires apparaissent : ce mélange de lésions explique la variété d'aspect de cette deuxième zone.

Plusieurs de ces transformations méritent d'être étudiées en détail :

α. *Dégénérescence acidophile et dégénérescence épithélioïde.* — Le processus dégénératif est lent et progressif; il détermine tout d'abord et surtout la dégénérescence acidophile des cellules: dégénérescence incomplète n'atteignant guère que le protoplasma, laissant presque intact le noyau, respectant la trame collagène qui persiste avec son ordination; puis, poussant plus loin, il provoque, mais moins souvent, la dégénérescence épithélioïde, qui atteint non seulement le protoplasma, mais encore ballonne le noyau et détruit la trame collagène... Ce processus dégénératif frappe toutes les cellules, les cellules fixes enflammées grandes et moyennes, les mononucléaires d'origine autochtone et d'origine lymphatique et sanguine, les cellules endothéliales et périthéliales, les plasmazellen et même les cellules épithéliales (épidermiques ou glandulaires). La sporotrichose démontre donc une fois de plus que la cellule dégénérée acidophile et la cellule épithélioïde ne sont pas des entités cellulaires, mais un stade dégénératif commun à des cellules de provenance très diverse.

β. *Cellules géantes.* — La cellule géante sporotrichosique dérive presque toujours du *plasmode endothélial*, souvent d'un plasmode conjonctif, parfois de la confluence des protoplasmas et de la multiplication des noyaux des cellules épithélioïdes.

La cellule géante endothéliale est la plus fréquente : les cellules endothéliales se fusionnent, leurs noyaux se multiplient, le plasmode endothélial, d'abord basophile, dégénère et formeune cellule géante qui souvent contient encore des leucocytes et des hématies. La dégénérescence giganto-cellulaire de la capillarite est rapide ou lente. Dans le premier cas, la dégénérescence acidophile suit de près le début de la formation du plasmode et s'étend, pendant que le plasmode s'accroît par sa bordure basophile; la cellule géante tuberculoïde, à centre dégénéré, est constituée dès le début. Dans le deuxième cas, le plasmode reste longtemps basophile, et continue à s'accroître sans prendre l'aspect tuberculoïde; ce n'est que tardivement que le centre dégénère et que le plasmode devient cellule géante. Autour de la cellule géante, la paroi vasculaire est remaniée, dissociée par l'inflammation des cellules périthéliales basophiles qui diffusent dans l'infiltrat lympho-conjonctif : si la réaction péricapillaire reste basophile, la cellule géante paraît isolée. Si les cellules périgiganto-cellulaires dégénèrent et deviennent acidophiles ou épithélioïdes, un follicule tuberculoïde se constitue... Les preuves de l'origine endothéliale de la plupart des cellules géantes sporotrichosiques sont nombreuses : forme arrondie ou allongée de la cellule reproduisant la forme du capillaire, présence de prolongement et de ramification dans la direction du vaisseau, persistance du squelette collagène ou même élastique de la paroi vasculaire encerclant et isolant la cellule géante, forme et direction des noyaux entourés d'une bande de spongioplasma et accolés au bord de la cellule comme les noyaux des cellules endothéliales, ordination des cellules périthéliales, inclusion de leucocytes et d'hématies (fig. 147 et 148); nous avons pu surprendre toutes les formes de transition entre la cellule géante et l'endocapillarite et, sur des coupes en série, voir un capillaire, d'abord simplement enflammé, aboutir ensuite à une cellule géante caractéristique.

La cellule géante, formée par confluence des cellules conjonctives fixes basophiles et multiplication de leurs noyaux, a un mode de formation presque identique. Chacun de ces deux facteurs isolés, anastomose et confluence des protoplasmas d'une part, multiplication des noyaux d'autre part, peut créer le plasmode conjonctif basophile, mais ordinairement tous deux s'associent.

La cellule géante qui naît aux dépens d'une plasmazelle a une formation analo;;ue; les noyaux se multiplient sans que le protoplasma se divise; la plasmazelle multinucléée subit une dégénérescence partielle du protoplasma qui perd ses granulations basophiles, s'éclaircit et devient acidophile. Peu à peu, la dégénérescence s'étend au centre pendant que les noyaux se divisent à la périphérie, la plasmazelle multinucléée devient cellule géante.

La formation de la cellule géante par confluence des cellules acidophiles ou épithélioïdes et multiplication de leur noyau est plus rare Entre les cellules épithélioïdes et la cellule géante, on note toutes les transitions; le protoplasma restant indivis, les noyaux se multiplient par amitose, en même temps que les cellules voisines déjà anastomosées se fusionnent. Ces cellules géantes se reconnaissent à leur forme polygonale irrégulière, à la disposition des noyaux encore ordonnés sur l'un des bords de la cellule épithélioïde, à la persistance de quelques-unes des fentes claires qui séparaient les cellules épithélioïdes anastomosées, à l'absence de spongioplasma basophile périnucléaire. On voit parfois autour d'elles des formes de transition, des cellules épithélioïdes énormes, polygonales, à trois et quatre noyaux.

Dans toutes ces cellules géantes, les inclusions de l'intérieur du protoplasma dégénéré ont été englobées au moment de la confluence et de la fusion des protoplasmas; ces inclusions, phagocytées au début, restent par la suite inattaquables parce que le protoplasma dégénéré ne peut plus phagocyter. Ainsi s'explique la longue persistance de débris cellulaires et élastiques à l'intérieur des cellules géantes.

Les modes de formation de la cellule géante sporotrichosique sont donc multiples.

γ. *Follicules tuberculoïdes.* — L'histogenèse des follicules sporotrichosiques est aussi variée que celle des cellules géantes ; le follicule tuberculoïde de la sporotrichose peut résulter de l'agglomération des cellules fixes dégénérées ou de la transformation dégénérative d'un vaisseau. Ce dernier mode est le plus habituel. Toute une série de transitions entre la vascularite commençante et le follicule prouve que le follicule tuberculoïde sporotrichosique complet ou incomplet résulte, dans la plupart des cas, d'une panvascularite.

Le plus souvent, la cellule géante centrale provient de la fusion, de la multiplication et de la dégénérescence des cellules endothéliales (endovascularite giganto-cellulaire) ; la couronne épithélioïde provient de la tuméfaction, de la multiplication et de la dégénérescence des cellules périthéliales et des cellules conjonctives du tissu conjonctif environnant. Dans les artérioles et les veinules, les cellules musculaires dégénèrent et se transforment en cellules épithélioïdes ; il y a donc endo-méso-périvascularite épithélioïde ou panvascularite épithélioïde.

Souvent l'endothélium donne à la fois la cellule géante et des cellules épithélioïdes qui restent anastomosées à la cellule géante ; l'ensemble est contenu dans le cercle collagène de l'ancienne paroi capillaire.

Parfois une ou deux cellules périthéliales deviennent géantes (fig. 152), les follicules agglomérés à cellules géantes nombreuses peuvent résulter de cette double formation giganto-cellulaire endo-et-périthéliale, mais la cellule géante d'origine périthéliale n'a pas dans la sporotrichose l'importance capitale qu'elle a dans nombre de processus chroniques.

Entre le follicule tuberculoïde typique de la sporotrichose et le follicule naissant ou panvascularite épithélioïde sporotrichosique, on surprend tous les intermédiaires.

Au début, le vaisseau est facile à reconnaître : le squelette collagène et parfois même élastique de la paroi vasculaire des artérioles et des veinules persiste ; les cellules, acidophiles plutôt qu'épithélioïdes, dérivées des cellules périthéliales, sont séparées par les fibres collagènes concentriques et entrecroisées de la paroi vasculaire. Souvent des artérioles, des gros vaisseaux capillaires, à paroi formée de trois à quatre rangs de cellules épithélioïdes, contiennent un gros amas de polynucléaires. Ce sont des vaisseaux à paroi épithélioïde épaisse, formée de plusieurs rangs de cellules dégénérées, dont la fente centrale enferme d'un côté une belle cellule géante dérivée de l'endothélium, de l'autre un amas de polynucléaires ou un paquet d'hématies (micro-abcès et micro-hématome centro-folliculaire, fig. 152 et 153). A la fin, l'origine vasculaire serait difficile à affirmer si l'on ne possédait tous les stades de transition sur les coupes sériées : les cellules s'entremêlent, le squelette collagène disparaît, le follicule est identique au follicule bacillaire.

Le follicule épithélioïde, ou follicule incomplet tuberculoïde sans cellule géante centrale, dérive, lui aussi, presque toujours d'une vascularite. On voit les cellules endothéliales desquamer, se multiplier, devenir acidophiles ; au début, elles prennent la disposition radiée et s'implantent perpendiculairement à la paroi vasculaire (fig. 148). Les cellules épithélioïdes, dérivées des paroi externe et moyenne, sont au contraire disposées parallèlement à la circonférence de la lumière vasculaire et, presque toujours encore, séparées par le treillis des fibres collagènes circonférentielles de la paroi vasculaire ; la panvascularite épithélioïde (sans endovascularite giganto-cellulaire) est donc évidente. Puis les parois se dissocient, la trame collagène disparaît, les cellules s'entremèlent, les cellules dérivées de l'endothélium perdent leur disposition radiée ; on arrive graduellement au follicule à cellules désorientées, identique au follicule épithélioïde bacillaire.

Le follicule et là cellule géante, nés des tissus lympho-conjonctifs (mésodermiques) sont de beaucoup les plus fréquents ; pourtant il semble que certaines cellules géantes et épithélioïdes dérivent de l'épithélium pavimenteux cutané ou de l'épithélium cylindrique des glandes cutanées et de la glande mammaire. Nous avons noté toutes les formes de transitions qui démontrent la réalité de cette transformation dans la sporotrichose mammaire et dans les infiltrats dermo-papillaires qui dissocient la germinative épidermique et les couches profondes du corps malpighien. Mais ces cellules épithélioïdes et géantes d'origine épithéliale n'arrivent à former un follicule qu'en se mêlant aux éléments lympho-conjonctifs.

δ. *Transformation macrophagique.* — La transformation macrophagique atteint les cellules lympho-conjonctives les plus diverses, surtout les cellules fixes, les cellules périthéliales et endothéliales enflammées libérées, mais aussi les cellules encore fixées, les grands mononucléaires lymphatiques sanguins, les plasmazellen. La sporotrichose prouve donc une fois de plus que le macrophage n'est pas une entité cellulaire, mais une adaptation fonctionnelle commune à des cellules différentes.

Pour se transformer en macrophages, les cellules lympho-conjonctives deviennent acidophiles ; le processus est donc le même, au moins au début, que le processus dégénératif qui aboutit à la cellule épithélioïde et, de fait, on a dans les infiltrats sporotrichosiques, surtout à la limite de la zone moyenne de la gomme, dans la zone de transition entre cette zone et l'abcès central, une série d'intermédiaires entre la cellule fixe acidophile tuméfiée qui devient macrophage et la cellule acidophile qui dégénère. puis entre la cellule dégénérée et le macrophage dégénérant. Souvent il est impossible de distinguer dans le sporotrichome la cellule dégénérante et la cellule se transformant en macrophage (fig. 154), car les deux séries cellulaires s'entremèlent et toutes les transitions existent entre elles ; les macrophages filtrent à travers la paroi épithélioïde dégénérée pour tomber dans l'abcès polynucléaire central. Les types cellulaires achevés, macrophage actif et cellule complètement dégénérée inactive, sont faciles à reconnaître : dans le macrophage, en effet, persiste une trame réticulée basophile, segmen-

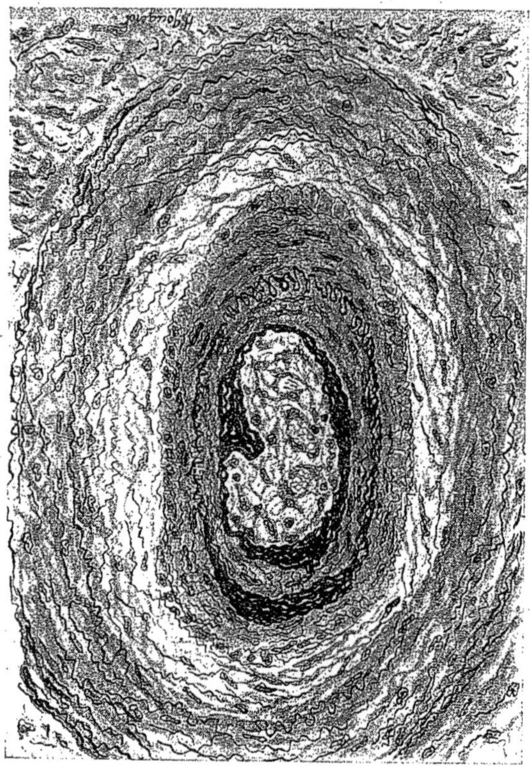

Fig. 157. — GOMME RAMOLLIE ABCÉDÉE : CAPSULE FIBRO-CELLULAIRE : PANVASCULARITE CONJONCTIVE. *Sporotrichose mammaire.*

Vaisseau de la capsule fibreuse atteint de panvascularite conjonctive. L'endartérite prédomine et a oblitéré la lumière vasculaire. Les cellules endothéliales desquamées et multipliées se sont anastomosées, dessinant un réseau protoplasmique ; elles ont édifié des fibrilles collagènes ; ce tissu conjonctif est traversé par deux néo-capillaires contenant des globules rouges. Cette endovascularite conjonctive, fréquente dans la syphilis, est exceptionnelle dans la tuberculose. (Orcéine-Dominici. Obj. DD, oc. comp. 4. Dessin de Gougerot, *ibidem*, p. 622.)

tant la masse acidophile du protoplasma (Dominici). Mais, entre le macrophage et la cellule sporotrichosique en dégénérescence lente acidophile incomplète du protoplasma, la distinction est des plus difficiles ; les deux éléments sont mélangés dans une même zone, tous deux ont un noyau basophile, un protoplasma acidophile. Souvent même la différenciation est impossible, car la cellule acidophile reste capable de phagocytose et de « macrophagie ». C'est qu'en réalité la transformation acidophile est un stade commun au macrophage et à la cellule dégénérante, seule l'évolution diffère : la cellule, qui devient macrophage, va s'isoler et restera longtemps vivante ; la cellule acidophile va dégénérer, son noyau se vacuolise, son pouvoir macrophagique est inconstant et de courte durée.

. C'est le *mélange complexe de toutes ces formations et de toutes les formes*

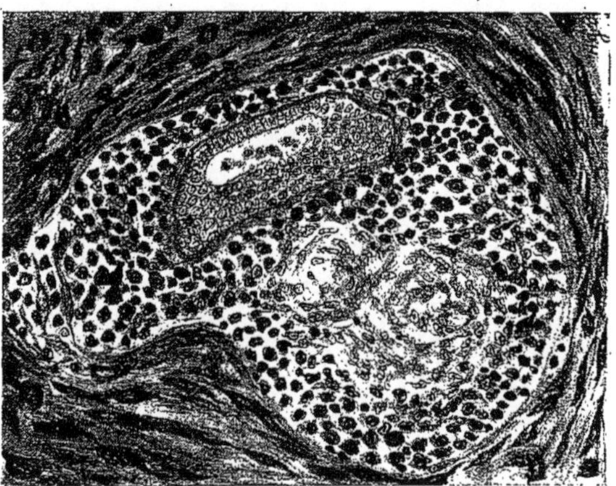

Fig. 158. — Gomme ramollie abcédée : lésions a distance. *Sporotrichose mammaire.*

Canal excréteur entouré d'un follicule tuberculoïde. L'infiltrat lympho-conjonctif a dégénéré au centre, formant deux amas épithélioïdes : l'ensemble constitue un follicule tuberculoïde à distance développé le long des voies canaliculaires. (Dominici. Objectif DD., oc. comp. 4. Dessin de Gougerot, *ibidem*, p. 619.)

de transition qui caractérise cette zone moyenne si spéciale du sporotrichome.

3° *Abcès central.* — Au delà de la zone de transition parsemée de cellules géantes, de follicules, de vascularites, le micro-abcès se forme par infiltration de polynucléaires et de macrophages : les polynucléaires viennent par la diapédèse ; ils se mêlent aux macrophages, résultant de la transformation des cellules lympho-conjonctives de la zone moyenne ; ils s'agminent, résorbent le tissu collagène et les débris cellulaires, sans doute grâce à leurs ferments protéolytiques, si bien étudiés par Jochmann, Noël Fiessinger et Louis Pierre Marie.

3° **Gomme ramollie abcédée**[1] (fig. 157 à 161). — Ces gommes sont de

1. Voir *Ann. de Dermat. et de Syph.*, 1907, p. 618.

volume inégal . elles ont en moyenne 3 à 4 centimètres de diamètre,
souvent davantage.

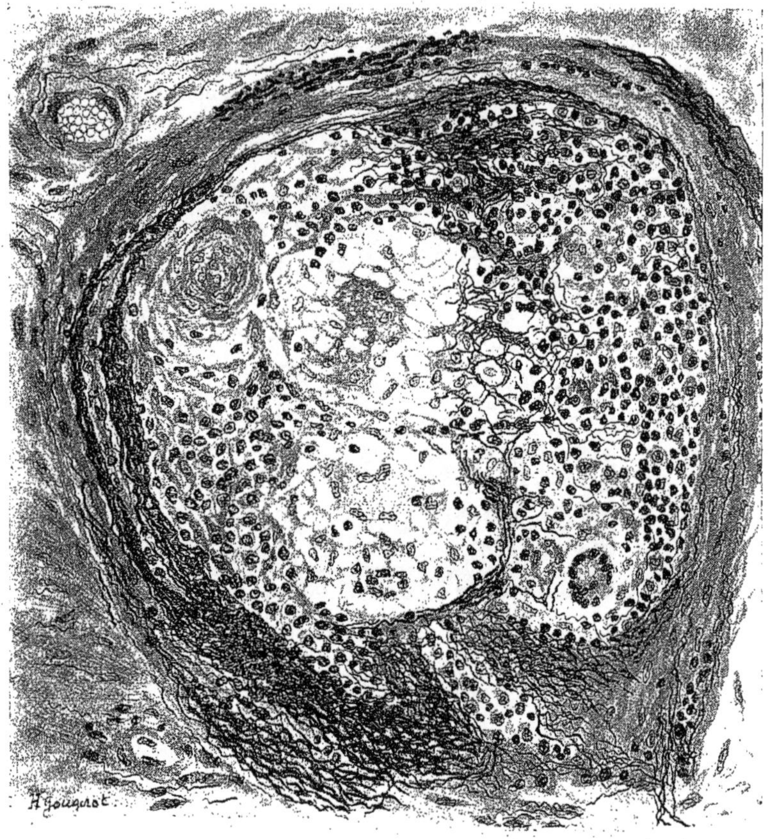

Fig. 159. — Gomme ramollie abcédée : nodule tuberculoïde a distance.
Sporotrichose mammaire.

« *Tubercule* » *sporotrichosique*, formé d'un amas de follicules, développé à l'intérieur de la
capsule fibreuse d'une glandule mammaire.
   Les deux gros follicules semblent identiques aux follicules bacillaires : cellule géante centrale,
zone épithélioïde à cellules anastomosées, ébauche de couronne lymphoïde. Il faut remarquer à la
partie moyenne de ce « tubercule », la persistance d'un très fin réseau élastique.
   En haut et à gauche, un follicule atypique, en bas et à droite, une cellule géante sombre à contour net d'origine épithéliale probable. (Orcéine, éosine-bleu, tannin-orange. Apoc. Immersion oc.
comp. 8. Dessin de Gougerot, *ibidem*, p, 620.)

Macroscopiquement, le sporotrichome se détache mal des tissus voisins, quoiqu'il soit nettement encapsulé. La paroi pyogénique a 2 à 3

millimètres d'épaisseur ; sa coupe est gris-rosé. La gomme contient un pus visqueux homogène. Après lavage, la paroi de l'abcès est jaunâtre, étant encore enduite de pus ; après frottement, elle apparait grisàtre, rosée. tachetée de points rouges. Tout. autour de la gomme, le tissu adipeux est parcouru de travées fibreuses ; les vaisseaux sont congestionnés (fig. 160).

Microscopiquement, cette gomme a la même ordination que la gomme commençant à se ramollir : 1° capsule fibro-cellulaire et zone externe faite d'infiltrat lympho-conjonctif ; 2° zone moyenne, sorte de membrane pyogénique, parsemée de formations tuberculoïdes ; 3° abcès central. Mais l'abcès central a envahi la presque totalité de la gomme. La zone moyenne s'amincit et la transition est brusque avec l'abcès dont une rangée de cellules épithélioïdes en palissade marque souvent la limite (fig. 154) ; les vascularites folliculaires épithélioïdes et giganto-cellulaires, les follicules qui en résultent sont moins nombreux, car la fonte purulente a envahi et détruit beaucoup d'entre eux. On ne reconnaît que de rares follicules complets, isolés au milieu de l'infiltrat (fig. 160). Il ne reste souvent plus, çà et là, que les tronçons des vascularites folliculaires, sortes de follicule ouvert vers l'abcès (fig. 160). La zone externe est fort étroite, car elle ne continue plus à progresser ; les plasmazellen, les macrophages, les cellules libérées, les mononucléaires prédominent et sont plus nombreux que les cellules fixées. La capsule fibro-conjonctive est plus épaisse, et contient des panvascularites fibreuses (fig. 157).

4° **Gomme ulcérée**[1]. — Le contenu est vide, il ne reste donc que la paroi épithélioïde fibro-cellulaire analogue à celle que nous avons décrite ci-dessus. Les lèvres cutanées de l'ulcération ont tantôt la structure de la zone externe gommeuse, tantôt l'aspect des sporotrichomes naissants, parce que le processus sporotrichosique envahit la peau.

5° **Gomme ancienne déclinante**[2]. — On retrouve la même structure : il suffit de remarquer la minceur de la paroi pyogénique (zone moyenne) et le peu d'épaisseur de la capsule fibreuse. Il n'y a pas de sclérose diffuse périgommeuse (fig. 162).

6° **Abcès chronique sporotrichosique**[3] (fig. 163). — La gomme est devenue un abcès enkysté contenant du séro-pus.

Macroscopiquement, elle est limitée par une paroi fibreuse épaisse de 2 à 3 millimètres, facile à détacher des tissus environnants. La surface intérieure est lisse, grisàtre, avec points rouges sans débris caséeux.

1. Voir *Ann. de Dermat. et de Syph.*, 1907, p. 657 et 655.
2. Voir *Ann. de Dermat. et de Syph.*, 1907, p. 662.
3. Voir *Ann. de Dermat. et de Syph.*, 1907, p. 664.

Microscopiquement, la coupe comprend deux zones; l'une interne, formée du contenu purulent, l'autre externe, qui est la paroi fibreuse (fig. 163). Le processus infectieux est éteint; la zone externe fibreuse et l'abcès central du sporotrichome gommeux persistent seuls; la zone moyenne a disparu.

La paroi fibreuse est un tissu de sclérose sans infiltration cellulaire,

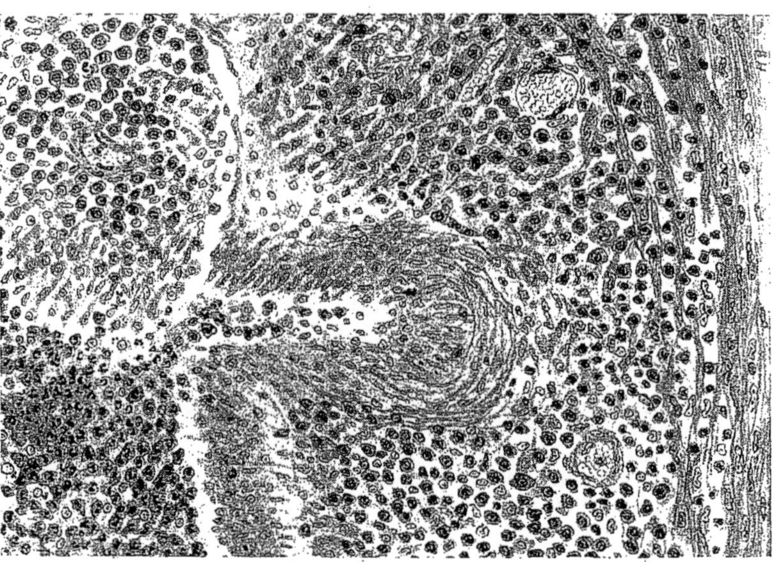

Fig. 160. — GOMME RAMOLLIE ABCÉDÉE. ENSEMBLE DE LA CAPSULE ET DES TROIS ZONES CONCENTRIQUES : VASCULARITE FOLLICULAIRE TRONÇONNÉE OUVERTE VERS LE MICRO-ABCÈS (*Sporotrichose mammaire*).

Ensemble de la capsule et des trois zones concentriques :
Capsule fibro-cellulaire à fibres collagènes dissociées, cellules conjonctives multipliées, restant horizontales et parallèles aux fibrilles collagènes.
1° Zone externe, étroite, formée d'un infiltrat lympho-conjonctif diffus, quelques cellules fixes près de la capsule sont encore horizontales ; bientôt elles deviennent macrophages et se mêlent aux plasmazallen et aux mononucléaires.
2° Zone moyenne près du micro-abcès, les protoplasma des cellules conjonctives et des plasmazellen deviennent acidophiles ; les unes deviennent macrophages, les autres dégénèrent en cellules épithélioïdes. Il n'y a pas d'infiltration de polynucléaires.
A la limite du micro-abcès, les cellules acidophiles se pressent les unes contre les autres, s'effilent et prennent la forme en raquette ; elles vont desquamer dans l'infiltrat, lui donnant ses macrophages ; les polynucléaires filtrent entre elles (zone acidophile, macrophagique et épithélioïde).
3° Micro-abcès à délimitation assez brusque, formé d'un mélange de polynucléaires et de macrophages.
Le fond du sillon de la zone acidophile est peut-être un fragment de vaisseau dont les parois sont devenues épithélioïdes. (Coloration de Dominici, obj. DD. Oc. comp. 8. Dessin de Gougerot, *ibidem*, p. 624.)

tacheté de vascularites chroniques banales; les cellules de cette capsule fibreuse sont en réaction inflammatoire simple, et ne forment pas de

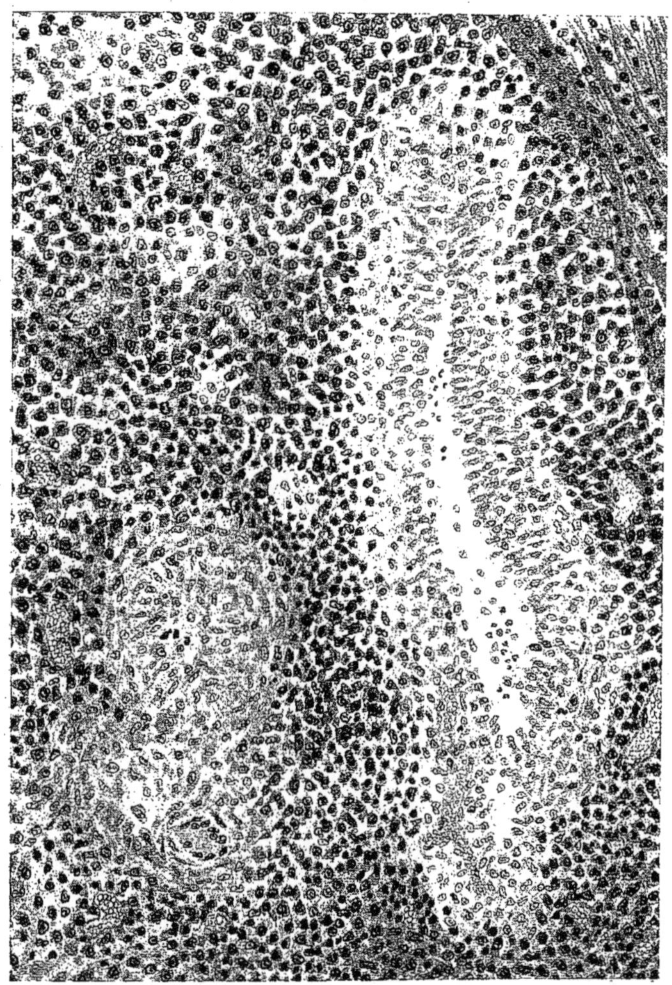

Fig. 161. — Gomme sporotrichosique ramollie abcédée : zones externe et moyenne,
vascularite épithélioïde et follicule tuberculoïde disséminés dans l'infiltrat
lympho-conjonctif basophile. (*Même coupe* que 157, 158, 159, 160.)

Trois follicules sont disséminés au milieu de l'infiltrat lympho-conjonctif de la paroi pyogénique ;
ce sont des sporotrichomes microscopiques ; deux reproduisent tous les détails du gros sporotrichome : zone externe lympho-conjonctive, zone moyenne épithélioïde avec cellules en raquette
à disposition radiée, micro-abcès central constitué par quelques polynucléaires. Tous trois
paraissent encore cerclés des fibres collagènes de la paroi vasculaire dont ils dérivent : il faut
remarquer la direction circonférentielle des cellules épithélioïdes sur le bord externe des follicules
et la direction perpendiculaire radiée des cellules épithélioïdes, au centre des follicules. Les premières dériveraient en effet des parois moyenne et externe du vaisseau, les secondes de l'endothélium. (Dessin de Gougerot, *ibidem*, p. 629.)

tissu tuberculoïde. La capsule fibreuse est nettement limitée en dedans.

L'abcès est formé de polynucléaires et de macrophages altérés et
nécrosés, mais encore distincts; il n'y a, même à ce stade ultime, ni
nécrose diffuse, ni caséification.

Telle est l'histogenèse et l'évolution du sporotrichome.

Les *Sporotrichum*, contenus dans un amas de polynucléaires
et de macrophages, ont provoqué autour d'eux une réaction lympho-conjonctive (stade n° 1), puis, comme dans tout processus lent
et chronique, la formation de cellules géantes, de cellules épithélioïdes et de follicules. Les nodules élémentaires se fusionnent, le

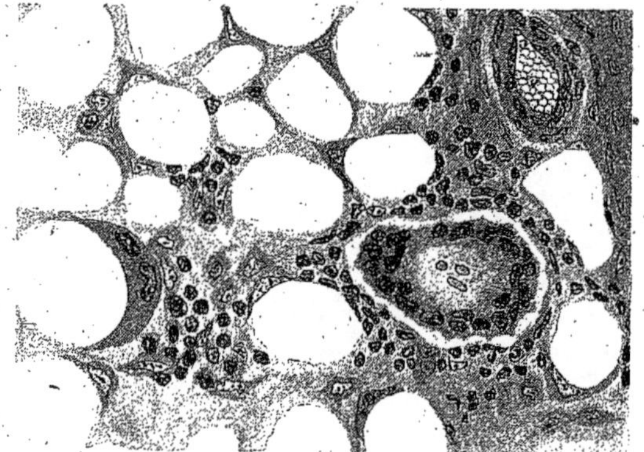

Fig. 162. — GOMME ANCIENNE DÉCLINANTE. ENVAHISSEMENT DU TISSU ADIPEUX.

Réaction des cellules adipeuses, infiltration des travées intercellulaires. Tuméfaction des cellules
adipeuses, multiplication de leurs noyaux, formation de cellules géantes tuberculoïdes à l'intérieur
de la logette adipeuse et aux dépens de la cellule adipeuse; congestion des vaisseaux, polynucléose
intra-vasculaire, réaction inflammatoire des cellules périthéliales. (Coloration de Dominici. Obj.
DD., oc. comp. 4. Dessin de Gougerot, *ibidem*, p. 656.)

sporotrichome grossit par appel de nouveaux polynucléaires
venant des vaisseaux qui en sont gorgés et souvent thrombosés, les
polynucléaires envahissent la zone épithélioïde, l'abcès s'étend, se
substituant à la zone moyenne. Cette zone moyenne gagne sur la
zone externe; cette dernière envahit les tissus sains de son infiltrat
lympho-conjonctif (stade n° 2). Rapidement la marche du sporotrichome s'arrête, la gomme s'enkyste d'une capsule fibro-cellulaire
(stade n° 3). Lorsque le sporotrichome vieillit, l'infiltrat polynucléaire empiète de plus en plus et rétrécit les zones lympho-conjonc-

tive et épithélioïde (stades n°s 4 et 5) qui finissent par disparaître : le sporotrichome se réduit à une paroi fibreuse et au contenu purulent (stade n° 6).

Les lésions vasculaires et périvasculaires, la panvascularite, dominent le processus sporotrichosique.

C'est par les vaissaux sanguins que se généralise la sporotrichose disséminée, c'est par les vaisseaux lymphatiques et sanguins que s'étendent localement les sporotrichoses verruqueuses et les sporotrichoses d'inoculation épidermique, c'est par les troncs lymphatiques que la sporotrichose envahit un territoire lymphatique, sous forme de lymphangite centripète systématisée.

La réaction du vaisseau où s'est arrêté le germe crée le nodule,

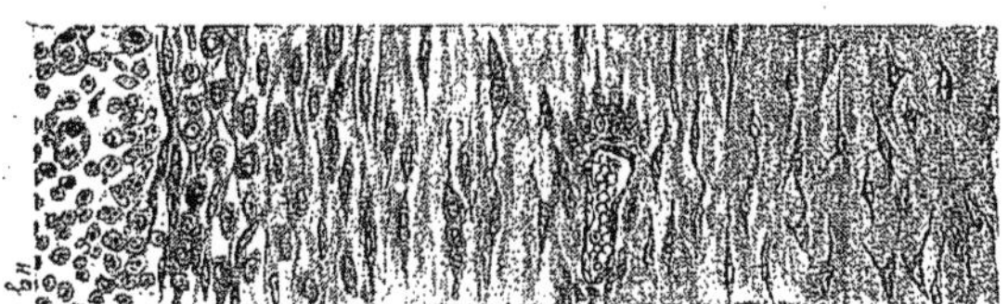

Fig. 163. — Paroi fibreuse d'un abcès ancien.

Paroi fibreuse à fibres collagènes, parallèles, serrées et à cellules aplaties basophiles anastomosées.

Les cellules conjonctives basophiles reconstituent les fibres collagènes. Quelques-unes sont multinucléées, toutes sont munies de longs prolongements anastomotiques. Le contenu purulent renferme des polynucléaires et des macrophages nécrosés, la plupart encore distincts les uns des autres. (Obj. AA. oc. comp. 4. Coloration de Dominici. Dessin de Gougerot, *ibidem*, p. 664.)

qui est le sporotrichome élémentaire microscopique : la lumière du vaisseau est comblée par des polynucléaires qui englobent les parasites, certaines cellules endothéliales et mononucléaires sanguines deviennent macrophages : c'est le micro-abcès central. Les cellules endothéliales se fusionnent, prolifèrent, puis dégénèrent et forment la cellule géante ; la paroi moyenne et la paroi externe du vaisseau, les cellules périthéliales et péri-vasculaires deviennent lympho-conjonctives, puis dégénèrent, se transformant en cellules acidophiles et épithélioïdes : c'est la zone moyenne du sporotrichome adulte. Les tissus environnants deviennent un infiltrat lympho-conjonctif : c'est la zone externe de la gommule sporotrichosique. Le gros sporotrichome résulte de la fusion des sporotrichomes élémentaires et de l'extension de cet agglomérat.

Afflux de polynucléaires et de macrophages, endovascularites giganto-cellulaire et parfois épithélioïde, méso-vascularite et péri-vascularite acidophile puis épithélioïde, réactions lympho-conjonc-tives des tissus périvasculaires, ne reconnaît-on pas là les trois zones du sporotrichome nodulaire ? On peut donc affirmer que la vascularite domine le processus sporotrichosique.

En résumé, l'infiltrat sporotrichosique est un mélange : 1° de polynucléose ; 2° de réaction lympho-conjonctive, qui aboutit soit à l'infiltrat basophile et à la sclérose fibro-cellulaire, soit à la dégé-nérescence acidophile et aux formations tuberculoïdes, soit à la formation de macrophages. La sporotrichose est donc à la fois une maladie nodulaire tuberculoïde et une suppuration chronique, elle est le type des infiltrats à polynucléose chronique ; la poly-nucléose existe dès le début et persiste jusqu'à la fin.

II

HISTO-PATHOLOGIE DES SPOROTRICHOSES OSTÉO-ARTICULAIRES HUMAINES EXPÉRIMENTALES ET VISCÉRALES [1]

1° Réactions folliculaires (p. 699) ; 2° Réactions non folliculaires (p. 701) ; 3° Réac-tions mixtes (p. 702). — Caractéristiques générales : polymorphisme dû aux lésions de transition (p. 702).

La sporotrichose expérimentale des animaux, surtout celle du rat, revêt des formes multiples et peut atteindre tous les organes.

Il faut insister sur nombre de ces localisations, car, en raison de leur ressemblance avec certaines affections humaines, elles prennent une importance capitale ; telles sont les granulies, les péritonites, les néphrites, les surrénalites, les hépatites et les cirrhoses du foie, les splénites, les ulcérations intestinales, le sporotrichome hypertro-phique cœcal, les myocardites, les péricardites, les endocardites,

1. Pour le détail des descriptions histologiques, se reporter aux chapitres : Sporotrichoses osseuses (p. 346 et 372), viscérales (p. 392).

les adénites, les pneumonies, les méningites, les encéphalites, les ostéites, les arthrites, les synovites, etc.

Il faut insister encore sur la multiplicité des réactions que détermine le *Sporotrichum Beurmanni* dans les tissus, multiplicité plus grande dans les lésions expérimentales que dans les lésions humaines, car chez l'homme, le *Sporotrichum* détermine surtout la gomme à trois zones; chez l'animal, le champignon crée non seulement le nodule à trois zones, mais encore la plupart des réactions inflammatoires connues.

Les lésions sont donc de trois ordres : les premières sont des nodules folliculaires, granulations grises, « tubercules » caséeux, gommes et abcès à structures tuberculoïdes. Les secondes sont des inflammations non folliculaires, diffuses ou systématisées : congestions et infiltrations cellulaires, réactions parenchymateuses, dégénérescences et nécroses, scléroses : ces lésions sont identiques à celles de toutes les inflammations aiguës ou chroniques sans signature anatomique. Les troisièmes sont mixtes, associant les lésions folliculaires aux réactions non folliculaires. La comparaison entre la bacillose de Koch et la sporotrichose se poursuit donc. Au premier groupe des lésions sporotrichosiques, lésions folliculaires, correspondent les lésions typiques de la tuberculose. Au second groupe, lésions non folliculaires, s'identifient les lésions histologiquement atypiques de la bacillose [1].

Dans les viscères, les deux séries de réactions sporotrichosiques *folliculaires* et *non folliculaires* sont tantôt isolées tantôt associées.

1° *Les* lésions folliculaires revêtent plusieurs types, dont nous avons décrit en 1906 et en 1907 toutes les modalités chez l'homme [2] et chez les animaux [3].

I. Les sporotrichomes nodulaires, ordonnés en trois zones : micro-abcès central, zone épithélioïde et giganto-cellulaire moyenne, zone

1. Gougerot. Bacillo-tuberculoses non folliculaires. *Thèse de Paris*, 1908.

2. de Beurmann et Gougerot. Les Sporotrichoses hypodermiques. *Ann. de Dermat. et de Syph.*, oct., nov. et déc. 1906. — Sporotrichoses tuberculoïdes. *Ibid.*, août, sept., oct., nov. 1907.

3. de Beurmann, Gougerot et Vaucher. *Bull. et Mém. de la Soc. méd. des Hôp. de Paris*, 11 oct. 1907, et *Compt. rend. du Cong. franç. de Méd. de Paris*, 15 oct. 1907.

lympho-conjonctive basophile externe : ces lésions ont des limites diffuses ou sont au contraire enkystées de sclérose.

II. Les sporotrichomes diffus, non ordonnés, dans lesquels les trois
réactions : réaction polynucléaire et macrophagique, dégénérative et
tuberculoïde, lympho-conjonctive et fibro-cellulaire, se mélangent irrégulièrement. Sur la nappe de réaction inflammatoire, les follicules et
les cellules tuberculoïdes, les micro-abcès, les vascularites sont disséminés sans ordre.

III. Les follicules et les cellules géantes isolées.

Toutes ces lésions nous sont connues dans les sporotrichoses
humaines.

Il est deux autres modes de réactions folliculaires qui ne semblent exister que chez les animaux : le sporotrichome caséeux, le
sporotrichome scléreux.

IV. Le sporotrichome *caséeux* est presque identique au tubercule
bacillaire-fibro-caséeux. Le centre est atteint de caséification, c'est-à-
dire de nécrose diffuse amorphe, acellulaire ; les polynucléaires sont
inconstants ou absents. La zone moyenne est large ou étroite ou disparue. La zone externe lympho-conjonctive n'existe plus ordinairement,
elle est transformée en une bande scléreuse, parsemée le plus souvent
de cellules géantes isolées et de rares follicules. La caséification sporotrichosique est due au *nombre colossal* des parasites agminés en amas
énormes. La disposition des *Sporotrichum* régit donc le déterminisme
des lésions, de même que la disposition des bacilles de Koch régit celui
des lésions tuberculeuses.

Si dans la sporotrichose du rat, la polynucléose est beaucoup moins
prononcée que dans les lésions humaines, c'est que le processus infectieux intense amène très rapidement la nécrose diffuse. Au lieu d'avoir,
au centre des sporotrichomes, le micro-abcès habituel des lésions
humaines, pauvre en parasites, on a un placard nécrotique bourré
de *Sporotrichum*. Dans les points où le processus est moins intense,
dans les vascularites, on retrouve au contraire le micro-abcès polynucléaire central sans caséification.

V. Le sporotrichome *scléreux*, tout-à-fait comparable aux tuberculomes scléreux, est un placard, nodulaire ou diffus, de sclérose inflammatoire, résultant de la transformation rapide fibro-conjonctive de l'infiltrat sporotrichosique.

Ce tissu de sclérose peut être parsemé de cellules géantes isolées, de
follicules tuberculoïdes complets ou incomplets plus ou moins étouffés
par le tissus fibreux, de sporotrichomes microscopiques complets à trois
zones, de micro-abcès isolés, de vascularites, etc.

Le tissu scléreux est formé de fibres collagènes fines ou moyennes, plus ou moins serrées, souvent compactes, séparées par des cellules conjonctives fusiformes en activité macrophagique et contenant des parasites; on est souvent étonné du grand nombre de *Sporotrichum* que renferme ce tissu scléreux.

Tantôt le sporotrichome scléreux est un nodule assez bien délimité, résultat de la sclérose d'un sporotrichome nodulaire; c'est donc une lésion de guérison arrêtée dans son évolution. Tantôt ce sporotrichome scléreux est diffus ou envahissant ; c'est alors une lésion en activité, détruisant les parenchymes autour d'elle.

Dans toutes les lésions expérimentales, on retrouve l'origine vasculaire si fréquente des formations tuberculoïdes, point sur lequel nous avons tant insisté en 1907 : les cellules géantes dérivent le plus souvent d'endocapillarites ou d'endovascularites ; les follicules et les sporotrichomes élémentaires dérivent de panvascularites. L'ordination des sporotrichomes en trois zones, la diversité de structure des follicules, leurs nombreuses formes de transition avec les figures de vascularites restent donc toujours les caractéristiques histologiques des réactions tuberculoïdes de la sporotrichose.

2° Les réactions **non folliculaires** de la sporotrichose, ou lésions sans mélange de formation tuberculoïde, sont presque toujours à la fois interstitielles et parenchymateuses. Elles sont donc diffuses, ou mieux, mixtes : l'hépatite, la néphrite, par exemple, sont à la fois épithéliales et interstitielles.

Dans ces inflammations mixtes, l'une des deux réactions peut prédominer et même sembler exclusive : la néphrite, la myocardite sont parfois uniquement parenchymateuses. Plus souvent, l'inflammation paraît uniquement interstitielle : infiltrations cellulaire, fibro-cellulaire, scléreuse du myocarde, du rein, etc. Mais presque toujours ce n'est qu'une apparence; la réaction semble uniquement interstitielle parce que la réaction conjonctive a détruit le parenchyme; sur les bords envahissants du placard sporotrichosique, on retrouve l'inflammation des éléments nobles, épithéliums ou produits différenciés : le processus est donc presque toujours mixte.

Dans chacun des tissus, les réactions sont extrêmement variées.

Les deux caractères des inflammations sporotrichosiques non folliculaires sont donc : la multiplicité des réactions interstitielles et parenchymateuses, l'association presque constante de

l'inflammation interstitielle et de l'inflammation parenchymateuse.

3° Quelquefois *les lésions folliculaires et les lésions non folliculaires* sont isolées, le plus souvent *elles se* **mêlent** *ou* **s'associent**.

Entre ces deux séries de lésions, on trouve toutes les associations et toutes les transitions. Les follicules s'entourent de réactions
non folliculaires interstitielles et parenchymateuses. Même lorsque
la granulation sporotrichosique est née d'une artériole, c'est-à-dire
dans un tissu conjonctif, il est rare que l'infiltrat dérivé de la panvascularite n'envahisse pas le parenchyme environnant et n'y provoque pas des réactions interstitielles et parenchymateuses : au foie,
aux reins, par exemple, tous les mélanges existent entre les lésions
folliculaires et les lésions non folliculaires de néphrite parenchymateuse et interstitielle, et l'on note toutes les transitions.

Ces associations et ces transitions sont l'une des caractéristiques
histologiques de la sporotrichose. On comprend que ces réactions
folliculaires et non folliculaires associées soient souvent d'une complexité extrême, car on trouve réunis : des cellules géantes et des follicules isolés, des sporotrichomes élémentaires à trois zones concentriques, des vascularites avec toutes leurs formes de transitions, des
réactions interstitielles (infiltrations cellulaires et scléroses), des
réactions parenchymateuses irritatives, des dégénérescences multiples, aboutissant à la nécrose, etc. Il faut encore ajouter toutes les
formes de transition entre les lésions commençantes et les lésions
achevées, que l'on retrouve si nombreuses, parce que le *Sporotrichum*, germe de toxicité faible, ménage tous les intermédiaires.

La plupart de ces particularités des processus sporotrichosiques
sont dues, en effet, à cette faible virulence du parasite, qui lèse
les tissus mais ne les détruit que lentement, et n'aboutit à la dégé-
rescence et à la nécrose que très progressivement.

On retrouve tous les stades de formation des vascularites folliculaires et giganto-cellulaires des follicules imparfaits, parce que
le processus ne suscite que graduellement et lentement les réactions inflammatoires et dégénératives des tuniques vasculaires.

On a l'association presque constante des réactions inflammatoires interstitielles et parenchymateuses, parce que l'action du parasite est suffisante pour provoquer l'irritation des éléments parenchymateux, mais qu'elle n'est ni assez intense ni assez brusque pour les détruire d'emblée. La dégénérescence, lorsqu'elle se produit, est si lente que les débris dégénérés persistent longtemps, isolés ou agglomérés dans l'infiltration cellulaire ou dans la sclérose (hépatites et néphrites).

En un mot on peut expliquer toutes les réactions sporotrichosiques avec les deux notions suivantes :

1° « La sporotrichose est le type des maladies nodulaires à polynucléose chronique. Elle établit une transition entre les maladies nodulaires tuberculoïdes et les suppurations cocciennes ». Cette double tendance est spéciale à la sporotrichose et à tout un groupe de mycoses : le sporotrichome est « caractérisé par l'ordination en trois zones ou par le mélange des trois réactions : 1° lympho-conjonctive basophile ; 2° épithélioïde et giganto-cellulaire ; 3° polynucléaire et macrophagique ; par ses follicules atypiques et ses vascularites folliculaires ; par son évolution vers l'abcès chronique à polynucléaires et à macrophages ».

2° Les réactions parenchymateuses des tissus s'associent aux réactions interstitielles, car la faible virulence des germes permet les réactions des éléments parenchymateux et laisse surprendre toutes les formes de transition entre l'inflammation débutante et les reliquats inflammatoires : nécrose et sclérose.

III

COMPARAISON DE LA SPOROTRICHOSE ET DES PROCESSUS ANATOMIQUES VOISINS :
SYPHILIS, TUBERCULOSE, SUPPURATIONS COCCIENNES

« Anatomiquement, disions-nous, le sporotrichome peut simuler la syphilis, la tuberculose, les suppurations cocciennes subaiguës et chroniques, sans toutefois se confondre avec aucun de ces processus ». Notre premier Mémoire de 1906 et notre étude spéciale du diagnostic de la syphilis et de la sporotrichose, résumaient la comparaison entre la syphilis et la mycose [1]. Notre premier Mémoire de 1906, et surtout notre second Mémoire de 1907, faisaient un long parallèle entre les processus tuberculeux et le processus sporotrichosique. Notre cinquième Mémoire de 1908 retraçait et résumait l'étude comparative de la mycose et des suppurations cocciennes. Notre quatrième Mémoire de 1907-1908, en collaboration avec Vauchèr, étudiant les lésions des sporotrichoses ostéo-articulaires et viscérales, montrait les ressemblances souvent étroites entre les inflammations mycosiques et divers processus bactériens : bacillo-

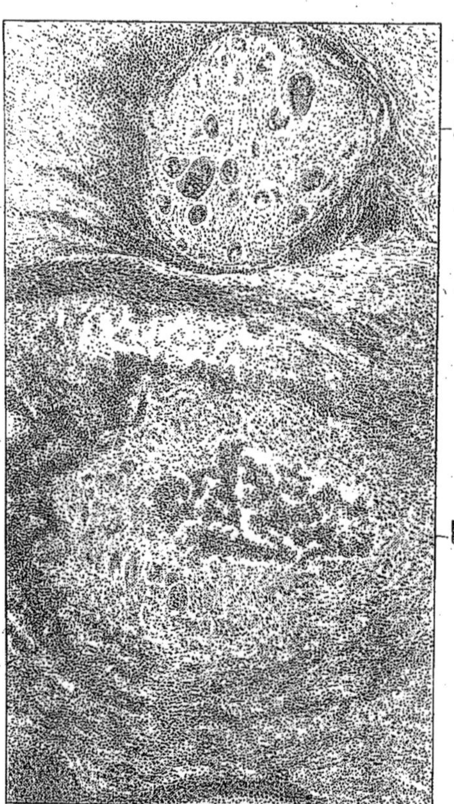

Fig. 154. — Hémisporose nodulaire gommeuse (lésion de la joue : Auvray).

Nombreux nodules tuberculoïdes formés de follicules tuberculoïdes typiques à cellules géantes centrales : zone épithélioïde moyenne ; zone lymphoïde périphérique (*a*). Ces nodules ont une structure identique à celle des follicules dus au bacille de Koch.

Parfois un des nodules hémisporosiques (*b*) a la structure des gommes mycosiques : le centre est formé par un microabcès à polynucléaires et à macrophages ; la zone moyenne, par des follicules tuberculoïdes agminés (cellules épithélioïdes et cellules géantes) ; la zone externe (par une zone de réaction cellulaire lympho-conjonctive ou fibro-cellulaire ; gross. 80/1. Préparation de Gougerot-Caraven, dessin de Bessin).

1. Gougerot. *Loco citato. Ann. des Mal. vénér.*, 1er mars 1907.

tuberculose folliculaire et non folliculaire, pneumococcie, infections dues aux cocci, etc...

Cette série d'études a dégagé la formule générale des mycomes : le nodule à trois zones (abcès central polynucléaire et macrophagique, zone moyenne dégénérative tuberculoïde, zone externe

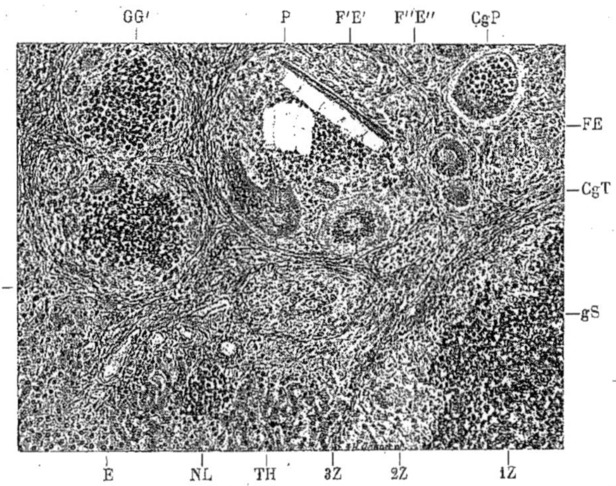

Fig. 165. — Nodule d'enkystement des corps étrangers a trois zones. Pseudo-tubercule de poivre encastré dans le foie (Gougerot et Vaucher).

Le pseudo-tubercule est formé par un agglomérat de nodules pressés les uns contre les autres et disséminés dans une traînée scléreuse. Ces nodules ont une structure variable, mais toujours de même ordre, résultant du mélange de trois réactions : 1° polynucléaire et macrophagique ; 2° épithélioïde et giganto-cellulaire ; 3° lympho-conjonctive ou fibro-cellulaire.

Sur ces petites gommules GG' et sur la grosse gomme gS, ces trois réactions sont ordonnées concentriquement ; 1° micro-abcès polynucléaire et macrophagique central (1Z); 2° zone intermédiaire épithélioïde avec cellules géantes et follicules tuberculoïdes (2Z); 3° zone externe fibro-cellulaire (3Z). Ces nodules ont la même structure que les sporotrichomes gommeux humains et expérimentaux.

CgP, cellule géante à micro-abcès polynucléaire central, dérivant d'une capillarite. — P, nodule de même structure que les précédents, avec des debris de poivre au centre ; l'une des cellules géantes englobe un fragment de coque de poivre, l'autre ne contient aucune inclusion.

Ces nodules avec polynucléose centrale sont de beaucoup les plus fréquents, mais dans quelques nodules, les polynucléaires manquent et la structure est celle des follicules tuberculoïdes : follicules épithélioïdes FE, F'E', F''E''.... ; CgT, cellules géantes isolées. Entre les nodules centrés d'un micro-abcès et les follicules dépourvus de polynucléaires, il existe toutes les transitions : cellules géantes, follicules incomplets épithélioïdes, s'infiltrant de polynucléaires (I).

Le tissu hépatique TH est parfois envahi par la sclérose qui enkyste les gros nodules ; elle s'enfonce entre les lobules et même à leur intérieur (E) ; elle est parsemée çà et là de petits nodules (NL). (Dessin de Gougerot.)

lympho-conjonctive, que Gougerot et Caraven allaient retrouver dans l'hémisporose (fig. 164), Queyrat et Laroche dans une parendomycose (blastomycose), de Beurmann, Gougerot et Vaucher, dans une oïdiomycose nouvelle, Darier et Hallé dans les nodules sous-cutanés du favus. Cette formule n'avait pas encore été individualisée et cependant on peut la reconnaître dans le protocole de l'observation ancienne de saccharomycose (blastomycose) de Busse-Buschke et dans les examens histologiques de trichophyties nodulaires profondes, si bien individualisées par Maïocchi (granulomes trichophytiques).

Mais il faut bien remarquer que ce nodule à trois zones, bien

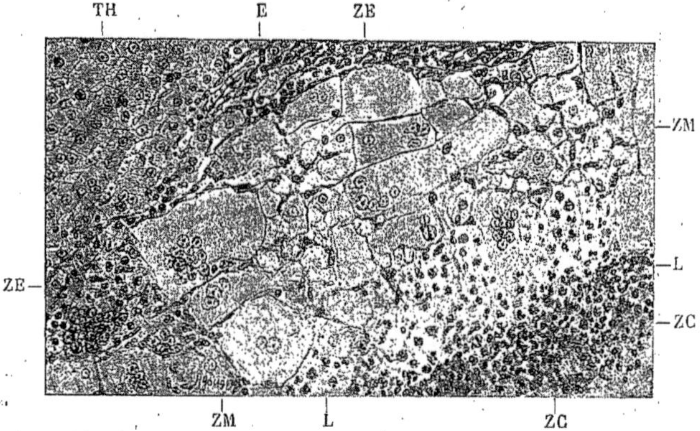

Fig. 166. — Nodule d'enkystement de corps étrangers a trois zones. Pseudo-tubercule de poivre intra-hépatique.

Ce segment de nodule a été choisi pour montrer la formation des cellules géantes aux dépens des cellules hépatiques. On retrouve sur ce nodule intra-hépatique l'ordination concentrique habituelle des pseudo-tubercules : 1° ZC, placard central nécrosé parsemé de polynucléaires et de macrophages, rares ou nombreux, et L liseré de débris pyknotiques. — 2° ZM, zone moyenne : les cellules hépatiques prolifèrent et dégénèrent, deviennent des cellules épithélioïdes et des cellules géantes multinucléées; çà et là on surprend des figures de prékaryokinèse et de karyokinèse. On reconnaît nettement sur ce segment de coupe l'origine hépatique de ces diverses cellules. En d'autres points, le processus étant plus avancé, les cellules enflammées et dégénérées s'identifient aux cellules épithélioïdes et géantes tuberculoïdes d'origine mésodermique. — 3° ZC, zone externe fibro-cellulaire, formée de fibrilles collagènes et de cellules lympho-conjonctives entremêlées, avec çà et là de petits capillaires dilatés. En C, on surprend le mode d'envahissement des lobules sains (TH). (Dessin de Gougerot.)

que « spécial aux mycoses, n'est pas spécifique ». Gougerot, après plusieurs auteurs, a montré son existence dans les suppurations cocciennes; Gougerot et Vaucher ont prouvé que cette formule du nodule à trois zones était aussi celle des pseudo-tuberculoses par corps étrangers [1] (fig. 165, 166).

1. Gougerot et Vaucher. Pseudo-tuberculoses par corps étrangers. *Journ. de Méd. int.*, 30 avril 1909.

1° COMPARAISON DES PROCESSUS SYPHILITIQUE
ET SPOROTRICHOSIQUE

Les deux processus ont plusieurs lésions communes : infiltrats lympho-conjonctifs, infiltration de plasmazellen, vascularites ; la zone externe du sporotrichome simule de tous points la syphilis ; mais les différences sont notables dans l'ensemble des réactions.

La comparaison des deux processus soulève de nombreuses difficultés, car la structure des gommes cutanées syphilitiques ne nous est connue que par un petit nombre de travaux de Tommasoli, Unna, Darier, Dominici...

La gomme syphilitique dite « vraie »[1], née de la progression excentrique d'un seul nodule, est bien limitée.

Dans les tissus environnants, on voit quelques vaisseaux entourés de plasmazellen ; les plus gros et les plus profonds ont leurs parois épaissies. Plus près de la gomme se forment, dans la tunique externe de ces vaisseaux, de petits foyers d'infiltration cellulaire isolés qui entourent surtout les glandes sudoripares. Unna, pas plus que Tommasoli, n'a trouvé l'*endartérite* signalée par les classiques.

La *capsule* de la gomme est formée de faisceaux conjonctifs épaissis, homogènes, brillants, hypercolorables à certains réactifs, quelquefois atteints de dégénérescence hyaline ; en plusieurs endroits les faisceaux collagènes pénètrent dans l'infiltrat et s'y arrêtent brusquement. La gomme contient donc des *travées conjonctives nécrosées* en dégénérescence hyaline, qui, isolées et arrondies à leurs extrémités, sont pour ainsi dire ramollies. L'uniformité de contour du bord extérieur de la capsule n'est interrompue que par l'émission de gros vaisseaux entourés d'infiltrat, et à la partie inférieure, par l'envahissement du tissu adipeux et des grosses travées conjonctives de l'hypoderme.

La *zone externe* est un infiltrat pressé de « plasmazellen qui sont encore bien colorables, mais déjà sont remarquablement plus petites que les cellules périphériques des autres infiltrats syphilitiques ».

---

1. Les éléments de la description de la gomme « vraie » sont tirés d'UNNA. *Histopathologie der Hautkrankheiten*, p. 564: de DARIER : Analyse critique du livre d'Unna, extrait des *Ann. de Dermat. et de Syph.*, 1895-1896 (tirage à part, p. 53); et DARIER : in *Traité de la Syphilis,* du Professeur Fournier (t. II, 1, p. 66).

La *fonte gommeuse centrale* est très spéciale : « les masses cellulaires de l'intérieur même de la gomme ne doivent pas être regardées comme nécrosées; elles se colorent moins bien, il est vrai, que les cellules périphériques, mais leurs noyaux, même à la partie centrale dégénérée, sont encore colorables. La lésion principale est donc le ramollissement du tissu interstitiel, la liquéfaction du tissu collagène. La masse gommeuse se compose de sérosité et de cellules ; moins il y aura de sérosité plus la gomme sera sèche et jaune (caséeuse) » (Unna). « Dans une étape déjà avancée de la nécrose, se fait une invasion de leucocytes venus de la périphérie. Toutefois le contenu des gommes est plutôt puriforme que franchement purulent » (Darier). La fonte gommeuse est avant tout une liquéfaction du tissu collagène sans polynucléose notable. Unna dit « peu de leucocytes » (p. 568).

Les auteurs ne notent pas de zone moyenne tuberculoïde[1]. Unna parle à peine des nodules épithélioïdes avec cellules géantes; or il les aurait certainement signalés s'ils avaient existé. « Les cellules géantes, dit Darier, sont extrêmement peu abondantes dans les gommes vraies ». Weichselbaum cite à peine « quelques cellules géantes isolées. (*Grundniss der Pathol. Histologie*, 1892, p. 153).

La *gomme sporotrichosique* semble différente :

La paroi pyogénique et fibreuse est très épaisse et se détache mal des tissus environnants.

La *capsule* est fibrocellulaire, formée de fibres collagènes parallèles, régulières, séparées par des cellules conjonctives en réaction inflammatoire, sans polynucléaires ni œdème; vers la cavité, les fibres deviennent de plus en plus fines, séparées par des cellules de plus en plus nombreuses; elles cessent brusquement. Il n'y a pas d'interruption de contour par l'émission d'un gros vaisseau entouré d'infiltrat, il n'y a ni dégénérescence hyaline des faisceaux collagènes ni pénétration de faisceaux nettement arrêtés à l'intérieur de la gomme; la capsule sporotrichosique semble plus nette, plus épaisse et plus diffuse.

La *zone externe* est lympho-conjonctive; elle est formée avant tout de cellules conjonctives hypertrophiées, desquamées, multipliées, anastomosées en un vaste plasmode, et non uniquement de plasmazellen.

La *zone moyenne* est constante; elle est formée de cellules dégénérées acidophiles et épithélioïdes, tachetée de nombreux follicules épithélioïdes à grosses cellules géantes centrales tuberculoïdes et de vascularites folliculaires.

La *zone centrale* est formée par des polynucléaires et des macrophages denses, serrés. La fonte gommeuse centrale sporotrichosique

---

1. Philippson. Delle gomme sifilitiche, e sulla dependenza da altre razioni vasali. *Giorn. delle malat. veneree e della pelle*, fasc. IV.

est marquée par la disparition de *tous* les éléments fixes, cellules conjonctives et fibres collagènes, alors que dans la syphilis les travées collagènes restent ramollies, dégénérées, que les cellules fixes persistent, et que la polynucléose est peu marquée et tardive.

Donc, à s'en tenir à la description d'Unna, la distinction serait facile : l'infiltrat de la gomme syphilitique *vraie* est formé par une « masse pressée ininterrompue de plasmazellen » ; il ne présente pas cette division en trois zones, caractéristique du sporotrichome ; il manque de nodules épithélioïdes et de cellules géantes. La réaction lymphocytique et plasmatique est plus marquée dans la syphilis que dans la sporotrichose.

Des différences de même ordre se retrouvent entre les sporotrichomes et les infiltrats syphilitiques, appelés gommes conglomérées.

La gomme syphilitique sous-cutanée « conglomérée[1] » est mal délimitée. Elle résulte de la conglomération en un gros nodule de nodules élémentaires (follicules syphilitiques) la plupart périvasculaires, c'est-à-dire infiltrés autour de vaisseaux à lésions très accentuées.

L'infiltration a, au moins à sa périphérie (car le centre est congloméré en masse), un *aspect irrégulier en trainées et en nodules* que séparent des cloisons conjonctives plus ou moins épaisses ; sa limite est festonnée ou même déchiquetée. Il existe, en dehors de la masse principale, des *nodules aberrants* périvasculaires.

Les nodules ont des *limites imprécises, l'infiltrat est intriqué dans le tissu conjonctif* qui est remanié, dissocié par la réaction conjonctive inflammatoire et l'apport de mononucléaires sanguins et lymphatiques. La capsule n'est qu'une formation très tardive, alors que la fonte gommeuse est avancée ; elle est le plus souvent incomplète, tronçonnée, n'existant qu'à la partie profonde et latérale. Souvent même dans la profondeur, cette fibreuse limitante manque, et l'infiltrat se glisse entre les vésicules adipeuses ; le nodule se perd peu à peu dans le tissu environnant.

De cette intrication des cellules de l'infiltrat et des fibres conjonctives, résulte une *diffusion* toute particulière de l'infiltrat, diffusion frappante dans un agglomérat jeune, encore visible dans les vieilles gommes sur les nodules plus récents de leur périphérie ou sur les nodules aberrants qui les entourent. Au début même de la conglomération,

---

1. D'après Darier, d'après l'enseignement de Dominici et quelques faits personnels.

tout le tissu intercalaire est infiltré, les travées conjonctives qui séparent les nodules le sont, et les nodules ne sont que les points maxima de l'infiltrat; tout l'infiltrat tend à se confondre en une masse gommeuse dont la périphérie conservera longtemps ce caractère de diffusion.

La plupart des nodules sont *périvasculaires*. Le vaisseau central, artériole ou veinule, est presque toujours le siège de lésions intenses : au début la périartérite se confond dans l'infiltrat, bientôt *l'endovascularite devient oblitérante* par *prolifération conjonctive* de l'endartère; les cellules de la paroi vasculaire, devenues conjonctives étoilées et fuselées, s'anastomosent, guidées par les filaments de fibrine; il y a peu de mononucléaires arrondis et l'on surprend la *formation de néo-capillaires*. Cette endovascularite oblitérante conjonctive est si intense qu'il est difficile de distinguer une artère d'une veine. Parfois même, on ne soupçonne l'origine vasculaire d'un nodule qu'à un cercle de fibres élastiques ou de fibres musculaires lisses. Ces vaisseaux, remplacés par un infiltrat cellulaire basophile conjonctif, vivant encore grâce aux néo-capillaires, sont quelquefois perdus dans la fonte gommeuse et *entourés de toute part de tissu nécrosé* acidophile.

La *zone externe* est un infiltrat *lympho-conjonctif*, c'est-à-dire composé de cellules conjonctives fixes et endothéliales en réaction inflammatoire et de leurs dérivés : macrophages (Dominici), plasmazellen, mononucléaires sanguins et lymphatiques apportés par diapédèse (moyens mononucléaires et lymphocytes); les *plasmazellen* prédominent souvent, mais non toujours, formant en certains points des nappes serrées ou des couronnes autour de certains vaisseaux.

La *zone moyenne* est peu développée et irrégulièrement distribuée. Quelques cellules subissent la transformation épithélioïde et même deviennent cellules géantes; cette dégénérescence est très inégale suivant les nodules; mais ces *formations épithélioïdes et géantes restent rares*, perdues dans l'infiltrat basophile lympho-conjonctif; ordinairement elles ne sont pas ordonnées *en follicule tuberculoïde*, la cellule géante n'est pas entourée d'une large zone de cellules épithélioïdes concentriques; si parfois leur confluence forme une bande, cette bande reste étroite, *partielle;* il n'y a donc pas la succession régulière du mycome en trois zones concentriques. Les *cellules géantes se mélangent* aux plasmazellen, aux macrophages, les uns intacts, les autres dégénérés, acidophiles comme une cellule épithélioïde, mais arrondis et non anastomosés. Unna note des plasmazellen se transformant en cellules épithélioïdes et des plasmazellen géantes. Les *polynucléaires* sont rares, *exceptionnels*, même en dehors des limites de la nécrose.

Le *centre* de la masse infiltrée conglomérée subit la fonte gommeuse; la nécrose frappe en bloc les cellules conjonctives, les macrophages, parfois les vaisseaux avec leur contenu sanguin; le centre de la gomme est formé d'une matière amorphe, grenue, floue, avec un vague réseau acidophile tuméfié collagène; il n'y a presque pas de débris cellulaires visibles; on ne voit que peu ou pas de polynucléaires et de macrophages intacts.

La limite de la fonte gommeuse est assez irrégulière; parfois la nécrose touche presque les tissus sains; l'infiltrat et la nécrose se mélangent à cette limite, la nécrose frappant d'abord les fibres collagènes tuméfiées et translucides, entre lesquelles les cellules conjonctives et mononucléaires persistent encore vivantes; d'autres fois elles frappent tout en bloc, sans transition. Les polynucléaires peuvent être là assez abondants, mais ordinairement ils n'affluent qu'à une époque tardive.

La gomme sporotrichosique diffère de cette description par plusieurs points :

La conglomération y est moins apparente ou disparaît plus vite; l'aspect irrégulier, le mélange de traînées de nodules, de travées conjonctives infiltrées qui en résulterait, sont exceptionnels; la gomme sporotrichosique forme une masse plus arrondie, à bord plus régulier, moins festonné; la capsule est nette, formée de fibres collagènes parallèles.

Sauf exception[1], il n'y a donc pas cette diffusion si particulière à la syphilis, avec intrication des fibres conjonctives et des cellules de l'infiltrat : s'il y a dans la sporotrichose une réaction des cellules conjonctives à distance, elle est séparée de l'infiltrat par la capsule, et il n'y a pas de transition insensible.

Les nodules aberrants sont moins nombreux, moins gros, réduits à quelques rangées de cellules. Les vaisseaux, à l'intérieur des nodules aberrants, sont atteints, mais de lésions moins intenses. L'endovascularite oblitérante avec organisation conjonctive est exceptionnelle, bien que nous l'ayions notée. On ne trouve pas de vaisseaux oblitérés remplacés par un amas de cellules conjonctives vivantes, perdues au milieu du tissu nécrosé.

La gomme sporotrichosique est plus régulière, ordonnée en trois zones concentriques.

L'infiltrat de la zone externe est aussi et avant tout lympho-conjonctif, mais les plasmazellen y sont moins nombreuses que dans la syphilis.

La zone moyenne est plus développée; les amas épithélioïdes sont plus gros, moins rares que dans la syphilis; ils sont centrés de belles cellules géantes et rappellent le follicule tuberculoïde.

La zone de transition avec la fonte gommeuse est infiltrée de nombreux polynucléaires neutrophiles qui se mélangent à l'infiltrat conjonctif.

La zone centrale est formée de polynucléaires et de macrophages. La

1. Une de nos pièces.

fonte gommeuse a une limite plus régulière. Souvent le pus des abcès chroniques contient de nombreux polynucléaires et de nombreux macrophages peu avariés, presque intacts ; il est donc bien différent de la nécrose diffuse de la gomme syphilitique.

La différenciation semble donc encore possible, grâce à ces caractères. Mais là encore, il ne faut pas se hâter de conclure ; car, si l'on prend chacun des caractères différentiels, l'on voit qu'aucun d'eux n'a de valeur absolue.

2° COMPARAISON DES PROCESSUS SPOROTRICHOSIQUE ET BACILLO-TUBERCULEUX. SPOROTRICHOSES TUBERCULOIDES

L'étude comparée de la bacillo-tuberculose de Koch et des sporotrichoses est du plus haut intérêt en anatomie pathologique générale[1]. Elle a rénové l'histoire histologique du tuberculome et des inflammations dites-pseudo-tuberculoses ; elle a éclairé et précisé l'histogenèse des réactions épithélioïdes, giganto-cellulaires et folliculaires.

Elle a été la démonstration la plus convaincante que les deux critériums histologiques du tubercule bacillaire, la cellule géante et le follicule, ne sont pas exacts. Des recherches déjà anciennes avaient démontré que la cellule géante n'est qu'un élément banal de réaction des tissus à de multiples agents irritants ; mais le follicule tuberculeux, avec ses trois zones classiques, avait jus-

---

1. Gougerot. Le follicule tuberculeux : sa signification. *Soc. d'Etudes Scientifiques sur la tuberculose*, mai 1911. *Bull.*, n° 3, p. 90.

qu'à présent conservé une toute autre valeur (Darier et Roussy)[1] :
les processus les plus tuberculoïdes, la syphilis[2], disait-on, ne font
le plus souvent que l'ébaucher. Il semblait donc que le follicule

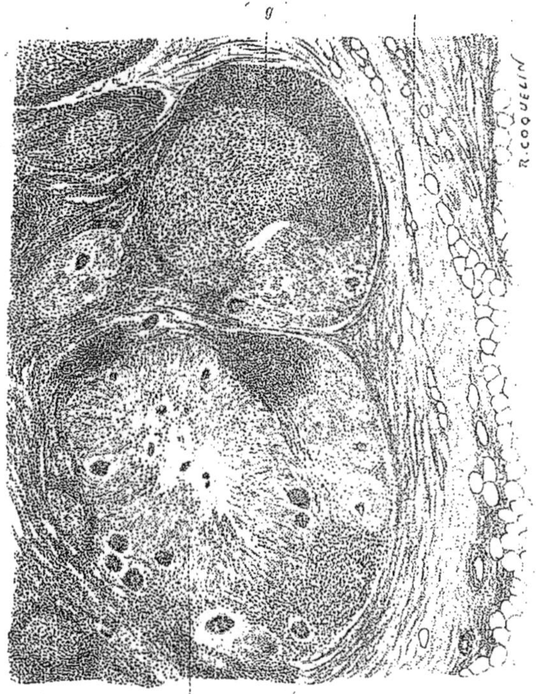

Fig. 167. — Adénite sporotrichosique humaine : lésions tuberculoïdes

Ensemble des lésions ; sous la capsule épaissie (côté droit de la figure) on aperçoit les follicules épithélioïdes : l'un (en haut), tacheté de deux cellules géantes, a refoulé le corpuscule de Malpighi dont le centre clair *g* prolifère activement. L'autre (en bas) (*c*), a envahi les corpuscules dont il ne reste que des débris à la périphérie. Le centre de ce follicule semble être la lumière d'un sinus lymphatique avec son treillis fibrineux et ses polynucléaires. (Malade et préparation de Moure. Dessin de Coquelin.)

tuberculeux eût une signification quasi-spécifique. L'étude des
sporotrichoses apporte une restriction à cette opinion ; elle montre

1. Darier et Roussy. Des sarcoïdes sous-cutanées. *Arch. de Méd. exp.*, janvier 1906. p. 15 et 16.
2. Nicolas et Favre ont démontré depuis (*Ann. des Mal. vénér.*, juin 1907) que les nodules syphilitiques pouvaient reproduire exactement la structure des tuberculoses.

que le follicule tuberculeux, réaction la plus typique de la tuberculose, qui a servi de définition à toute l'histologie de cette maladie, peut être reproduit dans ses moindres détails par un autre agent pathogène.

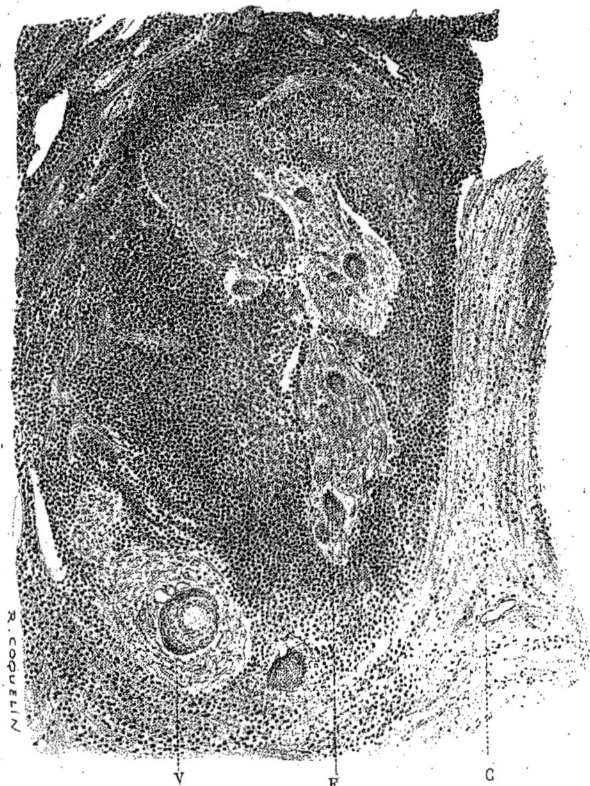

Fig. 168. — Adénite sporotrichosique humaine : lésions tuberculoïdes (détail).

C. capsule épaisse fibreuse. — F, follicule tuberculoïde dont les cellules épithélioïdes sont fasciculées. — V, vascularite épithélioïde. Malgré l'apparence si nettement tuberculoïde, les lésions étaient uniquement sporotrichosiques ; en effet, les inoculations au cobaye restèrent négatives (malade et préparation de Moure, dessin de Coquelin).

Elle fait mieux comprendre enfin la signification anatomique générale des tuberculoses et des « pseudo-tuberculoses » ; elle permet de sérier plus exactement la nature de ces processus.

*I. — Ressemblances entre les deux processus tuber-
culeux et sporotrichosique. Identité de structure des follicules et des cellules géantes.*

Aspect tuberculoïde des lésions sporotrichosiques.

Les lésions sporotrichosiques sont très souvent tuberculoïdes.

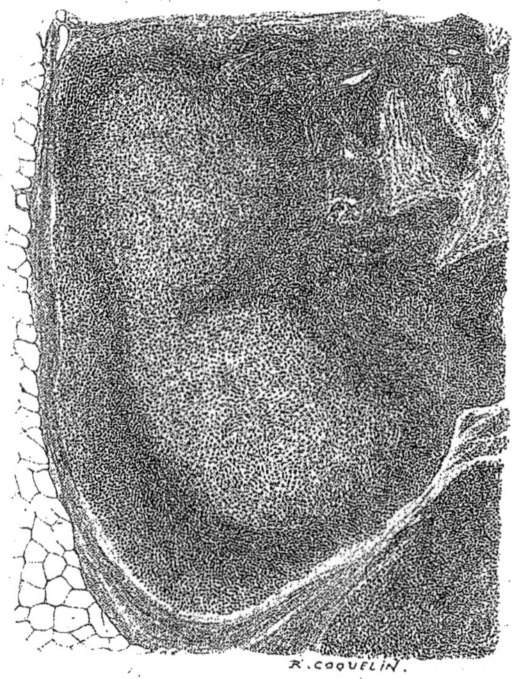

Fig. 169. — ADÉNITE SPOROTRICHOSIQUE HUMAINE (*lésions à distance*).

Réaction du tissu lymphoïde, les centres clairs (dits de Flemming) des corpuscules de Malpighi
sont très hypertrophiés (malade et préparation de Moure, dessin de Coquelin) même coupe que 167,
168.

Bien qu'en anatomie générale elle se rapproche encore davantage de la syphilis et surtout des suppurations cocciennes, la sporotrichose simule au premier abord la tuberculose. En effet, dans
les tissus sporotrichosiques les cellules géantes sont ordinairement
nombreuses et les follicules épithélioïdes ne sont pas rares. Beau-

coup, centrés de cellules géantes, sont *identiques* aux follicules bacillo-tuberculeux.

Toutes ces formations tuberculoïdes frappent dès le premier examen ; dominé par l'idée classique de la cellule géante et du follicule lésions spécifiques de la tuberculose, on pense immédiatement à la bacillose ; l'erreur a dû être faite maintes fois et elle était inévitable. Les ressemblances sont souvent si grandes, que même prévenu, on hésite et l'on ne sait où chercher les différences: souvent, lorsque l'on s'arrête sur un point isolé d'une préparation, il est impossible de distinguer si le processus est bacillaire ou sporotrichosique. Ce sont les mêmes infiltrats diffus, les mêmes cellules géantes et les mêmes follicules : c'est la même ordination concentrique en trois zones : zone lymphoïde, épithélioïde, cellule géante centrale, avec les mêmes détails de structure. Les *Sporotrichum* créent la tuméfaction vésiculeuse du protoplasma qu'Unna croyait caractéritisque du bacille tuberculeux et qu'il n'avait pas rencontrée sur les cellules épithélioïdes de l'acné et de la syphilis. En un mot, l'identité des figures histologiques est souvent absolue.

Si d'autres processus, la syphilis par exemple, se rapprochent de la tuberculose au point de ne pouvoir en être distingués histologiquement, ils le font surtout par des réactions périfolliculaires, ils ne créent le plus souvent que des follicules incomplets. La sporotrichose, au contraire, diffère de la tuberculose par ses réactions périfolliculaires et son ordination générale vers l'abcès polynucléaire ; elle la simule surtout par ses follicules.

Puisque le follicule représente le schéma de la tuberculose et que la sporotrichose simule surtout le follicule parmi les lésions de la tuberculose, on peut conclure qu'il n'est pas de maladie plus tuberculoïde que la sporotrichose.

II. — *Différences entre les processus sporotrichosiques et les processus bacillo-tuberculeux.* — Mais à côté de ces ressemblances, une étude complète du processus sporotrichosique fait ressortir de nombreuses différences dans les réactions folliculaires et péri-folliculaires provoquées par les deux agents, différences plus nettes dans la sporotrichose nodulaire que dans la sporotrichose diffuse.

Quatre grandes tendances différencient les deux processus : 1° l'ordination générale vers la caséification centrale dans la tuberculose, vers l'abcès polynucléaire et macrophagique dans la sporotrichose ; 2° la nécrose profonde diffuse massive dans la gomme tuberculeuse, la dégénérescence lente et incomplète dans les sporotrichomes ; 3° les lésions vasculaires brutales dans la tuberculose, lentes et progressives dans la sporotrichose, ce qui explique l'existence de nombreuses formes intermédiaires entre les vascularites, les follicules et les cellules géantes ; 4° la diffusion et la tendance à l'envahissement dans la tuberculose, la limitation dans la gomme sporotrichosique.

De ces tendances diverses résultent des différences dans chacune des zones du sporotrichome et un aspect d'ensemble différent : la complexité de l'infiltrat sporotrichosique, résultat de toutes ces différences accumulées, s'oppose à l'uniformité de l'infiltrat bacillaire.

Différences de tendance générale dans la sporotrichose nodulaire. — Ces différences générales peuvent être ramenées à quatre.

1° Alors que l'ordination vers la caséification centrale caractérise la gomme tuberculeuse, l'ordination vers l'abcès polynucléaire et macrophagique définit le nodule sporotrichosique.

Tuberculose et sporotrichose s'ordonnent en zones concentriques, leur centre est ramolli, purulent ou puriforme ; dans les deux processus, la réaction fibro-conjonctive, la capsule ou zone d'enkystement, peuvent être les mêmes ; la zone moyenne ou infiltrat lympho-conjonctif, tacheté de follicules, paraît souvent identique ; les follicules sont parfois même plus rares dans la tuberculose que dans la sporotrichose. Rien ne différencie donc jusqu'ici les deux processus, mais la fonte gommeuse est tout à fait différente : *la gomme tuberculeuse aboutit à la caséification, le sporotrichome, au micro-abcès polynucléaire et macrophagique.* Le centre de la gomme tuberculeuse est un large placard caséeux, la nécrose est diffuse, tous les éléments cellulaires ont disparu, confondus dans une masse amorphe grenue, piquetée de rares débris de noyaux pyknotiques ; il n'y a pas de polynucléose. Le centre de la gomme sporotrichosique est un abcès ; les polynucléaires et les macrophages forment une nappe serrée et compacte, les éléments cellulaires sont peu ou pas avariés, la nécrose ne se voit qu'au centre des gros abcès, elle est mono-cellulaire; le mélange de polynucléaires avariés et intacts est frappant; il n'y a ni nécrose diffuse ni caséification... Ces différences se retrouvent sur les plus petits nodules. Dans la zone épithélioïde qui entoure le centre caséifié de toute gomme tuberculeuse, on retrouve de petits points nécrosés au centre des follicules isolés. Autour de l'abcès sporotrichosique, on ne note dans la zone de réaction inflammatoire que de rares points ramollis et ce sont des micro-abcès polynucléaires sans nécrose diffuse et sans caséification (gommule sporotrichosique de la paroi pyogénique); le gros follicule épithélioïde à centre nécrosé ne semble pas exister dans la sporotrichose humaine.

La nécrose diffuse et la caséification de la gomme tuberculeuse s'opposent donc à la polynucléose et à la macrophagie de l'abcès sporotrichosique; c'est là une différence fondamentale dont les autres différences ne sont que les conséquences.

2° La dégénérescence lente, progressive, incomplète de la sporotrichose s'oppose à la dégénérescence complète, nécrosante, brutale de la tuberculose.

Dans la tuberculose la nécrose est profonde, diffuse, souvent massive et brutale; parfois même elle est si brutale, que la cellule basophile est frappée brusquement sans intermédiaire de dégénérescence épithélioïde. Le centre de la gomme bacillaire est une masse caséeuse, où toute trace d'infiltration cellulaire a disparu; la zone moyenne est une large bande épithélioïde et forme souvent une bordure continue sur tout le pourtour de la gomme. Cette zone épithélioïde est large, parce que la dégénérescence épithélioïde est l'intermédiaire entre la cellule vivante et la caséification. La dégénérescence épithélioïde frappe tous les éléments : mononucléaires, plasmazellen, cellules conjonctives fixes ou libérées, vaisseaux et leur contenu. Souvent, alors que les éléments cellulaires plus fragiles disparaissent, la trame collagène résiste encore et subsiste seule au milieu du placard caséeux. La dégénérescence est complète; le protoplasma et le noyau sont atteints; les contours cellulaires sont flous, les fibrilles collagènes qui encadraient la cellule ont disparu et bientôt les cellules vont se confondre en un placard de nécrose diffuse. La réaction lympho-conjonctive est très réduite sur la gomme adulte enkystée, parce que la dégénérescence épithélioïde atteint la plus grande partie des cellules.

Dans la sporotrichose, la dégénérescence est lente, progressive; la nécrose est incomplète; la caséification et la nécrose diffuse, notées parfois dans les sporotrichoses expérimentales graves, n'ont jamais encore été observées dans la sporotrichose humaine. Le centre de la gomme est un abcès sans nécrose diffuse; parfois la nécrose est monocellulaire, mais les cellules restent distinctes, elles se mêlent à des

cellules intactes. La zone moyenne est lympho-conjonctive et dégénérée, mais la dégénérescence épithélioïde n'y prend qu'une importance
secondaire : les placards épithélioïdes sont disséminés et ne confluent
que rarement pour former une bordure continue; cette bordure est
toujours très étroite, comparée, à la zone de réaction inflammatoire
simple lympho-conjonctive. La dégénérescence est lente, progressive;
elle ne frappe que certaines cellules conjonctives, les autres subsistent
et deviennent les macrophages de l'abcès central. Les fibrilles collagènes, résorbées ou nécrosées, disparaissent dans l'infiltrat. Enfin, la
dégénérescence est le plus souvent incomplète : le protoplasma seul est
dégénéré, le noyau reste foncé, granüleux, basophile, le contour cellulaire conserve sa netteté; la trame collagène persiste et souvent les
cellules restent orientées parallèlement à elle; c'est la dégénérescence
acidophile. La vraie dégénérescence épithélioïde n'existe qu'au centre
des gros follicules; elle est mono-cellulaire, disséminée çà et là dans la
réaction lympho-conjonctive basophile; elle ne devient complète que
lorsque l'infiltration de polynucléaires submerge la trame conjonctive.

3° Cette opposition entre la nécrose massive, profonde, diffuse,
souvent brutale de la tuberculose et la dégénérescence lente, progressive, mono-cellulaire de la sporotrichose, entraîne aussi des différences
entre les lésions vasculaires des deux infections.

Dans le tuberculome, les capillaires « disparaissent, dit Unna, dans la
mesure où s'accroît le plasmome et le fibrome ». A vrai dire, les capillaires persistent dans l'infiltrat lymphoïde tuberculeux; ils ne disparaissent que dans la zone épithélioïde parce que la dégénérescence et
la nécrose les envahissent en même temps que les cellules de l'infiltrat; le vaisseau est atteint brutalement, on ne surprend qu'exceptionnellement la transformation de ses parois en tissu tuberculeux.

Dans la sporotrichose, au contraire, les vaisseaux persistent, quoique
profondément, lésés dans la zone épithélioïde, et l'on note toute une
série de lésions progressives : les cellules endothéliales des capillaires
se fusionnent, se multiplient et forment des plasmodes; ces plasmodes
endothéliaux dégénèrent et deviennent cellules géantes. Les cellules
périthéliales réagissent, se multiplient, dissocient le squelette collagène péricapillaire et en dégénérant, ébauchent une couronne épithélioïde; ainsi se forme le follicule d'origine capillaire. Les petits vaisseaux, veinules et artérioles, subissent la dégénérescence acidophile,
puis épithélioïde de leur paroi; l'endothélium forme souvent une cellule géante; leur lumière est presque toujours comblée par des polynucléaires. Ainsi se constitue le follicule d'origine vasculaire. Toutes ces
lésions vasculaires n'apparaissent avec tant de netteté que parce que
le processus est progressif, parce que la nécrose diffuse et brutale, qui
dans la tuberculose confond tout, manque dans la sporotrichose; les
vaisseaux persistent dans les lésions sporotrichosiques, ils sont en

réaction et en dégénérescence, ils se dissocient et ne disparaissent que pour s'ajouter à l'infiltrat[1].

4° La tuberculose est le plus souvent envahissante, la sporotrichose a une remarquable tendance à se limiter et à s'encapsuler.

L'infiltrat tuberculeux reste plus longtemps diffus et envahissant; il existe des centres multiples de fonte caséeuse. Longtemps cette disposition persiste, et sur la gomme grosse et ramollie, on la retrouve à la périphérie dans la zone d'envahissement.

La gomme tuberculeuse hypodermique, même encapsulée, envahit presque constamment le derme : les follicules sont essaimés entre les grosses travées collagènes du derme. Il est bien rare qu'elle ne diffuse pas dans les lobules adipeux de l'hypoderme, l'infiltrant de traînées cellulaires et de follicules.

Dans la sporotrichose dermique et hypodermique les nodules élémentaires confluent très rapidement et dès la sixième ou la huitième semaine, on a l'ordination concentrique autour d'un abcès central unique ou principal; l'infiltrat hypodermique est presque toujours encapsulé. Les follicules épithélioïdes sont rares dans la capsule fibreuse et exceptionnels à distance : on ne note autour des vaisseaux ou des conduits glandulaires que des nodules lympho-conjonctifs ordinairement sans dégénérescence épithélioïde : il n'existe pas de nodules dans le derme au-dessus de la gomme hypodermique, sauf lorsque le sporotrichome sous-cutané va ulcérer la peau.

Différences dans chacune des trois zones. —Ces tendances divergentes expliquent les différences que l'on peut noter dans chacune des trois zones concentriques ou des trois réactions entre le processus bacillaire et le processus sporotrichosique. Ces différences sont minimes dans la réaction lympho-conjonctive; elles sont grandes dans la réaction dégénérative, essentielles dans la réaction centrale polynucléaire et macrophagique.

1° *Zone externe.* — L'infiltrat lympho-conjonctif sporotrichosique (zone périphérique de la gomme) est formé par une réaction conjonctive massive qui entoure tout le pourtour de la gomme : il est plus conjonctif que lymphoïde, les cellules fixes tuméfiées et multipliées sont

1. Nous avons montré que de semblables lésions vasculaires peuvent exister dans la tuberculose, que les follicules bacillaires sont souvent d'origine vasculaire, mais en raison de la nécrose rapide et profonde de la tuberculose, ces formules de transition sont difficiles à saisir et c'est un des résultats les plus importants de l'étude des sporotrichoses que de fixer certains points obscurs de l'histogenèse du tubercule (GOUGEROT. Bacillo-tuberculose non folliculaire. *Thèse de Paris*, 1908).

pressées les unes contre les autres et anastomosées ; de fines fibrilles collagènes les séparent et les orientent; les plasmodes conjonctifs basophiles, les karyokinèses sont fréquents ; les fibrilles collagènes et les prolongements anastomosés des cellules forment un réseau dont les mailles contiennent quelques mononucléaires analogues à ceux du sang et des plasmazellen ; l'infiltrat est peu serré.

L'infiltrat tuberculeux est plus lymphoïde[1] que conjonctif, il forme des nappes denses et serrées de petits mononucléaires (lymphocytes) voilant presque complètement la trame conjonctive.

2º *Zone moyenne*. — Les *dégénérescences tuberculoïdes* sont plus riches et plus variées dans la sporotrichose.

Dans la mycose la zone de réaction lympho-conjonctive basophile prédomine. Les formations dégénératives sont souvent limitées et entourées d'infiltrat lympho-conjonctif basophile ; près de la zone de transition, elles s'infiltrent de polynucléaires.

Dans la gomme tuberculeuse ramollie et *limitée*, la zone de réaction conjonctive inflammatoire simple est presque toujours étroite et plus lymphoïde que conjonctive ; la zone épithélioïde est au contraire large, les follicules sont gros, souvent confluents et disséminés dans la zone épithélioïde ; la polynucléose est l'exception.

Les différences de détails entre les formations tuberculoïdes de la sporotrichose et celles de la bacillose sont nombreuses :

— Dégénérescence incomplète et acidophile du protoplasma dans la sporotrichose ; dégénérescence complète ou épithélioïde dans la bacillose.

— Constance de la dégénérescence totale dans la bacillose, moindre fréquence de la dégénérescence épithélioïde dans la sporotrichose.

— Follicules typiques plus nombreux dans la tuberculose que les follicules atypiques et nécrose diffuse fréquente au centre des follicules typiques bacillaires, ce qui exlique la rareté des follicules de transition, l'absence de polynucléose. Dans la sporotrichose, follicules atypiques plus nombreux que les follicules typiques, nombreuses formes de transition entre l'endocapillarite et la cellule géante, entre la panvascularité et le follicule : vascularites épithélioïdes avec polynucléose intra-vasculaire, endovascularite giganto-cellulaire ou épithélioïde, mésovascularite et péri-vascularite épithélioïde ou panvascularite épithélioïde sporotrichosique. Absence de nécrose diffuse dans la mycose ; au

---

1. L'aspect dense et serré des nappes mononucléaires lymphoïdes serait une particularité de la tuberculose, d'après UNNA. Selon cet auteur, la tuberculose, qui a une tendance marquée à altérer le protoplasma et une tendance moindre à altérer le noyau, donne lieu sans néoformation suffisante du protoplasma à une rapide division nucléaire et cellulaire. Par conséquent, la plupart des « plasmatochterzellen » apparaissent dans les productions tuberculeuses pauvres en protoplasma, donc « atrophiques » (ou petits mononucléaires); « c'est une particularité du processus tuberculeux que ces petites plasmatochterzellen perdent leur protoplasma au point de ressembler à des noyaux nus. »

centre des follicules mycosiques, au contraire, présence fréquente d'un micro-abcès polynucléaire et parfois cellule géante d'origine capillaire centrée d'un amas de polynucléaires.

— Isolement fréquent des cellules géantes dans la sporotrichose (topographie atypique), alors que dans la tuberculose, elles sont le centre de nodules.

Ces follicules atypiques, ces lésions de vascularite sont exceptionnels dans la tuberculose gommeuse ; leur accumulation en une zone étroite, si fréquente et si caractéristique dans la sporotrichose, ne se voit jamais dans la tuberculose.

3°.*Abcès central.* — L'abcès polynucléaire et macrophagique caractérise le sporotrichome. Déjà sur le bord interne de la zone moyenne, apparaissent l'infiltration des polynucléaires et la libération des cellules, qui se transforment en macrophages. Il suffit de rappeler les caractères de l'abcès : mélange de polynucléaires et de macrophages intacts ou peu altérés, nécrose monocellulaire sans nécrose diffuse, mélange des éléments nécrosés et des cellules intactes; dégénérescence lente, progressive, et disparition des cellules fixes anastomosées et des fibrilles collagènes, aboutissant à une réaction macrophagique intense

La caséification de la tuberculose peut être opposée point par point à cette infiltration polynucléaire et macrophagique de l'abcès sporotrichosique; dans la tuberculose on note, en effet : des placards acellulaires, sans infiltrat de polynucléaires ou de macrophages, une nécrose diffuse confondant tout; les éléments non avariés sont exceptionnels; la dégénérescence est si brutale que les travées collagènes persistent, nécrosées dans la masse caséeuse. La polynucléose et la réaction macrophagique sont des éléments caractéristiques de la sporotrichose, alors qu'elles manquent ou ne jouent qu'un rôle très accessoire dans la tuberculose; « la leucocytose locale, dit Unna, ne joue dans le scrofuloderme qu'un rôle accidentel. » Dans la tuberculose gommeuse typique sans infection secondaire, la polynucléose est l'exception, même quand le processus est en phase aiguë, comme après une injection de tuberculine (Unna), alors que les capillaires sont dilatés et les espaces lymphatiques œdématiés. Encore peut-on supposer que cette polynucléose minime est secondaire à la nécrose caséeuse, le séquestre caséeux appelant les leucocytes comme ferait tout corps étranger.

III. — *Comparaison des sporotrichomes et des tuberculomes nodulaires à leurs divers stades évolutifs.*

Ces différences d'ensemble et de détail vont se retrouver aux divers stades de l'évolution des sporotrichomes

1° Les processus sporotrichosiques et les processus tuberculo-gommeux bacillaires *naissants* sont très différents dans leur ordination générale et dans leurs détails : un ou deux amas folliculaires seulement sur un grand nombre de coupes sont identiques aux follicules bacillaires.

L'infiltrat tuberculo-gommeux naissant est une nappe diffuse, serrée, lymphoïde et conjonctive, qui çà et là devient épithélioïde par dégénérescence homogénéisante ; les cellules épithélioïdes s'ordonnent autour des cellules géantes formant de gros follicules épithélioïdes. Les follicules sont souvent rares et isolés, mais presque toujours ils sont typiques ; parfois la dégénérescence centro-folliculaire aboutit déjà à une nécrose totale. Dès le début, la dissémination des follicules typiques à centre nécrosé, au milieu d'une nappe lymphoïde sombre de la tuberculose, s'oppose donc à la dissémination des micro-abcès polynucléaires dans des nappes conjonctives claires œdématiées de la sporotrichose.

Le sporotrichome naissant offre dans chacune de ses zones les différences signalées ci-dessus : réaction inflammatoire du tissu conjonctif avec œdème, donnant des nappes claires d'infiltration cellulaire peu dense avec inflammation subaiguë ; dégénérescence acidophile des cellules sans nécrose ; non ordination folliculaire des cellules épithélioïdes mêlées de polynucléaires et de macrophages ; follicules atypiques où se trahit la panvascularite ; thrombose de polynucléaires et vascularites.

Dès le début, le sporotrichome a donc tous les caractères du sporotrichome nodulaire typique.

2º et 3º Le processus sporotrichosique et le processus tuberculogommeux bacillaire *adultes* sont très différents et c'est à ce stade que les différences étudiées plus haut se voient avec la plus grande netteté. L'ordination et l'ensemble des lésions, et non un seul détail, doivent servir à caractériser un processus anatomique (v. p. 717 et 720).

4º *Gomme ulcérée :* (l'exemple peut en être donné par les lèvres d'une fistule tuberculoïde) l'inflammation sporotrichosique est subaiguë, chronique, diffuse, sans rien de caractéristique, mais tout est contre l'hypothèse de tuberculose. Un follicule unique, incomplet, n'y peut faire songer, tant le reste du processus est différent. La double constatation de vésicule intra-épidermique et d'une réaction conjonctivo-lymphoïde diffuse du derme avec extravasation de polynucléaires pourrait peut-être faire penser à la sporotrichose. En effet, l'infiltrat diffus et peu serré de cellules conjonctives en réaction inflammatoire, de plasmazellen, de mononucléaires mêlés à des polynucléaires neutrophiles disséminés, la persistance des fibres collagènes et élastiques, la dispersion et la complexité de cet infiltrat, l'absence de nécrose et d'exsudat fibrineux net, l'absence d'abcès phlegmasique, semblent spéciaux au sporotrichome.

Tous ces détails différencient le sporotrichome de la fistule d'une gomme tuberculeuse ou d'un abcès coccien. Mais rien ne peut être affirmé, si la biopsie ne montre qu'une minime partie du processus.

5° *Gomme ancienne déclinante* : La paroi fibreuse est mince dans la sporotrichose, dépourvue de nodules dégénérés, alors que dans la gomme tuberculeuse déclinante, la sclérose périgommeuse, plus ou moins étendue et diffuse, est presque constante et le plus souvent parsemée de follicules épithélioïdes, parfois même caséeux.

6° *Abcès sporotrichosique chronique* : La paroi du sporotrichome se réduit à la capsule fibreuse ; le contenu est purulent, formé de polynucléaires et de macrophages sans caséification ; la transition est brusque entre la paroi et l'abcès.

Les parois sclérosées des tuberculomes anciens sont plus épaisses ; elles conservent le plus souvent des débris de tissu « spécifique » ; le contenu est caséeux et presque toujours la transition est moins brusque entre le contenu caséeux et la paroi scléreuse : les fibres et les cellules interposées se tuméfient, deviennent floues et se nécrosent.

IV. — *Comparaison entre les tuberculomes diffus et la sporotrichose diffuse.*

Les mêmes différences générales se retrouvent dans la sporotrichose diffuse, mais il faut reconnaître que la sporotrichose verruqueuse est la plus tuberculoïde des mycoses et que son diagnostic histologique est des plus difficiles.

Une étude attentive permettra d'opposer à nouveau l'évolution de la mycose vers le micro-abcès polynucléaire et macrophagique à la nécrose diffuse et à la caséification bacillaire ; d'opposer la complexité de l'infiltrat sporotrichosique, faite du mélange de trois réactions, à l'uniformité de l'infiltrat tuberculo-gommeux, la dégénérescence incomplète progressive de la sporotrichose, à la dégénérescence complète de la tuberculose. On retrouvera les mêmes différences dans chacune des trois réactions : dans l'infiltrat lympho-conjonctif, dans la dégénérescence tuberculoïde avec ses cellules géantes, ses follicules et ses vascularites atypiques, enfin dans l'abcès polynucléaire et macrophagique.

Mais ces caractères distinctifs sont loin de s'imposer ; un observateur non prévenu les laisserait facilement passer inaperçus.

En effet, les lésions épithéliales n'ont rien de caractéristique ; ce sont celles de la tuberculose verruqueuse ou des lupus végétants ; les trois réactions dermiques, non ordonnées régulièrement, se disséminent au hasard et l'on ne peut juger sur l'ordination générale concentrique. L'infiltrat siégeant dans la zone papillaire ou sous-papillaire où les vaisseaux sont petits, on n'observe que des capillarites ; les lésions des artérioles et des veinules, si nettes et si caractéristiques dans la sporotrichose nodulaire, manquent habituellement. Au contraire, la tuberculose diffuse du derme est très souvent infectée par les cocci de la peau ; elle s'infiltre de polynucléaires. L'un des éléments du processus sporotrichosique, le microabcès polynucléaire, perd donc ici une grande partie de sa valeur.

C'est dans l'ensemble des réactions cellulaires qu'il faut rechercher les différences et non dans un détail de ces réactions, car il n'en est aucun que la tuberculose ne reproduise ou ne puisse simuler.

Pour reconnaître la sporotrichose, on s'appuiera sur les caractères suivants :

— Micro-vésiculation épidermique sans présence de cocci.

— Complexité des réactions dermiques : mélange des trois réactions.

— Infiltrat plus lympho-conjonctif que lymphoïde, souvent peu dense, avec léger œdème intercellulaire (donc moins compact que dans la tuberculose) ; — plasmazellen souvent très nombreuses, disséminées, éparpillées, alors que dans la tuberculose elles sont plus agminées ; — quelques plasmodes conjonctifs basophiles ; — non-prédominance des lymphocytes comme dans la tuberculose et réticulum conjonctif moins fin que dans la tuberculose.

— Formations tuberculoïdes polymorphes et souvent plus grande abondance des cellules géantes et des follicules atypiques : formes de transition entre ces formationset les vascularites énumérées plus haut : cellules géantes isolées et cellule géante allongée « axiale », dans une papille œdématiée née du vaisseau central de la papille.

— Cellule géante isolée, entourée de polynucléaires, parfois d'éosinophiles, etc. La cellule géante semble semée au hasard ; elle n'est ni l'aboutissant, ni le centre d'un processus progressivement concentrique, alors que dans la tuberculose, les follicules sont typiques et les cellules géantes exceptionnellement isolées.

— Placards de dégénérescence acidophile des cellules lympho-conjonctives avec conservation du réticulum collagène.

— Micro-abcès avec formes parasitaires oblongues, siégeant surtout dans la zone sous-papillaire.

Une tuberculose verruqueuse est souvent infectée et infiltrée de polynucléaires. Mais, si sa surface est ulcérée, l'infiltration est totale, diffuse ; si l'épiderme est conservé, les micro-abcès sont petits, limités. Ils siègent dans les papilles et non dans la profondeur ; les polynucléaires, souvent avariés, sont pressés les uns contre les autres ; les macrophages interposés sont rares, la diapédèse des polynucléaires a moins bien conservé la trame conjonctive collagène que dans la sporotrichose ; un examen minutieux décèle le plus souvent des cocci près de l'épiderme.

Quelques différences séparent donc les deux processus tuberculeux et sporotrichosique. Mais il faut insister sur ce fait que ces différences ne s'imposent pas, elles demandent à être recherchées longuement ; même lorsqu'on les connaît, elles ne frappent pas d'emblée. On voit que le diagnostic histologique, si facile dans la sporotrichose nodulaire, peut être des plus difficiles dans la sporotrichose diffuse dermique[1].

V. — *Comparaison des sporotrichoses expérimentales et de la tuberculose.*

Les sporotrichoses expérimentales, cutanées, ostéo-articulaires et surtout viscérales, sont encore plus tuberculoïdes que les sporotrichoses humaines; chez l'animal, en effet, les *Sporotrichum* peuvent déterminer des sporotrichomes caséeux et des sporotrichomes fibreux, lésions inconnues dans la sporotrichose humaine et si fréquentes dans la tuberculose. Le processus allant jusqu'à la nécrose et à la caséification, les follicules deviennent absolument identiques aux follicules bacillaires et le diagnostic histologique serait impossible, si les lésions ne contenaient de très nombreux parasites.

Mais, si la sporotrichose des animaux se rapproche encore plus de la tuberculose que ne le fait la sporotrichose humaine, elle en diffère cependant par plusieurs détails.

Rien n'est plus saisissant, par exemple, que la comparaison des granulies sporotrichosiques et des granulies tuberculeuses.

Dans les granulations tuberculeuses, la réaction semble uniquement conjonctive, parce que les éléments différenciés sont brutalement frappés de dégénérescence et de nécrose et sont rapidement détruits. Dans la granulation jeune bacillaire, on trouve dès le début le tissu lympho-conjonctif nécrosé au centre, les éléments parenchymateux ont disparu ou sont méconnaissables, la nécrose est précoce, étendue.

Dans la granulation sporotrichosique naissante, on surprend les réactions de tous les éléments, parce que le processus est assez intense pour les susciter, mais pas assez violent pour être destructif. Sur la granulation jeune et souvent sur la granulation adulte, persiste longtemps le mélange: 1° de réactions lympho-conjonctives et macrophagiques, d'infiltration de polynucléaires dégénérés ou non, 2° des réactions parenchymateuses ou dégénératives. La granulation sporotrichosique est un placard d'inflammation complexe, folliculaire et non folliculaire, intersti-

1. Il est presque inutile de dire que la confusion avec la tuberculose ne pourrait être que clinique et histologique. Car ces lésions verruqueuses, rencontrées chez des sporotrichosiques avérés, contiennent dans leurs squames et à l'intérieur des micro-abcès dermiques, des *Sporotrichum;* ils donnent en culture du *Sporotrichum Beurmanni* et guérissent en quatre semaines par l'iodure de potassium.

tielle et parenchymateuse ; la dégénérescence et la nécrose y sont tardives et limitées.

La granulation bacillaire adulte est toujours un nodule d'infiltration cellulaire lympho-conjonctive avec nécrose, la sclérose ne s'y rencontre jamais; elle n'apparaît que sur les très vieilles granulations.

La granulation sporotrichosique, au contraire, devient très rapidement fibreuse. Au début, le centre du sporotrichome reste nécrosé, les protoplasmas sont flous et piquetés de débris nucléaires pyknosés; la dégénérescence peut être aussi profonde que dans la bacillose, atteindre le stade de caséification. Les parasites y sont en nombre considérable, ce qui explique l'intensité de la dégénérescence et la diffusion de la nécrose; mais, à la périphérie, les cellules lympho-conjonctives élaborent des fibrilles collagènes, c'est-à-dire fabriquent du tissu de sclérose ; le foyer sporotrichosique s'enkyste peu à peu d'un anneau fibreux. Cette zone fibreuse est formée de fines fibrilles collagènes, concentriquement ordonnées et treillissées, entre lesquelles on compte d'assez nombreuses cellules conjonctives enflammées (fibroblastes), toutes parasitées.

Le grand nombre des parasites prouve que cette sclérose n'est pas un processus mécanique d'encapsulement banal, mais une réaction sporotrichosique en pleine activité.

Tantôt la sclérose gagne le centre du foyer qui est nécrosé, et toute la granulation devient fibreuse; il ne persiste plus que des amas de parasites.

Tantôt, au contraire, le centre reste nécrosé; les parasites, agminés au centre, font dégénérer le tissu scléreux néoformé et au centre de la granulation fibreuse, on a une tache plus claire où les cellules dégénérées ne sont plus teintées. Ces cellules semblent détruites, et parfois elles ne sont plus reconnaissables qu'à l'amas de parasites qu'elles contenaient; les fibrilles collagènes, nécrosées, sont tuméfiées, très élargies, homogénéisées, transparentes ou granuleuses. Avec l'éosine, elles sont hypercolorées; avec le Van Gieson, elles se teintent du jaune de l'acide picrique et ne reprennent le rouge de la fuchsine que sur le bord externe, au moment où elles se continuent avec la sclérose intacte périphérique. La lésion est donc fibro-caséeuse.

Cette transformation scléreuse des sporotrichomes est rapide et envahissante. Il y a contraste entre l'évolution aiguë de la maladie et la tendance à la transformation scléreuse de chaque placard sporotrichosique. Cette sclérose ne se voit guère, en effet, que dans les formes chroniques des autres infections similaires.

Différences d'ensemble : complexité des sporotrichomes.

De toutes les différences que nous venons d'énumérer, résulte une *différence d'ensemble* très importante à retenir : le sporotrichome est polymorphe, complexe, et sa complexité, s'oppose à l'uniformité de la réaction tuberculo-gommeuse bacillaire.

Dans la bacillo-tuberculose, l'infiltrat est plus lymphoïde que conjonctif ; la polynucléose est absente ; il est formé d'une nappe serrée de petits et moyens mononucléaires, pressés dans un réticulum conjonctif dont les cellules se voient difficilement ; çà et là, cet infiltrat dégénère et forme des follicules typiques à centre nécrosé ; les follicules sont presque tous arrivés au stade dégénératif ; la dégénérescence brutale a supprimé les follicules de transition : la réaction tuberculo-gommeuse est une et sans mélange, elle n'aboutit qu'à la nécrose diffuse.

Dans la sporotrichose, au contraire, la réaction est complexe :

L'infiltrat est un mélange d'éléments conjonctifs et lymphoïdes ; il est plus conjonctif que lymphoïde ; la polynucléose est constante.

L'infiltrat est un mélange de trois réactions : 1° réaction lympho-conjonctive inflammatoire ; 2° dégénérescence et formations tuberculoïdes ; 3° infiltration de polynucléaires et de macrophages.

En raison de la lenteur de la dégénérescence, on retrouve tous les stades de transition : dans la zone lympho-conjonctive externe, on découvre tous les intermédiaires entre les cellules fixes et les cellules libérées ; il en résulte un mélange irrégulier, complexe, de cellules fusiformes enflammées, de mononucléaires grands, moyens et petits, de plasmazellen, de vascularites basophiles... Dans la zone moyenne, on trouve toutes les variétés de cellules géantes et de follicules, tous les intermédiaires entre ces formations et les vascularites : endocapillarites giganto-cellulaires et cellules géantes isolées, encerclées du reliquat de la paroi vasculaire ; cellules géantes centrées d'un amas de polynucléaires ; endocapillarite épithélioïde, aboutissant au follicule épithélioïde ; périvascularite, souvent avec mésovascularite, aboutissant à la formation de la zone moyenne et externe du follicule ; panvascularite, etc., ces réactions vasculaires donnant toute une série de follicules atypiques de transition : follicule à micro-abcès central, à micro-hématome, etc.... Dans la zone de transition, entre la zone moyenne et la zone centrale, on surprend l'infiltration polynucléaire et la transformation macrophagique de toutes les cellules. Dans l'abcès central, on trouve côte à côte, polynucléaires, macrophages intacts, altérés, dégénérés...

Les différences générales et les différences de détail se réunissent donc pour distinguer les deux processus. On peut affirmer que le plus souvent le diagnostic histologique est facile entre les gommes tuberculeuses et les gommes sporotrichosiques ; il s'impose dans la sporotrichose nodulaire, lorsque l'on peut embrasser l'ensemble des trois zones et toute la progression du processus vers le micro-abcès polynucléaire. Il est possible, facile même, au seul examen de la zone moyenne (la plus tuberculoïde pourtant des trois), tant certains follicules atypiques et certaines lésions vasculaires paraissent spéciaux à la sporotrichose : en effet, la tuberculose nodulaire est presque toujours, sinon toujours, typique, les follicules y sont schématiques, la nécrose diffuse centro-folliculaire, la caséification y sont presque constantes ; quand le bacille de Koch crée des follicules nombreux et agglomérés, il les fait presque toujours typiques... L'erreur histologique ne nous a paru inévitable que si l'examen se limitait à un fragment incomplet, isolé de la périphérie de la lésion nodulaire.

3° COMPARAISON DES SPOROTRICHOSES ET DES SUPPURATIONS DUES A DES COCCI

Le sporotrichome se rapproche des suppurations cocciennes à toutes les périodes de l'évolution : au début, par ses réactions conjonctives et sa polynucléose ; à la période d'état, par son abcès central polynucléaire et macrophagique ; à son déclin, par sa collection suppurée entourée d'une paroi fibreuse.

Ces suppurations cocciennes ressemblent d'autant plus à la mycose que leurs nodules peuvent prendre l'aspect tuberculoïde. Plusieurs auteurs, Cornil, Unna, ont signalé cette structure tuberculoïde sans insister. L'un de nous en a montré l'importance dans sa thèse[1] ; il cite plusieurs cas de folliculites, d'acné et de furoncles chroniques, où l'on trouvait l'ordination en trois zones : abcès central polynucléaire ; zone moyenne tuberculoïde, ordinairement étroite, parsemée de quelques cellules et de folliculies épithélioïdes ; zone périphérique lympho-conjonctive souvent avec infiltration abondante de plasmazellen et vascularites chroniques. Il a surtout étudié ces faits à propos des lésions papulo-nécrotiques cocciennes qui simulent cliniquemenent et histologiquement les tuberculides[2] ; il a fait remarquer que Unna invoquait même la structure tuberculoïde de l'acné et des folliculites chroniques pour identifier le lichen scrofulosorum à l'acné et nier sa nature tuberleuse, malgré la structure tuberculoïde des lésions. Il était donc tout naturel de rapprocher la sporotrichose des suppurations chroniques et c'est ce que nous avons fait dès le début[3] de nos travaux histologiques.

Il existe pourtant des différences entre les deux processus, sans parler de la grosseur et de la profondeur des nodules. Dans le nodule coccien, la réaction polynucléaire l'emporte presque toujours ; la réaction phlegmasique fibrineuse persiste plus longtemps que dans le sporotrichome ; les éléments cellulaires polynucléaires macrophages sont souvent plus altérés, quelquefois même ils sont atteints de nécrose diffuse et s'agglomèrent en un placard amorphe. La réaction tuberculoïde giganto-cellulaire et folliculaire est, sauf quelques exceptions, minime, parcellaire, ne formant pas une zone continue ; les follicules de transition, les vascularites sont moins nombreux que dans les mycoses. La zone externe est plus diffuse et presque jamais encapsulée.

Ces notions ont été confirmées par notre deuxième Mémoire de 1907, par notre cinquième Mémoire de 1909 et par l'étude qu'a pu

---

1. Gougerot. Bacillo-tuberculoses non folliculaires. *Thèse de Paris*, 1908, p. 182, et *Bull. de la Société de la Tuberculose*, mai 1911. *Progrès médical*, 1912.

2. Gougerot. Suppurations cocciennes nodulaires à type papulo-nécrotique. *in Ann. de Derm. et de Syph.*, 1907, p. 677, *C. R. des Séances de la Soc. de Biol.*, 4 déc. 1909, t. LXVII, p. 651.

3. de Beurmann et Gougerot. Sporotrichoses dermiques. *Bull. de la Soc. franç. de Dermat. et de Syph.*, 3 janv. 1907.

faire l'un de nous de toute une série d'abcès froids chroniques non mycosiques dus à des cocci [1].

Ces recherches ont permis de mieux préciser la place des sporotrichoses parmi les processus anatomiques ; elles ont montré que ces mycoses servaient de « transition entre les maladies tuberculoïdes et les suppurations cocciennes », qu'elles se rapprochaient plus encore des suppurations cocciennes chroniques que de la tuberculose et de la syphilis, puisque la polynucléose, élément essentiel du sporotrichome, manque dans la tuberculose et n'existe que dans les nodules cocciens, puisque l'ordination en trois zones, caractéristique du sporotrichome, ne se voit pas dans la tuberculose et ne se trouve que dans certaines suppurations cocciennes torpides.

CONCLUSION ANATOMIQUE. — *Classification des Sporotrichoses dans le groupe des maladies nodulaires.*

En 1911, nous ne pouvons que reproduire les conclusions qui terminaient notre deuxième Mémoire de 1907 et qui ont été confirmées par tous les travaux ultérieurs.

« L'étude clinique, disions-nous, rapproche la sporotrichose de la syphilis, de la tuberculose et des suppurations cocciennes subaiguës et chroniques. Notre étude anatomique la classe près des suppurations chroniques, de la syphilis et de la tuberculose. Dès 1906, nous avons insisté sur ces analogies. « Le processus sporotrichosique, disions-nous, est proche de la syphilis, de la tuberculose et de l'ecthyma chronique, mais non identique, et c'est ce mélange des trois ordres de réactions qui rend si particulier, et même peut-on dire, si caractéristique, cette lésion sporotrichosique. Il faut encore la rapprocher de certains acnés chroniques où s'ébauchent ces trois ordres de réactions, mais où la réaction épithélioïde est toujours moins prononcée.

« La sporotrichose paraît surtout tuberculoïde au premier abord.

---

1. Gougerot, *in* Sicard, Gougerot et Gy. Sur un cas de phlegmon ligneux scapulo-cervical. *Bull. et Mém. de la Soc. méd. des Hôp. de Paris,* 5 févr. 1909, p. 163.

A l'époque où régnait la spécificité histologique du tubercule et de la cellule géante, on aurait sans hésitation classé la sporotrichose parmi les pseudo-tuberculoses, tout près de la tuberculose bacillaire. Pourtant des différences fondamentales séparent les deux processus ; il suffit de rappeler l'opposition de la polynucléose chronique sporotrichosique et de la caséification bacillaire et toutes les différences qui en découlent.

« La sporotrichose se rapprocherait davantage de la syphilis par son infiltrat lympho-conjonctif et ses plasmazellen, par quelques-uns de ses follicules incomplets, par ses vascularites conjonctives, mais la polynucléose de la syphilis est accessoire, secondaire et tardive, alors que la polynucléose de la sporotrichose est un élément essentiel et existe dès le début.

« L'étude toute nouvelle des suppurations chroniques cocciennes permet une classification plus exacte : la sporotrichose, maladie nodulaire, est une suppuration chronique. Certaines lésions cocc_iennes chroniques, en effet, ont la même ordination en trois zones, le même mélange de réactions, inflammatoire basophile, tuberculoïde, suppurative, la même évolution vers l'abcès polynucléaire et macrophagique. Elles seules reproduisent ce processus tuberculoïde et suppuratif tout à la fois. C'est donc des suppurations cocc_iennes chroniques qu'il faut rapprocher la sporotrichose, plus encore que de la tuberculose et de la syphilis; elle ne ressemble à la bacillose que par sa zone moyenne, à la syphilis, que par sa zone externe....

« La sporotrichose est le type des abcès chroniques des maladies nodulaires à polynucléose chronique.

« Elle sert de transition entre les maladies nodulaires tuberculoïdes et les suppurations cocc_iennes. En effet, au début elle ébauche une réaction phlegmasique ; à sa période d'état, elle se rapproche de la syphilis et de la tuberculose. Mais à chacun de ses stades, elle conserve son individualité ; elle se distingue même des suppurations chroniques qui lui ressemblent le plus.

« Cette série de comparaisons entre la tuberculose, la sporotrichose, la syphilis, les suppurations chroniques, précisent la signification des infiltrats nodulaires du follicule et de la cellule géante. Ces lésions ne sont spécifiques d'aucun parasite. Ce sont des réactions générales mises en mouvement par des causes différentes, ayant un mode d'action identique dans leur force et leur durée. Il y a, non pas une *spécificité anatomique*, mais une *spécificité causale parasitaire*. Des causes différentes, ayant un même mode d'action, réaliseront les mêmes lésions : le *Sporotrichum Beurmanni*, le *Bacille de Koch*, produisent un follicule identique. Un même germe, variant son mode d'action, détermine des lésions différentes; le *Sporotrichum* crée des lésions syphiloïdes, tuberculoïdes, ecthymatiformes, etc.

« Toutefois il faut retenir que chaque germe a un mode habituel de réaction ; c'est par *cette lésion habituelle ou typique*, par *l'ensemble de ses réactions histologiques* et par *l'évolution des lésions* qu'il faudra tenter de définir un processus anatomique : la sporotrichose sera ainsi caractérisée histologiquement par l'ordination en trois zones ou par le mélange des trois réactions : 1° lympho-conjonctive basophile, 2° épithélioïde et giganto-cellulaire, 3° polynucléaire et macrophagique ; par ses follicules atypiques et ses vascularites ; par son évolution vers l'abcès chronique à polynucléaires et macrophages » (de Beurmann et Gougerot, 1907).

CHAPITRE XII

LES « HUMEURS » DES SPOROTRICHOSIQUES

Pus, sang, urine, bile, salive, sperme, sucs viscéraux,
mucus bucco-pharyngé.

La toxi-infection sporotrichosique, même lorsque les parasites n'envahissent pas la circulation sanguine, détermine dans l'organisme des réactions humorales complexes : les réactions sériques, découvertes par Widal et Abrami, sont les plus intéressantes, au point de vue pratique car elles servent au diagnostic, au point de vue doctrinal et pathogénique car elles permettent de mieux pénétrer le mécanisme de la toxi-infection sporotrichosique, et elles nous forcent à rapprocher les infections mycosiques et bactériennes qu'on se plaisait à opposer il y a quelques années à peine[1].

I. *Pus.* — Les sporotrichomes contiennent du pus, du séro-pus ou de la sérosité citrine.

Aspect macroscopique. — Le *pus* sporotrichosique est assez variable d'aspect : tantôt il est verdâtre, épais, visqueux, homogène, voir même sirupeux, s'écoulant mal par l'aiguille aspiratrice; tantôt il est jaunâtre, visqueux, homogène; tantôt il est rouillé, brunâtre-chocolat par mélange de sang; tantôt et exceptionnelle-

---

1. DE BEURMANN et GOUGEROT. Les infections mycosiques *in Nouv. Traité de Méd. et de Thérap.*, de L. Gilbert et A. Thoinot, fasc. IV, 1910, p. 373.

ment il n'est pas homogène, il se mêle de grumeaux et de débris nécrosés. Ces pus visqueux très épais, ne se sédimentent pas ou ne se sédimentent qu'incomplètement ; il faut plusieurs jours avant d'obtenir la séparation du sérum et des parties solides. La plupart de ces pus coagulent en masse et le caillot ne se rétracte que très lentement.

Le *séro-pus* sporotrichosique présente tous les intermédiaires entre le pus fluide, opaque, et la sérosité citrine à peine trouble ; il coagule lentement et se sédimente mal.

La *sérosité* citrine est jaune, transparente ; elle s'écoule de l'ulcération d'une façon continue. Plus rarement, elle forme le contenu d'abcès non fistulisés : la centrifugation montre qu'elle est pauvre en éléments cellulaires.

Aspect microscopique : formule cytologique. — Dès 1906, nous avons montré que la formule du pus, du séro-pus ou de la sérosité citrine sporotrichosique était essentiellement caractérisée par des polynucléaires neutrophiles et des macrophages, fait confirmé par tous les auteurs. Les cellules sont le plus souvent peu altérées ; mais parfois, surtout dans les lésions anciennes, la cytolyse est marquée : il y a plasmolyse et pyknose du noyau ; la fibrine est en quantité variable. Widal, Abrami, Joltrain, Brissaud et Weill ont cité la présence de nombreux éosinophiles dans certains cas.

Les parasites courts intra-cellulaires sont inclus, quelquefois dans les polynucléaires, presque toujours dans les macrophages ou grands mononucléaires ; les parasites libres extra-cellulaires sont rares et proviennent le plus souvent de macrophages détruits. Le nombre des parasites varie d'un cas à l'autre ; il semble que les lésions fermées, à tendance non ulcéreuse, soient moins riches en parasites que les gommes ulcéreuses, ainsi que nous l'avons noté sur nos malades n°s IV et VI, et Duval et Fage sur leur malade n° IX. Sur notre malade n° IV, les gommes fermées du sein ne contenaient qu'un à trois *Sporotrichum* par centimètre cube de pus, alors que les gommes ulcéreuses du bras en contenaient plus de trente. Mais cette règle est loin d'être constante. Chez notre malade n° XII, un demi-centimètre cube d'une gomme fermée donnaît plus de quatre-vingts colonies par tube et les parasites poussaient nombreux sur le verre sec en auto-culture.

Les parasites sont rares dans les pus humains et toujours difficiles à voir; aussi le pus sporotrichosique semble-t-il « amicrobien » au premier abord.

Cette formule polynucléose et macrophagie sans grandes altérations cellulaires, absence apparente de microbes, est assez spéciale, pour que sa constatation dans un abcès d'allure « froide » permette d'éliminer presque à coup sûr la tuberculose et de soupçonner la sporotrichose. Ce cyto-diagnostic de la sporotrichose, nouvelle application de la méthode féconde du cyto-diagnostic de Widal et Ravaut, nous a permis, chez notre malade n° XI, de faire le départ des lésions mycosiques et des abcès tuberculeux sans attendre les résultats des ensemencements.

Physiologie pathologique. — L'apport de mononucléaires macrophages, riches en lipase qui digèrera les toxines adhérentes, l'afflux de polynucléaires gorgés de protéase, qui digèrera les squelettes albuminoïdes des parasites, traduisent l'effort de l'organisme pour se débarrasser des parasites, effort que les iodiques, par leurs excitations cellulaires, rendront victorieux.

L'infiltrat gommeux secrète-t-il des substances immunisantes ? La question n'a encore pu être résolue.

Le pus contient des agglutinines et des anticorps, mais le pus n'est pas parasiticide *in vitro*, il constitue au contraire un milieu de culture (auto-culture). Les substances immunisantes, si elles existent, ne paraissent donc pas être directement parasiticides. Il ne semble pas que les gommes soient le lieu principal de la formation des agglutinines et des sensibilisatrices. En effet, sur une malade de Landouzy, « Gougerot a recherché le pouvoir agglutinatif de la sérosité purulente des gommes, éclaircie par centrifugation. Le pouvoir agglutinatif de cette sérosité ne dépassait pas 1/100 (alors que celui du sang atteignait 1/300). Cette recherche comparée du pouvoir agglutinatif du sérum et du pus montre donc une grande différence entre ces deux humeurs; ce détail, qui n'avait pas été signalé, prouve que la fabrication des agglutinines ne doit pas se faire dans les gommes et les foyers sporotrichosiques, mais sans doute dans les organes hématoporétiques ». Nos recherches chez un de nos malades, avec Bith et Heuyer, ont confirmé le fait en montrant que le sérum sanguin agglutinait à 1/350, alors que le sérum du pus n'agglutinait qu'au 1/200 ; le sérum sanguin fixait le complément avec énergie, alors que le pus, pur ou dilué, fixait avec une intensité moyenne.

Le pus vivant, contenant des parasites et des anticorps, renferme à la fois l'antigène et l'anticorps ; il fixe le complément sans autre addition (Gougerot et Bith.) Le pus, tué à 100°, ne peut servir que d'antigène (par exemple pour la recherche des anticorps du sérum sanguin), puisque le chauffage à 100° a détruit l'anticorps.

Enfin le pus chauffé, réémulsionné (mais non le sérum du pus) peut servir de toxine pour l'intra-dermoréaction sporotricho-sinique.

II. *Sang*. — Le sang, vecteur du parasite et des toxines, présente des modifications complexes.

1° Présence du parasite dans le sang, démontrée par l'hémoculture. — Le parasite est disséminé par le sang. Déjà par des cultures du sang circulant des animaux et du sang du cœur prélevé à l'autopsie, nous avions montré avec Vaucher la fréquence des sporotrichémies expérimentales et nous avions admis le mode de dissémination artérielle du parasite chez l'homme dans la forme disséminée (1906-1907). Chez l'homme, nos premières hémocultures, de même que celles de Ravaut et Civatte (1907), échouèrent, sans doute parce que la prise était trop tardive ou faite à un moment inopportun. Widal et Weill réussirent les premiers l'hémoculture chez l'homme (1908) ; un second exemple fut bientôt cité par Gaucher, Lousle, Abrami et Giroux ; un troisième, par Landouzy et Gougerot. Dans ce dernier cas, la culture sur gélose en fiole de Roux a permis la numération des germes : sept centimètres cubes de sang contenaient deux colonies de *Sporotrichum Beurmanni*.

2° Propriétés physico-chimiques. — Le sang des sporotrichosiques, étudié macroscopiquement, ne présente rien d'anormal ; l'analyse chimique et physique n'en a pas été faite, tout au plus peut-on dire que par l'épreuve d'Hayem, il n'y a pas d'hyperfibrinose et que sa concentration moléculaire jugée pas la cryoscopie n'est pas modifiée.

3° Cytologie. — Le sang, étudié microscopiquement, paraît le plus souvent peu modifié.

Le nombre des globules rouges, la teneur en hémoglobine, la valeur globulaire, sont ou normaux ou diminués, traduisant une anémie symptomatique qui n'a rien de particulier.

Les globules blancs sont tantôt en nombre normal, tantôt augmentés.

Leur équilibre, dans nos premiers cas, ne nous avait pas semblé notablement modifié, sauf une légère polynucléose neutrophile, habituelle à toutes les infections ; c'est ce que confirment plusieurs observations de Lesné et Monier-Vinard, n° V, (1200 leucocytes, 86 p. 100 de polynucléaires), Laubry et Esmein, n° X (8000 leucocytes, équilibre normal) Hudelo et Monier-Vinard [1] (leucocytes 6100 polynucléaires, 68 : grands mononucléaires, 11 ; moyens et petits mononucléaires, 19 ; éosinophiles, 2) Robert Stein (leucocytes 5600, éosinophiles 2 p. 100) etc.

Mais depuis, Widal, Brissaud, Joltrain et Weill, ont noté dans certains cas une notable éosinophilie.... 3, 5 p. 100, 6, 5 p. 100. Attilio Fava a constaté sur lui-même 8 p. 100 d'éosinophilie. Widal insiste sur cette éosinophilie : « Avec M. Etienne Brissaud, dit-il, nous avons retrouvé cette éosinophilie presque constante chez nos animaux atteints de sporotrichose expérimentale. Nous avons constaté chez des chiens une éosinophilie s'élevant jusqu'à 18 p. 100 » [2].

4° Agglutinines et co-agglutinines [3]. — Le sang des sporotri-

1. *Bull. et Mém. de la Soc. méd. des Hôp. de Paris*, 12 juin 1908.

2. *Bull. et Mém. de la Soc. méd. des Hôp. de Paris*, 27 nov. 1908, p. 649.

3. Le fait seul est indiqué ici : l'étude des réactions humorales est développée au chapitre diagnostic avec tous les détails qu'elle mérite (voir p. 574).

chosiques est doué de propriétés d'agglutination et de fixation. Le mérite de la découverte de ces réactions humorales et de l'utilisation diagnostique de ces propriétés revient à Widal et à Abrami [1].

Ces auteurs ont montré que la culture du *Sporotrichum Beurmanni* dans des sérums de sporotrichosiques ne se présente pas agglutinée : de même que dans les sérums non mycosiques « la végétation s'étend sur toute la hauteur de la colonie liquide et à aucun moment on n'a constaté de clarification de la partie supérieure ; les amas floconneux, déposés au fond des tubes, n'étaient ni plus volumineux ni plus caractéristiques dans un sérum que dans l'autre ; on ne pouvait donc songer à établir un séro-diagnostic macroscopique. L'examen microscopique de ces cultures ne permet pas non plus de percevoir « de dissemblance suffisante ». (Widal et Abrami.)

Au contraire, sous le microscope dans le mélange de spores homogènes et de sérum, ils ont observé une agglutination évidente, pouvant, par exception, ne pas dépasser 1/100, oscillant d'ordinaire vers 1/400 et atteignant parfois jusqu'à 1/500. Chez cent-soixante-trois malades non mycosiques de Widal, Abrami, Brissaud, Joltrain et Weill, servant de témoins, le pouvoir agglutinatif n'a jamais dépassé $\frac{1}{80}$; il était variable et passager d'un jour à l'autre. La précision de cette réaction est telle que Widal et Abrami ont pu en faire un procédé de séro-diagnostic de la sporotrichose, dont la valeur a été confirmée par de nombreux auteurs. Plus d'une trentaine de sporotrichosiques éprouvés ont tous agglutiné ; un seul cas de tuberculo-sporotrichose d'Achard et Ramond a été négatif.

Widal et Abrami ont encore montré qu'il existait des agglutinations de groupe : le sérum des actinomycosiques co-agglutine les spores de *Sporotrichum Beurmanni* à 1/50, 1/100, 1/150, aussi ont-ils pu

---

[1]. WIDAL et ABRAMI. Séro-diagnostic de la Sporotrichose par la sporo-agglutination. La co-agglutination mycosique, etc. *Bull. et Mém. de la Soc. méd. des Hôp. de Paris*, 25 juin 1908, et WIDAL, ABRAMI, BRISSAUD, JOLTRAIN et WEILL, *Annales de l'Institut Pasteur*. 1910, n° 1, p. 2.

établir un séro-diagnostic de l'actinomycose, confirmé par Chauffard
et Troisier, Coyon et Gougerot. Le sérum des malades atteints de
muguet, ou en incubation de muguet, co-agglutine à 1/50, 1/100
et même 1/150 (Widal, Abrami et Joltrain). Nous avons avec Verdun confirmé le fait, non seulement sur les malades atteints de
plaques crémeuses de muguet, mais sur de simples porteurs de
levures saprophytes du bucco-pharynx sans lésions apparentes
(1/100). Le sérum du malade de Ravaut et Pinoy, atteint de discomycose, co-agglutinait à 1/100. Le cas d'oïdiomycose de de Beurmann, Gougerot et Vaucher co-agglutinait à 1/60. Toutes ces
co-agglutinations restent donc à des taux peu élevés, 1/150 au plus.
Dans un seul cas, le premier cas d'hémisporose de Gougerot et Caraven, le sérum co-agglutinait les spores de *Sporotrichum* à 1/400.
« Au cours des teignes de diverses origines, des trichophyties
cutanées [1], du pityriasis versicolor, au cours de l'érythrasma, du
favus, au cours de l'aspergillose animale, le sérum sanguin se
montre inactif à l'égard du *Sporotrichum Beurmani*, tant au point
de vue de la sporo-agglutination que de la fixation. »... Des émulsions de spores homogènes de différents *Microsporon* et *Trichophyton* [2], *Aspergillus niger* et *A. fumigatus* « n'ont pu être
agglomérées par les sérums actifs de cinq sporotrichosiques. »

5° **Sensibilisatrice et co-sensibilisatrices (ou anticorps
sporotrichosiques) : Réaction de fixation et co-fixations.**
Par la réaction de fixation de Bordet-Gengou, Widal et Abrami,
ont décelé une sensibilisatrice spécifique (anticorps sporotrichosique) dans les sérums de tous les malades atteints de sporotrichose
en activité qui ont été examinés [1]. La constance de cette réaction,

---

1. WIDAL. ABRAMI, BRISSAUD, JOLTRAIN et WEILL citent deux exceptions : un
teigneux et un homme atteint de trichophytie du fourreau de la verge agglutinaient à $\frac{1}{30}$;

2. Et pourtant, sur huit teigneux, cinq agglutinent des émulsions de Trichophyton à grosses spores aux taux de $\frac{1}{50}$ à $\frac{1}{200}$ (GAUCHER et ABRAMI).

3. Chez un malade guéri depuis quatre ans, le sérum ne co-agglutine plus les
spores de *Sporotrichum Beurmanni;* pourtant il co-fixe encore en présence de
cultures de *Sporotrichum* (WIDAL, ABRAMI, BRISSAUD, JOLTRAIN et WEILL).

(qui existait même dans le cas d'Achard et Ramond où la sporo-agglutination manquait) a permis à Widal et à Abrami de compléter le séro-diagnostic de la sporotrichose. Les deux réactions d'agglutination et de fixation sont parallèles mais indépendantes et au moment où les gommes s'affaissent, Widal et ses élèves ont vu chez un malade la réaction de fixation s'atténuer, alors que la réaction agglutinante persistait dans toute son intensité.

Widal et Abrami ont montré que là encore existaient des réactions de groupe :

1° Le sérum des sporotrichosiques co-fixe le complément en présence du *Saccharomyces tumefaciens* et du *Cryptoccus Plimmeri*, de l' *Endomyces albicans*, de l'*Oïdium cutaneum*, de l'*Oïdium luteum*, de l'*Hemispora stellata*, de l'*Oospora bovis* et de divers autres *Oospora* : *Oospora Maduræ*, *Oospora asteroïdes*, *Oospora Gabritchewskii*, *Oospora Afanasiewi*, *Oospora Decii*.

2° Les sérums des malades atteints d'Actinomycose active ou guérie (Widal et Abrami) et de Discomycose (Ravaut et Pinoy), de muguet (Widal, Abrami et Joltrain), d'Oïdiomycose (de Beurmann, Gougerot et Vaucher), d'Hémisporose (Gougerot et Caranen) cofixent le complément en présence des cultures de *Sporotrichum Beurmanni*. Par contre, « la réaction de fixation, recherchée en faisant agir cinq sérums sporotrichosiques sur des émulsions de *Trichophyton*[1], de *Miscrosporon*, d'*Achorion*[2], d'*Aspergillus* » s'est « montrée négative. » (Widal, Abrami, Brissaud, Joltrain et Weill p. 38).

La réaction de Wasserman (recherche de l'anticorps syphilitique) est négative (de Beurmann et Gougerot, Robert Stein, Bruno Bloch.... etc), sauf dans le cas où le malade est en même temps syphilitique (de Beurmann et Gougerot)[3].

---

1. Et pourtant, sur onze sérums de trichophytiques « sept fois la réaction de fixation fut positive et quatre fois légère » avec des cultures de *Trichophyton* comme antigène.

2. Cependant le sérum de deux faviques fixait nettement en présence dez cultures d'*Achorion Schœnleini*.

3. « La sporo-agglutination et la réaction de fixation s'observent aussi chez les animaux inoculés de sporotrichose », disent : WIDAL, ABRAMI, BRISSAUD, JOLTRAIN et WEILL. Deux de leurs chiens présentèrent, au cours d'une éruption

6° **Précipitatine**. — Widal, Sicard et Gougerot ont signalé dans le sérum des sporotrichosiques un pouvoir précipitant vis-à-vis des bouillons filtrés de culture.

7° **Opsonines**. — Milhit, employant la méthode de Wright et Douglas, a noté sur des sujets sains « une très faible quantité d'opsonine favorisant la phagocytose de la spore du *Sporotrichum* »; chez trois sporotrichosiques il a obtenu : premier malade, pouvoir opsonique = 1,20 ; indice = 2. Deuxième malade, pouvoir opsonique = 0,87 ; indice = 1,45. Troisième malade, pouvoir opsonique = 0,72 ; indice = 1,20 : « soit en résumé dans les trois cas, un pouvoir opsonique assez supérieur à la normale et un indice supérieur à l'unité dans le premier cas. »

Chauffard et Jean Troisier ont montré sur un malade actino-mycosique que l'indice opsonique du sérum, recherché en se servant d'une émulsion de spores de *Sporotrichum Beurmanni*, était supérieur à l'unité = 1,19.

8° **Absence de pouvoir parasiticide**. — Le sérum des sporo-trichosiques en évolution ou pendant la convalescence n'est pas parasiticide ; le champignon pousse dans ces sérums et une goutte de la culture en sérum, reportée sur gélose Sabouraud, donne un voile luxuriant, ainsi que l'ont montré Widal et Abrami et ainsi que nous l'avons noté. Il en est de même des sérums des animaux vaccinés.

En résumé, le sang, qui sert à disséminer le parasite, contient, même en dehors de toute septicémie, des produits complexes

gommeuse généralisée, une agglutination de $\frac{1}{100}$ à $\frac{1}{300}$ et une réaction de fixation positive et intense. Chez les lapins, les résultats de la sporo-agglutination furent « beaucoup moins nets » et fort inconstants, $\frac{1}{50}$ à $\frac{1}{500}$, et dans un cas $\frac{1}{3000}$, sans que pourtant l'autopsie ait révélé de lésions sporotrichosiques visibles.

Il ne faut pas oublier dans ces recherches que les sérums d'animaux sains peuvent agglutiner de $\frac{1}{10}$ à $\frac{1}{30}$ chez le chien, et jusqu'à $\frac{1}{200}$ chez le lapin.

« La réaction de fixation, que nous avons parallèlement recherchée chez les quatre lapins inoculés, ne nous a donné que des résultats disparates » (WIDAL, ABRAMI, BRISSAUD, JOLTRAIN et WEILL).

de sécrétions et les sécrétions humorales que ses toxines ont sus-
citées.

III. *Urines.* — Les urines des sporotrichosiques, ainsi que nous
l'ont montré des analyses fréquentes et complètes, ne présentent rien
de spécial, du fait de l'infection sporotrichosique chronique. Dans
les sporotrichoses aiguës, les urines ont les caractères habituels
des urines fébriles : chez un malade, Bruno Bloch a noté la diazo-
réaction d'Ehrlich.

L'émonctoire rénal peut servir à l'élimination des parasites. Avec
Vaucher, nous avons montré chez les animaux l'existence 1° de
sporotrichurie sans albumine et sans néphrite notable au cours
des septicémies sporotrichosiques ; 2° de néphrite aiguë chez le
rat et chez le chien, avec oligurie, albuminurie, cylindrurie,
légère pyurie et même parfois hématurie, avec sporotrichurie.
Cette élimination du parasite dans les urines est importante à
retenir; elle pourrait en clinique humaine, de même que pour la
bacillose, servir au diagnostic; elle est témoin de l'effort de l'organisme à se défendre contre les infections.

IV. *Bile.* — La bile humaine n'a pas été étudiée.

Chez les animaux, nous avons noté avec Vaucher le passage du
champignon dans la bile au cours des septicémies sporotrichosiques
chez le rat, chez le singe, qu'il y ait ou non lésions nodulaires du
foie. Abrami a noté le même fait deux fois sur cinq chiens inoculés.

Cette élimination du champignon par la bile doit être retenue,
car elle peut faire prévoir l'existence de cholécystites et d'entérites mycosiques; elle donne la preuve de l'élimination du *Sporotrichum Beurmanni* par les selles; ce peut être là une source de
propagation de la maladie, même après guérison, lorsque le
malade est devenu un porteur de germes.

V. *Salive.* — La même élimination des parasites, notée dans
la bile des animaux, peut être décelée dans les autres sucs digestifs : salive [1], suc pancréatique.

1. La présence du *Sporotrichum Beurmanni* a été retrouvée dans la bouche
des animaux sporotrichosiques, elle a été plusieurs fois notée par Lutz et

VI. *Sperme*. — Le sperme humain n'a pas été examiné

Chez les animaux, la culture du sperme des rats atteints d'orchite sporotrichosique, prélevé dans les vésicules séminales, nous a montré le passage des *Sporotrichum* dans le sperme (expériences faites avec Vaucher). Les vésicules étant souvent saines, le passage n'avait pu se faire qu'au niveau du testicule et en effet, plusieurs fois nous avons pu constater sur coupe la présence de parasites mêlés aux spermatozoïdes, dans la lumière des tubes séminipares.

Ce fait permet dans le cas d'orchite sporotrichosique de craindre une *hérédo-sporotrichose* d'origine paternelle, tant chez l'homme que chez les animaux.

Cette élimination des parasites par toutes les glandes, reins, foie, glandes salivaires, testicules, est témoin de l'effort de l'organisme pour se débarrasser des germes envahisseurs ; elle est un des modes de défense de l'organisme infecté.

VII. *Sucs des Tissus. Phénomènes de Sporotricholyse.* — Gougerot et Laroche, au laboratoire du Professeur Pierre Marie, ont étudié les phénomènes de sporotricholyse.

Une première série d'expérience leur a montré qu'*in vitro* certains viscères d'hommes non mycosiques et d'animaux non sporotrichosiques (cerveau, foie....[1]) semblent jouir de propriétés *parasiticides* (d'ailleurs inconstantes), sur les formes parasitaires du pus (formes mycéliennes courtes) et parfois sur les formes filamenteuses jeunes des cultures, mais non sur les spores.

Cette parasitolyse est un acte vital, puisque les mêmes tissus chauffés sont dépourvus de la propriété lytique. Cette propriété perdue ne peut être réactivée par l'addition de complément frais.

Une deuxième série d'expériences de Gougerot et Laroche

Splendore dans la sporotrichose spontanée et expérimentale du rat, par nousmêmes, chez les rats inoculés de *Sporotrichum Beurmanni*, par Jeanselme et Paul Chevallier, chez un rat inoculé de *Sporotrichum Jeanselmei*. Ce fait est invoqué par Lutz, par Jeanselme et Paul Chevallier pour expliquer les deux cas connus de Sporotrichose inoculée par morsure de rat.

1. Mais non le poumon.

reproduit les mêmes essais mais avec des tissus de sujets sporotrichosiques.

« Les tissus des animaux sporotrichosiques ont une activité lysante diminuée, si on les compare à l'activité des tissus du même animal sain. Les viscères des rats sporotrichosiques (espèce très sensible à la sporotrichose) sont bourrés de parasites et ne sont pas parasiticides, pas plus *in vitro* qu'*in vivo*. En effet le mélange *in vitro* n'empêche pas la culture et l'inoculation du même mélange à un animal neuf ne le protège pas contre l'infection.

« Cette absence de propriétés lysantes dans les expériences *in vitro* et *in vivo* ne veut pas dire que l'action lytique des tissus est abolie, mais elle prouve quelle est nettement diminuée. C'est là une des raisons du développement et de la pullulation du champignon dans les tissus. Cette diminution de l'activité lysante est le témoin de la *sensibilisation* profonde générale de l'organisme, sensibilisation que les intra-dermoréactions révèlent sur le tégument...

« Les tissus des animaux immunisés dans les expériences de vaccinothérapie et de sérothérapie de Gougerot, possèdent au contraire les propriétés lysantes; leur réapparition coïncide avec la guérison (phénomène d'immunité) ». (Gougerot et Laroche.)

Ces expériences de bactériolyse nous révèlent un autre élément de la lutte de l'organisme sain contre le champignon, l'action des humeurs tissulaires : la propriété lysante cherche à s'opposer à la sensibilisation de l'organisme pendant la période d'infection.

VIII. *Mucus bucco-pharyngien* et *salive*. — Dès 1906, nous avons montré que le *Sporotrichum Beurmanni* peut exister dans la bouche des sporotrichosiques et y persister à l'état saprophytique de même que dans le larynx (malade n° VI) et nous avons montré que l'autopsie de Vaquez, Laubry et Esmein devait être interprétée dans ce sens ; en effet, pendant la vie on avait décelé des *Sporotrichum* dans l'expectoration : or la dissection, les cultures de l'œsophage, de la trachée, des poumons prouvèrent l'absence de lésions sporotrichosiques. Sicard, Gougerot et Bith,

Brissaud, Gougerot et Gy, Chauffard et Laroche, Landouzy et Gougerot ont retrouvé ce saprophytisme du champignon dans la cavité bucco-pharyngienne.

Dès 1907, nous avons insisté sur l'intérêt étiologique et pathogénique de cette constatation ; elle indique la porte d'entrée des sporotrichoses disséminées, dont le mode de contamination échappait ; elle fait soupçonner l'origine alimentaire de maint cas de mycose que démontrent d'autres faits ; elle explique les envahissements laryngés (notre malade n° VI) et fait craindre les récidives ; elle prouve l'existence de porteurs de germes et permet d'éclairer certains cas de contagion (Widal et Joltrain) ; elle pourrait permettre de faire le diagnostic dans les cas de lésions inabordables et même un diagnostic rétrospectif (Brissaud, Gougerot et Gy).

Réactions sporotrichosiniques.

La sporotrichose et la tuberculose ont de si grandes analogies qu'il était permis de penser que l'injection de toxines sporotrichosiques déterminerait chez le sporotrichosique une réaction spécifique, comparable à celle que produit la tuberculine chez le tuberleux. Après bien des tâtonnements, l'expérience a confirmé cette hypothèse et l'on voit l'intérêt de ces réactions spécifiques des sporotrichosiques, non seulement au point de vue doctrinal, mais encore au point de vue pratique et diagnostique.

« Les premiers essais, dit Chopin [1], furent tentés par de Beurmann et Gougerot dès 1906, avec des bouillons filtrés et des broyages de corps microbiens tués, puis par Sicard et Gougerot en 1908 : les résultats furent douteux. Possédant avec la culture à froid, réglée par eux en 1906, un moyen de diagnostic à la fois rapide et sûr, ces auteurs abandonnèrent ces essais [2] ; ils n'avaient jamais osé faire ni sub-cutiréaction ni ophtalmo-réaction.

1. CHOPIN. Intra-dermoréaction sporotrichosinique. *Th. de Paris*, 1910.
2. *Bull. et Mém. de la Soc. méd. des Hôp. de Paris*, 18 juin 1909, p. 1273.

Robert Stein, à la Clinique du Professeur Jadassohn à Berne, reprit ces expériences et n'obtint lui aussi que des résultats négatifs ou douteux. »

Le 6 mai 1909, Bruno Bloch présentait à la Société médicale de Bâle un malade atteint de sporotrichose aiguë hématogène généralisée ; sur ce malade il avait obtenu une cuti-réaction positive avec une sporotrichosine extraite de cultures en bouillon. L'observation entière a été publiée dans les *Beihefte zur klinischen Medizin* le 6 septembre 1909, et résumée par de Beurmann et Gougerot à la Société de Dermatologie de Paris le 5 novembre 1909. La photographie de la cuti-réaction a été reproduite dans les mêmes bulletins ; déjà de Beurmann avait annoncé le fait à la Société médicale des Hôpitaux le 18 juin 1909. Lorsque l'on sut à l'hôpital Saint-Louis les résultats positifs de Bruno Bloch, des essais furent repris. « De Beurmann et Gougerot, dit Chopin, recommencèrent leurs expériences d'autrefois, mais avec une technique différente ; ils injectèrent en intra-dermoréaction des mélanges d'endotoxines et d'exotoxines ou de simples broyages de corps microbiens dans l'eau salée (endotoxines) : les réactions furent plus nettes, aussi s'attachèrent-ils à perfectionner cette méthode et à trouver un moyen pratique de doser la sporotrichosine. En même temps Pautrier et Lutembacher, dans le service de Brocq, poursuivait des recherches analogues basées sur un même principe, mais par des procédés différents ; ils arrivaient aux mêmes conclusions. Ils injectaient des corps microbiens dilués dans l'eau salée, mais ils les injectaient dans l'hypoderme et non dans le derme ; ils obtenaient une réaction locale au point d'injection et une réaction générale fébrile ; par cette méthode de la sub-cutiréaction, ils diagnostiquaient une sporotrichose lupiforme méconnue.

« Les premiers résultats des auteurs français furent annoncés à la Société de Dermatologie le 1ᵉʳ juillet 1909. Le 3 juillet, Pautrier et Lutembacher refaisaient la même communication à la Société de Biologie. Bientôt, à la Société médicale des Hôpitaux du 9 juillet, des notes plus complètes étaient publiées : Pautrier et Lutembacher développaient leurs résultats de sub-cutiréaction et de Beurmann et Gougerot, leurs résultats d'intra-dermoréaction. Pautrier et Lutembacher relataient deux observations de sub-cutiréaction positive » : réaction générale intense, fièvre à 39°,4, céphalée, malaise général et « au point injecté, réaction locale vive, avec

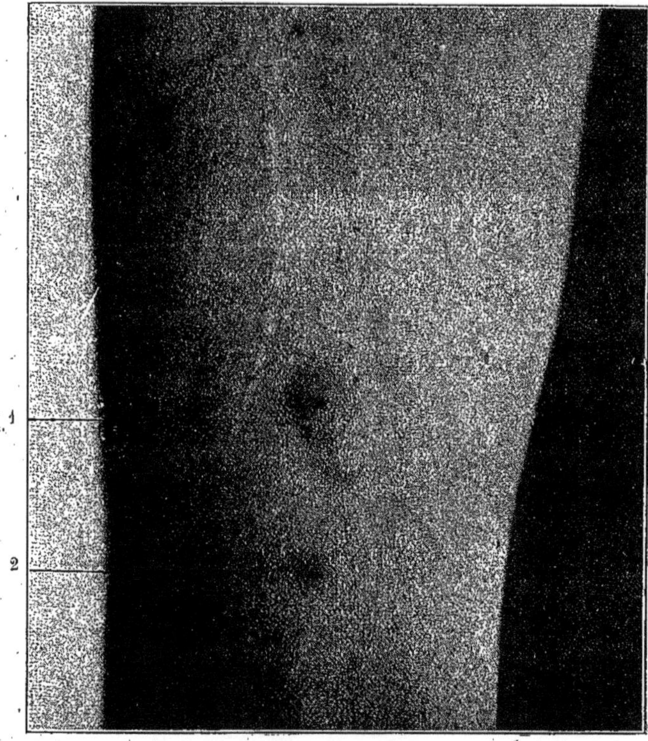

Fig. 170. — Cuti-réaction sporotrichosinique de Bruno Bloch (*Société de médecine de Bâle*, 6 mai 1909).

1, cuti-réaction positive : large papule saillante rouge. — 2, inoculation de contrôle avec du bouillon stérile (Malade et photog. de Bruno Bloch. Extrait du *Bulletin de la Soc. franç. de Dermat. et de Syph.* 4 nov. 1909, p. 368, n° 8).

rougeur marquée de la peau et empâtement diffus, » indolore. « La réaction générale avait totalement disparu le lendemain, mais la réaction locale très violente augmente au contraire d'intensité jusque vers le cinquième jour, sans s'accompagner d'adénopathie :

au bout de trois semaines, la lésion locale avait totalement disparu... Ces auteurs citaient à peine l'intra-dermoréaction, et dans leur communication de plus de quatre pages, n'y consacraient que treize lignes. En effet, ils n'avaient fait alors qu'un seul essai d'intra-dermoréaction sur le sporotrichosique qui avait déjà réagi à la sub-cutiréaction, et ils avaient pris seulement trois témoins ; encore doutaient-ils de la valeur de cet unique résultat : « il convient, disent-ils, d'être réservé dans l'appréciation de cette intra-dermoréaction positive, notre malade ayant déjà pu être « sensibilisé par sa sous-cutiréaction. »

«A la même séance, de Beurmann et Gougerot insistaient sur l'intra-dermoréaction

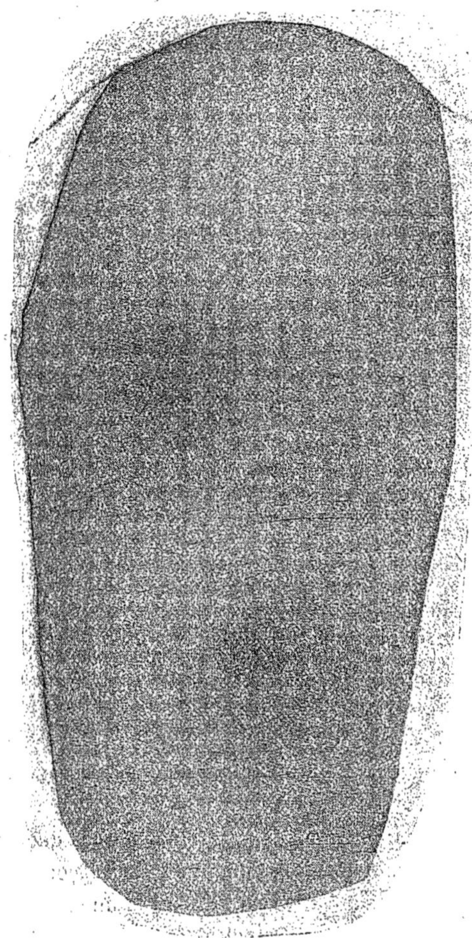

Fig. 471. — Intra-dermoréaction sporotrichosinique de de Beurmann et Gougerot (v. p. 600).

et sur ses avantages. Leur communication de quatre pages est tout entière consacrée à ce sujet. Ils donnent en détail la technique de l'intra-dermoréaction, de la préparation de la toxine, leurs résultats sur trois sporotrichosiques plusieurs fois éprouvés et sur une vingtaine de témoins. A la séance suivante, le 16 juillet 1909 ils donnaient leur technique du titrage de la toxine par la numération des éléments parasitaires. En même temps ils présentaient des moulages, dus au talent de Baretta, qui reproduisaient très exactement l'aspect de ces intra-dermoréactions.

« L'intradermo-réaction de de Beurmann et Gougerot (injection intra-dermique de parasites tués ou dilués dans l'eau salée ou dans les bouillons de cultures contenant des toxines solubles) donne des nodules érythémateux, parfois érythémato-vésiculeux puis érythémato-squameux de 10 à 70 millimètres de diamètre ; la réaction générale est nulle ou exceptionnelle et légère ; la température atteignait 38° dans un de leurs cas ; la réaction locale peut persister plusieurs semaines » (Chopin).

Lebar et Saint-Girons, Gaucher et Joltrain, Landouzy et Gougerot, Chopin confirmèrent bientôt nos premiers résultats. Et au Congrès de Lille en août 1909, nous développions avec Verdun nos observations.

Malgré la netteté de nos premiers résultats, nous nous défendions de conclusions trop hâtives. « Il faut attendre des faits en série et ne pas délaisser les *méthodes anciennes...*» Le 8 octobre, à la séance de rentrée de la Société médicale des Hôpitaux, et le 12 novembre 1909, à la même Société, nous publiions avec Ravaut et Verdun des cas de réaction positive chez les malades porteurs de lésions non sporotrichosiques, observations qui justifiaient nos réserves.

Les réactions sporotrichosiniques chez des malades non sporotrichosiques s'expliquent de deux façons :

1° Les malades sont atteints d'une autre mycose (trichophytie) ou sont des mycophores (ils ont du muguet, des levures saprophytes dans la gorge) (voir p. 606). Les sérums provenant de ces malades co-réagissent aux injections de sporotrichosine. Ces co-réactions toxiniques sont des exemples nouveaux des réactions de groupe dans les mycoses, dont, en 1908, Widal et Abrami ont montré les premiers exemples avec les co-agglutinations et les co-fixations.

2° Les malades qui réagissent, quoique non mycosiques, sont atteints de maladies nodulaires voisines : tuberculose, syphilis, lèpre, etc..., les réactions sporotrichosiniques positives, obtenues chez eux, sont comparables aux réactions tuberculiniques positives chez les lépreux, les syphilitiques, les actinomycosiques, etc., comparables encore aux réactions positives des tuberculeux non lépreux à l'injection de la léproline de Rost. L'intra-dermoréaction sporotrichosinique ne serait plus même alors spécifique de mycose ; on peut objecter, il est vrai, que dans ces cas, un champignon saprophyte du bucco-pharynx ou de l'intestin a passé inaperçu.

Quoiqu'il en soit, une intra-dermoréaction peut indiquer mais non affirmer le diagnostic de sporotrichose ; sa valeur n'est pas absolue.

Co-réactions toxiniques co-sensibilisations chez les sporotrichosiques. — Gougerot, dans le service de l'un de nous et à la Clinique Laënnec (Professeur Landouzy), a tenté, chez les sporotrichosiques réagissant à la sporotrichosine, des co-réactions avec des saccharomycétines et d'autres extraits de levures, avec des actino-mycétine, hémisporine, oosporine, endomycétine, aspergilline, trichophytine, favine. Les injections ont donné des résultats inconstants mais nets avec les toxines des Exoascées, des *Oospora*, et d'*Hémispora stellata* ; ces expériences ont mis hors de doute l'existence de phénomènes de co-réaction et de co-sensibilisation mycosiques[1].

Les sporotrichosiques, injectés avec la tuberculine de Koch (sous-cutiréaction, cutiréaction, oculo-réaction, intra-dermoréaction) réagissent fréquemment[2], ainsi que l'a noté Milian dans un cas et nous-mêmes dans plusieurs cas. Milian, chez son malade, a même observé « une réaction locale et générale intense. Plusieurs nodosités indurées quadruplèrent de volume et se ramollirent en deux jours et il y eut une poussée fébrile pendant un temps assez

---

1. Gougerot. Les Polymycoses : les co-sensibilisations mycosiques. *Congrès de méd. de Lyon*, oct. 1911, *in Progrès médical*, 25 nov. 1911, n° 47; p. 559.

2. La réaction est fréquemment négative (de Beurmann et Gougerot, Stein).

prolongé »[1] ; la seule constatation de la réaction générale ne permettrait pas d'affirmer l'existence d'une co-réaction, tant est grande la fréquence de la tuberculose chez les sporotrichosiques ; mais la réaction locale des lésions mycosiques, identique à celle observée chez les actinomycosiques à la suite d'inoculation de lymphe de Koch, doit faire admettre une co-réaction.

Le sporotrichosique est donc sensibilisé, non seulement vis-à-vis d'autres champignon, mais encore vis-à-vis d'infections bactériennes telles que la tuberculose.

Etat de sensibilisation des sporotrichosiques.—Ce sont nos travaux de 1908-1909 qui ont mis en lumière l'état de sensibilisation des sporotrichosiques, fait de grande importance doctrinale et pratique[2].

« Ce facteur a été, disions-nous, jusqu'ici peu incriminé dans le développement des infections bactériennes ; nous croyons être les premiers à faire ressortir l'importance de son rôle dans la pathogénie des mycoses. Il nous semble capital, car il explique qu'un germe si peu pathogène, inoculé à des individus réfractaires, bien portants jusque-là et indemmes de toute tare, produise des lésions si intenses. Le germe, pris dans le monde extérieur et inoculé, est peu ou pas pathogène ; il végète, d'abord sans créer de lésions appréciables, mais il secrète des toxines solubles et des toxines solubilisables ; peu à peu il sensibilise l'organisme, c'est-à-dire qu'il le rend sensible à l'inoculation d'une masse parasitaire même minime ; dès ce moment, l'organisme réagit vivement autour du moindre amas de *Sporotrichum*.

« Cet état de sensibilisation n'est pas hypothétique ; sa réalité est démontrée par la réaction intense des sporotrichosiques aux inoculations de faibles doses de *Sporotrichum* tués : alors que les doses fortes ne donnent rien ou presque rien chez un malade non mycosique, nous savons qu'une dose moyenne de corps tués, injectée dans le derme, provoque chez le sporotrichosique une véritable

---

1. *Bull. et Mém. de la Soc. méd. des Hôp. de Paris*, 31 juil. 1908, n° 28, p. 238.
2. *Compte rendu du Congrès de Lille*, août 1909, et *Bull. et Mém. de la Société méd. des Hôp. de Paris*, 8 octobre 1909.

aseptique gomme qui se ramollit. Parfois même cette gomme aseptique est identique à une gomme sporotrichosique spontanée virulente et il faut faire les cultures pour se convaincre par leurs résultats négatifs que l'on n'a pas inoculé de *Sporotrichum* vivant; on est étonné par le contraste entre la violence de la réaction et la faible quantité de corps parasitaires injectés. En un mot, les *Sporotrichum* tués, inoffensifs pour l'individu non sporotrichosique, sont un toxique violent spécifique pour le sporotrichosique. Aussi, lorsque chez un sporotrichosique, le champignon véhiculé par le sang va emboliser à la peau, en chaque point où s'arrêtent des parasites, il se passe un phénomène de même ordre que dans l'inoculation exogène de *Sporotrichum* tués : le malade sensibilisé réagit violemment et immédiatement à cette sorte d'inoculation endogène par la formation d'une gomme ; il ne réagit que parce qu'il est sensibilisé. En effet, des inoculations de quantités beaucoup plus fortes à un individu non sensibilisé ne provoquent aucune réaction immédiate. Il ne faut donc plus s'étonner du petit nombre de parasites dans certaines gommes humaines ; il suffit d'une dose très minime pour provoquer une grosse lésion[1].

« Cet état de sensibilisation est entretenu par les lésions nouvelles, dont il a permis le développement ; il y a là un véritable cercle vicieux[2], comparable à la sommation des effets infectieux dans la tuberculose.

1. « L'état de sensibilisation explique aussi la réaction générale fébrile des sporotrichoses aiguës. On sait, en effet, qu'une dose forte de *Sporotrichum* tués, inoculés sous la peau, peut déterminer un état grave : fièvre à 40°, lassitude générale, douleurs diffuses dans les membres. Mais l'état de sensibilisation paraissant constant dans la sporotrichose et les phénomènes généraux étant au contraire exceptionnels, il faut expliquer pourquoi, dans la grande majorié des cas, la dissémination vasculaire sanguine des *Sporotrichum* ne retentit pas sur l'état général. L'explication est facile : c'est uniquement une affaire de dose; *expérimentalement*, en effet, une dose forte inoculée provoque de la fièvre, une dose faible ne donne aucune réaction générale. *Spontanément*, le sporotrichosique, qui fait une septicémie à grosses décharges, aura de la fièvre et des troubles généraux; le sporotrichosique, qui fait une septicémie à décharges minimes fragmentées, ne présentera pas de troubles généraux, même si les décharges se multipliant, le nombre des gommes dépasse trente, soixante, atteint la centaine. En un mot, les troubles généraux, fièvre, etc., nous semblent produits par une décharge massive et par la mise en circulation, en une seule fois, d'une dose forte de corps parasitaires sporotrichosiques. »

2. « Chez le rat, nous avons même noté exceptionnellement, à la suite d'une deuxième inoculation, des aggravations subites qui semblent pouvoir être expli-

« Lorsque le malade guérit sous l'influence heureuse de l'ioduré, l'état de sensibilisation persiste, les plus forts traitements iodurés ne modifient pas l'état d'imprégnation toxique de l'organisme. C'est là un fait important que nous avons démontré. En effet, des sporotrichosiques convalescents ou guéris depuis plusieurs mois, réagissent violemment à l'inoculation des *Sporotrichum* tués[1]. Cette persistance de l'état de sensibilisation, qui prouve l'absence d'immunité acquise, explique les récidives si fréquentes : lorsqu'on cesse trop tôt le traitement, alors même que toutes les lésions ont disparu cliniquement, le parasite, n'étant pas entièrement détruit par la phagocytose, repullule aussitôt et grâce à cet état d'exquise sensibilisation, donne une réaction intense. »

Co-réactions mycosiques et Co-sensibilisations.

Des observations, des expériences nouvelles sont venues confirmer les conclusions de 1909.

Ce facteur de la sensibilisation s'applique aussi à d'autres mycoses; nous disions déjà 1909 :

« On peut invoquer le rôle de la sensibilisation de l'organisme par les sécrétions du parasite, non seulement dans la sporotrichose, mais encore dans d'autres mycoses, actinomycoses, saccharomyses (ex-blastomycoses), dont les parasites, isolés par la culture et inoculés aux animaux, semblent dénués de virulence. Comme pour la sporotrichose, où le fait est maintenant démontré, on peut supposer

---

quées par le phénomène d'*anaphylaxie* : un rat, inoculé d'une faible dose de *Sporotrichum* vivants dans le péritoine fait une sporotrichose torpide, lente, bénigne. Si, après le premier mois, on inocule sous la peau une dose faible de *Sporotrichum* vivants (qui sur un animal neuf donnerait une sporotrichose torpide et très lente), le rat peut présenter une aggravation subite et des lésions intenses : deux fois l'animal a été emporté par une granulie sporotrichosique. Des inoculations successives sensibilisent sans doute un organisme sain, et ainsi s'explique qu'un individu, resté rebelle aux inoculations sporotrichosiques, finisse par contracter cette mycose. »

1. On se souvient que les réactions d'agglutination et de fixation sont souvent aussi fortes à la fin de la convalescence et après guérison, qu'au début avant tout traitement, et en pleine activité de la maladie : par exemple, le taux de l'agglutination est resté le même : $\frac{1}{400}$ chez un de nos malades.

que ces germes, d'abord peu ou pas pathogènes sur un territoire neuf, l'ont peu à peu rendu sensible.

Les faits rassemblés par Gougerot en ont donné la démonstration :

« Chez notre premier malade atteint d'hémisporose, étudié avec Caraven[1] et revu depuis 1908, nous avons pu, disait-il au Congrès de Lyon, démontrer l'état de sensibilisation persistant après la guérison, au moyen d'intra-dermoréactions faites avec des injections de cultures tuées d'*Hemispora Stellata* et nous avons prouvé l'état de co-sensibilisation par les injections dermiques de cultures tuées de *Sporotrichum Beurmanni*, de divers *Saccharomyces*, d'*Oidium cutaneum*.

« Chez un de nos malades atteint de langue noire pileuse, affection due, on le sait, à la symbiose du *Cryptococcus linguæ pilosæ* de Lucet et de l'*Oospora lingualis* de Guéguen, les intra-dermoréactions ont démontré l'état de sensibilisation vis-à-vis de ces deux parasites et l'état de sensibilisation vis à-vis du *Sporotrichum Beurmanni*, de l'*Oospora bovis* (parasite de l'actinomycose).

« Chez plusieurs de nos malades tuberculeux ou hémiplégiques ou typhiques, atteints de muguet, chez six tuberculeux qui présentaient dans leur bucco–pharynx un simple saprophytisme de levures non pathogènes pour le lapin, nous avons pu mettre en évidence ce phénomène de la co-sensibilisation : une intra-dermoréaction pratiquée avec de la sporotrichosine déterminait une réaction marquée.

« Chez un malade atteint d'une infiltration ligneuse, fistulisée, suppurante du cou, qui devait être une actinomycose[2], nous avons obtenu des intra-dermoréactions positives avec la sporotrichosine, une actinomycétine, une saccharomycétine.

« Chez le malade de Potron et Noisette, atteint d'acrémoniose, l'intra-dermoréaction pratiquée avec des cultures tuées d'*Acremonium Potronii* a été positive.

« Ces quelques faits confirment donc ce que nous annoncions, à savoir : que les phénomènes de sensibilisation peuvent être mis en évidence dans d'autres mycoses que la Sporotrichose de de Beurmann.

« Ils ajoutent que cette sensibilisation mycosique n'est pas spécifique de telle ou telle mycose. Ils montrent qu'un individu, atteint d'infection hémisporosique ou oosporosique, peut être co-sensibilisé vis-à-vis du *Sporotrichum Beurmanni*. Inversement, nous avons vu qu'un sporotricho-

---

1. Gougerot et Caraven. — Hémisporose; nouvelle mycose, *C. R. des S. de la Soc. de Biol.*, 20 mars 1909, n° 11, p. 474 (note préliminaire), et *Revue de chirurgie*, 10 déc. 1909, 10 janvier 1911, p. 896 et p. 66 (étude d'ensemble).

2. Le malade ne fut vu que deux fois : l'examen direct, les cultures furent négatifs. Le sérodiagnostic fut impossible, le malade ayant refusé une prise de sang.

sique qui réagit à la sporotrichosine, réagit encore à une actinomycétine, à une saccharomycétine : autrement dit, il existe non seulement
des phénomènes de sensibilisation, mais encore des phénomènes de
co-sensibilisation, de même que Widal et Abrami ont montré qu'il existe
des coagglutinations et des co-fixations mycosiques.

« Ces phénomènes de co-sensibilisation n'existent, au moins d'après
nos expériences, que pour certains groupes de mycoses : sporotrichoses, actinomycoses et oosporoses, saccharomycoses et exascoses.
Les co-agglutinations et co-fixations sériques de Widal et Abrami s'observent précisément dans ce même groupe de mycoses. Un autre groupe
de mycoses, où l'on a étudié ces co-réactions, est celui des teignes :
microsporie, trichophytie, favus : Bruno Bloch a cité les co-réactions
aux injections de cultures tuées, c'est-à-dire les phénomènes de co-sensibilisations, et Abrami a étudié les co-agglutinations dans ce groupe
des teignes.

« Ces co-réactions n'existent pas pour toutes les mycoses et même
d'un groupe à l'autre. Un palefrenier atteint de kérion trichophytique,
un teigneux microsporique, un favique, qui réagissent et coréagissent
à une microsporine, à une favine, à une trichophytine, ne réagissent
pas à l'injection de sporotrichosine et d'actinomycétine.

« Il faut souligner que ces co-sensibilisations se produisent, non seulement lorsque le champignon envahit la profondeur, mais encore lorsqu'il vit en surface sur une muqueuse sans pénétrer dans les tissus
(muguet)[1] et même lorsqu'une levure végète simplement à l'état saprophyte, sans déterminer de lésion cliniquement appréciable. Si l'on se
rappelle la fréquence du saprophytisme des levures et même des *Oospora* dans le bucco-pharynx, on conçoit toute l'importance de ces co-sensibilisations : un individu sain, un malade non mycosique, peuvent, sans
que rien ne le leur révèle, avoir été insidieusement sensibilisés vis-à-vis
de certains champignons.

« Ces co-sensibilisations (ou sensibilisations de groupe) doivent avoir
dans la pathogénie des mycoses une grande importance : ne peut-on
pas penser que les levures saprophytes, si fréquentes dans le bucco-
pharynx, sensibilisent l'organisme vis-à-vis d'un certain nombre de
champignons; si l'un de ces champignons vient à être introduit chez
l'individu ainsi sensibilisé, il devient aussitôt pathogène et détermine
une mycose, alors que chez un autre individu, non sensibilisé préalablement par un autre germe, le champignon serait resté inactif[2]; maintes

1. Widal, Abrami et Joltrain avaient déjà montré qu'une infection telle que le
muguet, qui ne pénètre que les premières assises épithéliales, suffit à susciter la
production des agglutinines et des anticorps dans le sang circulant.

2. Bruno Bloch de Bâle a prouvé qu'une infection en surface suffisait à déterminer une réaction inverse, c'est-à-dire l'immunité : une teigne, inoculée en un
point de la peau du cobaye, donne après guérison une immunité générale de tout
le tégument.

fois nous avons eu l'impression qu'une sporotrichose avait été « préparée » par ce saprophytisme des levures dans le bucco,pharynx. Chez le malade de Potron et Noisette, ne peut-on pas supposer que le muguet, depuis longtemps saprophyte dans la bouche du malade, a sensibilisé celui-ci vis-à-vis d'une infection mycosique et que c'est en raison de cette sensibilisation qu'un *Acremonium*, germe inoffensif, a déterminé une mycose grave.

« Ces co-sensibilisations nous expliquent encore que lorsqu'un malade est en proie à une mycose, il sera sujet à en contracter d'autres : un teigneux, un actinomycosique, un aspergillosique aura du muguet et un muguet souvent plus intense que ne l'indiquerait l'intégrité souvent complète de l'état général du sujet [1].

« On voit toute l'importance de ces phénomènes de sensibilisations et co-sensibilisations mycosiques, dont nos expériences ont démontré l'existence en 1909 dans le groupe des Sporotrichoses, Oosporoses, Exascoses, et celles de Bruno-Bloch dans le groupe des teignes. Cette transformation d'un terrain réfractaire en un terrain réceptif est une véritable adaptation du terrain au germe. Ces phénomènes de sensibilisation de l'organisme par les toxines d'un parasite, au début inoffensif, sont des plus intéressants. Ils expliquent le développement des mycoses et l'intensité des lésions dues à des germes qui, pour des individus sains, sont avirulents ou peu virulents. » (Gougerot, oct. 1911, Congrès de Lyon, in *Progrès Médical*, 25 nov. 1911.)

Immunité.

L'immunité sporotrichosique chez l'homme ne doit s'établir que longtemps après la convalescence, si tant est qu'elle existe, car, même en pleine convalescence, même deux ans après la guérison, nous avons pu démontrer la persistance de l'état de sensibilisation par l'injection de sporotrichosine.

Pendant l'évolution de la maladie et la convalescence, l'immunité fait défaut, ainsi que l'ont montré de nombreux faits.

Déjà on avait pu le supposer lors de l'apparition d'accidents successifs survenus en plein traitement iodo-ioduré (de Beurmann et Gougerot, malades N°s IV, VI, etc. ; Widal et Weill ; Sicard et Gougerot ; Gaucher, Lousle, Abrami et Giroux).

---

1. Peut-être ces phénomènes de co-sensibilisation ne s'arrêtent-ils pas aux champignons, peut-être existent-ils entre bactéries et champignons : n'a-t-on pas depuis longtemps insisté sur la fréquence de l'association de la tuberculose et du pityriasis versicolor, du muguet, de la sporotrichose?

Le fait expérimental d'une inoculation involontaire de culture sporotrichosique chez un sporotrichosique a permis à Sicard et Gougerot d'en donner la preuve décisive. Leur malade, inoculé en plein traitement ioduré avec une culture mal filtrée par une bougie Chamberland fêlée, a présenté, après une incubation très courte de vingt-quatre heures, des lésions gommeuses vésiculo-ulcéreuses, intenses aux points d'inoculation.

Des intra-dermoréactions, pratiquées en série chez des sporotrichosiques à différentes périodes et faites de mois en mois après la guérison, nous font supposer que l'immunisation doit être lente à s'établir, si jamais elle s'établit.

Chez les animaux, au contraire, nous avons montré dans des recherches poursuivies parallèlement à celles d'Abrami, Brissaud et Joltrain, que l'on pouvait obtenir : 1° l'immunisation active ou la vaccination des animaux ; 2° l'immunisation *passive* par injection de sérums de vaccinés. Le sérum est préventif et curatif mais il n'est pas parasiticide *in vitro*.

Persistance des réactions humorales après la guérison.

Alors que l'individu guéri semble redevenu normal, les modifications de ses humeurs (propriétés agglutinantes, fixatrices, état de sensibilisation) persistent pendant de longs mois et prouvent l'imprégnation profonde de l'organisme.

Agglutination et réaction de fixation. — Avec Ramond et Vaucher, nous avons montré que les réactions persistaient à la convalescence et duraient pendant des mois, tout en s'affaiblissant; que « le pouvoir agglutinatif décroît progressivement à mesure que l'on s'éloigne de la période active de la maladie[1] ».

Dans la convalescence, les réactions peuvent être aussi intenses qu'à la période d'état. Un de nos malades convalescents, dont le

---

1. DE BEURMANN, RAMOND, GOUGEROT et VAUCHER. Diagnostic rétrospectif de la Sporotrichose par la sporo-agglutination. *Bull. et Mém. de la Soc. méd. des Hôp. de Paris*, 10 juill. 1908.

pouvoir agglutinant mesurait $\frac{1}{400}$ en pleine activité de l'affection avant le traitement, avait conservé après sa guérison et un long traitement ioduré, le même taux agglutinatif $\left(= \frac{1}{400}\right)$

Après plusieurs mois, les réactions s'atténuent peu à peu. Deux de nos malades, guéris depuis environ un an, n'agglutinaient qu'à des taux faibles, le premier à $\frac{1}{80}$, le second à $\frac{1}{60}$; la réaction de fixation était négative. Widal, Abrami, Brissaud, Joltrain et Weill, citent une malade de Louste qui, guérie depuis un an, n'agglutinait plus qu'au $\frac{1}{30}$.

Cette persistance du pouvoir agglutinatif et fixateur du sérum nous avait fait prévoir, dès juillet 1908, la possibilité d'un diagnostic rétrospectif de sporotrichose et c'est ainsi que Brissaud, Gougerot et Gy, ont pu affirmer, deux ans après la guérison, un diagnostic de sporotrichose, en constatant une agglutination au $\frac{1}{30}$ et une réaction de fixation positive, le diagnostic fut confirmé par la culture positive du *Sporotrichum* resté saprophyte dans le buccopharynx. Chez le cousin d'une petite malade, Widal et Joltrain ont pu de même établir un diagnostic rétrospectif de sporotrichose : deux ans après la guérison, le sérum agglutinait encore au $\frac{1}{50}$ et fixait. Lebar et Barré ont observé un cas semblable.

Ces réactions finissent par s'éteindre avec le temps : chez notre premier malade de 1903, revu en 1908 et étudié avec Ramond et Vaucher, les réactions humorales avaient complètement disparu après cinq ans.

Réaction de précipitation. — Cette réaction s'éteint plus rapidement et a disparu alors que persistent encore les réactions d'agglutination et de fixation (Sicard et Gougerot).

Réactions sporotrichosiniques. — Les réactions aux injections de toxines persistent de longs mois après la guérison complète. Dans un cas au moins, elles durèrent plus longtemps que la réaction d'agglutination et de réaction. Au contraire, dans un autre cas observé avec Verdun, l'intra-dermoréaction était négative deux ans après la guérison, alors que le sérum agglutinait encore à $\frac{1}{10}$.

État de sensibilisation et immunité. — La persistance des intra-dermoréactions rend peu probable l'idée d'une immunisation. Le sérum des sporotrichosiques guéris n'est pas parasiticide (non plus que celui des animaux vaccinés) ; il faudrait pour juger de cette immunisation une réinoculation qui n'a pu être encore observée chez l'homme.

Cette survivance des réactions humorales est d'une grande importance en pathologie générale. Est-elle due à une simple persistance de l'imprégnation toxinique de l'organisme, les tissus continuant pendant plusieurs années à sécréter des substances défensives contre un envahisseur depuis longtemps détruit ? N'est-elle pas, au moins dans certains cas, le témoignage de la persistance du *Sporotrichum* à l'état saprophytique chez l'ancien sporotrichosique, notamment dans son bucco-pharynx ? Ce saprophytisme, démontré par nous en 1907, permettrait au *Sporotrichum* de continuer à imprégner l'organisme.

CHAPITRE XIII

SPOROTRICHOSES EXPÉRIMENTALES

La Médecine expérimentale a joué dans l'histoire de la sporotrichose un rôle capital. L'influence des recherches de laboratoire sur le développement de cette question est un nouvel exemple des progrès dont la clinique humaine, le diagnostic pratique et la thérapeutique appliquée, l'étiologie et la pathogénie peuvent être redevables à l'expérimentation. Il suffira pour s'en convaincre de rappeler et de réunir dans ce chapitre les données expérimentales qui, pour la plupart, ont été déjà analysées dans chacune des parties de ce livre.

Expérimentation et Clinique. — Démonstration des Sporotrichoses cutanéo-muqueuses.

Alors que les essais d'inoculation de Ramond étaient restés infructueux en 1903, nos expériences de 1906 réalisaient sur l'animal les premières sporotrichoses expérimentales dues au

Sporotrichum Beurmanni, démontraient la virulence de ce parasite et donnaient ainsi une preuve décisive de l'existence de la sporotrichose à une époque, où, pour convaincre les incrédules. il fallait accumuler les arguments.

Nos inoculations sous-cutanées de 1906, nos expériences d'ingestion de 1907, ont prouvé que le parasite peut pénétrer dans l'organisme par la peau, à la suite d'un traumatisme, par la muqueuse digestive, à la suite de contamination alimentaire.

Nos expériences ont réussi à reproduire toutes les formes connues des sporotrichoses cutanéo-muqueuses :

I. En 1906, nos inoculations sous-cutanées au cobaye et une inoculation intra-veineuse au lapin ont reproduit la **gomme sous-cutanée métastatique**. Suivant la technique de Pasteur, cinq cobayes nouveau-nés ont été inoculés sous la peau : deux n'ont eu que des nodules locaux rapidement résorbés ; le troisième, un nodule local qui a grossi peu à peu, atteignant son maximum (une petite noix) vers le vingt-cinquième jour; ce nodule s'est peu à peu résorbé (frottis : forme oblongue du parasite et rétro-culture positive) ; les quatrième et cinquième ont présenté au point d'inoculation un nodule semblable à celui du troisième, et trente jours après, un nodule métastatique : le quatrième, à la partie moyenne de la patte droite, le cinquième, au dos. Les frottis du pus extrêmement épais, presque solide de ces deux nodules, ont montré des formes parasitaires oblongues et ont donné une rétro-culture. Le premier nodule a été biopsié; sa paroi était formée de deux couches, l'une fibreuse, à fibres collagènes fines, séparées par des cellules conjonctives en réaction inflammatoire, identique à la couche fibreuse des lésions humaines; l'autre, membrane pyogène, était formée d'un mélange de cellules conjonctives macrophages et de nombreux polynucléaires neutrophiles; la partie centrale était un abcès. L'ensemble était analogue à la gomme humaine, mais il n'y avait pas de large couche moyenne avec formation tuberculoïde et les cellules géantes étaient exceptionnelles. Les parasites à formes rondes et oblongues semblaient exister dans la membrane pyogène, mais on sait qu'il est toujours difficile de les distinguer des noyaux pyknotiques.

Au début de 1907, nos expériences d'ingestion reproduisaient les gommes disséminées chez un cobaye nouveau-né, nourri avec du lait mélangé de cultures sporotrichosiques. .

1. Voici la statistique de nos inoculations avec les *Sporotrichum* vivants ou leurs toxines à la fin de 1909 (sans compter les séries d'expériences témoins avec les corps étrangers, etc.). Rats blancs. 209; rats gris, 24; souris blanches, 235 ; souris grises, 42; chats, 26; cobayes, 75; lapins, 72; chiens, 26; singes, 2: grenouilles, 12; orvaies, 2; mouches, guêpes. etc. Au total, plus de 725 animaux.

Nos inoculations au rat, en 1906, et celles que nous avons répétées avec Vaucher, en 1907, confirmaient ces premières expériences. Depuis ces premières séries, Duval et Monier-Vinard ont cité des faits confirmatifs chez le chat; ils ont observé une gomme métastatique frontale chez un chat, à la suite d'une inoculation sous-cutanée, une autre fois, à la suite d'auto-inoculations de grattage, mais jamais de généralisations viscérales. Ravaut et Civatte ont obtenu chez le singe une gomme sous-cutanée, siégeant au point d'inoculation, sans dissémination secondaire.

Nous avons obtenu de nouveaux cas expérimentaux, reproduisant la *forme gommeuse disséminée de la maladie humaine dans tous ses détails.*

Chez nos animaux, surtout chez les chats, les gommes hypodermiques étaient disséminées sur tout le corps. Tantôt elles étaient très nombreuses; on en comptait plus de quatre-vingts, petites et grosses, atteignant jusqu'à 15 et 20 millimètres de diamètre sur le chat S. 8, mort deux mois après l'inoculation péritonéale et sous-cutanée. Tantôt elles étaient assez rares (chat S. 7). Les lésions tégumentaires résument toute la maladie et à l'autopsie on ne découvre que quelques nodules dans les viscères; parfois même les lésions viscérales manquent complètement. Ainsi sur le chat S. 13, sacrifié deux mois et demi après deux inoculations sous-cutanées, « la sporotrichose se réduit à une vingtaine de gommes disséminées, la plupart fermées, quelques-unes ulcérées, recouvertes de croûtes rupioïdes, cachant une fistulette entourée de bourgeons charnus papillomateux; une rhinite purulente a déterminé par auto-inoculation des lésions dermiques ulcéro-croûteuses multiples du nez et des paupières. »

Chaque gomme a la même évolution que les gommes humaines. Chez notre chat S. 5, par exemple, « il est très remarquable qu'une quantité insignifiante de parasites déposée dans l'hypoderme, ait déterminé une grosse nodosité, débutant après une incubation de quinze jours, alors qu'une forte dose de cultures inoculée dans le péritoine s'est résorbée, sans presque laisser de traces. La nodosité expérimentale sous-cutanée était indurée et ne présentait qu'un ramollissement partiel central et cupuliforme. La gomme de ce chat est donc la reproduction exacte de la gomme humaine, qui survient après une contamination de l'hypoderme par un très petit nombre de parasites et qui, d'abord indurée, ne se ramollit que partiellement et progressivement au centre et à la superficie, et qui laisse sourdre une cérosité citrine » (v. fig. 172-74).

Widal, Abrami, Brissaud, Joltrain et Weill ont observé des cas semblables de sporotrichose gommeuse sous-cutanée disséminée chez deux chiens adultes, à la suite d'inoculations intra-péritonéales de très fortes doses (10 centimètres cubes), répétées tous les cinq jours, pendant un mois. Les gommes sous-cutanées, rapidement ulcérées et suintantes, étaient en nombre tel que le corps des deux chiens en était littéralement couvert.

11. Nos inoculations de 1906-1907 ont reproduit la *forme dermique nodulaire ulcéreuse* et la *forme dermique papillomateuse* de la sporotrichose.

Pour obtenir la première, nous procédions par inoculation locale limitée du derme, en suivant la technique spéciale de la piqûre profonde. Pour la seconde, nous scarifiions la peau des animaux. « On voit se développer, disions-nous, au bout de cinq à huit jours, alors que les traits de scarification sont cicatrisés ou croûteux, un état squameux de la peau. Sur une coupe, le derme est parsemé de petites nappes translucides grisâtres avec quelques points rouges, qui tranchent nettement sur le blanc opaque du derme sain. Ces lésions sont passagères et régressent rapidement.[1] ». Sur le singe, Ravaut et Civatte notaient des lésions aussi passagères.

Chez le chat et chez le lapin, nous obtenions, avec des cultures émulsionnées, des sporotrichomes verruqueux intenses et durables, tantôt secs, tantôt végétants, suintants et ulcérés, par scarifications légères ou par frottis appuyé sur l'épiderme rasé ou épilé (chat S. 7). Les éraillures se cicatrisent rapidement et ce n'est que les jours suivants, du quatrième au quinzième jour (et même le vingt-deuxième jour dans un cas), qu'apparaissent les saillies verruqueuses. La lésion est cliniquement et anatomiquement identique à la lésion humaine. « La prolifération épidermique est intense : l'hyperkératose forme des strates cornées épaisses, irrégulières, parsemées de vésicules et de micro-abcès desséchés; les cônes cornés s'enfoncent profondément dans le derme. Le corps de Malpighi, extrêmement hypertrophié, envoie dans le derme des prolongements irréguliers qui remanient les couches papillaire et sous-papillaire. Le derme est enflammé, infiltré de cellules lympho-conjonctives et tacheté çà et là de follicules tuberculoïdes à cellule géante centrale; les polynucléaires sont rares et très disséminés; en quelques points seulement ils s'agglomèrent en micro-abcès.

« Des biopsies de lésions moins avancées permirent de suivre l'histogenèse de ce processus; on voit que la lésion commence par une épidermite, les *Sporotrichum* pénétrant soit par une gaine pileuse où on les retrouve, soit par une éraillure de l'épiderme en surface, ou ils déterminent la vésiculation. La lésion naissante est donc une épidermite desquamative; les couches cornées épaisses forment des strates plus ou moins déhiscentes, séparées par des vésicules en éviction ou par des micro-abcès aplatis et souvent elles restent nucléées au-dessous des vésicules. Des cônes cornés pilaires et extra-pilaires s'enfoncent dans le derme. L'hyperacanthose est souvent énorme (dix-huit rangées au lieu de quatre sur la peau normale environnante), la couche granuleuse

---

1. *Comptes rendus du Congrès franç. de Médecine de Paris*, oct. 1907. Sporotrichoses expérimentales. Nous avons obtenu les mêmes placards verruqueux sur le chat nouveau-né, chez qui les lésions sont peut-être encore plus intenses. On ne peut que les ébaucher sur le cobaye et sur le singe.

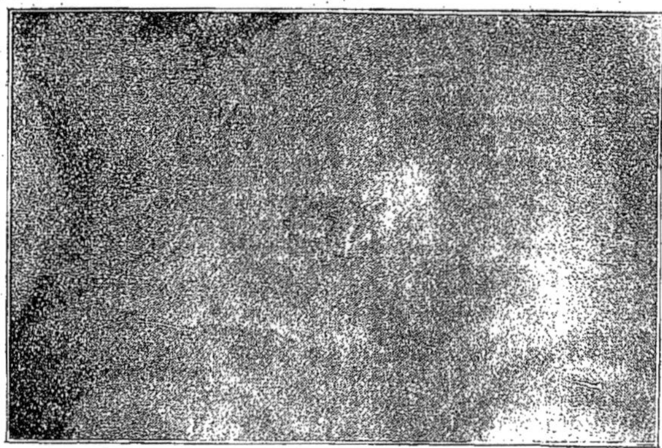

Fig. 172.

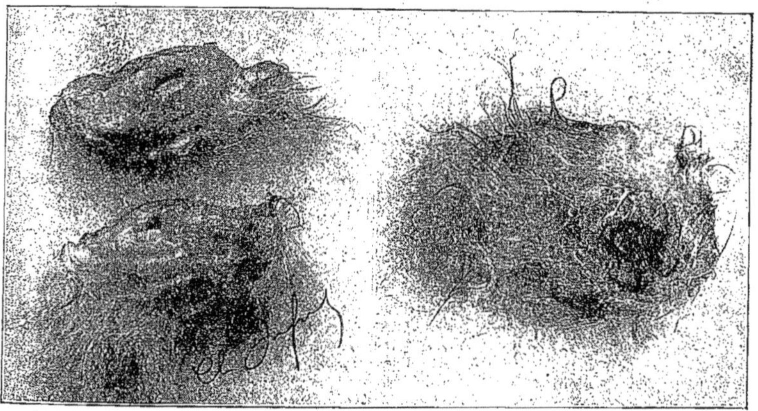

Fig. 174.   Fig. 173.

Gomme sporotrichosique expérimentale du chat reproduisant tous les détails des gommes humaines (de Beurmann, Gougerot et Vaucher : 1907).

Fig. 172. Gomme sur l'animal vivant. — Fig. 173. Gomme enlevée entière. — Fig. 174. Gomme incisée en deux moitiés.

Chat S..., n° 5. Inoculation (trois jours après la naissance de l'animal) d'une dilution moyenne de *Sporotrichum Beurmanni* Ros.... dans le péritoine. L'aiguille a été plantée brusquement dans la région para-ombilicale droite et retirée rapidement en pinçant la paroi. Des traces seules de *Sporotrichum* ont donc pu être accidentellement déposées dans l'hypoderme. Or le quinzième jour, au point d'inoculation, apparut sous la peau une nodosité dure qui grossit peu à peu ; le vingt-troisième jour, elle s'ouvrit par une fistule étroite ; il s'écoula une sérosité gommeuse qui, à l'examen sur lame et à la culture, montra de nombreux *Sporotrichum*. Le vingt-troisième jour, la gomme saillante et indurée atteignit le volume d'une noix ; l'ulcération centrale, profonde de 3 à 4 millimètres, avait 6 millimètres de diamètre ; elle était exactement circulaire ; ses bords taillés à pic et décollés étaient rose-violacé et squameux ; son fond était recouvert d'un enduit jaunâtre, visqueux qui cachait une surface gris-rosé. Cette ulcération n'intéressait que la partie centrale et superficielle de la gomme indurée. La pression faisait sourdre un peu de sérosité citrine claire, contenant de nombreux polynucléaires et quelques macrophages. Cette sérosité limpide est identique à celle qui sourd continuellement, et souvent en grande abondance, de certaines gommes humaines (fig. 172). La gomme est enlevée au bistouri.

« L'animal sembla se remettre de l'opération, mais une ulcération secondaire survint et l'animal mourut cachectique le soixante-quinzième jour. L'autopsie ne révéla pas de lésions viscérales. Les ganglions étaient tuméfiés.

« La nodosité para-ombilicale enlevée le vingt-septième jour (fig. 173) a été incisée sur l'un de ses diamètres et photographiée (fig. 174). On voit qu'elle est formée d'une grosse masse nodulaire de 30 millimètres de diamètre, creusée à son centre seul d'une petite cavité de 10 millimètres environ qui communique par un étroit pertuis avec l'ulcération cutanée. Celle-ci est étroite et décolle largement les bords.

« Histologiquement, cette gomme est formée d'un abcès polynucléaire et macrophagique central, contenant de nombreux parasites, et d'un infiltrat conjonctif. L'abcès correspond à la cavité, l'infiltrat conjonctif à l'induration gommeuse. L'infiltrat est formé de cellules conjonctives arrondies ou polygonales, en réaction inflammatoire simple, devenues macrophages basophiles et bourrées de *Sporotrichum* oblongs ou fusiformes. Elles sont pressées les unes contre les autres par résorption presque totale du collagène. Plusieurs cellules multinucléées et basophiles ressemblent, avec leur surcharge parasitaire, aux cellules lépreuses et blastomycosiques. Cette nappe compacte est parsemée de capillarites basophiles et de micro-abcès polynucléaires souvent nécrosés à leur centre. Les bords de la gomme sont diffus. Il n'y a ni follicules, ni artérites, ni grosses cellules géantes tuberculoïdes. Le derme est envahi par des petits nodules à distance. Ces nodules dermiques reproduisent la structure de la grosse gomme : infiltrat conjonctif avec micro-abcès central (rétroculture positive) ». (Photog. Infroit.)

très épaisse compte jusqu'à six et sept rangées de cellules. A ce stade, les lésions dermiques sont encore minimes et se réduisent à une multiplication des cellules fixes. Peu à peu, cette épidermite s'accompagne de dermite et le verrucsme est constitué. » (De Beurmann, Gougerot et Vaucher.)

III. Nos inoculations de 1906-1907 reproduisaient aussi les *vésicules épidermiques* par frottis de cultures sur l'épiderme épilé du chat nouveau-né et surtout « la forme épidermique secondaire vésiculeuse trichophytoïde » (chat S. 5). « Autour de l'ulcération, l'épiderme était squameux sur une largeur de 5 à 8 millimètres et présentait à la loupe de petites vésicules; les squames contenaient des corpuscules oblongs qui semblaient être des parasites », etc...

IV. Nos inoculations de 1907 (au chat) reproduisaient la sporotrichose *mammaire*. Le chat (S. 14), inoculé dans le péritoine, était porteur de « quatre gommes sous-cutanées disséminées et d'une mammite sporotrichosique; une des mamelles iliaques droites était bosselée, énorme et indurée; une des bosselures s'ulcère et se vide, laissant une plaie végétante à bourgeons charnus et saillants, tandis que les autres gommes mammaires se résorbent. » .

V. Nos inoculations de 1906-1907 reproduisaient les sporotrichoses *palpébrales* par inoculation péritonéale et musculaire lombaire; elles reproduisaient les ulcérations *muqueuses*, soit par frottis et ràclage des muqueuses, soit par introduction à la « lancette d'un fragment de cultures sous la muqueuse buccale du cobaye. Certaines inoculations donnent de petites ulcérations contenant des formes oblongues du *Sporotrichum;* elles ne tardent pas à se cicatriser. Les autres font place à des placards végétants envahissants, mais qui guérissent spontanément. » Ces deux sortes de lésions sont donc comparables aux sporotrichosides muqueuses humaines, les unes ulcéreuses, les autres végétantes.

Chez nos chiens et nos chats, plusieurs fois nous avons noté la rhinite métastatique.

Les inoculations de Fava, de Aurand, ont reproduit tous les lésions oculaires possibles (v. p. 325).

VI. Dans toutes ces expériences, les lésions cutanéo-muqueuses se sont produites au cours de sporotrichoses chroniques. Les métastases tégumentaires sont parfois multiples dans les *sporotrichoses généralisées aiguës;* ce sont des granulations et des gommes dans l'hypoderme et dans le derme, des papules, des pustules et des vésicules dans l'épiderme. Ces faits sont à rapprocher des sporotrichoses aiguës fébriles de l'homme, avec gommes hypodermiques et dermiques multiples.

Le rat n° 3 peut servir d'exemple.

« L'*hypoderme* est criblé d'innombrables petites masses arrondies de
1 à 3 millimètres qui font saillie sous la peau lorsqu'on décolle celle-ci
des plans profonds ; les plus grosses sont scléreuses et formées de deux
ou trois granulations agglomérées.

« Le centre de chaque granulation est très petit, formé de polynucléaires et de macrophages plus ou moins altérés, contenant des masses
énormes de parasites. La zone périphérique est un feutrage de fines
fibres collagènes avec des cellules fixes, nombreuses, isolées, quelques-
unes non parasitées, la plupart bourrées de parasites en état de macrophagie. La zone scléreuse périphérique se confond graduellement avec
le tissu conjonctif voisin, mais la distinction est facile, grâce à la grosseur des fibres collagènes. Toute cette zone scléreuse d'envahissement
est parasitée (sclérose sporotrichosique). Autour de la granulation
principale, sont essaimés des nodules ébauchés, formés d'amas de cellules conjonctives basophiles bourrées de parasites ; on ne découvre que
d'exceptionnelles cellules géantes ; les vascularites en évolution sont
rares.

« Le *derme profond et superficiel* est parsemé de petites granulations
du même type.

« L'épiderme n'est pas épargné ; on voit çà et là des vésicules épidermiques ou dermo-épidermiques à sommet croûtelleux : pustulettes
impétiginoïdes ou ecthymatiformes.

« L'épiderme très épaissi est atteint d'exosérose et de spongiose ; il est
infiltré de très nombreux parasites qui semblent englobés à l'intérieur
des mononucléaires, insinués entre les cellules malpighiennes. Les cellules épidermiques se nécrosent et peu à peu une vésicule se forme.
Le contenu de la vésicule est un mélange de cellules épidermiques
nécrosées dissociées, de masses parasitaires, de débris pyknotiques et
de boules d'exosérose. Peu après l'épiderme disparaît à la partie profonde et le petit foyer d'épidermite se confond avec l'infiltrat de la couche papillaire et sous-papillaire. A la partie superficielle, les cellules
épidermiques forment des strates nucléées (parakératose), séparées les
unes des autres par des traînées de parasites ; l'épiderme altéré forme
croûte.

« Ces papulo-vésicules sont entourées de vésiculettes microscopiques,
où l'on surprend la lésion naissante. La couche papillaire est parsemée
de quelques cellules fixes enflammées et de macrophages parasités,
sans qu'il y ait nodule ou infiltration dermique. La lésion est presque
uniquement épidermique ; le corps de Malpighi est hypertrophié, épaissi ;
les cellules multipliées sont tuméfiées avec un léger degré d'exosérose ;
entre elles s'insinuent quelques macrophages parasités. Plus tard, la
vésiculette est aplatie, enkystée dans la couche cornée ; elle est comprise en haut et en bas entre d'épaisses strates cornées hypertrophiées,
nucléées. Le contenu de la vésicule est un mélange de petits amas de

parasites, de mononucléaires pyknosés et de cellules cornées et nécrosées.

« On ne saurait trop insister sur ces métastases cutanées des sporotrichoses généralisées, sur les pustulettes et les épidermites sporotrichosiques. On peut surprendre la preuve histologique de leur origine vasculaire sanguine et l'on a la démonstration de l'existence d'une épidermite pure, d'origine endogène artérielle : on voit, en effet, les parasites *arriver* par les vaisseaux qu'ils thrombosent. On les voit s'essaimer dans la couche papillaire où des macrophages les véhiculent, sans qu'ils suscitent d'infiltrat dermique ; ils pénètrent dans l'épiderme, et là, ils provoquent l'épidermite vésiculeuse sporotrichosique. Ces faits si probants sont à retenir pour la pathogénie des tuberculides cutanées. »

Grâce aux faits que nous avons rassemblés, les sporotrichoses cutanéo-muqueuses aiguës et chroniques expérimentales sont maintenant bien connues et il est inutile d'y insister.

Démonstration des Sporotrichoses profondes : ostéo-articulaires et viscérales.

Ce sont nos expériences de 1906 et de 1907-1908, ces dernières en collaboration avec Vaucher, qui ont démontré l'existence des sporotrichoses osseuses articulaires, synoviales, viscérales et testiculaires, qui les ont annoncées, les ont fait rechercher et bientôt les ont fait découvrir chez l'homme. Nos études expérimentales ont été le plus souvent les premières en date et toujours les plus complètes et nous revendiquons d'avoir pu, grâce à l'expérimentation, éclairer la plupart des chapitres de cette nouvelle mycose.

Notre quatrième Mémoire, publié dans les *Bulletins et Mémoires de la Société médicale des Hôpitaux de Paris* et notre sixième Mémoire, paru dans la *Revue de Chirurgie*, en collaboration avec Vaucher, ont fait la première étude complète des sporotrichoses ostéoarticulaires (v. p. 367). En effet, Lutz et Splendore ont donné une excellente étude des sporotrichoses osseuses et ostéo-articulaires spontanées du rat (v. p. 785), mais les lésions expérimentales ne sont que citées et l'étude n'en est pas faite. Les cas d'arthrite, rapportés par Brissaud et Rathery, par Hudelo, Monier-Vinard, Braun et Merle, sont restés isolés et sont cités à propos d'autres études.

C'est encore notre quatrième Mémoire (1907-1908) qui a fait l'étude complète des sporotrichoses viscérales. En effet, Lutz et Splendore citent en 1907 quelques lésions viscérales chez le rat, mais ils ne les étudient pas. Lesné et Monier-Vinard citent, en août 1907, les premiers cas de septicémie aiguë avec abcès chez la souris, mais nous avons montré (*Bull. et Mém. de la Soc. méd. des Hôp.*, 11 octobre 1907, n° 28, p. 1000) que leurs inoculations au lapin, au cobaye, ne prouvaient pas la virulence du *Sporotrichum Beurmanni* et l'existence de sporotrichoses viscérales, puisque ces inoculations ne différaient pas des pseudo-tuberculoses par corps étrangers. Au contraire, le 11 octobre 1907, à la même Société, nous présentions avec Vaucher les premières pièces de sporotrichoses expérimentales nodulaires généralisées et nous donnions une étude histologique détaillée des nodules sporotrichosiques viscéraux.

Au Congrès français de Médecine de Paris, le 14 octobre 1907, nous résumions avec Vaucher le résultat de nos expériences, nous donnions la liste des formes découvertes : septicémies et granulies sporotrichosiques, orchite-épididymite, etc., etc... Notre étude complète anatomique et histologique détaillée des sporotrichoses viscérales (voir p. 392) parut seulement en mai, juin, juillet 1908 dans les *Bulletins et Mémoires de la Société médicale des Hôpitaux de Paris.*

Nos expériences, confirmées de toutes parts, ont guidé les recherches des cliniciens ; écoutant nos appels, chirurgiens et médecins ont bien voulu penser à la sporotrichose devant des affections subaiguës et chroniques, qui n'éveillaient autrefois dans leur esprit que l'idée de tuberculose, de syphilis ou de suppurations bactériennes ; ils ont ensemencé systématiquement toutes les lésions subaiguës et chroniques et ils ont fini par trouver les sporotrichoses osseuses (Sicard, Bith et Gougerot, Brocq et Fage, Moure... etc.,) articulaires (Moure, Landouzy et Gougerot), synoviales (Hudelo et Merle), pyélo-rénales (Rochard, Duval et Bodolec), testiculaires (Lagoutte et Briau, Gaucher et Monier-Vinard, etc.). Par ce diagnostic exact, ils ont rendu à leurs malades tous les services que rend le diagnostic de sporotrichose ; ils leur ont évité un long chômage, un traitement prolongé et coûteux, parfois d'irréparables mutilations ; ils les ont rassurés sur leur avenir, leur ôtant la crainte des séquelles tardives de la syphilis ou de la tuberculose[1].

Presque toutes les formes osseuses articulaires et synoviales qu'a déterminées et prévues l'expérimentation, ont été retrouvées en clinique humaine (voir : sporotrichoses osseuses p. 329, articuculaires p. 356, synoviales p. 363 ; sporotrichoses ostéo-articulaires et synoviales expérimentales p. 367). Quelques-unes seulement des localisations viscérales, démontrées et annoncées par l'expérimentation, ont été découvertes chez l'homme : localisations pyéliques (voir p. 385), testiculaires (voir p. 391), pulmonaires (voir p. 386), mais il n'est pas douteux que des recherches systématiques n'affirment chez l'homme l'existence des sporotrichoses aiguës septicémiques sans lésions cutanées (voir p. 397) et l'existence des lésions viscérales : néphrites, cirrhoses, pneumonie, péritonite, méningite, endocardite, etc., etc.., dont nos expériences ont reproduit chez l'animal toutes les modalités (voir sporotrichoses expérimentales, p. 413).

Démonstration d'une hérédo-sporotrichose. — Ce sont nos expériences avec Vaucher qui ont démontré la réalité d'une hérédo-sporotrichose (v. p. 629).

L'expérimentation prouve donc la multiplicité des formes anatomo-cliniques des sporotrichoses ; elle nous fait prévoir la découverte de ces mycoses, dans tous les processus possibles.

On voit quels services l'expérimentation a rendus à la clinique humaine, en démontrant la nature mycosique de formes alors discutées, en annonçant des formes encore inconnues.

---

1. DE BEURMANN et GOUGEROT. Sporotrichoses hypodermiques. *Ann. de Derm. et de Syph.*, oct. 1906, p. 862.

Expérimentation et parasitologie : pouvoir pathogène pour les animaux et variation de la virulence. Démonstration du pouvoir pathogène pour les animaux.

Ce sont nos expériences de 1906-1907 qui ont démontré la virulence du *Sporotrichum Beurmanni* pour le cobaye, le lapin, le chien, les nôtres et celles de Lutz et Splendore, pour le rat, celles de Lesné et Monier-Vinard, pour la souris, celles de Ravaut et Civatte, pour le singe.

RAT ET SOURIS. — Le rat[1] et la souris sont les animaux les plus réceptifs, ainsi que nous l'avons montré, et non pas le lapin, comme plusieurs auteurs l'ont prétendu au début. C'est chez le rat que la sporotrichose revêt les formes les plus variées et les plus importantes, en raison de leur ressemblance avec un grand nombre d'affections humaines. Les lésions sporotrichosiques généralisées du rat se produisent aussi bien à la suite de l'inoculation sous-cutanée que de l'inoculation péritonéale et on les obtient avec la plupart des races de *Sporotrichum Beurmanni*.

Les premières inoculations positives au rat sont celles que nous avons citées dans notre premier Mémoire de 1906.

Inoculant des *Sporotrichum* β et γ dans la patte du rat, suivant le procédé de Pinoy, nous obtenions des tuméfactions locales apparaissant progressivement et persistant longtemps ; ces lésions prouvaient l'inoculabilité et la virulence aujourd'hui incontestée du *Sporotrichum*.

Histologiquement, disions-nous : « l'infiltration cellulaire sous-cutanée est diffuse, non limitée par une couche fibreuse ; elle s'étend au loin, dissociant les espaces intermusculaires et tendineux. Elle est formée par une réaction conjonctive intense : cellules conjonctives desquamées en macrophages, mêlées à quelques rares polynucléaires neutrophiles et parfois éosinophiles. De petits abcès microscopiques à centre amorphe fibrineux, à nombreux polynucléaires pyknotiques et macrophages plus ou moins dégénérés parsèment cet infiltrat. » Ces premières inoculations confirmaient donc déjà notre description des lésions sporotrichosiques humaines[2].

1. Par exception, l'inoculation peut donner des résultats négatifs (rat, LAUBRY et ESMEIN, MOURE ; souris, DE BEURMANN et GOUGEROT, LUTZ et SPLENDORE)..
Dès 1907, nous faisions remarquer que chez le rat l'inoculation est « presque constamment positive » mais non constamment (*Compt. rend. du Congr. franç. de Méd. de Paris*, 1907, p. 305). Ces inoculations « négatives » sont sans doute des sporotrichoses qui ont guéri.

2. Dans les inoculations postérieures, nous avons observé toute la série des lésions sporotrichosiques. les gommules aux trois zones, à micro-abcès central, zone moyenne épithélioïde, zone externe lympho-conjonctive ; les granulations tuberculoïdes sans micro-abcès et les follicules encerclés de sclérose.

Mais le point le plus important était la découverte des formes parasitaires : « Dans les lésions expérimentales du rat, nous avons trouvé des formes parasitaires ovoïdes d'une netteté absolue... Les parasites tous globuleux, de 3 à 5 μ de long sur 2 à 3 μ de large, basophiles et finement granuleux, encerclés d'une très fine membrane incolore, sont extrêmement nombreux au centre des points abcédés; ils sont clairsemés dans l'infiltrat conjonctif macrophagique. Dans cette zone, tous sont intracellulaires, inclus presque toujours à l'intérieur des macrophages, exceptionnellement à l'intérieur des polynucléaires » (p. 862). Cette découverte chez le rat nous permettait d'être affirmatif pour les formes parasitaires courtes oblongues, rencontrées si rarement chez l'homme dans les infiltrats ou à l'intérieur de cellules géantes.

Depuis 1906, ces recherches ont été continuées. Les inoculations dans la patte du rat ont donné des tuméfactions locales qui ont fini le plus souvent par regresser. Fait capital, nous avons obtenu le *passage en série indéfinie* de rat à rat (douze passages successifs), en inoculant le pus ponctionné de la patte du rat au rat suivant. La preuve de la virulence du *Sporotrichum Beurmanni* était faite.

Les premiers animaux moururent cachectiques présentant quelques rares granulations viscérales. Les animaux de nos deuxième, troisième et quatrième séries sont morts avec des lésions *viscérales* et *ostéo-articulaires* très variées, que nous avons étudiées en détail dans notre quatrième mémoire (v. p. 367 et 392).

Enfin nous avons observé chez le rat des formes évolutives curables.

La sporotrichose revêt donc non seulement chez le rat toutes les formes possibles, mais elle peut même déterminer l'hérédo-sporotrichose (v. p. 629).

Le rat nous a encore servi à proposer une méthode diagnostique (orchite par inoculation intra-péritonéale); le rat et la souris nous ont servi à étudier les effets des toxines sporotrichosiques (v. p. 116), le mécanisme de la guérison par l'iodure et à établir la possibilité d'une sérothérapie et d'une vaccination antisporotrichosique (v. p. 663).

CHIEN. — Le chien est très résistant à l'infection sporotrichosique. Le chien adulte ne prend la mycose que très exceptionnellement et les très jeunes chiens semblent seuls réceptifs.

Nos expériences de 1907 furent les premières publiées. Elles montraient que la sporotrichose généralisée du chien revêt des formes multiples : septicémie suraiguë; septicémie aiguë secondaire à une localisation sporotrichosique, sans granulations ni tubercules sporotrichosiques; granulés avec innombrables granulations; sporotrichose chronique avec localisations périphériques (ostéite), etc. On a tous les degrés et toutes les variétés d'infection générale, depuis la septicémie suraiguë, rapidement mortelle, jusqu'à la sporotrichose chronique curable.

Nos expériences sur le chien donnaient de nouveaux exemples d'affections sporotrichosiques viscérales : endocardites mitrales, néphrite aiguë, abcès aréolaires du foie, broncho-pneumonies, ostéites, etc. (v. p. 392).

Les expériences de Widal, Abrami, Brissaud, Joltrain et Weill ont montré la richesse des localisations cutanées.

Chat. — Le chat adulte est résistant vis-à-vis du *Sporotrichum Beurmanni*. Il ne présente que des accidents locaux rapidement curables (chats S. L. et C., nᵒˢ 1, 2, 3, 4, 5, 6). Le chat nouveau-né ou le très jeune chat sont au contraire réceptifs[1], ainsi que nous l'avons prouvé les premiers avec Vaucher, le 11 octobre 1907, à la Société médicale des Hôpitaux de Paris et le 14 octobre, au Congrès français de Médecine[2], où nous montrions les pièces des premiers exemples de sporotrichose généralisée viscérale nodulaire (chat S. 4) et un exemple nouveau[3], le premier chez le chat, de gomme expérimentale sous-cutanée, reproduisant tous les détails de la gomme hypodermique humaine (chat S. 5).

Ces faits anciens et des faits nouveaux indiquent que chez le chat, le *Sporotrichum*, inoculé sous la peau ou dans le péritoine, peut créer presque toutes les formes connues de sporotrichoses humaines et animales, depuis la septicémie suraiguë jusqu'aux gommes chroniques curables[4].

Les formes *suraiguës et aiguës* revêtent toutes les modalités déjà signalées par nous chez le rat, le chien, le cobaye et le lapin, modalités qui correspondent à la typho-bacillose et à la granulie bacillo-tuberculeuse : *septicémie aiguë*, mortelle du troisième au huitième jour, avec *lésions généralisées congestives de tous les viscères, sans nodules* (chats S. L.

1. Les cas d'inoculations négatives ne sont pourtant pas rares. Lorsqu'on sacrifie les animaux, à l'autopsie on ne trouve rien ou seulement quelques adhérences fibreuses (chat. S. 3). Dans quelques cas, il est vrai, il y a eu guérison d'une sporotrichose généralisée : l'atteinte de l'état général et la culture du sang ont été témoins de la généralisation de la mycose (chat, S. 3).

2. de Beurmann, Gougerot et Vaucher. Note sur les Sporotrichoses généralisées expérimentales (présentation de pièces). Note sur l'histologie des follicules sporotrichosiques expérimentaux. *Bull. et Mém. de la Soc. méd. des Hôp. de Paris*, 11 octobre 1907, nᵒ 28, p. 1000 et 1009.

3. de Beurmann, Gougerot et Vaucher. Sporotrichoses expérimentales. *Cong. franç. de Médec. de Paris*, 14 et 16 oct. 1907, p.301 (3 figures). Gomme sporotrichosique du chat. *Bull. et Mém. de la Soc. méd. des Hôp. de Paris*, 25 oct. 1907, nᵒ 30, p. 1071 (3 fig.).

4. En dehors de nos communications, une seule étude de la Sporotrichose du chat a été publiée : Duval et Monier-Vinard. *Bull. et Mém. de la Soc. méd. des Hôp. de Paris*, 25 oct. 1907, p. 1074. Ces auteurs ont obtenu par injection sous-cutanée des abcès aux points d'inoculation : une fois, une gomme métastatique frontale, une fois, des auto-inoculations de grattage, sans jamais de généralisation viscérale. Par inoculation péritonéale, ils n'ont pas eu de généralisation et rien que des lésions locales minimes, mais ils ont eu une orchite cinq fois sur cinq.

n°s 16, 17, 18, inoculés dans le péritoine (la septicémie étant prouvée chez tous par la rétroculture du sang du cœur); *septicémie aiguë*, mortelle en trois jours, avec *lésions généralisées congestives de tous les viscères* et quelques rares *granulations* (chat S. 2, inoculé dans le péritoine avec 1 centimètre cube de Sporotrichum β et 2 centimètres cubes de beurre, septicémie prouvée par les rétrocultures du sang du cœur, du parenchyme pulmonaire et du parenchyme hépatique); *granulie généralisée* primitive ou secondaire: chat S. 12, inoculation intra-péritonéale de 1,5 cm³, inoculation sous-cutanée de 0,5 cm³ de *Sporotrichum Beurmanni* β. L'animal était rétabli lorsque, vers le vingtième jour, il retomba malade et mourut le trentième jour. L'autopsie révéla une granulie généralisée avec très nombreuses granulations de 0,5 à 1 millimètre, ressortant vivement sur le fond congestionné du poumon, du foie, de la rate, des séreuses, etc.; le péritoine présentait quelques adhérences de péritonite fibro-adhésive chronique; l'autopsie prouva donc ce qu'indiquait déjà la clinique, c'est-à-dire que la maladie avait évolué en deux temps : d'abord une lésion localisée chronique bénigne, marchant vers la guérison, la péritonite fibro-adhésive légère, puis soudain, une généralisation granulique aiguë, intense, rapidement mortelle... Nous avons encore noté dans ces formes aiguës de néphrites à gros reins blancs, des péricardites avec épanchement, etc...

. Des transitions relient ces formes aiguës aux sporotrichoses généralisées viscérales et cutanées chroniques. Le chat S. 10, mort quarante-deux jours après des inoculations péritonéale et sous-cutanée, présentait une péritonite chronique fibro-nodulaire avec gommes et abcès péritonéaux, nodules nombreux intra-hépatiques et intra-spléniques, avec larges zones dégénérées pâles du foie, gros ganglions rétro-sternaux, petits nodules palpébraux et sourciliers, toutes lésions chroniques; une granulie pulmonaire aiguë est venue terminer cette évolution.

Les sporotrichoses chroniques viscérales généralisées avec ou sans métastases cutanées sont plus fréquentes; en voici quelques exemples :

— Chat S. 11, mort trois mois après l'inoculation péritonéale de péritonite fibro-nodulaire adhésive gommeuse avec nodules du foie et de la rate, généralisations pulmonaires à gros nodules et fines granulations, lymphangite rétro-rénale gommeuse.

— Chat S. 9, mort quarante jours après l'inoculation péritonéale : mêmes lésions viscérales avec, en outre, un nodule palpébral et une gomme sous-cutanée et osseuse de la face latérale du nez.

— Chat S. 6, mort quarante-cinq jours après l'inoculation péritonéale : lésions péritonéales et hépato-spléniques encore plus intenses, avec des gommes des ganglions rétro-sternaux et du thymus, mais les poumons sont indemnes; on note de petits nodules palpébraux.

Duval et Monier-Vinard, nous-mêmes avec Vaucher, nous avons observé l'orchite (chat S. 15).

Dans tous les faits précédents, les lésions étaient surtout viscérales,

les métastases cutanées étaient absentes ou minimes; dans d'autres cas, les lésions cutanées prédominaient.

L'éruption gommeuse sous-cutanée peut être intense (v. p. 763) ou discrète, se réduisant à quelques gommes sous-cutanées ou à des placards végétants et verruqueux, à de l'ecthyma croûteux.

Ces lésions contrôlées par les rétro-cultures prouvent le polymorphisme des sporotrichoses du chat[1]. La sporotrichose du chat reproduit plusieurs des formes de la sporotrichose humaine, depuis les formes aiguës jusqu'aux formes chroniques curables; elle réalise dans tous ses détails la forme la plus fréquente de la maladie humaine : la sporotrichose gommeuse disséminée (chat S. 8, 13, etc.).

Lapin. — Le lapin adulte présente une plus grande résistance à l'infection sporotrichosique que les jeunes lapereaux. Encore les inoculations faites à ceux-ci, restent-elles souvent négatives. La sporotrichose du lapin est loin de présenter la même richesse de formes que celle du rat et du chat. L'inoculation sous-cutanée provoque exceptionnellement la généralisation. La voie vasculaire est plus sûre que la voie péritonéale : une inoculation intra-veineuse nous a donné des gommes de la peau et du foie.

Les localisations sont multiples : péritonites, abcès du foie et de la rate, pleurésies, sporotrichomes pulmonaires, rénaux, méningite, métastase cutanée, etc... Les lésions sont identiques à celles du rat. Parmi ces localisations, seules quelques-unes méritent de retenir l'attention en raison de leurs ressemblances avec des lésions tuberculeuses humaines; caverne pulmonaire et pleurésie sèche adhésive (v. p. 424), gomme rénale et néphrite folliculaire (v. p. 453), sporotrichome hypertrophique du cæcum (v. p. 435), sporotrichose cutanée verruqueuse (v. p. 764).

Cobaye. — Le cobaye adulte est un des animaux les moins réceptifs à la sporotrichose. L'inoculation intra-péritonéale ou sous-cutanée de pus humain[2] reste négative, ainsi que nous l'avons montré en 1906 et que tous les auteurs l'ont confirmé. Cette inoculation infructueuse, éliminant l'hypothèse de tuberculose, est une excellente preuve négative de la nature sporotrichosique des lésions.

Les premières sporotrichoses expérimentales du cobaye ont été

1. Notons un fait assez bizarre : le chat 1, inoculé trois jours après sa naissance, guérit de la sporotrichose, ainsi que le prouva l'autopsie lorsqu'on le sacrifia le septième mois, mais il devint somnolent, engourdi et obèse. Le corps thyroïde ne semblait pas lésé.

2. Carougeau, inoculant dans le péritoine du cobaye mâle du pus de la sporotrichose spontanée du mulet, a obtenu une orchite sporotrichosique analogue à l'orchite morveuse de Straus. Cette orchite expérimentale peut prêter à la confusion dans le diagnostic de la morve, mais l'orchite sporotrichosique reste bénigne alors que l'orchite morveuse s'aggrave progressivement.

réalisées par nous en 1906 et 1907 : c'étaient des gommes métastatiques survenues à la suite d'inoculations sous-cutanées (1907) et à la suite d'ingestions alimentaires (1907). Nous montrions que seul, et encore inconstamment, le cobaye nouveau-né ou jeune est apte à contracter la sporotrichose.

Le premier cas de sporotrichose viscérale généralisée a été celui de notre cobaye S. 14; il a fallu pour que l'inoculation réussisse, exalter la virulence par l'addition de beurre, suivant l'ingénieuse technique de Bezançon et Philibert. L'animal, mort quarante-deux jours après l'inoculation péritonéale, présentait une péritonite fibreuse minime, une hépatite intense avec gommes métastatiques multiples et volumineuses, une splénomégalie avec nodules nombreux, de la granulie pulmonaire; l'examen direct et la rétroculture furent positifs.

Depuis, des cas confirmatifs ont été publiés, Lutz a observé chez un cobaye, mort un an après une inoculation intra-péritonéale, une sporotrichose ganglionnaire généralisée : les ganglions lymphatiques étaient tuméfiés, quelques-uns étaient caséeux; l'examen direct et les rétrocultures montrèrent de nombreux *Sporotrichum*. Bonnet de Lyon a cité des cas d'orchite sporotrichosique à la suite d'inoculations intra-péritonéales.

Mulet et cheval. — Sur le mulet et le cheval, Carougeau, Page, Frothingham et Paige, Mohler, ont observé expérimentalement des lésions identiques à celles qu'ils ont décrites dans les sporotrichoses spontanées de ces animaux (v. p. 804).

Singe. — Contrairement à ce qu'on aurait pu croire, le singe est peu réceptif. Ravaut et Civatte ont obtenu une gomme sous-cutanée et des lésions verruqueuses localisées au point d'inoculation, mais sans généralisations. Quoique nous ayions, avec Vaucher, varié les modes d'inoculation sous-cutanée, intra-veineuse, péritonéale, nous n'avons pu obtenir de sporotrichose mortelle et il semble même au contraire qu'il y ait eu immunisation. Un de nos singes, inoculé depuis 1907, vit encore en 1911. Il n'a présenté que des lésions verruqueuses et des gommes curables, aux points mêmes des inoculations.

Chez un autre singe, une infection mixte sporotricho-tuberculeuse nous a donné des lésions viscérales généralisées.

Inoculations à divers animaux. — Nous avons injecté des grenouilles, des orvets, des insectes, etc., n'obtenant que des nodules locaux sans généralisation nodulaire. Mais la culture du sang et des viscères, non altérés macroscopiquement, démontra que le parasite avait diffusé.

Avec des cultures et du pus, Lutz et Splendore ont inoculé un lièvre dans l'articulation de la patte et dans le péritoine, un pigeon, par insufflation; ils ont nourri une chouette de rats infectés sans résultats. Sur quatre « gambas » (Didelphis azaræ), une, qui fut inoculée dans la patte avec du pus de rat, présenta un foyer de suppuration périarticulaire. Un crapaud, inoculé dans le péritoine avec des spores, présenta « une espèce d'atrophie générale. Environ un mois après, apparut sur tout le corps une pigmentation rouge. L'animal fut sacrifié trois mois après ; l'autopsie ne révéla pas de lésions macroscopiques mais le parasite existait en grande quantité dans les tumeurs des différents organes. » Un lézard, inoculé dans le péritoine avec une goutte de bouillon sporulé et conservé à l'étuve à 28°, mourut de cachexie générale le trentième jour ; l'autopsie ne montra rien de net, mais les cultures et l'examen direct révélèrent une grande abondance de parasites.

Virulence. — Démonstration de la virulence. — Faible virulence habituelle des Sporotrichum. — Exaltation et atténuation.

Ce sont nos expériences de 1906-1907 qui ont prouvé la virulence du *Sporotrichum Beurmanni* et montré que si la virulence du *Sporotrichum Beurmanni* était généralement faible, elle n'en était pas moins réelle ; en effet, nos inoculations donnaient des lésions différentes des pseudo-tuberculoses par corps étrangers produites par les injections de cultures tuées[1] et surtout nous obtenions à la fin de 1907 des passages en série indéfinie sur le rat. Inoculant dans la patte du rat le pus d'un rat précédent, nous allions au delà du douzième passage. Nos expériences de 1906, 1907, 1908, résumées plus haut, réalisant des lésions polymorphes, ont mis hors de conteste la virulence des *Sporotrichum*.

Ce sont nos expériences de 1906 qui ont montré que la *virulence* de ces parasites était *faible*, nullement comparable à celle

---

1. GOUGEROT et VAUCHER. Pseudo-tuberculoses par corps étrangers. *Journ. de Méd. interne*, 30 avril 1909, n° 12, p. 117, 2 fig. L'étude des mycoses expérimentales a été pour GOUGEROT et VAUCHER l'occasion de toute une série de recherches de contrôle avec les mêmes parasites *tués* et des corps étrangers (poudre de poivre, etc.) Ils ont montré combien il faut être prudent dans l'interprétation des résultats des inoculations. L'étude comparative des pseudo-tuberculoses par corps étrangers leur a prouvé que nombre d'observations d'inoculations de champignons, publiées par différents auteurs qui n'ont pas pris d'animaux témoins, ne démontrent nullement la virulence de ces parasites, bien que ces auteurs les considèrent comme valables. En effet, « l'inoculation d'un corps étranger non virulent, tel que le poivre, peut produire les mêmes lésions ». GOUGEROT et VAUCHER, après une longue étude critique des inoculations faites avec des bacilles tuberculeux, divers champignons vivants et tués, de la poudre de poivre et de lycopode, ont fixé les conditions exigibles pour qu'une inoculation soit valable.

de la plupart des bactéries. En effet, en dehors du rat, de la souris et des animaux nouveau-nés ou très jeunes [1], le *Sporotrichum Beurmanni* ne détermine, sauf exception, que des lésions minimes. « Cès lésions, disions-nous dès 1907, restent localisées au lieu de l'inoculation, comparables à celles que déterminent les inoculations de corps étrangers irritants, comme le poivre ou la poudre de lycopode et à peine plus prononcées qu'elles... » En injectant des cultures dans le péritoine, nous obtenions des abcès, des masses nécrosées, des brides fibreuses, des pseudo-tubercules restant localisés au péritoine et ne se généralisant pas. Lorsque l'animal ne mourait pas, intoxiqué par une dose excessive ou épuisé par le travail d'enkystement, le matériel inoculé se résorbait et l'on retrouvait, plusieurs semaines ou plusieurs mois après, une séreuse libre, présentant rarement quelques brides scléreuses. Parfois nous obtenions des nodules intra-spléniques et intra-hépatiques... « Les foyers intra-hépatiques et intra-spléniques ne prouvent nullement la virulence, puisqu'on les obtient, quoique plus rarement, avec des *Sporotrichum* tués, avec du poivre ou avec des bacilles tuberculeux tués. Il faut pour obtenir des lésions de ce genre des doses fortes, des doses énormes comparativement aux doses d'une culture de bacilles de Koch même atténués... » « Les *Sporotrichum*, injectés dans les veines et arrêtés dans les capillaires pulmonaires, y déterminaient sur place des nodosités d'infection embolique sans que l'infection se généralisât. Si les nodosités étaient assez nombreuses et assez grosses pour restreindre le champ de l'hématose, l'animal mourait d'intoxication et d'épuisement. S'il résistait pendant les premières semaines, tout se résorbait... » « Enfin les inoculations en série s'épuisent très rapidement ; on obtient très facilement un premier passage en réinoculant de gros fragments de tissus infectés ou plusieurs centimètres cubes de pus ; parfois on obtient encore un deuxième passage, rarement un

---

1. Cette méthode d'inoculation aux animaux nouveau-nés est empruntée à Pasteur qui, pour renforcer les bactéridies charbonneuses atténuées, inoculait des cobayes venant de naître. Elle a été employée par Duval et Loenerich dans les saccharomycoses, par nous dans les sporotrichoses, etc.

troisième ; mais jamais jusqu'ici nous n'avons pu obtenir un quatrième passage. Si l'on réinocule un petit fragment, qui serait plus que suffisant s'il s'agissait de tuberculoses même atténuées et atypiques, la résorption est rapide dès le premier animal. Ce sont donc des séries incomplètes, comparables à celles que l'on obtient avec des inoculations de gros fragments de pseudo-tuberculose par corps étrangers, séries très différentes des passages indéfinis à petites [1] doses de la tuberculose vraie ».

Ces faits, qui sont les plus fréquents, prouvent le peu de virulence des *Sporotrichum* : en effet, les lésions restent localisées, elles sont à peine plus prononcées qu'avec des inoculations de poivre et de beurre et elles sont souvent identiques à ces dernières, soit que l'on injecte des cultures vivantes, soit que l'on injecte des cultures tuées de *Sporotrichum*. L'étendue des lésions dépend avant tout de la dose injectée. L'animal meurt si les quantités sont trop fortes ; il meurt sans généralisation, par traumatisme, par épuisement dû au processus d'enkystement et de résorption des substances injectées, par *intoxication*, les parasites étant lysés par la phagocytose et cette « solubilisation » mettant en liberté la somme de leurs toxines (Gougerot et Jean Troisier)... Il est rare de rencontrer des cultures humaines qui d'emblée soient très virulentes, et nous avons observé que sur cinq exceptions, trois se rapportaient à des *Sporotrichum* revêtant la forme levure (v. p. 133). Ces *Sporotrichum-levure* présentent certainement une virulence spéciale qui tient à la persistance *in vitro* de la forme d'adaptation *in vivo* du parasite.

Peu après, Laubry et Esmein, Ravaut et Civatte, Brissaud et Rathery, affirmaient avec nous la faible virulence des *Sporotrichum* ; les inoculations négatives ou restées sans généralisations de Lesné et Monier-Vinard, de Duval et Monier-Vinard confirmaient cette opinion que nous soutenions depuis 1906.

---

1. Lors des controverses sur la virulence de la tuberculose, ce furent ces deux arguments, passages en série indéfinie avec de petites doses, généralisation, qui permirent à VILLEMIN d'affirmer la virulence des produits tuberculeux et de réfuter les objections fondées sur les pseudo-tuberculoses par corps étrangers. Il disait : « L'intensité de la cause qui occasionne le tubercule ne s'affirme pas par la grandeur des procès morbides, mais par leur multiplication et leur généralisation dans toute l'économie. »

Ce sont encore nos expériences qui ont précisé les *variations de virulence* des *Sporotrichum* et ont étudié leur *exaltation* et leur atténuation.

Si la virulence des cultures humaines est habituellement faible à l'origine, cette virulence peut être exaltée par passage de rat à rat, ainsi que nous l'observions dès la fin de 1906, mais l'exemple le plus intéressant de cette exaltation progressive nous a été donné par l'inoculation d'un *Sporotrichum Beurmanni sauvage* découvert dans la nature par Gougerot en 1908.

« 1° Un grain d'avoine parasité fut inséré sous la peau du dos d'un rat blanc ; au bout de huit à dix jours, se développait un petit abcès qui ulcérait la peau, et le grain s'éliminait avec le pus. Dans le pus on retrouvait des formes courtes du parasite, identiques à celles que nous avons décrites en 1906 ; la rétroculture fut positive. L'abcès guérit rapidement et le rat, sacrifié au bout de cinquante jours, fut trouvé indemne de sporotrichose. L'infection était donc restée locale et n'avait été que passagère, sans doute parce que le parasite était très peu virulent.

« 2° La culture initiale sur gélose glycosée, provenant de l'avoine et âgée de quinze jours, fut inoculée dans le péritoine d'un premier rat ; la dose était de 1 centimètre cube d'un broyage-émulsion épais. L'animal, restant indemne, fut sacrifié le vingt-septième jour. L'autopsie ne montra que trois petits abcès péritonéaux entre la paroi ombilicale et l'épiploon ; tout le reste de la culture inoculée avait été résorbé. Or, l'expérience nous a prouvé qu'une dose égale d'une culture d'origine humaine déterminait presque constamment la mort du rat avec lésions intenses. Les trois petits abcès du premier rat, broyés dans l'eau salée, furent aussitôt réinoculés dans le péritoine d'un deuxième rat ; ce deuxième rat ne tarda pas à maigrir et il succombait le trente-cinquième jour avec une péritonite sporotrichosique granulique et nodulaire, semblable à celles que nous avons montrées ici même en mai 1908. Avec les granulations jeunes translucides du second rat, un troisième rat fut inoculé dans le péritoine ; rapidement ce troisième rat devint cachectique. Il mourait le quatorzième jour et l'on trouvait une sporotrichose diffuse généralisée, septicémique, congestive, avec granulations encore peu nombreuses.

« On peut donc suivre l'accroissement de la virulence à partir d'un parasite doué d'une virulence très faible et le voir, par passage de rat à rat, acquérir un pouvoir pathogène égal et même supérieur à celui des parasites retirés des lésions humaines. D'abord saprophyte inoffensif, le *Sporotrichum* de la nature est devenu un germe nettement pathogène, déterminant une sporotrichose généralisée et rapidement mortelle du rat. On peut penser que s'il avait été inoculé à l'homme, le *Sporotrichum-graminée* aurait été d'abord incapable de l'infecter, mais peu à peu il se serait habitué au milieu humain, par exemple en vivant en saprophyte sur les muqueuses bucco-pharyngienne ou gastro-intestinale. Plus ou moins longtemps le sujet aurait été un porteur de *Sporotrichum*, sans être un sporotrichosique ; puis, le parasite ayant acquis une virulence suffisante se serait généralisé, créant une sporotrichose disséminée ». Il y a donc une adaptation du germe au terrain ; plus tard nous démontrerons qu'il y a en même temps adaptation du terrain au germe qui sensibilise l'hôte par ses toxines.

La grande virulence que possèdent naturellement certains échantillons humains et surtout les *Sporotrichum* isolés des sporotrichoses spontanées du rat, du chien et du mulet, la virulence artificiellement exaltée par passage sur le rat, se conservent mal *in vitro* dans les repiquages ultérieurs. En quelques mois la virulence retombe à un taux faible ; certains échantillons sont même devenus avirulents.

En résumé, l'état normal du *Sporotrichum Beurmanni* est d'être faiblement virulent ou avirulent. Ce fait est capital, il nous fait comprendre pourquoi la mycose n'est pas plus fréquente et pourquoi elle reste le plus souvent bénigne. Il faut un concours de circonstances adjuvantes particulières pour que le germe inoculé détermine des lésions ; il faut des causes d'une réalisation exceptionnelle pour que la mycose devienne grave (v. p. 215).

Étiologie et pathogénie expérimentales.

Ce sont nos expériences qui ont élucidé les problèmes étiologiques et pathogéniques des sporotrichoses restés obscurs avant elles.

Elles ont montré la résistance du parasite aux agents extérieurs, l'inoculabilité des *Sporotrichum sauvages* de la nature, leur avirulence primitive, puis leur exaltation progressive ; elles ont réalisé les divers modes de contamination cutanée et muqueuse : inoculation traumatique et inoculation digestive ; elles ont prouvé, par la culture du sang, la dissémination sporotrichosique du champignon ; elles ont suivi étape par étape l'évolution du parasite ; elles ont mis en évidence l'élimination des champignons par les urines et par la bile ; elles ont souligné l'importance du terrain et des doses, et surtout l'importance de l'état de sensibilisation chez les sporotrichosiques ; elles ont donné les premiers exemples d'anaphylaxie sporotrichosique. — Elles ont expliqué les rechutes des sporotrichosiques en démontrant 1° la persistance du *Sporotrichum Beurmanni*, son saprophytisme cutané et surtout muqueux ; 2° l'état de sensibilisation persistant des sporotrichosiques. Elles nous ont expliqué l'apparition tardive des sporotrichosides muqueuses, qui font la gravité des sporotrichoses humaines.

Nos inoculations combinées de *Sporotrichum* et de bacille de Koch (notamment au singe) ont montré l'exaltation réciproque du bacille tuberculeux et du parasite mycosique.

Ce sont les expériences de Gougerot et Blanchetière qui ont montré la multiplicité et la diversité de l'action des toxines sporotrichosiques et la dissociation de leurs effets (voir p. 146).

Anatomie pathologique expérimentale.

Les expériences de contrôle de Gougerot avec les bacilles tuberculeux, de Gougerot et Vaucher avec des corps étrangers (poudre de poivre, champignons et bactéries tuées) ont permis de mieux comprendre le processus anatomique de la gomme sporotrichosique et des mycoses en général ; elles ont prouvé que le nodule à trois zones était la formule des nodules de résorption des produits de faible virulence. Ces études comparatives apportent une importante contribution à l'histologie générale des maladies « folliculaires », souvent appelées « pseudo-tuberculoses » ; elles ont relié toute une série de faits épars, elles ont montré une fois de plus l'inexactitude de la spécificité histologique du follicule et de la cellule géante tuberculoïdes (v. p. 734).

Expérimentation et diagnostic.

L'expérimentation sur l'animal a permis d'approfondir certains points de l'étude diagnostique.

Les pus et les exsudats expérimentaux nous ont appris à reconnaître l'aspect du parasite *in vivo* et par conséquent à instituer le diagnostic par la constatation directe des *Sporotrichum* en frottis et sur coupe. Ils ont révélé toute l'importance des formes décolorées des champignons (voir p. 595).

Les auto-cultures de pus expérimentaux, riches en parasites, nous ont permis de surprendre le passage de la forme *in vivo* à la forme *in vitro*.

Les expériences de Widal, Abrami et Brissaud, Joltrain et Weill ont complété l'étude que ces auteurs avaient faite chez l'homme des co-agglutinations et des co-fixations.

Les expériences de Blanchetière et Gougerot avec les toxines sporotrichosiques nous ont mis sur la voie des réactions toxiniques et nous ont indiqué dès le début la technique des intra-dermoréactions avec des toxines adhérentes, c'est-à-dire des corps microbiens stérilisés.

Nos inoculations sur le rat nous ont permis de proposer un mode de diagnostic, d'exception d'ailleurs : l'inoculation intra-péritonéale au rat mâle, qui donne l'orchite caractéristique.

Thérapeutique expérimentale.

Ce sont nos expériences qui ont éclairé le mécanisme de la guérison des sporotrichosiques, qui ont mis en évidence la phago--

cytose intra-macrophagique des parasites (voir p. 655), l'action excitante cellulaire des iodiques (voir p. 656 et 660), l'absence d'action parasiticide directe des iodures sur le champignon, l'action bactériolytique de certains tissus sur les parasites non sporulés (voir p. 744) etc., permettant ainsi de mieux traiter les malades, surtout les malades intolérants à l'iodure.

Ce sont nos expériences et celles d'Abrami, Brissaud et Joltrain, poursuivies parallèlement aux nôtres, qui ont démontré que l'on pouvait vacciner les animaux contre la sporotrichose et obtenir des sérums préventifs et curatifs. Ces expériences prévoient donc l'application de la sérothérapie et de la vaccination anti-sporotrichosiques chez l'homme, qui rendront de grands services dans les cas graves de sporotrichose, notamment chez les tuberculeux intolérants à l'iodure (voir p. 653).

CHAPITRE XIV

SPOROTRICHOSES SPONTANÉES DES ANIMAUX

Rat. — Chien. — Mulet et Cheval.
Importance en clinique humaine et importance économique.

La sporotrichose est une infection commune à l'homme et aux animaux.

La sporotrichose spontanée a été observée chez le rat gris et chez le rat blanc par Lutz èt Splendore à São-Paulo du Brésil, chez le chien par Gougerot et Caraven à Paris, chez le mulet et chez le cheval par Carougeau à Madagascar, chez le cheval par Page, Frothingham et Paige, par Molher aux États-Unis.

Sporotrichose spontanée du rat.

C'est à Lutz et à Splendore que revient l'incontestable mérite de la découverte des premiers cas de sporotrichose spontanée observée chez les animaux[1]. Le parasite qu'ils ont trouvé a été identifié par nous au *Sporotrichum Beurmanni*[2].

La sporotrichose spontanée du rat se borne tantôt à des lésions périphériques sous-cutanées et articulaires, tantôt elle s'accompagne de lésions viscérales généralisées.

1. Un an après la publication de nos premières inoculations sur le rat, pendant que nous poursuivions nos expériences sur la généralisation de la sporotrichose et sur l'exaltation de sa virulence par passage de rat à rat, Lutz et Splendore présentaient au Congrès médical de São-Paulo, en 1907, leur très remarquable mémoire sur la *Sporotrichose spontanée du rat gris et du rat blanc*. Les recherches des auteurs brésiliens ont été annoncées au Congrès français de Médecine de Paris en octobre 1907 dans notre troisième Mémoire : Etiologie et pathogénie de la Sporotrichose.

2. Identification faite en juillet par la technique des lames sèches et acceptée par Lutz (octobre 1907).

La forme la plus commune est hypodermique et péri-articulaire, localisée aux pattes et à la queue. Dans la région tarsienne, d'une, deux ou trois despattes du rat, ou en un point quelconque de la queue, on aperçoit une tuméfaction : la peau et les plans sous-jacents sont œdématiés ; l'article est empâté par un œdème diffus. Souvent les teguments sont ulcérés de une ou plusieurs fistules étroites, d'où sourd un pus caséeux. L'aspect est, d'après Lutz, celui d'une arthrite tuberculeuse humaine. « Le processus est péri-osseux, localisé aux parties molles qui recouvrent et séparent les articles osseux ; rarement il est intra-osseux. On peut s'en assurer par la radiographie. » L'infection se généralise parfois aux autres extrémités et la queue peut être le siége de nombreuses ulcérations.

Le pus des suppurations fistulisées est ordinairement putride en raison d'infection polymicrobienne surajoutée, et il est difficile d'en isoler le champignon, tant par l'examen direct que par la culture. Pourtant, après éclaircissement par la solution potassique ou après coloration par le rouge neutre, Lutz et Splendore décrivent « des fragments d'un grand champignon. Ils se présentaient tantôt sous forme de torule, tantôt sous une forme un peu elliptique. Ils ont l'aspect hyalin, renferment des granulations brillantes et quelquefois sont encerclées d'un double contour ; quelques-unes sont rondes sphéroïdes, d'autres sont ovoïdes très-allongées, le plus souvent isolées, fréquemment placées bout à bout, au nombre de deux à cinq, parfois groupées deux par deux parallèlement... » Elles sont inégales, variant de 3 à 7 et 8 μ. Ces formes sont identiques à celles que nous avons décrites en 1906. Le pus des lésions fermées contient des formes parasitaires en abondance et à l'état de pureté.

Parfois la sporotrichose spontanée se généralise. La généralisation se fait par la voie artérielle, elle est secondaire aux lésions périphériques d'où le germe a essaimé. Dans les viscères, on trouve des tubercules miliaires isolés et peu nombreux. Les ganglions lymphatiques sont tuméfiés et quelques-uns sont abcédés.

D'après nous, il y a tout lieu de croire que l'étiologie de la mycose spontanée du rat est semblable à celle de l'homme. Elle est probablement due à l'inoculation par les végétaux. Lutz pense qu'elle se transmet aussi de rat à rat par morsure ; il a, en effet, plusieurs fois isolé le parasite sur les muqueuses buccale et gastrique des rats.

Lutz et Splendore ont pu reproduire sur des rats neufs la maladie spontanée du rat, obtenant chez cet animal des résultats semblables aux nôtres (voir p. 392). Les résultats de Lutz et les nôtres, poursuivis parallèlement, se confirment donc. Toutefois, Lutz et Splendore ne décrivent pas la généralisation granulique expérimentale aux poumons, au cœur et aux méninges, bien qu'ils aient obtenu parfois le parasite par culture dans le sáng du cœur. Avec la race, que Lutz a eu l'obligeance de nous envoyer en juillet 1907, nous avons reproduit par inoculation intra-péritonéale et sous-cutanée une généralisation granulique dans tous les viscères.

Sporotrichose spontanée du chien.

Gougerot et Caraven ont observé à Paris trois chiens atteints de sporotrichose due au *Sporotrichum Beurmanni* [1].

« Chez deux de ces chiens, la mycose s'est révélée par des gommes fistulisées du cou ; l'un d'eux a guéri, présentant dans la suite des déformations rachitiques des membres ; chez le troisième, la mycose a déterminé une péritonite à granulations pseudotuberculeuses avec gommes multiples du foie et métastases pulmonaires débutantes ; l'infection a été rapidement mortelle.

« Ces trois animaux étaient tout jeunes et issus de la même mère, une grande chienne du type chien de berger, amenée de la fourrière à l'hôpital Laënnec, le 10 octobre 1907. Cette chienne

---

1. GOUGEROT et CARAVEN. Sporotrichose spontanée du chien. Gommes hypodermiques. Péritonite granuleuse et Gommes hépatiques. Ostéite, etc. *Presse médicale*. 27 mai 1908, n° 43. p. 337 (5 figures).

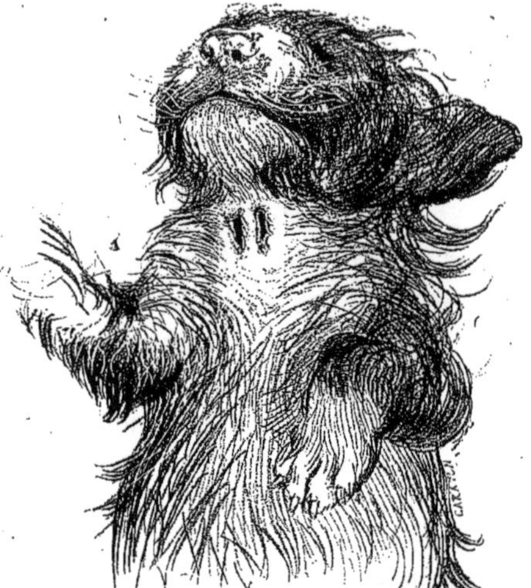

n'a pas quitté la salle de garde, elle n'a jamais séjourné au laboratoire où elle aurait pu être contaminée. Le 6 décembre 1907, elle a mis bas dix petits. Elle était toujours bien portante, et il nous semble certain que ce n'est pas elle qui a transmis la my-

Fig. 175. — Sporotrichose spontanée du chien (Gougerot et Caraven).

Gommes hypodermiques du cou fistulisées. (Dessin de Caraven. Extrait *Presse médicale*, 1908, n° 43.)

cose à ses petits. L'un de ces dix petits est mort sans cause connue, cinq jours après sa naissance. Deux ont été conservés et sont devenus forts et vigoureux ; ils peuvent servir de témoins (chiens n^{us} 7 et 8). Quatre ont

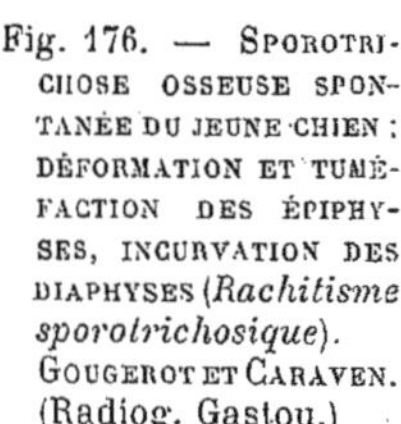

Fig. 176. — Sporotrichose osseuse spontanée du jeune chien : déformation et tuméfaction des épiphyses, incurvation des diaphyses (*Rachitisme sporotrichosique*). Gougerot et Caraven. (Radiog. Gastou.)

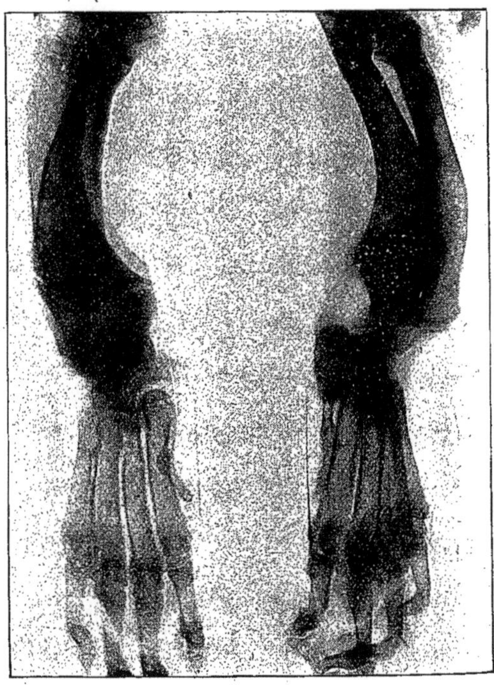

été employés à des expériences de laboratoire. Les trois autres ont été atteints de sporotrichose spontanée (chiens n°s 9, 10 et 11). Ces trois chiens, étant toujours restés à la salle de garde, étaient donc à l'abri de toute contamination accidentelle de laboratoire. Ils ont été nourris d'abord par la mère, puis au lait stérilisé. Ils étaient couchés dans une grande caisse remplie de foin, point à retenir pour la source de la contamination.

« C'est quelques jours après la naissance qu'apparurent les premiers symptômes de leur maladie ».

« GOMMES CERVICALES (*chiens n° 10 et n° 11*). — Quelques jours après la naissance, vers le 15 décembre, nous fûmes étonnés, en flattant ces deux petits chiens, de constater de gros nodules indurés, hypodermiques, à la partie antérieure et médiane du cou, au devant et sur les côtés de la trachée. Ces nodules grossirent, atteignant peu à peu 15 à 25 millimètres de diamètre. D'abord indurés et mobiles sous la peau, ils se ramollirent, adhérèrent au tégument, qui s'ulcéra ; les ulcérations étaient irrégulières, déchiquetées, à bords épais, souples, décollés (fig. 175) ; elles sécrétaient une sérosité visqueuse et non du pus vrai. Ce pus était formé de polynucléaires avariés et de macrophages. Sur lame on constatait des cocci d'infection secondaire, postérieure à la fistulisation ; il n'y avait pas de *Sporotrichum* court évident. Cultivé sur milieu de Sabouraud, le 21 décembre, ce pus a donné chez les deux chiens une culture assez abondante de *Sporotrichum Beurmanni*. Les cultures initiales, faites sur gélose glycosée, étaient mélangées de quelques colonies de cocci ; il a fallu une longue

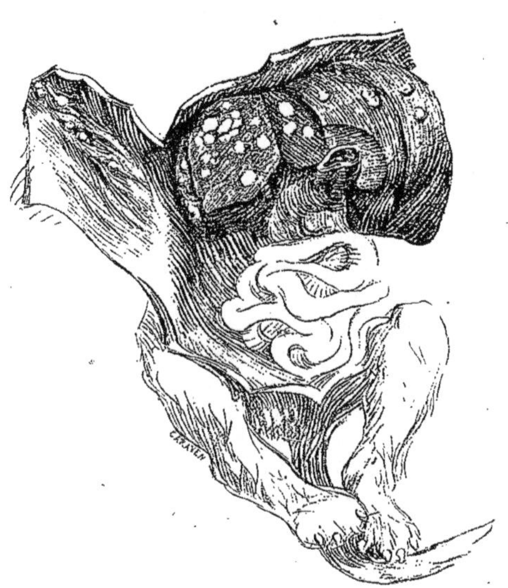

Fig. 177. — SPOROTRICHOSE SPONTANÉE DU CHIEN. GOUGEROT ET CARAVEN. *Péritonite granuleuse et gommes intra-hépatiques*.
(Dessin de Caraven, *ibidem*.)

séparation avec broyage en points séparés sur carotte glycérinée tartrique pour obtenir des cultures pures. Ces cultures pures sont des *Sporotrichum Beurmanni*, variété γ.

« Le chien n° 11 eut ainsi deux gommes (fig. 175), le chien n° 10, trois gommes; en même temps, ses articulations tibio-tarsiennes antérieures étaient douloureuses et leur tuméfaction déformait les deux pattes de devant (fig. 176).

« Le chien n° 11 est mort quelques jours après, le 31 décembre, peut-être de froid. A la dissection du cou, les gommes encore fistulisées forment une poche irrégulière, à parois anfractueuses, mamelonnées, gris-rosé, peu épaisses et non scléreuses. Les lésions *histologiques* sont celles d'une inflammation simple, subaiguë, chronique, conjonctive et macrophagique, avec diapédèse polynucléaire et néoformation de capillaires, sans formations tuberculoïdes et sans micro-abcès. A la partie profonde, s'ébauche une sclérose collagène. Le processus semble en régression, ce qui explique la banalité de la lésion, identique aux bourgeons charnus de toute plaie en voie de réparation. Il est impossible de préciser le siége initial de ces gommes : vaisseaux sanguins ou lymphatiques, ganglions lymphatiques, tissu conjonctif lâche de l'hypoderme?

« Le chien n° 10 est encore vivant. Les gommes se sont résorbées, les ulcérations se sont très lentement cicatrisées en l'absence de tout traitement, laissant, en février 1907, des cicatrices étoilées, plates, à bords déchiquetés. Ces cicatrices souples ont été vite cachées par les poils et il faut maintenant un examen minutieux pour les retrouver. Les articulations, déformées et noueuses, sont indolentes. L'animal semble guéri; il est vif, vigoureux, intelligent. Toutefois entre ses frères (chiens 7 et 8), indemnes de sporotrichose, et lui, la différence est frappante. Il a 38 centimètres de hauteur et 83 centimètres de longueur, alors que les témoins 7 et 8 en ont 51 de hauteur et 93 de longueur; il ne pèse que 13 kilogrammes, alors que les n° 7 et 8 pèsent chacun 20 kilogrammes[1]. Les os des pattes sont arqués, leurs diaphyses incurvées, leurs épiphyses énormes, rappellent les déformations des enfants rachitiques[2] (fig. 176). La marche est pénible. Il y a trouble trophique du système osseux et retard du développement physique, mais non retard du développement intellectuel. »

[1]. La mère, mesurée le même jour, a. du museau à la racine de la queue. 121 centimètres de longueur et 63 centimètres de hauteur; elle pèse 34 kilogrammes.

[2]. « Les déformations des pattes chez les jeunes chiens sont fréquentes, nous a dit le Professeur Vallée, mais le plus souvent leur cause reste inconnue. Ne peut-on invoquer, dans notre cas, l'infection sporotrichosique? La mycose a déterminé une ostéo-arthropathie et provoqué dans la moelle osseuse, organe hématopoiétique de défense, la réaction « rachitique », suivant la théorie si brillamment soutenue par Marfan pour expliquer le rachitisme de l'enfant. »

« Péritonite a granulations pseudo-tuberculeuses et gommes du foie. —
Le chien n° 9 est devenu cachectique peu de temps après sa naissance ; il
grandissait peu, tétait mal et ses mouvements étaient difficiles ; dans la
dernière semaine, son ventre se ballonna et il mourut, âgé de vingt-huit
jours, après avoir eu quelques vomissements (fig. 177). A l'ouverture de la
cavité abdominale s'écoule un liquide séreux, louche, blanchâtre, abondant, non fétide. Le péritoine est légèrement congestionné, mais sans
fausse membrane. La séreuse est parsemée de nombreuses granulations ;
ces granulations de 1 à 5 et 7 millimètres de diamètre, sont saillantes
et hémisphériques, blanc-rosé et translucides, fermes au toucher, sans
abcès ; elles sont particulièrement nombreuses sur le péritoine pariétal
de l'hypocondre droit. Le foie est gros, de couleur brune ; à sa surface,
de grosses gommes blanchâtres de 2 à 15 millimètres de diamètre font
saillie. Les coupes du foie sont criblées de nombreuses gommes
arrondies, de 1 à 20 millimètres de diamètre. Leur centre est blanc-
translucide sur les petits noyaux, blanc-opaque sur les grosses masses.
Un liseré brun pâle limite ces gommes, il semble formé par du tissu
glandulaire nécrosé et non par du tissu de sclérose. En plusieurs points,
les gommes sont confluentes et ressemblent aux abcès aréolaires intra-
hépatiques. La rate est grosse, congestionnée, sans gomme intrasplé-
nique ; l'intestin présente çà et là de petites granulations. Ouvert sur
toute sa longueur, sa muqueuse semble saine, les ganglions mésentériques sont tuméfiés. Tous les autres organes sont indemnes, sauf les
poumons, qui sont congestionnés.

« **Examens histologiques : Péritonite.** — La péritonite est nodulaire ;
elle forme tantôt des granulations saillantes, tantôt des placards plus
ou moins étendus. Entre les nodules, la réaction est souvent nulle ou
réduite à une tuméfaction basophile de l'endothélium. La réaction
péritonéale est surtout sous-endothéliale ; quelquefois même, un endothélium presque intact recouvre le tissu de granulation ; souvent elle
est à la fois sous-endothéliale et endothéliale. Elle est un mélange très
inégal d'inflammation des cellules fixes et endothéliales avec transformation macrophagique, d'infiltration lympho-conjonctive et de diapédèse de polynucléaires. Dans les placards de péritonite, la réaction
est surtout conjonctive, macrophagique et polynucléaire ; dans les granulations, elle est surtout lympho-conjonctive : les polynucléaires sont
rares, le centre des moyennes et des grosses granulations subit la
dégénérescence monocellulaire, puis la dégénérescence diffuse. Aucun
territoire du péritoine n'est épargné par cette péritonite nodulaire : le
péritoine des viscères : foie, vessie, intestin, etc., le péritoine pariétal,
l'épiploon, les mésos sont plus ou moins lésés.

1° *Placards de péritonite.* — Il n'y a ni exsudat ni production pseudo-
membraneuse.

Tantôt l'endothélium séreux est conservé et forme une couche continue de cellules aplaties tuméfiées ; tantôt il est dissocié par le passage des macrophages et des polynucléaires venus de la sous-séreuse et ses cellules aplaties restent encore appliquées en surface ; tantôt les cellules de l'endothélium sont multipliées, étagées sur plusieurs rangées irrégulières ; elles sont grosses, inégales, arrondies ou en raquettes, implantées perpendiculairement à la surface de la séreuse.

La réaction est surtout sous-endothéliale.

L'infiltrat sous-endothélial est plus ou moins serré. Tantôt les éléments infiltrés sont nombreux et s'agglomèrent en une granulation microscopique ; tantôt ils sont peu nombreux et peu serrés ; le tissu reste clair. Les cellules fixes et les cellules endothéliales, polygonales et fusiformes, enflammées, hypertrophiées dans leur noyau, leur protoplasma et leurs prolongements, se sont multipliés et anastomosés ; on surprend parfois leur karyokinèse ; elles ont résorbé le collagène et l'ont réduit à un fin réticulum à mailles larges et inégales. Beaucoup d'entre elles se sont libérées et sont devenues de gros macrophages basophiles arrondis ; leur protoplasma est souvent vacuolé à la périphérie. Quelques noyaux très hypertrophiés sont lobés à la façon des noyaux arborescents des mégakaryocytes. Entre ces cellules s'infiltrent de moyens mononucléaires à noyau arrondi, incurvé ou lobé, de rares lymphocytes, des macrophages acidophiles vacuolés contenant des débris de polynucléaires et parfois des parasites, des formes de transitions entre la cellule fixe basophile macrophage et le macrophage acidophile, de nombreux polynucléaires neutrophiles, une rare mastzelle mononucléée, un éosinophile mononucléaire.

La plupart de ces cellules sont en pleine activité ; seuls, quelques macrophages et quelques polynucléaires à protoplasma presque intact ont un noyau fragmenté pyknosé.

Cette nappe cellulaire est parcourue de nombreux *petits* capillaires congestionnés, gorgés de globules rouges, de mononucléaires, avec peu ou pas de polynucléaires ; leurs cellules endothéliales enflammées, basophiles, sont tuméfiées, fusionnées ; les cellules périthéliales multipliées sont souvent ordonnées concentriquement au capillaire.

La réaction péritonéale est donc à la fois endothéliale et conjonctive, macrophagique, lympho-conjonctive, polynucléaire. Mais les polynucléaires sont très *disséminés,* ils ne confluent jamais en micro-abcès. Nombreux à la surface ou autour de certains capillaires, ils diminuent dans la couche moyenne, où ils sont en moins grande quantité que les mononucléaires ; ils disparaissent dans les couches profondes, bien avant que la réaction conjonctive ne s'éteigne ; en quelques points, les polynucléaires manquent même à la surface, la réaction est uniquement mononucléaire. Dans la profondeur, la réaction conjonctive s'éteint lentement. Quelques vaisseaux, artérioles et veinules, gardent longtemps leurs parois infiltrées.

2° *Granulations.*— Les granulations sont de taille très inégale (fig. 177).

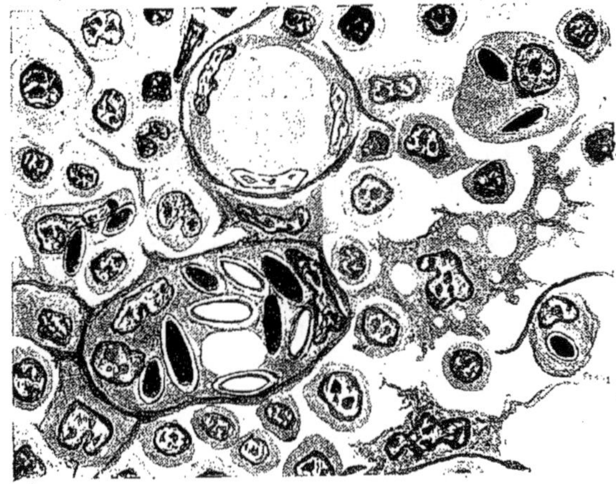

Fig. 178. — GRANULATION PÉRITONÉALE.

Réaction lympho-conjonctive, avec de rares polynucléaires et une grande cellule vacuolaire de Renaut. Trois cellules fixes font fonction de macrophages et ont englobé des *Sporotrichum*. Au centre, on remarque deux capillaires : le supérieur est enflammé, mais perméable ; l'inférieur, contenant huit *Sporotrichum*, est oblitéré par endocapillarite ; les parasites, de taille inégale et inégalement colorés par le Gram, ont été phagocytés par les cellules endothéliales enflammées. (Hématéine-Gram : Immersion, 1/16, Stiassnie-Oculaire, 9. Dessin de Gougerot, *ibidem*.)

Les plus petites ne sont que la condensation en un point de l'infiltration endothéliale et sous-endothéliale péritonitique ; elles ont la même structure histologique ; entre elles et les placards de péritonite, on peut observer toute une série de transitions.

Les granulations moyennes ont de 1 à 4 millimètres de diamètre. La plupart sont sous-séreuses, recouvertes par la séreuse enflammée et séparées d'elle par des fibrilles collagènes ; les deux réactions sont d'ailleurs un peu différentes : le tissu de la granulation est formé surtout de cellules lympho-conjonctives, alors que la réaction de la séreuse est conjonctive, macrophagique et polynucléaire (fig. 178).

Le tissu de granulation est formé par un infiltrat dense et serré de moyens et de petits mononucléaires à noyau foncé, arrondi, incurvé, très fréquemment lobé, à protoplasma peu abondant, incolore

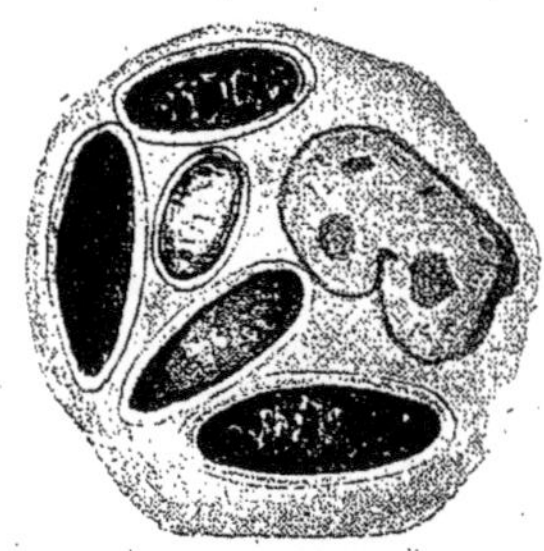

Fig. 179. — PARASITES A L'INTÉRIEUR D'UN MACROPHAGE D'UNE GRANULATION PÉRITONÉALE.

Ce macrophage dérive d'une cellule conjonctive fixe desquamée ; il a phagocyté cinq *Sporotrichum* oblongs de taille inégale. Les parasites ont la forme ovoïde habituelle du *Sporotrichum Beurmanni* dans les tissus ; leur intérieur est fortement granuleux, inégalement coloré par le Gram ; leur paroi a l'aspect d'un fin liseré hyalin. (Dessin de Gougerot, *ibidem*.)

ou basophile; les cellules fixes, étoilées ou arrondies, ressortent sur cette nappe sombre par leur noyau plus clair et leur protoplasma plus abondant; elles sont anastomosées entre elles et forment, avec les très rares fibrilles non résorbées et nécrosées de collagène, le réticulum où s'infiltrent les cellules. Les polynucléaires sont peu nombreux, le plus souvent pyknosés. Les capillaires ne sont plus visibles. Çà et là on voit un globule rouge isolé. Au centre de la granulation, s'ébauche souvent une dégénérescence monocellulaire : les cellules sont moins serrées, séparées par une vague substance amorphe, granuleuse, réticulaire, incolore ou acidophile; les noyaux écartés sont vésiculeux, clairs, opaques ou pyknosés; les protoplasmas, tuméfiés, sont granuleux, réticulés ou vacuolés. A la périphérie de la granulation, la réaction s'éteint peu à peu, les petits et les moyens mononucléaires diminuent, les grands mononucléaires macrophages persistent; aussi leur nombre semble-t-il augmenter.

Les grosses granulations, ayant de 5 à 7 millimètres de diamètre, envahissent la sous-séreuse et la séreuse; à leur surface l'endothélium prolifère, desquame et fait partie de l'infiltrat. L'infiltrat est le même que dans la granulation moyenne, mais la dégénérescence des éléments cellulaires est constante; elle forme, au centre de la granulation, ou immédiatement au-dessous de l'endothélium proliféré, de larges placards ou des traînées claires tachetés de très nombreux débris de noyaux; les protoplasmas dégénérés sont incolores ou acidophiles, parsemés, tantôt de noyaux pâles, incolores, tantôt de débris nucléaires pyknotiques foncés; leurs bords sont flous, indistincts. Les vaisseaux, profondément altérés, ont disparu; à la périphérie, on surprend le mode de disparition des capillaires : leur revêtement endothélial, disloqué par la multiplication des cellules, entoure encore un amas de globules rouges; les cellules endothéliales redeviennent indifférenciées et se perdent dans l'infiltrat.

Foie. — Les lésions du foie sont multiples : à côté des grosses gommes, on trouve des gommules naissantes, des espaces portites avec thrombose et endophlébite des veines portes, des nodules intra-lobulaires étoilés, de la congestion lobulaire, de la périphlébite des veines sus-hépatiques et de la périhépatite. On peut suivre l'histogenèse des gommes et leur développement aux dépens de l'espace portite et de la thrombose de la veine porte et aux dépens des nodules étoilés intra-lobulaires. Les lésions sont disséminées dans toute la glande.

Gommes intra-hépatiques (fig. 180).— Les *grosses gommes* sont formées de deux zones, le plus souvent bien distinctes, quoique continues :

La première, centrale, est la plus étendue. Elle est formée par un agglomérat dense et serré de cellules arrondies, moyennes ou petites : ce sont de grands macrophages à protoplasma rétracté; des moyens mononucléaires dégénérés, à protoplasma flou, incolore, à noyau pâle ou opaque, pyknotique; de nombreux polynucléaires à noyau condensé pyknotique, à protoplasma homogénéisé acidophile; de rares globules rouges, souvent presque indemnes. Les cellules sont serrées, à peine séparées par une substance amorphe, précipitée en réseau. Cette zone centrale est plus ou moins dégénérée : la dégénérescence reste mono-cellulaire; jamais on ne note une dégénérescence diffuse confondant tout; on reconnaît l'ombre et le contour effrité des cellules.

La deuxième zone, ou zone périphérique, entoure la zone centrale d'une couronne complète assez étroite. Elle est formée des mêmes éléments cellulaires, mais non dégénérés : macrophages non rétractés, moyens mononucléaires, rares lymphocytes, cellules endothéliales des capillaires multipliées encore fusiformes et *plasmodes capillaires* endo-théliaux (tous éléments basophiles et tuméfiés avec noyau très chromatinien), enfin polynucléaires neutrophiles à granulations nettes, qui forment une nappe moins serrée, tachetée de nombreuses cellules hépatiques. En effet l'infiltrat gommeux, envahissant la périphérie des lobules, s'insinue le long des capillaires dont les cellules se dissocient et se mêlent à celles de l'infiltrat ou se transforment en plasmodes endo-théliaux; il fragmente les trabécules, et peu à peu les cellules hépa-tiques dissociées sont englobées dans la gomme. Des cellules hépatiques englobées, les unes réagissent et s'hypertrophient: leur protoplasma. plus dense, tend à devenir basophile, les noyaux se multiplient, et exceptionnellement la cellule hépatique multinucléée ébauche une cel-lule géante tuberculoïde; les autres, plus nombreuses, dégénèrent, soit d'emblée, soit après une courte phase de réaction ; les trabécules étri-quées sont comprimées entre les traînées d'infiltrat cellulaires et les larges plasmodes capillaires; leur protoplasma vacuolé forme une traînée claire, presque incolore, sans noyau; moins dégénérée, la cel-lule hépatique conserve encore un réseau acidophile amorphe, un noyau très clair vésiculeux (dégénérescence épithélioïde). Ces cellules hépatiques dégénérées ne tardent pas à disparaître lorsque les cellules conjonctives fusiformes subissent la dégénérescence épithélioïde ; on n'en retrouve qne des débris méconnaissables dans la zone centrale.

La gomme est dépourvue de capillaires. Ceux-ci n'apparaissent que sur son bord; ils sont le prolongement des capillaires radiés lobulaires; dès qu'ils atteignent l'infiltrat gommeux, ils disparaissent; leurs cel-lules endothéliales enflammées deviennent des plasmodes macropha-giques ou se disloquent et se mêlent aux cellules de l'infiltrat.

A la périphérie, l'aspect de l'infiltrat gommeux est souvent radié, les cellules hépatiques des trabécules dissociées conservant encore leur direction.

La limitation de la gomme est assez brusque, quoiqu'elle envahisse la périphérie des lobules environnants. Sa paroi est formée par le tissu des lobules envahis, il n'y a pas de barrière scléreuse. Souvent, sur l'un de ses segments, l'infiltrat gommeux ne semble pas envahir les lobules, il refoule les trabécules en lames aplaties et concentriques. On note quelques fibrilles collagènes; très souvent, sur l'un des côtés de la gomme, persiste un débris d'espace porte — artère et canalicule biliaire — avec quelques fibres conjonctives plus ou moins tassées.

Histogenèse des gommes aux dépens : 1° des espaces portites et phlébites portes; 2° des nodules étoilés intra-lobulaires.

L'origine de ces gommes est variable. Parfois le siége primitif est intra-lobulaire, mais le plus souvent il est périportal : la gomme dérive de la phlébite et de l'espace portite. Entre la phlébite envahissant l'espace porte et la gommule, l'étude des lésions en série permet de retrouver tous les intermédiaires.

1° Dans ce foie, presque tous les *espaces portes* et veinules portes sont lésés : il n'est pas de veinule porte qui ne soit entourée de cellules fixes enflammées, multipliées, dissociant les fines fibrilles collagènes de l'espace porte; la lésion est alors au minimum, il n'y a qu'un peu d'exocytose, la veine reste perméable.

Plus prononcée, l'espace portite se caractérise par une multiplication des cellules fixes enflammées et par l'infiltration de mononucléaires, gros et moyens (provenant de la desquamation et de la division des cellules fixes et endothéliales), de moyens et petits mononucléaires transsudés, de quelques polynucléaires. Cet infiltrat entoure tout ou une partie de la veine; il dissocie sa tunique externe, laissant intactes la mésoveine et l'endoveine tuméfiées; il infiltre les prolongements étoilés de l'espace de Kiernan.

Beaucoup de veines sont thrombosées. Le germe, apporté par le courant porte, détermine l'endophlébite et la thrombose; *cette thrombose est le point de départ habituel de la gomme intra-hépatique.* Au début de la thrombose, le centre du caillot précipité est un treillis dense, serré, non encore infiltré d'éléments cellulaires; la périphérie seule est pénétrée par les cellules endothéliales, extrêmement multipliées. Bientôt après, le réseau fibrineux est partout parsemé de très nombreux gros macrophages vacuolés, de moyens mononucléaires, de quelques polynucléaires, de nombreux globules rouges isolés ou agglomérés en amas diffus; la paroi de la veine persiste, non disloquée[1], bien qu'elle soit infiltrée de cellules conjonctives fusiformes ou étoilées; les néocapillaires n'existent qu'à la périphérie du thrombus, près de la paroi collagène qu'ils perforent et dissocient; ce néocapillaire, de même que les cellules fusiformes étalées sur les filaments de fibrine, sont témoins de la tendance à l'organisation de la périphérie du caillot.

Si l'inflammation veineuse a été d'emblée plus intense ou si elle est plus avancée, *la paroi veineuse est dissociée* et se confond avec l'infiltrat de l'espace portite : l'espace porte est très agrandi. Au centre s'étale le

---

1. Les fibres élastiques disparaissent très rapidement et leur persistance, si utile parfois, ne peut guider dans ce cas les recherches dans les coupes.

réseau fibrineux à mailles très inégales[1]; parfois, tout le centre de la
nappe fibrineuse est, sur une large étendue, presque entièrement
dépourvu d'éléments cellulaires; ordinairent le réseau fibrineux est
parsemé de polynucléaires et de macrophages. Ces éléments sont assez
peu serrés; des globules rouges intacts s'épanchent çà et là en amas
diffus; à la périphérie de la thrombose, des cellules fusiformes basophiles, libres ou anastomosées, s'ajoutent aux cellules libres, indiquant
la pénétration conjonctive du caillot; les cellules, de plus en plus
nombreuses, deviennent confluentes; des néocapillaires, gorgés de
globules rouges, parcourent le thrombus en voie d'organisation. La
paroi collagène et musculaire de la veine a disparu, la phlébite envahit
l'espace porte et l'infiltre. A l'une des extrémités de ces placards d'espace portite, on aperçoit presque toujours l'artère et le canal biliaire
intacts, seuls restes de l'espace porte.

Dans certains de ces nodules, l'activité macrophagique a détruit les
globules rouges et les macrophages sont bourrés de pigments; à la
périphérie, les néocapillaires de l'espace portite, et les capillaires lobulaires qui leur font suite, sont parsemés de cellules chargées de pigments; leurs cellules endothéliales en sont parfois gorgées et le capillaire peut être obstrué.

Peu à peu, au centre de l'espace porte et dans le noyau de phlébite,
l'infiltrat cellulaire augmente, arrêtant la tendance à l'organisation
conjonctive du caillot; tout l'espace porte est infiltré de grands et
moyens mononucléaires, de polynucléaires; les cellules fusiformes
fixées, anastomosées, deviennent cellules épithélioïdes ; les néocapillaires, enflammés, disparaissent en se dissociant dans l'infiltrat; l'espace
portite envahit la périphérie des lobules le long des capillaires radiés,
fragmentant, englobant, atrophiant les trabécules, dont les cellules
hépatiques dégénèrent ou se mêlent à l'infiltrat; l'infiltrat devient de plus
en plus dense, la gomme est constituée. On ne reconnaît plus son siège
périportal qu'à la persistance, sur l'un de ses côtés, de l'artère et du
canal biliaire; il ne reste que de très rares néocanalicules biliaires.

Pour preuve de l'origine thrombosique, il reste parfois, à la périphérie de la gomme, une bande de caillot non encore organisé. Ces lésions
à différents stades peuvent être réunies sur un même espace porte
coupé en long; la veine porte y faisant un coude, on voit, d'un côté la
veine thrombosée à paroi non disloquée, d'un autre côté la veine à
paroi disloquée et l'infiltrat de la phlébite confondu avec l'infiltrat de
l'espace portite; ce dernier envahit la périphérie des lobules, dont les
travées sont atrophiées entre les capillaires dilatés; les néocapillaires,
énormes, bourrés de globules rouges qui pénètrent le tissu d'endophlébite, se continuent directement avec les capillaires extraordinaire-

1. Au milieu du réseau fibrineux, on trouve assez souvent une ou deux fla-
ques de coagulum homogène amorphe non cellulaire et non réticulé.

ment dilatés des lobules; en aval, sur des coupes en série, on retrouve la même veinule perméable et pleine de globules rouges. Il y a donc tous les intermédiaires entre la phlébite commençante, la thrombose qui vient de se faire et la grosse gomme[1].

2° A côté de ces gommes dérivant des espaces portes et des phlébites se transformant en gommules, on note, à *l'intérieur des lobules*, quelques petites *trainées cellulaires* ou *nodules étoilés*, formés de capillaires dilatés, atteints d'endocapillarite desquamante ; aux cellules endothéliales enflammées multipliées, s'ajoutent de moyens mononucléaires, quelques polynucléaires et quelques globules rouges emprisonnés par la desquamation de l'endothélium; cet infiltrat naissant écarte et dissocie les trabécules. Certaines cellules hépatiques semblent intactes, quoique parfois elles logent un polynucléaire dans une de leurs vacuoles ; la plupart dégénèrent; ce sont des cellules pâles ou des cellules énormes, isolées, arrondies, à noyau fragmenté, opaque, à protoplasma acido- phile, criblé de très fines vacuoles. Exceptionnellement, il se forme à l'intérieur du lobule, par rupture des capillaires enflammés, un héma- tome diffus qui s'infiltre secondairement de mononucléaires et de poly- nucléaires, qui tend à s'organiser et est pénétré d'énormes néocapil- laires.

Ces nodules étoilés intra-lobulaires peuvent être l'*origine de gommes*. Entre eux et la grosse gomme, on note toutes les transitions : l'infiltrat augmente, la macrophagie devient intense, le reste du lobule et les lobules voisins sont envahis. On reconnaît ces gommules, formes de transition, à l'ordination radiée des trabécules dégénérées qui persistent presque jusqu'au centre; la dégénérescence épithélioïde des cellules hépatique et conjonctive y est longtemps reconnaissable, et parfois, entre la zone centrale et périphérique, s'ébauche une zone moyenne épithélioïde.

Lésions des lobules. — Tout le foie est lésé. Dans les lobules non infil- trés, les capillaires sont congestionnés, les trabécules sont tuméfiées. Çà et là, on note une cellule endothéliale, obstruant de sa masse baso- phile tuméfiée la lumière du capillaire qu'elle bordait. Très rarement on aperçoit, près d'une veine sus-hépatique perméable, un petit nodule de cellules hépatiques tassées, plus ou moins concentriques : les cel- lules, extrêmement serrées, sont petites et plus foncées par condensa- tion du protoplasma; elles ont un noyau vivant; entre elles, existent à peine des fentes étroites où persiste un exceptionnel polynucléaire ou un globule rouge; les cellules endothéliales des capillaires sont aplaties; il n'y a pas d'infiltrat (hépatite ou *réaction parenchymateuse isolée*); ces trabécules, dont l'ordination est difficilement reconnais-

---

1. Toute cette évolution prouve que ces espaces portites ne sont pas des abcès polynucléaires phlegmasiques aigus, et que le réseau fibrineux n'est pas celui d'une suppuration phlegmasique banale.

sable, se continuent avec les trabécules normales du reste du lobule. Presque toutes les *veines sus-hépatiques* sont dilatées et restent perméables; leurs parois moyenne et externe sont infiltrées de cellules fusiformes, de mononucléaires et de polynucléaires, qui forment autour de la veine un croissant ou une couronne étroite ne diffusant pas dans le lobule; parfois pourtant, cet infiltrat se prolonge le long des capillaires du centre péri-sushépatique.

Périhépatite. — La périhépatite est intense, la péritonite a la même structure que dans les autres points de l'abdomen; elle est parsemée de petites granulations. Ces gommules et de gros abcès intra-hépatiques

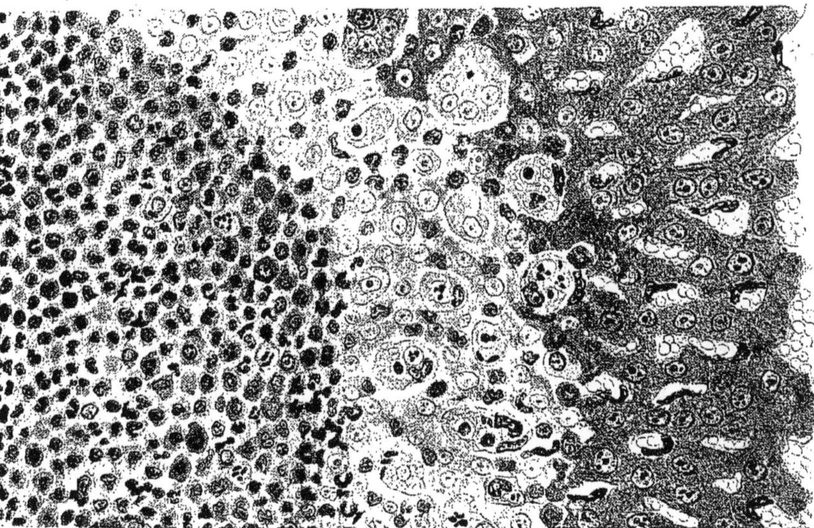

Fig. 180. — Sporotrichose spontanée du chien, gomme intra-hépatique. (*Segment du pourtour d'une petite gomme.*)

De gauche à droite, on distingue trois zones :
1° Zone interne de fonte gommeuse : macrophages rétractés et polynucléaires plus ou moins pyknosés, débris de cellules hépatiques (zone sombre);
2° Zone moyenne (claire) d'envahissement des lobules hépatiques : infiltration de polynucléaires entre les trabécules que l'endocapillarite dissocie; les travées de cellules hépatiques pâlissent et dégénèrent; quelques cellules hépatiques (en haut, à droite) réagissent et deviennent multinucléées; l'endocapillarite des vaisseaux radiés forme les macrophages allongés multinucléés qui ressortent entre les trabécules hépatiques dégénérées;
3° Zone périphérique : trabécules hépatiques dont les capillaires commencent à s'enflammer.
(Éosine-orange-bleu de Dominici. Immersion 1/16. Stiassnie-oculaire, 4. Dessin de Gougerot. *Ibidem.*)

périphériques soulèvent et envahissent la séreuse. En dehors de ces points, immédiatement au-dessous de la séreuse enflammée, les capillaires périphériques des lobules sous-séreux, gorgés de globules rouges, subissent une dilatation colossale; entre eux, les trabécules sont aplaties, atrophiées. L'infiltrat péritonitique ne diffuse pas dans l'intérieur du foie; il pénètre à peine, çà et là, les trabécules périphériques.

La péritonite a encore déterminé une pancréatite et une néphrite corticales.

Pancréas. — La face antérieure du pancréas est recouverte par le péritoine enflammé; l'infiltration conjonctive macroscopique de la péritonité pénètre entre les lobules pancréatiques, formant de larges traînées, dissociant les acini périphériques. Quelques acini se fragmentent, certaines cellules sont atteintes de dégénérescence granuleuse acidophile. Il y a donc pancréatite interstitielle avec pancréatite parenchymateuse ébauchée, limitée à la surface de la glande, secondaire à la réaction péritonéale.

Reins. — Les reins sont entourés d'une séreuse enflammée; la péritonite n'envahit pas le tissu rénal, dont le parenchyme est séparé par une capsule collagène épaisse. Dans la sporotrichose expérimentale du chien, nous avons observé avec Vaucher de la néphrite avec nodules épithélioïdes. Mais, dans la substance corticale sous-capsulaire, les cellules conjonctives interstitielles sont multipliées, de nombreux tubuli contorti ont leurs cellules tassées, granuleuses (tubulite), quelques glomérules sont tuméfiés et congestionnés, formant avec leurs cellules multipliées des nodules basophiles; exceptionnellement, le glomérule atrophié est refoulé sur la paroi de la cavité périglomérulaire distendue par l'exsudation albumineuse et l'infiltrat (glomérulite). Le tissu conjonctif et adipeux séparant les lobes rénaux est enflammé; les cellules adipeuses multipliées, enflammées, forment une nappe serrée de grosses cellules polygonales uni ou multinucléées, à protoplasma entièrement parsemé de vacuoles grosses et petites.

Les voies d'excrétion et la muqueuse vésicale semblent indemnes[1].

Tous les organes ont été examinés et, en dehors de la cavité abdominale, seuls les *poumons* sont envahis. Ils sont congestionnés, parsemés de quelques petits points d'infiltration cellulaire.

Les cellules lympho-conjonctives, mêlées de quelques rares polynucléaires, se sont infiltrées entre les alvéoles autour des capillaires; les capillaires sont dilatés et parfois atteints d'endocapillarite oblitérante, les parois alvéolaires voisines réagissent et desquament; quelques alvéoles sont comblés par de grandes cellules mononucléées contenant un ou deux

---

1. Les autres organes abdominaux ne présentent que peu de lésions :

Les *surrénales* sont hypertrophiées, plutôt en état d'hyperépinéphrie. Les ganglions nerveux du plexus sympathique, attenant à la surrénale, semblent normaux. L'aorte abdominale et les ganglions pré-aortiques sont normaux.

La *rate* est congestionnée, non sclérosée. Les corpuscules de Malpighi sont augmentés et diffus; la pulpe est en réaction mononucléaire macrophagique avec, çà et là, des karyokinèses et de nombreux mégakaryocytes; on note quelques plasmazellen en dégénérescence érythrophile et quelques macrophages glaucophiles. Les vaisseaux sont peu lésés. Il n'y a pas de réaction myéloïde nette, pas de polynucléose.

polynucléaires. Parfois le petit nodule d'infiltrat enveloppe une petite bronchiole dont l'épithélium prolifère et forme plusieurs couches ; la paroi est dissociée par les mononucléaires, qui souvent tombent dans la lumière bronchique. Rien au larynx, à la trachée, ni aux grosses bronches.

Les ganglions médiastinaux sont tuméfiés, congestionnés, en état d'hypertrophie diffuse lymphoïde. Le thymus est gros, tuméfié, avec quelques mononucléaires éosinophiles.

Dans toutes ces lésions, notamment dans les infiltrats péritonitiques, dans les granulations péritonéales, dans les gommes intra-hépatiques, il a été possible de déceler des *Sporotrichum* oblongs. Dans beaucoup de points, ces *formes parasitaires*, quoique nettes, peuvent prêter à discussion ; mais, dans certaines granulations péritonéales sur l'intestin grêle ou sur le mésentère, elles sont d'une certitude absolue. Elles sont incluses dans des macrophages, rarement dans des polynucléaires (v. fig. 178 et 179)[1].

La formule histologique de toutes ces lésions est la formule des sporotrichoses aiguës et subaiguës : réaction conjonctive macrophagique, lympho-conjonctive et polynucléaire. Sur quelques rares nodules, on retrouve l'ordination des sporotrichoses chroniques en trois zones : zone centrale macrophagique et polynucléaire, zone moyenne épithélioïde, zone externe lympho-conjonctive. La dégénérescence n'est presque jamais diffuse ; les vascularites sont souvent intenses, mais il n'y a ni formation tuberculoïde, ni abcès.

Des lésions semblables à celles que nous avons décrites n'ont pas encore été signalées chez le chien. Le Professeur Vallée nous a dit ne pas connaître chez le jeune chien de gommes suppurées du cou, en dehors de la tuberculose ; il n'a pas non plus observé de péritonite granuleuse avec gommes hépatiques. Mathis (de Lyon) a décrit chez le jeune chien une péritonite coccienne assez fréquente, due à une infection ombilicale. Cette péritonite est suppurée sans granulations, elle détermine dans le foie des abcès très petits, miliaires et non des grosses gommes ; les lésions histologiques sont celles des suppurations aiguës phlegmasiques et sont différentes des réactions lympho-conjonctives de la sporotrichose ; dans les lésions, le coccus de Mathis (espèce différente du staphylocoque) se retrouve en abondance et facilement. Pour

1. Par erreur d'autopsie, l'animal ayant été immergé immédiatement dans le formol, la culture des granulations et des gommes du foie ne put être faite ; il faut donc démontrer que ces lésions étaient sporotrichosiques. Les preuves sont : les lésions gommeuses cervicales des deux frères de ce chien, démontrées sporotrichosiques par la culture ; l'identité macroscopique des lésions de ce chien avec les lésions sporotrichosiques expérimentales du jeune chien : mêmes granulations, mêmes gommes hépatiques ; l'absence de cocci sur coupe et, au contraire, la présence de *Sporotrichum* oblongs et ovoïdes nombreux et incontestables, notamment dans les granulations de l'intestin.

le Professeur Vallée, les lésions de notre chien ne ressemblent pas à l'affection décrite par Mathis et la maladie de nos trois jeunes chiens est une maladie jusqu'ici inconnue chez les animaux domestiques.

L'étiologie de l'infection sporotrichosique chez nos jeunes chiens reste hypothétique. On ne peut incriminer la transmission héréditaire ni une contagion familiale : la mère est toujours restée saine et n'a jamais eu de lésions *mammaires;* on ne peut supposer une contamination alimentaire, les trois chiens ayant été nourris par la mère, puis avec du lait stérilisé. L'origine de l'infection nous paraît être le foin, dans lequel les trois jeunes chiens furent élevés; on sait, en effet, que le *Sporotrichum* vit dans la nature à l'état de saphrophyte sur les végétaux (de Beurmann et Gougerot, 1906).

La voie-d'apport est discutable. Chez les chiens n°s 10 et 11, une inoculation buccale et gastro-intestinale paraît probable : les deux jeunes chiens ont dû mâchonner et déglutir des parcelles de foin parasitées et la localisation cervicale fait penser que la pénétration s'est faite dans les voies digestives supérieures. Chez le chien n° 9, il est possible que le *Sporotrichum* ait pénétré dans la plaie ombilicale[1], mais nous n'avons pu retrouver trace de ce passage sur les coupes en série de la veine ombilicale[1]. La pénétration du germe a peut-être été gastrique ou intestinale[2], le parasite ayant été dégluti avec des parcelles de foin; la localisation péritonéale primitive semble confirmer cette hypothèse. Mais que la porte d'entrée ait été intestinale ou ombilicale, la localisation primitive a été en tous cas péritonéale ; l'envahissement du foie a été secondaire et s'est fait par la veine porte, ce que prouvent les nombreuses figures d'espace portite et tous les stades intermédiaires entre l'espace portite et la gomme hépatique[3].

Une porte d'entrée différente explique peut-être les différences de localisation et de gravité entre la sporotrichose des chiens n° 10 et n° 11 d'une part et du chien n° 9 d'autre part; la pénétration du germe à la partie supérieure ou bucco-pharyngienne du tube digestif déterminerait

---

1. La veine ombilicale, comprise dans son méso-péritonéal, a été coupée en série. Elle est oblitérée par une endophlébite conjonctive fibreuse, avec formation de néocapillaires, sans infiltration de mononucléaires ou de polynucléaires; les parois musculo-élastiques sont épaisses, non infiltrées, la périveine est parsemée de quelques cellules conjonctives fusiformes ou arrondies, basophiles. C'est le processus habituel de l'oblitération physiologique de la veine après la naissance. Une réaction inflammatoire conjonctive, avec infiltration de macrophages et de polynucléaires, n'apparaît qu'au voisinage de la séreuse péritonéale; elle est due à la péritonite.

2. Le germe n'aurait pas laissé trace de son passage. Aucun point du tube digestif ne semble lésé (langue, plancher buccal, pharynx, œsophage, estomac, intestin grêle, côlon). C'est à peine si on note une réaction lymphoïde discrète sur quelques villosités intestinales.

3. D'ailleurs, les organes, tels que le pancréas et les reins, qui n'ont été envahis que par la voie péritonéale, sont peu lésés; la réaction est une lésion de contiguïté exclusivement limitée à la périphérie de l'organe.

les gommes cervicales, la pénétration gastro-intestinale déterminerait la péritonite et les gommes du foie.

En résumé : la sporotrichose spontanée existe chez le chien.
Elle revêt au moins deux formes : l'une se traduit par des gommes cervicales suppurées et des ostéo-arthropathies. Elle est tantôt mortelle tantôt curable, mais laisse après elle des déformations osseuses « rachitiques », et entraîne un retard de développement. — L'autre, beaucoup

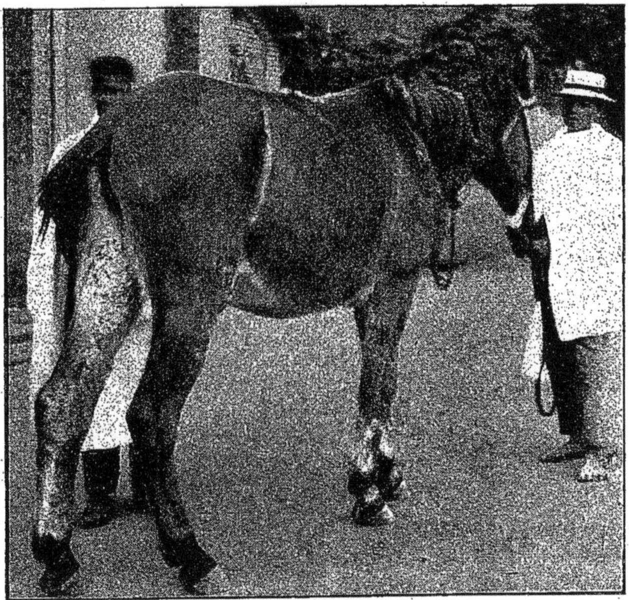

Fig. 181. — Sporotrichose spontanée du mulet. Carougeau (Madagascar).
Gommes sous-cutanées partout disséminées irrégulièrement, ou échelonnées le long des lymphatiques
(malade et photog. de Carougeau).

plus grave, se caractérise par une péritonite granulique avec gommes hépatiques et envahissement pulmonaire[1].

1. Ces lésions de la sporotrichose spontanée du chien sont souvent identiques à celles de la sporotrichose expérimentale du chien, étudiée et décrite pour la première fois par DE BEURMANN, GOUGEROT et VAUCHER. B. et M. de la Soc. méd. des Hôp. de Paris, 1908. n° 24, p. 9.

Sporotrichose spontanée du mulet et du cheval.

C'est à Carougeau, chef du service vétérinaire à Madagascar, que revient le mérite d'avoir découvert la sporotrichose spontanée du mulet et du cheval. Cette découverte est d'importance doctrinale et pratique considérables, car avant lui cette mycose, bénigne et curable par l'iodure, était confondue, soit avec la morve dont on sait la terrible gravité, l'incurabilité et la diffusibilité, soit avec la lymphangite épizootique qui nécessite un long et pénible traitement chirurgical.

La sporotrichose du mulet et du cheval est très fréquente à Madagascar depuis de longues années [1]. Le *Sporotrichum*, pris dans le monde extérieur, est inoculé à la peau ou sur les muqueuses; parfois on cite des blessures dues au harnachement ou des plaies accidentelles, qui semblent être l'occasion de la contamination; il se produit une lymphangite diffuse qui disparaît peu à peu et laisse une série de nodules. Souvent la porte d'entrée passe inaperçue.

Le tableau clinique de la sporotrichose des équidés est identique à celui de la sporotrichose de l'homme. On y reconnaît les deux formes principales : la sporotrichose gommeuse disséminée sans répartition nettement systématique et la lymphangite gommeuse ascendante avec ou sans cordon reliant les gommes échelonnées.

Tantôt les lésions sont peu nombreuses : on compte cinq à dix nodules disséminés aux extrémités du corps ou groupés les uns à côté des autres, comme s'ils dépendaient d'une même inoculation. Tantôt au contraire, elles couvrent le corps tout entier. Elles atteignent la peau, la muqueuse nasale, les conjonctives. Leurs siéges d'élection sont les régions riches en lymphatiques : face interne des membres, périnée et scrotum, fourreau de la verge, poitrail, épaules, côtés, dos, tête... Elles ne s'accompagnent ordinairement pas d'adénopathie des groupes ganglionnaires importants.

Les gommes arrondies, du volume d'un grain de plomb à celui d'une noisette, sont d'abord dures, mobiles sous la peau; elles grossissent

1. On ne l'a observée ni sur l'âne si sur les bovidés.

lentement pendant des mois et atteignent le volume d'une noix, rarement celui d'un œuf de poule; elles se ramollissent sans poussée inflammatoire et sans adhérence à la peau. L'ulcération est tardive; elle laisse écouler un pus blanchâtre ou blanc-grisâtre, épais, visqueux, quelquefois mêlé de sang; exceptionnellement, le pus est jaunâtre, filant et rappelle alors le pus farcineux. L'ulcération arrondie, de 10 à 20 millimètres de diamètre, se recouvre d'une croûte brunâtre, épaisse. Sous cette croûte, l'ulcération est bourgeonnante, entourée de bords saillants; parfois elle est livide, violacée. En général les ulcérations marchent naturellement vers la guérison, se comblent et se cicatrisent facilement.

L'ulcération n'est pas constante, parfois la gomme abcédée s'immobilise au milieu d'une gangue scléreuse, sans ulcérer la peau (enkyste ment fibreux).

Toutes ces lésions, même celles qui sont en voie de ramollissement ou d'ulcération, sont indolentes; elles ne deviennent douloureuses que sous l'influence de traumatismes. Très rarement les ulcérations sont prurigineuses et elles sont alors défigurées par le grattage.

L'évolution est très longue, froide; on ne note pas de poussée aiguë fébrile[1]. L'état général reste indemne pendant longtemps.

Tantôt les gommes sont peu nombreuses; l'état général reste bon et l'animal continue à être utilisable pendant des mois, même pendant un ou deux ans; une gomme s'abcède, s'ulcère et se cicatrise pendant que de nouveaux nodules poussent dans le voisinage.

Tantôt les gommes se multiplient et deviennent confluentes; dans certaines régions même, elles finissent par envahir les muqueuses, déterminant de la conjonctivite nodulaire et purulente, de la rhinite nodulaire intense avec jetage épais, gluant, sanguinolent. La muqueuse est inégalement atteinte, débarrassée de l'exsudat rouge-brun qui la couvre, elle est livide, rouge-violacé, noirâtre par place; sa surface est irrégulière, raboteuse et boursouflée; elle est couverte de nodules de 2 à 15 millimètres, parsemée d'ulcérations disséminées sans ordre. Ces placards infiltrés sont irréguliers et peuvent atteindre jusqu'à 12 centimètres de hauteur; ils sont formés d'un tissu bourgeonnant, surélevé, peu résistant. Les nodules non ulcérés contiennent du pus; les ulcérations de 10 à 20 millimètres sont arrondies, irrégulières, à bords infiltrés, rouges, dentelés, taillés à pic, à fond bourgeonnant, granuleux, rouge-sombre, pultacé. Certaines ulcérations dénudent le cartilage, l'os peut être envahi et contenir de petits nodules. On dirait absolument des lésions morveuses, mais le nombre des *Sporotrichum* est énorme dans toutes les lésions. L'aspect des animaux est hideux; les suppurations multiples prolongées, l'infection généralisée conduisent à l'amai-

---

1. Dans un cas d'inoculation expérimentale intra-veineuse de *Sporotrichum*, CAROUGEAU a noté de la fièvre avec température montant à 39° puis à 38°,5 pendant deux jours.

grissement, à la cachexie, à la mort par épuisement. Cette généralisation est toujours très lente ; elle demande des mois et des années et elle ne se produit que sur des animaux mis en état de moindre résistance par les privations et le surmenage.

A l'autopsie, Carougeau a découvert une seule fois chez un mulet de nombreux « pseudo-tubercules » pulmonaires, ressemblant à s'y méprendre aux tubercules morveux.

Histologiquement, toutes ces lésions sont semblables à celles que nous avons décrites chez l'homme et chez les animaux.

La nature mycosique et sporotrichosique de cette maladie a été démontrée par des preuves multiples, positives et négatives :

— Preuves positives : 1° frottis ; 2° cultures ; 3° reproduction expérimentale.

— Preuves négatives : inoculation au cobaye, malléinisation, tuberculinisation.

1° *Constatation des parasites dans le pus.* — A l'état frais, sur lame, sans coloration ou après coloration au rouge neutre, les parasites sont tantôt nombreux, tantôt très rares ; ils sont immobiles, vacuolés et affectent des formes variées. Sur frottis séchés, colorés au Gram, les parasites, retenant le violet, ressemblent à d'énormes bacilles irréguliers et polymorphes, gros et massués, quelquefois arrondis. Jamais Carougeau n'a vu de filaments mycéliens.

2° *Cultures pures en série.* — Lorsque le pus provenait de lésions fermées, Carougeau a toujours obtenu le même parasite, le *Sporotrichum Beurmanni*, dans les cultures faites en série.

3° *Reproduction expérimentale.* — Carougeau a inoculé dans les veines du cheval et sous la peau du mulet des cultures pures de *Sporotrichum* retiré de la sporotrichose spontanée du mulet et il a reproduit exactement la maladie spontanée avec sa lente évolution.

« Un cheval blessé, mais sain, reçut dans la veine jugulaire 15 centimètres cubes de culture pure en bouillon glycosé. Le soir, l'animal eut 39°,2 de température ; le lendemain, 39°,2 et 38°.7 ; le surlendemain, la température redevint normale et l'état général paraissait excellent. Une cinquantaine de jours après l'inoculation, de nombreux petits nodules apparurent, disséminés partout sous la peau, disposés irrégulièrement ou en traînées. » Un des plus gros nodules, enlevé le quatre-vingt-cinquième jour, commençait à se ramollir. « Le centre était mou, non encore purulent. L'affection évolua comme dans la maladie spontanée ; ses lésions étaient histologiquement les mêmes ». La nature sporotrichosique fut démontrée par la constatation directe des formes courtes parasitaires dans le pus, par les cultures et par les heureux résultats du traitement ioduré.

« Un mulet est inoculé sous la peau avec des cultures pures. Il se forme un gros abcès qui s'ouvre spontanément et ne tarde pas à guérir. Au bout de trois semaines, des nodules sous-cutanés sont apparus à distance et se sont généralisés, reproduisant dans ses moindres détails la maladie spontanée » (communication écrite).

Le traitement curatif est : repos, séjour au pré, bonne alimentation et surtout iodure de potassium à l'intérieur, jusqu'à 15 grammes par jour; le traitement chirurgical est inutile. L'action curative de l'iodure de potassium est « surprenante », dit Carougeau.

Les travaux nord-américains de C. G. Page, L. Frothingham et B. Paige, de Mohlre, nous ont révélé l'existence aux États-Unis de deux foyers épizootiques de sporotrichose du cheval.

Le premier foyer dans le Dakota-Nord semble très probable, bien que la culture n'ait pas été faite : en effet, le fermier sporotrichosique de J. N. Hyde et Davis venait d'une ferme contiguë à la ferme des chevaux infectés et la culture de ses lésions humaines était identique d'aspect aux cultures provenant des chevaux de Pensylvanie, suivant l'étude parallèle qu'en ont faite L. Hyde et Davis, C. G. Page, Frothingham et J. B. Paige.

Le deuxième foyer de Pensylvanie est démontré par des cultures répétées de Page, Frothingham et Paige, de Mohler.

Des cas de lymphangite mycosique avaient été signalés en 1907 en Pensylvanie. Le Dr Mohler, chef du bureau de l'Industrie animale (division pathologique) reconnaît deux cas de pseudo-farcin parmi les cinq chevaux isolés que l'on avait soumis à l'examen bactériologique ; chez ces chevaux de Buttler (Pensylvanie), il isola par culture un *Sporotrichum*; ce *Sporotrichum* équin (Pensylvanie) de Mohler est identique, d'après l'étude qu'en ont fait Hyde et Davis, au *Sporotrichum* humain du fermier du Dakota qui, sans doute, avait été contagionné par les chevaux du Dakota.

Page, Frothingham et Paige présentent à une réunion des pathologistes et des bactériologistes de Chicago, en avril 1909, un rapport préliminaire sur un « *Sporothrix* » obtenu dans le Buttler, Pensylvanie de l'ouest, dans le pus de trois chevaux souffrant de « lymphangite, ressemblant à la morve ou à la lymphangite épizootique ».

Page, Frothingham et Paige ont inoculé deux chevaux sains avec leurs cultures retirées du cheval ; ils ont obtenu par injections sous-cutanées l'éclosion de nodules métastatiques et, par scarification, le développement local de petits nodules hypodermiques. D'après Hyde et Davis, le parasite « paraît » être identique à l'échantillon humain du

Dakota qu'ils ont isolé. En effet, d'une part le *Sporotrichum* équin de Frothingham, inoculé au cheval, reproduit la lésion de la lymphangite épizootique, et, d'autre part, le *Sporotrichum* humain du Dakota de Hyde et Davis, inoculé au cheval par Frothingham et Page, a reproduit une lymphangite caractéristique (communication orale de Davis).

Enfin, « le Bureau d'*Animal Industry* à Washington, disent Hyde et Davis, nous donne l'assurance que le parasite des chevaux du Dakota est identique à celui qui a été cultivé il y a deux ans chez les chevaux de Pensylvanie ».

Ces travaux français et nord-américains ont une grande importance nosographique. Dans le groupe des Farcins des Équidés, où déjà les travaux de H. Bouley (1860), de Chenier (1881), de Pallin, de Rivolta et de Micellone (1884), de Tokishige (1893) ont su reconnaître des lymphangites exascosiques dites « blastomycosiques », il faut, ainsi que l'a montré Carougeau et ainsi que le confirment Page, Frothingham et Paige, Mohler, Hyde et Davis, faire une place à part à la sporotrichose. En un mot, le démembrement du groupe farcin continue ; il se confirme que le Farcin des Équidés ne représente qu'un syndrôme anatomo-clinique, que peuvent réaliser des genres très différents : *bacille de la Morve, Oospora farcinica* de Nocard (*Nocardia farcinica* ou de Toni et Trevisan) *Cryptococcus* (Saccharomyces) *farciminosus* de Rivolta et Micellon, *Sporotrichum Beurmanni, Sporotrichum Schencki..*, etc.

*
* *

La connaissance des sporotrichoses spontanées des animaux a une grande importance en médecine vétérinaire et en clinique humaine.

Elle est du plus haut intérêt pour le médecin, car elle peut se transmettre de l'animal à l'homme ; Lutz et Splendore ont rapporté l'histoire d'un infirmier mordu la nuit par un rat sauvage[1]. Carougeau a cité le cas d'un vétérinaire, contaminé en se piquant pendant qu'il opérait un mulet malade. Hyde et Davis ont résumé

---

1. De même Jeanselme et P. Chevallier ont signalé un cas de transmission du *Sporotrichum Jeanselmei* du rat à l'homme (v. p. 148).

l'observation d'un fermier sporotrichosique habitant près d'une ferme dont les chevaux étaient contaminés. Rouslacroix vient d'observer un chancre sporotrichosique du doigt à la suite d'un coup de griffe de chien (fig. 57, p. 278), etc.

Le diagnostic de la sporotrichose, permettant d'instituer le traitement iodo-ioduré, sauve des animaux d'un prix souvent élevé que jadis on abattait comme atteints de morve. La sporotrichose a donc en Économie rurale, comme en Clinique humaine, une importance qu'on ne saurait trop souligner.

BIBLIOGRAPHIE [1]

1898-1906.

Sporotrichose de Schenck. — Schenck. On refractory subcutaneous abcesses caused by Fungus possibly related to the Sporotricha. *John Hopkin's hospital medical Bulletins*, 1898, p. 286.

Brayton. Chronic abcesses. *Indianapolis medical Journal*, 1899, t. XVIII, p. 272 (cas possible mais non démontré par la culture).

Hektoen and Perkins. Refractory subcutaneous abcesses caused by Sporothrix Schenckii : New pathogenic fungus. *Journal of experimental Medicine*, 1900, p. 77 et *Journal of the Boston Soc. of medical Sciences*, t. CLXXIX, 1900, p. 179.

Foulerton. On the morphology and pathogenic Action of Sporothrix Schenckii. *Transact. path. Soc. London*, 1900-1901, lii, p. 259.

Sporotrichose de de Beurmann. — de Beurmann et Ramond. Abcès sous-cutanés multiples d'origine mycosique (cas princeps), *Ann. de dermat. et de syphil.*, 1903, p. 678.

Matruchot et Ramond. Un type nouveau de champignon pathogène chez l'homme. *Comp. rend. des séanc. de la Soc. de biol.*, 4 nov. 1905, t. LIX, p. 379.

Sporotrichose de Dor. — Dor. La sporotrichose : abcès sous-cutanés multiples. *Presse médicale*, 14 avril 1906, n° 30, p. 234 (et *communications écrites*).

1906. — Mars 1907.

de Beurmann et Gougerot. Les sporotrichoses hypodermiques. *Ann. de dermat. et de syphil.* (premier Mémoire), oct., nov., déc. 1906, p. 837, 914, 993, 48 pages et 7 dessins (malades n°s I, II et III); — Sporotrichoses : Présentation de cultures, pièces humaines et expérimentales. (Tous les documents ayant servi à établir notre premier mémoire). *Bull. de la Soc. franç de dermat. et de syphil.*, 3 janv. 1907, p. 22.

Danlos, Deroye et Gougerot. Sporotrichose, présentation de malade (complément à l'observation de notre malade III, premiers exemples

---

1. Nous avons essayé de donner une bibliographie complète. Si, malgré nos efforts, un travail *original* important avait échappé à nos recherches, nous prions qu'on nous le signale pour que rectification soit faite de son omission involontaire.

de gros abcès et de lymphangite secondaire). *Bull. de la Soc. franç. de dermat. et de syphil.*, 3 janv. 1907, p. 19.

DE BEURMANN et GOUGEROT. Sporotrichoses dermiques. *Bull. de la Soc. franç. de dermat. et de syphil.*, 3 janv. 1907, p. 26 (malade III, premier exemple de sporotrichose dermique).

GOUGEROT. Mycoses sous-cutanées : nodules et abcès hypodermiques. *Tribune méd.*, n°s 4 et 5, 26 janv. et 2 fév. 1907.

GOUGEROT. Diagnostic de la syphilis et des sporotrichoses sous-cutanées et cutanées. *Ann. des maladies vénériennes*, 1er mars 1907, p. 161, 27 pages, 4 dessins.

DE BEURMANN et GOUGEROT. Note sur un nouveau cas de sporotrichose hypodermique (malade n° IV, premier exemple de forme tuberculoïde ulcéreuse). *Bull. de la Soc. franç. de dermat. et de syphil.*, 7 mars 1907, p. 84.

GASTOU. (discussion de notre quatrième observation, confirmation de notre procédé de culture à froid sur gélose de Sabouraud pour le diagnostic de la sporotrichose). *Bull. de la Soc. franç. de dermat. et de syphil.*, 7 mars 1907, p. 86.

Mars-Décembre 1907.

LESNÉ et MONIER-VINARD. Abcès sous-cutanés chroniques et multiples dus à un champignon filamenteux. Sporotrichose sous-cutanée. *Bull. et Mém. de la Soc. méd. des hôp. de Paris*, 15 mars 1907, n° 10, p. 268. (Malade n° V *annoncé en 1906 à la Société anatomique, sans que l'individualisation fût faite, sous le nom de* : Abcès chroniques et multiples dus à un parasite de l'ordre des champignons. *Bull. et Mém. de la Soc. anat.*, mai 1906, p. 422.)

DE BEURMANN et GOUGEROT. Les sporotrichoses sous-cutanées (à propos de la communication de Lesné et Monier-Vinard). *Bull. et Mém. de la Soc. méd. des hôp. de Paris*, 22 mars 1907, p. 302.

GAUCHER. La sporotrichose (leçon clinique). *Gazette des hôp.*, 1907, n° 67, p. 795.

DE BEURMANN et GOUGEROT. Sixième cas de sporotrichose sous-cutanée et cutanée. *Bull. de la Soc. franç. de dermat. et de syphil.*, 8 avril 1907, p. 126 (résumée). *Bull. et Mém. de la Soc. méd. des hôp. de Paris*, 12 avril 1907, p. 319, n° 12 (complète). Premier exemple de sporotrichose gommeuse ulcéreuse syphiloïde ecthymatiforme.

Alexandre RENAULT. Discussion de notre sixième cas. *Bull. et Mém. de la Soc. méd. des hôp. de Paris*, 12 avril 1907, p. 312 (importance pratique du diagnostic de sporotrichose).

GAUCHER et MONIER-VINARD. Sporotrichose cutanée hypodermique, dermique et épidermique (malade VII). *Bull. de la Soc. franç. de dermat. et de syphil.*, 8 avril 1907, p. 122, et *Bull. et Mémoire de la Soc. méd. des hôp. de Paris*, 1907, p. 357, sous le titre nouveau de : Sporotrichose cutanée (formes hypodermique, dermique et épidermique) chez un bacillaire. Présence du Sporotrichum dans les cultures de l'expectoration. » (Cet homme est un ancien malade de DANLOS et GASTOU. *Bull. et Mém. de la Soc. méd. des hôpit. de Paris*, p. 379). Premier exemple d'épidermite trichophytoïde.

GASTOU. Note sur les rapports entre les mycoses pulmonaires et cutanées à propos d'un cas de sporotrichose. *Bull. de la Soc. franç. de dermat. et de syphil.*, 8 avril 1907, p. 123.

DE BEURMANN et GOUGEROT. Complément à notre quatrième observation de sporotrichose sous-cutanée. Présentation du sein enlevé chirurgi-calement : association de sporotrichose mammaire gommeuse et d'un petit squirre. *Bull. de la Soc. franç. de dermat. et de syphil.*, 8 avril 1907, p. 126. Premier exemple de sporotrichose mammaire.

MONIER-VINARD. Deux observations de sporotrichose. *Bull. et Mém. de la Soc. méd. des hôp. de Paris*, 26 avril 1907, p. 353, malades n°s VII et VIII. (Le malade n° VII, obs. II de ce travail, avait été présenté à la Société française de dermatologie et de syph., par Gaucher et Monier-Vinard).

DE BEURMANN et GOUGEROT. Sporotrichose : lymphangite noueuse sporo-trichosique ascendante (complément à l'observation n° VI). *Bull. de la Soc. franç. de dermat. et de syphil.*, 2 mai 1907, p. 243.

DUVAL et FAGE. Un nouveau cas de sporotrichose gommeuse cutanée et sous-cutanée, avec ulcérations spontanées. *Bull. et Mém. de la Soc. méd. des hôpit. de Paris*, 3 mai 1907, n° 15, p. 380 (malade n° IX).

LAUBRY et ESMEIN. Un cas de sporotrichose sous-cutanée et cutanée. *Bull. et Mém. de la Soc. méd. des hôpit. de Paris*, 3 mai 1907, n° 15, p. 387 (malade n° X, première autopsie).

PELTIER. Sporotrichose gommeuse disséminée. **Maladie de de Beurmann.** *Th. de Paris*, mai 1907. — Revue et mementos de médecine. Médecine pratique : *Maladies nouvelles :* La SPOROTRICHOSE ou **Maladie de de Beur-mann et Gougerot.** *Journ. des prat.*, 11 mai 1907, n° 19, p. 299.

DE BEURMANN et GOUGEROT. Sporotrichoses des muqueuses : sporotricho-sides muqueuses ulcéreuses et saprophytisme du *Sporotrichum Beur-manni* sur les muqueuses. *Bull. et Mém. de la Soc. méd. des hôpit. de Paris*, 7 juin 1907, p. 585 (1 dessin) (malade n° VI, premier exemple de sporotrichosides muqueuses).

Associations morbides dans les sporotrichoses. Onzième observation de sporotrichose : syphilis, tuberculose et sporotrichose. *Bull. et Mém. de la Soc. méd. des hôpit. de Paris*, 7 juin 1907, p. 591 (malade n° XI, premier cas où fut isolé le *Sp. Gougeroti*, premier exemple de gomme unique, sans doute musculaire).

Douzième observation de sporotrichose due au *Sporotrichum Beur-manni.* Chancre sporotrichosique frontal et sporotrichose lymphangi-tique centripète primitive et localisée. *Bull. et Mém. de la Soc. méd. des hôpit. de Paris*, 7 juin 1907, p. 596 (5 figures) (malade n° XII, premier exemple de chancre sporotrichosique et de sporotrichose verruqueuse, de lymphangite primitive faciale, d'épidermite acnéiforme, etc.).

DÉMOULIN. Cultures de *Sporothrix* provenant des lésions du bras et de l'avant-bras (présentation de pièce). *Bull. de la Soc. de chir.*, 3 juillet 1907, n° 25, p. 791 (sans indication clinique).

MONIER-VINARD. Formes cliniques et diagnostic de la sporotrichose. *Presse méd.*, 6 juillet 1907, n° 54, p. 426.

DE BEURMANN et GOUGEROT. Treizième cas de sporotrichose. Sporotri-chose localisée du bras. Lymphangite gommeuse ascendante. *Bull. et Mém. de la Soc. méd. des hôpit. de Paris*, 26 juillet 1907, n° 27, p. 950, 2 figures (malade n° XIII).

Sporotrichoses, *Presse méd.*, n° 61, 31 juillet 1907 (4 figures).

LESNÉ et MONIER-VINARD. Contribution à l'étude clinique et expérimentale de la sporotrichose. *Rev. de méd.*, n°s 8 et 9, 10 août et 10 sept. 1907, p. 755 et 905 (malade n° V).

DÉMOULIN et DUVAL. Nouveau cas de sporotrichose. *Gaz. des hôp.*, 13 août 1907, n° 92, p. 1098 (malade n° XIV).

DE BEURMANN et GOUGEROT. Sporotrichoses tuberculoïdes. *Ann. de dermat. et de syph.* (deuxième **Mémoire**), août, sept., oct., nov. 1907, p. 497, 603, 655; 103 pages, 6 photographies, 19 dessins histologiques, une planche en couleur.

DE BEURMANN, GOUGEROT et VAUCHER. Notes sur les sporotrichoses généralisées expérimentales (présentation de pièces). *Bull. et Mém. de la Soc.-méd. des hôpit. de Paris*, 11 oct. 1907 (séance de rentrée), n° 28, p. 1000 (premiers exemples de sporotrichoses expérimentales nodulaires généralisées); — Note sur l'histologie des follicules sporotrichosiques expérimentaux. *Bull. et Mém. de la Soc. méd. des hôpit. de Paris.*, n° 28, 11 oct. 1907, p. 1009.

DE BEURMANN et GOUGEROT. Sporotrichose (réponse à MM. Lesné et Monier-Vinard). *Bull. et Mém. de la Soc. méd. des hôpit. de Paris*, 25 oct. 1907, p. 1044.

Sporotrichose. Importance pratique et facilité de diagnostic de cette maladie. *C. R. du Congrès franç. de méd.*, Paris, 14-16 oct. 1907, p. 294, et *Revue générale de clinique et de thérapeutique (Journ. des prat.).* 10 nov. 1907.

Etiologie et pathogénie de la sporotrichose (troisième **Mémoire**). *C. R. du Congrès franç. de méd.*, Paris, 14-16 oct. 1907, p. 296, in *Trib. méd.*, 2 nov. 1907, p. 693, 3 figures.

DE BEURMANN, GOUGEROT et VAUCHER. Sporotrichoses expérimentales. *C. R. du Congrès franç. de méd.*, Paris, 14-16 oct. 1907, p. 301. (*résumé du* quatrième **Mémoire**.)

RAVAUT et CIVATTE. Ulcères et gommes sporotrichosiques. *C. R. du Congrès franç. de méd.*, Paris, 14-16 oct. 1907, p. 306 (malade n° XV).

BRISSAUD et RATHERY. Un cas de sporotrichose intra-musculaire. *C. R. du Congrès franç. de méd.*, Paris, oct. 1907, p. 315, malade n° XVI (premier exemple de sporotrichose fébrile aiguë et de sporotrichose musculaire).

DE BEURMANN et GOUGEROT. Identification au *Sporotrichum Beurmanni* des parasites des observations de Brissaud et Rathery, de Nattan-Larrier et Lœper. *C. R. du Congrès franç. de méd.*, Paris, oct. 1907, p. 319. Le malade de Nattan-Larrier et Lœper s'intercale donc avec le n° XVII). L'observation de ce malade n° XVII avait été publiée sous le titre : NATTAN-LARRIER et LOEPER. Un cas de mycose hypodermique généralisée. (*Clinique médicale de l'Hôtel-Dieu* : professeur DIEULAFOY. *Clinique et Laboratoire*, 1906, p. 297.)

GASTOU. Sporotrichose et tuberculose pulmonaire. Les mycoses dans leurs rapports avec la tuberculose : prédisposition, association, immunisation. *C. R. du Congrès franç. de méd..* Paris, 14-16 oct. 1907, p. 320 (simple suspicion clinique appuyée sur les coïncidences); — Critique et réponse de DE BEURMANN et GOUGEROT *Ibid.*, p. 320.

DOMINICI et DUVAL. Sporotrichose de l'index; lymphangite sporotrichosique consécutive. *Bull. et Mém. de la Soc. méd. des hôpit. de Paris*, 25 oct. 1907, n° 30, p. 1055 (malade n° XVIII).

DE BEURMANN, BRODIER et GASTOU. Sporotrichose gommeuse disséminée avec lésions laryngées. *Bull. et Mém. de la Soc. méd. des hôpit. de Paris*, 25 oct. 1907, n° 30, p. 1060 (malade n° XIX) : premier cas de laryngite sporotrichosique.

DE BEURMANN et GOUGEROT. Saprophytisme du *Sporotrichum Beurmanni* dans le bucco-pharynx et dans le larynx. *Bull. et Mém. de la Soc. méd. des hôpit. de Paris*, 25 oct. 1907, n° 30, p. 1069 (malade n° VI).

DE BEURMANN, GOUGEROT et VAUCHER. Gomme sporotrichosique du chat. *Bull. et Mém. de la Soc. méd. des hôpit. de Paris*, 25 oct. 1907, n° 30, p. 1071, 4 photographies.

DUVAL et MONIER-VINARD. Contribution à l'étude expérimentale et microbiologique de la sporotrichose. *Bull. et Mém. de la Soc. méd. des hôpit. de Paris*, 25 oct. 1907, n° 30, p. 1074.

A. LUTZ et A. SPLENDORE. Sobre uma mycose observáda em Homens e Ratos (contribuição para o conhecimento das assim chamadas sporotrichoses). *Rivista med. de São-Paulo*, 1907, *Ann. Ig. sper.*, t. XVII, fasc. 4, p. 581, et Ueber eine bei Menschen und Ratten beobachtete Mycose. *Centralbl. für Bakter.*, Bd. XLV, 1907, Heft. 7, p. 631 (cinq observations humaines, une seule avec culture, n°s XX, XXI, XXII, XXIII, XXIV).

PEDRO BALIÑA et MARCO DEL PONT. Dos casos del Esporotricosis en Buenos-Ayres. *Sociedad dermatologica Argentina*, 16 et 30 oct. 1907, in *Argentina med.*, 11 janv. 1908, n° 2, p. 23-24, et *Libro de Oro D'' Wernicke*, p. 147, 1909 (malades n°s XXV et XXVI).

GRECO. Sporotricosis linfangitica nodulare vegetante. *Sociedad dermatologica Argentina*, 13 nov. 190. et *Argentina med.*, 9 nov, 1907, p. 699, n° 45 (malade n° XXVII).

L.-M. BONNET. Un cas de sporotrichose. *Ann. de dermat. et de syphil.*, nov. 1907, n° 11, p. 680, et *Lyon méd.*, 29 déc. 1907 (malade n° XXVIII).

E. PINOY. Sur quelques modes de l'inoculation expérimentale. *C. R. des S. de la Soc. de biol.*, 7 déc. 1907, p. 613.

DANLÓS et BLANC. Un cas de sporotrichose palpébrable. *Bull. et Mém. de la Soc. médic. des hôpit. de Paris*, 13 décembre 1907, n° 36, p. 1450 (malade n° XXIX, premier exemple de sporotrichose palpébrale).

MESCHTSCHEASTEI. *Soc. de ven. et dermat. de Moscou*, 15 déc. 1907.

DE MASSARY, DOURY et MONIER-VINARD. Gomme sporotrichosique du triceps brachial. Ostéite astragalienne et ramollissement du sommet d'un poumon de nature indéterminée *Bull. et Mém. de la Soc. méd. des hôpit. de Paris*, 20 déc. 1907 (malade n° XXX).

1908.

DE BEURMANN et GOUGEROT. Sporotrichosis : Ulcus primitivum sporotrichoticum (Sporotrichosis verrucosa) cum lymphangitide gummata nodosa. Sporotrichosis gummata disseminata ulcerata. *Iconographia Dermatologica*, fasc. III, 1908, p. 79-90, une planche en couleurs hors texte et deux figures en noir (deux cas de sporotrichose tuberculoïde IV et XII).

LUTZ et SPLENDORE. Ueber eine am Menschen und Ratten beobachtete

Mycose. Beitrag zur Kenntniss der sogenannten Sporotrichosen. *Centralbl. für Bakter.*, 1 Abth. 1908, XLVI, p. 21-97.

Duval et Monier-Vinard. La sporotrichose. *La Clinique*, 7 fév. 1908.

Danlos. Nouveau cas de sporotrichose (disséminée). *Bull. de la Soc. franç. de dermat. et de syphil.*, 6 fév.. 1908, p. 69 (malade n° XXXI).

de Beurmann et Gougerot. Coloration du *Sporotrichum Beurmanni* dans les tissus. *C. R. des S. de la Soc. de biol.*, 15 fév. 1908, p. 255.

M. Letulle et R. Debré. Sporotrichose de la peau, de la bouche, du pharynx, du larynx et de la trachée (observation complémentaire et autopsie de la malade, n° XIX de de Beurmann, Gastou et Brodier). *Bull. et Mém. de la Soc. méd. des hôpit. de Paris*, 28 fév. 1908, n° 10, p. 379; *Presse méd.*, 18 mars 1908, n° 23, p. 182; *Bull. et Mém. de la Soc. anat.*, mars 1908, et in Collinet. *B. et M. de la Soc. de laryngol., etc., de Paris*, janvier 1908.

Gaucher et Louste. Sporotrichose sous-cutanée. *Bull. de la Soc. franç. de dermat. et de syphil.*, 5 mars 1908, p. 110 (malade n° XXXII).

Balzer et Galup. Trois nouveaux cas de sporotrichose en gommes disséminées. *Bull. de la Soc. franç. de dermat. et de syphil.*, 27 avril 1908, p. 145 (malades n°ˢ XXXIII, XXXIV, XXXV).

Gaucher, Fouquet et Giroux. Un cas de sporotrichose gommeuse syphiloïde de l'avant-bras droit. *Bull. de la Soc. franç. de dermat. et de syphil.*, 7 mai 108, p. 186 (malade n° XXXVI).

Milian. Diagnostic clinique des gommes. *Progrès méd.*, 16 mai 1908 (l'auteur cite à ce propos deux cas nouveaux, XXXVII, XXXVIII).

de Beurmann, Gougerot et Vaucher. Sporotrichose du rat (**quatrième Mémoire**). *Bull. et Mém. de la Soc. méd. des hôpit. de Paris*, 22 mai 1908, p. 718, n° 18 (16 p. et 2 fig.); — La sporotrichose expérimentale du rat. Etude histologique de quelques localisations. *Bull. et Mém. de la Soc. méd. des hôpit. de Paris*, 29 mai 1908, n° 20, p. 800 (37 p. et 1 fig.); — Orchite sporotrichosique du rat (épreuve diagnostique). *Bull. et Mém. de la Soc. méd. des hôpit. de Paris*, 29 mai 1908, in n° 20, p. 837.

de Beurmann et Gougerot. Sporotrichoses américaines : diffusion du *Sporotrichum Beurmanni*. *Bull. et Mém. de la Soc. méd. des hôpit. de Paris*, 22 mai 1908, p. 1.

A. Fage. Sur un cas de sporotrichose. *Progrès méd.*, 23 mai 1908, n° 21, p. 248 (malade n° XXXIX).

Gougerot et Caraven. Sporotrichose spontanée du chien. Gommes hypodermiques, péritonite granuleuse et gommes hépatiques. *Presse méd.*, 27 mai 1908, n° 43, p. 337, 2 figures et 3 dessins histologiques.

A. Splendore. Sobre a cultura d'uma nova especie de cogumello pathogenico (**Sporotrichose de Splendore**). *Revista da Sociedade Scientifica de São Paulo*, 4 juin 1908, III, ns 3 e 7 p. 62.

Balzer et Fernet. Sporotrichose en gommes sous-cutanées (disséminées). *Bull. de la Soc. franç. de dermat. et de syphil.*, 4 juin 1908, p. 204 (malade n° XL).

Druelle et Chadzinski. Un cas de sporotrichose à types multiples avec localisation périostée (?). *Bull. de la Soc. franç. de dermat. et de syphil.*, 4 juin 1908, p. 213 (malade n° XLI).

Sicard, Bith et Gougerot. Sporotrichose osseuse du tibia (présentation de malade). *Bull. et Mém. de la Soc. méd. des hôpit. de Paris*, 5 juin 1908, n° 20, p. 877 (malade n° XLII, premier cas de sporotrichose osseuse démontrée bactériologiquement).

A. Fage. Gomme sporotrichosique périostée avec périostose du tibia Bull. et Mém. de la Soc. méd. des hôpit. de Paris, 5 juin 1908, n° 20, p. 879 (malade n° XLIII, premier cas de sporotrichose osseuse primitive démontrée bactériologiquement).

Hudelo, Monier-Vinard, Braun et Merle. Deux cas de sporotrichose : localisations hypodermiques intra-musculaires et probablement synoviales. Bull. et Mém. de la Soc. méd. des hôpit. de Paris, 12 juin 1908, n° 21, p. 914 (malades n°s XLIV et XLV, premier cas de synovite).

F. Widal et André Weill. Sporotrichose gommeuse disséminée à noyaux très confluents. Gommes dermiques pour la plupart; gommes hypodermiques et intra-musculaires, gomme sous-périostée tibiale. Présence du parasite dans le sang. Bull. et Mém. de la Soc. méd. des hôpit. de Paris, 19 juin 1908, n° 22, p. 944 (malade n° XLVI, premier cas d'hémoculture positive).

F. Widal et Abrami. Séro-diagnostic de la sporotrichose par la sporo-agglutination. La co-agglutination mycosique et son application au diagnostic de l'actinomycose. La réaction de fixation. Bull. et Mém. de la Soc. méd. des hôpit. de Paris, 19 juin 1908, n° 22, p. 947 et Tribune méd., 25 juillet 1908, n° 30, p. 455.

V. Morax et Ph. Carlotti. La sporotrichose palpébrale. Ann. d'oculist., t. CXXXIX, juin 1908, p. 418 à 439, 3 figures (malade n° LXVII, présenté à la Soc. d'ophtalm. de Paris le 2 juin 1908).

Sicard et Descomps. Sporotrichose à type gommeux symétrique. Sporo-agglutination positive. Bull. et Mém. de la Soc. méd. des hôpit. de Paris, 26 juin 1908, n° 23, p. 1021 (malade n° XLVIII). Discussion : Widal, p. 1022.

L. Brodier et Fage. Sporotrichose nodulaire disséminée à forme fébrile ; sporo-agglutination positive. Bull. et Mém. de la Soc. méd. des hôpit. de Paris, 3 juillet 1908, p. 2, n° 24 (malade n° XLIX).

Widal. Agglutination et fixation sporotrichosiques, co-agglutinations et cofixations. Bull. et Mém. de la Soc. méd. des hôpit. de Paris, 3 juillet, n° 24, p. 7.

Milhit (note lue par M. Caussade). Opsonines et sporotrichose. Bull. et Mém. de la Soc. méd. des hôpit. de Paris, 3 juillet 1908, n° 24, p. 5.

de Beurmann, Gougerot et Vaucher. Sporotrichose expérimentale généralisée du chien (présentation de pièces). Bull. et Mém. de la Soc. méd. des hôpit. de Paris, 3 juillet 1908, n° 24, p. 9 (2 fig.). (Suite du quatrième Mémoire.)

de Beurmann, Ramond, Gougerot et Vaucher. Diagnostic rétrospectif de la sporotrichose par la sporo-agglutination. Bull. et Mém. de la Soc. méd. des hôpit. de Paris, 10 juillet 1908, n° 25, p. 75.

de Beurmann et Gougerot. Diagnostic rétrospectif de sporotrichose par la culture du Sporotrichum resté saprophyte dans le bucco-pharynx. Bull. et Mém. de la Soc. méd. des hôpit. de Paris, 18 juillet 1908, n° 25, p. 77.

Sicard et Gougerot. Essai de cuti-réaction. Agglutinine et précipitine sporotrichosiques. Bull. et Mém. de la Soc. méd. des hôpit. de Paris, 10 juillet 1908, n° 25, p. 76.

Inoculation accidentelle de *Sporotrichum* à un sporotrichosique convalescent soumis au traitemet ioduré intensif : absence de pouvoir auto-immunisant du sérum, absence de pouvoir préventif de l'iodure. *Bull. et Mém. de la Soc. méd. des hôpit. de Paris*, 10 juillet, n° 25, p. 77.

DE BEURMANN, GOUGEROT et VAUCHER. Sporotrichose expérimentale du lapin. Caverne pulmonaire, gomme rénale. Sporotrichome hypertrophique du cæcum. Sporotrichose verruqueuse cutanée. *Bull. et Mém. de la Soc. méd. des hôpit. de Paris*, 10 juillet 1908, n° 25, p. 61 (1 fig.). (*suite du* quatrième **Mémoire**.)

PUJOL. Contribution à l'étude de la sporotrichose (sporotrichose de l'hypoderme). *Th. de Paris*, 24 juillet 1908.

ACHARD et RAMOND. Sporotrichose en nodules disséminés. *Bull. et Mém. de la Soc. méd. des hôpit. de Paris*, 31 juillet 1908, n° 28, p. 234 (malade n° L).

WIDAL. Repullulation de gommes en plein traitement iodo-ioduré. *Bull. et Mém. de la Soc. méd. des hôpit. de Paris*, 31 juillet, n° 28, p. 236.

Sporo-agglutination et fixation. Co-agglutinations et co-fixations. *Bull. et Mém. de la Soc. méd. des hôpit. de Paris*, 31 juillet 1908, n° 28, p. 237.

MILIAN. Guérison d'un cas de sporotrichose par injection sous-cutanée tous les deux jours pendant trois semaines de deux centigrammes d'arséniate de soude. *Bull. et Mém. de la Soc. méd. des hôpit. de Paris*, 31 juillet 1908, n° 28, p. 238.

Réaction générale et locale à la tuberculine sous-cutanée chez un sporotrichosique (malade n° LI). *Bull. et Mém. de la Soc. méd. des hôpit. de Paris*, 31 juillet 1908, n° 28, p. 238.

GRECO. Biologia del *Sporotrichum Schenckii-Beurmanni*. Etiologia y Patogenia de la Esporotricosis. *Argentina med.*, 8 agosto de 1908 et *Revista Dermatologica*, t. I, n° 1, 1908, p. 78.

DE BEURMANN, GOUGEROT et VAUCHER. Epididymite, orchite, vaginalite sporotrichosiques (contribution à l'étude des sporotrichoses internes). *Ann. de dermat. et de syphil.*, août-sept. 1908, p. 466 (4 fig.). (*Suite du* quatrième **Mémoire**.)

L. SPILLMANN et GRUYER. Deux cas de sporotrichose. *Ann. de dermat.*, oct. 1908, n° 10, p. 576 et *Revue médicale de l'Est*, 1908, XI, p. 727 (malades n°ˢ LII, LIII).

GAUCHER et FOUQUET. Sporotrichose à forme de Kérion (survenu à la fin d'une sporotrichose gommeuse disséminée). *Bull. de la Soc. franç. de dermat. et de syphil.*, 5 nov. 1908, p. 278 ; complété par « note additionnelle sur un cas de kérion sporotrichosique ». *Bull. de la Soc. franç. de dermat. et de syphil.*, 3 déc. 1908, n° 9, p. 306 (malade n° LIV).

GAUCHER, LOUSTE, ABRAMI et GIROUX. Sporotrichose cutanée (gommeuse disséminée). *Bull. de la Soc. franç. de dermat. et de syphil.*, 5 nov. 1908, p. 283 (malade n° LV).

BONNET. Sporotrichose dermique et hypodermique. *Bull. et Mém. de la Soc. méd. des hôpit. de Lyon*, 17 nov. 1908, p. 428, in *Lyon méd.*, 29 nov. 1908, p. 925. *Lyon chirurgical*, 1908, p. 827 (malade n° LVI).

BRISSAUD, GOUGEROT et GY. Diagnostic rétrospectif de sporotrichose fait par la clinique, contrôlé par la sporo-agglutination et la fixation, affirmé par la culture du *Sporotrichum Beurmanni*, resté saprophyte dans le bucco-pharynx (présentation de malade). *Bull. et Mém. de la*

Soc. méd. des hôpit. de Paris, 20 nov. 1908, n° 35, p. 613 (malade n° LVII), et in *Tribune méd.*, 1908, n° 49, p. 757.

VILLARD, BONNET et THÉVENET. Sporotrichose. *Bull. de la Soc. des Sc. méd. de Lyon*, 18 nov. 1908 in *Lyon médical*, 17 déc. 1908, n° 52. p. 1155 (malade LVIII).

CHARBONNEAU. Les différentes formes de sporotrichose et leur diagnostic avec la syphilis et la tuberculose. *Th. de Paris*, 25 nov. 1908.

WIDAL et JOLTRAIN. Sporotrichose chez deux membres d'une même famille. Diagnostic immédiat chez l'un et rétrospectif chez l'autre par la sporo-agglutination et la réaction de fixation. *Bull. et Mém. de la Soc. méd. des hôpit. de Paris*, 27 nov. 1908, n° 36, p. 647 (malades n°s LXIX et LX).

DE BEURMANN et GOUGEROT. Découverte du *Sporotrichum Beurmanni* dans la nature (présentation de pièces). *Bull. et Mém. de la Soc. méd. des hôpit. de Paris*, 4 déc. 1908, n° 37, p. 733 (1 fig.). (*suite du* troisième Mémoire).

JOSSET-MOURE. Sporotrichose du tibia ayant simulé une ostéomyélite chronique et nécessité quatre interventions chirurgicales. Diagnostic par la sporo-agglutination et la réaction de fixation, guérison. *Bull. et Mém. de la Soc. méd. des hôpit. de Paris*, 4 déc. 1900, n° 37, p. 738 (1 fig. et une radiographie) (malade n° LXI).

DE BEURMANN et GOUGEROT. Note sur l'action de l'iodure de potassium dans la sporotrichose. *Bull. de la Soc. franç. de dermat. et de syphil.*, 3 déc. 1908, n° 9, p. 307.

DE BEURMANN, GOUGEROT et VAUCHER. Hérédo-sporotrichose expérimentale. *Bull. et Mém. de la Soc. méd. des hôpit. de Paris*, 18 déc. 1908, n° 39, p. 876.

DUQUE. Surgical Treatment of cutaneous sporotrichosis (3 cas, LXII, LXIII, LXIV. Sporotrichose de Schenck (?) à Cuba). *American Journal Dermat. and genit.-urin. diseases*, 1908, XII, p. 240.

ZELENEFF. Sporotrichosis. *Russk. fur Kozhn. i. ven boliezn Kharkoff*, 1908, XVI, p. 177-184.

PALMARAS. Sporotrichosis Ιατρικη προοδος, 1908, XVII, p. 359.

ADAMSON H. G. Sporotrichosis : A Resume of the Literature relating to Sporotrichal infections of the Skin. *Brit. Journal of Dermat.*, 1908, XX, p. 296.

CASTELLANI. Sporotrichosis (Deux cas à Ceylan, malades n°s LXV et LXVI : premiers cas où est signalé le *Sp. indicum* [*Sp. Beurmanni, variété indicum*]), *Journal of Tropical Medicine*, 1908 et *Manual of Tropical Medicine*, 1910, p. 622 et 1095.

Parmi les résumés didactiques citons le *Précis de dermat.* de DARIER, 1909, p. 586.

1909.

STANGANELLI. Sulla Sporotricosi cutanea : **Malattia di de Beurmann et Gougerot**. *Giorn. internaz. d. Sc. med.*, 1909, ns, XXI, p. 933.

REGLUS. Abcès chronique et sporotrichose. *Clinique de la Charité*, 1909, p. 90.

CAROUGEAU. Sur une nouvelle mycose sous-cutanée des équidés. *Journ. de médec. vétérin. et de zootech.*, janvier 1909.

Burlew J. M. (M. D. Santa Ana, California). Subcutaneous abcess cau-
sed-by the *Sporothrix Schenckii.* Report of a case. *Southern California
Practitioner,* janv. 1909, XXIV, n° 1, p. 1.

Josset-Moure. Adénite sporotrichosique. *Bull. et Mém. de la Soc. méd. des
hôpit. de Paris,* 29 janv. 1909, p. 133 (malade LXVII).

A. Blanchetière et Gougerot. Actions chimiques produites par le *Sporotrichum Beurmanni. Compt. rend. des S. de la Soc. de Biol.,* Séance
du 30 janv. 1909. n° 5 (6 fév. 1909), p. 202 (résumé). Développé dans
A. Blanchetière. Contribution à l'étude biologique de quelques variétés du genre *Sporotrichum* pathogènes pour l'homme. *Thèse de Paris,*
27 mai 1909.

Bonnet. Sporotrichose à localisations osseuse et musculaire (1re note).
Bull. de la Soc. de Chirurg. de Lyon, 4 fév. 1909 in *Lyon méd.,* 28 mars
1909 (malade n° LXVIII), fracture spontanée du cubitus. *Bull. de la
Soc. de Chirurg. de Lyon,* 11 mars 1909, p. 827. in *Lyon chirurg.,* t. I, n° 6,
p. 638-687, n° 7, p. 827.

Gougerot. Abcès froids coccien̈s (recherches de contrôle des Sporotrichoses) *in* travail intitulé : Sicard. Gougerot et Gy. Phlegmon
ligneux. *Bull. et Mém. de la Soc. méd. des hôpit. de Paris,* 5 fév. 1909,
n° 6, p. 195.

Harter et Gruyer. Formes actinomycosiques dans la sporotrichose
expérimentale, *C. R. des S. de la Soc. de biol.* (*Nancy*), 16 fév. 1909,
n° 9, p. 399.

Brissaud (Et.) Joltrain et Weill. Eosinophilie sanguine et locale dans les
sporotrichoses humaines et expérimentales. *C. R. des S. de la Soc. de
biol.,* 20 fév. 1909, n° 7, p. 305.

de Beurmann, Gougerot et Vaucher. Sporotrichose expérimentale du chat.
C. R. des S. de la Soc. de biol. Séance du 20 fév. 1909, *in* n° 8, p. 338.

de Beurmann, Gougerot et Vaucher. Sporotrichose expérimentale du
chat. *C. R. des S. de la Soc. de biol.,* 20 fév. 1909, *in* n° 9, p. 370 (*suite
du* quatrième Mémoire).

de Beurmann et Gougerot. Comparaison des sporotrichoses et des infections coçciennes. Sporotrichoses aiguës et subaiguës disséminées.
Sporotrichoses à évolution phlegmasique. *Ann. de derm. et de syphil.,*
févr. 1909, n° 2, p, 81 (cinquième Mémoire), 3 figures.

Boisseau et Fulconis. Kérion sporotrichosique. *Bull. de la Soc. franç. de
derm. et de syphil.,* 4 mars 1909, n° 3, p. 93 (malade n° LXIX).

Splendore. Sobre un novo caso de Sporotrichose lymphangitica gom-
mosa (notas preliminares), 4 mars 1907. *Revista da Sociedade Scientifica de São Paulo.* vol. IV, 1-3, 1909. (C'est le sixième cas étudié par
cet auteur au Brésil : tous étaient atteints de lymphangite due au
Sporotrichum Beurmanni.) (Malade n° LXX.)

Bonnet. Sporotrichose. *Bull. de la Soc. de chir. de Lyon,* in *Lyon chirurg.,* 1er sept. 1909, II, n° 4, p. 515 (malade LXXI).

Thibierge et Gastinel. Trois cas de sporotrichose dermo-hypodermique,
dont un avec lésions du pharynx et du tibia. *Bull. et Mém. de la Soc.
méd. des hôpit. de Paris,* 19 mars 1909, n° 11, p. 537 (malades n°s LXXII,
LXXIII, LXXIV).

Gougerot et Caraven. Mycose nouvelle : l'hémisporose, ostéite humaine
primitive du tibia due à l'*Hemispora stellata* (note préliminaire). *C. R.*

des S. de la Soc. de biol., 20 mars 1909, n° 11, p. 474 et hémisporose humaine. Nouvelle mycose (Etude complète). *Rev. de chirurgie*, 10 déc. 1909, p. 896, et 10 janv. 1910, p. 66 (15 fig.).

DE BEURMANN, GOUGEROT et VAUCHER. Sporotrichoses expérimentales. Sporotrichoses torpides chroniques. Sporotrichoses curables. *C. R. des S. de la Soc. de biol.*, 3 avril 1909, t. LXVI, p. 597, n° 14 (*suite du quatrième Mémoire*).

A. SPLENDORE. Sporotricosi Americane. *Annali d'Igiene Sperimentale* (Roma), 1909, vol. XX, f. III, p. 89.

MORAX et ATTILIO FAVA. Sporotrichose de la conjonctive. *Bull. de la Soc. franç. d'ophtal. de Paris*, 6 avril 1909 (malades n°s LXXV et LXXVI).

ATTILIO FAVA. Un cas de sporotrichose conjonctivale et palpébrale primitive (auto-observation : n° 64) et *Ann. d'oculistique*, t. CXLI, mai 1909, p. 338 (malades n°s LXXV et LXXVI).

DE BEURMANN, GOUGEROT et VAUCHER. Sporotrichose osseuse et ostéo-articulaire. *Rev. de chirurgie*, n° 4, 10 avril 1909, p. 661 (9 fig.) (**sixième Mémoire**).

GOUGEROT. Formes cliniques de la Sporotrichose de de Beurmann. *Gaz. des hôp.*, 17 et 24 avril 1909, n°s 44 et 47, p. 537 et 581 (**septième Mémoire**).

DIAZ. Esporotricosis. *Soc. dermat. Argentina*, 21 avril 1909. *Revista derm.*, déc. 1909.

F. TRÉMOLIÈRES et JOSEPH DU CASTEL. Sporotrichose disséminée chez un diabétique. Lésion pustuleuse initiale du front. Généralisation. Gommes musculaires et sous-cutanées, nodules dermiques. Propagation lymphatique. *Bull. et Mém. de la Soc. méd. des hôpit. de Paris*, 23 avril 1909, n° 14, p. 735. Malade n° LXXVII.

CH. ACHARD et LOUIS RAMOND. Sporotricho-tuberculose. *Bull. et Mém. de la Soc. méd. des hôpit. de Paris*, 23 avril 1909, n° 14, p. 738 (malade LXXVIII).

GOUGEROT et VAUCHER. Pseudo-tuberculose par corps étrangers. Inoculations de poudre de poivre. *Journ. de méd. interne*, 30 avril 1909, n° 12, p. 117. 2 figures.

DE BEURMANN, GOUGEROT et LAROCHE. Sporotrichose faciale dermique et ganglionnaire (Gommes dermiques acnéiformes, lymphangite noueuse; adénite pré-auriculaire et angulo-maxillaire sporotrichosique). *Bull. et Mém. de la Soc. méd. des hôpit. de Paris*, 30 avril 1909, n° 15, p. 782 (malade n° LXXIX).

DE BEURMANN, GOUGEROT et VAUCHER. Sporotrichose et tuberculose associées. *Bull. et Mém. de la Soc. méd. des hôpit. de Paris*, 30 avril 1909, n° 15, p. 788.

GOUGEROT. Diagnostic bactériologique de la Sporotrichose de de Beurmann. *Lavori e Riviste di Chimica et Microscopia clinica*, vol. I, fasc. 9, 1909 (3 planches en français) (**huitième Mémoire**).

HUSSEIN-ZOHDI. Sporotrichose lymphangitique. *Thèse de Lyon*, 8 mai 1909.

BLOCH. Un cas de sporotrichose. Fall von ausgedehnter Sporotrichose (premier cas de cuti-réaction positive). *Bull. de la Soc. de méd. de Bâle. Medizinische Gesellschaft*, Basel, 6 mai 1909 et *die Sporotrichose Beihefte zur Medizinischen Klinik*, Heft 8/9 sept. 1909, p. 179 et *Correspondenz-Blatt für Schweitzer Aerzte*, 1er juil. et 1er déc. 1909 (malade n° LXXX).

LERAT (chirurgien de Sainte-Elisabeth à Bruxelles). Un cas de sporotrichose tuberculoïde. *Bull. de la Soc. médico-chirurg. du Brabant*, mai 1909. *Presse méd. belge*, Bruxelles 1909. CXI (malade n° LXXXI).

Lespinne. Ce que tout praticien doit connaître sur la sporotrichose. *Progrès médical belge*, Bruxelles 1909, II, p. 43, 45, 50.

Bourgeois. La sporotrichose humaine. *Arch. méd. belge.* Bruxelles, 4 S. 1909, XXXIII, p. 103-112.

V. Morax. La sporotrichose de l'appareil visuel. *Bull. de la Soc. franc. d'ophtalm.* C. R. du Congrès de 1909, 4 et 5 mai 1909 et *Ann. d'oculist.*, t. CLXI, p. 321.

Burnier et Weill. Un cas de sporotrichose gommeuse hypodermique ulcéreuse disséminée avec localisations conjonctivales. *Ann. d'ocul.*, mai 1909, p. 344, malade n° LXXXII et *Gaz. des hôpit.*, 21 sept. 1909, n° 107, p. 1339.

Balzer et Sevestre. Gommes sporotrichosiques disséminées et ulcérées. *Bull. de la Soc. franç. de dermat. et de syphil.*, 6 mai 1909, n° 5, p. 185 (malade n° LXXXIII).

Burnier et Velter. Un cas de sporotrichose. *Gaz. des hôpit.*, 1909, p. 107 (malade LXXXIV).

de Beurmann, Gougerot et Vaucher. Sporotrichose d'origine alimentaire. Porte d'entrée bucco-pharyngienne et gastro-intestinale du *Sporotrichum Beurmanni. Bull. et Mém. de la Soc. méd. des hôpit. de Paris*, 14 mai 1909, n° 17, p. 909.

de Beurmann, Clair et Gougerot. Une nouvelle mycose : l'hémisporose. Un cas d'hémisporose de la verge. *Bull. et Mém. de la Soc. méd. des hôpit. de Paris*, 14 mai 1909, n° 17, p. 917.

Pierre Marie et Gougerot. Sporotrichose de de Beurmann. Ostéite sporotrichosique hypertrophiante primitive du tibia compliquée de lymphangite gommeuse ulcéreuse ascendante et d'adénite inguinale sporotrichosiques (présentation de pièces) *Bull. et Mém. de la Soc. méd. des hôpit. de Paris*, 20 mai 1907, in n° 19, p. 994 (5 figures) (malade n° LXXXV).

de Beurmann et Gougerot. Sporotrichose cachectisante mortelle. Sporotrichoses polymorphes à gommes sous-cutanées et grands abcès disséminés à localisations ostéo-articulaires, épididymaires et oculaires : conjonctivite, hypopyon, staphylome, perforation de la cornée, issue du corps vitré et perte de l'œil (observation de MM. Maurice Lagoutte et Briau, chirurgien et médecin de l'Hôtel-Dieu du Creusot). *Bull. et Mém. de la Soc. méd. des hôpit. de Paris*, 22 mai 1909, n° 19, p. 1046 (malades n°s LXXXVI et LXXXVII).

Auvray. A propos d'une nouvelle mycose observée chez l'homme. Suppuration cervicale due à l'Hemispora stellata. *Bull. de la Soc. de chir. de Paris*, 2 juin 1909, n° 20, p. 686. Cas n° II.

de Beurmann, Gougerot et Vernes. Ostéomyélite gommeuse sporotrichosique primitive. Premier cas d'abcès intra-osseux du tibia. *Bull. et Mém. de la Soc. méd. des hôp. de Paris*, 4 juin 1909, n° 20, p. 1123 (malade n° LXXXVIII).

de Beurmann, Gougerot et Verdun. Pityriasis sporotrichosique de la joue (première mention en est faite in *Bull. et mém. de la Soc. méd. des hôpit., de Paris*, 1909, p. 1128. Cas XCIX et dans plusieurs de nos travaux ultérieurs, notamment *in art.* « Mycoses ». *Nouv. traité de méd. et de thérap.*, de A. GILBERT et L. THOINOT. Fasc. IV, p. 461.

BROCQ et LUTEMBACHER. Nouveau cas de sporotrichose. *Bull. de la Soc. franç. de dermat. et de syphyl.*, 10 juin 1909, p. 222. Malade n° 81 (n° XC).

ROBERT STEIN. Sporotrichose, gommes sporotrichosiques disséminées. Lymphangite sporotrichosique nodulaire gommeuse. *Bull. et Mém. de la Soc. méd. des hôp. de Paris*, 18 juin 1909, n° 22, p. 1271 et Die Sporotrichosis de de Beurmann und ihre Differentialdiagnose gegen Syphilis und Tuberculose. *Archiv. für Dermatologie und Syphilis*, n° 1, 1909, p. 1 (malade n° XCI).

AURAND. Recherches sur la sporotrichose oculaire expérimentale. Communication in *Lyon Méd.*, *Soc. nationale de méd. de Lyon*, 14 juin 1909 et *Revue gén. d'ophtalm.*, juin 1909, n° 6, t. XXVIII, p. 246-262.

PAUTRIER et LUTEMBACHER. Nouveau cas de sporotrichose simulant la tuberculose cutanée de la face; diagnostic par la sub-cutiréaction sporotrichosinique positive. *Bull. de la Soc. franç. de derm. et de syphil.*, 1er juill. 1909, n° 7, p. 254 et *C. R. des S. de la Soc. de biol.*, 3 juill. 1909. Premier cas de sporotrichose diagnostiqué par une sub-cutiréaction. *Bull. et Mém. de la Soc. méd. des hôpit. de Paris*, 9 juill. 1909, n° 25, p. 137 (malade n° XCII).

DE BEURMANN. Intra-dermoréaction sporotrichosinique. *Bull. de la Soc. franç. de dermatol. et de syphil.*, 1er juill. 1909, n° 7, p. 257 (malades n°s XCIII, XCIV).

DANLOS et FLANDIN. Sporotrichose cutanée simulant l'épithélioma ou la tuberculose papillomateuse. Sporotrichose de la portion cartilagineuse de la cloison des fosses nasales. *Bull. de la Soc. franç. de derm. et de syphil.*, 1er juill. 1909, n° 7, p. 251 (malade n° XCV).

BALZER et GUÉNOT. Sporotrichoses et gommes disséminées. *Bull. de la Soc. franç. de derm. et de syphil.*, 1er juill. 1909 (malade n° XCVI).

DE BEURMANN et GOUGEROT. Intra-dermoréaction sporotrichosinique. *Bull. et Mém. de la Soc. méd. des hôpit. de Paris*, 9 juillet 1909, n° 25, p. 141 (malades n°s XCIII, XCIV, XCVII).

A. FAVA. Sporotrichose expérimentale de l'appareil oculaire du lapin. *C. R. des S. de la Soc. de biol.*, 10 et 24 juill. 1909, t. LXVII, n° 25 et 27, p. 121 et 255.

DE BEURMANN et GOUGEROT. Les Exascoses. Endomycoses et parendomycoses (Muguet). Saccharomycoses (Mycose de Busse-Buschke) et Parasaccharomycoses. Zymonématoses (Mycose de Gilchrist). Révision et démembrement de l'ancien groupe des Blastomycoses. *Bull. et Mém. de la Soc. méd. des hôp. de Paris*, n°s 26 et 27, 15 et 23 juillet 1909, p. 222 et 250. *Tribune méd.*, 7 et 11 août 1909 (figures).

DE BEURMANN et SAINT-GIRONS. Sporotrichose dermique ulcéreuse inoculée par une écharde d'épine-vinette. *Bull. et Mém. de la Soc. méd. des hôpit. de Paris*, 16 juill. 1909, n° 26, p. 174 (malade n° XCVIII).

LEBAR et SAINT-GIRONS. Sporotrichose de de Beurmann. Ulcération cutanée de l'avant-bras avec ostéite du cubitus. Séro-diagnostic et intra-dermoréaction positifs (Service du Dr Jacquet). *Bull. et Mém. de la Soc. méd. des hôpit. de Paris*, 16 juill. 1909, n° 26, p. 168, XCIX.

DE BEURMANN et GOUGEROT. Intra-dermoréaction sporotrichosinique. Présentation de moulages. *Bull. et Mém. de la Soc. méd. des hôpit. de Paris,* 16 juillet 1909, n° 26, p. 171.

DE BEURMANN, GOUGEROT et VERDUN. Réactions sporotrichosiniques. L'intra-dermoréaction sporotrichosinique. *C. R. du Congrès et Association pour l'avancement des Sciences,* Lille, 4 août 1909, p. 966, et in *Thèse de Chopin,* Paris, 1910 (malades nouveaux n°s C, CI, CII, CIII, CIV, CV).

BLANCHETIÈRE et GOUGEROT. Sur la composition chimique du *Sporotrichum Beurmanni.* Ses endotoxines. *C. R. des S. de la Soc. de biol.,* 17 juill. 1909, t. LXVII, p. 159.

FOIX. Sur une technique simplifiée de réaction de fixation. *C. R. des S. de la Soc. de biol.,* 17 juill. 1909, t. LXVII, p. 171.

GOUGEROT et BLANCHETIÈRE. Endotoxines sporotrichosiques. Action pathogène des corps microbiens tués et des corps résiduels, 24 juill. 1909, n° 27, p. 247.

GOUGEROT et BLANCHETIÈRE. Endotoxines sporotrichosiques : sporo-éthérines et sporo-chloroformines. *C. R. des S. de la Soc. de biol.,* 31 juill. 1909, n° 28, p. 352.

JAMES NEVINS HYDE M. D. and D. J. DAVIS M. D. Sporotrichosis in Man with consideration of its Relation to Mycotic Lymphangitis in Horses. Read before the 34th annual Meeting of the american Dermato. Association Washington. D. C. June 3-5, 1910. Discussion : Page, Reichel, Stelwagon, Pusey. In *The Journal of Cut. Diseases* (New-York), XXVIII, n° 334, juillet 1910, p. 321. (Sporotrichose de Schenck.)

CANTONNET. Sporotrichose palpébrale conjonctivale. *Presse méd.,* XVII, 31 juillet 1909.

LENORMANT. Gommes sporotrichosiques de l'avant-bras et du coude. *Progrès méd.,* 1909, XXV, p. 477 (malade n° CVI).

DE BEURMANN, GOUGEROT et VERDUN. Intra-dermoréaction sporotrichosinique. Méthode de diagnostic rapide de la-sporotrichose en évolution et des sporotrichoses profondes non ponctionnables. Diagnostic rétrospectif des sporotrichoses convalescentes ou guéries. *C. R. de l'Assoc. franç. pour l'avancement des Sciences.* Congrès de Lille, 1909.

DE BEURMANN et GOUGEROT. La toxi-infection sporotrichosique. Etat de sensibilisation des sporotrichosiques. *C. R. de l'Assoc. franç. pour l'avancement des Sciences.* Congrès de Lille, 6 août 1909, p. 974 et *Bull. et Mém. de la Soc. méd. des hôpit. de Paris,* 8 oct. 1099, n° 29, p. 397 (*suite du* **troisième Mémoire**).

SPLENDORE. Sporotrichoses americanas, in *Brazil medico,* 1909, t. XXIII, p. 361-365. Memoria apresentada al IV Congresso medico Latino-Americano reunido no Rio de Janeiro de 1 à 8 de Agosto de 1909.

ADOLPHO LINDEMBERG. Dermatomycoses Brasilieras (sporotrichoses). Memoria apresentada al IV Congresso medico Latino-Americano reunido no Rio de Janeiro de 1 à 8 Agosto de 1909 (tirage à part, p. 10) et Sporotrichoses americanas in *Brazil médico,* 22 de Setembro de 1909, n° 36, p. 361 (malades n°s CVII et CVIII).

ROCHARD, DUVAL et BODOLEC. Pyélonéphrite sporotrichosique. *Gaz. des hôpit.,* 12 août 1909, n° 91, p. 1147 (malade n° CIX).

MARTIRI. La Sporotrichosi (Riviste). *Rivista critica di Clinica medica.* Firenze 21 et 28 août 1909. N° 34, p. 548 et n° 35, p. 560.

TRIMBLE W. K. and SHAW F. W. A case of Sporotrichal Infection. *Journ. Kansas med. Society*, sept. 1909, IX, p. 305-311. (Sporotrichose de Schenck.)

DE BEURMANN et GOUGEROT. Le 100ᵉ cas de sporotrichose. Observations nouvelles de sporotrichose en France et à l'étranger. La sporotrichose à Nancy, Lyon, Nice, le Creusot, Marseille, au Brésil, en Argentine, en Urugay. à Bâle, Berne, Bruxelles, Genève... *Bull. et Mém. de. la Soc. méd. des hôpit. de Paris*, 8 oct. 1909, n° 29, p. 410.

DU BOIS (de Genève). Un cas de sporotrichose. *Revue méd. de la Suisse Romande*, 20 oct. 1909, n° 10, p. 733. Malade n° CX.

JADASSOHN. Sporotrichosis de de Beurmann. *Correspondenz-Blatt für Schweitzer Aerzte*, 1ᵉʳ nov. 1909.

DE BEURMANN et GOUGEROT. Distribution géographique de la Sporotrichose. *Bull. de la Soc. franç. de dermat. et de syphil.*, 4 nov. 1909, n° 8, p. 357.

DE BEURMANN et GOUGEROT. Observation de MM. Maurice Lagoutte et Briau du Creusot : Sporotrichose lymphangitique gommeuse ascendante du bras et gomme isolée de la cuisse, *Bull. de la Soc. franç. de dermat. et de syphil.*, 4 nov. 1909, n° 8, p. 361 (malade n° CXI).

DE BEURMANN et GOUGEROT. Observation de MM. Rouslacroix et Wyse-Lauzun de Marseille. Sporotrichose gommeuse disséminé ulcéreuse, synovite sporotrichosique du poignet et sporotrichose mammaire. *Bull. de la Soc. franç. de dermat. et de syphil.*, 4 nov. 1909, n° 8, p. 363 (malade n° CXII).

DE BEURMANN et GOUGEROT. Observation de M. Bruno Bloch de Bâle. Sporotrichose aiguë, fébrile, gommeuse, disséminée. Ostéite de la clavicule et du sternum. Diazoréaction d'Erlich positive. Cuti-réaction sporotrichosinique positive. *Bull. de la Soc. franç. de dermat. et de syphil.*, 4 nov. 1909, n° 8, p. 367 (1 fig.) (malade n° CXIII).

LANDOUZY. Sporotrichose hypodermique gommeuse ulcéreuse disséminée (Sporotrichose de de Beurmann). Leçon clinique du 21 mai 1909, *Hôpit. Laënnec*, publiée in *Presse médicale*, 6 nov. 1909, n° 89, p. 785. Il en avait été fait mention : Sur un cas de sporotrichose, *Journ. de méd. et de chir. prat.*, 10 juill. 1909, n° 13, art. 22511, p. 485 (malade n° CXIV).

CHAUFFARD et JEAN TROISIER citent à propos d'un cas d'actinomycose un cas de sporotrichose. *Revue de méd.*, 10 nov. 1909, p. 753 (malade n° CXV).

FONTOYNONT. Les mycoses à Madagascar. *Bull. de la Soc. des Sciences méd. de Madagascar*, 11 nov. 1909, p. 33.

CAROUGEAU. Premier cas africain de Sporotrichose de de Beurmann. Transmission de la sporotrichose du mulet à l'homme. *Bull. et Mém. de la Soc. méd. des hôpit. de Paris*, 12 nov. 1909, n° 34, p. 507 (malade n° CVXI).

DE BEURMANN, RAVAUT, GOUGEROT et VERDUN. Intra-dermoréactions sporotrichosiniques positives chez des malades porteurs de lésions cutanées non sporotrichosiques. *Bull. et Mém. de la Soc. méd. des hôpit. de Paris*, 18 nov. 1909, n° 34, p. 541.

BONNET. Orchite sporotrichosique. *Lyon médical*, 1909 (malade n° CXVII), p. 1113.

Gougerot. De l'utilité de reconnaître à leur ombre les parasites dépourvus d'électivité colorante. *C. R. des S. de la Soc. de biol.*, 27 nov. 1909, t. LXVII, p. 578.

Otto Krenn et Max Schramek. Ueber Sporotrichose (premier cas observé à Vienne). *Wiener Klin. Woch.*, 1909, n° 44, p. 1519 (malade n° CXVIII).

Arndt. Demonstration von Kulturen und Preparaten von Sporotrichosis. *Berliner dermat. Gesellchaft*, 9 nov. 1909. Vorlaüfige Mitteilung über einen Fall von Sporotrichose der Haut (premier cas observé en Allemagne). *Berliner klin. Woch.*, 1909, n° 44. Affensporotrichose. *Berliner dermat. Gesellchaft*, 14 déc. 1909. Beitrag zur Kenntniss der Sporotrichose der Haut mit besonderer Berücksichtigung der Lymphangitis sporotrichotica. Experimentelle Sporotrichose. *Dermatolog. Zeitschrift*, janv. et mars 1910. Bd XVII, H. 1 et 3, p. 24 et 171, et p. 355-359 (malade n° CXIX).

Gougerot. Suppurations cocciennes nodulaires à type papulo-nécrotique. *C. R. des S. de la Soc. de biol.*, 4 déc. 1909, t. LXVII, p. 651.

Hadot. Un cas de sporotrichose. *Rev. méd. de l'Est*, 1909, XLI, p. 566 (malade n° CXX).

Rispal et Dalous. Deux cas de sporotrichose. *Ann. de derm. et de syph.*, n° 12, déc. 1909, p. 689 (malades n°s CXXI et CXXII). Gabelle. La sporotrichose. *Thèse de Toulouse*, 8 déc. 1909.

E. Hoffmann. Ueber Sporotrichose. Experimentelles subkutanes Sporotrichom beim Affen. Verbesserte Färbung der Pilze im Schnitt. *Verein der Aerzte im Halle a. S. im Münchener med. Woch.*, n° 11, 1910.

Diaz. Esporotricosis. *Soc. derm. Argentina*, 21 avril 1909 et *Revista dermatologica*, déc. 1909.

Baliña et Marco del Pont. Deux cas de sporotrichose à Buenos-Ayres. *La Ciencia medica*, 1909.

P. Josset-Moure. Arthrite sporotrichosique du genou. *Bull. et Mém. de la Soc. méd. des hôp. de Paris*, 3 déc. 1909 (malade CXXIII).

1910 [1]

de Beurmann et Gougerot. Les mycoses, p. 372, les infections mycosiques, p. 373. Sporotrichoses, p. 383 in *Nouv. Traité de médec. et de thérap. de A. Gilbert et L. Thoinot*, fasc. IV, nouvelle édition 1910.

Bruno Bloch. Zur Diagnose und Therapie der Sporotrichose. *Therapeutische Monatshefte*, janv. 1910.

Widal, Abrami, Joltrain, Et. Brissaud et A. Weill. Séro-diagnostic mycosique. Applications au diagnostic de la sporotrichose et de l'actinomycose. Les co-agglutinations et co-fixations mycosiques. *Ann. de l'Inst. Pasteur*, janv. 1910, n° 1, p. 1.

Stelwagon H. W. Diseases of the skin W. B. *Saunders Company*, 1910, p. 1119.

1. A partir de l'année 1910, nous cessons de numéroter les cas de sporotrichose. En effet, la maladie nouvelle, devenue « classique », semble si banale que la plupart des cas ne sont plus signalés, et seules les observations de localisations nouvelles sont publiées. Dans ces conditions, un numérotage, forcément incomplet, donnerait une idée inexacte de la fréquence réelle de la mycose.

Rothe. Ueber die agglutination der *Sporotrichum Beurmanni* durch. Serum von Aktinomykose Kranken. *Deutsche med. Woch.*, 1910, n° 1.

Nicolas et Charlet. Cas de sporotrichose. Essai des méthodes de diagnostic expérimental. *Bull. et Mém. de la Soc. méd. des hôpit. de Lyon*, 18 janv. 1910, in *Lyon médical*, 1910, p. 376.

Chopin. Intra-dermoréaction sporotrichosinique. *Thèse de Paris*, 16 fév. 1910.

Gaucher et Joltrain. Observation de sporotrichose avec intra-dermoréaction positive in *Thèse de Chopin*, Paris 1910, p. 40.

Landouzy et Gougerot. Arthrite sporotrichosique du coude prise pour une tumeur blanche (deuxième cas) et abcès tibial pris pour un abcès froid tuberculeux, in *Thèse de Chopin*, 1910, p. 42.

Campana. La Sporotricosi come malattia della pelle e nella patologia. *Clinica dermosifilitica della reala Università di Roma*, janv. 1910, LXXVIII, n° 1, p. 3 et suivantes (quatre premiers cas observés en Italie, à Rome) et ancora della Sporotricosi, *idem*, juin 1910, p. 75.

Rouslacroix et Wyse Lauzun. Un cas de sporotrichose. *Marseille méd.*, 15 janv. et 1er févr. 1910, n°s 2 et 3, p. 49 et 104.

L. Posada Berrio (de Medellin, Colombie). Nueva enfermedad. Esporotrichosis o **Enfermedad de de Beurmann y Gougerot**, *Ann. de l'Acad. de méd. de Medellin*, febrero de 1910, n° 2, p. 35.

Pusey. Sporotrichosis. *Journ. Cutaneous Diseases*, 1910, p. 337.

Balzer et Marie. Sporotrichose verruqueuse et gommeuse disséminée chez un syphilitique. *Bull. de la Soc. franç. de dermat. et de syphil.*, 3 fév. 1910, n° 2, p. 9.

Gougerot. Liquéfaction des milieux à la gélatine par les champignons pathogènes. *Journ. de méd. interne*, 20 fév. 1910, n° 5, p. 42.

de Beurmann et Gougerot. Traitement de la sporotrichose. Etude clinique et expérimentale. Essais de sérothérapie et de vaccination. Sixième Mémoire, déposé à l'Académie de Médec. de Paris, le 22 fév. 1910, p. 186. **Neuvième Mémoire**. Couronné par l'Académie de médecine : Prix Adrien Buisson. (*Publié dans ce Traité.*)

Oltramare. Sporotrichose gommeuse disséminée. *Bull. de la Soc méd. de Genève*, 24 févr. et 10 mars 1910.

Paul Salmon et Pinoy. Un cas de sporotrichose. *Bull. de la Soc. de l'Internat des hôpit. de Paris*, 24 févr. 1910.

L. Matruchot. Les champignons pathogènes, agents des sporotrichoses. *C. R. de l'Acad. des Sciences*, 28 févr. 1910.

Josset-Moure. Arthrites sporotrichosiques. *Archiv. génér. de Chir.*, févr. 1910, p. 1.

Caraven. Ostéites et ostéo-arthrites mycosiques. *Thèse de Paris*, 9 févr. 1909.

Wolf. Ueber Sporotrichose (leçon clinique du 1er mars 1910). *Strassburger Medizinische Zeitung*, 3 heft 1910 (2 cas, un seul avec culture).

Bonnet et Tixier. Sporotrichose. *Lyon méd. Soc. des Sc. méd. de Lyon*, 2 mars 1910 in *Lyon méd.*, 23 oct. 1910, p. 701,

Hügel. Ein Fall von Sporotrichose. *Arch. für Dermat.*, mai 1910, CII, n° 1, p. 95 et August Stephan. Inaugural Dissertation, Strasbourg 1910 (même cas).

Danlos et Flandin. Sur un cas de sporotrichose traité et méconnu pendant deux ans. *Bull. et Mém. de la Soc. méd. des hôpit. de Paris*, n° 6, 4 mars 1910, p. 206.

PAUTRIER et LUTEMBACHER. Nouvelle observation d'une réaction spécifique chez une sporotrichosique. *Bull. et mém. de la Soc. méd. des hôpit. de Paris*, 4 mars 1910, p. 210.

ATTILIO FAVA. Lésions sporotrichosiques expérimentales de l'œil du lapin, guéries par le traitement ioduré. *C. R. des S. de la Soc. de biol.*, t. LXVIII, 20 avril 1910, p. 759.

BALZER et P. L. MARIE. Sporotrichose gommeuse et ulcéreuse de la main. *Bull. de la Soc. franç. de dermat. et de syphil.*, 4 avril 1910, n° 4, p. 89.

CALVIN GATES PAGE (M. D.) LANGDON FROTHINGHAM (M. D. v.) (Boston) and JAMES B. PAIGE. B. Sc. D. Y. S. Sporothrix (?) isolated from two Horses with Epizoötic Lymphangitis, résumé in *Journ. American med. association*, 1909, p. 1453 et Sporothrix and Epizootic Lymphangitis. Presented in abstract at the Tenth annual meeting of the American Association of Pathol. and Bacter. Washington. D. c. May 4 1910, publié in *The Journal of med. Research*, vol. XXIII, n° 1, août 1910, p. 137-150.

MILIAN. Abcès blanc dû à la sporotrichose. *Bull. de la Soc. franç. de dermat. et de syphil.*, 4 avril 1910 et *Progrès méd.*, 7 mai 1910, n° 19, p. 259.

DE BEURMANN. Un cas de sporotrichose lymphangitique. Gomme ulcéreuse ascendante. *Bull. et mém. de la Soc. méd. des hôpit. de Paris*, 22 avril 1910, n° 11, p. 438.

BERTIN et BRUYANT. Sporotrichose gommeuse du bras par inoculation accidentelle de laboratoire, etc. *Bull. de la Soc. de méd. du Nord*, 25 fév. 1911 in *Echo méd. du Nord*, 17 avril 1910, p. 194. *Presse méd.*, 11 mai 1910, n° 38, p. 355.

H. FIELITZ. Uber eine Laboratoriums-Infection mit dem *Sporotrichum Beurmanni. Berliner Derm. Ges.*, 4 mai 1910 in *Berlin. klin. Wochen*, 16 mai 1910, p. 949. *Centralblatt für Bakteriologie, Parasitenkunde und Infektionskrankheiten* I Abth. originale 55 Bᵈ 1910, H. 5, p. 361.

JEANSELME et PAUL CHEVALLIER. Sporotrichose à foyers multiples. *Bull. et mém. de la Soc. méd. des hôpit. de Paris*, 17 juin 1910, n° 19, p. 784 et *Bull. de la Soc. franç. de dermat. et de syphil.*, 7 juill. 1910, n° 7, p. 190 (premier cas de **Sporotrichose de Jeanselme**) complément in *Bull. et Mém. de la Soc. méd. des hôpit. de Paris*, 27 juin 1910, n° 20, p. 824.

BRUMPT et LANGERON. Un nouveau champignon parasite de l'homme, le *Sporotrichum eanselmei. Bull. et Mém. de la Soc. méd. des hôpit. de Paris*, 17 juin, n° 19, p. 792.

JEANSELME et PAUL CHEVALLIER. Caractères différentiels de quelques types de sporotrichum tirés de leur culture sur milieu d'épreuve. *Bull. et Mém. de la Soc. méd. des hôpit. de Paris*, 29 juill. 1910, n° 24, p. 175.

JEANSELME et PAUL CHEVALLIER. Chancres sporotrichosiques des doigts produits par la morsure d'un rat inoculé de sporotrichose. *Bull. et Mém. de la Soc. méd. des hôpit. de Paris*. 29 juill. 1910, n° 24, p. 176 (deuxième cas de *Sporotrichose de Jeanselme*).

JEANSELME et POULARD. Sporotrichose de l'iris. *Ann. d'oculistique*, t. CXLIV, août 1910, p. 65.

DE BEURMANN et GOUGEROT. Importance pratique du diagnostic de la sporotrichose et des autres mycoses. Facilité et difficulté de ce diagnostic. *Rev. de méd. et d'hygiène tropicales*, juillet 1910, t. VII, n° 3, p. 1.

DE BEURMANN et RAMOND. Sporotrichose humaine d'inoculation. *Presse méd.*, 9 juillet 1910, n° 55, p. 524.

THIBIERGE et WEISSEMBACH. Sporotrichose du dos de la main simulant objectivement le kérion trichophytique. *Bull. de la Soc. franç. de derm. et de syphil.*, 7 juillet 1910, n° 7, p. 186.

BALZER et M° VAUDET-NEVEUX. Sporotrichose en gommes disséminées. *Bull. de la Soc. franç. de dermat. et de syphil.*, 7 juillet 1910, n° 7, p. 189.

LANGEVIN. La sporotrichose. *Archiv. médico-chir. de Province*, 15 juillet 1910, n° 7, p. 337.

RISPAL et DALOUS. Contribution à l'étude de la morphologie et du développement du *Sporotrichum Beurmanni*. *Ann. de dermat. et de syphil.*, juillet 1910, n° 7, p. 372.

PERKEL. La Sporotrichose, Maladie de de Beurmann. *Vratchebnaia Gazeta*, 1910, n°ˢ 34 et 35.

G. ROUVIÈRE. Encore un cas de sporotrichose cutanée (Toulouse). *Ann. de dermat. et de syphil.*, juillet 1910, n° 7, p. 407.

MORAX et CRUCHAUDEAU. Sporotrichose conjonctivale primitive. *Annal. d'oculistique*, t. CXLIV, août 1910, p. 69.

E. VELTER. Un cas de sporotrichose orbito-palpébrale primitive. *Ann. d'oculistique*, t. CXLIV, août 1910, p. 72.

ATTILIO FAVA. Sporotrichose expérimentale de l'appareil oculaire du lapin (et complément de son auto-observation). *Ann. d'oculistique*, t. CXLIV, août 1910, p. 77.

MORAX. Ulcérations conjonctivales avec adénopathies simulant la sporotrichose. *Ann. d'oculistique*, août 1910, p. 69.

JEANSELME. Sporotrichose anthracoïde et métastatique. *Journal des Praticiens*, 17 sept. 1910, n° 38.

R. L. SUTTON (Kansas City). Sporotrichosis in Man and in the Horse. *Journ. american medic. associat.*, 17 sept. 1910, lv. p. 1000. Sporotrichosis in America. *Idem*, 24 déc. 1910, p. 2213. *Boston medical and surgical Journal*, vol. CLXIV, n° 6, p. 179.

SÉGUIN (d'Hanoï). Sur un cas de mycose généralisée. *Bull. de la Soc. médico-chirurg. de l'Indo-Chine*, 9 octobre 1910, t. I, 1910, n° 9, p. 462 (parasite différent des *Sporotrichum* pathogènes connus).

MENAHEM HODARA et FUAD BEY. Trois cas de sporotrichose de de Beurmann. *Bull. méd. de Constantinople*, 15 déc. 1910, p. 97.

DE BEURMANN et GOUGEROT. Importance pratique, pronostique et thérapeutique du diagnostic de mycose et de sporotrichose. *Journal des Praticiens*, 19 oct. 1910, n° 42 *bis*, p. 673.

DE BEURMANN, GOUGEROT, BITH et HEUYER. Sporotrichose à grands abcès froids multiples. *Bull. et Mém. de la Soc. méd. des hôpit. de Paris*, 21 oct. 1910, n° 26, p. 214 (premier cas connu de cette forme) (en outre, mention y est faite de deux cas nouveaux, le premier intéressant par les lésions épidermo-dermiques crâniennes; le deuxième, par la stricte localisation cervico-faciale et à la région sterno-cléido-mastoïdienne).

BALZER et BURNIER. Un cas de sporotrichose gommeuse avec localisation synoviale et articulaire. *Bull. et Mém. de la Soc. méd. des hôpit. de Paris*, 21 oct. 1910, n° 26, p. 227.

GIFFORD. Sporotrichosis of the eyeball and eyelids. *Ophtalmic Record.* Chicago, nov. 1910.

GAUCHER et MONIER-VINARD. Orchite sporotrichosique. Complément de l'observation VII publiée dans les *Bull. et Mém. de la Soc. méd. des hôpit. de Paris*, le 26 avril 1908 in *Thèse* de Dormoy, nov. 1909, p. 58-59.

BALZER, BURNIER et GOUGEROT. Dermatite végétante et ulcéreuse due à un champignon filamenteux constaté dans le pus isolé de la culture : le *Mycoderma pulmoneum. Bull. de la Soc. franç. de dermat. et syphil.*, 1ᵒʳ déc. 1910, n° 9, p. 345 (3 fig.) et in *VII° Congrès international de dermat. et syphil.*, Rome 1912.

BALZER, BURNIER et GOUGEROT. Parendomycose (blastomycose) gommeuse hypodermique ulcéreuse. Mycose nouvelle due au *Parendomyces Balzeri. Bull. de la Soc. franç. de dermat. et de syphil.*, 1ᵒʳ déc. 1910, n° 9, p. 347, et *C. R. du VII° Congrès, idem*, Rome, 1912.

BONNET (de Lyon). Sporotrichose à manifestations multiples : gommes cutanées, gomme musculaire, arthropathie du genou simulant une arthropathie syphilitique. *Bull. de la Soc. franç. de dermat. et de syphil.*, 1ᵉʳ déc. 1909, p. 347. Même cas : BONNET et TIXIER in *Lyon médical*, 23 oct. 1910, p. 700.

DE BEURMANN, GOUGEROT et VAUCHER. Oïdiomycose gommeuse ulcérée. Mycose nouvelle due à un parasite nouveau, l'*Oïdium cutaneum* (ancien groupe des Blastomycoses). *Revue de médecine*, n° 12, 10 déc. 1910, p. 937 (11 figures).

DE BEURMANN et GOUGEROT. Sporotrichoses nord-américaines. *Bull. et Mém. de la Soc. méd. des hôpit. de Paris*, 23 déc. 1910, n° 35, p. 798.

DE BEURMANN et GOUGEROT. Comparaison du *Sporotrichum Jeanselmei* et des *Sporotrichum* voisins. *Bull. et Mém. de la Soc. méd. des hôpit. de Paris*, 23 déc. 1910, n° 35, p. 818..

DE BEURMANN et GOUGEROT. Les nouvelles mycoses. *Collection Léauté.*

CARLO VIGNOLO-LUTATI (de Turin). Sopra un caso di Sporotricosi. *C. R. del XII° Congresso di Dermatologica e Sifiligrafia.* Roma, 9 déc. 1910, p. 19 in *Gazetta medica italiana*, n° 10-11, 1911.

PEUGNIEZ et BAX. Sporotrichose gommeuse cutanée de l'index et de l'avant-bras. *Gaz. méd. de Picardie*, déc. 1910, n° 12.

LOMBARDO. Ricerche sulla ipersensibilità ed immunità in alcune Dermatosi. *Boll. della Soc. italiana di Dermatol. e Sifilogr.* Roma, 18-20 déc. 1910 (in *Giornale Italiano delle Malattie veneree e della Pelle*. I, 1911 et *Società medico-chirurgica di Modena*, 16 déc. 1910, XXXVI.

DE BEURMANN et GOUGEROT. Classification botanique des *Sporotrichum* pathogènes (dixième **Mémoire**), 1910 paru en retard in *Arch. de Parasitologie*, 1911.

B. THUMIN. La Sporotrichose. *Thèse de Montpellier*, 1910.

E. HOFFMANN. Ueber Sporotrichose (experimentelles subkutanes Sporotrichom beim Affen; verbesserte Färbung der Pilze im Schnitt).

1911[1].

Forgue. Sporotrichoses. *Traité de pathologie externe* (édit. de 1911) p. 164.

Faroy et Caraven. Sporotrichose osseuse du pied, in *Thèse de Caraven* (*loco citato*) et in *Manuel de Pathologie interne de Dieulafoy*, 1911, t. IV, p. 448.

Gougerot. Sporo-agglutination. *Nouvelle pratique médico-chirurgicale*, VII, p. 1011.

Sicard. Sporotrichose, *idem*, p. 1012.

Morax. Sporotrichose primitive du sac lacrymal (dacryocystite). *Ann. d'Oculist.*, janv. 1911, t. CIII, p. 286.

Pinoy. Forme du *Sporotrichum Beurmanni* dans les lésions humaines ; sa fructification à l'intérieur des capillaires *C. R. de l'Acad. des Sciences*, 30 janv. 1911.

Eusebio de Oyarzabal. Sporotricosis, gomose enfermedad de gran abuso. *Act. dermo-syphilog.*, féb. marzo 1911, Madrid.

Henry (de Cayenne). Un cas de sporotrichose à la Guyane. *Revue de méd. et d'hyg. tropicales*, 26 janv. 1911 (chancre de l'annulaire. Lymphangite gommeuse ascendante de l'avant-bras. Pas de culture. Guérison par l'iodure).

L. Matruchot. Un nouveau champignon pathogène pour l'homme : le *Mastigocladium Blochii* (les Cladioses). *C. R. de l'Acad. des Sciences*, 6 fév. 1911.

R. S. Sutton. Sporotrichosis in Man and in the Horse. *The Boston medical and Surgical Journal*, 9 févr. 1911, V. CLXIV, n° 6, p. 179.

F. Guéguen. Mycose cladosporienne de l'homme. *C. R. de l'Acad. des Sciences*, 13 fév. 1911.

G. Gross et L. Heully. Note sur un cas de sporotrichose. *Rev. méd. de l'Est*, 1er févr. 1911, p. 65 et 141 (Sporotrichose gommeuse disséminée avec hydarthrose « vraisemblablement de même nature » car l'arthrite contemporaine de l'éruption a guéri par le traitement ioduré). *La Province médicale*, n° 26, 1er juill. 1911, p. 276.

Boureau (de Tours). Quatre cas de sporotrichose. *Bull. de la Soc. méd. d'Indre-et-Loire*, mars 1911, p. 282 et in *Gaz. méd. du Centre*, mars 1911, n° 3, p. 64.

C. Antonio. Sporotrichose septicémique à forme anémiante, à décours fébrile. *Policlinico* (partie chirurg.), 1911, XVIII, 5.

de Beurmann et Gougerot. La sporotrichose, etc., per le Onoranze al Prof. D. Barduzzi, 1911.

Potron et Noisette. Un cas de mycose. *Rev. méd. de l'Est*, 1er mars 1911, p. 132.

Jeanselme et Paul Chevallier. Transmission de la sporotrichose à l'homme par les morsures d'un rat blanc, inoculé avec une nouvelle variété de *Sporotrichum* (*Sp. Jeanselmei*). Lymphangite gommeuse ascendante. *Bull. et mém. de la Soc. méd. des hôpit. de Paris*, 17 mars 1911, n° 10, p. 287.

---

1. Nous nous excusons d'avance des omissions involontaires que peut présenter la Bibliographie de l'année 1911, cette bibliographie ayant été faite pendant que le livre était en cours d'impression.

A. Curcio. Sporotrichosi setticemica a forma anemizzante con decorso febrile. *Boll. Soc. Lancisiana degli Ospedali di Roma*, marzo 1911 in *Gaz. degli Ospedali e delle Cliniche*, 9 aprile 1911.

Carrucio. Sporotrichosi. *Giornale italiano delle malaltie veneree e della pelle*, I, 1911.

Ofenheim. Sporotrichosis. *The Lancet*. vol. CLXXX, 18 mars 1911, n° 4567, p. 659.

Gougerot. La question des Blastomycoses (Revue générale). *Paris médic.*, 15 avril 1911, n° 20, p. 459.

Gougerot. Diagnostic clinique et bactériologique. Traitement de la Sporotrichose de de Beurmann. *La Clinique*, 14 avril et 12 mai 1911, n° 15 et 19, p. 230 et 298.

Gougerot et Dubosc. Syphilis et sporotrichose. Sporotrichose syphiloïde gommeuse, hypodermique, musculaire, osseuse. Fracture spontanée du radius (5 fig.). *Ann. des malad. vénér.*, n° 4, avril 1911, p. 241 et in Zeiliger, Les fractures spontanées dans la sporotrichose. *Thèse de Paris*, 21 juillet 1911.

Gougerot. Acrémoniose. *Bull. de la Soc. franc. de dermat. et de syphil.*, 4 mai 1911, n° 5, p. 168, et *Paris méd.*, 30 déc. 1911, n° 5, p. 101 (7 figures).

Gougerot. Le follicule tuberculeux : sa signification. *Bull. de la Soc. de la Tuberc.*, mai 1911, n° 3, p. 90.

Sabrazès et Guyot. Un cas de sporotrichose, accident du travail. *Bull. la Soc. de méd. et de chir. de Bordeaux*, 5 mai 1911.

Dubreuilh, Petges et Bonnin. Sporotrichose cutanée tuberculoïde. *Rev. de la Soc. de méd. et de chirurg. de Bordeaux*, 5 mai 1911.

Gougerot. Traitement des mycoses en général et des sporotrichoses en particulier. *Journ. des Praticiens*, n° 19 et 23. 13 mai et 10 juin 1911, p. 289 et 353. *Mémentos Thérapeutiques*, t. XII, p. 102 et 111.

Darbois et Chevallier. Deux cas de « spina-ventosa » sporotrichosique avec radiographies. *Soc. de Rad. méd.*, n° 25, mai 1911, p. 174.

Menahem Hodara et Fuad Bey, Un cas de septicémie sprorotrichosique. *Bull. méd. de Constantinople*, 1911 (in *Tribune médic.*, n° 5, mai 1911, p. 199).

Costa. Chancre syphiloïde de la muqueuse nasale, lymphangite et adénites provoqués par le *Sp. Beurmanni*. *C. R. des S. de la Soc. biol.*, 20 juin 1911, t. LXXI, p. 55.

Adamson. Un cas de Sporotrichose. *Royal Society of Médicine*, july 1911.

Jeanselme, P. Chevallier et P. Darbois. Les *spina-ventosa* sporotrichosiques. *Presse méd.*, 24 juin 1911, n° 50, p. 525.

Payenneville. Sporotrichose du dos de la main simulant la tuberculose verruqueuse. *Normandie méd.* 1911 in *Tribune méd.*, juin 1911, n° 6, p. 260.

Chantemesse et Rodriguez. Un cas de sporotrichose pulmonaire (inédit résumé ici, p. 390).

N. Walker et J. Ritchie. Remarks on a case of sporotrichoses. *British Medical Journal*, 1er juillet 1911, n° 2635, p. 1.

Richon. Sporotrichose avec lésions multiples, cutanées, osseuses et endonasales, simulant les accidents syphilitiques tertiaires et la tuberculose verruqueuse. *Société de Laryngologie, d'Otologie et de Rhi-nologie de Paris*, 7 juillet 1911.

LEGRY, SOURDEL et VELTER. Sporotrichose disséminée avec lésions ocu-laires (irido-cyclite). *Bull. et Mém. de la Soc. méd. des hôp. de Paris*, 21 juillet 1911.

JEAN TROISIER et A. BERTHELOT. Sporotrichose lymphangitique ostéo-articulaire. Guérie par la diiodothyrosine. *C. R. des S. de la Soc. biol.*, 2 juill. 1911.

STEWARD W. B. (Ohio). A case of sporotrichoses. *The Journal of the american medical association*, n° 6, p. 482, 5 août 1911. vol. LVII.

J. MARCHAND. Les sporotrichoses osseuses articulaires et synoviales. *Thèse de Lyon*, 1911.

LESIEUR et MARCHAND. Ostéo-périostite sporotrichosique primitive du tibia. *Bull. et Mém. de la Soc. méd. des hôp. de Lyon*, 13 juin 1911, in *Lyon médical*, 22 oct. 1911, p. 854.

BELOT et PAUTRIER. Volumineuse gomme intra-osseuse du tibia d'origine sporothrichosique. *Bull. de la Soc. de Radiologie méd. de Paris*, n° 26, 11 juin 1911, p. 192.

SOREL et VERDUN. Contribution à l'étude des arthrites sporotrichosiques. *Revue de chirurg.*, 10 sept. 1911, n° 9.

DE BEURMANN et GOUGEROT. La mort dans la sporotrichose. *C. R. du Congrès de méd. de Lyon*, oct. 1911.

GOUGEROT. Les polymycoses : les co-sensibilisations mycosiques. *C. R. du Congrès de méd. de Lyon*, in *Progrès médical*, 25 nov. 1911, n° 47, p. 569.

PINOY et MAGRON. Sur une méthode de diagnostic possible de la Sporo-trichose par inoculation directe de pus au cobaye. *C. R. de la Soc. de Biol.*, 4 nov. 1911, t. LXXI, n° 30, p. 387.

GOUGEROT. Une nouvelle mycose : la Cladiose de Bruno Bloch. Présenta-tion de photographies, de cultures, de pièces. *Bull. de la Soc. franç. de dermat. et de syphil.*, 9 nov. 1911, n° 8, p. 391. *Paris médical*, 1912.

GOUGEROT et LÉVY FRANKEL. Synovite sporotrichosique du poignet. *Revue de chirurgie*, 1912.

GOUGEROT. Sporotrichosis. Die pathogenen *Sporotrichum*..... (tableaux parasitologiques comparatifs). *Handbuch der pathogenen Microorganis-men von Kolle und Wassermann*, B^d V (2e édition).

BROCQ et FAGE. Sporotrichose localisée à évolution lente, lésions con-sistant surtout en une infiltration dermique au voisinage du point d'inoculation. *Bull. de la Soc. franç. de dermat. et de syphil.*, 7 déc. 1911, n° 9.

DE BEURMANN et GOUGEROT. L'état actuel de la question des sporotri-choses. *Boeck'sche Festschrift*, 1911.

DÉMOULIN, GOUGEROT et MATHIEU. Ostéo-arthrite sporotrichosique primi-tive du coude avec fracture spontanée de l'humérus et pseudarthrose. *Rev. de chirurg.*, 1912.

GOUGEROT. Observations nouvelles. *Paris clinique et thérapeutique*, 1912.

DE BEURMANN et GOUGEROT. Rapport au VIIe *Congrès international de derm. et de syphil.*, Rome, avril 1912 in *Biologie médicale*, avril 1912. — L'état actuel de la question des mycoses. Les progrès accomplis durant ces dernières années, in *Biologie médicale*, 1911-1912.

TABLE DES FIGURES ET DES PLANCHES [1]

1. Nous exprimons toute notre reconnaissance à ceux qui ont bien voulu nous communiquer leurs dessins et leurs figures souvent inédits :

Professeur Matruchot, Dor, professeur Letulle, professeur agrégé Guéguen, professeur agrégé Brumpt et Dr Langeron, Splendore, Baliña et Marco del Pont, Lagoutte et Briau, Rouslacroix et Wyze-Lauzun, Boisseau et Fulconis, Bruno Bloch, Bonnet, Caraven, Moure, Carougeau, Marchand, Vignolo-Lutati...

Nous adressons nos plus vifs remerciements aux directeurs de journaux et aux éditeurs qui nous ont si gracieusement prêté un grand nombre de figures qui illustrent ce livre : au Professeur Blanchard, directeur des *Archives de parasitologie* et à ses éditeurs MM. Asselin et Houzeau, à la Direction des *Annales de Dermatologie et Syphiligraphie,* de la *Presse médicale* et à leurs éditeurs M. Masson, au Dr Siredey, secrétaire général de la *Société médicale des hôpitaux de Paris,* au Dr Laubry et aux éditeurs de la *Tribune médicale,* au Dr Lévy-Bing, secrétaire de la rédaction des *Annales des maladies vénériennes,* au Dr Billon.

Nous remercions MM. Moure, Gastou, Lhermitte, Caraven et surtout M. Infroit qui ont bien voulu assumer la tâche ingrate des reproductions photographiques.

TABLE DES MATIÈRES

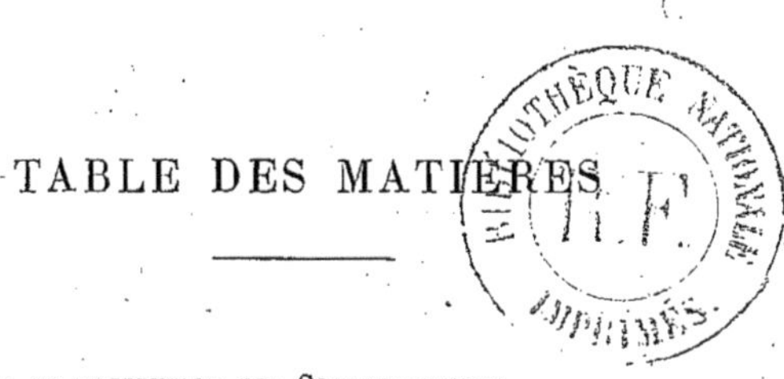

BIBLIOTHÈQUE NATIONALE R. F. IMPRIMÉS

PREMIÈRE PARTIE

LES SPOROTRICHOSES

CHAPITRE PREMIER

PARASITOLOGIE   41

Le genre *Sporotrichum*, sa place dans la classification botanique.   44
Difficultés de classer les champignons inférieurs, p. 44 ; les trois conceptions des Mucédinées, p. 41 ; définition du genre *Sporotrichum*,
p. 44 ; imprécision du genre *Sporotrichum*, p. 44.

CHAPITRE II

ÉTUDE COMPARATIVE DES SPOROTRICHUM PATHOGÈNES
ET DES SPOROTRICHOSES   45

**Multiplicité des *Sporotrichum* saprophytes des végétaux et clas-
sification des *Sporotrichum* pathogènes** 45

I. — Sporotrichum Schencki.

I. Parasite *in vivo*. Aspect dans les tissus : forme courte, oblongue,
 mycélienne, d'adaptation. Coloration et microchimie 47

CHAPITRE III

DISCUSSION SUR L'INDIVIDUALISATION, L'UNITÉ ET LA PLURALITÉ DES SPOROTRICHUM PATHOGÈNES

CHAPITRE IV

DISCUSSION SUR LA CLASSIFICATION BOTANIQUE DES SPOROTRICHUM PATHOGÈNES

DEUXIÈME PARTIE

SPOROTRICHOSE DE DE BEURMANN

CHAPITRE IV

ÉTUDE DES LOCALISATIONS SPOROTRICHOSIQUES

CHAPITRE V

POLYMORPHISME DE LA SPOROTRICHOSE. MULTIPLICITÉ DES FORMES

CHAPITRE VI

ÉVOLUTION

CHAPITRE VII

DIAGNOSTIC

CHAPITRE VIII

PRONOSTIC DE LA SPOROTRICHOSE ET DES SPOROTRICHOSIQUES 646

CHAPITRE IX

TRAITEMENT IODO-IODURÉ DE LA SPOROTRICHOSE 631

CHAPITRE X

MÉCANISME DE LA GUÉRISON DES SPOROTRICHOSIQUES 650

Étude de l'action de l'iodure et des corps iodés *in vivo* chez

CHAPITRE XII

LES « HUMEURS » DES SPOROTRICHOSIQUES   734

Pus, p. 734 ; sang, p. 737 ; urines, p. 743 ; bile, p. 743 ; salive p. 743 ;
    sperme, p. 744 ; sucs viscéraux, phénomènes de sporotricholyse,
    p. 744 ; mucus bucco-pharyngé, p. 745.
Réactions sporotrichosiniques, p. 746 ; co-réactions toxiniques et co-sen-
    sibilisations sporotrichosiniques, p. 751 ; état de sensibilisation,
    p. 752 ; co-réactions mycosiques et co-sensibilisations, p. 754.

CHAPITRE XIII

SPOROTRICHOSES EXPÉRIMENTALES   761

Services rendus par la Médecine expérimentale à la Clinique et à la
    Thérapeutique   761
Expérimentation et clinique   761
    Démonstration des Sporotrichoses cutanéo-muqueuses, p. 762 ; dé-
    monstration des Sporotrichoses profondes ostéo-articulaires et vis-
    cérales, p. 768 ; démonstration d'une hérédo-sporotrichose, p. 770.
Expérimentation et parasitologie   771
    Pouvoir pathogène pour les animaux, p. 771. Rat et souris, p. 771 ;
    chien, p. 772 ; chat, p. 773 ; lapin, p. 775 ; cobaye, p. 775 ; mulet
    et cheval, p. 776 ; singes, p. 776 ; animaux divers, p. 776.
    Virulence : Démonstration de la virulence, p. 777 ; faible virulence
    habituelle, p. 777 ; exaltation et atténuation, p. 780.

CHAPITRE XIV

SPOROTRICHOSES SPONTANÉES DES ANIMAUX   785

ÉVREUX, IMPRIMERIE CH. HÉRISSEY, PAUL HÉRISSEY, SUCCʳ

LIBRAIRIE FÉLIX ALCAN
FÉLIX ALCAN ET R. LISBONNE ÉDITEURS

MÉDECINE — SCIENCES

CATALOGUE
DES
Livres de Fonds

TABLE DES MATIÈRES

*On peut se procurer tous les ouvrages
qui se trouvent dans ce Catalogue par l'intermédiaire des libraires
de France et de l'Étranger.*

*On peut également les recevoir franco par la poste,
sans augmentation des prix désignés, en joignant à la demande
des TIMBRES-POSTE FRANÇAIS ou un MANDAT sur Paris.*

108, BOULEVARD SAINT-GERMAIN, 108
PARIS

OCTOBRE 1911

2   FÉLIX ALCAN, ÉDITEUR, 108, BOULEVARD SAINT-GERMAIN, PARIS (6e)

EN COURS DE PUBLICATION :

TRAITÉ INTERNATIONAL

DE PSYCHOLOGIE PATHOLOGIQUE

PUBLIÉ SOUS LA DIRECTION DU

Dʳ A. MARIE

Médecin en chef de l'Asile de Villejuif.

COMITÉ DE RÉDACTION

MM. LES PROFESSEURS

BETCHEREW   **CLOUSTON**   **DÉJERINE**   **GRASSET**   **LUGARO**
(de Saint-Pétersbourg)   (d'Édimbourg)   (de Paris)   (de Montpellier)   (de Modène)

Dʳ MAGNAN   **PILCZ**   **RAYMOND**   **ZIEHEN**
(de Paris)   (de Vienne)   (de Paris)   (de Berlin)

Publiés :

Tome I. — **Psychopathologie générale**, par MM. les Professeurs Grasset, Del Greco, P. Marie, Mally, P. Mingazini, Marinesco, Lugaro, Klippel, L. Lavastine, Medea, Clouston, Dide, Betcherew, Carrara, Ferrari, Marro. 1 fort vol. grand in-8, de xx-1028 pages avec 353 gravures dans le texte. . . . . **25 fr.**

Tome II. — **Psychopathologie clinique**, par MM. les Professeurs Bagenoff, Betcherew, Docteurs Bourilhet, Capgras, Colin, Deny, Hesnard, Lhermitte, Magnan, A. Marie, Professeurs Pick, Pilcz, Régis, Docteurs Riche, Roubinovitch, Sérieux, Sollier, Professeur Ziehen. 1 fort vol. grand in-8, xxiv-1000 pages, avec 341 gravures dans le texte . . . . **25 fr.**

L'ouvrage sera complet en 3 volumes ; le tome III paraîtra en décembre 1911.

MANUEL

D'HISTOLOGIE PATHOLOGIQUE

PAR

V. CORNIL
ET
L. RANVIER

Professeur à la Faculté de Médecine, Membre de l'Académie de Médecine, Médecin de l'Hôtel-Dieu.

Professeur au Collège de France, Membre de l'Institut. Membre de l'Académie de Médecine.

AVEC LA COLLABORATION DE MM.

A. BRAULT
Médecin
de l'hôpital Lariboisière.
Membre de l'Académie de Médecine.

M. LETULLE
Professeur à la Faculté de Médecine, Membre de l'Académie de Médecine.

— Troisième édition entièrement refondue —

Publiés :

Tome I, par MM. Cornil, Ranvier, Brault, Fernand Bezançon, professeur agrégé à la Faculté de médecine, médecin des hôpitaux ; Maurice Cazin, chef de laboratoire à la Faculté de médecine. — *Généralités sur l'histologie normale. — Cellules et tissus normaux. — Généralités sur l'histologie pathologique. — Altérations des cellules et des tissus. — Des inflammations. — Des tumeurs. — Notions élémentaires sur les bactéries. — Lésions des os et des tissus cartilagineux. — Anatomie pathologique des articulations. — Des altérations du tissu conjonctif. — Lésions des membranes séreuses.* — 1 fort volume grand in-8, avec 369 gravures en noir et en couleurs. . . . . **25 fr.**

Tome II, par MM. G. Durante, chef de laboratoire à la Maternité ; J. Jolly, H. Dominici, Gombault, médecin des hôpitaux, et Cl. Philippe, chef de laboratoire à la Salpêtrière. — *Muscles. — Sang et hématopoïèse. — Cerveau. — Moelle. — Nerfs.* — 1 fort volume grand in-8, avec 202 gravures en noir et en couleurs. . . . . **25 fr.**

Tome III, par MM. Gombault, médecin des hôpitaux ; Nageotte et A. Riche, médecins de Bicêtre ; G. Durante ; R. Marie, médecin des hôpitaux ; Fernand Bezançon, Th. Legry, professeurs agrégés à la Faculté de médecine, médecins des hôpitaux. — *Système nerveux central (Cerveau et Moelle épinière). — Nerfs. — Cœur et vaisseaux. — Rate. — Ganglion lymphatique. — Larynx.* — 1 fort volume grand in-8, avec 382 gravures en noir et en couleurs. . . . . **35 fr.**

Le tome IV et dernier, par MM. Milian, Dieulafé, Herpin, Decloux, Critzmann, Courcoux, Brault, Legry, Hallé, Klippel et Lefas. — *Poumon. — Bouche. — Tube digestif. — Estomac. — Intestin. — Foie. — Rein. — Vessie et urèthre. — Rate,* paraîtra en décembre 1911.

DERNIÈRES PUBLICATIONS MÉDICALES
(1910 et 1911)

TRAITÉ CHIRURGICAL D'UROLOGIE
par F. LEGUEU
Chirurgien de l'hôpital Laënnec. Professeur agrégé à la Faculté de Médecine de Paris.
Avec 663 figures dans le texte et 8 planches en couleurs hors texte.
Préface de M. le Professeur GUYON, de l'Institut.
Un fort volume grand in-8, de VIII-1382 pages, cartonné . . . . . . **40 fr.**

TRAVAUX DE LA DEUXIÈME CONFÉRENCE INTERNATIONALE
POUR

L'ÉTUDE DU CANCER
Tenue à Paris du 1er au 5 Octobre 1910
PUBLIÉS SOUS LA DIRECTION DE MM.

Le prof. PIERRE DELBET   et le   Dr R. LEDOUX-LEBARD
Secrétaire général   Secrétaire
de l'Association française pour l'Étude du Cancer

RAPPORTS PRÉSENTÉS — DISCUSSIONS
Un fort volume in-8 de LXII-803 p. et une planche hors texte. . . . . **20 fr.**

LES MALADIES DU CŒUR
par le Dr JAMES MACKENSIE
Membre du Collège royal des Médecins.
Traduit sur la deuxième édition anglaise.

par le Dr FRANÇON
Médecin consultant à Aix-les-Bains.

Préface de M. le Dr H. VAQUEZ
Professeur agrégé à la Faculté de Médecine, Médecin des Hôpitaux de Paris.
Un fort vol. in-8, avec 280 figures dans le texte et hors texte. . . . **15 fr.**

L'ANAPHYLAXIE
par CH. RICHET
Professeur à la Faculté de Médecine de Paris, Membre de l'Académie de Médecine.
Un volume in-16. . . . . **3 fr. 50**

L'ÉTAT MENTAL DES HYSTÉRIQUES
LES STIGMATES MENTAUX DES HYSTÉRIQUES. — LES ACCIDENTS MENTAUX
DES HYSTÉRIQUES. — ÉTUDES SUR DIVERS SYMPTÔMES HYSTÉRIQUES
LE TRAITEMENT PSYCHOLOGIQUE DE L'HYSTÉRIE.
par le Dr PIERRE JANET
Professeur de psychologie au Collège de France.
2e édition. 1 fort vol. gr. in-8 avec gravures dans le texte. . . . . . **18 fr.**

Le Diagnostic des Maladies nerveuses
par PURVES STEWART (de Londres).
Médecin de l'hôpital de Westminster et de l'hôpital de West End pour les maladies nerveuses.
Traduction et adaptation française par le Dr GUSTAVE SCHERB
Préface du Dr F. HELME
Un fort volume grand in-8 avec 208 figures et diagrammes. . . . . . **15 fr.**

ÉVREUX, IMPRIMERIE CH. HÉRISSEY, PAUL HÉRISSEY, SUCC^r

LIBRAIRIE FÉLIX ALCAN
FÉLIX ALCAN ET R. LISBONNE ÉDITEURS

MÉDECINE — SCIENCES

CATALOGUE

DES

Livres de Fonds

TABLE DES MATIÈRES

*On peut se procurer tous les ouvrages
qui se trouvent dans ce Catalogue par l'intermédiaire des libraires
de France et de l'Étranger.*

On peut également les recevoir franco *par la poste,
sans augmentation des prix désignés, en joignant à la demande
des* TIMBRES-POSTE FRANÇAIS *ou un* MANDAT *sur Paris.*

108, BOULEVARD SAINT-GERMAIN, 108

PARIS

—

OCTOBRE 1911

NOUVELLE
COLLECTION SCIENTIFIQUE

Directeur : ÉMILE BOREL
Sous-directeur de l'École normale supérieure,
Professeur à la Sorbonne.

VOLUMES IN-16 A **3 FR. 50**

Volumes publiés en 1910 et en 1911

TANNERY (Jules), de l'Institut, sous-directeur de l'Ecole Normale Supérieure; Science et Philosophie. 1 vol. in-16.. 3 fr. 50

RABAUD (E.), maître de conférences à la Sorbonne. Le transformisme et l'expérience. 1 vol. in-16.. 3 fr. 50

OSTWALD, professeur à l'Université de Leipzig. L'Évolution de l'électro-chimie, traduit de l'allemand par E. PHILIPPI. 1 vol. in-16... 3 fr. 50

De la méthode dans les sciences : (*2ᵉ série*).

   Avant-propos, par EMILE BOREL. — *Astronomie, jusqu'au milieu du XVIIIᵉ siècle*, par B. BAILLAUD, de l'Institut, directeur de l'Observatoire de Paris. — *Chimie physique*, par JEAN PERRIN, professeur à la Sorbonne. — *Géologie*, par LÉON BERTRAND, professeur-adjoint à la Sorbonne. — *Paléobotanique*, par R. ZEILLER, de l'Institut, professeur à l'Ecole des Mines. — *Botanique*, par LOUIS BLARINGHEM, chargé de cours à la Sorbonne. — *Archéologie*, par SALOMON REINACH, de l'Institut. — *Histoire littéraire*, par GUSTAVE LANSON, professeur à la Sorbonne. — *Statistique*, par LUCIEN MARCH, directeur de la statistique générale de la France. — *Linguistique*, par A. MEILLET, professeur au Collège de France. 1 vol. in-16... 3 fr. 50

BUAT (E.), chef d'escadron au 25ᵉ régiment d'artillerie de campagne. L'artillerie de campagne. *Son histoire, son évolution, son état actuel.* 1 vol. in-16 avec 75 grav. 3 fr. 50

MEUNIER (Stanislas), professeur de géologie au Muséum d'histoire naturelle. * L'évolution des Théories géologiques. 1 vol. in-16, avec gravures...................... 3 fr. 50

NIEDERLE (Lubor), professeur à l'Université de Prague. * La Race slave; *Statistique démographie, anthropologie.* Traduit du tchèque et précédé d'une préface, par L. LEGER, de l'Institut. 1 vol. in-16.. 3 fr. 50

PAINLEVÉ (Paul), de l'Institut, et BOREL (Emile). * L'Aviation. 4ᵉ édition; revue et augmentée. 1 vol. in-16, avec gravures.. 3 fr. 50

DUCLAUX (Jacques), préparateur à l'Institut Pasteur. * La Chimie de la Matière vivante. 2ᵉ édition. 1 vol. in-16.. 3 fr. 50

MAURAIN (Ch.), professeur à la Faculté des sciences de Caen. * Les États physiques de la Matière. 2ᵉ éd. 1 vol. in-16, avec gravures....................................... 3 fr. 50

Précédemment parus.

LE DANTEC (F.), chargé du cours de biologie générale à la Sorbonne. Éléments de Philosophie biologique. 1 vol. in-16. 3ᵉ édition.................................... 3 fr. 50

BONNIER (Dr P.), laryngologiste de la clinique médicale de l'Hôtel-Dieu. La Voix. *Sa culture physiologique. Théorie nouvelle de la phonation.* 3ᵉ édition. 1 vol. in-16, avec gravures... 3 fr. 50

* De la Méthode dans les Sciences : (*1ʳᵉ série*).

   1. *Avant-propos*, par M. P.-F. THOMAS, docteur ès lettres, professeur de philosophie au lycée Hoche. — 2. *De la Science*, par M. ÉMILE PICARD, de l'Institut. — 3. *Mathématiques pures*, par M. J. TANNERY, de l'Institut. — 4. *Mathématiques appliquées*, par M. PAINLEVÉ, de l'Institut. — 5. *Physique générale*, par M. BOUASSE, professeur à la Faculté des Sciences de Toulouse. — 6. *Chimie*, par M. JOB, professeur au Conservatoire des Arts et Métiers. — 7. *Morphologie générale*, par M. A. GIARD, de l'Institut. — 8. *Physiologie*, par M. LE DANTEC, chargé de cours à la Sorbonne. — 9. *Sciences médicales*, par M. PIERRE DELBET, professeur à la Faculté de médecine de Paris. — 10. *Psychologie*, par M. TH. RIBOT, de l'Institut. — 11. *Sciences médicales*, par M. DURKHEIM, professeur à la Sorbonne. — 12. *Morale*, par M. LÉVY-BRUHL, professeur à la Sorbonne. — 13. *Histoire*, par M. G. MONOD, de l'Institut. 2ᵉ édition, 1 vol. in-16............... 3 fr. 50

THOMAS (P.-F.), professeur au lycée Hoche. * L'Éducation dans la Famille. *Les péchés des parents.* 3ᵉ édition. 1 vol. in-16 (*Couronné par l'Institut*)..................... 3 fr. 50

LE DANTEC (F.). La Crise du Transformisme. 2ᵉ édition. 1 vol. in-16............... 3 fr. 50

OSTWALD (W.), professeur à l'Université de Leipzig. L'Énergie, traduit de l'allemand par E. PHILIPPI, 3ᵉ édition. 1 vol. in-16.. 3 fr. 50

RÉCENTES PUBLICATIONS
MÉDICALES ET SCIENTIFIQUES

Pathologie et Thérapeutique médicales.

ALBERT-WEIL (E.), chargé du service d'électrothérapie de la Clinique chirurgicale infantile de l'hôpital Tenon. **Manuel d'électrothérapie et d'électrodiagnostic.** 1906. In-16, avec 88 fig. 2ᵉ édition. Cart. à l'angl. (*Récompensé par l'Académie de médecine*)........ 4 fr.

BATIER (Dʳ G.). **Tuberculose humaine et tuberculoses animales.** De leur unicité. 1907. 1 vol. gr. in-8 .... 6 fr.

BERGER (E.) et LOEWY (R.). **Les troubles oculaires d'origine génitale chez la femme.** 1905. 1 vol. in-16.. 3 fr.

BONAIN (A.), chirurgien de l'hôpital civil de Brest. **Traité de l'intubation du larynx chez l'enfant et chez l'adulte.** 1902. 1 vol. in-16, avec 50 fig. Cartonné à l'anglaise...... 4 fr.

BOUCHUT et DESPRÉS, professeurs agrégés à la Faculté de médecine de Paris, médecin et chirurgien des hôpitaux. **Dictionnaire de médecine et de thérapeutique médicale et chirurgicale**, comprenant le résumé de la médecine et de la chirurgie, les indications thérapeutiques de chaque maladie, la médecine opératoire, les accouchements, l'oculistique, l'odontotechnie, les maladies d'oreille, l'électrisation, la matière médicale, les eaux minérales, et un formulaire spécial pour chaque maladie. 7ᵉ édit., très augmentée, revue par MM. les Dʳˢ Fernand BOUCHUT et G. MARION, professeur agrégé à la Faculté de médecine de Paris, chirurgien des hôpitaux. 1907. 1 vol. in-4, avec 1 097 figures dans le texte : broché, 25 fr. — Relié .... 30 fr.

CORNIL (V.) et BABES, professeur à la Faculté de médecine de Bucarest. **Les bactéries,** leur rôle dans l'histologie pathologique des maladies infectieuses. 2 vol. gr. in-8 ; contenant la description des méthodes de bactériologie. 3ᵉ édit., 1890, avec 385 fig. en noir et en couleurs dans le texte et 12 planches hors texte............................ 40 fr.

CORNIL (V.), RANVIER (L.), BRAULT et LETULLE. **Manuel d'histologie pathologique.** Tome I, 1901. 1 vol. grand in-8, avec gravures en noir et en couleurs. 3ᵉ édit., 25 fr. — Tome II, 1902. 1 vol. grand in-8, avec gravures en noir et en couleurs, 25 fr. — Tome III. 1907. 1 fort vol., grand in-8, avec grav. en noir et en couleurs, 30 fr. (Voir détails page 2.)

DESCHAMPS (Dʳ A.). **Les maladies de l'énergie.** *Les asthénies générales. Épuisements, insuffisances, inhibitions* (clinique-thérapeutique), préface de M. le Prof., F. RAYMOND. 2ᵉ édit., revue, 1909. 1 vol. in-8 (*couronné par l'Académie de médecine*)............ 8 fr.

DUFOUR (Dʳ H.). Médecin de l'hôpital de la Maternité. **Manuel de pathologie.** *A l'usage des sages-femmes et des mères.* 1 vol. in-16, avec 53 grav. dans le texte et 14 pl. en coul. hors texte. 1911... 6 fr.

FÉRÉ (Ch.), médecin de Bicêtre. **L'instinct sexuel.** *Évolution. Dissolution.* 2ᵉ édit. 1902 1 vol. in-12, cart... 4 fr.

FINGER (Ernest), professeur à l'Université de Vienne. **La syphilis et les maladies vénériennes,** traduit de l'allemand, avec notes, par les docteurs DOYON, P. et L. SPILLMANN. 3ᵉ éd., 1909. 1 vol. in-8, avec 8 pl..................................... 12 fr.

GALEZOWSKI (J.). **Le fond de l'œil dans les maladies du système nerveux.** 1 vol. in-8. avec 3 pl. en couleurs. 1904.. 5 fr.

GUÉPIN (A.). **Le traitement de l'hypertrophie sénile de la prostate.** 1 vol. in-12, 1904. .... 2 fr. 50

HÉRARD, CORNIL et HANOT. **La phtisie pulmonaire,** étude anatomo-pathologique et clinique. 2ᵉ édit. 1 vol. in-8, avec 65 fig. en noir et en couleurs et 2 planches..... 20 fr.

KOLISCHER, professeur de gynécologie à Chicago Clinical School. **Les maladies de l'urèthre et de la vessie chez la femme,** traduit de l'allemand par le Dʳ BEUTTNER. 1900. In-12, avec grav., cart.. 4 fr.

LABADIE-LAGRAVE, médecin de la Charité, et LEGUEU, professeur agrégé à la Faculté de médecine de Paris, chirurgien des hôpitaux. **Traité médico-chirurgical de gynécologie.** 1 vol. gr. in-8, avec 378 grav. dans le texte, cart. à l'angle. 3ᵉ édit., 1904 (*Couronné par l'Académie des sciences et par l'Académie de médecine*)...................... 25 fr.

LAGRANGE (Fernand), lauréat de l'Académie des sciences et de l'Académie de médecine. **La médication par l'exercice.** 2ᵉ éd., 1904. 1 fort vol. in-8, avec 69 gravures dans le texte et une carte coloriée hors texte... 12 fr.

— **Les Mouvements méthodiques et la « mécanothérapie ».** 1899. 1 vol. grand in-8, avec 57 gravures... 10 fr.

— **Le traitement des affections du cœur par l'exercice et le mouvement.** 1903. 1 vol. in-8, avec fig. et une carte coloriée.. 6 fr.

LANDOUZY (L.), Doyen de la Faculté de médec. de Paris, et HEITZ (Dʳ J.). **La balnéation carbo-gazeuse** (*Spécialisation fonctionnelle des eaux de Royat*). 1906. In-8....... 2 fr.

LAUMONIER (J.). **Les nouveaux traitements.** 2ᵉ édit., 1904. 1 vol. in-16, cartonné à l'anglaise .... 4 fr.

LE DANTEC (F.). chargé de cours à la Sorbonne. **Introduction à la pathologie générale.** 1 fort vol. gr. in-8, avec fig. 1906.................................. 15 fr.

LEGUEU (Voir plus haut : LABADIE-LAGRAVE).

LÉPINE (R.), professeur de clinique médicale à l'Université de Lyon. **Le diabète sucré.** 1909. 1 vol. gr. in-8.. 16 fr.

LONDE (Dʳ P.), ancien interne des hôpitaux de Paris. **Essais de médecine préventive.** 1910. 1 vol. in-16, cart. à l'angl.. 4 fr.

— **La médecine préventive du premier âge.** 1911. 1 vol. in-16, cart. à l'angl....... 4 fr.

MACKENSIE (Dʳ J.), membre du Collège royal des médecins. **Les maladies du cœur.** Traduit sur la 2ᵉ édition anglaise par le Dʳ G. FRANÇON, médecin consultant à Aix-les-Bains. Préface du Dʳ H. VAQUEZ, prof. agrégé à la Faculté de Médecine, médecin des hôpitaux de Paris, 1911. 1 vol. gr. in-8 avec 280 fig. dans le texte et hors texte... 15 fr.

MOSSÉ (A.), professeur de clinique médicale à l'Université de Toulouse. **Le diabète et l'alimentation aux pommes de terre.** 1903. 1 vol. grand in-8, avec graphiques..... 5 fr.

RICHET (Ch.), prof. à la Faculté de médecine de Paris. **L'anaphylaxie.** 1911. 1 vol. in-16.. 3 fr. 50

SIMON (P.), professeur à la Faculté de médecine de Nancy. **Manuel de percussion et d'auscultation.** 1895. In-12, cart....................................... 4 fr.

SPRINGER. **La croissance.** Son rôle en pathologie. Essai de pathologie générale. 1 vol. in-8. 1890.. 6 fr.

UNNA, professeur à l'Université de Vienne. **Thérapeutique des maladies de la peau.** Traduit de l'allemand par les Dʳˢ DOYON et SPILLMANN. 1908. 1 vol. grand in-8... 10 fr.

Revue de Médecine. Directeurs, MM. les Prof. BOUCHARD, CHAUFFARD, CHAUVEAU, LANDOUZY, LÉPINE, PITRES, ROGER et VAILLARD: Rédacteurs en chef, MM. LANDOUZY et LÉPINE; Secrétaire de la rédaction, Dʳ JEAN LÉPINE (v. p. 30).

Maladies nerveuses et mentales.

BERNARD LEROY. **L'illusion de fausse reconnaissance.** 1 vol. in-8. 1898.......... 4 fr.

— **Le langage.** *Essai sur la fonction normale et pathologique de cette fonction.* 1 vol. in-8. 1906.. 5 fr.

BINET. **Les altérations de la personnalité.** 2ᵉ édit. 1902. In-8, cart.......... 6 fr.

CAMUS (J.) et PAGNIEZ (Ph.). **Isolement et psychothérapie.** *Traitement de l'hystérie et de la neurasthénie, pratique de la rééducation morale et physique.* Préface de M. le Dʳ DÉJERINE. 1904. Gr. in-8.. 9 fr.

DAREL. **La Folie.** *Ses causes. Sa thérapeutique.* 1 v. in-8. 1901.............. 4 fr.

DESCHAMPS (Dʳ A.). **Les Maladies de l'énergie. Les asthénies générales.** *Épuisements, insuffisances, inhibitions* (Clinique-thérapeutique), préface de M. le Prof. RAYMOND. 1 vol. in-8 2ᵉ éd. 1909. (*Couronné par l'Académie de médecine*)................. 8 fr.

DROMARD (Dʳ G.). **La mimique chez les aliénés.** 1909. 1 vol. in-16, cart........ 4 fr.

DROMARD (Dʳ G.) et LEVASSORT (Dʳ J.). **L'amnésie.** 1907. 1 vol. in-16, cart..... 4 fr.

DUBUISSON (P.) et A. VIGOUROUX. **Responsabilité pénale et folie.** 1 vol. in-8°. 1911. 7 fr. 50

DUPOUY (Dʳ R.). **Les Opiomanes.** 1 vol. in-8°. 1911........................... 5 fr.

FÉRÉ (Ch.), médecin de Bicêtre. **Le traitement des aliénés dans les familles.** 1 vol. in-18. 3ᵉ éd., cart. à l'angl.. 4 fr.

— **Les épilepsies et les épileptiques.** 1 vol. gr. in-8, avec 67 gravures et 12 planches hors texte... 20 fr.

— **Pathologie des émotions**, études cliniques et physiologiques. 1 vol. grand in-8, avec figures.. 12 fr.

— **La Famille névropathique.** Théorie tératologique de l'hérédité et de la prédisposition morbides et de la dégénérescence. 1 vol. in-12. 2ᵉ éd., 1898, avec 25 grav. dans le texte, cart. à l'angl.. 4 fr.

— **Dégénérescence et criminalité.** 1 vol. in-12. 4ᵉ éd., 1907................. 2 fr. 50

FLEURY (Maurice de). **Introduction à la médecine de l'esprit.** 1 vol. gr. in-8, avec fig. 9ᵉ éd., 1911 (*Couronné par l'Académie française et par l'Académie des sciences*). 7 fr. 50

— **Les grands symptômes neurasthéniques.** *Pathogénie et traitement.* 10ᵉ éd., 1904. 1 vol. in-8, avec figures.. 7 fr. 50

— **Manuel pour l'étude des maladies du système nerveux.** Gr. in-8, avec 133 grav. en noir et en coul., cart. à l'angl. 1904.. 25 fr.

(*Ces deux ouvrages ont été couronnés par l'Académie de médecine.*)

FRENKEL. **L'Ataxie tabétique.** *Son traitement par la rééducation des mouvements.* Traduit de l'allemand par le Dʳ Van BIERVLIET. Préface du Prof. RAYMOND. 1 fort vol. gr. in-8, av. 132 grav. 1906.. 8 fr.

GRASSET, professeur de la Faculté de médecine de Montpellier. **Les maladies de l'orientation et de l'équilibre.** 1901. 1 vol. in-8, avec grav., cart. à l'angl........ 6 fr.

— **Demifous et demiresponsables.** 1 vol. in-8. 2ᵉ édit., 1908................. 5 fr.

HARTENBERG (P.). **Les timides et la timidité.** 3ᵉ éd. 1 vol. in-8............. 5 fr.

— **Psychologie des Neurasthéniques.** 2ᵉ édit., 1909. 1 vol. in-16............ 3 fr. 50

— **L'Hystérie et les hystériques.** 1910. 1 vol. in-16....................... 3 fr. 50

ICARD (S.). **La femme pendant la période menstruelle**, étude de psychologie morbide et de médecine légale. 1 vol. in-8... 6 fr.

INGEGNIEROS (J.), professeur à l'Université de Buenos-Ayres. **Le Langage musical et ses troubles hystériques.** 1907. 1 vol. gr. in-8... 6 fr.

JANET (Pierre), professeur au Collège de France. **L'état mental des hystériques.** *Les stigmates mentaux des hystériques. Les accidents mentaux des hystériques. Études sur divers symptômes hystériques. Le traitement psychologique de l'hystérie.* 2ᵉ édition, 1911. 1 vol. gr. in-8 avec gravures.. 18 fr.

— et RAYMOND (F.), professeur de la clinique des maladies nerveuses à la Salpêtrière. **Névroses et idées fixes.** — I. *Études expérimentales sur les troubles de la volonté, de l'attention, de la mémoire, sur les émotions, les idées obsédantes et leur traitement,* par P. JANET. 1 vol. gr. in-8, avec 92 fig. 2ᵉ édit., 1904.......................... 12 fr.

II. — *Névroses, maladies produites par les émotions, les idées obsédantes et leur traitement,* par F. RAYMOND et Pierre JANET. 1 vol. gr. in-8, avec 97 grav. 2ᵉ édit., 1908. 14 fr. (Ouvrage couronné par l'Académie des sciences et par l'Académie de médecine.)

— **Les obsessions et la psychasthénie.** I. — *Études cliniques et expérimentales sur les idées obsédantes, les impulsions, les manies mentales, la folie du doute, les tics, les agitations, les phobies, les délires du contact, les angoisses, les sentiments d'incomplétude, la neurasthénie, les modifications des sentiments du réel, leur pathogénie et leur traitement.* 2ᵉ édit., 1908. 1 vol. grand in-8, avec 8 gravures........................ 18 fr.

II. — *États neurasthéniques, aboulies, incomplétude, agitation et angoisses diffuses, algies, phobies, délires du contact, tics, manies mentales, folies du doute, idées obsédantes, impulsions.* 2ᵉ édition, 1911. 1 vol. grand in-8, avec 22 gravures.................. 14 fr.

LANGE, professeur à l'Université de Copenhague. **Les émotions.** Traduit de l'allem. par G. DUMAS 4ᵉ édit., 1911. 1 vol. in-12....................................... 2 fr. 50

LÉVY (P.-E.), **L'Éducation rationnelle de la volonté,** *son emploi thérapeutique.* Préface de M. le Prof. BERNHEIM. 10ᵉ édit., 1910. 1 vol. in-12, cart. à l'angl.............. 4 fr.

— **Neurasthénie et névroses.** *Leur guérison définitive en cure libre.* 2ᵉ édition, 1910. 1 vol. in-16... 4 fr.

MAUDSLEY. **Le crime et la folie.** 1 vol. in-8. 1901, 7ᵉ édit. Cart...................... 6 fr.

PHILIPSON. **L'autonomie et la centralisation dans le système nerveux des animaux.** 1906. In-8... 5 fr.

RAYMOND (Pʳ F.). Voyez JANET (Pierre) et RAYMOND, ci-dessus.

RODET (P.). **Morphinisme et morphinomanie.** 1897. 1 vol. in-12, cart. à l'angl. (Couronné par l'Académie de médecine)... 4 fr.

ROGUES DE FURSAC (J.), ancien chef de clinique à la Faculté de Médecine de Paris. **Manuel de Psychiatrie.** 3ᵉ édit. revue et augmentée, 1909. 1 vol. in-16, cartonné à l'anglaise... 4 fr.

SÉRIEUX (P.) et CAPGRAS (J.), médecins en chef des asiles de la Seine. **Les folies raisonnantes.** *Le délire d'interprétation.* 1909. 1 vol. in-8............................. 7 fr.

SOLLIER (P.). **Genèse et nature de l'hystérie.** 2 vol. in-8. 1897................. 20 fr.

— **L'hystérie et son traitement.** 1 vol. in-12, cart. 1901........................ 4 fr.

STEWART (Dʳ PURWES) (de Londres), médecin de l'hôpital de Westminster et de l'hôpital de West End pour les maladies nerveuses. **Le diagnostic des maladies nerveuses.** Traduction et adaptation française par le Dʳ G. SCHEBB (d'Alger). Préface de M. le Dʳ HELME. 1910. 1 vol. gr. in-8 avec 208 fig. et diagrammes....................................... 15 fr.

Psychologie expérimentale.

BAZAILLAS (A.), prof. de philosophie au lycée Condorcet, docteur ès lettres. **Musique et inconscience.** Introduction à la psychologie de l'inconscient. 1908. 1 vol. in-8...... 5 fr.

BINET (Alfred), directeur du laboratoire de psychologie physiologique à la Sorbonne. **La psychologie du raisonnement.** *Recherches expérimentales par l'hypnotisme.* 4ᵉ édit., 1907. 1 vol. in-18... 2 fr. 50

— **Les Révélations de l'écriture.** 1 vol. in-8, avec grav. 1906..................... 5 fr.

CHABRIER (Dʳ). **Les émotions et les états organiques.** 1911. 1 vol. in-18...... 2 fr. 50

CRÉPIEUX-JAMIN (J.). **L'écriture et le caractère.** 5ᵉ édit. revue et augmentée, 1909. 1 vol. in-8.. 7 fr. 50

DANVILLE (Gaston). **Psychologie de l'amour.** 5ᵉ édit., 1910. 1 vol. in-18....... 2 fr. 50

DUMAS (G.), chargé du cours de psychologie expérimentale à la Sorbonne. **Le Sourire.** *Psychologie et physiologie,* avec figures. 1906. 1 vol. in-16...................... 2 fr. 50

DUPRÉ (Dʳ E.), agrégé de la Faculté de Paris, médecin des hôpitaux, et NATHAN (Dʳ M.), Ancien interne des hôpitaux de Paris. **Le langage musical.** *Étude médico-psychologique.* Préface de Ch. MALHERBE, bibliothécaire de l'Opéra. 1911. 1 vol. in-8......... 3 fr. 75

EGGER (V.), professeur à la Sorbonne. **La parole intérieure.** 2ᵉ édit., 1904. 1 vol. in-8... 5 fr.

FOUCAULT (M.), professeur à l'Université de Montpellier. **Le Rêve** (*Recherches et observations*). 1 vol. in-8... 5 fr.

GLEY (E.), membre de l'Académie de médecine, professeur au Collège de France. **Études de psychologie physiologique et pathologique.** 1903. 1 vol. in-8....... 5 fr.

GODFERNAUX (A.). Le sentiment et la pensée et leurs principaux aspects physiologiques.
2ᵉ édit. 1 vol. in-16. 1905.. 2 fr. 50
HOFFDING, professeur à l'université de Copenhague. Esquisse d'une psychologie fondée
sur l'expérience, trad. POITEVIN, préface de PIERRE JANET. 4ᵉ édit., 1909. 1 vol.
in-8.. 7 fr. 50
JAMES (William). La théorie de l'émotion. Trad. de l'anglais. Introd. par G. DUMAS,
prof. à la Sorbonne. 3ᵉ édit., 1910. 1 vol. in-16............................. 2 fr. 50
JANET (Pierre), professeur au Collège de France. L'automatisme psychologique. 6ᵉ édit.,
1910. 1 vol. in-8.. 7 fr. 50
JOFFROY (A.), Professeur à la Faculté de Médecine de Paris, médecin de l'asile Sainte-
Anne, et DUPOUY (R.), médecin de l'asile Saint-Yon. Fugues et vagabondage. Étude
clinique et psychologique. Préface de M. le Dʳ C. DENY, médecin de la Salpêtrière. 1909.
1 vol. in-8... 7 fr.
KOSTYLEFF (N.). La crise de la psychologie expérimentale. 1911. 1 vol. in-16.. 2 fr. 50
MALAPERT (P.). Les éléments du caractère et leurs lois de combinaison. 1905. 1 vol.
in-8. 2ᵉ édition.. 5 fr.
MOSSO, professeur à l'Université de Turin. La Peur. *Étude psychophysiologique*. 4ᵉ édit.
revue, 1908. 1 vol. in-18, avec grav... 2 fr. 50
— La fatigue intellectuelle et physique, traduit de l'italien par P. LANGLOIS. 6ᵉ édit., 1908.
1 vol. in-18, avec grav.. 2 fr. 50
NAYRAC (J.-P.). Physiologie et psychologie de l'attention (*Ouvrage récompensé par
l'Institut*). 1 vol. in-8. 1906... 3 fr. 75
PHILIPPE (J.), chef des travaux au laboratoire de psychologie physiologique à la Sorbonne.
L'image mentale. 1903. 1 vol. in-18, avec figures............................ 2 fr. 50
PIDERIT. La mimique et la physiognomonie. In-8, av. 100 grav. 1888............ 5 fr.
PROAL (Louis), Conseiller à la Cour de Paris. L'éducation et le suicide des enfants. 1907.
1 vol. in-18.. 2 fr. 50
RIBOT (Th.), de l'Institut, directeur de la *Revue philosophique*. La psychologie de l'atten-
tion. 11ᵉ édit., 1910. 1 vol. in-18.. 2 fr. 50
— L'hérédité psychologique. 9ᵉ édit., 1910. 1 vol. in-8....................... 7 fr. 50
— La psychologie des sentiments. 8ᵉ édit., 1911. 1 vol. in-8................. 7 fr. 50
— Essai sur les passions. 3ᵉ édit., 1910. 1 vol. in-8........................ 3 fr. 75
— Problèmes de psychologie affective. 1910. 1 vol. in-16.................... 2 fr. 50
ROEHRICH (E.). L'attention spontanée et volontaire. *Son fonctionnement, ses lois, son
emploi dans la vie pratique*. 1907. 1 vol. in-18............................. 2 fr. 50
(*Récompensé par l'Académie des sciences morales et politiques*).
SERMYN (Dʳ W. C.). Contribution à l'étude de certaines facultés cérébrales méconnues.
1911. 1 vol. in-8.. 7 fr. 50
SOLLIER (P.). Le problème de la mémoire. *Essai de psycho-mécanique*. 1900. 1 vol.
in-8... 3 fr. 75
— Les phénomènes d'autoscopie. 1903. 1 vol. in-18, avec gravures............. 2 fr. 50
SOURIAU (P.), prof. à l'Univ. de Nancy. La suggestion dans l'Art. 2ᵉ édit., 1909. 1 vol.
in-8... 5 fr.
TARDIEU (Émile). L'ennui. *Étude psychologique*. 1903. 1 vol. in-8........... 5 fr.
TASSY (E.). Le travail d'idéation. *Hypothèses sur les réactions centrales dans les phéno-
mènes mentaux*. 1911. 1 vol. in-8... 5 fr.
THOMAS (P.-F.). La suggestion, *son rôle dans l'éducation*. 5ᵉ édit., 1910. 1 vol.
in-18.. 2 fr. 50
WAYNBAUM (Dʳ J.). — La physionomie humaine. Son mécanisme et son rôle social.
1907. 1 vol. in-8.. 5 fr.
WUNDT. Hypnotisme et suggestion, traduit de l'allemand par E. KELLER. 4ᵉ édit., 1909,
1 vol. in-18... 2 fr. 50
WYLM (Dʳ A.). La morale sexuelle. 1907. 1 vol. in-8......................... 5 fr.
Journal de psychologie normale et pathologique, par les professeurs PIERRE JANET et
G. DUMAS (Voir page 31).

Psychologie pathologique.

DUPRAT. L'instabilité mentale, essai sur les données de la psycho-pathologie. 1 vol. in-8.
1899... 5 fr.
— Les causes sociales de la folie. 1900. 1 vol. in-12........................ 2 fr. 50
— Le Mensonge. 2ᵉ édit. revue. 1 vol. in-16................................. 2 fr. 50
DURKHEIM (Em.), professeur à la Sorbonne. Le suicide. 1 vol. in-8. 1897....... 7 fr. 50
DUGAS et MOUTIER. La Dépersonnalisation. 1 vol. in-16. 1911................. 2 fr. 50
GAUSSEN (Dʳ Ch.). La mélancolie présénile. *Étude psychologique et clinique*. 1911. 1 vol.
gr. in-8... 7 fr.
GRASSET (J.), professeur à la Faculté de médecine de Montpellier. Demifous et demires-
ponsables. 2ᵉ édit., 1908. 1 vol. in-8...................................... 5 fr.
GURNEY, MYERS et PODMORE. Les hallucinations télépathiques, adaptation de l'anglais
par L. MARILLIER, avec préface de M. Ch. RICHET. 4ᵉ édit., 1905. 1 vol. in-8... 7 fr. 50

HARTENBERG (Dr). **Psychologie des neurasthéniques.** 1 vol. in-16, 2e éd., 1909. 3 fr. 50

HESNARD (Dr A.). **Les troubles de la personnalité dans les états d'asthénie psychique.** *Étude de psychologie clinique.* Préface de M. le Prof. Régis. 1909. 1 vol. gr. in-8. 6 fr.

LAUVRIERE (E.). **Edgar Poë.** *Sa vie et son œuvre. Étude de psychologie pathologique* (*Couronné par l'Académie de médecine*). 1 vol. in-8. 1905.................... 10 fr.

MASSELON (R.), médecin adjoint de l'asile de Clermont. **La Mélancolie,** étude médicale et psychologique. 1906. 1 vol. in-16, cart........................... 4 fr.

MIGNARD (Dr M.), ancien interne des asiles de la Seine. **La joie passive.** *Étude de psychologie pathologique.* Préface de M. le Dr G. Dumas, professeur adjoint à la Sorbonne. 1910. 1 vol. in-16, cartonné..................... 4 fr.

MORTON PRINCE, prof. de pathologie du système nerveux à l'école de médecine de « Tufts collège », médecin spécialiste des maladies nerveuses aux hôpitaux de Boston. **La dissociation d'une personnalité.** *Étude biographique de psychologie pathologique,* trad. de l'anglais par R. Ray et J. Ray. 1911. 1 vol. in-8............ 10 fr.

MURISIER, professeur à l'Université de Neufchâtel. **Les maladies du sentiment religieux.** 1 vol. in-12, 3e édit., 1909........................... 2 fr. 50

MYERS. **La personnalité humaine.** *Sa survivance. Ses manifestations supranormales,* traduit par le Dr Jankélévitch. 3e édit. 1 vol. in-8. 1910.................. 7 fr. 50

NORDAU (Max). **Dégénérescence.** 2 vol. in-8. 7e édit., 1909.................. 17 fr. 50

PASCAL (Dr C.). médecin des asiles publics d'aliénés. **La démence précoce.** *Étude psychologique, médicale et médico-légale.* 1911. 1 vol. in-16, cart. à l'angl.......... 4 fr.

PHILIPPE et BONCOUR (G.-Paul). **Les anomalies mentales chez les écoliers.** *Étude médico-pédagogique.* 2e édit. (*Couronné par l'Institut*). 1909. 1 vol. in-16............ 2 fr. 50

— **L'Éducation des anormaux.** *Principes d'éducation physique, intellectuelle, morale.* 1910. 1 vol. in-16........................ 2 fr. 50

RIBOT (Th.), de l'Institut. **Les maladies de la mémoire.** 22e éd., 1911. 1 vol. in-16... 2 fr. 50

— **Les maladies de la volonté.** 26e édit., 1910. 1 vol. in-16............ 2 fr. 50

— **Les maladies de la personnalité.** 15e édit., 1911. 1 vol. in-16............ 2 fr. 50

ROGUES DE FURSAC. **L'Avarice,** *essai de psychologie morbide.* 1 vol. in-16. 1911. 2 fr. 50

SÉRIEUX (P.) et CAPGRAS (J.), médecins en chef des asiles de la Seine. **Les folies raisonnantes.** *Le délire d'interprétation.* 1907. 1 vol. in-8.................. 7 fr.

SAINT-PAUL (G.), médecin-major de l'armée. **Le langage intérieur et les paraphasies** (*la fonction endophasique*). 1904. 1 vol. in-8..................... 5 fr.

SOLLIER (P.). **Psychologie de l'idiot et de l'imbécile.** 2e édit., 1901. 1 vol. in-8, avec planches........................ 5 fr.

Traité international de psychologie pathologique, publié sous la direction du Dr A. Marie, médecin en chef de l'asile de Villejuif. — Tome I : *Psychopathologie générale,* 1 fort vol. gr. in-8 de xx-1028 pages avec 353 gravures dans le texte.......... 25 fr. Tome II : *Psychopathologie clinique,* 1 fort vol. gr. in-8 de xxix-1000 pages, avec 351 gravures dans le texte.......................... 25 fr. (L'ouvrage sera complet en 3 volumes; le tome III paraîtra en décembre 1911.)

VAN BRABANT (W.). **Psychologie du vice infantile.** 1910. 1 vol. gr. in-8....... 3 fr. 50

Hygiène. — Thérapeutique. — Pharmacie.

BOSSU. **Petit compendium médical.** Quintessence de pathologie, thérapeutique et médecine usuelle. 6e éd., 1901. 1 vol. in-32, cart. à l'angl................. 1 fr. 25

BOUCHARDAT (A.) et (G.), membres de l'Académie de médecine. **Nouveau Formulaire magistral,** 1909, 4e édition, collationnée avec le Codex de 1908, revue et augmentée de formules nouvelles, d'un mémoire thérapeutique et de la *Liste complète des mets permis aux glycosuriques.* 1 vol. in-18, cartonné à l'anglaise.............. 4 fr.

BOUCHARDAT (A.) et DESOUBRY. **Nouveau formulaire vétérinaire.** 6e édit., conforme au nouveau Codex revue et augmentée. 1904. 1 vol. in-18, cartonné à l'anglaise... 4 fr.

DELÉARDE (Dr), professeur à la Faculté de Médecine de Lille, chargé du cours de clinique médicale infantile. **Guide pratique de puériculture,** à l'usage des docteurs en médecine et des sages-femmes. 1910. 1 vol. in-16 avec gravures, cart. à l'anglaise......... 4 fr.

DEMENY (G.), professeur du cours d'éducation de la Ville de Paris et de gymnastique appliquée à l'école de gymnastique militaire de Joinville-le-Pont. **Les bases scientifiques de l'éducation physique.** 4e édition, 1909, 1 vol. in-8, avec 198 fig. Cart............ 6 fr.

— **Mécanisme et éducation des mouvements.** 4e édit., 1911. 1 vol. in-8, avec 571 figures, cartonné à l'anglaise....................... 9 fr.

— PHILIPPE (J.) et RACINE. **Cours théorique et pratique d'éducation physique.** 2e édit. revue et augmentée. 1909. 1 vol. in-8, avec gravures et planches hors texte........ 4 fr.

DUFOUR (L.), pharmacien de 1re classe. **Manuel de pharmacie pratique.** 2e édit., 1903. 1 vol. in-18........................... 3 fr. 50

LAGRANGE (F.). **L'hygiène de l'exercice chez les enfants et les jeunes gens.** 9e éd., 1910. 1 vol. in-12, cartonné à l'angl...................... 4 fr.

— **De l'exercice chez les adultes.** 7e édit., 1911. 1 volume in-12, cart. à l'angl....... 4 fr.

LAGRANGE (F.) et de GRANDMAISON. La Fatigue et le repos. 1 vol. in-8. 1911... 6 fr.

LAHOR (J.) (Dr Cazalis) et Dr LUCIEN-GRAUX. L'alimentation à bon marché saine et rationnelle. 2e édition, 1909. 1 vol. in-16 (*Récompensé par l'Académie française*). 3 fr. 50

LAUMONIER (J.). Hygiène de l'alimentation dans l'état de santé et de maladie. 1 vol. in-12. 4e édit., entièrement refondue, 1911, cart. à l'angl., avec grav.............. 4 fr.

LEFÉBURE (Ct), ancien comt de l'école de gymnastique militaire belge. Méthode de gymnastique éducative suédoise. 1 vol. in-8, avec gravures et planches. 1906......... 5 fr.

— L'éducation physique en Suède. Sa diffusion universelle. Nouvelle édition, 1908. 1 vol. gr. in-8.. 6 fr.

MACÉ, professeur à l'École de pharmacie de Rennes. Traité pratique et raisonné de pharmacie galénique. 1 vol. in-8.. 6 fr.

Manuel d'hygiène athlétique, à l'usage des lycéens et des jeunes gens des associations athlétiques. 1 broch. in-32, 1895..................................... 50 c.

MOSSO, professeur à l'Université de Turin. L'éducation physique de la jeunesse. 1 vol. in-12, cart. à l'angl. 1895... 4 fr.

— Les exercices physiques et le développement intellectuel. 1904. 1 vol. in-8, cartonné.. 6 fr.

Puériculture et hygiène infantile (*Première série*). Conférences faites sous la présidence de MM. G. LYON, recteur de l'Académie de Lille et Th. BARROIS, professeur à la Faculté de Lille, par MM. BUÉ, DELÉARDE, GAUDIER, LAMBLING, OUÏ, professeurs à la Faculté de médecine de Lille et V. DUBRON, président du Comité du Nord de l'Alliance d'hygiène sociale. 1908. 1 vol. in-16... 2 fr.

— (*Deuxième série*), par MM. BUÉ, CARRIÈRE, CHARMEIL, DELÉARDE, GAUDIER, GÉRARD, LAMBLING, OUÏ, SURMONT, prof. à la Faculté de médecine de Lille, CALMETTE et GUÉRIN, de l'Institut Pasteur de Lille. 1911. 1 vol. in-16.............................. 3 fr.

RIBBING, prof. à l'Univ. de Lund (Suède). L'hygiène sexuelle et ses conséquences morales. 4e éd. 1911, in-12, cart... 4 fr.

ROZET (G.). La défense et illustration de la race française. 1911. 1 vol. in-16... 3 fr. 50

TISSIÉ (Th.). La fatigue et l'entraînement physique. 3e édit., 1 vol. in-12, cart. à l'angl., 1908 (*Couronné par l'Acad. de méd.*).. 4 fr.

WEBER. Climatothérapie, traduit de l'allemand par MM. les docteurs DOYON et SPILLMANN. 1 vol. in-8... 6 fr.

YVERT (A.), médecin principal de l'armée, en retraite. Causeries sanitaires. Tome I. *Théorie des germes*. 1903. 1 vol. in-8....................................... 5 fr.

Tome II. *Désinfection*. 1905. 1 vol. in-8.................................... 6 fr.

Pathologie et thérapeutique chirurgicales.

BOURCART, privat-docent à l'Université de Genève, et CAUTRU. Le ventre. *Étude de la cavité abdominale au point de vue du massage*. Tome I. *Le rein*. 1 vol. gr. in-8, avec gr. et pl... 10 fr.

Tome II. *L'estomac et l'intestin*. 1 vol. gr. in-8 avec grav. et pl............. 12 fr.

Conférence internationale du Cancer (2e). Tenue à Paris du 1er au 5 octobre 1910. Travaux publiés sous la direction de M. le Prof. Pierre DELBET, secrétaire général, et le Dr R. LEDOUX-LEBARD, secrétaire, de l'Association française pour l'étude du cancer. Rapports présentés, discussions. 1911. 1 vol. gr. in-8 de LXII-803 pages.................. 20 fr.

CORNET. Pratique de la Chirurgie courante. Préface du professeur OLLIER. 1 fort vol. in-12, avec 111 grav. 1900. Cart... 4 fr.

CORNIL (V.), membre de l'Académie de médecine, professeur à la Faculté de médecine de Paris. Les tumeurs du sein. 1908. 1 vol. gr. in-8, avec 169 fig. dans le texte...... 12 fr.

DELBET, professeur à la Fac. de méd. de Paris, chirurgien des hôpitaux. Du traitement des anévrysmes. 1 vol. in-8... 5 fr.

DELORME, médecin inspecteur général de l'armée. Traité de chirurgie de guerre. — I. *Histoire de la chirurgie militaire française, plaies par armes à feu des parties molles*. 1 vol. gr. in-8, avec 95 fig. dans le texte et 1 planche hors texte............... 16 fr.

II. *Lésions des os par les armes de guerre. — Blessures des régions. — Service de santé en campagne*. 1 fort vol. grand in-8, avec 397 gravures dans le texte....... 26 fr. (*Ouvrage couronné par l'Académie des sciences*).

DODERLIN (Dr A.), professeur à l'université de Tubingue. — Précis d'opérations obstétricales, traduit par le Dr L. AUBERT. 1 vol. in-8, avec 150 figures, cart. 1907...... 5 fr.

DURET (H.), ex-chirurgien des hôpitaux de Paris, professeur de clinique chirurgicale à la Faculté libre de Lille. Les tumeurs de l'encéphale. — *Manifestations et chirurgie*. 1 fort vol. gr. in-8, avec 297 figures. 1905.. 20 fr.

ESTOR (L.), professeur à la Faculté de médecine de Montpellier. Guide pratique de chirurgie infantile. 2e édit. revue et augmentée, 1909. 1 vol. in-8, avec 174 gravures.. 8 fr.

HENNEQUIN (Dr J.) et LOEWY (Dr R.). Les Luxations des grandes articulations. Leur traitement pratique. 1908. 1 vol. gr. in-8, avec 125 gravures................... 16 fr.

JULLIARD (Dr Ch.). Manuel pratique des bandages, pansements et appareils chirurgicaux. Préface de M. le Prof. TERRIER. 1907. 1 vol. gr. in-8, avec 200 fig. Prix broché.... 6 fr. cartonné.. 7 fr. 50

KOSCHER (Th.). **Les fractures de l'humérus et du fémur.** 1 vol. gr. in-8, avec 105 figures et 56 planches. 1904.. 15 fr.

LABADIE-LAGRAVE, médecin des hôpitaux de Paris, et LEGUEU, prof. agrégé à la Fac. de méd. de Paris, chirurgien des hôpitaux. **Traité médico-chirurgical de gynécologie.** 1 vol. gr. in-8, avec 387 gravures dans le texte. 3e édit., 1904. Cart. à l'anglaise (*Couronné par l'Académie des sciences et par l'Académie de médecine*)..................... 25 fr.

LEGUEU (Félix), professeur agrégé à la Faculté de médecine de Paris, chirurgien des hôpitaux. **Leçons de clinique chirurgicale.** 1902. 1 vol. grand in-8, avec gravures. 12 fr.

— **Traité chirurgical d'Urologie.** Préface de M. le prof. Guyon, de l'Institut. 1910. 1 vol. gr. in-8 avec 663 gravures dans le texte et 8 planches en couleurs hors texte, cart. 40 fr.

LEGUEU (voir ci-dessus : Labadie-Lagrave).

NIMIER (H.), médecin principal de l'armée, directeur de l'École de médecine du service de santé militaire. *Chirurgie nerveuse.* **Blessures du crâne et de l'encéphale par coup de feu.** 1904. 1 vol. gr. in-8, avec 158 grav.................................... 15 fr.

— et DESPAGNET. **Traité élémentaire d'ophtalmologie.** 1894. 1 vol. gr. in-8, avec 432 gravures, cart. à l'angl.. 20 fr.

— et LAVAL. **Les projectiles des armes de guerre.** *Leur action et leurs effets vulnérants.* 1898. 1 vol. in-12, avec gravures.. 3 fr.

— **Les explosifs, les poudres, les projectiles d'exercices,** *leur action vulnérante.* 1899. 1 vol. in-12, avec gravures.. 3 fr.

— **Les armes blanches.** *Leur action et leurs effets vulnérants.* 1889. 1 fort vol. in-12, avec gravures.. 6 fr.
(*Ces trois volumes ont été couronnés par l'Académie des sciences.*)

— **De l'infection en chirurgie d'armée.** *Évolution des blessures de guerre.* 1900. 1 fort vol. in-12, avec gravures.. 6 fr.

— **Traitement des blessures de guerre.** 1901. 1 fort vol. in-12, avec gravures....... 6 fr.
(*Ces cinq volumes ont été récompensés par l'Académie de médecine. — Prix Laborie.*)

PAQUY (Dr E.), chef de clinique d'accouchements à la Faculté de médecine de Paris. **Manuel de pratique obstétricale.** 1910. 1 vol. in-16, avec 107 grav., cart. à l'angl........ 4 fr.

REVERDIN (J.-L.), professeur à la Faculté de médecine de Genève. **Leçons de chirurgie de guerre.** *Des blessures faites par les balles des fusils.* Préface de H. Nimier, médecin-inspecteur de l'armée française, professeur au Val-de-Grâce. 1910. 1 vol. in-8, avec 7 pl. en phototypie.. 7 fr. 50

TERRIER, prof. à la Faculté de Médecine de Paris, et AUVRAY, prof. agrégé. **Chirurgie du foie et des voies biliaires.**
Tome I. *Traumatisme du foie et des voies biliaires. — Foie mobile. — Tumeurs du foie et des voies biliaires.* 1901. 1 vol. gr. in-8, avec 50 gravures.................... 10 fr.
Tome II. *Echinococcose hydatique commune. — Kystes alvéolaires. — Suppurations hépatiques. — Abcès tuberculeux intra-hépatique. — Abcès de l'actinomycose.* 1907. 1 vol. gr. in-8, avec 47 gravures .... 12 fr.

— GUILLEMAIN, chir. des hôp., et MALHERBE. **Chirurgie du cou.** 1 vol. in-12 avec 101 grav., cart. à l'angl. 1898... 4 fr.

— **Chirurgie de la face.** 1 vol. in-12, av. 214 grav., 1896........................... 4 fr.

— et PÉRAIRE. **Manuel de petite chirurgie de Jamain.** 8e éd., refondue. 1901. 1 vol. gr. in-18, avec 572 fig., cart. à l'angl.. 8 fr.

— **Petit manuel d'antisepsie et d'asepsie chirurgicales,** 1 vol. in-18, avec 70 grav., cart. à l'angl. 1893... 3 fr.

— **Petit Manuel d'anesthésie chirurgicale.** 1 vol. in-18, avec grav., cart. à l'angl. 1893. 3 fr.

— **L'opération du trépan.** 1 vol. in-12, avec 222 gr., cart. à l'angl. 1895............. 4 fr.

— et E. REYMOND. **Chirurgie de la plèvre et du poumon.** 1 vol. in-12, avec 67 grav., cart. à l'anglaise 1899 .... 4 fr.

— **Chirurgie du cœur et du péricarde.** 1 vol. in-12, avec 79 grav. cart. à l'anglaise 1898. 3 fr.

Congrès français de Chirurgie. *Procès-verbaux, mémoires et discussions,* publiés sous la direction de MM. S. Pozzi, Picqué et Ch. Walther, secrétaires généraux (Chaque session forme un vol. in-8, avec figures).
1re session (1885) : 14 fr. ; 2e session (1886) : 14 fr. ; 3e session (1888) : 14 fr. ; 4e session (1889) : 16 fr. ; 5e session (1891) : 14 fr. ; 6e session (1892) : 16 fr. ; 7e session (1893) : 18 fr. ; 8e à 21e sessions (1894 à 1908) : chacune 20 fr. ; 22e et 23e sessions (1909 et 1910) : chacune 25 fr.

Revue de Chirurgie. Directeurs : MM. les Prof. Quénu, Poncet, P. Delbet, P. Duval, Lejars, Gross, Forgue, Demons, Cestan ; Rédacteur en chef : M. Quénu. (Voir p. 30.)

Anatomie. — Physiologie.

ARLOING, professeur à la Faculté de médecine de Lyon. **Les virus.** 1 vol. in-8, avec grav., cart... 6 fr.

BERNSTEIN. **Les sens.** 1 vol. in-8, avec 91 fig., 5e édit., cart...................... 6 fr.

BERT (A.) et PELLANDA. **La nomenclature anatomique et ses origines.** *Explication des termes anciens employés de nos jours.* 1904. 1 vol. in-8........................... 2 fr.

BONNIER (Dr P.). **La voix.** *Sa culture physiologique.* Théorie nouvelle de la phonation, 3e édition, 1910. 1 vol. in-16, avec grav...................................... 3 fr. 50

BOURDEAU (Louis). Le problème de la mort. 1904, 4ᵉ édit. In-8.................. 5 fr.
— Le problème de la vie. 1901. 1 vol. in-8.. 7 fr. 50
CHARLTON BASTIAN. Le cerveau et la pensée chez l'homme. 2 vol. in-8, avec grav.
  cart.. 12 fr.
CHASSEVANT (A.), professeur agrégé à la Faculté de médecine de Paris. Précis de chimie
  physiologique. 1905. 1 vol. gr. in-8 avec fig................................. 10 fr.
CORNIL, professeur à la Faculté de médecine de Paris, membre de l'Académie de médecine
  RANVIER, de l'Institut, professeur au Collège de France ; BRAULT et LETULLE, membres
  de l'Académie de Médecine. Manuel d'histologie pathologique. 3ᵉ édit. entièrement refondue.
    TOME I. *Généralités. — Inflammations. — Tumeurs. — Bactéries. — Lésions des os,
    des tissus, des membranes séreuses*, par MM. RANVIER, CORNIL, BRAULT, F. BEZANÇON,
    M. CAZIN. 1 vol. gr. in-8, avec 369 grav. en noir et en couleurs. 1900.......... 25 fr.
    TOME II. *Muscles. — Sang et hématopoïèse. — Cerveau et moelle. — Nerfs*, par
    MM. G. DURANTE, J. JOLLY, H. DOMINICI, A. GOMBAULT, PHILIPPE. 1 vol. gr. in-8, avec
    grav. en noir et en couleurs, 1902.. 25 fr.
    TOME III. *Cerveau. — Centres nerveux inférieurs. — Nerfs. — Cœur, artères et veines.
    — Vaisseaux et ganglions lymphatiques. — Rate. — Larynx*, par MM. A. GOMBAULT,
    A. RICHE, J. NAGEOTTE, G. DURANTE, R. MARIE, F. BEZANÇON et Th. LEGRY. 1 fort vol. gr.
    in-8, avec 388 gravures en noir et en couleurs.................................... 35 fr.
    TOME IV, terminant l'ouvrage, paraîtra en décembre 1911.
CORNIL et BABES, professeur à la Faculté de médecine de Bucarest. Les bactéries et leur
  rôle dans l'histologie pathologique des maladies infectieuses. 2 vol. gr. in-8, contenant la
  description des méthodes de bactériologie. 3ᵉ édit., 1890, avec 385 figures en noir et en
  coul. dans le texte, et 10 pl. hors texte....................................... 40 fr.
CYON (E. de). Les nerfs du cœur. *Anatomie et physiologie*. 1 vol. gr. in-8, avec 42 gravures, 1905.. 6 fr.
DEBIERRE (Ch.), professeur à la Faculté de médecine de Lille. Traité élémentaire d'anatomie de l'homme (anatomie descriptive et dissection, avec notions d'organogénie et
  d'embryologie générale). (*Ouvrage couronné par l'Académie des sciences*).
    TOME I. Manuel de l'amphithéâtre : *Système locomoteur, système vasculaire, nerfs
    périphériques.* — TOME II. *Système nerveux central, organes des sens, splanchnologie,
    système vasculaire, système nerveux périphérique.* 2 vol. gr. in-8, avec 965 grav. en noir
    et en couleurs dans le texte, 1890-91.. 40 fr.
    On ne vend séparément que le TOME PREMIER seul............................... 20 fr.
— Atlas d'ostéologie, comprenant les articulations des os et les insertions musculaires.
  1 vol. in-4, avec 253 grav. en noir et en couleurs, cart., 1895................. 12 fr.
— Leçons sur le péritoine. 1900. 1 vol. in-8, avec 58 figures...................... 4 fr.
— Le cerveau et la moelle épinière. 1 vol. in-8, avec gravures et planches, 1907.. 15 fr.
FAU. Anatomie des formes du corps humain, à l'usage des peintres et des sculpteurs. 1 atlas
  in-folio de 25 planches. — Figures noires 15 fr. — Figures coloriées............. 30 fr.
FÉRÉ (Ch.), médecin de Bicêtre. Travail et plaisir. *Études expérim. de psycho-mécanique.*
  1904. Gr. in-8, av. 200 fig.. 12 fr.
GELLÉ (E.-M.), membre de la Société de biologie. L'audition et ses organes. 1 vol. in-8,
  avec grav., cart. à l'angl. 1899.. 6 fr.
GRASSET (J.). prof. de clinique médicale à l'Université de Montpellier. Introduction
  physiologique à l'étude de la philosophie (*Conférence sur la physiologie du système
  nerveux de l'homme*). Préface de M. BENOIST, recteur de l'Académie de Montpellier,
  2ᵉ édition, 1910. 1 vol. in-8, avec 47 fig..................................... 5 fr.
JAVAL (E.), de l'Académie de médecine. Physiologie de la lecture et de l'écriture. 2ᵉ édit.,
  1906. 1 vol. in-8, avec 96 grav., cart.. 6 fr.
LAGRANGE (F.), lauréat de l'Institut. Physiologie des exercices du corps. 1 vol. in-8,
  10ᵉ édition. 1908, cart. à l'angl... 6 fr.
LE DANTEC (F.), chargé du cours d'embryologie générale à la Sorbonne. Traité de bio-
  logie. 2ᵉ édit. 1906. Gr. in-8... 15 fr.
— Éléments de philosophie biologique. 2ᵉ édit. in-16. 1908..................... 3 fr. 50
— Le déterminisme biologique. 3ᵉ édit., 1903, 1 vol. in-18................... 2 fr. 50
— La stabilité de vie. 1 vol. in-8. 1911. cart.................................. 6 fr.
PREYER, professeur à l'Université d'Iéna. Éléments de physiologie générale, traduit de
  l'allemand par M. Jules SOURY. 1 vol. in-8..................................... 5 fr.
— Physiologie spéciale de l'embryon. In-8, avec fig............................ 7 fr. 50
RICHET (Ch.), professeur à la Faculté de médecine de Paris, membre de l'Académie de
  médecine. La chaleur animale. In-8, cart...................................... 6 fr.
— Physiologie, travaux du laboratoire du prof. Ch. RICHET.
    Tome I. *Système nerveux, Chaleur animale*........................... (Épuisé.)
    Tome II. *Chimie physiologique, Toxicologie*......................... (Épuisé.)
    Tome III. *Chloralose, Sérothérapie, etc.* In-8, avec grav. 1894........... 12 fr.
    Tome IV. *Appareils glandulaires, nerfs et muscles, sérothérapie ; chloroforme.* In-8,
    avec gravures. 1898.. 12 fr.
    Tome V. *Muscles et nerfs, Épilepsie, Zomothérapie, Réflexes psychiques.* In-8, avec
    gravures. 1902... 12 fr.
    Tome VI. *Anaphylaxie, Alimentation, Toxicologie.* In-8. 1909................ 12 fr.

— **Dictionnaire de physiologie**, publié avec le concours de savants français et étrangers. Formera 10 à 12 volumes gr. in-8, se composant chacun de 3 fascicules; chaque volume, 25 fr.; chaque fascicule, 8 fr. 50. 9 volumes parus.

Tome I (*A-Bac*). — Tome II (*Bac-Cer*). — Tome III (*Cer-Cob*). — Tome IV (*Coc-Dig*). — Tome V (*Dig-Fac*). — Tome VI (*Fiam-Gal*). — Tome VII (*Gal-Gra*). — Tome VIII (*Gra-Hys*). — Tome IX (*Ibo-Ins*).

SNELLEN. Échelle typographique pour mesurer l'acuité de la vision, 17e éd., 1904.. 4 fr.

Journal de l'anatomie et de la physiologie normale et pathologique de l'homme et des animaux. Directeurs : MM. les Prof. RETTERER et TOURNEUX (v. p. 31.)

Physique. — Chimie.

BERTHELOT, de l'Institut. La synthèse chimique. 10e édit., 1 vol. in-8, cart....... 6 fr.

— La Révolution chimique, Lavoisier. 1 vol. in-8, 2e éd., cart.............·......... 6 fr.

BLASERNA, prof. à l'Univ. de Rome, et HELMHOLTZ, prof. à l'Univ. de Berlin. Le son et la musique. 5e éd. In-8, cart....... 6 fr.

CHASSEVANT (A.), professeur agrégé à la Faculté de médecine de Paris. Précis de chimie physiologique. 1905. 1 vol. gr. in-8 avec fig... 10 fr.

DUPARC (E.) et MONNIER (A.), Traité de chimie analytique qualitative suivi de tables systématiques pour l'analyse minérale, 2e édit. revue et augmentée, 1908. 1 vol. gr. in-8. 9 fr.

DUPARC (L.) et BASADONNA (M.). Manuel théorique et pratique d'analyse volumétrique. 1910. 1 vol. gr. in-8, avec gravures.... 8 fr.

GOULLIART (A.), prof. de l'Institut électrotechnique de Lille. Précis d'électricité industrielle. 1911. 1 vol. in-18, avec 400 gravures... 3 fr. 50

GRIMAUX, de l'Institut. Chimie organique élémentaire. 8e édit., 1901. 1 vol. in-12, avec figures, cart... 5 fr. 50

— Chimie inorganique élémentaire. 8e édit., 1901. 1 vol. in.-12, avec figures, cart. 5 fr. 50

ISSAILOVITCH-DUSCIAN (Dr). Privat-docent à la Faculté de Médecine de Genève. Répertoire pratique de chimie physiologique et pathologique. 1907. 1 vol. in-16... 2 fr.

MALMEJAC (F.), pharmacien de l'armée. L'eau dans l'alimentation. 1902. 1 vol. in-8, avec figures, cartonné à l'anglaise... 6 fr.

NORMAN LOCKYER. L'évolution inorganique expliquée par l'analyse spectrale. 1 vol. in-8, avec figures. Cart. à l'anglaise... 6 fr.

PISANI. Traité pratique d'analyse chimique qualitative et quantitative, suivi d'un *traité d'Analyse au chalumeau*. 5e éd., 1900. 1 vol. in-12... 3 fr. 50

PISANI et DIRVELL. La chimie du laboratoire. 1 v. in-12 avec fig. dans le texte, 2e édit. revue. 1893... 4 fr.

REY (A.), prof. à l'Université de Dijon. La théorie de la physique chez les physiciens contemporains. 1907. 1 vol. in-8... 7 fr. 50

SCHUTZENBERGER, de l'Institut. Les fermentations. 1 vol. in-8. 6e édit., 1893. Cart. 6 fr.

STALLO. La matière et la physique moderne. Préface de Ch. FRIEDEL, de l'Institut. In-8. 3e éd. Cart... 6 fr.

WURTZ, de l'Institut. La théorie atomique. In-8. 9e édit. Cart... 6 fr.

Botanique. — Géologie.

BLARINGHEM (L.), chargé de cours à la Sorbonne. Mutation et traumatismes. *Étude sur l'évolution des formes végétales*. 1908. 1 vol. gr. in-8, avec planches... 10 fr.

CANDOLLE (de), correspondant de l'Institut. L'origine des plantes cultivées. 1 vol. in-8. 3e édition. Cart... 6 fr.

COOKE et BERKELEY. Les champignons, avec 110 figures dans le texte. 1 vol. in-8. 4e édit. Cart... 6 fr.

COSTANTIN (J.), professeur au Muséum d'histoire naturelle. Les végétaux et les milieux cosmiques. (Adaptation, évolution). 1 vol. in-8, avec 171 grav., cart. à l'angl. 1898. 6 fr.

— La nature tropicale, 1 vol. in-8, avec 166 gravures. Cart... 6 fr.

— Le transformisme appliqué à l'agriculture. In-8. Cart... 6 fr.

DAUBRÉE, de l'Institut. Les régions invisibles du globe et des espaces célestes. In-8 avec 89 fig. 2e éd. Cart... 6 fr.

DE LANESSAN, professeur agrégé à la Faculté de médecine de Paris. Introduction à la botanique (le *Sapin*). In-8. Cart... 6 fr.

MEUNIER (Stanislas), professeur au Muséum d'histoire naturelle. La géologie comparée. 1 vol. in-8, avec grav. 1895. Cart. à l'angl... 6 fr.

— La géologie expérimentale. 1 vol. in-8, avec grav. 2e édit., 1904. Cart. à l'angl... 6 fr.

— La géologie générale. In-8, avec 36 grav. Cart. à l'angl... 6 fr.

VRIES (H. de). Espèces et variétés. *Leur naissance par mutation*. 1909. 1 vol. in-8. Cart... 12 fr.

Histoire naturelle de l'homme et des animaux.

BELZUNG, professeur agrégé des sciences naturelles au Lycée Charlemagne, docteur ès sciences. Anatomie et physiologie végétales. 1900. 1 fort vol. in-8, avec 1 700 gravures dans le texte. (Licence ès sciences)...... 20 fr.

BOHN (G.), directeur du laboratoire de biologie et psychologie comparée à l'école des Hautes-Études, La nouvelle psychologie animale. 1911. 1 vol. in-16 (*Cour. par l'Institut*) .... 2 fr. 50
GRASSET, professeur à la Faculté de médecine de Montpellier. Les limites de la biologie. 1 vol. in-16. Préface de Paul Bourget, de l'Académie française. 6e édit., 1909.. 2 fr. 50
HERBERT SPENCER. Principes de biologie. 2 vol. in-8. 6e édit.................. 20 fr.
HUXLEY (Th.), de la Société royale de Londres. L'écrevisse, introduction à l'étude de la zoologie. 1 vol. in-8, avec 89 fig. 2e éd. Cart............................ 6 fr.
LALOY (L.). Parasitisme et mutualisme dans la nature. Préface du prof. A. Giard, de l'Institut. 1 vol. in-8, avec 80 gravures, cart. à l'anglaise. 1906.............. 6 fr.
LE DANTEC (F.), chargé du cours de biologie générale à la Sorbonne. La crise du transformisme. 2e édition, 1910. 1 vol. in-16............................... 3 fr. 50
— Traité de biologie. 2e éd., 1906. 1 vol. gr. in-8, avec 101 grav. .... 15 fr.
LUBBOCK (Sir John). Les sens et l'instinct chez les animaux, principalement chez les insectes. 1 vol. in-8, avec grav. Cart...................................... 6 fr.
PERRIER (Edm.), de l'Institut, directeur du Muséum. La philosophie zoologique avant Darwin. 1 vol. in-8. 3e édit. 1896. Cart................................... 6 fr.
QUATREFAGES (de), de l'Institut. L'espèce humaine. 1 vol. in-8. 15e édit., 1911. Cart. 6 fr.
— Darwin et ses précurseurs français. 2e édit., 1892. In-8, cart............... 6 fr.
— Les Émules de Darwin, avec préface de MM. Perrier et Hamy, de l'Institut. 1893. 2 vol. in-8. Cart... 12 fr.
ROCHÉ (G.), inspecteur général des Pêches maritimes. La culture des mers en Europe. 1898. 1 vol. in-8, avec 81 grav., cart. à l'angl........................... 6 fr.
SCHMIDT (O.), professeur à l'Université de Strasbourg. Les mammifères dans leurs rapports avec leurs ancêtres géologiques. 1887. 1 vol. in-8, avec 51 fig. Cart........ 6 fr.
TAUSSAT (J.). Le monisme et l'animisme. Leur valeur comme hypothèses dans le transformisme. 1 vol. in-16 .... 2 fr. 50
VAN BENEDEN. Les commensaux et les parasites dans le règne animal. 1 vol. in-8, avec figures. 4e édit. Cart... 6 fr.

Anthropologie.

BRUNACHE. Le centre de l'Afrique. *Autour du Tchad*. In-8, avec grav. Cart....... 6 fr.
CARTAILHAC. La France préhistorique. In-8. 2e édit., avec grav. Cart........... 6 fr.
COLAJANNI (N.), Latins et Anglo-Saxons. *Races supérieures et races inférieures*. Trad. de l'italien par J. Dubois. 1 vol. in-8. Cart. à l'angl. 1906................. 9 fr.
L'École d'anthropologie de Paris (1876-1906), avec portrait de Paul Broca. 1 vol. gr in-8 .... 10 fr.
GROSSE. Les débuts de l'art. 1901. In-8, avec gravures......................... 6 fr.
MODESTOV (B.). Introduction à l'histoire romaine. *L'ethnologie préhistorique. Les influences civilisatrices à l'époque préromaine et les commencements de Rome*. Traduit du russe par Michel Delines. Préface de M. Salomon Reinach, de l'Institut. 1 vol. in-4, avec 39 planches hors texte et 30 fig.. 15 fr.
MORIN-JEAN, archéologue. Archéologie de la Gaule et des pays circonvoisins. 1 vol. in-8 avec 73 fig. et 26 pl. hors texte. 1908.................................. 6 fr.
MORTILLET (G. de), professeur à l'École d'anthropologie. La formation de la nation française. 2e édit., 1900. 1 vol. in-8, avec 150 grav. et 18 cartes. Cartonné à l'angl. 6 fr.
PIÉTREMENT. Les chevaux dans les temps historiques et préhistoriques. In-8. 6 fr.
TOPINARD. L'homme dans la nature. In-8. Cart................................ 6 fr.
Revue anthropologique (Voir p. 31).

Anthropologie criminelle.

AUBRY (Dr P.). La contagion du meurtre. 3e édit., 1896. 1 vol. in-8.............. 5 fr.
DUPRAT (G.-L.), directeur du laboratoire de psychologie expérimentale d'Aix-en-Provence. La criminalité dans l'adolescence. *Causes et remèdes d'un mal social actuel*. 1 vol. in-8. Cartonné (*Couronné par l'Institut*).. 6 fr.
FÉRÉ (Ch.). Dégénérescence et criminalité. 4e éd., 1907. 1 v. in-18, avec 21 graphiques. 2 fr. 50
FERRI (Enrico), prof. à l'Université de Rome. La sociologie criminelle. 1906. in-8. 10 fr.
— Les criminels dans l'art et la littérature. 3e édit., 1908. 1 vol. in-16.......... 2 fr. 50
FLEURY (Dr Maurice de). L'Ame du criminel. In-18. 2e édit., 1907............ 2 fr. 50
GAROFALO, président à la Cour d'appel de Naples. La criminologie. 1 vol. in-8, 5e édit., 1905.. 7 fr. 50
LASSERRE (E.). Les délinquants passionnels. 1908. 1 vol. in-18................ 2 fr.
LOMBROSO, professeur à l'Université de Turin. L'homme criminel (criminel-né, fou-moral, épileptique). 2e édit., 1895. 2 vol. in-8, avec atlas.......................... 36 fr.
— Le crime. *Causes et remèdes*. 2e édit., 1906. 1 vol. in-8................... 10 fr.
— L'homme de génie. 4e édit., 1909. 1 vol. in-8, avec 15 planches hors texte....... 10 fr.
— et FERRERO. La femme criminelle et la prostituée. In-8, avec 13 pl. hors texte. 15 fr.
— et LASCHI. Le crime politique et les révolutions. 2 vol. in-8, avec pl. hors texte. 15 fr.

PROAL (Louis), conseiller à la Cour de Paris. **La criminalité politique.** 2ᵉ édition. augmentée d'une préface nouvelle. 1908. 1 vol. in-8 .... 5 fr.
— **Le crime et la peine.** 4ᵉ édit., 1911. 1 vol. in-8.. 10 fr.
— **Le crime et le suicide passionnels.** 1900. 1 vol. in-8.......................... 10 fr.
SIGHELE. **La foule criminelle.** 2ᵉ éd., 1910. 1 vol. in-8......................... 5 fr.
TARDE (G.), de l'Institut. **La criminalité comparée.** 7ᵉ édit., 1910. 1 vol. in-18... 2 fr. 50
TARNOWSKY (Dr Pauline). **Les femmes homicides.** 1 fort vol. gr. in-8, avec 40 pl. hors texte et 8 tableaux anthropométriques. 1908................................. 15 fr.

Hypnotisme et magnétisme. — Sciences occultes.

BINET. **La psychologie du raisonnement**, étude expérimentale par l'hypnotisme. 4ᵉ édit., 1907. 1 vol. in-18 .... 2 fr. 50
— et FÉRÉ. **Le magnétisme animal.** 5ᵉ éd., 1908. In-8.......................... 6 fr.
BOIRAC (E.), recteur de l'Académie de Dijon. **La psychologie inconnue.** Introduction et contribution à l'étude expérimentale des sciences psychiques. 1908. 1 vol. in-8.... 5 fr.
DU POTET. **Traité complet de magnétisme.** 5ᵉ éd. 1 vol. in-8..................... 8 fr.
— **Manuel de l'étudiant magnétiseur.** 8ᵉ édit. In-18........................... 3 fr. 50
— **Le magnétisme opposé à la médecine.** In-8.................................... 6 fr.
DURAND DE GROS. **Le Merveilleux scientifique.** Mesmérisme, Braidisme, Fario-Grimisme. 1894. 1 vol. grand in-8.. 6 fr.
— **Les mystères de la suggestion.** 1 br. in-8. 1896............................ 1 fr.
ELIPHAS LEVI. **Histoire de la magie**, avec une exposition de ses procédés, de ses rites et de ses mystères. In-8, avec 90 fig. 2ᵉ éd.................................... 12 fr.
— **La clef des grands mystères**, suivant Hénoch, Abraham, Hermès Trismégiste et Salomon. Nouvelle édition, avec gravures. 1 vol in-8.. 12 fr.
— **Dogme et rituel de la haute magie.** 5ᵉ édit., 1910. 2 vol. in-8, avec 24 fig....... 18 fr.
— **La science des esprits**, révélation du dogme secret des cabalistes, esprit occulte des Évangiles, appréciations des doctrines et des phénomènes spirites. Nouvelle édition, 1909. 1 vol. in-8 .... 7 fr.
ENCAUSSE (Papus). **L'occultisme et le spiritualisme.** 3ᵉ édit., 1911. 1 vol. in-16. 2 fr. 50
GELEY (G.). **L'être subconscient.** 1 vol. in-12. 3ᵉ éd., 1911..................... 2 fr. 50
HESNARD (Dr). **Les troubles de la personnalité dans les états d'asthénie psychique.** Préface de M. le Prof. Régis. 1909. 1 vol. gr. in-8.................................. 6 fr.
JANET (Pierre). **L'automatisme psychologique.** 1 vol. in-8. 6ᵉ édit. 1910......... 7 fr. 50
JASTROW (J.). **La subconscience.** Préface de M. le Dr P. JANET. 1908. 1 vol. in-8. 7 fr. 50
LAFONTAINE. **L'art de magnétiser**, ou le magnétisme vital au point de vue théorique, pratique et thérapeutique. 7ᵉ édit. in-8.................................... 5 fr.
— **Mémoires d'un magnétiseur.** 2 vol. in-18............................... 7 fr.
MAXWELL (J.), docteur en médecine, substitut au tribunal de la Seine. **Les phénomènes psychiques.** Recherches, observations, méthodes. Préface du professeur Ch. RICHET. 4ᵉ édit.. revue 1909. 1 vol. in-8.................................. 5 fr.
MESMER. **Mémoires et aphorismes**, suivis des procédés de d'Eslon. Nouv. édit., avec des notes par J.-J.-A. Ricard. In-18... 2 fr. 50
MYERS. **La personnalité humaine.** Sa survivance. 3ᵉ édit. 1910. 1 vol. in-8..... 7 fr. 50
NIZET (A.). **L'Hypnotisme**, étude critique. 1 vol. in-12, 2ᵉ éd.................... 2 fr. 50
WUNDT. **Hypnotisme et suggestion.** 4ᵉ éd. 1909. 1 vol. in-18................... 2 fr. 50

Histoire des sciences.

BOUCHUT, prof. agrégé à la Fac. de méd. de Paris. **Histoire de la médecine et des doctrines médicales.** 2 vol. in-8... 16 fr.
FIGARD (L.), docteur ès lettres. **Un médecin philosophe au XVIᵉ siècle.** Jean Fernel. 1903. 1 vol. in-8 .... 7 fr. 50
MAINDRON (E.). **L'Académie des sciences.** Histoire de l'Académie ; fondation de l'Institut national ; Bonaparte, membre de l'Institut. 1 fort vol. grand in-8, avec 53 gravures dans le texte, portraits, plans, etc., 8 planches hors texte et 2 autographes........... 12 fr.
NICAISE, de l'Académie de médecine. **La grande Chirurgie de Guy de Chauliac**, chirurgien, maître en médecine de l'Université de Montpellier, composée en l'an 1363, revue et collationnée sur les manuscrits et imprimés latins et français, avec gravures, notes, une introd. sur le moyen âge, sur la vie et les œuvres de Guy de Chauliac, un glossaire et une table alphab. 1 fort vol. grand in-8. 1891.................................... 28 fr.
— **Traité de chirurgie de Henri de Mondeville**, d'après les manuscrits du xivᵉ siècle. 1 vol. grand in-8, avec introd. et notes. 1892............................... 28 fr.
— **Chirurgie de Pierre Franco de Turriers en Provence**, composée en 1561, avec une introd. historique, une biographie et l'histoire du collège de chirurgie. 1 vol. gr. in-8, avec gravures. 1894... 20 fr.
PILASTRE. **Malgaigne.** Sa vie et ses idées. 1 vol. in-8......................... 5 fr.
TANNERY (P.). **Pour la science hellène**, de Thalès à Empédocle. 1 vol. in-8.... 7 fr. 50

BIBLIOTHÈQUE SCIENTIFIQUE
INTERNATIONALE

(L'astérisque indique les ouvrages adoptés par le ministère de l'Instruction publique).

VOLUMES IN-8, CARTONNÉS A L'ANGLAISE; OUVRAGES A 6, 9 ET 12 FRANCS.

Derniers volumes parus (1910-1911) :

PEARSON. La Grammaire de la Science (*Physique*). 1 vol. in-8. Trad. de l'anglais, par Lucien March.. 12 fr.
CYON (E. de). L'oreille. *Organe d'orientation dans le temps et dans l'espace.* 1 vol. in-8 avec 45 grav. dans le texte, 3 planches hors texte et 1 portrait de Flourens....... 6 fr.
ANDRADE (J.), professeur à la Faculté des sciences de Besançon. Le Mouvement. *Mesures de l'étendue et mesures du temps.* 1 vol. in-8, avec 46 fig. dans le texte.. 6 fr.
CUÉNOT (L.), professeur à la Faculté des sciences de Nancy. * La Genèse des espèces animales. 1 vol. in-8 avec 123 grav. dans le texte................................. 12 fr.
ROUBINOVITCH (Dr J.), médecin en chef de l'hospice de Bicêtre. * Aliénés et anormaux. 1 vol. in-8 avec 63 gravures.. 6 fr.
LE DANTEC (F.), chargé de cours à la Sorbonne. La Stabilité de la vie. *Étude énergétique de l'évolution des espèces.* 1 vol. in-8... 6 fr.

PRÉCÉDEMMENT PUBLIÉS :

ANGOT (A.), directeur du Bureau météorologique. * Les Aurores polaires. 1 vol. in-8, avec figures... 6 fr.
ARLOING, prof. à l'Ecole de médecine de Lyon. *Les Virus. 1 vol. in-8............. 6 fr.
BAGEHOT. * Lois scientifiques du développement des nations. 1 vol. in-8. 7e éd... 6 fr.
BAIN. * L'Esprit et le Corps. 1 vol. in-8. 6e édition......................... 6 fr.
— * La Science de l'éducation. 1 vol. in-8. 11e édition........................ 6 fr.
BALFOUR STEWART. * La Conservation de l'énergie, avec fig. 1 vol. in-8. 6e édit.. 6 fr.
BERNSTEIN. * Les Sens. 1 vol. in-8, avec 91 figures. 5e édition................ 6 fr.
BERTHELOT, de l'Institut. * La Synthèse chimique. 1 vol. in-8. 8e édition........ 6 fr.
— * La Révolution chimique, Lavoisier. 1 vol. in-8. 2e éd................... 6 fr.
BINET. * Les Altérations de la personnalité. 1 vol. in-8. 2e édition............ 6 fr.
BINET et FÉRÉ. * Le Magnétisme animal. 1 vol. in-8. 5e édition................ 6 fr.
BLASERNA et HELMHOLTZ. * Le Son et la Musique. 1 vol. in-8. 5e édition........ 6 fr.
BOURDEAU (L.). Histoire de l'habillement et de la parure. 1 vol. in-8........... 6 fr.
BRUNACHE (P.). * Le Centre de l'Afrique. Autour du Tchad. 1 vol. in-8, avec figures.. 6 fr.
CANDOLLE (de). * L'Origine des plantes cultivées. 1 vol. in-8. 4e édition........ 6 fr.
CARTAILHAC (E.). La France préhistorique, d'après les sépultures et les monuments. 1 vol. in-8, avec 162 figures. 2e édition................................. 6 fr.
CHARLTON BASTIAN. * Le Cerveau, organe de la pensée chez l'homme et chez les animaux. 2 vol. in-8, avec figures. 2e édition.............................. 12 fr.
— L'Évolution de la vie. 1 vol. in-8, avec fig. et pl........................ 6 fr.
COLAJANNI (N.). * Latins et Anglo-Saxons. 1 vol. in-8...................... 9 fr.
CONSTANTIN (le Capitaine). Le rôle sociologique de la guerre et le sentiment national. Suivi de la traduction de *La guerre, moyen de sélection collective,* par le Dr Steinmetz. 1 vol. in-8.. 6 fr.
COOKE et BERKELEY. * Les Champignons. 1 vol. in-8, avec figures. 4e édition... 6 fr.
COSTANTIN (J.), prof. au Muséum. * Les Végétaux et les Milieux cosmiques (adaptation, évolution). 1 vol. in-8, avec 171 gravures............................. 6 fr.
— * La Nature tropicale. 1 vol. in-8, avec gravures......................... 6 fr.
— * Le Transformisme appliqué à l'agriculture. 1 vol. in-8, avec 105 gravures.. 6 fr.
DAUBRÉE, de l'Institut. Les Régions invisibles du globe et des espaces célestes. 1 vol. in-8, avec 85 fig. dans le texte. 2e édition........................... 6 fr.
DEMENY (G.). * Les bases scientifiques de l'éducation physique. 1 vol. in-8, avec 198 gravures. 5e édition.. 6 fr.
— Mécanisme et éducation des mouvements. 1 vol. in-8, avec 565 gravures. 2e édit. 9 fr.
DEMOOR, MASSART et VANDERVELDE. * L'évolution régressive en biologie et en sociologie. 1 vol. in-8, avec gravures..................................... 6 fr.
DRAPER. Les Conflits de la science et de la religion. 1 vol. in-8. 12e édition....... 6 fr.
DUMONT (L.). * Théorie scientifique de la sensibilité. 1 vol. in-8. 4e édition...... 6 fr.

GELLÉ (E.-M.). * L'audition et ses organes. 1 vol. in-8, avec gravures............ 6 fr.

GRASSET (J.), prof. à la Faculté de médecine de Montpellier. — Les Maladies de l'orientation et de l'équilibre. 1 vol. in-8, avec gravures...................... 6 fr.

GROSSE (E.). * Les débuts de l'art. 1 vol. in-8, avec gravures.................. 6 fr.

GUIGNET et GARNIER. * La Céramique ancienne et moderne. 1 vol. in-8, avec gravures... 6 fr.

HERBERT SPENCER. * Les Bases de la morale évolutionniste. 1 vol. in-8. 6e édit... 6 fr.

— * La Science sociale. 1 vol. in-8. 14e édition...................... 6 fr.

HUXLEY. * L'Écrevisse, introduction à l'étude de la Zoologie. 1 vol. in-8, avec figures. 2e édition.. 6 fr.

JACCARD, professeur à l'Académie de Neuchâtel (Suisse). * Le pétrole, le bitume et l'asphalte au point de vue géologique. 1 vol. in-8, avec figures........... 6 fr.

JAVAL (E.), de l'Académie de médecine. * Physiologie de la lecture et de l'écriture. 1 vol. in-8, avec 96 gravures. 2e édition.................... 6 fr.

LAGRANGE (F.). * Physiologie des exercices du corps. 1 vol. in-8, 10e édition... 6 fr.

LALOY (L.). * Parasitisme et mutualisme dans la nature. Préface du Prof. A. Giard, de l'Institut. 1 vol. in-8, avec 82 gravures........................ 6 fr.

LANESSAN (DE). * Introduction à l'Étude de la botanique (le Sapin). 1 vol. in-8. 2e édition, avec 143 figures...................................... 6 fr.

— * Principes de colonisation. 1 vol. in-8...................... 6 fr.

LE DANTEC, chargé de cours à la Sorbonne. * Théorie nouvelle de la vie. 4e édit. 1 vol. in-8, avec figures.............................. 6 fr.

— L'évolution individuelle et l'hérédité. 1 vol. in-8................ 6 fr.

— Les lois naturelles. 1 vol. in-8, avec gravures.................... 6 fr.

LOEB, professeur à l'Université Berkeley. * La dynamique des phénomènes de la vie. Traduit de l'allemand par MM. Daudin et Schaeffer, agrégés de l'Université, préface de M. le prof. A. Giard, de l'Institut. 1 vol. in-8 avec fig..................... 9 fr.

LUBBOCK (SIR JOHN). * Les Sens et l'instinct chez les animaux, principalement chez les insectes. 1 vol. in-8, avec 150 figures........................ 6 fr.

MALMEJAC (F.). L'eau dans l'alimentation. 1 vol. in-8, avec fig................ 6 fr.

MAUDSLEY. * Le Crime et la Folie. 1 vol. in-8. 7e édition.................... 6 fr.

MEUNIER (Stan.), professeur au Muséum. — * La Géologie comparée. 1 vol. in-8, avec gravures. 2e édition.............................. 6 fr.

— * La Géologie générale. 1 vol. in-8, avec gravures. 2e édit................ 6 fr.

— * La Géologie expérimentale. 1 vol. in-8, avec gravures. 2e édit............ 6 fr.

MEYER (de). * Les Organes de la parole et leur emploi pour la formation des sons du langage. 1 vol. in-8, avec 51 gravures...................... 6 fr.

MORTILLET (G. de). * Formation de la Nation française. 2e édit. 1 vol. in-8, avec 150 gravures et 18 cartes.................................... 6 fr.

MOSSO (A.), professeur à l'Univ. de Turin. * Les exercices physiques et le développement intellectuel. 1 vol. in-8.............................. 6 fr.

NIEWENGLOWSKI (H.). * La photographie et la photochimie. 1 vol. in-8, avec gravures et une planche hors texte.............................. 6 fr.

NORMAN LOCKYER. * L'Évolution inorganique. 1 vol. in-8 avec gravures....... 6 fr.

PERRIER (Edm.), de l'Institut. La Philosophie zoologique avant Darwin. 1 vol. in-8. 3e édition... 6 fr.

PETTIGREW. * La Locomotion chez les animaux, marche, natation et vol. 1 vol. in-8, avec figures. 2e édition.................................... 6 fr.

QUATREFAGES (DE), de l'Institut. * L'Espèce humaine. 1 vol. in-8. 15e édit........ 6 fr.

— * Darwin et ses précurseurs français. 1 vol. in-8. 2e édit. refondue........ 6 fr.

— * Les Émules de Darwin. 2 vol. in-8, avec préfaces de MM. Ed. Perrier et Hamy. 12 fr.

RICHET (Ch.), professeur à la Faculté de médecine de Paris. La Chaleur animale. 1 vol. in-8, avec figures.............................. 6 fr.

ROCHÉ (G.). * La Culture des Mers (piscifacture, pisciculture, ostréiculture). 1 vol. in-8, avec 81 gravures...................................... 6 fr.

SCHMIDT (O.). * Les Mammifères dans leurs rapports avec leurs ancêtres géologiques. 1 vol. in-8, avec 51 figures.......................... 6 fr.

SCHUTZENBERGER, de l'Institut. * Les Fermentations. 1 vol. in-8. 6e édition.... 6 fr.

SECCHI (le Père). * Les Étoiles. 2 vol. in-8, avec fig. et pl. 3e édition............ 12 fr.

STALLO. * La Matière et la Physique moderne. 1 vol. in-8. 3e édition.......... 6 fr.

STARCKE. * La Famille primitive. 1 vol. in-8...................... 6 fr.

THURSTON (R.). * Histoire de la machine à vapeur. 2 vol. in-8, avec 140 figures et 16 planches hors texte. 3e édition............................ 12 fr.

TOPINARD. L'Homme dans la Nature. 1 vol. in-8, avec figures.............. 6 fr.

VAN BENEDEN. * Les Commensaux et les Parasites dans le règne animal. 1 vol. in-8, avec figures. 4e édition.................................... 6 fr.

VRIES (Hugo de). Espèces et Variétés, trad. de l'allemand par L. Blaringhem, chargé d'un cours à la Sorbonne, avec préface. 1 vol. in-8...................... 12 fr.

WHITNEY. * La Vie du Langage. 1 vol. in-8. 4e édition.................... 6 fr.

WURTZ, de l'Institut. * La Théorie atomique. 1 vol. in-8, 10e édition............ 6 fr.

LISTE PAR ORDRE DE MATIÈRES

DES VOLUMES

DE LA BIBLIOTHÈQUE SCIENTIFIQUE

INTERNATIONALE

Volumes in-8, cartonnés à l'anglaise à 6, 9 et 12 francs.

SCIENCES SOCIALES

* Introd. à la science sociale, par HERBERT SPENCER. 1 vol. in-8. 14ᵉ éd............ 6 fr.
* Les Bases de la morale évolutionniste, par HERBERT SPENCER. 1 vol. in-8. 6ᵉ édit.. 6 fr.
Les Conflits de la science et de la religion, par DRAPER, professeur à l'Université de New-
York. 1 vol. in-8. 12ᵉ édit....................................... 6 fr.
* Le Crime et la Folie, par H. MAUDSLEY, professeur de médecine légale à l'Université de
Londres. 1 vol. in-8. 7ᵉ édit............................... 6 fr.
* La Science de l'éducation, par ALEX. BAIN, professeur à l'Université d'Aberdeen (Écosse).
1 vol. in-8. 11ᵉ édit...................................... 6 fr.
* Lois scientifiques du développement des nations, par W. BAGEHOT. 1 vol. in-8. 7ᵉ édit. 6 fr.
* Histoire de l'habillement et de la parure, par L. BOURDEAU. 1 vol. in-8............ 6 fr.
* La Vie du langage, par D. WHITNEY, professeur de philologie comparée à Yale-College de
Boston (États-Unis). 1 vol. in-8. 3ᵉ édit........................ 6 fr.
* La Famille primitive, par J. STARCKE, prof. à l'Univ. de Copenhague. 1 vol. in-8.... 6 fr.
* Principes de colonisation, par J.-L. DE LANESSAN, prof. agrégé à la Faculté de médecine
de Paris, ancien gouverneur de l'Indo-Chine. 1 vol. in-8................. 6 fr.
Le rôle sociologique de la guerre, par le capitaine CONSTANTIN, suivi de la traduction de
La Guerre, moyen de sélection collective, par le prof. STEINMETZ. 1 vol. in-8...... 6 fr.

PHYSIOLOGIE

* La Locomotion chez les animaux (marche, natation et vol), par J.-B. PETTIGREW, professeur au College royal de chirurgie d'Édimbourg (Écosse). 1 vol. in-8, avec 140 figures dans
le texte. 2ᵉ édit.. 6 fr.
L'oreille. *Organe d'orientation dans le temps et dans l'espace*, par E. DE CYON. 1 vol. in-8.
avec 45 fig. dans le texte, 3 pl. hors texte et 1 portrait de Flourens............... 6 fr.
* Les Sens, par BERNSTEIN, professeur de physiologie à l'Université de Halle (Prusse). 1 vol.
in-8, avec 91 figures dans le texte. 4ᵉ édit......................... 6 fr.
* Les Organes de la parole, par H. DE MEYER, professeur à l'Université de Zurich, traduit
de l'allemand et précédé d'une introduction sur *l'Enseignement de la parole aux sourds-
muets*, par O. CLAVEAU, inspecteur général des établissements de bienfaisance. 1 vol. in-8,
avec 51 grav................................... 6 fr.
* Physiologie des exercices du corps, par le docteur F. LAGRANGE. 1 vol. in-8. 10ᵉ édit.
(Ouvrage couronné par l'Institut)............................. 6 fr.
La Chaleur animale, par CH. RICHET, professeur de physiologie à la Faculté de médecine de
Paris. 1 vol. in-8, avec figures dans le texte...................... 6 fr.
* Les Virus, par M. ARLOING, professeur à la Faculté de médecine de Lyon, directeur de
l'École vétérinaire. 1 vol. in-8, avec fig......................... 6 fr.
* Théorie nouvelle de la vie, par F. LE DANTEC, chargé du cours d'embryologie générale à
la Sorbonne. 4ᵉ édit. Revue. 1 vol. in-8, avec figures.................. 6 fr.
L'évolution individuelle et l'hérédité, par *le même*. 1 vol. in-8.............. 6 fr.
L'évolution de la vie, par CHARLTON BASTIAN, professeur à University College de Londres,
traduction et avant-propos par H. DE VARIGNY, docteur ès sciences naturelles, avec la
collaboration de Mˡˡᵉ G. DE VARIGNY. 1 vol. in-8, avec 12 fig. dans le texte et 12 planches
hors texte....................................... 6 fr.
La stabilité de la vie. *Étude énergétique de l'évolution des espèces*, par F. LE DANTEC,
chargé de Cours à la Sorbonne. 1 vol. in-8........................ 6 fr.
Aliénés et anormaux, par le Dʳ J. ROUBINOVITCH, médecin en chef de l'hospice de Bicêtre.
1 vol. in-8, avec gravures.............................. 6 fr.
* L'audition et ses organes, par le Dʳ E.-M. GELLÉ, membre de la Société de biologie. 1 vol.
in-8, avec grav................................... 6 fr.
* Les bases scientifiques de l'éducation physique, par G. DEMENY, chargé du cours d'éducation physique de la Ville de Paris. 1 vol. in-8, avec 196 grav. 4ᵉ édit......... 6 fr.

Mécanisme et éducation des mouvements, par *le même*. 1 vol. in-8, avec 565 gravures, 3ᵉ édit. Revue et augmentée... 9 fr.

* **Les exercices physiques et le développement intellectuel**, par A. Mosso, professeur à l'Université de Turin. 1 vol. in-8... 6 fr.

* **Physiologie de la lecture et de l'écriture**, par le Dʳ E. Javal, membre de l'Académie de médecine. 1 vol. in-8, avec gravures. 2ᵉ édit.............................. 6 fr.

PHILOSOPHIE SCIENTIFIQUE

* **Le Cerveau et la Pensée chez l'homme et les animaux**, par Charlton Bastian, prof. à l'Univ. de Londres. 2 vol. in-8, avec 184 fig. 2ᵉ édit............................ 12 fr.

Les Maladies de l'orientation et de l'équilibre, par J. Grasset, professeur à la Faculté de médecine de Montpellier. 1 vol. in-8, avec gravures................ 6 fr.

* **Le Crime et la Folie**, par H. Maudsley, prof. à l'Univ. de Londres. In-8, 6ᵉ éd.... 6 fr.

* **L'Esprit et le Corps**, considérés au point de vue de leurs relations, suivi d'études sur les *Erreurs généralement répandues au sujet de l'esprit*, par Alex. Bain, prof. à l'Université d'Aberdeen (Écosse). 1 vol. in-8. 6ᵉ éd............................ 6 fr.

* **Théorie scientifique de la sensibilité** : *le Plaisir et la Douleur*, par Léon Dumont. 1 vol. in-8. 3ᵉ édit.. 6 fr.

* **La Matière et la Physique moderne**, par Stallo, précédé d'une préface par M. Ch. Friedel, de l'Institut. 1 vol. in-8. 2ᵉ édit.................................... 6 fr.

Le Magnétisme animal, par Alf. Binet et Ch. Féré. 1 vol. in-8. 5ᵉ édit.......... 6 fr.

* **L'Évolution régressive en biologie et en sociologie**, par Demoor, Massart et Vandervelde, prof. des Univ. de Bruxelles. 1 vol. in-8, avec grav..................... 6 fr.

* **Les Altérations de la personnalité**, par Alf. Binet, directeur du laboratoire de psychologie à la Sorbonne. In-8, avec gravures.................................. 6 fr.

Les lois naturelles, *réflexions d'un biologiste sur les sciences*, par F. Le Dantec, chargé de cours à la Sorbonne. 1 vol. in-8, avec gravures......................... 6 fr.

La dynamique des phénomènes de la vie, par le Pʳ Lœb. Traduit de l'allemand par MM. Daudin et Schæffer. 1 vol. in-8, avec gravures....................... 9 fr.

ANTHROPOLOGIE

* **L'Espèce humaine**, par A. de Quatrefages, de l'Institut. 1 vol. in-8. 15ᵉ édit...... 6 fr.

* **Ch. Darwin et ses précurseurs français**, par *le même*. 1 vol. in-8. 2ᵉ édition........ 6 fr.

* **Les Émules de Darwin**, par *le même*, avec une préface de M. Edm. Perrier, de l'Institut, et une notice sur la vie et les travaux de l'auteur par E.-T. Hamy, de l'Institut. 2 vol. in-8.. 12 fr.

Latins et Anglo-Saxons. *Races supérieures et races inférieures*, par N. Colajani, prof. à l'Université de Naples. Trad. de l'italien par J. Dubois, agrégé de l'Université. 1 vol. in-8.. 9 fr.

La France préhistorique, par E. Cartailhac. In-8, avec 150 grav. 2ᵉ édit........... 6 fr.

* **L'Homme dans la Nature**, par Topinard. 1 vol. in-8, avec 101 grav............... 6 fr.

* **Le centre de l'Afrique. Autour du Tchad**, par P. Brunache, administrateur à Aïn-Fezza (Algérie). 1 vol. in-8, avec gravures...................................... 6 fr.

* **Formation de la Nation française**, par G. de Mortillet, professeur à l'École d'anthropologie. In-8, avec 150 grav. et 18 cartes. 2ᵉ édit............................. 6 fr.

ZOOLOGIE

La genèse des espèces animales, par L. Cuénot, professeur à la Faculté des sciences de Nancy. 1 vol. in-8, avec 123 fig. dans le texte................................ 12 fr.

* **Les Mammifères dans leurs rapports avec leurs ancêtres géologiques**, par O. Schmidt, professeur à l'Université de Strasbourg. 1 vol. in-8, avec 51 figures dans le texte... 6 fr.

* **Les Sens et l'instinct chez les animaux**, et principalement chez les insectes, par Sir John Lubbock. 1 vol. in-8, avec grav... 6 fr.

* **L'Écrevisse**, introduction à l'étude de la zoologie, par Th.-H. Huxley, membre de la Société royale de Londres. 1 vol. in-8, avec 82 grav............................ 6 fr.

* **Les Commensaux et les Parasites dans le règne animal**, par P.-J. Van Beneden, professeur à l'Université de Louvain (Belgique). 1 vol. in-8, avec 82 figures dans le texte. 3ᵉ édit.. 6 fr.

* **La Philosophie zoologique avant Darwin**, par Edm. Perrier, de l'Institut, directeur du Muséum. 1 vol. in-8. 2ᵉ édit.. 6 fr.

* **La Culture des mers en Europe** (Pisciculture, piscifacture, ostréiculture), par G. Roché, insp. gén. des pêches maritimes. In-8, avec 81 grav........................... 6 fr.

* **Parasitisme et mutualisme dans la nature**, par le Dʳ Laloy, bibliothécaire de l'Académie de médecine, préface de M. le professeur A. Giard, de l'Institut. 1 vol. in-8, avec 82 gravures.. 6 fr.

BOTANIQUE

* Les Champignons, par Cooke et Berkeley. 1 vol. in-8, avec 110 fig. 4ᵉ éd............   6 fr.
* L'Origine des plantes cultivées, par A. de Candolle. 1 vol. in-8. 4ᵉ édit............   6 fr.
* Introduction à l'étude de la botanique (*le Sapin*), par J.-L. de Lanessan, professeur
  agrégé à la Faculté de médecine de Paris. 1 vol. in-8. 2ᵉ édit., avec figures dans le
  texte...   6 fr.
Espèces et Variétés. Leur naissance par mutation, par H. de Vriès, traduit de l'anglais par
  L. Blaringhem, docteur ès sciences, chargé d'un cours de biologie agricole à la Sorbonne.
  1 vol. in-8... 12 fr.
* Les Végétaux et les milieux cosmiques (adaptation, évolution), par J. Costantin, pro-
  fesseur au Muséum. 1 vol. in-8, avec 171 figures.................................   6 fr.
* La Nature tropicale, par *le même*. 1 vol. in-8, avec fig........................   6 fr.
* Le transformisme appliqué à l'agriculture, par *le même*. 1 vol. in-8, avec 105 grav.   6 fr.

GÉOLOGIE

* Les Régions invisibles du globe et des espaces célestes, par A. Daubrée, de l'Institut.
  1 vol. in-8, 2ᵉ édit., avec 89 gravures...   6 fr.
* Le Pétrole, le Bitume et l'Asphalte, par M. Jaccard, professeur à l'Académie de Neuchâtel
  (Suisse). 1 vol. in-8, avec figures...   6 fr.
* La Géologie comparée, par Stanislas Meunier, professeur au Muséum. 1 vol. in-8, avec
  figures...   6 fr.
* La Géologie expérimentale, par *le même*. 1 vol. in-8, avec fig..................   6 fr.
* La Géologie générale, par *le même*. 2ᵉ édit. In-8, avec grav....................   6 fr.

CHIMIE

* Les Fermentations, par P. Schutzenberger, de l'Institut. In-8. 6ᵉ éd.............   6 fr.
* La Synthèse chimique, par M. Berthelot, secrétaire perpétuel de l'Académie des sciences.
  1 vol. in-8. 8ᵉ édit..   6 fr.
* La Théorie atomique, par Ad. Wurtz, membre de l'Institut. 1 vol. in-8. 9ᵉ édit., précédée
  d'une introduction sur *la Vie et les Travaux* de l'auteur, par M. Ch. Friedel, de l'Institut...   6 fr.
* La Révolution chimique (*Lavoisier*), par M. Berthelot. 1 vol. in-8. 2ᵉ éd.......   6 fr.
* La Photographie et la Photochimie, par H. Niewenglowski. 1 vol. avec gravures et une
  planche hors texte..   6 fr.
* L'eau dans l'alimentation, par F. Malméjac, docteur en pharmacie, pharmacien-major de
  l'armée. 1 vol. in-8, avec grav...   6 fr.

ASTRONOMIE — MÉCANIQUE

* Histoire de la Machine à vapeur, de la Locomotive et des Bateaux à vapeur, par
  R. Thurston, professeur à l'Institut technique de Hoboken (New-York). 2 vol. in-8, avec
  160 fig. et 16 pl. hors texte. 3ᵉ édit.. 12 fr.
* Les Étoiles par le P. A. Secchi, directeur de l'observatoire du Collège romain. 2 vol.
  in-8, avec 68 figures et 16 planches. 2ᵉ édit................................... 12 fr.
* Les Aurores polaires, par A. Angot, directeur du Bureau central météorologique de
  France. 1 vol. in-8, avec figures...   6 fr.

PHYSIQUE

La Conservation de l'énergie, par Balfour Stewart, prof. de physique au collège Owens
  de Manchester (Angleterre). 1 vol. in-8, avec fig. 6ᵉ édit......................   6 fr.
Le mouvement. *Mesures de l'étendue et mesures du temps*, par J. Andrade, professeur à la
  Faculté des sciences de Besançon. 1 vol. in-8, avec 46 figures..................   6 fr.
* La Matière et la Physique moderne, par Stallo, précédé d'une préface par Ch. Friedel,
  membre de l'Institut. 1 vol. in-8. 3ᵉ édit......................................   6 fr.
* L'Évolution inorganique étudiée par l'analyse spectrale, par Norman Lockyer, 1 vol.
  in-8, avec gravures...   6 fr.
La Grammaire de la science (*physique*), par M. Pearson, traduit de l'anglais par Lucien
  Marcgh. 1 vol. in-8, avec grav.. 12 fr.

THÉORIE DES BEAUX-ARTS

* Les Débuts de l'art, par E. Grosse, professeur à l'Université de Fribourg. Préface de
  Marillier. 1 vol. in-8, avec gravures...   6 fr.
* Le Son et la Musique, par P. Blaserna, prof. à l'Univ. de Rome, suivi d'une étude sur le
  même sujet, par Helmholtz. 1 vol. in-8, avec 41 fig. 5ᵉ éd.....................   6 fr.
* La Céramique ancienne et moderne, par MM. Guignet, directeur des teintures à la Manu-
  facture des Gobelins, et Garnier, directeur du Musée de la Manufacture de Sèvres. 1 vol.
  in-8, avec grav...   6 fr.
Histoire de l'habillement et de la parure, par L. Bourdeau. 1 vol. in-8...........   6 fr.

LIVRES SCIENTIFIQUES

(par ordre alphabétique de noms d'auteurs)

NON CLASSÉS DANS LES SÉRIES PRÉCÉDENTES

(MÉDECINE-SCIENCES)

Récemment parus (1910-1911) :

BOECKEL (J.), chirurgien de l'hôpital civil de Strasbourg et BOECKEL (A.). **Des fractures du rachis cervical sans symptômes médullaires.** 1911. 1 vol. in-8, avec 20 pl. hors texte   8 fr.

DEBRÉ (Dr R.). **Recherches épidémiologiques, cliniques et thérapeutiques sur la méningite cérébro-spinale.** 1911. 1 vol. gr. in-8.................................   4 fr.

HERPIN (Dr A.). **Évolution de l'os maxillaire inférieur.** 1907. Broch. gr. in-8......   5 fr.

HOCHREUTINER (B. P. G.), docteur ès sciences. **La philosophie d'un naturaliste.** *Essai de synthèse du monisme mécaniste.* 1911. 1 vol. in-8.......................   7 fr. 50

JAËLL (Mme Marie). **Un nouvel état de conscience.** *La coloration des sensations tactiles.* 1910. 1 vol. in-8, avec 33 planches..........................   4 fr.

LABBÉ (H.), docteur ès sciences. **Contribution à l'étude du métabolisme des composés ammoniacaux.** 1910. 1 vol. gr. in-8..............................   4 fr.

— **Le métabolisme d'un chien partiellement dépancréaté.** 1911. 1 vol. gr. in-8......   4 fr.

LAVOLLÉ (R.), docteur ès lettres. **Les fléaux nationaux.** *Dépopulation. Pornographie. Alcoolisme. Affaissement moral.* 1909. 1 v. in-16......................   3 fr. 50

NATHAN (Dr M.). **La cellule de Kupffer** (cellule endothéliale de capilaires veineux du foie). *Ses réactions expérimentales et pathologiques.* 1908. 1 vol. gr. in-8, avec pl......   5 fr.

ROSENTHAL (G.). **L'aérobisation des microbes anaérobies.** 1908. 1 vol. gr. in-8...   5 fr.

SÉE (Dr P.). **Les diastases oxydantes et réductrices des champignons.** 1910. Brochure gr. in-8..   2 fr.

Précédemment publiés :

Agronomie coloniale. (*Première réunion internationale d'*). *Compte rendu des séances et résumé des travaux.* Paris. 1906. In-8...........................   10 fr.

ALEZAIS. **Etudes anatomiques sur le cobaye.** 1903. 1 vol. gr. in-8, avec figures....   8 fr.

ANTHEAUME (A.). **De la toxicité des alcools.** In-8. 1897.....................   3 fr. 50

AXENFELD et HUCHARD. **Traité des névroses.** 2e édition. 1 fort vol. in-8. 1882..   20 fr.

BALFOUR STEWART et TAIT. **L'Univers invisible.** 1 vol in-8................   7 fr.

BARTELS. **Les maladies des reins,** 1 vol. in-8, avec fig...................   7 fr. 50

BEAUREGARD (H.). **Les insectes vésicants.** 1 vol. gr. in-8, avec 34 pl. et 44 grav...   25 fr.

BELZUNG. **Recherches sur l'ergot de seigle.** In-8......................   1 fr. 50

BÉRAUD (B.-J.). **Atlas complet d'anatomie chirurgicale topographique,** 100 planches sur acier, avec texte. In-4. Prix : fig. noires, relié. 60 fr. — Fig. color. relié.....   120 fr.

BERNARD (Claude), de l'Institut. **Les propriétés des tissus vivants.** In-8.......   2 fr. 50

BERTRAND (C.-Eg.), professeur à la Faculté des sciences de Lille. **Remarques sur le Lepidodendron Hartcourtti de Wittham.** 1 vol. in-8 avec planches..............   10 fr.

BOECKEL (Jules). **Sur les kystes hydatiques du rein.** In-8...................   2 fr.

— **Des kystes du pancréas.** In-8. 1891.........................   3 fr.

— **Considérations sur la résection du genou.** In-8. 1892.................   1 fr. 25

— **De l'ablation de l'estomac.** 1903. 1 vol. in-8, avec planches...........   3 fr. 50

BOREL (V.). **Nervosisme et neurasthénie.** 1894. 1 vol. in-8.................   3 fr.

BOUCHARDAT (A.). **De la glycosurie ou diabète sucré, son traitement hygiénique.** 2e édition. 1 vol. grand in-8.................................   15 fr.

— **Traité d'hygiène publique et privée.** 3e édition. 1 fort vol. grand in-8..........   18 fr.

BOURDEAU (Louis). **Théorie des sciences.** 2 vol. in-8..................   20 fr.

— **La conquête du monde animal.** In-8........................   5 fr.

— **La conquête du monde végétal.** In-8........................   5 fr.

BOURDET (Eug.). **Des maladies du caractère.** In-8..................   5 fr.

— **Principes d'éducation positive.** In-18........................   3 fr. 50

CHAUVEL, de l'Académie de médecine. **Études ophtalmologiques.** 1 vol. in-8. 1896..   5 fr.

CORNIL (V.). **Découvertes de Pasteur et leurs applications à l'anatomie et à l'histologie pathologique.** In-8...............................   1 fr.

— **Des différentes espèces de néphrites.** In-8....................   3 fr. 50

— **Leçons d'anatomie pathologique.** 1884. 1 vol. in-8.................   4 fr.

COURMONT (Fr.). **Le cervelet et ses fonctions.** 1 vol. in-8.............   12 fr.

DALLEMAGNE (J.). **Dégénérés et déséquilibrés.** In-8................   12 fr.

DAVID. **Les microbes de la bouche.** in-8, 113 grav., lettre-préface de M. PASTEUR.   10 fr.

DE BOVIS. **Le cancer du gros intestin,** *rectum excepté.* 1901. 1 vol. in-8..........   5 fr.

DEGA (Mlle G.). **Essai sur la cure préventive de l'hystérie féminine par l'éducation.** 1 vol. in-8. 1898...   3 fr.

DÉJERINE (le Prof.). Sur l'atrophie musculaire des ataxiques. In-8.............. 3 fr.
DÉJERINE-KLUMPKE (Mᵐᵉ). Des polynévrites et des paralysies et atrophies saturnines, étude clinique et anat.-path. In-8, avec grav... .... 6 fr.
DESCHAMPS (d'Avallon). Compendium de pharmacie pratique. In-8.............. 20 fr.
DESPAUX (A.). Causes des énergies attractives. *Magnétisme, Électricité, Gravitation.* 1902. 1 vol. in-8... .... 5 fr.
— Genèse de la matière et de l'énergie. *Formation et fin d'un monde.* 1900. 1 vol. in-8. 4 fr.
— Explication mécanique de la matière, de l'électricité et du magnétisme. 1905. 1 vol. in-8.. 4 fr.
— Explication mécanique des propriétés de la matière. *Cohésion, affinité, gravitation,* etc. 1908. 1 vol. in-8... 6 fr.
DUCKWORTH. La goutte, hygiène et traitement. In-8...................... 10 fr.
DURAND-FARDEL. Traité des eaux minérales de la France et de l'étr. 3ᵉ éd. In-8. 10 fr.
DURAND DE GROS. L'Idée et le fait en biologie. In-8........................ 1 fr. 50
— Physiologie philosophique. 1 vol. in-8..................................... 8 fr.
— Ontologie et psychologie physiologique. In-18.............................. 3 fr. 50
— De l'hérédité dans l'épilepsie.. 50 c.
— Les origines animales de l'homme. 1 vol. in-8............................. 5 fr.
— Genèse naturelle des formes animales. In 8............................... 1 fr. 25
DUVAL (Mathias), de l'Académie de médecine. Le placenta des rongeurs. 1 fort vol. in-4. avec 106 fig. et atlas de 22 pl. 1893.. 40 fr.
— Le placenta des carnassiers. 1 fort vol. in-4 avec 46 grav. et atlas de 13 pl. 1895. 25 fr.
— Embryologie des cheiroptères. *L'ovule, la gastrula, le blastoderme et l'origine des annexes chez le murin.* In-8, avec 29 fig. et 5 pl., 1899....................... 15 fr.
FERRIER. De la localisation des maladies cérébrales, suivi d'un mémoire de MM. CHARCOT et PITRES sur *les Localisations motrices dans les hémisphères de l'écorce du cerveau.* In-8 67 fig. .... 2 fr.
FIAUX (Louis). La prostitution cloîtrée. 1902. 1 vol. in-18...................... 3 fr.
— Le délit pénal de la contamination intersexuelle. 1907. 1 vol. in-12.......... 2 fr. 50
— La police des mœurs devant la commission extra-parlementaire du régime des mœurs. — Tome I et II. *Introduction. Rapports. Débats. Abolition de la police des mœurs. Le régime de la loi. Documents inédits.* 1907. 2 forts vol. gr. in-8. 30 fr. — Tome III. *Avertissement. Rapport général. Abolition de la police des mœurs. Le régime de la loi. Loi du 11 avril 1908 concernant la protection des mineurs.* 2ᵉ éd. 1910. 1 fort vol. gr. in-8. 8 fr.
— Enseignement populaire de la moralité sexuelle. 1908. Broch. in-18.......... 1 fr.
— Un nouveau régime des mœurs. Abolition de la police des mœurs. Le régime de la loi. 1908. 1 vol. in-16.. 3 fr. 50
— La prostitution réglementée et les pouvoirs publics dans les principaux États des Deux-Mondes. I. *Belgique, Russie, France et Suisse.* 1902. 1 vol. in-8........ 5 fr. II. *Amérique du Nord et du Sud, Japon, Chine, Balkans, Turquie et Egypte.* 1909. 1 vol. in-8... 5 fr.
— L'intégrité intersexuelle des peuples et les gouvernements. 1910. 1 vol. gr. in-8. 10 fr.
FOREL (A.) et MAHAIN. Crime et anomalies mentales constitutionnelles. In-8.... 5 fr.
FRAISSE. Principes du diagnostic gynécologique. 1901. 1 vol. in-12, avec gravures. 5 fr.
GALIPPE (V.). Hérédité des anomalies des maxillaires et des dents. 1902. In-8.. 1 fr. 50
GAYME () Essai sur la maladie de Basedow. Gr. in-8........................ 6 fr.
GIRARD (H.). Le chlorure d'éthyle en anesthésie générale. In-8.............. 1 fr. 50
GLATZ (P.). Dyspepsie nerveuse et neurasthénie. In-12..................... 4 fr.
GUILLEMIN, professeur de physique à l'Ecole de médecine d'Alger. Génération de la voix et du timbre. Préf. de J. VIOLLE, de l'Institut, 2ᵉ éd. avec 122 grav. 1 vol. in-8. 10 fr.
— Les premiers éléments de l'acoustique musicale. 1904. 1 vol. in-8, avec 53 gravures. 10 fr.
HALLEZ (Paul). Morphologie générale et affinités des tubellariées. 1 vol. in-8... 2 fr.
HERZEN. Causeries physiologiques. 1899. 1 vol. in-12....................... 3 fr. 50
HUCHARD (H.). Pathogénie de la mort subite dans la fièvre typhoïde. 1 br. in-8. 1 fr. 25
HUXLEY. La physiographie, introduction à l'étude de la nature, traduit et adapté par M. G. LAMY. 1 vol. in-8, avec figures... 8 fr.
JACQUES. L'intubation du larynx. In-8.................................... 2 fr. 50
JAMAIN et F. TERRIER. Manuel de pathologie et de clinique chirurgicales. 3ᵉ édition. 4 vol. in-8... 32 fr.
JANOT. Rapports morbides de l'œil et de l'utérus, œil utérin. 1892. 1 br. in-8. 2 fr. 50
KOENIG (C.-J.). Étude expérimentale des canaux semi-circulaires. 1 vol. in-8. 1897. 3 fr. 50
KOVALEVSKY. L'ivrognerie, causes, traitement. In-8....................... 1 fr. 50
LABORDE (J.-V.), de l'Académie de médecine. Les tractions rythmées de la langue (traitement physiologique de la mort). 2ᵉ éd., 1897. 1 vol. in-12. avec gravures....... 5 fr.
LANCEREAUX. Traité historique et pratique de la syphilis. 2ᵉ éd. in-8........ 17 fr.
LANGLOIS (P.), professeur agrégé à la Faculté de médecine de Paris. Les capsules surrénales. 1 vol. in-8. 1897 .... 4 fr.
LAYET (A.), prof à la Faculté de médecine de Bordeaux. La santé des Européens entre les tropiques. I. *Le climat. Le sol. Les agents vivants d'agression morbide.* 1906. In-8. 7 fr.

LEFEBVRE. Des déformations ostéo-articulaires, consécutives à des maladies de l'appareil pleuro-pulmonaire. In-8. 1891.. 4 fr. 50

LE FORT (Léon), professeur à la Faculté de médecine de Paris. Œuvres complètes, publiées par le Dr LEJARS (*1895-1896*). Tome I : *Hygiène hospitalière, démographie, hygiène publique.* 1 vol. in-8. 20 fr.; — Tome II : *Chirurgie militaire, enseignement.* 1 vol. in-8. 20 fr. ; — Tome III : *Chirurgie.* 1 vol. in-8................................ 20 fr.

LEMAITRE (J.), professeur au Collège de Genève. Audition colorée et phénomènes connexes observés chez des écoliers. In-12. 1900... 4 fr.

LÉPINE. Le ferment glycolitique et la pathogénie du diabète. In-8. 1894......... 1 fr.

LÉVY (Dr J.). L'hémato-thérapie de la maladie de Basedow. 1908. Broch. gr. in-8. 2 fr. 50

LIEBREICH (R.). Atlas d'ophtalmoscopie. In-4, avec 12 pl. et texte. 3e éd....... 40 fr.

MAC CORMAC. Manuel de chirurgie antiseptique. In-8.............................. 2 fr.

MANNHEIMER (M.). Le gâtisme au cours des états psychopatiques. 1 vol. in-8. 1897. 3 fr. 50

MARVAUD (A.), médecin inspecteur de l'armée. Les maladies du soldat, étude étiologique, épidémiologique, clinique et prophylactique. in-8. 1894 (*Cour. par l'Acad. des sciences*). 20 fr.

MAYER (A.). Essai sur la soif. 1900. 1 vol. in-8................................... 3 fr.

MICHOTTE (A.). Les signes régionaux (répartition de la sensibilité tactile). 1 vol. in-8, avec planches. 1905.. 5 fr.

MORIN (Ch.). Structure anat. et nature des individualités du syst. nerveux, causes réflexes physio-psychiques. In-8... 4 fr. 50

MOURAO-PITTA. Madère, station médicale fixe. In-8, cart........................ 2 fr.

MURCHISON. De la fièvre thyphoïde. 1 vol. in-8................................ 3 fr.

NÉLATON (de l'Institut). Éléments de pathologie chirurgicale. *Seconde édition complètement remaniée* par MM. les docteurs JAMAIN, PÉAN, DESPRÉS, GILETTE et HORTELOUP, chirurgiens des hôpitaux. Ouvrages complet en 6 vol. gr. in-8. avec 795 fig. dans le texte. 32 fr.

NICAISE. Des lésions de l'intestin dans les hernies. In-8........................ 3 fr.

NOÉ (Joseph). Recherche sur la vie oscillantes. 1903. 1 vol. in-8, avec figures..... 7 fr.

PAGET (Sir James). Leçons de clinique chirurgicale. Gr. in-8.................... 8 fr.

PANSIER. Les manifestations oculaires de l'hystérie. 1892. 1 vol. in-8, 3 pl. hors texte 4 fr.

PARISOT (P.). Études d'hygiène sur Nancy et le département de Meurthe-et-Moselle. 1893. In-8, avec 2 pl.. 1 fr. 50

PETIT (L.-H.). Des tumeurs gazeuses du cou. 1 vol. in-8......................... 3 fr.

PETIT (R.). De la tuberculose des ganglions du cou. In-8........................ 4 fr.

PHILIPPSON (J.). L'autonomie et la centralisation du système nerveux des animaux. 1 vol. in-8, avec planches. 1905.. 5 fr.

PHILIPS. (DURAND DE GROS). Influence réciproque de la pensée, de la sensation et des mouvements végétatifs. In-8.. 1 fr.

POUCHET (G.). Charles Robin, sa vie et son œuvre. In-8.......................... 3 fr. 50

REBLAUD (Th.). Des cystites non tuberculeuses chez la femme. 1 vol. in-8....... 4 fr.

REISS (R. A.), docteur ès sciences, prof. à l'Univ. de Lausanne. Manuel de police scientifique. (*Technique*). Tome I. *Vols et homicides*, préface de L. LÉPINE, préfet de police de Paris. 1911. 1 vol. gr. in-8, avec 149 fig.. 15 fr.

RETTERER (Ed.). Développement du squelette des extrémités et des product. cornées chez les mammifères. In-8, avec 4 pl.. 4 fr.

REYMOND (A.). Logique et mathématiques. 1908. 1 vol. in-8...................... 5 fr.

RICHET (Ch.). Structure des circonvolutions cérébr. In-8......................... 5 fr.

RIETSCH. Reproduction des cryptogames. In-8 avec fig........................... 5 fr.

RILLIET et BARTHEZ. Traité clinique et pratique des maladies des enfants. 3e édition, par BARTHEZ et SANNÉ. — TOME 1er. *Maladies du système nerveux. de l'appareil respiratoire.* 1 fort vol. gr. in-8. 16 fr. ; — TOME II. *Maladies de l'appareil circulatoire, de l'appareil digestif et de ses annexes, de l'appareil génito-urinaire, de l'appareil de l'ouïe, maladies de la peau.* 1 fort vol. gr. in-8. 14 fr. ; — TOME III, terminant l'ouvrage, *Maladies spécifiques, maladies générales constitutionnelles.* 1 fort vol. gr. in-8.. 25 fr.

ROISEL. Les Atlantes. Études antéhistoriques. 1 vol. in-8......................... 7 fr.

SABOURIN (Ch.). Anatomie normale et pathologique de la glande biliaire de l'homme. 1 vol. in-8, avec 233 fig.. 8 fr.

TERRIER (F.). De l'œsophagtomie externe. 1 vol. in-8............................ 3 fr. 50

— Des anévrismes cirsoïdes. 1 vol. in-8...................................... 3 fr.

— Éléments de pathologie chirurgicale générale. 1er fasc. : *Lésions traum. et leur complications.* 1 vol. in-8. 7 fr. — 2e fasc. : *Complications des lésions traum. Lésions inflamm.* In-8.. 6 fr.

TOURNEUX (F.). Atlas d'embryologie des organes génitaux urinaires. 1 vol. in-4. 40 fr.

VALENTINO (V.). Notes sur l'Inde. *Serpents, Hygiène, Médecine, Aperçus économiques sur l'Inde française.* (Couronné par l'Université de Bordeaux). 1906. 1 vol. in-16... 4 fr.

VARIGNY (H. de). L'excitabilité électrique des circonv. cérébr. et la période d'excitation latente du cerveau. In-8.. 2 fr.

VIRCHOW. Pathologie des tumeurs. 4 vol. grand in-8, avec 106 fig.......... 12 fr. 75

VOISIN (Jules), médecin de la Salpêtrière. L'idiotie, *psychologie et éducation de l'idiot.* 1893. 1 vol. in-12.. 4 fr.

— L'Épilepsie. 1 vol. gr. in-8. 1897 (*Cour. par l'Acad. de méd.*).............. 6 fr.

YVERT. Traité pratique et clinique des blessures du globe de l'œil. In-8..... 12 fr.

— Applications médico-chirurgicales de l'adrénaline. In-12..................... 3 fr.

ENSEIGNEMENT SECONDAIRE

SCIENCES MATHÉMATIQUES

Ouvrages conformes aux programmes de 1905

I. — DEUXIÈME CYCLE C ET D, MATHÉMATIQUES A ET B, ET PRÉPARATION AUX ÉCOLES

OUVRAGES DE M. E. COMBETTE
Inspecteur général de l'Instruction publique.

SECONDE ET PREMIÈRE C ET D. — **Précis d'Algèbre.** In-8, 2e édit., avec 264 exerc. et probl ...... 3 fr.

MATHÉM. A ET B. — **Cours abrégé d'arithmétique.** 1 vol. in-8, 10e éd. avec 270 problèmes et exercices ...... 2 fr. 80

MATHÉM. A ET B. — **Cours abrégé d'algèbre élémentaire.** In-8, 10e édit., avec 313 probl. et exerc ...... 3 fr. 50

MATHÉM. A ET B. — **Cours abrégé de géométrie élémentaire.** 1 vol. in-8, 3e édit., avec 417 fig., probl. et exerc ...... 4 fr. 50

MATHÉM. A et B ET PRÉPARATION AUX ÉCOLES OU GOUVERNEMENT. — **Leçons de mécanique,** en collabor. avec M. JOSEPH GIROD, 2e édit., avec 225 fig. et 73 exerc. et probl ... 3 fr. 50

MATHÉM. A et B et MATHÉM. SPÉCIALES ET PRÉPARATION AUX ÉCOLES DU GOUVERNEMENT. — **Cours de trigonométrie,** avec compléments pour les candidats aux écoles du gouvernement. 4e édition ...... 4 fr.

— **Cours d'arithmétique.** In-8. 13e édit., avec fig. et 304 exerc. et probl. ...... 6 fr.

— **Cours d'algèbre élémentaire.** 1 vol. in-8. 9e édit., avec 99 figures et 498 exercices ...... 8 fr.

— **Cours de géométrie élémentaire.** In-8. 9e édit., avec 662 fig. et 711 exerc ...... 10 fr.

— **Compléments du cours d'algèbre et notions de géométrie analytique.** In-8 ...... 4 fr.

OUVRAGES DE M. JOSEPH GIROD
Ancien élève de l'École Normale supérieure. Professeur au Lycée Charlemagne.

SECONDE C ET D ET MATHÉMATIQUES A ET B. — **Précis de géométrie plane.** 4e édit. 1 vol. in-8 avec 272 fig. et 239 probl. et exercices. 2 fr. 50

PREMIÈRE C ET D ET MATH. — **Précis de géométrie de l'espace.** 1 vol. in-8, 3e édit. avec 165 fig. et 124 probl. et exercices ... 2 fr. 50

MATHÉM. A ET B, ET PRÉPARATION AUX ÉCOLES DU GOUVERNEMENT. — **Précis de géométrie,** *compléments, les trois coniques.* 1 vol. in-8, 2e édit., avec 219 figures et 178 problèmes et exercices ...... 2 fr. 50

MÊMES CLASSES. — **Précis de géométrie,** *les trois fascicules réunis.* 1 vol. in-8, avec 656 fig. et 541 probl. et exercices. 7 fr. 50

PREMIÈRE C ET D ET MATH. — **Précis de trigonométrie.** 4e éd. 1 vol. in-8 avec 54 fig. et 394 problèmes et exercices proposés. 2 fr. 40

PREMIÈRE C ET D. — **Précis de géométrie descriptive et de géométrie cotée.** 1 vol. in-8 avec 157 fig. dans le texte et 200 exerc. et probl. proposés ...... 2 fr. 50

MATHÉM. A ET B. — **Précis de géométrie descriptive et de géométrie cotée.** 1 vol. in-8 avec 152 fig. dans le texte et 191 ex. et probl. proposés et 3 pl. hors texte. . 3 fr. 50

MATHÉM. A ET B. (EN COLLAB. AVEC M. E. COMBETTE). — **Leçons de mécanique.** 2e édition avec 225 fig. et 73 exerc. et probl. 3 fr. 50

MATHÉM. — **Cours de géométrie descriptive,** par J. CARON, prof. au lycée Saint-Louis :
1° *Ligne droite et plan.* ...... (*Épuisé*).
2° *Cônes, cylindres et sphères.* 1 vol. in-8; avec atlas de 18 pl. 3e éd. ...... 6 fr.
3° *Géométrie cotée.* 1 vol. in-8 avec 208 fig. dans le texte ...... 6 fr.
MATHÉM. — **Cours de cosmographie,** par

P. PORCHON. 1 vol. in-8, avec 174 fig. et 4 planches hors texte. 5e édition ...... 5 fr.
MATHÉM. — ST-CYR. — **Précis de cosmographie** par P. PORCHON. 1 vol. in-8, avec 63 fig. dans le texte, et 3 planches hors texte ...... 2 fr.
MATHÉM. — **Cours de trigonométrie,** par A. REBIÈRE. 1 vol. in-8, nouv. éd. 3 fr. 50

II. — CLASSES DE MATHÉMATIQUES SPÉCIALES
(ÉCOLES POLYTECHNIQUE, NORMALE ET CENTRALE)

E. COMBETTE et JOSEPH GIROD. — **Cours de mécanique,** conforme à l'arrêté du 26 juillet 1904. 1 vol. in-8 avec 179 figures dans le texte et 334 exercices et problèmes proposés. 6 fr.
E. COMBETTE. — **Cours de Trigonométrie.** 4e édition. 1 vol. in-8 ...... 4 fr.
MICHEL, prof. de mathém. spéciales au lycée Saint-Louis. — **Cours d'algèbre.** (*Sous presse.*)

III. — PREMIER ET DEUXIÈME CYCLES, DIVISIONS A ET B, PHILOSOPHIE A ET B

COURS DE MATHÉMATIQUES
Conforme aux programmes du 31 mai 1902 et du 27 juillet 1905

P. PORCHON
Ancien élève de l'École normale supérieure, Professeur honoraire au lycée de Versailles.

SIXIÈME A ET B ET CINQUIÈME A. — **Notions élémentaires d'arithmétique et de calcul.** 14e édit. In-12, avec fig. dans le texte, questionnaires, probl. et exercices, cart... 2 fr.

SIXIÈME A ET B ET CINQUIÈME A. — **Cours élémentaire d'arithmétique pratique.** 12e éd. In-12, avec figures, problèmes et exercices, cartonné ...... 2 fr.

PROGRAMMES DE 1905.

CINQUIÈME B, QUATRIÈME A ET B, TROISIÈME A. — Nouveaux éléments d'arithmétique. 22e édit. In-12, avec exerc., cart.   2 fr.

QUATRIÈME ET TROISIÈME A. — Nouveaux éléments de géométrie plane. 14e édit. In-12, avec exerc., cart. . . . . 2 fr. 50

Nouveaux éléments de géométrie de l'espace. 13e édit. In-12, avec exercices, cart.   1 fr. 25

Nouveaux éléments de géométrie (les deux cours précédents réunis). In-12, cart.   3 fr. 50

TROISIÈME A ET B. — Nouveaux éléments d'algèbre. 15e éd. In-12, avec exerc., cart.   2 fr. 50

PHILOSOPHIE A ET B. — Nouveaux éléments de cosmographie. 10e édition. In-12, avec fig. et pl., cartonné. . . . . 2 fr.

PHILOSOPHIE A ET B. — Leçons de mathématiques. 2e édit. In-12 avec fig., cart.   3 fr. 50

E. COMBETTE, Inspecteur général de l'Instruction publique

LEÇONS DE GÉOMÉTRIE

Pour les Classes de 5e, 4° et 3e B, de 5e et de 4° A des Lycées et Collèges.

CINQUIÈME B ET QUATRIÈME A. — 4e éd. In-12 av. 165 fig. et 84 exerc. et probl., cart. à l'angl. .   1 fr. 60

QUATRIÈME B ET TROISIÈME A. — 3e éd. In-12 av. 116 fig. et 119 exerc. et probl., cart. à l'angl. .   1 fr. 60

TROISIÈME B. — 3° édit. In-12 avec 201 fig. et 112 exerc. et probl., cart. à l'angl. . . . . . . 2 fr. 50

Les trois précédents cours réunis en un volume, avec 482 figures et 315 exercices et problèmes, cart. à l'angl. . . . . 5 fr. 40

IV. — SCIENCES PHYSIQUES

ÉMILE BOUANT

Ancien élève de l'École normale supérieure, professeur honoraire au lycée Charlemagne.

ÉLÉMENTS DE CHIMIE (*Vol. in-12, cart., couv. grise*)

QUATRIÈME B et PHILOSOPHIE A et B. — *Premier fascicule* : Notions générales, Métalloïdes. Avec fig., 4° édit. . . . . 1 fr. 60

TROISIÈME B et PHILOSOPHIE A et B. — *Deuxième fascicule* : Métaux, Chimie organique. Avec fig., 3° édit. . . . . 1 fr. 60

Les deux fascicules précédents réunis. . . . . 3 fr.

COURS DE CHIMIE (*Vol. in-12, cart., couv. bleue*)

SECONDE C et D. — *Premier fascicule* : Notions générales, Métalloïdes, Sels, avec fig., 2e édit. 2 fr. 80

PREMIÈRE C et D. — *Deuxième fascicule* : Métaux, Chimie organique, avec fig., 2° édit. . . . . 2 fr.

MATHÉMATIQUES A et B. — *Troisième fascicule* : Compléments, avec fig.   3 fr.

Les trois fascicules précédents réunis et formant le Cours complet de Chimie, avec figures. . . . . 7 fr.

ÉLÉMENTS DE PHYSIQUE (*Vol. in-12, cart., couv. grise*)

QUATRIÈME B. — *Premier fascicule* : Pesanteur, Chaleur. 5e éd., avec 116 fig.   2 fr.

TROISIÈME B. — *Deuxième fascicule* : Acoustique, Optique, Électricité, avec 148 fig. et une planche coloriée hors texte, 4e édit. . . . . 2 fr.

PHILOSOPHIE A et B. — 1 vol. in-12 avec 366 fig. et une planche coloriée hors texte. . . . . 6 fr.

COURS DE PHYSIQUE (*Vol. in-12, cart., couv. bleue*)

SECONDE C et D. — *Premier fascicule* : Pesanteur, Chaleur, avec 218 figures, 2e édit. . . . . 3 fr. 75

PREMIÈRE C et D. — *Deuxième fascicule* : Optique, Électricité et Applications, avec 234 figures et une planche coloriée hors texte, 2e édit. . . . 3 fr. 75

MATHÉMATIQUES A et B. — *Troisième fascicule* : Acoustique, Compléments, avec 137 fig. et une planche coloriée hors texte, 2e édit. . . . . 3 fr. 75

Les trois fascicules précédents réunis et formant le Cours complet de Physique, avec 589 fig. dans le texte et une planche coloriée hors texte. . .   10 fr.

PHILOSOPHIE A et B et MATHÉMATIQUES A et B. — Chimie inorganique élémentaire, par **E. Grimaux**, de l'Institut. In-12, cart., 8e édit. . . . . 5 fr. 50

MÊMES CLASSES. — Chimie organique élémentaire, par LE MÊME. In-12, cart., 8e édition. . . . . 5 fr. 50

MÊMES CLASSES. — Cours élémentaire de physique, par **H. Dufet**, prof. au lycée Saint-Louis. In-8, avec 618 fig. dans le texte. . . . . 8 fr.

La chimie du laboratoire, par **F. Pisani** et **Ch. Dirvell**. In-18, 2e édition.   4 fr.

ENSEIGNEMENT SECONDAIRE DES JEUNES FILLES

ÉMILE BOUANT

(3ᵉ, 4ᵉ et 5ᵉ ANNÉES). — **Leçons de chimie.** 1 vol. in-12, avec 113 figures dans le texte, cartonné à l'anglaise. . . . . 2 fr. 80

(3ᵉ ANNÉE). — **Leçons de physique** (*Pesanteur et Chaleur*). 1 vol. in-12 avec 128 figures dans le texte, cart. à l'angl. 2ᵉ édit. . . . . 2 fr.

(4ᵉ et 5ᵉ ANNÉES). — **Leçons de physique** (*Acoustique. Optique. Électricité, Magnétisme*), par LE MÊME. 1 vol. in-12, avec 235 fig. dans le texte et 1 planche coloriée hors texte, cart. à l'angl. . . . . 2 fr. 80

Les deux précédents volumes, réunis en un seul cart. à l'angl. . . . . . 4 fr. 50

SCIENCES NATURELLES

ER. BELZUNG

Docteur ès sciences, agrégé des sciences naturelles, professeur au lycée Charlemagne.

ZOOLOGIE

SIXIÈME A et B. — **Cours élémentaire de zoologie**, 13ᵉ édit. In-12, avec 391 grav., cart. à l'angl. . . . . 2 fr.

TROISIÈME B. — **Leçons de zoologie.** In-12, avec 332 gravures, cart. 2 fr. 50

PHILOSOPHIE A et B et MATHÉMATIQUES A et B. — **Anatomie et physiologie animales**, suivies de la *Classification.* 11ᵉ édit. In-8, avec 630 grav.; broché. 6 fr.

BOTANIQUE

CINQUIÈME A et B. — **Cours élémentaire de botanique**, 4ᵉ éd. In-12, avec 378 gravures, cart. à l'angl. . . . . 2 fr.

PHILOSOPHIE A et B et MATHÉMATIQUES A et B. — **Précis d'Anatomie et de Physiologie végétales.** In-8, avec 742 grav. dans le texte; broché . . . . 6 fr.

ENSEIGNEMENT SUPÉRIEUR DES SCIENCES NATURELLES, CERTIFICAT D'ÉTUDES PHYSIQUES, CHIMIQUES ET NATURELLES, ECOLES NATIONALES D'AGRICULTURE. — **Anatomie et physiologie végétales.** 1 fort vol. in-8, avec 1700 grav. broché . . . . . 20 fr.

GÉOLOGIE

CINQUIÈME B et QUATRIÈME A. — **Notions de géologie.** 5ᵉ éd. In-12, avec 151 gravures et 1 carte en couleurs, cart. à l'angl. . . . . 2 fr.

SECONDE A, B, C, D. — **Cours élémentaire de géologie.** 5ᵉ éd. In-12, avec 279 gravures et 1 carte en couleurs, cart. à l'angl. . . . . 2 fr. 50

PALÉONTOLOGIE

PHILOSOPHIE A et B et MATHÉMATIQUES A et B. — **Notions de paléontologie animale.** In-8, avec 205 gravures, broché. 1 fr.

HYGIÈNE

PHILOSOPHIE A et B et MATHÉMATIQUES A et B. — **Cours élémentaire d'hygiène.** In-8, avec 114 gravures, broché. . . . . 2 fr.

ENSEIGNEMENT SECONDAIRE DES JEUNES FILLES

1ʳᵉ ANNÉE. — **Notions de zoologie**, par Mˡˡᵉ **de Montille**, agrégée de l'Enseignement secondaire des jeunes filles. 8ᵉ éd. In-12, avec 333 grav. dans le texte, cart. à l'angl. . . . . 2 fr. 50

1ʳᵉ et 2ᵉ ANNÉES. — **Notions de botanique**, par LA MÊME. 6ᵉ édit. In-12, avec 345 gravures dans le texte, cart. à l'angl. . . . . 2 fr. 50

2ᵉ ANNÉE. — **Notions de géologie**, par LA MÊME. 1 vol. in-12, avec 280 grav. dans le texte et une carte coloriée hors texte, cart. à l'angl. . . . . 3 fr.

Hygiène et science domestique. *Conforme aux programmes du 14 juin 1907.*

— *3ᵉ et 4ᵉ années*, par Mˡˡᵉ **M. Dreyfus**, ancienne élève de l'Ecole normale de Sèvres, agrégée de l'Enseignement secondaire des jeunes filles. 4ᵉ édit. In-12, avec 76 grav., cart. à l'angl. . . . . 2 fr. 50

— *5ᵉ année*, par **M. Deléarde**, professeur agrégé à la Faculté de médecine de Lille, et Mˡˡᵉ **M. Dreyfus**, 1 vol. in-12, avec 77 grav., cart. à l'angl. . . 2 fr.

ENSEIGNEMENT PRIMAIRE SUPÉRIEUR

MATHÉMATIQUES

Cours d'Algèbre, par MM. **P. Rollet**, directeur de l'École Diderot à Paris, et **E. Foubert**, prof. à l'École primaire supérieure de Lille. 1 vol. in-12, avec exercices et problèmes, cart. à l'angl. 9° éd. complètement refondue . . . . . 3 fr.
Cours d'Arithmétique, par LES MÊMES. 1 vol. in-12, avec 632 exercices et problèmes, cart. à l'angl., 8° édition complètement refondue . . . . 3 fr.
Cours de Géométrie, par MM. **Ch. Colin**, professeur à l'École Lavoisier, et **J. Girod**, professeur au Lycée Charlemagne. 3 vol. in-12, cart. toile.
PREMIÈRE ANNÉE, 1 fr. 80 ;   DEUXIÈME ANNÉE, 2 fr. 50 ;   TROISIÈME ANNÉE, 2 fr. 50
Les trois années en un vol. cart. toile . . . . 6 fr. 40

SCIENCES PHYSIQUES ET NATURELLES

Cours de Physique et Chimie, par le Dr ALAMELLE, professeur à l'École primaire supérieure de Nancy. 3 vol. in-12, cart. toile. (*Programmes des E. P. S. de Garçons*).
1re ANNÉE, 2 fr. 20; 2° ANNÉE, 2 fr. 20; 3° ANNÉE, 2 fr. 20
Cours de Physique (*3 années réunies*). 1 vol. in-18, cart. à l'angl. . . . 3 fr. »
Cours de Chimie (*3 années réunies*). 1 vol. in-18. cart. à l'angl. . . . . . 3 fr. »

DU MÊME AUTEUR :

Cours de Physique et Chimie (*Programmes des E. P. S. de Jeunes Filles*). 3 vol. in-12, cart. toile
1re ANNÉE, 2 fr. 20; 2° ANNÉE, 2 fr. 20; 3° ANNÉE, 2 fr. 20
Cours de Physique (*3 années réunies*). 1 vol. in-18, cart. à l'angl . . . . . 3 fr. »
Cours de Chimie (*3 années réunies*). 1 vol. in-18, cart. à l'angl. . . . . . 3 fr. »

Cours d'Électricité industrielle (*pour les deuxième et troisième années et section spéciale des Ecoles primaires supérieures*), par GOULLIART, prof. à l'École pr^{re} sup^{re} de Lille. 1 vol. in-18 avec 400 figures dans le texte, cart. à l'angl. . . . 3 fr. 50

Cours d'Agriculture, *Agriculture théorique pratique; chimie et comptabilité agricoles* (*deuxième et troisième années des Écoles primaires supérieures*), par A. PETIT, Ingénieur agronome, professeur à l'Ecole d'Horticulture de Versailles, chef du laboratoire de recherches horticoles. 1 vol. in-18, avec 256 grav. cart. à l'angl. 3 fr. »

HYGIÈNE ET SCIENCE DOMESTIQUE

(*Écoles normales et écoles primaires supérieures*).

I. **Hygiène individuelle et économie domestique**, par Mlle M. DREYFUS. 1 vol. in-12 avec 76 fig. dans le texte, 4° édit. entièrement refondue, cart. à l'angl. 2 fr. 50
II. **Hygiène individuelle** (*Compléments*) **et Hygiène sociale**, par le Dr DELÉARDE et Mlle M. DREYFUS, 1 vol. in-12, avec 77 figures dans le texte, cart. à l'angl. . 2 fr.

AGRICULTURE

Minéralogie agricole, par F. HOUDAILLE, docteur ès sciences, prof. à l'École d'agriculture de Montpellier. 1 vol. in-12, avec 109 grav. dans le texte . . . . 3 fr. 50
Les Orages à Grêle et le Tir des Canons, par le MÊME. 1 vol. in-12, avec 63 gravures dans le texte. . . . . 3 fr. 50
Traité de Sylviculture, par P. MOUILLEFERT, prof. de sylviculture à l'Ecole de Grignon.
I. — *Principales essences forestières*, précédées de *Notions de statistique forestière*. 1 fort vol. in-12 de 546 pages, avec 730 grav. dans le texte . . . 7 fr.
II. — *Exploitation et aménagement des bois*. 1 volume in-12 de 746 pages, avec 10 planches et 97 gravures dans le texte . . . . 6 fr.
Manuel de Sylviculture et Améliorations pastorales *à l'usage des Instituteurs*, par F. CARDOT, inspecteur des eaux et forêts à Bar-sur-Aube, et C. DUMAS, inspecteur primaire à Alger. 1 volume in-12 de XII-480 pages, avec 52 gravures et planches hors texte. . . . . 2 fr.

NOTIONS DE TECHNOLOGIE

par le Dr F. GENEVOIS
Pharmacien de 1re classe, ancien interne des Hôpitaux de Paris,
Professeur à l'Association philotechnique.

I. — **Les matières premières et leur emploi dans les divers usages de la vie.** 1 vol. in-32 de 192 pages. . . . . 0 fr. 60
II. — **Les procédés industriels** (*Industries animales, végétales et minérales*). 1 vol. in-32 de 192 pages. . . . . 0 fr. 60

30 FÉLIX ALCAN, ÉDITEUR, 108, BOULEVARD SAINT-GERMAIN, PARIS, (6e)

PUBLICATIONS PÉRIODIQUES

Les abonnements partent du 1er Janvier

Revue de Médecine

Directeurs : MM. les Professeurs Ch. BOUCHARD, de l'Institut; A. CHAUFFARD;
A. CHAUVEAU, de l'Institut; L. LANDOUZY; R. LÉPINE, correspondant de l'Institut;
A. PITRES; G.-H. ROGER et L. VAILLARD.
Rédacteurs en chef : MM. LANDOUZY et R. LÉPINE.
Secrétaire de la rédaction : Dr JEAN LÉPINE.

Revue de Chirurgie

Directeurs : MM. les Professeurs E. QUÉNU, A. PONCET, P. DELBET, P. DUVAL,
F. LEJARS, F. GROSS, E. FORGUE, A. DEMONS, E. CESTAN.
Rédacteur en chef : M. E. QUÉNU.
Secrétaire de la rédaction : Dr DELORE.

31e année, 1911

La *Revue de Médecine* et la *Revue de Chirurgie*, qui constituent la 2e série de la *Revue mensuelle de Médecine et de Chirurgie*, paraissent tous les mois; chaque livraison de la *Revue de Médecine* contient de 5 à 8 feuilles grand in-8, avec gravures; chaque livraison de la *Revue de Chirurgie* contient de 8 à 12 feuilles grand in-8, avec gravures.

PRIX D'ABONNEMENT :

Pour la Revue de Médecine		Pour la Revue de Chirurgie	
Un an, du 1er Janvier, Paris. . .	20 fr.	Un an, Paris.	30 fr.
Un an, départements et étranger. .	23 fr.	Un an, départements et étranger. .	33 fr.
La livraison : 2 francs.		La livraison : 3 francs.	

Les deux Revues réunies : un an, Paris, 45 francs; départements et étranger, 50 francs.
Les quatre années de la *Revue Mensuelle de Médecine et de Chirurgie* (1877, 1878, 1879 et 1880) se vendent chacune séparément 20 francs; la livraison, 2 francs.
Les années écoulées de la *Revue de Médecine* se vendent 20 francs chacune; les dix-huit premières années de la *Revue de Chirurgie* se vendent le même prix et, à partir de l'année 1899, 30 francs chacune.

Journal de l'Anatomie
et de la Physiologie normales et pathologiques

DE L'HOMME ET DES ANIMAUX

Fondé par Ch. ROBIN, continué par Georges POUCHET et par MATHIAS DUVAL.
Rédacteurs en chef : MM. les professeurs RETTERER et TOURNEUX.
Avec le concours de MM. BRANCA, G. LOISEL et A. SOULIÉ.

47e année, 1911

Ce journal paraît tous les deux mois et forme à la fin de l'année un beau volume grand in-8, de 700 pages environ, avec de nombreuses gravures dans le texte et des planches lithographiées en noir et en couleurs hors texte.
Un an : pour Paris, 30 francs; pour les départements et l'étranger, 33 francs. — La livraison, 6 francs.

La première année, 1864, est épuisée; les suivantes, 1865 à 1869, 1870-71, 1872 à 1877, sont en vente au prix de 20 francs l'année, et de 3 fr. 50 la livraison. Les années ultérieures, depuis 1878, coûtent 30 francs chacune, la livraison, 6 francs.

Bulletin de l'Association française pour l'Étude du Cancer. —

Publication mensuelle faite sous la direction de MM. les docteurs Pierre DELBET, professeur à la Faculté de médecine, chirurgien des hôpitaux de Paris, et R. LEDOUX-LEBARD.
4e année 1911. — Abonnement : Un an; France, 15 fr. — Etranger, 18 fr.

Revue du Cancer. —

Publiée sous les auspices de l'Association française pour l'étude du Cancer, par le Dr R. LEDOUX-LEBARD, avec la collaboration de MM. J. CLUNET, A. HERRENSCHMIDT, F. LE DANTEC, G. PETIT, J. THOMAS. — Paraît 4 fois par an. Abonnement : Un an, France, 15 fr. — Etranger, 18 fr.
Les deux publications réunies : Un an, France, 25 fr. — Etranger, 30 fr.

Revue du Mois. — Directeur Emile BOREL, Sous-Directeur de l'École normale supérieure, professeur à la Sorbonne. Secrétaire de la rédaction : A. BIANCONI, agrégé de l'Université. (6e année, 1911). Paraît le 10 de chaque mois par livraisons de 128 pages grand in-8° (25 × 16). Chaque année forme deux volumes de 750 à 800 pages chacun. — La Revue du Mois suit avec attention dans toutes les parties du savoir le mouvement des idées. Rédigée par des spécialistes éminents, elle a pour effet de tenir sérieusement les esprits cultivés au courant de tous les progrès. Dans des articles de fond aussi nombreux que variés, elle dégage les résultats les plus généraux et les plus intéressants de chaque ordre de recherches, ceux qu'on ne peut ni ne doit ignorer. Dans des notes plus courtes, elle fait place aux discussions, elle signale et critique les articles de Revues, les livres qui méritent intérêt. — Abonnement : Un an, Paris, **20** francs; Départements, **22** francs ; Union postale, **25** francs. Six mois, Paris, **10** francs; Départements, **11** francs ; Union postale, **12** fr. **50**. Le numéro, **2** fr. **25**.

Revue anthropologique. — Recueil mensuel publié par les professeurs de l'École d'anthropologie de Paris (**21**e année, **1911**). Cette Revue paraît le 15 de chaque mois. Chaque livraison forme un cahier de deux feuilles in-8 raisin de 32 pages, avec nombreuses gravures dans le texte. — Abonnement : Un an (du 15 janvier), pour tous pays, **10** francs; la livraison, **1** franc.

Journal de Psychologie normale et pathologique. — Dirigé par les docteurs Pierre JANET, professeur de psychologie au Collège de France et G. DUMAS, professeur adjoint à la Sorbonne. Paraît tous les deux mois, par fascicules de 100 pages environ. (8e année, 1911). — Abonnement : Un an, du 1er janvier, **14** francs; la livraison, **2** fr. **60**.

Recueil d'Ophtalmologie. — Dirigé par M. le Dr Jean GALEZOWSKI. Mensuel. 37e année, 1911. — Abonnement : Un an, du 1er Janvier, France et Étranger, **20** francs.

Revue de Thérapeutique médico-chirurgicale. — Publiée sous la direction de MM. les professeurs BOUCHARD, GUYON, LANNELONGUE, LANDOUZY et FOURNIER. — Rédacteur en chef : M. le docteur Raoul BLONDEL. 78e année, 1911. Paraît les 1er et 15 de chaque mois. — Abonnement : Un an, du 1er Janvier, France, **12** francs; Étranger, **13** francs.

Revue Médicale de l'Est. — Paraissant le 1er et le 15 de chaque mois (38e année, 1911). — Rédacteur en chef : M. P. PARISOT, professeur à la Faculté de Médecine de Nancy.— Abonnement : Un an, du 1er Janvier, **12** francs. Pour les étudiants, **6** francs.

Archives italiennes de Biologie. — Publiées en français. Tomes I et II, 1882, **30** francs. Tomes III à LVI, 1883 à 1911, chacun **20** francs. Ces Archives paraissent sans périodicité fixe; chaque tome publié en 3 fascicules. — Les abonnements ne sont faits que pour 2 tomes à la fois, soit **40** francs.

Annales de Biologie. — Publiées par MM. J. ATHANASIU, professeur à la Faculté des Sciences de Bucarest; J. CANTACUZÈNE, professeur à la Faculté de Médecine de Bucarest; F.-J. RAINER, chef de Laboratoire à la Faculté de Médecine de Bucarest; P. BUJOR, professeur à la Faculté des Sciences de Jassy; G. MARINESCO, professeur à la Faculté de Médecine de Bucarest; E.-C. TEODORESCU, professeur à la Faculté des Sciences de Bucarest. 1re année, 1911. — Les Annales de Biologie paraissent en 4 fascicules de 96 pages chacun, formant à la fin de l'année un beau volume de 384 pages avec de nombreuses figures dans le texte et planches hors texte. — Abonnement : Un an, pour tout pays, **20** francs. Prix d'un fascicule séparé, **6** francs.

Scientia. — Revue internationale de Synthèse scientifique (5e année, 1911). Comité de direction : MM. G. BRUNI, A. DIONISI, F. ENRIQUES, A. GIARDINA, E. RIGNANO. — Abonnement : Un an, **25** francs. — Scientia se publie en 4 numéros par an ne paraissant pas à date fixe; tous les mémoires originaux sont publiés en langue française.

TABLE ALPHABÉTIQUE DES NOMS D'AUTEURS

Sont portés seulement sur cette liste les auteurs d'ouvrages entiers,
ou directeurs de publications.

886-11. — Coulommiers. Imp. PAUL BRODARD. — 10-11.

LIBRAIRIE FÉLIX ALCAN

EXTRAIT DU CATALOGUE

PATHOLOGIE ET THÉRAPEUTIQUE MÉDICALES

BOSSUS. **Petit compendium médical.** 6ᵉ édit. 1 vol. in-32, cart. . . . . 1 fr. 25

BOUCHARDAT. **Nouveau formulaire magistral.** 34ᵉ édition. *Collationnée avec le Codex de 1908.* 1 vol. in-18, cart. . . . . 4 fr.

BOUCHUT et DESPRÈS. **Dictionnaire de médecine et de thérapeutique médicale et chirurgicale,** comprenant le résumé de la médecine et de la chirurgie, les indications thérapeutiques de chaque maladie, la médecine opératoire, les accouchements, l'oculistique, l'odontotechnie, les maladies d'oreilles, l'électrisation, la matière médicale, les eaux minérales, et un formulaire spécial pour chaque maladie, mis au courant de la science par les Dʳˢ MARION et F. BOUCHUT. 7ᵉ édition, très augmentée. 1 vol. in-4, avec 1097 fig. dans le texte et 3 cartes. Broché, 25 fr.; relié . . 30 fr.

CORNIL (V.), RANVIER, BRAULT et LETULLE. **Manuel d'histologie pathologique.** 3ᵉ édition entièrement remaniée. 5 vol. in-8 . . . . 130 fr.
> TOME I, par MM. RANVIER, CORNIL, BRAULT, F. BEZANÇON et CAZIN. — *Histologie normale.* — *Cellules et tissus normaux.* — *Généralités sur l'histologie pathologique.* — *Altérations des cellules et des tissus.* — *Inflammations.* — *Tumeurs.* — *Notions sur les bactéries.* — *Maladies des systèmes et des tissus.* — *Altérations du tissu conjonctif.* 1 vol. in-8, avec 387 gravures en noir et en couleurs. . . . . 25 fr.
> TOME II, par MM. DURANTE, JOLLY, DOMINICI, GOMBAULT et PHILIPPE. — *Muscles.* — *Sang et hématopoïèse.* — *Généralités sur le système nerveux.* 1 vol. in-8, avec 278 grav. en noir et en couleurs. . . . . 25 fr.
> TOME III, par MM. GOMBAULT, NAGEOTTE, A. RICHE, R. MARIE, DURANTE, LEGRY, F. BEZANÇON. — *Cerveau.* — *Moelle.* — *Nerfs.* — *Cœur.* — *Larynx.* — *Ganglions lymphatiques.* — *Rate.* 1 vol. in-8, avec 382 grav. en noir et en couleurs . . . . 35 fr.
> TOME IV et dernier, par MM. MILIAN, RIBADEAU-DUMAS, DECLOUX, CRITZMANN, COURCOUX, BRAULT, LEGRY, HALLÉ, KLIPPEL et LEFAS. — *Poumon.* — *Bouche.* — *Tube digestif.* — *Estomac.* — *Intestin.* — *Foie.* — *Rein.* — *Vessie et urèthre.* — *Rate.* 2 vol. in-8, avec 438 grav. en noir et en couleurs . . . . 45 fr.

FINGER (E.). **La syphilis et les maladies vénériennes.** Trad. de l'allemand avec notes par les docteurs SPILLMANN et DOYON. 3ᵉ édit. 1 vol. in-8, avec 8 planches hors texte. . . . . . 12 fr.

FLEURY (Dʳ M. de), membre de l'Académie de médecine. **Bréviaire de l'arthritique.** 1 vol. in-16, cartonné . . . . 4 fr.

HARTENBERG (Dʳ P.). **Traitement des neurasthéniques.** 1 vol. in-16. . . . . . . 3 fr. 50

LAGRANGE (F.). **Les mouvements méthodiques et la « mécanothérapie ».** 1 vol. in-8, avec 55 gravures dans le texte. . . . . 10 fr.

— **La médication par l'exercice.** 1 vol. gr. in-8, avec 68 grav. et une planche en couleurs hors texte. 2ᵉ édit. . . . . 12 fr.

— **Le traitement des affections du cœur par l'exercice et le mouvement.** 1 vol. in-8, avec figures . . . . 12 fr.

— **La fatigue et le repos.** Publié avec le concours du Dʳ de GRANDMAISON. 1 vol. in-8. . . 6 fr.

LE DANTEC (F.). **Introduction à la pathologie générale.** 1 fort vol. gr. in-8. . . . . 15 fr.

LÉPINE (Prof. R.). **Le Diabète sucré.** 1 vol. gr. in-8 . . . . 16 fr.

LONDE (Dʳ P.). **Essais de médecine préventive.** 1 vol. in-16, cart. . . . . 4 fr.

MACKENSIE (Dʳ J.). membre du Collège royal des médecins. **Les maladies du cœur.** Traduit sur la 2ᵉ édition anglaise par le Dʳ G. FRANÇON, médecin consultant à Aix-les-Bains. Préface du Dʳ H. VAQUEZ, prof. agrégé à la Faculté de médecine, médecin des hôpitaux de Paris. 1 vol. gr. in-8, avec 280 fig. dans le texte et hors texte. . . . . 15 fr.

MARVAUD (A.). **Les maladies du soldat.** 1 vol. gr. in-8. *(Ouvrage couronné par l'Académie des sciences)*. . . . . 20 fr.

MOSSÉ. **Le diabète et l'alimentation aux pommes de terre.** 1 vol. in-8 . . . . . . 5 fr.

RICHET (Ch.), prof. à la Faculté de médecine de Paris. **L'anaphylaxie.** 2ᵉ éd. 1 vol. in-16. 3 fr. 50

SIMON (Dʳ P.) professeur à la Faculté de médecine de Nancy. **Manuel de percussion et d'auscultation.** 1 vol. in-16, cart . . . . 4 fr.

TERRIER (F.) et REYMOND (E.). **Chirurgie du cœur et du péricarde.** 1 vol. in-16, avec 79 gravures, cart . . . . 3 fr.

UNNA. **Thérapeutique des maladies de la peau.** Traduit de l'allemand par les Dʳˢ DOYON et SPILLMANN. 1 vol. gr. in-8 . . . . 8 fr.

REVUE DE MÉDECINE. — Directeurs : MM. les Professeurs BOUCHARD, de l'Institut; CHAUFFARD, CHAUVEAU, de l'Institut; LANDOUZY; LÉPINE, correspondant de l'Institut; PITRES; ROGER et VAILLARD. Rédacteurs en chef : MM. LANDOUZY et LÉPINE. Secrétaire de la Rédaction : Pʳ Jean LÉPINE.

REVUE DE CHIRURGIE. — Directeurs : MM. les Professeurs E. QUÉNU, Pierre DELBET, Pierre DUVAL, A. PONCET, F. LEJARS, F. GROSS, E. FORGUE, A. DESMONS, E. CESTAN. Rédacteur en chef : M. E. QUÉNU. Secrétaire adjoint : Dʳ X. DELORE.

La *Revue de Médecine* et la *Revue de Chirurgie*, paraissent tous les mois; chaque livraison de la *Revue de médecine* contient de 5 à 6 feuilles grand in-8, avec gravures; chaque livraison de la *Revue de Chirurgie* contient 10 à 14 feuilles grand in-8, avec gravures.

ABONNEMENTS : **Revue de Médecine.** Un an, du 1ᵉʳ Janvier, Paris, **20** fr. — Département et étranger, **23** fr. — La livraison : **2** fr.

— **Revue de Chirurgie.** Un an, Paris. **30** fr. — Départements et étranger. **33** fr. — La livraison : **3** fr.;

— Pour les **deux Revues** réunies : Un an, Paris, **45** fr.; départ. et étranger, **50** fr.

506-12. — Coulommiers. Imp. PAUL BRODARD. — 4-12.

www.ingramcontent.com/pod-product-compliance
Ingram Content Group UK Ltd.
Pitfield, Milton Keynes, MK11 3LW, UK
UKHW021913070726
13614UKWH00001B/4

9 782019 264871